Wichtiger Hinweis zu den „Allgemeinen Monographien"

Das Europäische Arzneibuch enthält eine Anzahl allgemeiner Monographien, die Gruppen von Produkten umfassen. Diese „Allgemeinen Monographien" beinhalten Anforderungen, die auf alle Produkte der entsprechenden Gruppe anwendbar sind oder in einigen Fällen für jedes Produkt der jeweiligen Gruppe, für das eine spezifische Monographie im Arzneibuch enthalten ist (siehe „Allgemeine Vorschriften, Allgemeine Monographien"). Falls in der Einleitung keine Einschränkung des Anwendungsbereichs der Allgemeinen Monographie angegeben ist, gilt diese für alle Produkte der definierten Gruppe, unabhängig davon, ob ein bestimmtes Produkt in einer Einzelmonographie im Arzneibuch beschrieben ist.

Wann immer eine Monographie angewendet wird, muss unbedingt abgeklärt werden, ob eine allgemeine Monographie auf das jeweilige Produkt anwendbar ist. Die nachstehend aufgelisteten Texte werden unter „Allgemeine Monographien" abgedruckt, wenn nichts anderes angegeben ist. Die nachfolgende Liste wird wann immer nötig auf den neuesten Stand gebracht und in jedem Nachtrag abgedruckt.

- Allergenzubereitungen
- Darreichungsformen (siehe gesondertes Kapitel „Darreichungsformen")
- DNA-rekombinationstechnisch hergestellte Produkte
- Extrakte
- Fermentationsprodukte
- Homöopathische Zubereitungen (abgedruckt im Kapitel „Homöopathische Zubereitungen und Einzelmonographien zu Stoffen für homöopathische Zubereitungen")
- Immunsera von Tieren zur Anwendung am Menschen
- Immunsera für Tiere
- Impfstoffe für Menschen
- Impfstoffe für Tiere
- Pflanzliche Drogen
- Pflanzliche Drogen für homöopathische Zubereitungen (abgedruckt im Kapitel „Homöopathische Zubereitungen und Einzelmonographien zu Stoffen für homöopathische Zubereitungen")
- Pflanzliche Drogen zur Teebereitung
- Pflanzlichen Drogen, Zubereitungen aus
- Pflanzliche fette Öle
- Produkte mit dem Risiko der Übertragung von Erregern der spongiformen Enzephalopathie tierischen Ursprungs
- Radioaktive Arzneimittel
- Substanzen zur pharmazeutischen Verwendung
- Urtinkturen für homöopathische Zubereitungen (abgedruckt im Kapitel „Homöopathische Zubereitungen und Einzelmonographien zu Stoffen für homöopathische Zubereitungen")

Europäisches Arzneibuch
4. Ausgabe
3. Nachtrag

Europäisches Arzneibuch

4. Ausgabe
3. Nachtrag

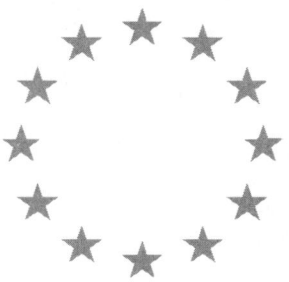

Amtliche deutsche Ausgabe

Deutscher Apotheker Verlag Stuttgart
Govi-Verlag - Pharmazeutischer Verlag GmbH Eschborn

Wichtige Adressen

Bundesinstitut für Arzneimittel und Medizinprodukte
FG Arzneibuch, Allgemeine Analytik
Kurt-Georg-Kiesinger-Allee 3
D-53175 Bonn

Europäisches Direktorat für die Qualität von Arzneimitteln (EDQM) des Europarats
226, Avenue de Colmar – BP 907
F-67029 Strasbourg Cedex 1, France

Fax: 00 33-388-41 27 71
Tel: 00 33-388-41 20 00 (Zentrale)
00 33-388-41 20 36 (Publikationen)
00 33-388-41 20 35 (Referenzsubstanzen)

E-Mail: publications@pheur.org
CRS@pheur.org
cdromtech@pheur.org
certification@pheur.org
monographs@pheur.org
info@pheur.org

Europäisches Arzneibuch 4. Ausgabe, 3. Nachtrag
ISBN 3-7692-3216-X

© Printed in Germany
Satz: Satz-Rechen-Zentrum Hartmann + Heenemann, Berlin
Druck: C. H. Beck, Nördlingen
Buchbinder: Sigloch, Blaufelden
Einbandgestaltung: Atelier Schäfer, Esslingen

BEKANNTMACHUNG ZUM EUROPÄISCHEN ARZNEIBUCH

4. Ausgabe, 3. Nachtrag,

Amtliche deutsche Ausgabe[1)]

Vom 16. Juni 2003
(Bundesanzeiger Seite 14 785)

1. Im Rahmen des Übereinkommens über die Ausarbeitung eines Europäischen Arzneibuchs vom 22. Juli 1964, revidiert durch das Protokoll vom 16. November 1989 (BGBl. 1993 II S. 15), dem die Bundesrepublik Deutschland beigetreten ist (Gesetz vom 4. Juli 1973, BGBl. 1973 II S. 701) und dem inzwischen 30 Vertragsstaaten sowie die Europäische Gemeinschaft angehören, erfolgt die Ausarbeitung der Monographien und anderer Texte des Europäischen Arzneibuchs. Mit dem Beitritt zu diesem Übereinkommen hat sich die Bundesrepublik Deutschland verpflichtet, die von der Europäischen Arzneibuch-Kommission in Straßburg beschlossenen Monographien und anderen Texte des Europäischen Arzneibuchs entsprechend § 55 Abs. 2 des Arzneimittelgesetzes in geltende Normen zu überführen.

2. Die Europäische Arzneibuch-Kommission hat am 19. November 2001 beschlossen, dem Gesundheitsausschuss (Teilabkommen) des Europarats den 1. Januar 2003 als Termin für die Übernahme des 3. Nachtrags zur 4. Ausgabe des Europäischen Arzneibuchs in den Vertragsstaaten zu empfehlen.

3. Der Gesundheitsausschuss (Teilabkommen) des Europarats hat am 7. Januar 2002 mit der Resolution AP-CSP (01) 7 den 1. Januar 2003 als Termin für die Übernahme des 3. Nachtrags zur 4. Ausgabe des Europäischen Arzneibuchs in den Vertragsstaaten des Übereinkommens über die Ausarbeitung eines Europäischen Arzneibuchs festgelegt.

4. Der 3. Nachtrag zur 4. Ausgabe des Europäischen Arzneibuchs umfasst neben korrigierten Monographien neue und revidierte Monographien sowie neue und revidierte andere Texte, die von der Europäischen Arzneibuch-Kommission auf deren Sitzung vom 20. bis zum 22. November 2001 beschlossen wurden.

5. Der 3. Nachtrag zur 4. Ausgabe des Europäischen Arzneibuchs wird vom Europarat in Straßburg in englischer („European Pharmacopoeia, Supplement 4.3") und französischer Sprache („Pharmacopée Européenne, Addendum 4.3"), den Amtssprachen des Europarats, herausgegeben. Es wurde unter Beteiligung der zuständigen Behörden Deutschlands, Österreichs und der Schweiz in die deutsche Sprache übersetzt.

6. Die übersetzten Monographien und anderen Texte des 3. Nachtrags zur 4. Ausgabe des Europäischen Arzneibuchs werden hiermit nach § 55 Abs. 7 des Arzneimittelgesetzes als „Europäisches Arzneibuch, 4. Ausgabe, 3. Nachtrag, Amtliche deutsche Ausgabe" bekannt gemacht.

7. Das geltende Europäische Arzneibuch, Amtliche deutsche Ausgabe, umfasst nunmehr die amtlichen deutschen Ausgaben des Europäischen Arzneibuchs, 4. Ausgabe, und des Europäischen Arzneibuchs, 4. Ausgabe, 1., 2. und 3. Nachtrag.

8. Das Europäische Arzneibuch, 4. Ausgabe, 3. Nachtrag, Amtliche deutsche Ausgabe, kann beim Deutschen Apotheker Verlag, Stuttgart, bezogen werden.

9. Mit Beginn der Geltung des Europäischen Arzneibuchs, 4. Ausgabe, 3. Nachtrag, Amtliche deutsche Ausgabe, wird der erste Punkt der „Bekanntmachung zum Europäischen Arzneibuch, 4. Ausgabe, 3. Nachtrag, und zum Europäischen Arzneibuch, 4. Ausgabe, Amtliche deutsche Ausgabe" vom 12. Dezember 2002 (BAnz. S. 26 500) aufgehoben.

10. Das Europäische Arzneibuch, 4. Ausgabe, 3. Nachtrag, Amtliche deutsche Ausgabe, gilt ab dem 1. September 2003.

11. Für Arzneimittel, die sich am 1. September 2003 in Verkehr befinden und den Anforderungen der Monographien sowie der anderen Texte des Europäischen Arzneibuchs, 4. Ausgabe, 3. Nachtrag, nicht genügen oder nicht nach deren Vorschriften hergestellt, geprüft oder bezeichnet worden sind, aber den am 31. August 2003 geltenden Vorschriften entsprechen, findet diese Bekanntmachung erst ab dem 1. September 2004 Anwendung.

Bonn, den 16. Juni 2003
113-5031-11

Bundesministerium
für Gesundheit und Soziale Sicherung

Im Auftrag
Dr. Gert Schorn

[1)] Diese Bekanntmachung ergeht im Anschluss an die Bekanntmachungen des Bundesministeriums für Gesundheit und Soziale Sicherung vom 12. Dezember 2002 (BAnz. S. 26 500) zum Europäischen Arzneibuch, 4. Ausgabe, 3. Nachtrag, und zum Europäischen Arzneibuch, 4. Ausgabe, Amtliche deutsche Ausgabe.

INHALTSVERZEICHNIS

Erläuterungen zu Monographien	A
Wichtiger Hinweis zu den „Allgemeinen Monographien"	B
Wichtige Adressen	IV
Bekanntmachung zum Europäischen Arzneibuch	V
Inhaltsverzeichnis	VII

Übersichten — IX

    1. Änderungen seit dem 2. Nachtrag zur 4. Ausgabe — IX
        – Neue Texte — IX
        – Revidierte Texte — IX
        – Berichtigte Texte — XI
        – Gestrichene Texte — XI
        – Titeländerungen — XII

    2. Verzeichnis aller Texte der 4. Ausgabe — XII

Allgemeiner Teil

1	Allgemeine Vorschriften	3693
2	Allgemeine Methoden	3707
3	Material zur Herstellung von Behältnissen; Behältnisse	3735
4	Reagenzien	3745
5	Allgemeine Texte	3757

Monographiegruppen

Allgemeine Monographien	3763
Einzelmonographien zu Darreichungsformen	3773
Einzelmonographien zu Impfstoffen für Menschen	3779
Einzelmonographien zu Impfstoffen für Tiere	3793
Einzelmonographien zu Radioaktiven Arzneimitteln	3801

Monographien A–Z — 3809

Gesamtregister (liegt als gesondertes Heft bei)

Die „Allgemeinen Vorschriften" gelten für alle Monographien und sonstigen Texte

Ph. Eur. 4. Ausgabe, 3. Nachtrag

ÜBERSICHTEN

1. Änderungen seit dem 2. Nachtrag zur 4. Ausgabe

Neue Texte

Allgemeiner Teil

2.4.29 Bestimmung der Fettsäurenzusammensetzung von Omega-3-Säuren-reichen Ölen

Monographiegruppen

Einzelmonographien zu Impfstoffen für Menschen

Diphtherie-Tetanus-Hepatitis-B(rDNA)-Adsorbat-Impfstoff
Diphtherie-Tetanus-Pertussis(azellulär, aus Komponenten)-Poliomyelitis(inaktiviert)-Haemophilus-Typ-B(konjugiert)-Adsorbat-Impfstoff
Diphtherie-Tetanus-Pertussis-Poliomyelitis(inaktiviert)-Adsorbat-Impfstoff
Diphtherie-Tetanus-Pertussis-Poliomyelitis(inaktiviert)-Haemophilus-Typ-B(konjugiert)-Adsorbat-Impfstoff

Einzelmonographien zu Impfstoffen für Tiere

Parainfluenza-Virus-Lebend-Impfstoff für Hunde
Virusdiarrhö-Impfstoff (inaktiviert) für Rinder

Einzelmonographien zu Radioaktiven Arzneimitteln

Racloprid([^{11}C]methoxy)-Injektionslösung
[^{99m}Tc]Technetium-Exametazim-Injektionslösung

Monographien A–Z

4-Aminobenzoesäure
Cineol
Dihydrocodein[(*R,R*)-tartrat]
Erythritol
Flubendazol
Glucagon human
Goserelin
Herzgespannkraut
Luft zur medizinischen Anwendung, Künstliche
Moxonidin
Natriumglycerophosphat, Wasserhaltiges
Omega-3-Säurenethylester 60
Omega-3-Säuren-reiches Fischöl

Ondansetronhydrochlorid-Dihydrat
Opiumpulver, Eingestelltes
Pravastatin-Natrium
Quendelkraut
Ratanhiatinktur
Rohcresol
Rutosid-Trihydrat
Sägepalmenfrüchte
Stickstoff, Sauerstoffarmer
Tianeptin-Natrium
Weißdornblätter-mit-Blüten-Trockenextrakt
Zinksulfat-Hexahydrat

Revidierte Texte

Allgemeiner Teil

1.1 Allgemeines
1.2 Begriffe in allgemeinen Kapiteln und Monographien sowie Erläuterungen
1.3 Allgemeine Kapitel
1.4 Monographien

1. Änderungen seit dem 2. Nachtrag zur 4. Ausgabe

1.5 Allgemeine Abkürzungen und Symbole
1.6 Internationales Einheitensystem und andere Einheiten
2.2.6 Brechungsindex
2.2.15 Steigschmelzpunkt – Methode mit offener Kapillare
2.5.4 Iodzahl
2.7.12 Wertbestimmung von Heparin in Blutgerinnungsfaktoren
2.9.19 Partikelkontamination – Nicht sichtbare Partikel
2.9.22 Erweichungszeit von lipophilen Suppositorien
4 Reagenzien
5.1.2 Bioindikatoren zur Überprüfung der Sterilisationsmethoden

Monographiegruppen

Allgemeine Monographien

Extrakte
Immunsera von Tieren zur Anwendung am Menschen

Einzelmonographien zu Darreichungsformen

Arzneimittel-Vormischungen zur veterinärmedizinischen Anwendung

Einzelmonographien zu Impfstoffen für Tiere

Tetanus-Impfstoff für Tiere

Monographien A–Z

Aceclofenac
Acitretin
Amiodaronhydrochlorid
Amphotericin B
Apomorphinhydrochlorid
Calciumchlorid-Dihydrat
Cefalexin-Monohydrat
Cefradin
Cefuroxim-Natrium
Celluloseacetatphthalat
Cetrimid
Colistimethat-Natrium
Cyproheptadinhydrochlorid
Cysteinhydrochlorid-Monohydrat
Dexamethason
Diethylenglycolmonoethylether
Droperidol
Eisen(II)-gluconat
Eisen(II)-sulfat-Heptahydrat
Enalaprilmaleat
Erythromycinethylsuccinat
Etoposid
Flunitrazepam
Flurazepamhydrochlorid
Folsäure
Glycin
Hämodialyselösungen
Haloperidol
Immunglobulin vom Menschen
Isopropylmyristat
Isopropylpalmitat
Kamille, Römische

Kartoffelstärke
Maisstärke
Metixenhydrochlorid
Metoprololsuccinat
Metoprololtartrat
Natriumacetat-Trihydrat
Natriumbenzoat
Norepinephrinhydrochlorid
Norepinephrintartrat
Omega-3-Säurenethylester 90
Omega-3-Säuren-Triglyceride
Paraffin, Dickflüssiges
Paraffin, Dünnflüssiges
Pilocarpinhydrochlorid
Pilocarpinnitrat
Piperacillin
Pivampicillin
Pivmecillinamhydrochlorid
Poloxamere
Praziquantel
Pyridoxinhydrochlorid
Saccharin-Natrium
Sorbitansesquioleat
Teufelskrallenwurzel
Tobramycin
Triglyceride, Mittelkettige
Wasser zum Verdünnen konzentrierter Hämodialyselösungen
Weizenstärke
Wollwachs
Wollwachsalkohole
Zinksulfat-Heptahydrat

Beachten Sie den Hinweis auf „Allgemeine Monographien" zu Anfang des Bands auf Seite B

Berichtigte Texte

Allgemeiner Teil

2.4.22 Prüfung der Fettsäurenzusammensetzung durch Gaschromatographie*
2.7.19 Wertbestimmung von Blutgerinnungsfaktor X vom Menschen
3.1.10 Kunststoffe auf Polyvinylchlorid-Basis (weichmacherfrei) für Behältnisse zur Aufnahme nicht injizierbarer, wässriger Lösungen
3.1.13 Kunststoffadditive*
5.1.4 Mikrobiologische Qualität pharmazeutischer Zubereitungen*

Monographiegruppen

Einzelmonographien zu Darreichungsformen

Halbfeste Zubereitungen zur kutanen Anwendung

Monographien A–Z

Aluminium-Magnesium-Silicat
Amisulprid*
Amoxicillin-Trihydrat
Ascorbinsäure
Calciumfolinat
Cefamandolnafat
Cefixim
Cefuroximaxetil
Chlorprothixenhydrochlorid
Cloxacillin-Natrium
Docusat-Natrium
Ethanol, Wasserfreies
Ethanol 96 %
Fenoterolhydrobromid
Fentanyl
Fentanylcitrat
Flucloxacillin-Natrium
Flumazenil

Ketoprofen
Kokosfett, Raffiniertes*
Lactulose
Lactulose-Sirup
Metronidazolbenzoat
Miconazol
Norethisteronacetat
Plasma vom Menschen (Humanplasma) zur Fraktionierung
Polysorbat 80
Rizinusöl, Hydriertes
Rizinusöl, Natives
Rosmarinöl
Sulindac
Thiomersal
Ubidecarenon
Wasser, Hochgereinigtes

Hinweis: Die im „Supplement 4.3" (Englisch) und/oder im „Addendum 4.3" (Französisch) enthaltenen Monographien „Budesonid", „Miconazolnitrat" und „Povidon" sind in der vorliegenden deutschen Fassung des Nachtrags 4.03 der Ph. Eur. nicht enthalten, da es sich bei den Texten im „Supplement 4.3" und im „Addendum 4.3" lediglich um rein redaktionelle Korrekturen handelt, die in der deutschen Fassung der Ph. Eur., 4. Ausgabe, Grundwerk 2002 beziehungsweise 2. Nachtrag bereits berücksichtigt wurden.
Bei den mit * gekennzeichneten Texten handelt es sich um nur im deutschsprachigen Nachtrag 4.03 berichtigte Texte.

Gestrichene Texte

Der folgende Text wurde mit Resolution AP-CSP (01) 4 zum 1. 4. 2002 gestrichen:

Infektiöse-Hepatitis-Lebend-Impfstoff (gefriergetrocknet) für Hunde

Die folgenden Texte wurden mit Resolution AP-CSP (01) 6 zum 1. 1. 2003 gestrichen:

2.7.3 Wertbestimmung von Corticotropin
Fibrinogen[^{125}I] vom Menschen
Corticotropin

Der folgende Text wurde mit Resolution AP-CSP (02) 2 zum 1. 1. 2003 gestrichen:

Tinkturen[1)]

[1)] Dieser Text ist nun Bestandteil der allgemeinen Monographie „Extrakte".

XII   1. Änderungen seit dem 2. Nachtrag zur 4. Ausgabe

Die folgenden Texte wurden mit Resolution AP-CSP (02) 4 zum 1. 1. 2003 gestrichen:

2.9.21   Partikelkontamination – Mikroskopische Methode
Schweinerotlauf-Serum
Natrium[^{125}I]iodid-Lösung
Oxyphenbutazon

Der folgende Text wurde mit Resolution AP-CSP (02) 6 zum 1. 7. 2003 gestrichen:

Lypressin-Injektionslösung

Titeländerungen

Allgemeiner Teil

2.2.15   Offene Kapillarmethode (Steigschmelzpunkt) *wird zu:* **2.2.15 Steigschmelzpunkt – Methode mit offener Kapillare**

2.7.12   Wertbestimmung von Heparin in Blutgerinnungsfaktor-Konzentraten *wird zu:* **2.7.12 Wertbestimmung von Heparin in Blutgerinnungsfaktoren**

Monographiegruppen

Allgemeine Monographien

Immunsera für Menschen *wird zu:* **Immunsera von Tieren zur Anwendung am Menschen**

Monographien A–Z

Calciumchlorid *wird zu:* **Calciumchlorid-Dihydrat**

Cefalexin *wird zu:* **Cefalexin-Monohydrat**

Eisen(II)-sulfat *wird zu:* **Eisen(II)-sulfat-Heptahydrat**

Natriumacetat *wird zu:* **Natriumacetat-Trihydrat**

Norepinephrinhydrogentartrat *wird zu:* **Norepinephrintartrat**

Omega-3-Säurenethylester *wird zu:* **Omega-3-Säurenethylester 90**

Zinksulfat *wird zu:* **Zinksulfat-Heptahydrat**

2. Verzeichnis aller Texte der 4. Ausgabe

Allgemeiner Teil

1 Allgemeine Vorschriften   **Stand**
1.1   **Allgemeines** 4.03
1.2   **Begriffe in allgemeinen Kapiteln und Monographien sowie Erläuterungen** 4.03
1.3   **Allgemeine Kapitel** 4.03
1.4   **Monographien** 4.03
1.5   **Allgemeine Abkürzungen und Symbole** 4.03
1.6   **Internationales Einheitensystem und andere Einheiten** 4.03

2 Allgemeine Methoden
2.1 Geräte
2.1.1   Normaltropfenzähler 4.00
2.1.2   Vergleichstabelle der Porosität von Glassintertiegeln 4.00
2.1.3   UV-Analysenlampen 4.00
2.1.4   Siebe 4.00
2.1.5   Neßler-Zylinder 4.00
2.1.6   Gasprüfröhrchen 4.00

Beachten Sie den Hinweis auf „Allgemeine Monographien" zu Anfang des Bands auf Seite B

Ph. Eur. 4. Ausgabe, 3. Nachtrag

Stand

2.2 Methoden der Physik und der physikalischen Chemie
2.2.1	Klarheit und Opaleszenz von Flüssigkeiten	4.00
2.2.2	Färbung von Flüssigkeiten	4.00
2.2.3	pH-Wert – Potentiometrische Methode	4.00
2.2.4	pH-Wert – Indikatormethode	4.00
2.2.5	Relative Dichte	4.00
2.2.6	Brechungsindex	4.03
2.2.7	Optische Drehung	4.00
2.2.8	Viskosität	4.00
2.2.9	Kapillarviskosimeter	4.00
2.2.10	Rotationsviskosimeter	4.00
2.2.11	Destillationsbereich	4.00
2.2.12	Siedetemperatur	4.00
2.2.13	Bestimmung von Wasser durch Destillation	4.00
2.2.14	Schmelztemperatur – Kapillarmethode	4.00
2.2.15	Steigschmelzpunkt – Methode mit offener Kapillare	4.03
2.2.16	Sofortschmelzpunkt	4.00
2.2.17	Tropfpunkt	4.00
2.2.18	Erstarrungstemperatur	4.00
2.2.19	Amperometrie	4.00
2.2.20	Potentiometrie	4.00
2.2.21	Fluorimetrie	4.00
2.2.22	Atomemissionsspektroskopie (einschließlich Flammenphotometrie)	4.00
2.2.23	Atomabsorptionsspektroskopie	4.00
2.2.24	IR-Spektroskopie	4.00
2.2.25	UV-Vis-Spektroskopie	4.00
2.2.26	Papierchromatographie	4.00
2.2.27	Dünnschichtchromatographie	4.00
2.2.28	Gaschromatographie	4.00
2.2.29	Flüssigchromatographie	4.00
2.2.30	Ausschlusschromatographie	4.00
2.2.31	Elektrophorese	4.00
2.2.32	Trocknungsverlust	4.00
2.2.33	Kernresonanzspektroskopie	4.00
2.2.34	Thermogravimetrie	4.00
2.2.35	Osmolalität	4.00
2.2.36	Bestimmung der Ionenkonzentration unter Verwendung ionenselektiver Elektroden	4.00
2.2.37	Röntgenfluoreszenzspektroskopie	4.00
2.2.38	Leitfähigkeit	4.00
2.2.39	Molekülmassenverteilung in Dextranen	4.00
2.2.40	NIR-Spektroskopie	4.00
2.2.41	Zirkulardichroismus	4.00
2.2.42	Dichte von Feststoffen	4.00
2.2.43	Massenspektrometrie	4.00
2.2.44	Gesamter organischer Kohlenstoff in Wasser zum pharmazeutischen Gebrauch	4.00
2.2.45	Flüssigchromatographie mit superkritischen Phasen	4.00
2.2.46	Chromatographische Trennmethoden	4.00
2.2.47	Kapillarelektrophorese	4.00
2.2.48	Raman-Spektroskopie	4.00
2.2.49	Kugelfall-Viskosimeter-Methode	4.00
2.2.54	Isoelektrische Fokussierung	4.00

2.3 Identitätsreaktionen
2.3.1	Identitätsreaktionen auf Ionen und funktionelle Gruppen	4.00
2.3.2	Identifizierung fetter Öle durch Dünnschichtchromatographie	4.00
2.3.3	Identifizierung von Phenothiazinen durch Dünnschichtchromatographie	4.00
2.3.4	Geruch	4.00

2.4 Grenzprüfungen
2.4.1	Ammonium	4.00
2.4.2	Arsen	4.00
2.4.3	Calcium	4.00
2.4.4	Chlorid	4.00
2.4.5	Fluorid	4.00

		Stand
2.4.6	Magnesium	4.00
2.4.7	Magnesium, Erdalkalimetalle	4.00
2.4.8	Schwermetalle	4.00
2.4.9	Eisen	4.00
2.4.10	Blei in Zuckern	4.00
2.4.11	Phosphat	4.00
2.4.12	Kalium	4.00
2.4.13	Sulfat	4.00
2.4.14	Sulfatasche	4.00
2.4.15	Nickel in Polyolen	4.00
2.4.16	Asche	4.00
2.4.17	Aluminium	4.00
2.4.18	Freier Formaldehyd	4.00
2.4.19	Alkalisch reagierende Substanzen in fetten Ölen	4.00
2.4.21	Prüfung fetter Öle auf fremde Öle durch Dünnschichtchromatographie	4.00
2.4.22	Prüfung der Fettsäurenzusammensetzung durch Gaschromatographie	4.03
2.4.23	Sterole in fetten Ölen	4.00
2.4.24	Identifizierung und Bestimmung von Lösungsmittel-Rückständen	4.00
2.4.25	Ethylenoxid und Dioxan	4.00
2.4.26	*N,N*-Dimethylanilin	4.00
2.4.27	Nickel in hydrierten Pflanzenölen	4.00
2.4.28	2-Ethylhexansäure	4.00
2.4.29	Bestimmung der Fettsäurenzusammensetzung von Omega-3-Säuren-reichen Ölen	4.03

2.5 Gehaltsbestimmungsmethoden

2.5.1	Säurezahl	4.00
2.5.2	Esterzahl	4.00
2.5.3	Hydroxylzahl	4.00
2.5.4	Iodzahl	4.03
2.5.5	Peroxidzahl	4.00
2.5.6	Verseifungszahl	4.00
2.5.7	Unverseifbare Anteile	4.00
2.5.8	Stickstoff in primären aromatischen Aminen	4.00
2.5.9	Kjeldahl-Bestimmung, Halbmikro-Methode	4.00
2.5.10	Schöniger-Methode	4.00
2.5.11	Komplexometrische Titrationen	4.00
2.5.12	Halbmikrobestimmung von Wasser – Karl-Fischer-Methode	4.00
2.5.13	Aluminium in Adsorbat-Impfstoffen	4.00
2.5.14	Calcium in Adsorbat-Impfstoffen	4.00
2.5.15	Phenol in Sera und Impfstoffen	4.00
2.5.16	Protein in Polysaccharid-Impfstoffen	4.00
2.5.17	Nukleinsäuren in Polysaccharid-Impfstoffen	4.00
2.5.18	Phosphor in Polysaccharid-Impfstoffen	4.00
2.5.19	*O*-Acetylgruppen in Polysaccharid-Impfstoffen	4.00
2.5.20	Hexosamine in Polysaccharid-Impfstoffen	4.00
2.5.21	Methylpentosen in Polysaccharid-Impfstoffen	4.00
2.5.22	Uronsäuren in Polysaccharid-Impfstoffen	4.00
2.5.23	Sialinsäure in Polysaccharid-Impfstoffen	4.00
2.5.24	Kohlendioxid in Gasen	4.00
2.5.25	Kohlenmonoxid in Gasen	4.00
2.5.26	Stickstoffmonoxid und Stickstoffdioxid in Gasen	4.00
2.5.27	Sauerstoff in Gasen	4.00
2.5.28	Wasser in Gasen	4.00
2.5.29	Schwefeldioxid	4.00
2.5.30	Oxidierende Substanzen	4.00
2.5.31	Ribose in Polysaccharid-Impfstoffen	4.00
2.5.32	Mikrobestimmung von Wasser – Coulometrische Titration	4.00
2.5.33	Gesamtprotein	4.00
2.5.34	Essigsäure in synthetischen Peptiden	4.00

2.6 Methoden der Biologie

2.6.1	Prüfung auf Sterilität	4.00
2.6.2	Prüfung auf Mykobakterien	4.00
2.6.3	Prüfung auf Fremdviren unter Verwendung von Bruteiern	4.00

		Stand
2.6.4	Prüfung auf Leukose-Viren	4.00
2.6.5	Prüfung auf Fremdviren unter Verwendung von Zellkulturen	4.00
2.6.6	Prüfung auf fremde Agenzien unter Verwendung von Küken	4.00
2.6.7	Prüfung auf Mykoplasmen	4.00
2.6.8	Prüfung auf Pyrogene	4.00
2.6.9	Prüfung auf anomale Toxizität	4.00
2.6.10	Prüfung auf Histamin	4.00
2.6.11	Prüfung auf blutdrucksenkende Substanzen	4.00
2.6.12	Mikrobiologische Prüfung nicht steriler Produkte: Zählung der gesamten vermehrungsfähigen Keime	4.00
2.6.13	Mikrobiologische Prüfung nicht steriler Produkte: Nachweis spezifizierter Mikroorganismen	4.02
2.6.14	Prüfung auf Bakterien-Endotoxine	4.00
2.6.15	Präkallikrein-Aktivator	4.00
2.6.16	Prüfung auf fremde Agenzien in Virus-Lebend-Impfstoffen für Menschen	4.00
2.6.17	Bestimmung der antikomplementären Aktivität von Immunglobulin	4.00
2.6.18	Prüfung auf Neurovirulenz von Virus-Lebend-Impfstoffen	4.00
2.6.19	Prüfung auf Neurovirulenz von Poliomyelitis-Impfstoff (oral)	4.00
2.6.20	Anti-A- und Anti-B-Hämagglutinine (indirekte Methode)	4.00
2.6.21	Verfahren zur Amplifikation von Nukleinsäuren	4.00
2.6.22	Aktivierte Blutgerinnungsfaktoren	4.00

2.7 Biologische Wertbestimmungsmethoden

2.7.1	Immunchemische Methoden	4.00
2.7.2	Mikrobiologische Wertbestimmung von Antibiotika	4.02
2.7.4	Wertbestimmung von Blutgerinnungsfaktor VIII	4.00
2.7.5	Wertbestimmung von Heparin	4.00
2.7.6	Bestimmung der Wirksamkeit von Diphtherie-Adsorbat-Impfstoff	4.02
2.7.7	Bestimmung der Wirksamkeit von Pertussis-Impfstoff	4.00
2.7.8	Bestimmung der Wirksamkeit von Tetanus-Adsorbat-Impfstoff	4.02
2.7.9	Fc-Funktion von Immunglobulin	4.00
2.7.10	Wertbestimmung von Blutgerinnungsfaktor VII vom Menschen	4.00
2.7.11	Wertbestimmung von Blutgerinnungsfaktor IX vom Menschen	4.00
2.7.12	Wertbestimmung von Heparin in Blutgerinnungsfaktoren	4.03
2.7.13	Bestimmung der Wirksamkeit von Anti-D-Immunglobulin vom Menschen	4.00
2.7.14	Bestimmung der Wirksamkeit von Hepatitis-A-Impfstoff	4.00
2.7.15	Bestimmung der Wirksamkeit von Hepatitis-B-Impfstoff (rDNA)	4.00
2.7.16	Bestimmung der Wirksamkeit von Pertussis-Impfstoff (azellulär)	4.00
2.7.17	Wertbestimmung von Antithrombin III vom Menschen	4.00
2.7.18	Wertbestimmung von Blutgerinnungsfaktor II vom Menschen	4.00
2.7.19	Wertbestimmung von Blutgerinnungsfaktor X vom Menschen	4.03
2.7.20	In-vivo-Bestimmung der Wirksamkeit von Poliomyelitis-Impfstoff (inaktiviert)	4.00
2.7.22	Wertbestimmung von Blutgerinnungsfaktor XI vom Menschen	4.02

2.8 Methoden der Pharmakognosie

2.8.1	Salzsäureunlösliche Asche	4.00
2.8.2	Fremde Bestandteile	4.00
2.8.3	Spaltöffnungen und Spaltöffnungsindex	4.00
2.8.4	Quellungszahl	4.00
2.8.5	Wasser in ätherischen Ölen	4.00
2.8.6	Fremde Ester in ätherischen Ölen	4.00
2.8.7	Fette Öle, verharzte ätherische Öle in ätherischen Ölen	4.00
2.8.8	Geruch und Geschmack von ätherischen Ölen	4.00
2.8.9	Verdampfungsrückstand von ätherischen Ölen	4.00
2.8.10	Löslichkeit von ätherischen Ölen in Ethanol	4.00
2.8.11	Gehaltsbestimmung von 1,8-Cineol in ätherischen Ölen	4.00
2.8.12	Gehaltsbestimmung des ätherischen Öls in Drogen	4.00
2.8.13	Pestizid-Rückstände	4.00
2.8.14	Bestimmung des Gerbstoffgehalts pflanzlicher Drogen	4.00
2.8.15	Bitterwert	4.00
2.8.16	Trockenrückstand von Extrakten	4.00
2.8.17	Trocknungsverlust von Extrakten	4.00

2.9 Methoden der pharmazeutischen Technologie

2.9.1	Zerfallszeit von Tabletten und Kapseln	4.02

XVI 2. Verzeichnis aller Texte der 4. Ausgabe

		Stand
2.9.2	Zerfallszeit von Suppositorien und Vaginalzäpfchen	4.00
2.9.3	Wirkstofffreisetzung aus festen Arzneiformen	4.00
2.9.4	Wirkstofffreisetzung aus Transdermalen Pflastern	4.00
2.9.5	Gleichförmigkeit der Masse einzeldosierter Arzneiformen	4.00
2.9.6	Gleichförmigkeit des Gehalts einzeldosierter Arzneiformen	4.00
2.9.7	Friabilität von nicht überzogenen Tabletten	4.00
2.9.8	Bruchfestigkeit von Tabletten	4.00
2.9.9	Prüfung der Konsistenz durch Penetrometrie	4.00
2.9.10	Ethanolgehalt und Ethanolgehaltstabelle	4.00
2.9.11	Prüfung auf Methanol und 2-Propanol	4.00
2.9.12	Siebanalyse	4.00
2.9.13	Bestimmung der Teilchengröße durch Mikroskopie	4.00
2.9.14	Bestimmung der spezifischen Oberfläche durch Luftpermeabilität	4.00
2.9.15	Schütt- und Stampfvolumen	4.00
2.9.16	Fließverhalten	4.00
2.9.17	Bestimmung des entnehmbaren Volumens von Parenteralia	4.00
2.9.18	Zubereitungen zur Inhalation: Aerodynamische Beurteilung feiner Teilchen	4.00
2.9.19	Partikelkontamination – Nicht sichtbare Partikel	4.03
2.9.20	Partikelkontamination – Sichtbare Partikel	4.00
2.9.22	Erweichungszeit von lipophilen Suppositorien	4.03
2.9.23	Bestimmung der Dichte von Feststoffen mit Hilfe von Pyknometern	4.00
2.9.24	Bruchfestigkeit von Suppositorien und Vaginalzäpfchen	4.00
2.9.25	Wirkstofffreisetzung aus wirkstoffhaltigen Kaugummis	4.00
2.9.26	Bestimmung der spezifischen Oberfläche durch Gasadsorption	4.00
2.9.27	Gleichförmigkeit der Masse der abgegebenen Dosen aus Mehrdosenbehältnissen	4.00
2.9.28	Prüfung der entnehmbaren Masse oder des entnehmbaren Volumens bei halbfesten und flüssigen Zubereitungen	4.00

3 Material zur Herstellung von Behältnissen; Behältnisse

3.1	**Material zur Herstellung von Behältnissen**	4.00
3.1.1	Material für Behältnisse zur Aufnahme von Blut und Blutprodukten vom Menschen	4.00
3.1.1.1	Kunststoffe auf Polyvinylchlorid-Basis (weichmacherhaltig) für Behältnisse zur Aufnahme von Blut und Blutprodukten vom Menschen	4.00
3.1.1.2	Kunststoffe auf Polyvinylchlorid-Basis (weichmacherhaltig) für Schläuche in Transfusionsbestecken für Blut und Blutprodukte	4.00
3.1.3	Polyolefine	4.00
3.1.4	Polyethylen ohne Zusatzstoffe für Behältnisse zur Aufnahme parenteraler und ophthalmologischer Zubereitungen	4.00
3.1.5	Polyethylen mit Zusatzstoffen für Behältnisse zur Aufnahme parenteraler und ophthalmologischer Zubereitungen	4.00
3.1.6	Polypropylen für Behältnisse und Verschlüsse zur Aufnahme parenteraler und ophthalmologischer Zubereitungen	4.00
3.1.7	Poly(ethylen-vinylacetat) für Behältnisse und Schläuche für Infusionslösungen zur totalen parenteralen Ernährung	4.00
3.1.8	Siliconöl zur Verwendung als Gleitmittel	4.00
3.1.9	Silicon-Elastomer für Verschlüsse und Schläuche	4.00
3.1.10	Kunststoffe auf Polyvinylchlorid-Basis (weichmacherfrei) für Behältnisse zur Aufnahme nicht injizierbarer, wässriger Lösungen	4.03
3.1.11	Kunststoffe auf Polyvinylchlorid-Basis (weichmacherfrei) für Behältnisse zur Aufnahme trockener Darreichungsformen zur oralen Anwendung	4.02
3.1.13	Kunststoffadditive	4.03
3.1.14	Kunststoffe auf Polyvinylchlorid-Basis (weichmacherhaltig) für Behältnisse zur Aufnahme wässriger Lösungen zur intravenösen Infusion	4.00
3.1.15	Polyethylenterephthalat für Behältnisse zur Aufnahme von Zubereitungen, die nicht zur parenteralen Anwendung bestimmt sind	4.00
3.2	**Behältnisse**	4.00
3.2.1	Glasbehältnisse zur pharmazeutischen Verwendung	4.00
3.2.2	Kunststoffbehältnisse und -verschlüsse für pharmazeutische Zwecke	4.00
3.2.2.1	Kunststoffbehältnisse zur Aufnahme wässriger Infusionszubereitungen	4.00
3.2.3	Sterile Kunststoffbehältnisse für Blut und Blutprodukte vom Menschen	4.00
3.2.4	Sterile PVC-Behältnisse für Blut und Blutprodukte vom Menschen	4.00
3.2.5	Sterile PVC-Behältnisse mit Stabilisatorlösung für Blut vom Menschen	4.00

Beachten Sie den Hinweis auf „Allgemeine Monographien" zu Anfang des Bands auf Seite B

Stand

3.2.6 Transfusionsbestecke für Blut und Blutprodukte 4.00
3.2.8 Sterile Einmalspritzen aus Kunststoff 4.00
3.2.9 Gummistopfen für Behältnisse zur Aufnahme wässriger Zubereitungen zur parenteralen Anwendung, von Pulvern und von gefriergetrockneten Pulvern 4.00

4 Reagenzien

Reagenzien-Verzeichnis

4.1 Reagenzien, Referenzlösungen und Pufferlösungen
4.1.1 Reagenzien 4.03
4.1.2 Referenzlösungen für Grenzprüfungen 4.03
4.1.3 Pufferlösungen 4.03

4.2 Volumetrie
4.2.1 Urtitersubstanzen für Maßlösungen 4.00
4.2.2 Maßlösungen 4.03

4.3 Chemische Referenz-Substanzen (*CRS*), Biologische Referenz-Substanzen (*BRS*), Referenzspektren 4.03

5 Allgemeine Texte

5.1 Allgemeine Texte zur Sterilität und mikrobiologischen Qualität
5.1.1 Methoden zur Herstellung steriler Zubereitungen 4.00
5.1.2 Bioindikatoren zur Überprüfung der Sterilisationsmethoden 4.03
5.1.3 Prüfung auf ausreichende Konservierung 4.00
5.1.4 Mikrobiologische Qualität pharmazeutischer Zubereitungen 4.03
5.1.5 Anwendung des F_0-Konzepts auf die Dampfsterilisation von wässrigen Zubereitungen 4.00

5.2 Allgemeine Texte zu Impfstoffen
5.2.1 Terminologie in Impfstoff-Monographien 4.00
5.2.2 SPF-Hühnerherden für die Herstellung und Qualitätskontrolle von Impfstoffen 4.00
5.2.3 Zellkulturen für die Herstellung von Impfstoffen für Menschen 4.00
5.2.4 Zellkulturen für die Herstellung von Impfstoffen für Tiere 4.00
5.2.5 Substanzen tierischen Ursprungs für die Herstellung von Impfstoffen für Tiere 4.00
5.2.6 Bewertung der Unschädlichkeit von Impfstoffen für Tiere 4.00
5.2.7 Bewertung der Wirksamkeit von Impfstoffen für Tiere 4.00
5.2.8 Minimierung des Risikos der Übertragung von Erregern der spongiformen Enzephalopathie tierischen Ursprungs durch Arzneimittel 4.00

5.3 Statistische Auswertung der Ergebnisse biologischer Wertbestimmungen und Reinheitsprüfungen
1. Einleitung 4.00
2. Zufälligkeit und Unabhängigkeit einzelner Behandlungen 4.00
3. Von quantitativen Werten abhängige Wertbestimmungen 4.00
4. Wertbestimmungen auf der Basis von Alternativwirkungen 4.00
5. Beispiele 4.00
6. Zusammenfassung von Versuchsergebnissen 4.00
7. Über dieses Kapitel hinaus 4.00
8. Tabellen und Verfahren zur Werteerzeugung 4.00
9. Verzeichnis der Symbole 4.00
10. Literatur 4.00

5.4 Lösungsmittel-Rückstände 4.00

5.5 Ethanoltabelle 4.00

5.6 Bestimmung der Aktivität von Interferonen 4.00

5.7 Tabelle mit physikalischen Eigenschaften der im Arzneibuch erwähnten Radionuklide 4.00

5.8 Harmonisierung der Arzneibücher 4.00

Monographiegruppen

Allgemeine Monographien
Allergenzubereitungen 4.00
DNA-rekombinationstechnisch hergestellte Produkte 4.00
Extrakte 4.03

	Stand
Fermentationsprodukte	4.00
Immunsera von Tieren zur Anwendung am Menschen	4.03
Immunsera für Tiere	4.00
Impfstoffe für Menschen	4.02
Impfstoffe für Tiere	4.00
Pflanzliche Drogen	4.00
Pflanzliche Drogen, Zubereitungen aus	4.00
Pflanzliche Drogen zur Teebereitung	4.00
Pflanzliche fette Öle	4.00
Produkte mit dem Risiko der Übertragung von Erregern der spongiformen Enzephalopathie tierischen Ursprungs	4.00
Radioaktive Arzneimittel	4.00
Substanzen zur pharmazeutischen Verwendung	4.00

Einzelmonographien zu Darreichungsformen

Glossar	4.00
Arzneimittel-Vormischungen zur veterinärmedizinischen Anwendung	4.03
Flüssige Zubereitungen zum Einnehmen	4.00
Flüssige Zubereitungen zur kutanen Anwendung	4.00
Flüssige Zubereitungen zur kutanen Anwendung am Tier	4.00
Granulate	4.00
Halbfeste Zubereitungen zur kutanen Anwendung	4.03
Kapseln	4.00
Kaugummis, Wirkstoffhaltige	4.00
Parenteralia	4.00
Pulver zum Einnehmen	4.00
Pulver zur kutanen Anwendung	4.00
Schäume, Wirkstoffhaltige	4.00
Stifte und Stäbchen	4.00
Tabletten	4.01
Tampons, Wirkstoffhaltige	4.00
Transdermale Pflaster	4.00
Zubereitungen für Wiederkäuer	4.00
Zubereitungen in Druckbehältnissen	4.00
Zubereitungen zum Spülen	4.00
Zubereitungen zur Anwendung am Auge	4.00
Zubereitungen zur Anwendung am Ohr	4.00
Zubereitungen zur Anwendung in der Mundhöhle	4.01
Zubereitungen zur Inhalation	4.00
Zubereitungen zur intramammären Anwendung für Tiere	4.00
Zubereitungen zur nasalen Anwendung	4.00
Zubereitungen zur rektalen Anwendung	4.00
Zubereitungen zur vaginalen Anwendung	4.00

Einzelmonographien zu Impfstoffen für Menschen

BCG-Impfstoff (gefriergetrocknet)	4.00
Cholera-Impfstoff	4.00
Cholera-Impfstoff (gefriergetrocknet)	4.00
Diphtherie-Adsorbat-Impfstoff	4.02
Diphtherie-Adsorbat-Impfstoff für Erwachsene und Heranwachsende	4.02
Diphtherie-Tetanus-Adsorbat-Impfstoff	4.02
Diphtherie-Tetanus-Adsorbat-Impfstoff für Erwachsene und Heranwachsende	4.02
Diphtherie-Tetanus-Hepatitis-B(rDNA)-Adsorbat-Impfstoff	4.03
Diphtherie-Tetanus-Pertussis-Adsorbat-Impfstoff	4.02
Diphtherie-Tetanus-Pertussis(azellulär, aus Komponenten)-Adsorbat-Impfstoff	4.01
Diphtherie-Tetanus-Pertussis(azellulär, aus Komponenten)-Haemophilus-Typ-B-Adsorbat-Impfstoff	4.01
Diphtherie-Tetanus-Pertussis(azellulär, aus Komponenten)-Hepatitis-B(rDNA)-Adsorbat-Impfstoff	4.01
Diphtherie-Tetanus-Pertussis(azellulär, aus Komponenten)-Poliomyelitis(inaktiviert)-Adsorbat-Impfstoff	4.01
Diphtherie-Tetanus-Pertussis(azellulär, aus Komponenten)-Poliomyelitis(inaktiviert)-Haemophilus-Typ-B(konjugiert)-Adsorbat-Impfstoff	4.03
Diphtherie-Tetanus-Pertussis-Poliomyelitis(inaktiviert)-Adsorbat-Impfstoff	4.03
Diphtherie-Tetanus-Pertussis-Poliomyelitis(inaktiviert)-Haemophilus-Typ-B(konjugiert)-Adsorbat-Impfstoff	4.03
FSME-Impfstoff (inaktiviert)	4.00
Gelbfieber-Lebend-Impfstoff	4.00

	Stand
Haemophilus-Typ-B-Impfstoff (konjugiert)	4.00
Hepatitis-A-Adsorbat-Impfstoff (inaktiviert)	4.00
Hepatitis-A-Impfstoff (inaktiviert, Virosom)	4.02
Hepatitis-A-(inaktiviert)-Hepatitis-B(rDNA)-Adsorbat-Impfstoff	4.00
Hepatitis-B-Impfstoff (rDNA)	4.00
Influenza-Impfstoff (inaktiviert)	4.00
Influenza-Spaltimpfstoff (inaktiviert)	4.00
Influenza-Spaltimpfstoff aus Oberflächenantigen (inaktiviert)	4.00
Masern-Lebend-Impfstoff	4.00
Masern-Mumps-Röteln-Lebend-Impfstoff	4.00
Meningokokken-Polysaccharid-Impfstoff	4.00
Mumps-Lebend-Impfstoff	4.00
Pertussis-Adsorbat-Impfstoff	4.02
Pertussis-Adsorbat-Impfstoff (azellulär, aus Komponenten)	4.01
Pertussis-Adsorbat-Impfstoff (azellulär, co-gereinigt)	4.00
Pertussis-Impfstoff	4.02
Pneumokokken-Polysaccharid-Impfstoff	4.00
Poliomyelitis-Impfstoff (inaktiviert)	4.00
Poliomyelitis-Impfstoff (oral)	4.00
Röteln-Lebend-Impfstoff	4.00
Tetanus-Adsorbat-Impfstoff	4.02
Tollwut-Impfstoff aus Zellkulturen für Menschen	4.00
Typhus-Impfstoff	4.00
Typhus-Impfstoff (gefriergetrocknet)	4.00
Typhus-Lebend-Impfstoff, oral (Stamm Ty 21a)	4.00
Typhus-Polysaccharid-Impfstoff	4.02
Varizellen-Lebend-Impfstoff	4.00

Einzelmonographien zu Impfstoffen für Tiere

Adenovirose-Impfstoff (inaktiviert) für Hunde	4.00
Adenovirose-Lebend-Impfstoff für Hunde	4.01
Aktinobazillose-Impfstoff (inaktiviert) für Schweine	4.00
Aujeszky'sche-Krankheit-Impfstoff (inaktiviert) für Schweine	4.00
Aujeszky'sche-Krankheit-Lebend-Impfstoff zur parenteralen Anwendung (gefriergetrocknet) für Schweine	4.00
Aviäre-Enzephalomyelitis-Lebend-Impfstoff für Geflügel, Infektiöse-	4.00
Aviäre-Laryngotracheitis-Lebend-Impfstoff für Hühner, Infektiöse-	4.00
Aviäres-Paramyxovirus-3-Impfstoff (inaktiviert)	4.00
Botulismus-Impfstoff für Tiere	4.00
Bovine-Rhinotracheitis-Lebend-Impfstoff (gefriergetrocknet) für Rinder, Infektiöse-	4.00
Bronchitis-Impfstoff (inaktiviert) für Geflügel, Infektiöse-	4.00
Bronchitis-Lebend-Impfstoff (gefriergetrocknet) für Geflügel, Infektiöse-	4.00
Brucellose-Lebend-Impfstoff (gefriergetrocknet) für Tiere	4.00
Bursitis-Impfstoff (inaktiviert) für Geflügel, Infektiöse-	4.00
Bursitis-Lebend-Impfstoff (gefriergetrocknet) für Geflügel, Infektiöse-	4.00
Calicivirosis-Impfstoff (inaktiviert) für Katzen	4.00
Calicivirosis-Lebend-Impfstoff (gefriergetrocknet) für Katzen	4.00
Clostridium-chauvoei-Impfstoff für Tiere	4.00
Clostridium-novyi-(Typ B)-Impfstoff für Tiere	4.00
Clostridium-perfringens-Impfstoff für Tiere	4.00
Clostridium-septicum-Impfstoff für Tiere	4.00
Colibacillosis-Impfstoff (inaktiviert) für neugeborene Ferkel	4.00
Colibacillosis-Impfstoff (inaktiviert) für neugeborene Wiederkäuer	4.00
Egg-Drop-Syndrom-Impfstoff (inaktiviert)	4.00
Furunkulose-Impfstoff (inaktiviert, injizierbar, mit öligem Adjuvans) für Salmoniden	4.00
Geflügelpocken-Lebend-Impfstoff (gefriergetrocknet)	4.00
Hepatitis-Lebend-Impfstoff für Enten	4.00
Herpes-Impfstoff (inaktiviert) für Pferde	4.00
Influenza-Impfstoff (inaktiviert) für Pferde	4.00
Influenza-Impfstoff (inaktiviert) für Schweine	4.00
Leptospirose-Impfstoff für Tiere	4.00
Leukose-Impfstoff (inaktiviert) für Katzen	4.00
Marek'sche-Krankheit-Lebend-Impfstoff	4.00
Maul-und-Klauenseuche-Impfstoff (inaktiviert) für Wiederkäuer	4.00

XX   2. Verzeichnis aller Texte der 4. Ausgabe

Stand

Milzbrandsporen-Lebend-Impfstoff für Tiere 4.00
Newcastle-Krankheit-Impfstoff (inaktiviert) 4.00
Newcastle-Krankheit-Lebend-Impfstoff (gefriergetrocknet) 4.00
Panleukopenie-Impfstoff (inaktiviert) für Katzen 4.00
Panleukopenie-Lebend-Impfstoff für Katzen 4.00
Parainfluenza-Virus-Lebend-Impfstoff für Hunde 4.03
Parainfluenza-Virus-Lebend-Impfstoff (gefriergetrocknet) für Rinder 4.00
Parvovirose-Impfstoff (inaktiviert) für Hunde 4.00
Parvovirose-Impfstoff (inaktiviert) für Schweine 4.00
Parvovirose-Lebend-Impfstoff für Hunde 4.00
Respiratorisches-Syncytial-Virus-Lebend-Impfstoff (gefriergetrocknet) für Rinder 4.00
Rhinitis-atrophicans-Impfstoff (inaktiviert) für Schweine, Progressive- 4.00
Rhinotracheitis-Virus-Impfstoff (inaktiviert) für Katzen 4.00
Rhinotracheitis-Virus-Lebend-Impfstoff (gefriergetrocknet) für Katzen 4.00
Schweinepest-Lebend-Impfstoff (gefriergetrocknet), Klassische- 4.00
Schweinerotlauf-Impfstoff (inaktiviert) 4.00
Staupe-Lebend-Impfstoff (gefriergetrocknet) für Frettchen und Nerze 4.00
Staupe-Lebend-Impfstoff (gefriergetrocknet) für Hunde 4.00
Tetanus-Impfstoff für Tiere 4.03
Tollwut-Impfstoff (inaktiviert) für Tiere 4.00
Tollwut-Lebend-Impfstoff (oral) für Füchse 4.00
Vibriose-Impfstoff (inaktiviert) für Salmoniden 4.00
Vibriose-Impfstoff (inaktiviert) für Salmoniden, Kaltwasser- 4.00
Virusdiarrhö-Impfstoff (inaktiviert) für Rinder 4.03

Einzelmonographien zu Immunsera für Menschen
Botulismus-Antitoxin 4.00
Diphtherie-Antitoxin 4.00
Gasbrand-Antitoxin *(Clostridium novyi)* 4.00
Gasbrand-Antitoxin *(Clostridium perfringens)* 4.00
Gasbrand-Antitoxin *(Clostridium septicum)* 4.00
Gasbrand-Antitoxin (polyvalent) 4.00
Schlangengift-Immunserum (Europa) 4.00
Tetanus-Antitoxin 4.00

Einzelmonographien zu Immunsera für Tiere
Clostridium-novyi-Alpha-Antitoxin für Tiere 4.00
Clostridium-perfringens-Beta-Antitoxin für Tiere 4.00
Clostridium-perfringens-Epsilon-Antitoxin für Tiere 4.00
Tetanus-Antitoxin für Tiere 4.00

Einzelmonographien zu Radioaktiven Arzneimitteln
$[^{125}J]$Albumin-Injektionslösung vom Menschen 4.02
$[^{13}N]$Ammoniak-Injektionslösung 4.00
$[^{51}Cr]$Chromedetat-Injektionslösung 4.00
$[^{57}Co]$Cyanocobalamin-Kapseln 4.00
$[^{57}Co]$Cyanocobalamin-Lösung 4.00
$[^{58}Co]$Cyanocobalamin-Kapseln 4.00
$[^{58}Co]$Cyanocobalamin-Lösung 4.00
$[^{18}F]$Fludesoxyglucose-Injektionslösung 4.00
$[^{67}Ga]$Galliumcitrat-Injektionslösung 4.00
$[^{111}In]$Indium(III)-chlorid-Lösung 4.00
$[^{111}In]$Indiumoxinat-Lösung 4.00
$[^{111}In]$Indium-Pentetat-Injektionslösung 4.00
$[^{123}I]$Iobenguan-Injektionslösung 4.00
$[^{131}I]$Iobenguan-Injektionslösung für diagnostische Zwecke 4.00
$[^{131}I]$Iobenguan-Injektionslösung für therapeutische Zwecke 4.00
$[^{131}I]$Iodmethylnorcholesterol-Injektionslösung 4.00
$[^{15}O]$Kohlenmonoxid 4.00
$[^{81m}Kr]$Krypton zur Inhalation 4.00
L-($[^{11}C]$Methyl)methionin-Injektionslösung 4.00
Natrium$[^{51}Cr]$chromat-Lösung, Sterile 4.00
Natrium$[^{123}I]$iodhippurat-Injektionslösung 4.00
Natrium$[^{131}I]$iodhippurat-Injektionslösung 4.00

Beachten Sie den Hinweis auf „Allgemeine Monographien" zu Anfang des Bands auf Seite B

Ph. Eur. 4. Ausgabe, 3. Nachtrag

	Stand
Natrium[^{131}I]iodid-Kapseln für diagnostische Zwecke	4.00
Natrium[^{123}I]iodid-Lösung	4.00
Natrium[^{131}I]iodid-Lösung	4.00
Natrium[^{99m}Tc]pertechnetat-Injektionslösung aus Kernspaltprodukten	4.00
Natrium[^{99m}Tc]pertechnetat-Injektionslösung nicht aus Kernspaltprodukten	4.00
Natrium[^{32}P]phosphat-Injektionslösung	4.00
Racloprid([^{11}C]methoxy)-Injektionslösung	4.03
[^{15}O]Sauerstoff	4.00
[^{89}Sr]Strontiumchlorid-Injektionslösung	4.00
[^{99m}Tc]Technetium-Albumin-Injektionslösung	4.00
[^{99m}Tc]Technetium-Etifenin-Injektionslösung	4.00
[^{99m}Tc]Technetium-Exametazim-Injektionslösung	4.03
[^{99m}Tc]Technetium-Gluconat-Injektionslösung	4.00
[^{99m}Tc]Technetium-Macrosalb-Injektionslösung	4.00
[^{99m}Tc]Technetium-Medronat-Injektionslösung	4.00
[^{99m}Tc]Technetium-Mertiatid-Injektionslösung	4.00
[^{99m}Tc]Technetium-Mikrosphären-Injektionslösung	4.00
[^{99m}Tc]Technetium-Pentetat-Injektionslösung	4.00
[^{99m}Tc]Technetium-Rheniumsulfid-Kolloid-Injektionslösung	4.00
[^{99m}Tc]Technetium-Schwefel-Kolloid-Injektionslösung	4.00
[^{99m}Tc]Technetium-Succimer-Injektionslösung	4.00
[^{99m}Tc]Technetium-Zinndiphosphat-Injektionslösung	4.00
[^{99m}Tc]Technetium-Zinn-Kolloid-Injektionslösung	4.00
[^{201}Tl]Thalliumchlorid-Injektionslösung	4.00
[^{15}O]Wasser-Injektionslösung	4.00
[^{3}H]Wasser-Injektionslösung, Tritiiertes	4.00
[^{133}Xe]Xenon-Injektionslösung	4.00

Einzelmonographien zu Nahtmaterial für Menschen

Einleitung	4.00
Catgut, Steriles	4.00
Fäden, Sterile, nicht resorbierbare	4.00
Fäden, Sterile, resorbierbare, synthetische	4.00
Fäden, Sterile, resorbierbare, synthetische, geflochtene	4.00

Einzelmonographien zu Nahtmaterial für Tiere

Catgut im Fadenspender für Tiere, Steriles, resorbierbares	4.00
Fäden im Fadenspender für Tiere, Sterile, nicht resorbierbare	4.00
Leinenfaden im Fadenspender für Tiere, Steriler	4.00
Polyamid-6-Faden im Fadenspender für Tiere, Steriler	4.00
Polyamid-6/6-Faden im Fadenspender für Tiere, Steriler	4.00
Polyesterfaden im Fadenspender für Tiere, Steriler	4.00
Seidenfaden im Fadenspender für Tiere, Steriler, geflochtener	4.00

Homöopathische Zubereitungen und Einzelmonographien zu Stoffen für homöopathische Zubereitungen

Einleitung	4.00
Homöopathische Zubereitungen	4.01
Pflanzliche Drogen für homöopathische Zubereitungen	4.01
Urtinkturen für homöopathische Zubereitungen	4.01
Arsen(III)-oxid für homöopathische Zubereitungen	4.00
Crocus für homöopathische Zubereitungen	4.00
Eisen für homöopathische Zubereitungen	4.01
Kaliumsulfat für homöopathische Zubereitungen	4.00
Kupfer für homöopathische Zubereitungen	4.00

Die „Allgemeinen Vorschriften" gelten für alle Monographien und sonstigen Texte

Monographien A–Z

A

	Stand		Stand
Acamprosat-Calcium	4.00	Amikacinsulfat	4.00
Acebutololhydrochlorid	4.02	Amiloridhydrochlorid	4.00
Aceclofenac	4.03	4-Aminobenzoesäure	4.03
Acesulfam-Kalium	4.00	Aminocapronsäure	4.00
Acetazolamid	4.00	Aminoglutethimid	4.00
Aceton	4.00	Amiodaronhydrochlorid	4.03
Acetylcholinchlorid	4.00	Amisulprid	4.03
Acetylcystein	4.00	Amitriptylinhydrochlorid	4.00
Acetylsalicylsäure	4.00	Amlodipinbesilat	4.02
N-Acetyltryptophan	4.00	Ammoniak-Lösung, Konzentrierte	4.00
N-Acetyltyrosin	4.00	Ammoniumbituminosulfonat	4.00
Aciclovir	4.00	Ammoniumbromid	4.02
Acitretin	4.03	Ammoniumchlorid	4.00
Adenin	4.00	Ammoniumglycyrrhizat	4.02
Adenosin	4.00	Ammoniumhydrogencarbonat	4.00
Adipinsäure	4.00	Amobarbital	4.00
Agar	4.00	Amobarbital-Natrium	4.00
Alanin	4.00	Amoxicillin-Natrium	4.00
Albendazol	4.00	Amoxicillin-Trihydrat	4.03
Albuminlösung vom Menschen	4.02	Amphotericin B	4.03
Alcuroniumchlorid	4.00	Ampicillin-Natrium	4.00
Alfacalcidol	4.02	Ampicillin-Trihydrat	4.00
Alfadex	4.00	Ampicillin, Wasserfreies	4.00
Alfentanilhydrochlorid	4.00	Angelikawurzel	4.02
Alfuzosinhydrochlorid	4.00	Anis	4.00
Alginsäure	4.00	Anisöl	4.00
Allantoin	4.00	Antazolinhydrochlorid	4.00
Allopurinol	4.00	Anti-D-Immunglobulin vom Menschen	4.00
Aloe, Curaçao-	4.00	Anti-D-Immunglobulin vom Menschen zur intravenösen Anwendung	4.02
Aloe, Kap-	4.00	Antithrombin-III-Konzentrat vom Menschen	4.00
Aloetrockenextrakt, Eingestellter	4.00	Apomorphinhydrochlorid	4.03
Alprazolam	4.00	Aprotinin	4.00
Alprenololhydrochlorid	4.00	Aprotinin-Lösung, Konzentrierte	4.00
Alprostadil	4.00	Arginin	4.00
Alteplase zur Injektion	4.00	Argininhydrochlorid	4.00
Alttuberkulin zur Anwendung am Menschen	4.00	Arnikablüten	4.00
Aluminiumchlorid-Hexahydrat	4.00	Articainhydrochlorid	4.01
Aluminiumkaliumsulfat	4.00	Ascorbinsäure	4.03
Aluminium-Magnesium-Silicat	4.03	Aspartam	4.00
Aluminiumoxid, Wasserhaltiges /Algeldrat	4.00	Aspartinsäure	4.00
Aluminiumphosphat, Wasserhaltiges	4.00	Astemizol	4.00
Aluminiumsulfat	4.00	Atenolol	4.00
Amantadinhydrochlorid	4.00	Atropinsulfat	4.00
Ambroxolhydrochlorid	4.00	Azaperon für Tiere	4.00
Amfetaminsulfat	4.00	Azathioprin	4.00
Amidotrizoesäure-Dihydrat	4.00		
Amikacin	4.00		

B

	Stand		Stand
Bacampicillinhydrochlorid	4.00	Baumwollsamenöl, Hydriertes	4.00
Bacitracin	4.00	Beclometasondipropionat	4.00
Bacitracin-Zink	4.00	Belladonnablätter	4.00
Baclofen	4.00	Belladonnablättertrockenextrakt, Eingestellter	4.00
Bärentraubenblätter	4.00	Belladonnapulver, Eingestelltes	4.00
Baldrianwurzel	4.00	Bendroflumethiazid	4.00
Bambuterolhydrochlorid	4.00	Benfluorexhydrochlorid	4.00
Barbital	4.00	Benperidol	4.00
Bariumsulfat	4.00	Benserazidhydrochlorid	4.00

Beachten Sie den Hinweis auf „Allgemeine Monographien" zu Anfang des Bands auf Seite B

Ph. Eur. 4. Ausgabe, 3. Nachtrag

	Stand
Bentonit	4.00
Benzalkoniumchlorid	4.00
Benzalkoniumchlorid-Lösung	4.00
Benzbromaron	4.00
Benzethoniumchlorid	4.00
Benzocain	4.00
Benzoesäure	4.00
Benzoylperoxid, Wasserhaltiges	4.00
Benzylalkohol	4.00
Benzylbenzoat	4.00
Benzylpenicillin-Benzathin	4.00
Benzylpenicillin-Kalium	4.00
Benzylpenicillin-Natrium	4.00
Benzylpenicillin-Procain	4.00
Betacarotin	4.00
Betadex	4.00
Betahistindimesilat	4.00
Betamethason	4.00
Betamethasonacetat	4.00
Betamethasondihydrogenphosphat-Dinatrium	4.00
Betamethasondipropionat	4.00
Betamethasonvalerat	4.00
Betaxololhydrochlorid	4.00
Bezafibrat	4.00
Bifonazol	4.00
Biotin	4.00
Biperidenhydrochlorid	4.00
Birkenblätter	4.00
Bisacodyl	4.00
Bismutcarbonat, Basisches	4.00
Bismutgallat, Basisches	4.00
Bismutnitrat, Schweres, basisches	4.00
Bismutsalicylat, Basisches	4.00
Bitterkleeblätter	4.00
Bitterorangenblüten	4.00
Bitterorangenblütenöl	4.00
Bitterorangenschale	4.00
Bitterorangenschalentinktur	4.00
Bleomycinsulfat	4.00
Blutgerinnungsfaktor VII vom Menschen	4.00
Blutgerinnungsfaktor VIII vom Menschen	4.02
Blutgerinnungsfaktor IX vom Menschen	4.02
Blutgerinnungsfaktor XI vom Menschen	4.02
Blutweiderichkraut	4.00
Bockshornsamen	4.00
Boldoblätter	4.00
Borsäure	4.00
Bromazepam	4.00
Bromhexinhydrochlorid	4.00
Bromocriptinmesilat	4.00
Bromperidol	4.00
Bromperidoldecanoat	4.00
Brompheniraminmaleat	4.00
Budesonid	4.00
Bufexamac	4.00
Buflomedilhydrochlorid	4.00
Bumetanid	4.00
Bupivacainhydrochlorid	4.00
Buprenorphin	4.00
Buprenorphinhydrochlorid	4.00
Buserelin	4.00
Busulfan	4.00
Butyl-4-hydroxybenzoat	4.02
Butylhydroxyanisol	4.00
Butylhydroxytoluol	4.00
Butylscopolaminiumbromid	4.00

C

	Stand
Calcifediol	4.00
Calcitonin vom Lachs	4.00
Calcitriol	4.00
Calciumascorbat	4.00
Calciumcarbonat	4.00
Calciumchlorid-Dihydrat	4.03
Calciumchlorid-Hexahydrat	4.00
Calciumdobesilat-Monohydrat	4.00
Calciumfolinat	4.03
Calciumglucoheptonat	4.00
Calciumgluconat	4.00
Calciumgluconat zur Herstellung von Parenteralia	4.00
Calciumglycerophosphat	4.00
Calciumhydrogenphosphat, Wasserfreies	4.01
Calciumhydrogenphosphat-Dihydrat	4.01
Calciumhydroxid	4.00
Calciumlactat-Trihydrat	4.00
Calciumlactat-Pentahydrat	4.00
Calciumlävulinat-Dihydrat	4.00
Calciumlevofolinat-Pentahydrat	4.00
Calciumpantothenat	4.00
Calciumstearat	4.00
Calciumsulfat-Dihydrat	4.00
D-Campher	4.01
Campher, Racemischer	4.00
Caprylsäure	4.00
Captopril	4.00
Carbachol	4.00
Carbamazepin	4.00
Carbasalat-Calcium	4.00
Carbenicillin-Dinatrium	4.00
Carbidopa-Monohydrat	4.00
Carbimazol	4.00
Carbocistein	4.00
Carbomere	4.02
Carboplatin	4.00
Carboxymethylstärke-Natrium (Typ A)	4.00
Carboxymethylstärke-Natrium (Typ B)	4.00
Carboxymethylstärke-Natrium (Typ C)	4.00
Carisoprodol	4.00
Carmellose-Calcium	4.02
Carmellose-Natrium	4.00
Carmellose-Natrium, Niedrig substituiertes	4.00
Carmustin	4.00
Carnaubawachs	4.00
Carteololhydrochlorid	4.02
Carvedilol	4.01
Cascararinde	4.00
Cassiaöl	4.00
Cefaclor-Monohydrat	4.00
Cefadroxil-Monohydrat	4.02
Cefalexin-Monohydrat	4.03

Die „Allgemeinen Vorschriften" gelten für alle Monographien und sonstigen Texte

2. Verzeichnis aller Texte der 4. Ausgabe

	Stand
Cefalotin-Natrium	4.00
Cefamandolnafat	4.03
Cefatrizin-Propylenglycol	4.00
Cefazolin-Natrium	4.02
Cefixim	4.03
Cefoperazon-Natrium	4.00
Cefotaxim-Natrium	4.00
Cefoxitin-Natrium	4.02
Cefradin	4.03
Ceftazidim	4.02
Ceftriaxon-Dinatrium	4.00
Cefuroximaxetil	4.03
Cefuroxim-Natrium	4.03
Cellulose, Mikrokristalline	4.02
Celluloseacetat	4.00
Celluloseacetatbutyrat	4.00
Celluloseacetatphthalat	4.03
Cellulosepulver	4.02
Cetirizindihydrochlorid	4.00
Cetrimid	4.03
Cetylalkohol	4.00
Cetylpalmitat	4.02
Cetylpyridiniumchlorid	4.00
Cetylstearylalkohol	4.00
Cetylstearylalkohol (Typ A), Emulgierender	4.00
Cetylstearylalkohol (Typ B), Emulgierender	4.00
Cetylstearylisononanoat	4.00
Chenodesoxycholsäure	4.00
Chinarinde	4.02
Chinidinsulfat	4.00
Chininhydrochlorid	4.00
Chininsulfat	4.00
Chitosanhydrochlorid	4.00
Chloralhydrat	4.00
Chlorambucil	4.00
Chloramphenicol	4.00
Chloramphenicolhydrogensuccinat-Natrium	4.00
Chloramphenicolpalmitat	4.00
Chlorcyclizinhydrochlorid	4.00
Chlordiazepoxid	4.00
Chlordiazepoxidhydrochlorid	4.00
Chlorhexidindiacetat	4.00
Chlorhexidindigluconat-Lösung	4.00
Chlorhexidindihydrochlorid	4.00
Chlorobutanol, Wasserfreies	4.00
Chlorobutanol-Hemihydrat	4.00
Chlorocresol	4.00
Chloroquinphosphat	4.00
Chloroquinsulfat	4.00
Chlorothiazid	4.00
Chlorphenaminmaleat	4.00
Chlorpromazinhydrochlorid	4.00
Chlorpropamid	4.00
Chlorprothixenhydrochlorid	4.03
Chlortalidon	4.00
Chlortetracyclinhydrochlorid	4.00
Cholesterol	4.02
Choriongonadotropin	4.00
Chymotrypsin	4.00
Ciclopirox	4.00
Ciclopirox-Olamin	4.00
Ciclosporin	4.00
Cilastatin-Natrium	4.00
Cilazapril	4.00
Cimetidin	4.00
Cimetidinhydrochlorid	4.00
Cinchocainhydrochlorid	4.00
Cineol	4.03
Cinnarizin	4.00
Ciprofloxacin	4.00
Ciprofloxacinhydrochlorid	4.00
Cisaprid-Monohydrat	4.00
Cisapridtartrat	4.00
Cisplatin	4.00
Citronellöl	4.00
Citronenöl	4.01
Citronensäure, Wasserfreie	4.00
Citronensäure-Monohydrat	4.00
Clebopridmalat	4.00
Clemastinfumarat	4.00
Clenbuterolhydrochlorid	4.00
Clindamycin-2-dihydrogenphosphat	4.00
Clindamycinhydrochlorid	4.02
Clobetasonbutyrat	4.00
Clofibrat	4.00
Clomifencitrat	4.00
Clomipraminhydrochlorid	4.01
Clonazepam	4.00
Clonidinhydrochlorid	4.00
Clotrimazol	4.00
Cloxacillin-Natrium	4.03
Clozapin	4.00
Cocainhydrochlorid	4.00
Cocoylcaprylocaprat	4.00
Codein	4.00
Codeinhydrochlorid-Dihydrat	4.00
Codeinphosphat-Hemihydrat	4.00
Codeinphosphat-Sesquihydrat	4.00
Coffein	4.01
Coffein-Monohydrat	4.01
Colchicin	4.00
Colecalciferol	4.00
Colecalciferol, Ölige Lösungen von	4.00
Colecalciferol-Konzentrat, Wasserdispergierbares	4.00
Colecalciferol-Trockenkonzentrat	4.00
Colistimethat-Natrium	4.03
Colistinsulfat	4.00
Copovidon	4.00
Cortisonacetat	4.00
Croscarmellose-Natrium	4.00
Crospovidon	4.00
Crotamiton	4.02
Cyanocobalamin	4.02
Cyclizinhydrochlorid	4.00
Cyclopentolathydrochlorid	4.00
Cyclophosphamid	4.00
Cyproheptadinhydrochlorid	4.03
Cyproteronacetat	4.00
Cysteinhydrochlorid-Monohydrat	4.03
Cystin	4.00
Cytarabin	4.00

Beachten Sie den Hinweis auf „Allgemeine Monographien" zu Anfang des Bands auf Seite B

Ph. Eur. 4. Ausgabe, 3. Nachtrag

D

	Stand		Stand
Dalteparin-Natrium	4.00	Digitoxin	4.00
Dapson	4.00	Digoxin	4.00
Daunorubicinhydrochlorid	4.00	Dihydralazinsulfat, Wasserhaltiges	4.00
Decyloleat	4.00	Dihydrocodein[(R,R)-tartrat]	4.03
Deferoxaminmesilat	4.00	Dihydroergocristinmesilat	4.00
Demeclocyclinhydrochlorid	4.00	Dihydroergotaminmesilat	4.00
Deptropincitrat	4.00	Dihydroergotamintartrat	4.00
Dequaliniumchlorid	4.00	Dihydrostreptomycinsulfat für Tiere	4.00
Desipraminhydrochlorid	4.00	Dikaliumclorazepat	4.00
Deslanosid	4.00	Diltiazemhydrochlorid	4.00
Desmopressin	4.00	Dimenhydrinat	4.00
Desoxycortonacetat	4.00	Dimercaprol	4.00
Detomidinhydrochlorid für Tiere	4.00	Dimethylsulfoxid	4.00
Dexamethason	4.03	Dimeticon	4.00
Dexamethasonacetat	4.00	Dimetindenmaleat	4.00
Dexamethasondihydrogenphosphat-Dinatrium	4.00	Dinoproston	4.00
Dexchlorpheniraminmaleat	4.00	Dinoprost-Trometamol	4.00
Dexpanthenol	4.00	Diosmin	4.00
Dextran 1 zur Herstellung von Parenteralia	4.00	Diphenhydraminhydrochlorid	4.00
Dextran 40 zur Herstellung von Parenteralia	4.00	Diphenoxylathydrochlorid	4.00
Dextran 60 zur Herstellung von Parenteralia	4.00	Diprophyllin	4.00
Dextran 70 zur Herstellung von Parenteralia	4.00	Dipyridamol	4.00
Dextrin	4.00	Dirithromycin	4.00
Dextromethorphanhydrobromid	4.00	Disopyramid	4.00
Dextromoramidhydrogentartrat	4.00	Disopyramidphosphat	4.00
Dextropropoxyphenhydrochlorid	4.01	Distickstoffmonoxid	4.00
Diazepam	4.00	Disulfiram	4.00
Diazoxid	4.00	Dithranol	4.00
Dibutylphthalat	4.00	Dobutaminhydrochlorid	4.00
Dichlormethan	4.00	Docusat-Natrium	4.03
Diclofenac-Kalium	4.00	Domperidon	4.00
Diclofenac-Natrium	4.00	Domperidonmaleat	4.00
Dicloxacillin-Natrium	4.00	Dopaminhydrochlorid	4.00
Dicycloverinhydrochlorid	4.00	Dosulepinhydrochlorid	4.00
Dienestrol	4.00	Doxapramhydrochlorid	4.00
Diethylcarbamazindihydrogencitrat	4.00	Doxepinhydrochlorid	4.00
Diethylenglycolmonoethylether	4.03	Doxorubicinhydrochlorid	4.00
Diethylenglycolmonopalmitostearat	4.00	Doxycyclin	4.00
Diethylphthalat	4.00	Doxycyclinhyclat	4.00
Diethylstilbestrol	4.00	Doxylaminhydrogensuccinat	4.00
Diflunisal	4.00	Droperidol	4.03
Digitalis-purpurea-Blätter	4.00		

E

	Stand		Stand
Econazolnitrat	4.00	Enziantinktur	4.00
Edetinsäure	4.00	Enzianwurzel	4.00
Eibischblätter	4.00	Ephedrin, Wasserfreies	4.00
Eibischwurzel	4.00	Ephedrin-Hemihydrat	4.00
Eichenrinde	4.00	Ephedrinhydrochlorid	4.00
Eisen(II)-fumarat	4.00	Ephedrinhydrochlorid, Racemisches	4.00
Eisen(II)-gluconat	4.03	Epinephrinhydrogentartrat	4.00
Eisen(II)-sulfat-Heptahydrat	4.03	Epirubicinhydrochlorid	4.00
Eisen(III)-chlorid-Hexahydrat	4.00	Erdnussöl, Hydriertes	4.00
Emetindihydrochlorid-Pentahydrat	4.00	Erdnussöl, Raffiniertes	4.00
Emetindihydrochlorid-Heptahydrat	4.00	Ergocalciferol	4.00
Enalaprilmaleat	4.03	Ergometrinmaleat	4.00
Enilconazol für Tiere	4.02	Ergotamintartrat	4.00
Enoxaparin-Natrium	4.00	Erythritol	4.03
Enoxolon	4.00	Erythromycin	4.02

Die „Allgemeinen Vorschriften" gelten für alle Monographien und sonstigen Texte

Ph. Eur. 4. Ausgabe, 3. Nachtrag

	Stand		Stand
Erythromycinestolat	4.00	Ethinylestradiol	4.00
Erythromycinethylsuccinat	4.03	Ethionamid	4.00
Erythromycinlactobionat	4.00	Ethosuximid	4.00
Erythromycinstearat	4.02	Ethylacetat	4.00
Erythropoetin-Lösung, Konzentrierte	4.00	Ethylcellulose	4.00
Eschenblätter	4.00	Ethylendiamin	4.00
Essigsäure 99 %	4.00	Ethylenglycolmonopalmitostearat	4.00
Estradiolbenzoat	4.00	Ethyl-4-hydroxybenzoat	4.02
Estradiol-Hemihydrat	4.00	Ethylmorphinhydrochlorid	4.00
Estradiolvalerat	4.00	Ethyloleat	4.00
Estriol	4.00	Etilefrinhydrochlorid	4.00
Estrogene, Konjugierte	4.00	Etodolac	4.00
Etacrynsäure	4.00	Etofenamat	4.00
Etamsylat	4.00	Etofyllin	4.00
Ethacridinlactat-Monohydrat	4.00	Etomidat	4.00
Ethambutoldihydrochlorid	4.00	Etoposid	4.03
Ethanol, Wasserfreies	4.03	Eucalyptusblätter	4.00
Ethanol 96 %	4.03	Eucalyptusöl	4.00
Ether	4.00	Eugenol	4.00
Ether zur Narkose	4.00		

F

Famotidin	4.00	Flumetasonpivalat	4.00
Faulbaumrinde	4.00	Flunitrazepam	4.03
Faulbaumrindentrockenextrakt, Eingestellter	4.00	Fluocinolonacetonid	4.00
Felodipin	4.00	Fluocortolonpivalat	4.00
Fenbendazol für Tiere	4.00	Fluorescein-Natrium	4.00
Fenbufen	4.00	Fluorouracil	4.00
Fenchel, Bitterer	4.00	Fluoxetinhydrochlorid	4.00
Fenchel, Süßer	4.00	Flupentixoldihydrochlorid	4.00
Fenofibrat	4.00	Fluphenazindecanoat	4.00
Fenoterolhydrobromid	4.03	Fluphenazindihydrochlorid	4.00
Fentanyl	4.03	Fluphenazinenantat	4.00
Fentanylcitrat	4.03	Flurazepamhydrochlorid	4.03
Fenticonazolnitrat	4.00	Flurbiprofen	4.00
Fibrin-Kleber	4.00	Flutamid	4.00
Fibrinogen vom Menschen	4.00	Flutrimazol	4.00
Finasterid	4.00	Folsäure	4.03
Flecainidacetat	4.00	Formaldehyd-Lösung 35 %	4.00
Flohsamen	4.00	Foscarnet-Natrium-Hexahydrat	4.00
Flohsamen, Indische	4.00	Fosfomycin-Calcium	4.00
Flohsamenschalen, Indische	4.00	Fosfomycin-Natrium	4.00
Flubendazol	4.03	Fosfomycin-Trometamol	4.00
Flucloxacillin-Natrium	4.03	Framycetinsulfat	4.02
Flucytosin	4.00	Frauenmantelkraut	4.00
Fludrocortisonacetat	4.00	Fructose	4.00
Flumazenil	4.03	Furosemid	4.00
Flumequin	4.00	Fusidinsäure	4.00

G

Galactose	4.00	Gliclazid	4.00
Gallamintriethiodid	4.00	Glipizid	4.00
Gelatine	4.00	Glucagon	4.00
Gelbwurz, Javanische	4.00	Glucagon human	4.03
Gentamicinsulfat	4.00	Glucose, Wasserfreie	4.00
Gewürznelken	4.00	Glucose-Monohydrat	4.00
Ginkgoblätter	4.00	Glucose-Sirup	4.00
Ginsengwurzel	4.00	Glucose-Sirup, Sprühgetrockneter	4.00
Glibenclamid	4.00	Glutaminsäure	4.00

Beachten Sie den Hinweis auf „Allgemeine Monographien" zu Anfang des Bands auf Seite B

	Stand
Glycerol	4.00
Glycerol 85 %	4.00
Glyceroldibehenat	4.01
Glyceroldistearat	4.00
Glycerolmonolinoleat	4.00
Glycerolmonooleate	4.00
Glycerolmonostearat 40–55	4.00
Glyceroltriacetat	4.00
Glyceroltrinitrat-Lösung	4.02
Glycin	4.03

	Stand
Gonadorelinacetat	4.01
Goserelin	4.03
Gramicidin	4.00
Griseofulvin	4.00
Guaifenesin	4.00
Guanethidinmonosulfat	4.01
Guar	4.00
Guargalactomannan	4.00
Gummi, Arabisches	4.00
Gummi, Sprühgetrocknetes arabisches	4.00

H

Hämodialyselösungen	4.03
Hämofiltrations- und Hämodiafiltrationslösungen	4.00
Hagebuttenschalen	4.00
Halofantrinhydrochlorid	4.00
Haloperidol	4.03
Haloperidoldecanoat	4.00
Halothan	4.00
Hamamelisblätter	4.00
Harnstoff	4.00
Hartfett	4.00
Hartparaffin	4.00
Hauhechelwurzel	4.00
Heidelbeeren, Frische	4.00
Heidelbeeren, Getrocknete	4.00
Heparin-Calcium	4.00
Heparin-Natrium	4.00
Heparine, Niedermolekulare	4.00
Hepatitis-A-Immunglobulin vom Menschen	4.00
Hepatitis-B-Immunglobulin vom Menschen	4.00
Hepatitis-B-Immunglobulin vom Menschen zur intravenösen Anwendung	4.00
Heptaminolhydrochlorid	4.00
Herzgespannkraut	4.03
Hexamidindiisetionat	4.00
Hexetidin	4.00
Hexobarbital	4.00
Hexylresorcin	4.00

Hibiscusblüten	4.00
Histamindihydrochlorid	4.00
Histaminphosphat	4.00
Histidin	4.00
Histidinhydrochlorid-Monohydrat	4.00
Holunderblüten	4.00
Homatropinhydrobromid	4.00
Homatropinmethylbromid	4.00
Hopfenzapfen	4.00
Hyaluronidase	4.00
Hydralazinhydrochlorid	4.00
Hydrochlorothiazid	4.00
Hydrocortison	4.00
Hydrocortisonacetat	4.00
Hydrocortisonhydrogensuccinat	4.00
Hydroxocobalaminacetat	4.00
Hydroxocobalaminhydrochlorid	4.00
Hydroxocobalaminsulfat	4.00
Hydroxycarbamid	4.00
Hydroxyethylcellulose	4.00
Hydroxyethylsalicylat	4.00
Hydroxypropylcellulose	4.00
Hydroxyzindihydrochlorid	4.00
Hymecromon	4.00
Hyoscyaminsulfat	4.00
Hypromellose	4.00
Hypromellosephthalat	4.00

I

Ibuprofen	4.02
Idoxuridin	4.00
Ifosfamid	4.00
Imipenem	4.00
Imipraminhydrochlorid	4.00
Immunglobulin vom Menschen	4.03
Immunglobulin vom Menschen zur intravenösen Anwendung	4.00
Indapamid	4.00
Indometacin	4.00
Ingwerwurzelstock	4.00
Insulin als Injektionslösung, Lösliches	4.00
Insulin human	4.02
Insulin-Suspension zur Injektion, Biphasische	4.00
Insulin vom Rind	4.00
Insulin vom Schwein	4.00
Insulin-Zink-Kristallsuspension zur Injektion	4.00
Insulin-Zink-Suspension zur Injektion	4.01

Insulin-Zink-Suspension zur Injektion, Amorphe	4.00
Insulinzubereitungen zur Injektion	4.01
Interferon-alfa-2-Lösung, Konzentrierte	4.00
Interferon-gamma-1b-Lösung, Konzentrierte	4.00
Iod	4.00
Iohexol	4.00
Iopamidol	4.00
Iopansäure	4.00
Iotalaminsäure	4.00
Ioxaglinsäure	4.01
Ipecacuanhafluidextrakt, Eingestellter	4.02
Ipecacuanhapulver, Eingestelltes	4.00
Ipecacuanhatinktur, Eingestellte	4.00
Ipecacuanhawurzel	4.00
Ipratropiumbromid	4.00
Isländisches Moos / Isländische Flechte	4.00
Isoconazol	4.00
Isoconazolnitrat	4.00

Die „Allgemeinen Vorschriften" gelten für alle Monographien und sonstigen Texte

Ph. Eur. 4. Ausgabe, 3. Nachtrag

	Stand		Stand
Isofluran	4.00	Isopropylmyristat	4.03
Isoleucin	4.00	Isopropylpalmitat	4.03
Isomalt	4.02	Isosorbiddinitrat, Verdünntes	4.00
Isoniazid	4.00	Isosorbidmononitrat, Verdünntes	4.00
Isophan-Insulin-Suspension zur Injektion	4.00	Isotretinoin	4.00
Isophan-Insulin-Suspension zur Injektion, Biphasische	4.00	Isoxsuprinhydrochlorid	4.00
Isoprenalinhydrochlorid	4.00	Itraconazol	4.00
Isoprenalinsulfat	4.00	Ivermectin	4.02

J

Johanniskraut	4.00	Josamycinpropionat	4.01
Josamycin	4.01		

K

Kaliumacetat	4.00	Kanamycinmonosulfat	4.00
Kaliumbromid	4.02	Kanamycinsulfat, Saures	4.00
Kaliumcarbonat	4.00	Kartoffelstärke	4.03
Kaliumchlorid	4.00	Ketaminhydrochlorid	4.00
Kaliumcitrat	4.00	Ketoconazol	4.00
Kaliumclavulanat	4.02	Ketoprofen	4.03
Kaliumdihydrogenphosphat	4.00	Ketotifenhydrogenfumarat	4.00
Kaliumhydrogencarbonat	4.00	Klatschmohnblüten	4.02
Kaliumhydrogentartrat	4.01	Knoblauchpulver	4.00
Kaliumhydroxid	4.00	Königskerzenblüten/Wollblumen	4.00
Kaliumiodid	4.00	Kohle, Medizinische	4.00
Kaliummonohydrogenphosphat	4.00	Kohlendioxid	4.00
Kaliumnatriumtartrat-Tetrahydrat	4.01	Kokosfett, Raffiniertes	4.03
Kaliumnitrat	4.00	Kolasamen	4.00
Kaliumperchlorat	4.01	Koriander	4.00
Kaliumpermanganat	4.00	Kümmel	4.00
Kaliumsorbat	4.00	Kupfer(II)-sulfat, Wasserfreies	4.00
Kamille, Römische	4.03	Kupfer(II)-sulfat-Pentahydrat	4.00
Kamillenblüten	4.00		
Kamillenfluidextrakt	4.00		

L

Labetalolhydrochlorid	4.00	Levomepromazinmaleat	4.00
Lactitol-Monohydrat	4.00	Levonorgestrel	4.00
Lactose, Wasserfreie	4.00	Levothyroxin-Natrium	4.00
Lactose-Monohydrat	4.00	Lidocain	4.00
Lactulose	4.03	Lidocainhydrochlorid	4.00
Lactulose-Sirup	4.03	Liebstöckelwurzel	4.02
Lavendelblüten	4.00	Lincomycinhydrochlorid-Monohydrat	4.00
Lavendelöl	4.01	Lindan	4.00
Lebertran (Typ A)	4.00	Lindenblüten	4.00
Lebertran (Typ B)	4.00	Liothyronin-Natrium	4.00
Leinsamen	4.00	Lisinopril-Dihydrat	4.00
Leucin	4.00	Lithiumcarbonat	4.00
Leuprorelin	4.00	Lithiumcitrat	4.00
Levamisol für Tiere	4.00	Lobelinhydrochlorid	4.02
Levamisolhydrochlorid	4.00	Lösungen zur Aufbewahrung von Organen	4.00
Levocabastinhydrochlorid	4.00	Lomustin	4.00
Levocarnitin	4.00	Loperamidhydrochlorid	4.00
Levodopa	4.00	Lorazepam	4.00
Levodropropizin	4.01	Lovastatin	4.00
Levomepromazinhydrochlorid	4.00	Luft zur medizinischen Anwendung	4.00

Beachten Sie den Hinweis auf „Allgemeine Monographien" zu Anfang des Bands auf Seite B

	Stand		Stand
Luft zur medizinischen Anwendung, Künstliche	4.03	Lynestrenol	4.00
		Lysinhydrochlorid	4.00

M

	Stand		Stand
Macrogolcetylstearylether	4.00	Menthol, Racemisches	4.00
Macrogole	4.00	Mepivacainhydrochlorid	4.00
Macrogol-6-glycerolcaprylocaprat	4.00	Meprobamat	4.00
Macrogolglycerolcaprylocaprate	4.00	Mepyraminmaleat	4.00
Macrogolglycerolcocoate	4.00	Mercaptopurin	4.00
Macrogolglycerolhydroxystearat	4.00	Mesterolon	4.00
Macrogolglycerollaurate	4.00	Mestranol	4.00
Macrogolglycerollinoleate	4.00	Metamizol-Natrium	4.00
Macrogol-20-glycerolmonostearat	4.01	Metforminhydrochlorid	4.00
Macrogolglycerololeate	4.00	Methacrylsäure-Ethylacrylat-Copolymer (1:1)	4.00
Macrogolglycerolricinoleat	4.00	Methacrylsäure-Ethylacrylat-Copolymer-(1:1)-Dispersion 30 %	4.00
Macrogolglycerolstearate	4.00		
Macrogollaurylether	4.01	Methacrylsäure-Methylmethacrylat-Copolymer (1:1)	4.00
Macrogololeate	4.00		
Macrogololeylether	4.01	Methacrylsäure-Methylmethacrylat-Copolymer (1:2)	4.00
Macrogolstearate	4.00		
Macrogolstearylether	4.00	Methadonhydrochlorid	4.00
Mäusedornwurzelstock	4.02	Methaqualon	4.00
Magaldrat	4.00	Methenamin	4.00
Magnesiumaspartat-Dihydrat	4.00	Methionin	4.00
Magnesiumcarbonat, Leichtes, basisches	4.00	Methionin, Racemisches	4.00
Magnesiumcarbonat, Schweres, basisches	4.00	Methotrexat	4.00
Magnesiumchlorid-4,5-Hydrat	4.00	Methylatropiniumbromid	4.00
Magnesiumchlorid-Hexahydrat	4.00	Methylatropiniumnitrat	4.00
Magnesiumglycerophosphat	4.00	Methylcellulose	4.00
Magnesiumhydroxid	4.00	Methyldopa	4.00
Magnesiumoxid, Leichtes	4.00	Methyl-4-hydroxybenzoat	4.02
Magnesiumoxid, Schweres	4.00	Methylhydroxyethylcellulose	4.00
Magnesiumperoxid	4.00	Methylphenobarbital	4.00
Magnesiumpidolat	4.00	Methylprednisolon	4.00
Magnesiumstearat	4.00	Methylprednisolonacetat	4.00
Magnesiumsulfat-Heptahydrat	4.00	Methylprednisolonhydrogensuccinat	4.00
Magnesiumtrisilicat	4.00	Methylsalicylat	4.00
Maisöl, Raffiniertes	4.00	Methyltestosteron	4.00
Maisstärke	4.03	Methylthioniniumchlorid	4.00
Malathion	4.00	Metixenhydrochlorid	4.03
Maleinsäure	4.00	Metoclopramid	4.00
Maltitol	4.00	Metoclopramidhydrochlorid	4.00
Maltitol-Lösung	4.00	Metoprololsuccinat	4.03
Maltodextrin	4.00	Metoprololtartrat	4.03
Malvenblüten	4.00	Metrifonat	4.00
Mandelöl, Natives	4.00	Metronidazol	4.00
Mandelöl, Raffiniertes	4.00	Metronidazolbenzoat	4.03
Mangansulfat-Monohydrat	4.00	Mexiletinhydrochlorid	4.02
Mannitol	4.00	Mianserinhydrochlorid	4.00
Maprotilinhydrochlorid	4.00	Miconazol	4.03
Masern-Immunglobulin vom Menschen	4.00	Miconazolnitrat	4.00
Mastix	4.02	Midazolam	4.00
Mebendazol	4.02	Milchsäure	4.00
Meclozindihydrochlorid	4.00	(S)-Milchsäure	4.00
Medroxyprogesteronacetat	4.00	Minocyclinhydrochlorid	4.00
Mefenaminsäure	4.00	Minoxidil	4.00
Mefloquinhydrochlorid	4.00	Minzöl	4.01
Megestrolacetat	4.00	Mitoxantronhydrochlorid	4.00
Melissenblätter	4.00	Mometasonfuroat	4.00
Menadion	4.00	Morantelhydrogentartrat für Tiere	4.00
Menthol	4.00	Morphinhydrochlorid	4.00

Die „Allgemeinen Vorschriften" gelten für alle Monographien und sonstigen Texte

	Stand
Morphinsulfat	4.00
Moxonidin	4.03
Mupirocin	4.00
Mupirocin-Calcium	4.00
Muskatellersalbeiöl	4.01
Muskatöl	4.00
Mutterkraut	4.00
Myrrhe	4.00
Myrrhentinktur	4.00

N

	Stand
Nabumeton	4.00
Nadolol	4.02
Nadroparin-Calcium	4.00
Naftidrofurylhydrogenoxalat	4.00
Nalidixinsäure	4.00
Naloxonhydrochlorid-Dihydrat	4.00
Naphazolinhydrochlorid	4.00
Naphazolinnitrat	4.00
Naproxen	4.00
Natriumacetat-Trihydrat	4.03
Natriumalendronat	4.00
Natriumalginat	4.00
Natriumamidotrizoat	4.00
Natriumascorbat	4.00
Natriumbenzoat	4.03
Natriumbromid	4.02
Natriumcalciumedetat	4.00
Natriumcaprylat	4.00
Natriumcarbonat, Wasserfreies	4.00
Natriumcarbonat-Monohydrat	4.00
Natriumcarbonat-Decahydrat	4.00
Natriumcetylstearylsulfat	4.00
Natriumchlorid	4.00
Natriumcitrat	4.00
Natriumcromoglicat	4.00
Natriumcyclamat	4.00
Natriumdihydrogenphosphat-Dihydrat	4.00
Natriumdodecylsulfat	4.00
Natriumedetat	4.00
Natriumfluorid	4.00
Natriumfusidat	4.00
Natriumglycerophosphat, Wasserhaltiges	4.03
Natriumhyaluronat	4.00
Natriumhydrogencarbonat	4.00
Natriumhydroxid	4.00
Natriumiodid	4.00
Natriumlactat-Lösung	4.00
Natrium-(S)-lactat-Lösung	4.00
Natriummetabisulfit	4.00
Natriummethyl-4-hydroxybenzoat	4.00
Natriummolybdat-Dihydrat	4.00
Natriummonohydrogenphosphat, Wasserfreies	4.00
Natriummonohydrogenphosphat-Dihydrat	4.00
Natriummonohydrogenphosphat-Dodecahydrat	4.00
Natriumnitrit	4.00
Natriumperborat, Wasserhaltiges	4.00
Natriumpicosulfat	4.00
Natriumpropyl-4-hydroxybenzoat	4.00
Natriumsalicylat	4.00
Natriumstearylfumarat	4.00
Natriumsulfat, Wasserfreies	4.02
Natriumsulfat-Decahydrat	4.02
Natriumsulfit, Wasserfreies	4.00
Natriumsulfit-Heptahydrat	4.00
Natriumtetraborat	4.00
Natriumthiosulfat	4.00
Natriumvalproat	4.00
Nelkenöl	4.00
Neohesperidindihydrochalcon	4.00
Neomycinsulfat	4.02
Neostigminbromid	4.00
Neostigminmetilsulfat	4.00
Netilmicinsulfat	4.00
Nicethamid	4.00
Niclosamid, Wasserfreies	4.00
Niclosamid-Monohydrat	4.00
Nicotin	4.00
Nicotinamid	4.00
Nicotinsäure	4.00
Nifedipin	4.01
Nimesulid	4.00
Nimodipin	4.00
Nitrazepam	4.00
Nitrendipin	4.00
Nitrofural	4.00
Nitrofurantoin	4.00
Nitroprussidnatrium	4.00
Nizatidin	4.00
Nomegestrolacetat	4.00
Nonoxinol 9	4.00
Norepinephrinhydrochlorid	4.03
Norepinephrintartrat	4.03
Norethisteron	4.00
Norethisteronacetat	4.03
Norfloxacin	4.00
Norgestrel	4.00
Nortriptylinhydrochlorid	4.00
Noscapin	4.00
Noscapinhydrochlorid-Monohydrat	4.00
Nystatin	4.00

O

	Stand
Octoxinol 10	4.00
Octyldodecanol	4.00
Odermennigkraut	4.00
Ölsäure	4.00
Ofloxacin	4.00
Olivenöl, Natives	4.00
Olivenöl, Raffiniertes	4.00
Olsalazin-Natrium	4.00
Omega-3-Säurenethylester 60	4.03
Omega-3-Säurenethylester 90	4.03

Beachten Sie den Hinweis auf „Allgemeine Monographien" zu Anfang des Bands auf Seite B

Ph. Eur. 4. Ausgabe, 3. Nachtrag

	Stand
Omega-3-Säuren-reiches Fischöl	4.03
Omega-3-Säuren-Triglyceride	4.03
Omeprazol	4.00
Omeprazol-Natrium	4.00
Ondansetronhydrochlorid-Dihydrat	4.03
Opium	4.00
Opiumpulver, Eingestelltes	4.03
Orciprenalinsulfat	4.00
Orphenadrincitrat	4.00
Orphenadrinhydrochlorid	4.00
Orthosiphonblätter	4.00
Ouabain	4.00

	Stand
Oxazepam	4.00
Oxfendazol für Tiere	4.00
Oxolinsäure	4.00
Oxprenololhydrochlorid	4.00
Oxybuprocainhydrochlorid	4.00
Oxybutyninhydrochlorid	4.00
Oxymetazolinhydrochlorid	4.00
Oxytetracyclin	4.00
Oxytetracyclinhydrochlorid	4.00
Oxytocin	4.02
Oxytocin-Lösung als Bulk	4.02

P

Palmitinsäure	4.01
Palmitoylascorbinsäure	4.00
Pancuroniumbromid	4.01
Pankreas-Pulver	4.01
Papaverinhydrochlorid	4.00
Paracetamol	4.00
Paraffin, Dickflüssiges	4.03
Paraffin, Dünnflüssiges	4.03
Paraldehyd	4.00
Parnaparin-Natrium	4.00
Passionsblumenkraut	4.00
Pefloxacinmesilat-Dihydrat	4.00
Penbutololsulfat	4.00
Penicillamin	4.00
Pentaerythrityltetranitrat-Verreibung	4.00
Pentamidindiisetionat	4.00
Pentazocin	4.00
Pentazocinhydrochlorid	4.00
Pentobarbital	4.00
Pentobarbital-Natrium	4.00
Pentoxifyllin	4.00
Pentoxyverinhydrogencitrat	4.00
Pepsin	4.00
Pergolidmesilat	4.00
Peritonealdialyselösungen	4.00
Perphenazin	4.00
Perubalsam	4.00
Pethidinhydrochlorid	4.02
Pfefferminzblätter	4.00
Pfefferminzöl	4.00
Pferdeserum-Gonadotropin für Tiere	4.00
Pflaumenbaumrinde, Afrikanische	4.02
Phenazon	4.00
Pheniraminmaleat	4.00
Phenobarbital	4.00
Phenobarbital-Natrium	4.00
Phenol	4.00
Phenolphthalein	4.00
Phenolsulfonphthalein	4.00
Phenoxyethanol	4.00
Phenoxymethylpenicillin	4.01
Phenoxymethylpenicillin-Kalium	4.01
Phentolaminmesilat	4.00
Phenylalanin	4.00
Phenylbutazon	4.02
Phenylephrin	4.00
Phenylephrinhydrochlorid	4.00

Phenylmercuriborat	4.00
Phenylmercurinitrat	4.00
Phenylpropanolaminhydrochlorid	4.00
Phenytoin	4.00
Phenytoin-Natrium	4.00
Pholcodin	4.00
Phosphorsäure 85 %	4.00
Phosphorsäure 10 %	4.00
Phthalylsulfathiazol	4.00
Physostigminsalicylat	4.00
Physostigminsulfat	4.00
Phytomenadion	4.00
Phytosterol	4.01
Picotamid-Monohydrat	4.00
Pilocarpinhydrochlorid	4.03
Pilocarpinnitrat	4.03
Pimozid	4.00
Pindolol	4.00
Pipemidinsäure-Trihydrat	4.01
Piperacillin	4.03
Piperacillin-Natrium	4.00
Piperazinadipat	4.00
Piperazincitrat	4.00
Piperazin-Hexahydrat	4.00
Pirenzepindihydrochlorid-Monohydrat	4.00
Piretanid	4.00
Piroxicam	4.00
Pivampicillin	4.03
Pivmecillinamhydrochlorid	4.03
Plasma vom Menschen (gepoolt, virusinaktiviert)	4.00
Plasma vom Menschen (Humanplasma) zur Fraktionierung	4.03
Poloxamere	4.03
Polyacrylat-Dispersion 30 %	4.00
Polymyxin-B-sulfat	4.00
Polysorbat 20	4.00
Polysorbat 60	4.00
Polysorbat 80	4.03
Poly(vinylacetat)	4.00
Poly(vinylalkohol)	4.00
Povidon	4.02
Povidon-Iod	4.02
Pravastatin-Natrium	4.03
Prazepam	4.00
Praziquantel	4.03
Prazosinhydrochlorid	4.01
Prednicarbat	4.00

Die „Allgemeinen Vorschriften" gelten für alle Monographien und sonstigen Texte

	Stand		Stand
Prednisolon	4.00	Propanthelinbromid	4.00
Prednisolonacetat	4.00	Propofol	4.00
Prednisolondihydrogenphosphat-Dinatrium	4.00	Propranololhydrochlorid	4.00
Prednisolonpivalat	4.00	Propylenglycol	4.00
Prednison	4.00	Propylenglycolmonopalmitostearat	4.00
Prilocain	4.00	Propylgallat	4.00
Prilocainhydrochlorid	4.00	Propyl-4-hydroxybenzoat	4.02
Primaquinbisdihydrogenphosphat	4.00	Propylthiouracil	4.00
Primelwurzel	4.00	Propyphenazon	4.01
Primidon	4.00	Protaminhydrochlorid	4.00
Probenecid	4.00	Protaminsulfat	4.00
Procainamidhydrochlorid	4.00	Prothrombinkomplex vom Menschen	4.00
Procainhydrochlorid	4.00	Protirelin	4.00
Prochlorperazinhydrogenmaleat	4.00	Proxyphyllin	4.00
Progesteron	4.01	Pseudoephedrinhydrochlorid	4.00
Prolin	4.00	Pyrazinamid	4.00
Promazinhydrochlorid	4.00	Pyridostigminbromid	4.00
Promethazinhydrochlorid	4.00	Pyridoxinhydrochlorid	4.03
Propacetamolhydrochlorid	4.00	Pyrimethamin	4.00
2-Propanol	4.01		

Q

Queckenwurzelstock	4.00	Quendelkraut	4.03
Quecksilber(II)-chlorid	4.00		

R

Ramipril	4.00	Rifampicin	4.00
Ranitidinhydrochlorid	4.00	Rifamycin-Natrium	4.00
Rapsöl, Raffiniertes	4.00	Ringelblumenblüten	4.00
Ratanhiatinktur	4.03	Risperidon	4.00
Ratanhiawurzel	4.00	Rizinusöl, Hydriertes	4.03
Reisstärke	4.00	Rizinusöl, Natives	4.03
Reserpin	4.00	Röteln-Immunglobulin vom Menschen	4.00
Resorcin	4.00	Rohcresol	4.03
Rhabarberwurzel	4.00	Rosmarinblätter	4.00
Riboflavin	4.02	Rosmarinöl	4.03
Riboflavinphosphat-Natrium	4.00	Roxithromycin	4.00
Riesengoldrutenkraut	4.00	Rutosid-Trihydrat	4.03
Rifabutin	4.02		

S

Saccharin	4.00	Schöllkraut	4.00
Saccharin-Natrium	4.03	Schwarznesselkraut	4.02
Saccharose	4.00	Schwefel zum äußerlichen Gebrauch	4.00
Sägepalmenfrüchte	4.03	Schwefelsäure	4.00
Salbei, Dreilappiger	4.00	Scopolaminhydrobromid	4.00
Salbeiblätter	4.01	Selegilinhydrochlorid	4.00
Salbeitinktur	4.01	Selendisulfid	4.00
Salbutamol	4.00	Senegawurzel	4.00
Salbutamolsulfat	4.00	Sennesblätter	4.00
Salicylsäure	4.00	Sennesblättertrockenextrakt, Eingestellter	4.00
Salpetersäure	4.00	Sennesfrüchte, Alexandriner-	4.00
Salzsäure 36 %	4.00	Sennesfrüchte, Tinnevelly-	4.00
Salzsäure 10 %	4.00	Serin	4.00
Sauerstoff	4.00	Sertaconazolnitrat	4.00
Schachtelhalmkraut	4.02	Sesamöl, Raffiniertes	4.00
Schafgarbenkraut	4.00	Silbernitrat	4.00
Schellack	4.00	Siliciumdioxid, Hochdisperses	4.00

Beachten Sie den Hinweis auf „Allgemeine Monographien" zu Anfang des Bands auf Seite B

	Stand
Siliciumdioxid zur dentalen Anwendung	4.00
Siliciumdioxid-Hydrat	4.00
Simeticon	4.00
Simvastatin	4.00
Sojaöl, Hydriertes	4.00
Sojaöl, Raffiniertes	4.00
Somatostatin	4.00
Somatropin	4.00
Somatropin zur Injektion	4.00
Somatropin-Lösung zur Herstellung von Zubereitungen	4.00
Sonnenblumenöl, Raffiniertes	4.00
Sorbinsäure	4.00
Sorbitanmonolaurat	4.00
Sorbitanmonooleat	4.01
Sorbitanmonopalmitat	4.00
Sorbitanmonostearat	4.00
Sorbitansesquioleat	4.03
Sorbitantrioleat	4.01
Sorbitol	4.02
Sorbitol-Lösung 70 % (kristallisierend)	4.00
Sorbitol-Lösung 70 % (nicht kristallisierend)	4.00
Sotalolhydrochlorid	4.02
Spectinomycinhydrochlorid	4.00
Spiramycin	4.00
Spironolacton	4.00
Stabilisatorlösung für Blutkonserven	4.00
Stärke, Vorverkleisterte	4.01
Stanozolol	4.00
Stearinsäure	4.01
Stearylalkohol	4.00
Sternanis	4.00
Stickstoff	4.02
Stickstoff, Sauerstoffarmer	4.03
Stickstoffmonoxid	4.00
Stiefmütterchen mit Blüten, Wildes	4.00
Stramoniumblätter	4.00
Stramoniumpulver, Eingestelltes	4.00
Streptokinase	4.00
Streptomycinsulfat	4.00
Succinylsulfathiazol	4.00
Süßholzwurzel	4.00
Süßholzwurzelfluidextrakt, Eingestellter, ethanolischer	4.00
Sufentanil	4.00
Sufentanilcitrat	4.00
Sulfacetamid-Natrium	4.00
Sulfadiazin	4.00
Sulfadimidin	4.00
Sulfadoxin	4.00
Sulfafurazol	4.00
Sulfaguanidin	4.00
Sulfamerazin	4.00
Sulfamethizol	4.00
Sulfamethoxazol	4.00
Sulfamethoxypyridazin für Tiere	4.00
Sulfanilamid	4.00
Sulfasalazin	4.00
Sulfathiazol	4.00
Sulfinpyrazon	4.00
Sulfisomidin	4.00
Sulindac	4.03
Sulpirid	4.00
Sumatriptansuccinat	4.01
Suxamethoniumchlorid	4.00
Suxibuzon	4.00

T

	Stand
Taigawurzel	4.00
Talkum	4.00
Tamoxifencitrat	4.00
Tang	4.00
Tannin	4.00
Tausendgüldenkraut	4.00
Teebaumöl	4.01
Temazepam	4.00
Tenoxicam	4.00
Terbutalinsulfat	4.00
Terconazol	4.00
Terfenadin	4.01
Testosteron	4.00
Testosteronenantat	4.00
Testosteronpropionat	4.02
Tetanus-Immunglobulin vom Menschen	4.00
Tetracainhydrochlorid	4.00
Tetracosactid	4.00
Tetracyclin	4.00
Tetracyclinhydrochlorid	4.00
Tetrazepam	4.00
Teufelskrallenwurzel	4.03
Theobromin	4.00
Theophyllin	4.00
Theophyllin-Ethylendiamin	4.00
Theophyllin-Ethylendiamin-Hydrat	4.00
Theophyllin-Monohydrat	4.00
Thiaminchloridhydrochlorid	4.02
Thiaminnitrat	4.02
Thiamphenicol	4.00
Thiomersal	4.03
Thiopental-Natrium	4.00
Thioridazin	4.01
Thioridazinhydrochlorid	4.00
Threonin	4.00
Thymian	4.01
Thymianöl	4.01
Thymol	4.00
Tiabendazol	4.00
Tianeptin-Natrium	4.03
Tiapridhydrochlorid	4.02
Tiaprofensäure	4.00
Ticarcillin-Natrium	4.00
Ticlopidinhydrochlorid	4.00
Timololmaleat	4.00
Tinidazol	4.00
Tinzaparin-Natrium	4.00
Titandioxid	4.00
Tobramycin	4.03
α-Tocopherol	4.00
RRR-α-Tocopherol	4.00
α-Tocopherolacetat	4.00

Die „Allgemeinen Vorschriften" gelten für alle Monographien und sonstigen Texte

	Stand		Stand
RRR-α-Tocopherolacetat	4.00	Triethylcitrat	4.00
α-Tocopherolacetat-Trockenkonzentrat	4.00	Trifluoperazindihydrochlorid	4.00
DL-α-Tocopherolhydrogensuccinat	4.00	Triflusal	4.00
RRR-α-Tocopherolhydrogensuccinat	4.00	Triglyceride, Mittelkettige	4.03
Tolbutamid	4.00	Trihexyphenidylhydrochlorid	4.00
Tolfenaminsäure	4.01	Trimetazidindihydrochlorid	4.00
Tollwut-Immunglobulin vom Menschen	4.00	Trimethadion	4.00
Tolnaftat	4.00	Trimethoprim	4.00
Tolubalsam	4.00	Trimipraminmaleat	4.00
Ton, Weißer	4.00	Trolamin	4.02
Tormentilltinktur	4.00	Trometamol	4.00
Tormentillwurzelstock	4.00	Tropicamid	4.00
Tosylchloramid-Natrium	4.00	Trypsin	4.00
Tragant	4.00	Tryptophan	4.00
Tramadolhydrochlorid	4.02	Tuberkulin aus *Mycobacterium avium*, Gereinigtes	4.00
Tramazolinhydrochlorid-Monohydrat	4.02	Tuberkulin aus *Mycobacterium bovis*, Gereinigtes	4.00
Tranexamsäure	4.00		
Trapidil	4.00	Tuberkulin zur Anwendung am Menschen, Gereinigtes	4.00
Tretinoin	4.00		
Triamcinolon	4.00	Tubocurarinchlorid	4.00
Triamcinolonacetonid	4.00	Tylosin für Tiere	4.00
Triamcinolonhexacetonid	4.00	Tylosintartrat für Tiere	4.00
Triamteren	4.00	Tyrosin	4.00
Tribenosid	4.02		
Tricalciumphosphat	4.00		
Trichloressigsäure	4.00		

U

Ubidecarenon	4.03	Urokinase	4.00
Undecylensäure	4.00	Ursodesoxycholsäure	4.00
Urofollitropin	4.00		

V

Valin	4.00	Verbandwatte aus Baumwolle	4.00
Valproinsäure	4.00	Verbandwatte aus Viskose	4.00
Vancomycinhydrochlorid	4.00	Vinblastinsulfat	4.00
Vanillin	4.00	Vincristinsulfat	4.00
Varizellen-Immunglobulin vom Menschen	4.00	Vindesinsulfat	4.00
Varizellen-Immunglobulin vom Menschen zur intravenösen Anwendung	4.00	Vitamin A	4.02
		Vitamin A, Ölige Lösung von	4.02
Vaselin, Gelbes	4.00	Vitamin-A-Pulver	4.02
Verapamilhydrochlorid	4.00	Vitamin A, Wasserdispergierbares	4.02

W

Wacholderbeeren	4.00	Weidenrinde	4.00
Wacholderöl	4.01	Weinsäure	4.00
Wachs, Gebleichtes	4.00	Weißdornblätter mit Blüten	4.00
Wachs, Gelbes	4.00	Weißdornblätter-mit-Blüten-Trockenextrakt	4.03
Warfarin-Natrium	4.00	Weißdornfrüchte	4.00
Warfarin-Natrium-Clathrat	4.00	Weizenkeimöl, Natives	4.00
Wasser, Gereinigtes	4.02	Weizenkeimöl, Raffiniertes	4.00
Wasser, Hochgereinigtes	4.03	Weizenstärke	4.03
Wasser für Injektionszwecke	4.02	Wermutkraut	4.00
Wasser zum Verdünnen konzentrierter Hämodialyselösungen	4.03	Wollwachs	4.03
		Wollwachs, Hydriertes	4.01
Wassernabelkraut, Asiatisches	4.00	Wollwachs, Wasserhaltiges	4.00
Wasserstoffperoxid-Lösung 30 %	4.00	Wollwachsalkohole	4.03
Wasserstoffperoxid-Lösung 3 %	4.00		

X

	Stand		Stand
Xanthangummi	4.00	Xylometazolinhydrochlorid	4.00
Xylazinhydrochlorid für Tiere	4.00	Xylose	4.00
Xylitol	4.02		

Z

	Stand		Stand
Zidovudin	4.00	Zinkstearat	4.00
Zimtblätteröl	4.00	Zinksulfat-Hexahydrat	4.03
Zimtöl	4.00	Zinksulfat-Heptahydrat	4.03
Zimtrinde	4.00	Zinkundecylenat	4.00
Zimtrindentinktur	4.02	Zinn(II)-chlorid-Dihydrat	4.00
Zinkacetat-Dihydrat	4.00	Zolpidemtartrat	4.00
Zinkacexamat	4.00	Zopiclon	4.00
Zinkchlorid	4.00	Zucker-Stärke-Pellets	4.00
Zinkoxid	4.00	Zuclopenthixoldecanoat	4.00

Die „Allgemeinen Vorschriften" gelten für alle Monographien und sonstigen Texte

1 Allgemeine Vorschriften

1.1 Allgemeines 3695
1.2 Begriffe in allgemeinen Kapiteln und Monographien sowie Erläuterungen 3696
1.3 Allgemeine Kapitel 3697
1.4 Monographien 3698
1.5 Allgemeine Abkürzungen und Symbole ... 3701
1.6 Internationales Einheitensystem und andere Einheiten 3702

1.1 Allgemeines

4.03/1.01.00.00

Die „Allgemeinen Vorschriften" gelten für alle Monographien und sonstigen Texte des Europäischen Arzneibuchs (Pharmacopoea Europaea).

Die offiziellen Texte des Europäischen Arzneibuchs werden in Englisch und Französisch veröffentlicht. Übersetzungen in andere Sprachen können von Vertragsstaaten des Übereinkommens zum Europäischen Arzneibuch erstellt werden. In Zweifels- oder Streitfällen sind ausschließlich die englischen und französischen Versionen verbindlich.

In den Texten des Europäischen Arzneibuchs bedeutet das Wort „Arzneibuch" ohne weiteren Zusatz Europäisches Arzneibuch.

Die offizielle Abkürzung Ph. Eur. wird für das Zitieren des Europäischen Arzneibuchs (Pharmacopoea Europaea) verwendet.

Die Verwendung des Titels oder Untertitels einer Monographie impliziert, dass der Gegenstand der Monographie die Anforderungen der entsprechenden Monographie erfüllt. Verweise auf andere Monographien in den Arzneibuchtexten sind fett gedruckt, wobei der lateinische Titel in Klammern dahinter gesetzt wird.

Eine Zubereitung muss während der Dauer ihrer Verwendbarkeit den Anforderungen entsprechen. Für die Gegenstände jeder anderen Monographie gilt Gleiches für den Zeitraum ihrer Verwendung. Die Dauer der Verwendbarkeit von Zubereitungen und der Zeitpunkt, ab dem diese Dauer berechnet wird, werden von der zuständigen Behörde auf der Basis vorgelegter Ergebnisse experimenteller Stabilitätsprüfungen festgelegt.

Falls in den Allgemeinen Vorschriften oder Monographien nichts anderes vorgeschrieben ist, sind die Angaben der Monographie verbindliche Anforderungen. Die Allgemeinen Kapitel sind verbindlich, sobald in einer Monographie ein entsprechender Verweis erfolgt, außer es geht aus dem Verweis hervor, dass der Text nur zur Information dient.

Arzneistoffe, Hilfsstoffe, pharmazeutische Zubereitungen und andere in Monographien beschriebene Produkte sind zur Anwendung am Menschen und am Tier bestimmt, außer sie werden ausdrücklich auf eine der beiden Anwendungen beschränkt. Sie entsprechen nur dann dem Arzneibuch, wenn sie alle Anforderungen der jeweiligen Monographie erfüllen. Dies bedeutet nicht, dass die Durchführung sämtlicher Prüfungen einer Monographie notwendig ist als Voraussetzung für den Hersteller, um vor Freigabe die Übereinstimmung des Produkts mit den Anforderungen des Arzneibuchs sicherzustellen. Der Hersteller kann beispielsweise durch Validierungsstudien des Herstellungsverfahrens oder durch In-Prozess-Kontrollen sicherstellen, dass das Produkt die Anforderungen des Arzneibuchs erfüllt. Wenn die zuständige Behörde eine parametrische Freigabe als angemessen erachtet, steht diese damit nicht im Widerspruch zur Notwendigkeit, dass die Anforderungen des Arzneibuchs erfüllt werden müssen.

Die Prüfungen auf Reinheit und Bestimmungen, auf denen die Qualitätsanforderungen des Arzneibuchs basieren, sind die offiziellen Methoden. Mit Zustimmung der zuständigen Behörde können alternative Analysenmethoden zu Kontrollzwecken eingesetzt werden, wenn diese sicherstellen, dass eindeutig entschieden werden kann, ob die Substanz den Anforderungen des Arzneibuchs entsprechen würde, wenn die offiziellen Methoden angewendet würden. In Zweifels- oder Streitfällen sind ausschließlich die Analysenmethoden des Arzneibuchs verbindlich.

Bestimmte Materialien, die Gegenstand von Arzneibuch-Monographien sind, können in unterschiedlichen Qualitätsklassen angeboten werden, die für unterschiedliche Anwendungen geeignet sind. Wenn in der Monographie nichts anderes angegeben ist, gelten die Anforderungen des Arzneibuchs für alle Qualitätsklassen dieses Materials. In einigen Monographien, besonders denen von Hilfsstoffen, kann den Prüfvorschriften zur Information eine Liste mit funktionalitätsbezogenen Eigenschaften, die für die Verwendung der Substanzen wichtig sind, angefügt sein. Ebenso zur Information können in der Monographie Prüfmethoden zur Bestimmung dieser Eigenschaft oder mehrerer dieser Eigenschaften angegeben sein.

Allgemeine Monographien: Substanzen und Zubereitungen, die Gegenstand einer Einzelmonographie sind, müssen ebenfalls die Anforderungen der entsprechenden, anwendbaren allgemeinen Monographien erfüllen. Normalerweise enthalten die Einzelmonographien keinen Verweis auf die anwendbaren allgemeinen Monographien.

Allgemeine Monographien gelten für alle Substanzen und Zubereitungen, die innerhalb des in der „Definition" dieser allgemeinen Monographie angegebenen Geltungsbereichs liegen, außer wenn in einer Einleitung der Anwendungsbereich eingeschränkt wird, beispielsweise auf Substanzen und Zubereitungen, die Gegenstand einer Monographie des Arzneibuchs sind.

Die Monographien zu Darreichungsformen gelten für alle Zubereitungen des definierten Typs. Diese Anforderungen sind für eine bestimmte, einzelne Zubereitung nicht unbedingt umfassend. Die zuständige Behörde kann zusätzliche Anforderungen zu denen der allgemeinen Monographie verlangen.

Vereinbarte Bezeichnungen: Der Begriff „zuständige Behörde" bezeichnet eine nationale, übernationale oder internationale Behörde oder Organisation, die die Entscheidungsgewalt bezüglich der in Frage stehenden Angelegenheit hat. Das kann beispielsweise eine nationale Arzneibuch-Behörde, eine Zulassungsbehörde oder ein offizielles Kontroll-Laboratorium (OMCL, Official Medicines Control Laboratory) sein.

Die Formulierung „abgesehen von begründeten und zugelassenen Fällen" bedeutet, dass die betreffenden Anforderungen der Monographie erfüllt sein müssen, außer die zuständige Behörde erlaubt in begründeten Fällen eine Modifizierung der Anforderungen oder eine Befreiung von diesen.

Formulierungen mit „sollten" haben informative oder empfehlende Bedeutung.

In einigen Monographien oder sonstigen Texten werden die Begriffe „geeignet" oder „angemessen" beispielsweise bei der Beschreibung von Reagenzien, Mikroorganismen oder einer Prüfmethode verwendet; gibt die Monographie keine Kriterien für die Eignung an, so muss diese Eignung der zuständigen Behörde nachgewiesen werden.

Austauschbare Methoden: Einige allgemeine Kapitel enthalten eine Angabe, dass der jeweilige Text mit dem entsprechenden Text des Japanischen Arzneibuchs (JP) und/oder des Arzneibuchs der Vereinigten Staaten von Amerika (USP) harmonisiert ist und dass diese Texte austauschbar sind. Dies bedeutet, dass, wenn eine Substanz oder eine Zubereitung unter Anwendung einer austauschbaren Methode aus einem dieser Arzneibücher den Anforderungen entspricht, sie auch den Anforderungen des Europäischen Arzneibuchs entspricht. In Zweifels- oder Streitfällen ist ausschließlich der Text des Europäischen Arzneibuchs verbindlich.

4.03/1.02.00.00

1.2 Begriffe in allgemeinen Kapiteln und Monographien sowie Erläuterungen

Mengenangaben: Die für Gehaltsbestimmungen und Reinheitsprüfungen mit numerischen Grenzwerten angegebene Substanzmenge ist ein Annäherungswert. Die tatsächlich eingesetzte Menge Substanz darf, genau gewogen oder gemessen, höchstens 10 Prozent von der vorgeschriebenen Masse beziehungsweise vom vorgeschriebenen Volumen abweichen. Das Ergebnis wird ausgehend von dieser genau gewogenen oder gemessenen Menge berechnet. Für Reinheitsprüfungen ohne numerische Grenzwerte, die üblicherweise durch Vergleich mit einer unter gleichen Bedingungen hergestellten Referenzlösung durchgeführt werden, muss die vorgeschriebene Menge zur Prüfung verwendet werden. Die Mengen der Reagenzien werden mit der angegebenen Genauigkeit verwendet.

Die zu verwendenden Mengen sind mit der für die Prüfung angegebenen Genauigkeit zu wiegen oder zu messen. Bei Wägungen entspricht die Genauigkeit einer Abweichung von höchstens ± 5 Einheiten nach der letzten angegebenen Ziffer (zum Beispiel bedeuten 0,25 g: 0,245 bis 0,255 g). Ist bei Volumangaben die Ziffer nach dem Komma eine Null oder ist die letzte Ziffer eine Null (wie 10,0 oder 0,50 ml), bedeutet dies, dass das Volumen mit Hilfe einer Vollpipette, eines Messkolbens oder einer Bürette gemessen werden muss. Andernfalls kann ein Messzylinder oder eine Messpipette verwendet werden. Werden Volumen in Mikroliter angegeben, ist eine Mikropipette oder Mikroliterspritze zu verwenden.

In einigen Fällen entspricht die Genauigkeit der Mengenangabe nicht der Anzahl der aufgeführten Ziffern des betreffenden numerischen Grenzwerts. Einwaagen und Volumenmessungen sind dann mit der notwendigen Genauigkeit durchzuführen.

Geräte und Verfahren: Glasgeräte zur Maßanalyse müssen den Anforderungen der Klasse A der betreffenden Norm der Internationalen Normenorganisation (ISO) entsprechen.

Falls nichts anderes vorgeschrieben ist, werden analytische Verfahren bei einer Temperatur zwischen 15 und 25 °C durchgeführt.

Falls nichts anderes vorgeschrieben ist, werden für Vergleichsprüfungen identische, durchsichtige, farblose Reagenzgläser aus Neutralglas mit flachem Boden verwendet. Die vorgeschriebenen Flüssigkeitsvolumen beziehen sich auf Reagenzgläser von 16 mm innerem Durchmesser; Reagenzgläser mit einem größeren inneren Durchmesser können ebenfalls verwendet werden, vorausgesetzt dass das Volumen der zu prüfenden Flüssigkeit angepasst wird (2.1.5). Gleiche Flüssigkeitsvolumen werden in Durchsicht von oben nach unten gegen einen weißen oder falls erforderlich schwarzen Untergrund und in diffusem Licht verglichen.

Ist kein Blindversuch vorgeschrieben, müssen Lösungsmittel vorher unter Verwendung des bei der „Prüfung auf Reinheit" oder der „Gehaltsbestimmung" angegebenen Indikators neutralisiert werden.

Wasserbad: Werden keine abweichenden Temperaturangaben gemacht, bedeutet der Begriff „Wasserbad" ein Bad mit siedendem Wasser. An Stelle des Wasserbads kann auch eine andere Heizquelle verwendet werden, die eine Temperatur von ungefähr, aber nicht höher als 100 °C oder die vorgeschriebene Temperatur liefert.

Trocknen und Glühen bis zur Massekonstanz: Die Begriffe „Trocknen bis zur Massekonstanz" oder „Glühen bis zur Massekonstanz" bedeuten, dass zwei aufeinander folgende Wägungen um höchstens 0,5 mg voneinander abweichen dürfen. Die zweite Wägung erfolgt nach zusätzlichem Trocknen oder Glühen, wobei die Dauer von Art und Menge des Rückstands abhängig ist.

Wird Trocknen unter Verwendung des Ausdrucks „im Exsikkator" oder „im Vakuum" vorgeschrieben, sind die Bedingungen wie unter „Trocknungsverlust" (2.2.32) angegeben einzuhalten.

Reagenzien

Die sachgemäße Durchführung der analytischen Verfahren des Arzneibuchs und die Zuverlässigkeit der Ergebnisse hängen unter anderem von der Qualität der verwendeten Reagenzien ab. Die Reagenzien sind im allgemeinen Kapitel 4 beschrieben und müssen in einer für Analysen geeigneten Qualität verwendet werden. Die Beschreibung einiger Reagenzien enthält spezifizierte Eignungsprüfungen.

Lösungsmittel

Wird kein Lösungsmittel genannt, bedeutet der Begriff „Lösung" eine wässrige Lösung. Unter dem Begriff „Wasser" wird bei analytischen Verfahren und bei der Herstellung von Reagenzien Wasser verstanden, das den Anforderungen der Monographie **Gereinigtes Wasser (Aqua purificata)** entspricht. Unter dem Begriff „Destilliertes Wasser" wird gereinigtes Wasser verstanden, das durch Destillation gewonnen wurde.

„Wasserfreies Ethanol" wird als solches bezeichnet. Unter „Ethanol" ohne nähere Angabe (in den Monographien unter „Eigenschaften") wird Ethanol 96 % (V/V) verstanden. Ethanolverdünnungen werden durch „Ethanol" und die entsprechende Prozentangabe (V/V) ausgedrückt.

Konzentrationsangaben

Als Konzentrationsangabe wird der Ausdruck „Prozent" (%) entsprechend einer der beiden Bezeichnungen verwendet:

– Prozent (m/m) (Prozentgehalt Masse in Masse) bedeutet die Anzahl Gramm einer Substanz in 100 Gramm Endprodukt

– Prozent (V/V) (Prozentgehalt Volumen in Volumen) bedeutet die Anzahl Milliliter einer Substanz in 100 Milliliter Endprodukt.

Unter dem Ausdruck „Teile je Million" (ppm: parts per million) sind, wenn nichts anderes angegeben ist, Massenverhältnisse (m/m) zu verstehen.

Temperaturangaben

Wird bei einem analytischen Verfahren eine Temperatur ohne Ziffern angegeben, so bedeuten die allgemeinen Begriffe:

Tiefgekühlt	unterhalb von	−15 °C
Kühlschrank	zwischen	2 und 8 °C
Kalt oder kühl	zwischen	8 und 15 °C
Raumtemperatur	zwischen	15 und 25 °C

4.03/1.03.00.00

1.3 Allgemeine Kapitel

Behältnisse

Materialien zur Herstellung von Behältnissen werden im allgemeinen Kapitel 3 beschrieben. Allgemeine Bezeichnungen von Materialien, besonders Kunststoffen, umfassen eine Bandbreite von Produkten, die sich nicht nur hinsichtlich der Eigenschaften des Hauptbestandteils, sondern auch hinsichtlich der Zusatzstoffe unterscheiden. Prüfmethoden und Grenzwerte für Materialien hängen von deren Zusammensetzung ab und gelten daher nur für Materialien, deren Zusammensetzung der Einleitung zu den Spezifikationen entspricht. Der Gebrauch von Materialien abweichender Zusammensetzung und die dafür geltenden Prüfmethoden und Grenzwerte müssen von der zuständigen Behörde genehmigt werden.

Die Anforderungen an die Behältnisse im allgemeinen Kapitel 3 sind zur allgemeinen Anwendung auf Behältnisse der angegebenen Kategorie entwickelt worden. Angesichts der großen Auswahl angebotener Behältnisse und möglicher Neuentwicklungen schließt die Veröffentlichung dieser Spezifikationen nicht aus, dass in begründeten Fällen Behältnisse verwendet werden, die anderen, von der zuständigen Behörde genehmigten Spezifikationen entsprechen.

Innerhalb von Monographien des Arzneibuchs kann auf Definitionen und Spezifikationen von Behältnissen, die in Kapitel 3 „Material zur Herstellung von Behältnissen; Behältnisse" erläutert werden, verwiesen werden. In den allgemeinen Monographien zu Darreichungsformen kann im Abschnitt „Definition" oder „Herstellung" die Verwendung bestimmter Arten von Behältnissen vorgeschrieben werden. In bestimmten anderen Monographien kann im Abschnitt „Lagerung" der zur Verwendung empfohlene Behältnistyp angegeben sein.

1.4 Monographien

Monographietitel

Die Haupttitel sind in Deutsch, die Untertitel in Latein angegeben.

Relative Atommasse, relative Molekülmasse

Die relative Atommasse (A_r) oder die relative Molekülmasse (M_r) ist, wo angezeigt, am Anfang der Monographie angegeben. Die relative Atommasse oder die relative Molekülmasse, die Summen- und Strukturformel stellen keine analytischen Normen für die beschriebene Substanz dar.

Definition

Angaben im Abschnitt „Definition" stellen die offizielle Definition der Substanz, der Zubereitung oder eines anderen Produkts einer Monographie dar.

Grenzwerte für den Gehalt: Sind Grenzwerte für den Gehalt vorgeschrieben, so beziehen sie sich auf den Gehalt, wie er mit der unter „Gehaltsbestimmung" angegebenen Methode bestimmt wurde.

Pflanzliche Drogen: Die Definition in Monographien pflanzlicher Drogen gibt an, ob es sich beispielsweise um eine Ganzdroge oder eine pulverisierte Droge handelt. Wenn mehrere Formen, beispielsweise die zuvor genannten, in einer Monographie beschrieben werden, ist dies in der Definition angegeben.

Herstellung

Die Angaben im Abschnitt „Herstellung" weisen auf besondere Aspekte des Herstellungsverfahrens hin, sind aber nicht notwendigerweise umfassend. Sie stellen Vorschriften für den Hersteller dar und können sich zum Beispiel auf Ausgangsstoffe, auf das Herstellungsverfahren selbst, dessen Validierung und Kontrolle, auf die In-Prozess-Kontrollen oder die Prüfungen beziehen, die vom Hersteller am Endprodukt, entweder an Stichproben oder an jeder Charge vor der Freigabe durchzuführen sind. Diese Angaben können nicht notwendigerweise durch einen unabhängigen Sachverständigen außerhalb der Produktionsstätte an einem Muster des Endprodukts überprüft werden. Die zuständige Behörde kann feststellen, ob diese Vorschriften befolgt wurden, beispielsweise durch Überprüfen der vom Hersteller erhaltenen Daten, durch Inspektion der Herstellung oder durch Prüfung geeigneter Muster.

Die Abwesenheit eines Abschnitts „Herstellung" bedeutet nicht, dass die vorstehend aufgeführten Regeln nicht beachtet werden müssen. Ein in einer Arzneibuch-Monographie beschriebenes Produkt muss in Übereinstimmung mit einem geeigneten Qualitätssicherungssystem sowie den relevanten internationalen Abkommen und den übernationalen wie nationalen Vorschriften für Produkte zur Anwendung am Menschen oder am Tier hergestellt werden.

Sind in einer Monographie eines Impfstoffs im Abschnitt „Herstellung" die Eigenschaften des zu verwendenden Impfstoffstamms beschrieben, so werden die Prüfmethoden zur Bestätigung dieser Eigenschaften als Beispiele geeigneter Methoden angegeben.

Eigenschaften

Die Angaben im Abschnitt „Eigenschaften" sind nicht als analytische Anforderungen anzusehen und nicht verbindlich.

Löslichkeit: Die unter „Eigenschaften" zu findenden Angaben zur Löslichkeit haben, bezogen auf eine Temperatur zwischen 15 und 25 °C, die in der Tabelle angegebene Bedeutung:

Bezeichnung	Ungefähre Anzahl Volumteile Lösungsmittel in Milliliter je Gramm Substanz
sehr leicht löslich	weniger als 1 Teil
leicht löslich	von 1 Teil bis 10 Teile
löslich	von 10 Teilen bis 30 Teile
wenig löslich	von 30 Teilen bis 100 Teile
schwer löslich	von 100 Teilen bis 1 000 Teile
sehr schwer löslich	von 1 000 Teilen bis 10 000 Teile
praktisch unlöslich	über 10 000 Teile

Die Bezeichnung „teilweise löslich" wird zur Beschreibung einer Mischung verwendet, bei der sich nur ein Teil der Bestandteile löst. Die Bezeichnung „mischbar" wird zur Beschreibung einer Flüssigkeit verwendet, die in allen Mischungsverhältnissen mit dem angegebenen Lösungsmittel mischbar ist.

Prüfung auf Identität

Die Prüfungen im Abschnitt „Prüfung auf Identität" ermöglichen keine vollständige Bestätigung der chemischen Struktur oder der Zusammensetzung des Produkts; sie belegen mit einem annehmbaren Maß an Sicherheit, dass das Produkt mit den Angaben in der Beschriftung übereinstimmt.

In einigen Monographien gibt es eine 1. und eine 2. Identifikationsreihe, die mit „1:" und „2:" und den Buchstaben der zugehörigen Identitätsprüfungen angegeben sind. Die Prüfung oder Prüfungen der 2. Reihe können an Stelle derer der 1. Reihe angewendet werden, wenn sichergestellt ist, dass die Substanz oder Zubereitung eindeutig einer Charge entstammt, die sämtlichen Anforderungen der Monographie entspricht.

Prüfung auf Reinheit, Gehaltsbestimmung

Zielsetzung: Nicht alle möglichen Verunreinigungen können durch die Prüfungen aufgedeckt werden. Ist eine Verunreinigung aber nicht mit den vorgeschriebenen Prüfungen nachzuweisen, so darf nicht angenommen werden, dass sie toleriert werden kann, wenn gesunder Menschenverstand und gute pharmazeutische Praxis ihre Abwesenheit erfordern. Siehe auch den später folgenden Abschnitt „Verunreinigungen".

Berechnungen: Muss das Ergebnis einer Prüfung auf Reinheit oder einer Gehaltsbestimmung bezogen auf die getrocknete oder wasserfreie Substanz oder auf eine sonstige angegebene Basis berechnet werden, so werden Trocknungsverlust, Wassergehalt oder andere Parameter nach dem in der Monographie bei der entsprechenden Prüfung angegebenen Verfahren bestimmt.

Angaben wie „getrocknete Substanz" oder „wasserfreie Substanz" werden in Klammern nach dem Ergebnis aufgeführt.

Grenzwerte: Die vorgeschriebenen Grenzwerte basieren auf Ergebnissen, die in der normalen analytischen Praxis erhalten werden. Sie schließen die normalen Fehlergrenzen der Analytik, die annehmbaren Unterschiede bei der Herstellung oder Zubereitung sowie eine vertretbare Zersetzung ein. Die so erhaltenen Werte dienen ohne weitere Korrektur zur Entscheidung, ob das geprüfte Produkt den Anforderungen einer Monographie entspricht.

Um festzustellen, ob eine Substanz einem angegebenen numerischen Grenzwert entspricht, wird der errechnete Wert des Ergebnisses einer Prüfung auf Reinheit oder einer Gehaltsbestimmung, falls nichts anderes vorgeschrieben ist, zunächst auf die angegebenen Dezimalstellen gerundet. Die letzte zu berücksichtigende Dezimalstelle wird um 1 erhöht, wenn der nicht berücksichtigte Teil gleich oder größer als eine halbe Einheit ist; ist er kleiner als eine halbe Einheit, wird die letzte Dezimalstelle nicht geändert.

Angabe der zulässigen Grenzwerte für Verunreinigungen: Bei einer Vergleichsprüfung können zur Information der ungefähre Gehalt tolerierter Verunreinigungen oder der Summe von Verunreinigungen in Klammern angegeben werden. Zur Beurteilung, ob eine Substanz der Prüfung entspricht oder nicht, gilt das Kriterium der Übereinstimmung oder der Nicht-Übereinstimmung mit der vorgeschriebenen Prüfung. Wird zur Erfassung der angegebenen Verunreinigung keine Referenzsubstanz vorgeschrieben, muss, falls nichts anderes vorgeschrieben ist, die gemäß der Vorschrift in der Monographie herzustellende Referenzlösung auf diesen Gehalt eingestellt werden.

Pflanzliche Drogen: Falls in der Monographie nichts anderes vorgeschrieben ist, werden bei pflanzlichen Drogen Sulfatasche und Asche, mit Wasser oder Ethanol extrahierbare Stoffe, Wassergehalt, Gehalt an ätherischem Öl und Gehalt an Wirkstoff auf die nicht speziell getrocknete Droge bezogen.

Äquivalentangaben: Sind im Arzneibuch Äquivalente angegeben und kommen die Anforderungen einer Monographie zur Anwendung, werden Ergebnisse nur mit den in der betreffenden Monographie aufgeführten Ziffern berechnet.

Lagerung

Die Angaben und Empfehlungen im Abschnitt „Lagerung" stellen keine Anforderungen dar. Die zuständige Behörde kann besondere Lagerungsbedingungen vorschreiben.

Die im Arzneibuch beschriebenen Produkte müssen so gelagert werden, dass eine Verschmutzung und, so weit wie möglich, eine Zersetzung verhindert werden. Werden besondere Lagerungsbedingungen empfohlen, einschließlich der Art des Behältnisses (siehe „1.3 Allgemeine Kapitel") und Temperaturangaben, werden diese in der Monographie beschrieben.

Folgende in den Monographien unter „Lagerung" verwendete Begriffe bedeuten:

Dicht verschlossen: Das Produkt ist in einem dicht verschlossenen Behältnis (3.2) zu lagern. Wenn das Behältnis bei hoher Luftfeuchte geöffnet wird, müssen Vorsichtsmaßnahmen ergriffen werden. Falls erforderlich kann zur Senkung der Luftfeuchte im Behältnis ein Trockenmittel verwendet werden, vorausgesetzt dass jeder Kontakt dieses Mittels mit dem Inhalt des Behältnisses vermieden wird.

Vor Licht geschützt: Das Produkt ist in einem Behältnis zu lagern, dessen Material genügend Licht absorbiert, um den Inhalt vor strahlenbedingten Veränderungen zu schützen, oder das Behältnis wird mit einer äußeren Umhüllung versehen, welche denselben Schutz bietet, oder die Lagerung erfolgt an einem Ort, wo jedes schädigende Licht ausgeschlossen ist.

Beschriftung

Im Allgemeinen unterliegt die Beschriftung internationalen Abkommen sowie übernationalen und nationalen Vorschriften. Angaben im Abschnitt „Beschriftung" sind demzufolge nicht umfassend. Für Arzneibuchzwecke sind Angaben nur verbindlich, wenn sie zur Feststellung der Übereinstimmung oder der Nicht-Übereinstimmung der Substanz mit der Monographie erforderlich sind. Alle sonstigen Angaben zur Beschriftung sind als Empfehlungen aufzufassen. Der Arzneibuch-Begriff der „Beschriftung" umfasst Angaben auf dem Behältnis, der Verpackung oder der Packungsbeilage, je nach den Vorschriften der zuständigen Behörde.

Warnhinweise

Im Arzneibuch beschriebene Materialien und Reagenzien können gesundheitsschädlich sein, wenn keine geeigneten Vorsichtsmaßnahmen ergriffen werden. Gute Laboratoriumspraxis und die Vorschriften der einschlägigen Gesetzgebung müssen jederzeit beachtet werden. Auf besondere Risiken wird in bestimmten Monographien durch einen Warnhinweis aufmerksam gemacht. Fehlt ein solcher Hinweis, so bedeutet das nicht, dass keine Gefahren bestehen.

Verunreinigungen

Eine Liste aller bekannten und möglichen Verunreinigungen, die durch die Reinheitsprüfungen der Monographie erfasst werden, kann zur Information angegeben sein. Diese Liste kann unterteilt sein in „Qualifizierte Verunreinigungen" und „Andere bestimmbare Verunreinigungen". „Qualifizierte Verunreinigungen" sind solche, die nach Ansicht der zuständigen Behörde als qualifiziert gelten; auch aus anderen Gründen als qualifiziert geltende Verunreinigungen (wie als natürliche Metaboliten auftretende Verunreinigungen) können aufgeführt sein. „Andere bestimmbare Verunreinigungen" sind solche, die bei der Erstellung der Monographie in keinen Substanzproben aufgetreten sind oder deren Konzentration unter 0,1 Prozent liegt, die aber durch Prüfungen erfasst werden können.

Funktionalitätsbezogene Eigenschaften

Einer Monographie kann eine Liste mit funktionalitätsbezogenen Eigenschaften angefügt sein, auch wenn sie nicht verbindlich, aber für die Verwendung der Substanz von Bedeutung sind. Diese Liste dient der Information (siehe auch „1.1 Allgemeines").

Referenzsubstanzen, Referenzzubereitungen und Referenzspektren

Bestimmte Monographien schreiben die Verwendung einer Referenzsubstanz, einer Referenzzubereitung oder eines Referenzspektrums vor. Diese sind nur für den in der Monographie vorgesehenen Zweck bestimmt und nicht notwendigerweise auch für andere Prüfungen geeignet. Die Europäische Arzneibuch-Kommission übernimmt keine Verantwortung für fehlerhafte Ergebnisse, die durch eine andere Anwendung als die vorgeschriebene entstehen.

Referenzsubstanzen, Referenzzubereitungen und Referenzspektren werden von der Europäischen Arzneibuch-Kommission bereitgestellt und können beim Technischen Sekretariat bezogen werden. Sie sind die offiziellen Referenzmaterialien, die in Zweifels- oder Streitfällen zu verwenden sind. Eine Liste der Referenzsubstanzen, Referenzzubereitungen und Referenzspektren ist beim Technischen Sekretariat erhältlich.

Andere Referenzmaterialien können für Routineuntersuchungen verwendet werden, wenn sie gegen die Materialien der Ph. Eur. validiert sind.

Sämtliche für den korrekten Gebrauch der Referenzsubstanz oder Referenzzubereitung notwendigen Angaben befinden sich in der Beschriftung, der Packungsbeilage oder in einer Broschüre. Werden in der Broschüre oder der Beschriftung keine Trocknungshinweise gegeben, so kann die Substanz so, wie sie erhalten wurde, verwendet werden. Analysenzertifikate oder andere Angaben, die für den bestimmungsgemäßen Gebrauch nicht relevant sind, werden nicht mitgeliefert. Ein Verfalldatum wird nicht angegeben; die Produkte werden als geeignet für den Gebrauch ab Versanddatum garantiert. Die Stabilität des Inhalts geöffneter Behältnisse kann nicht garantiert werden.

Chemische Referenzsubstanzen: Mit der Abkürzung *CRS* wird eine Chemische Referenzsubstanz bezeichnet, die von der Europäischen Arzneibuch-Kommission erstellt wurde. Chemische Referenzsubstanzen, die zur mikrobiologischen Wertbestimmung von Antibiotika verwendet werden und deren Aktivität in der Beschriftung oder auf der Packungsbeilage in Internationalen Einheiten angegeben ist, werden wie Biologische Referenzsubstanzen definiert.

Biologische Referenzsubstanzen: Die meisten primären Biologischen Referenzsubstanzen der Ph. Eur. entsprechen den Internationalen Standardsubstanzen und Referenzzubereitungen, die von der Weltgesundheitsorganisation (WHO) bereitgestellt werden. Da diese Referenzmaterialien im Allgemeinen nur in begrenzter Menge verfügbar sind, hat die Europäische Arzneibuch-Kommission in diesen Fällen Biologische Referenzsubstanzen (*BRS*) entwickelt. Wenn möglich wird der Gehalt einer Biologischen Referenzsubstanz in Internationalen Einheiten angegeben. Für solche Biologischen Referenzsubstanzen, für die kein Internationaler Standard oder keine Referenzzubereitung vorliegt, wird der Gehalt in Ph.-Eur.-Einheiten angegeben.

Referenzspektren: Den Referenzspektren sind Angaben über die Bedingungen der Probenvorbereitung und der Aufnahme des Spektrums beigefügt.

1.5 Allgemeine Abkürzungen und Symbole

A	Absorption
$A_{1\,cm}^{1\%}$	Spezifische Absorption
A_r	Relative Atommasse
$[\alpha]_D^{20}$	Spezifische Drehung
BRS	Biologische Referenzsubstanz
CRS	Chemische Referenzsubstanz
DNA	Desoxyribonukleinsäure (Desoxyribonucleic acid)
d_{20}^{20}	Relative Dichte
ELISA	Enzyme-linked immunosorbent assay
GMP	Good Manufacturing Practices (Grundregeln der Weltgesundheitsorganisation für die Herstellung von Arzneimitteln und die Sicherung ihrer Qualität)
I.E.	Internationale Einheit
λ	Wellenlänge
M_r	Relative Molekülmasse
n_D^{20}	Brechungsindex
PAGE	Polyacrylamid-Gelelektrophorese
Ph. Eur. E.	Ph.-Eur.-Einheit
ppm	Teile je Million Teile (= parts per million)
R	bezeichnet eine unter „Reagenzien" beschriebene Substanz oder Lösung
R_f	Ein in der Chromatographie verwendeter Ausdruck; Quotient aus Laufstrecke der Substanz zu Laufstrecke des Fließmittels
R_{st}	Ein in der Chromatographie verwendeter Ausdruck; Quotient aus Laufstrecke der Substanz zu Laufstrecke einer Referenzsubstanz
RNA	Ribonukleinsäure (Ribonucleid acid)
RV	bezeichnet eine unter „Volumetrie" beschriebene Urtitersubstanz
Sdp	Siedetemperatur
SDS-PAGE	Natriumdodecylsulfat-Polyacrylamid-Gelelektrophorese (Sodium dodecyl sulphate polyacrylamide gel electrophoresis)
Smp	Schmelztemperatur
WHO	Weltgesundheitsorganisation

Abkürzungen in Monographien zu Immunglobulinen, Sera und Impfstoffen

BHK	Baby Hamster Kidney
CHO	Chinese Hamster Ovary
CVS	Challenge-Virus-Standard
DLM	Dosis letalis minima (kleinste tödliche Dosis)
ED_{50}	Die statistisch ermittelte Dosis eines Impfstoffs, die unter festgelegten Versuchsbedingungen voraussichtlich in 50 Prozent der Versuchstiere die Bildung spezifischer Antikörper gegen das entsprechende Impf-Antigen induziert
EID_{50}	Die statistisch ermittelte Menge eines Virus, die 50 Prozent der damit behandelten Embryonen aus Bruteiern infiziert
ID_{50}	Die statistisch ermittelte Menge eines Virus, die 50 Prozent der damit behandelten Versuchstiere infiziert
L+ -Dosis	Die kleinste Toxinmenge, die unter den festgelegten Versuchsbedingungen, nach Mischen mit 1 I.E. Antitoxin und Verabreichung in der vorgeschriebenen Weise den Tod der Versuchstiere innerhalb einer bestimmten Zeit herbeiführt
L+/10-Dosis	Die kleinste Toxinmenge, die unter den festgelegten Versuchsbedingungen, nach Mischen mit 0,1 I.E. Antitoxin und Verabreichung in der vorgeschriebenen Weise den Tod der Versuchstiere innerhalb einer bestimmten Zeit herbeiführt
LD_{50}	Die statistisch ermittelte Menge einer Substanz, die nach Verabreichung in der vorgeschriebenen Weise den Tod der Hälfte der Versuchstiere innerhalb einer bestimmten Zeit herbeiführt
Lf-Dosis	Flockungseinheit; die Menge Toxin oder Toxoid, die in Gegenwart von 1 I.E. Antitoxin in der kürzesten Zeit zu einer Flockung führt
Lo/10-Dosis	Die größte Toxinmenge, die unter den festgelegten Versuchsbedingungen, nach Mischen mit 0,1 I.E. Antitoxin und Verabreichung in der vorgeschriebenen Weise beim Versuchstier innerhalb einer bestimmten Zeit keine Symptome einer Giftwirkung hervorruft
Lp/10-Dosis	Die kleinste Toxinmenge, die unter den festgelegten Versuchsbedingungen, nach Mischen mit 0,1 I.E. Antitoxin und Verabreichung in der vorgeschriebenen Wei-

Die „Allgemeinen Vorschriften" gelten für alle Monographien und sonstigen Texte

1.5 Allgemeine Abkürzungen und Symbole

	se die Lähmung der Versuchstiere innerhalb einer bestimmten Zeit herbeiführt
Lr/100-Dosis	Die kleinste Toxinmenge, die unter den festgelegten Versuchsbedingungen, nach Mischen mit 0,01 I.E. Antitoxin und intrakutaner Injektion innerhalb einer bestimmten Zeit bei Versuchstieren eine charakteristische Reaktion an der Injektionsstelle hervorruft
ND_{50}	Die statistisch ermittelte Menge Antikörper, die unter den festgelegten Versuchsbedingungen 50 Prozent der Viren neutralisiert
PBE	Pocken oder Plaque bildende Einheiten
PD_{50}	Die statistisch ermittelte Dosis eines Impfstoffs, die unter festgelegten Versuchsbedingungen 50 Prozent der Tiere vor der Prüfdosis an Mikroorganismen oder Toxinen schützt, gegen welche der Impfstoff wirksam ist
SPF	Frei von spezifizierten, pathogenen Mikroorganismen
$ZKID_{50}$	Die statistisch ermittelte Menge eines Virus, die 50 Prozent der damit inokulierten Zellkulturen infiziert

Sammlungen von Mikroorganismen

ATCC	American Type Culture Collection 10801 University Boulevard Manassas, Virginia 20110-2209, U.S.A.
CIP	Collection de Bactéries de l'Institut Pasteur B.P. 52, 25, rue du Docteur Roux 75724 Paris Cedex 15, France
IMI	International Mycological Institute Bakeham Lane Surrey TW20 9TY, Great Britain
IP	Collection Nationale de Culture de Microorganismes (C.N.C.M.) Institut Pasteur 25, rue du Docteur Roux 75724 Paris Cedex 15, France
NCIMB	National Collection of Industrial and Marine Bacteria Ltd 23 St. Machar Drive Aberdeen AB2 1RY, Great Britain
NCPF	National Collection of Pathogenic Fungi London School of Hygiene and Tropical Medicine Keppel Street London WC1E 7HT, Great Britain
NCTC	National Collection of Type Cultures Central Public Health Laboratory Colindale Avenue London NW9 5HT, Great Britain
NCYC	National Collection of Yeast Cultures AFRC Food Research Institute Colney Lane Norwich NR4 7UA, Great Britain
SSI	Statens Serum Institut 80 Amager Boulevard Copenhagen, Denmark

Weitere relevante Adresse

Office International des Épizooties
12, rue de Prony
75017 Paris, France

4.03/1.06.00.00

1.6 Internationales Einheitensystem und andere Einheiten

Internationales Einheitensystem (SI)

Das Internationale Einheitensystem umfasst 3 Klassen von Einheiten: die Basiseinheiten, die abgeleiteten Einheiten und die Ergänzungseinheiten[1]. Die Basiseinheiten und ihre Definitionen sind in Tab. 1.6-1 zusammengestellt.

Die abgeleitete Einheit wird als algebraische Funktion mehrerer Basiseinheiten gebildet, welche den quantitativen Zusammenhang beschreibt. Für bestimmte, abgeleitete Einheiten gibt es einen besonderen Namen und ein spezielles Symbol (Einheitenzeichen). Die SI-Einheiten, soweit sie im Arzneibuch benutzt werden, sind in Tab. 1.6-2 aufgeführt.

---

[1] Die Definitionen der Einheiten des Internationalen Systems sind publiziert in „SI – Das Internationale Einheitensystem". Herausgeber ist die Physikalisch-Technische Bundesanstalt (http://www.ptb.de). Die deutschsprachige Übersetzung – gültig für die Bundesrepublik Deutschland, Österreich und die Schweiz – basiert auf der vom Internationalen Büro für Maß und Gewicht herausgegebenen Schrift „Le Système International d'Unités (SI)".

Bestimmte wichtige Einheiten, die nicht im Internationalen Einheitensystem aufgeführt sind, aber oft benutzt werden, sind in Tab. 1.6-3 zusammengestellt.

Die Präfixe in Tab. 1.6-4 werden zur Bildung von Namen und Symbolen benutzt, die dezimale Vielfache oder Teile von SI-Einheiten darstellen.

Tab. 1.6-4: Dezimale Vielfache und Teile von SI-Einheiten

Faktor	Präfix	Präfixzeichen	Faktor	Präfix	Präfixzeichen
10^{18}	Exa	E	10^{-1}	Dezi	d
10^{15}	Peta	P	10^{-2}	Zenti	c
10^{12}	Tera	T	10^{-3}	Milli	m
10^{9}	Giga	G	10^{-6}	Mikro	µ
10^{6}	Mega	M	10^{-9}	Nano	n
10^{3}	Kilo	k	10^{-12}	Piko	p
10^{2}	Hekto	h	10^{-15}	Femto	f
10^{1}	Deka	da	10^{-18}	Atto	a

Anmerkungen

1. Im Arzneibuch wird die Temperatur in Grad Celsius angegeben (Symbol t); diese Temperatur ist durch die Gleichung

$$t = T - T_0$$

gegeben, in der definitionsgemäß T_0 gleich 273,15 K ist. Die Temperatur in Grad Celsius wird durch das Symbol °C ausgedrückt. Die Einheit „Grad Celsius" ist gleich der Einheit „Kelvin".

2. Die im Arzneibuch verwendeten Konzentrationsangaben sind in den „Allgemeinen Vorschriften" definiert.

3. Der Radiant (rad) ist der ebene Winkel zwischen zwei Radien, die auf dem Kreisumfang einen Bogen begrenzen, dessen Länge gleich der des Radius ist.

4. Im Arzneibuch ist die Zentrifugalkraft als das Vielfache der Erdbeschleunigung, ausgedrückt durch die Schwerkraft (g), definiert

$$g = 9{,}806\,65 \text{ m} \cdot \text{s}^{-2}$$

5. Das Arzneibuch verwendet auch dimensionslose Größen wie die relative Dichte (2.2.5), die Absorption (2.2.25), die spezifische Absorption (2.2.25) sowie den Brechungsindex (2.2.6).

6. Die Einheit Mikrokatal ist als die enzymatische Aktivität definiert, die unter definierten Bedingungen, zum Beispiel der Hydrolyse, ein Mikromol Substrat je Sekunde umsetzt.

Tab. 1.6-1: SI-Basiseinheiten

Größe		Einheit		Definition
Name	Symbol	Name	Symbol	
Länge	l	Meter	m	Das Meter ist die Länge der Strecke, die Licht im Vakuum während der Dauer von (1/299 792 458) Sekunden durchläuft.
Masse	m	Kilogramm	kg	Das Kilogramm ist die Einheit der Masse; es ist gleich der Masse des Internationalen Kilogrammprototyps.
Zeit	t	Sekunde	s	Die Sekunde ist das 9 192 631 770fache der Periodendauer der dem Übergang zwischen den beiden Hyperfeinstrukturniveaus des Grundzustands von Atomen des Nuklids ^{133}Cs entsprechenden Strahlung.
Elektrische Stromstärke	I	Ampere	A	Das Ampere ist die Stärke eines konstanten elektrischen Stroms, der, durch zwei parallele, geradlinige, unendlich lange und im Vakuum im Abstand von 1 Meter voneinander angeordnete Leiter von vernachlässigbar kleinem, kreisförmigem Querschnitt fließend, zwischen diesen Leitern die Kraft $2 \cdot 10^{-7}$ Newton je 1 Meter Leiterlänge hervorrufen würde.
Thermodynamische Temperatur	T	Kelvin	K	Das Kelvin, die Einheit der thermodynamischen Temperatur, ist der 273,16te Teil der thermodynamischen Temperatur des Tripelpunktes des Wassers.
Stoffmenge	n	Mol	mol	Das Mol ist die Stoffmenge eines Systems, das aus ebenso vielen Einzelteilchen besteht, wie Atome in 0,012 Kilogramm des Kohlenstoffnuklids ^{12}C enthalten sind.*)
Lichtstärke	I_v	Candela	cd	Die Candela ist die Lichtstärke in einer bestimmten Richtung einer Strahlungsquelle, die monochromatische Strahlung der Frequenz $540 \cdot 10^{12}$ Hertz aussendet und deren Strahlstärke in dieser Richtung (1/683) Watt je Steradiant beträgt.

*) Bei Benutzung des Mols müssen die Einzelteilchen spezifiziert sein und können Atome, Moleküle, Ionen, Elektronen sowie andere Teilchen oder Gruppen solcher Teilchen genau angegebener Zusammensetzung sein.

Tab. 1.6-2: Verwendete SI-Einheiten und entsprechende andere Einheiten

Größe		Einheit				Umrechnung von anderen Einheiten in SI-Einheiten
Name	Symbol	Name	Symbol	Ausdruck in SI-Basiseinheiten	Ausdruck in anderen SI-Einheiten	
Wellenzahl	v	eins durch Meter	1/m	m^{-1}		
Wellenlänge	λ	Mikrometer	µm	10^{-6} m		
		Nanometer	nm	10^{-9} m		
Flächeninhalt	A, S	Quadratmeter	m^2	m^2		
Volumen	V	Kubikmeter	m^3	m^3		1 ml = 1 cm^3 = 10^{-6} m^3
Frequenz	v	Hertz	Hz	s^{-1}		
Dichte	ρ	Kilogramm durch Kubikmeter	kg/m^3	kg · m^{-3}		1 g · ml^{-1} = 1 g · cm^{-3} = 10^3 kg · m^{-3}
Geschwindigkeit	v	Meter durch Sekunde	m/s	m · s^{-1}		
Kraft	F	Newton	N	m · kg · s^{-2}		1 dyn = 1 g · cm · s^{-2} = 10^{-5} N 1 kp = 9,806 65 N
Druck	p	Pascal	Pa	m^{-1} · kg · s^{-2}	N · m^{-2}	1 dyn · cm^{-2} = 10^{-1} Pa = 10^{-1} N · m^{-2} 1 atm = 101 325 Pa = 101,325 kPa 1 bar = 10^5 Pa = 0,1 MPa 1 mm Hg = 133,322 387 Pa 1 Torr = 133,322 368 Pa 1 psi = 6,894 757 kPa
Dynamische Viskosität	η	Pascalsekunde	Pa · s	m^{-1} · kg · s^{-1}	N · s · m^{-2}	1 P = 10^{-1} Pa · s = 10^{-1} N · s · m^{-2} 1 cP = 1 mPa · s
Kinematische Viskosität	v	Quadratmeter durch Sekunde	m^2/s	m^2 · s^{-1}	Pa · s · m^3 · kg^{-1} N · m · s · kg^{-1}	1 St = 1 cm^2 · s^{-1} = 10^{-4} m^2 · s^{-1}
Energie	W	Joule	J	m^2 · kg · s^{-2}	N · m	1 erg = 1 cm^2 · g · s^{-2} = 1 dyn · cm = 10^{-7} J 1 cal = 4,1868 J
Leistung	P	Watt	W	m^2 · kg · s^{-3}	N · m · s^{-1} J · s^{-1}	1 erg · s^{-1} = 1 dyn · cm · s^{-1} = 10^{-7} W = 10^{-7} N · m · s^{-1} = 10^{-7} J · s^{-1}
Energiedosis	D	Gray	Gy	m^2 · s^{-2}	J · kg^{-1}	1 rad = 10^{-2} Gy
Elektrische Spannung	U	Volt	V	m^2 · kg · s^{-3} · A^{-1}	W · A^{-1}	
Elektrischer Widerstand	R	Ohm	Ω	m^2 · kg · s^{-3} · A^{-2}	V · A^{-1}	
Elektrische Ladung (Elektrizitätsmenge)	Q	Coulomb	C	A · s		
Aktivität einer radioaktiven Substanz	A	Becquerel	Bq	s^{-1}		1 Ci = 37 · 10^9 Bq = 37 · 10^9 s^{-1}
Molarität oder Stoffmengenkonzentration	c	Mol durch Kubikmeter	mol/m^3	mol · m^{-3}		1 mol · l^{-1} = 1 M = 1 mol · dm^{-3} = 10^3 mol · m^{-3}
Massekonzentration	ρ	Kilogramm durch Kubikmeter	kg/m^3	kg · m^{-3}		1 g · l^{-1} = 1 g · dm^{-3} = 1 kg · m^{-3}

Beachten Sie den Hinweis auf „Allgemeine Monographien" zu Anfang des Bands auf Seite B

Tab. 1.6-3: Einheiten, die mit dem Internationalen Einheitensystem zusammen benutzt werden

Größe	Einheit		Größe in SI-Einheiten
	Name	Symbol	
Zeit	Minute	min	1 min = 60 s
	Stunde	h	1 h = 60 min = 3600 s
	Tag	d	1 d = 24 h = 86 400 s
Ebener Winkel	Grad	°	1° = (π/180) rad
Volumen	Liter	l	1 l = 1 dm^3 = 10^{-3} m^3
Masse	Tonne	t	1 t = 10^3 kg
Drehfrequenz	Umdrehung durch Minute	U/min	1 U · min^{-1} = (1/60) s^{-1}

Die „Allgemeinen Vorschriften" gelten für alle Monographien und sonstigen Texte

2.2 Methoden der Physik und der physikalischen Chemie

2.2.6 Brechungsindex 3709

2.2.15 Steigschmelzpunkt – Methode mit offener Kapillare 3709

2.2.6 Brechungsindex

4.03/2.02.06.00

Unter dem Brechungsindex eines Mediums, bezogen auf Luft, wird das Verhältnis des Sinus des Einfallwinkels eines Lichtstrahls in Luft zum Sinus des Refraktionswinkels des gebrochenen Strahls im betreffenden Medium verstanden.

Falls nichts anderes vorgeschrieben ist, wird der Brechungsindex bei $20 \pm 0{,}5$ °C bestimmt und auf die D-Linie des Natriumlichts ($\lambda = 589{,}3$ nm) bezogen; das Symbol ist dann n_D^{20}.

Die gebräuchlichen Refraktometer bestimmen den Grenzwinkel. In diesen Geräten ist der wesentliche Teil ein Prisma mit bekanntem Brechungsindex, das mit der zu prüfenden Flüssigkeit in Berührung ist.

Das Gerät wird mit Hilfe zertifizierter Referenzmaterialien kalibriert.

Ist das Refraktometer mit einem Kompensationssystem versehen, kann weißes Licht verwendet werden. Das Gerät muss das genaue Ablesen von mindestens 3 Dezimalstellen gestatten und mit einer Vorrichtung versehen sein, die das Arbeiten bei der vorgeschriebenen Temperatur erlaubt. Das Thermometer muss das Ablesen mit einer Genauigkeit von 0,5 °C oder weniger gestatten.

2.2.15 Steigschmelzpunkt – Methode mit offener Kapillare

4.03/2.02.15.00

Die Schmelztemperatur wird bei bestimmten Substanzen nach der folgenden Methode (auch als Fließpunkt oder Steigschmelzpunkt bezeichnet) bestimmt:

An beiden Enden offene Glaskapillaren von etwa 80 mm Länge, 1,4 bis 1,5 mm äußerem Durchmesser und 1,0 bis 1,2 mm innerem Durchmesser werden verwendet.

In 5 Glaskapillaren wird eine ausreichende Menge zuvor wie vorgeschrieben behandelter Substanz so eingefüllt, dass in jeder Glaskapillare eine etwa 10 mm hohe Säule entsteht. Die Glaskapillaren werden die vorgeschriebene Zeit lang und bei der vorgeschriebenen Temperatur aufbewahrt.

Falls nichts anderes vorgeschrieben ist, werden Substanzen von wachsartiger Konsistenz vorsichtig und vollständig auf dem Wasserbad geschmolzen, bevor sie in die Glaskapillaren eingefüllt werden. Die Glaskapillaren werden 2 h lang bei 2 bis 8 °C stehen gelassen.

Eine der Glaskapillaren wird so an einem in 0,5 °C graduierten Thermometer befestigt, dass die Substanz sich auf der Höhe des Quecksilbergefäßes befindet. Das Thermometer mit der Glaskapillare wird in 1 cm Höhe über dem Boden eines weiten Becherglases befestigt; der Abstand wird vom unteren Ende des Quecksilbergefäßes aus gemessen. In das Becherglas wird Wasser bis zur Höhe von 5 cm über dem Boden eingefüllt. Die Temperatur des Wassers wird gleichmäßig um 1 °C je Minute erhöht.

Die Temperatur, bei welcher die Substanz in der Glaskapillare zu steigen beginnt, wird als Schmelztemperatur angesehen.

Diese Bestimmung wird mit den 4 anderen Glaskapillaren wiederholt. Als Schmelztemperatur gilt der Mittelwert aus den 5 Messungen.

2.4 Grenzprüfungen

2.4.22 Prüfung der Fettsäurenzusammensetzung durch Gaschromatographie 3713

2.4.29 Bestimmung der Fettsäurenzusammensetzung von Omega-3-Säuren-reichen Ölen 3715

4.03/2.04.22.00

2.4.22 Prüfung der Fettsäurenzusammensetzung durch Gaschromatographie

Die Prüfung auf fremde Öle erfolgt über die Methylester der in dem zu untersuchenden Öl enthaltenen Fettsäuren.

Methode A

Diese Methode ist weder für Öle anwendbar, die Glyceride von Fettsäuren mit Epoxy-, Hydroepoxy-, Cyclopropyl- oder Cyclopropenyl-Gruppen enthalten, noch für Öle, die größere Anteile an Fettsäuren mit weniger als acht C-Atomen enthalten, noch für Öle, deren Säurezahl größer als 2,0 ist.

Die Prüfung erfolgt mit Hilfe der Gaschromatographie (2.2.28).

Untersuchungslösung: Wenn in der Monographie vorgeschrieben, wird das Öl vor der Methylierung getrocknet. 1,0 g Öl wird in einem 25-ml-Rundkolben mit Schliff, der mit einem Rückflusskühler und einem Gaseinleitrohr versehen ist, eingewogen. Nach Zusatz von 10 ml wasserfreiem Methanol R und 0,2 ml einer Lösung von Kaliumhydroxid R (60 g · l^{-1}) in Methanol R wird der Rückflusskühler aufgesetzt, Stickstoff R bei einer Durchflussrate von etwa 50 ml je Minute durch die Lösung geleitet, die Lösung geschüttelt und zum Sieden erhitzt. Wenn die Lösung klar geworden ist (im Allgemeinen nach etwa 10 min), wird noch weitere 5 min lang erhitzt. Der Kolben wird unter fließendem Wasser abgekühlt und der Inhalt in einen Scheidetrichter überführt. Der Kolben wird mit 5 ml Heptan R gespült. Die Spülflüssigkeit wird in den Scheidetrichter gegeben und geschüttelt. Nach Zusatz von 10 ml einer Lösung von Natriumchlorid R (200 g · l^{-1}) wird die Mischung kräftig geschüttelt. Nach Trennung der Phasen wird die organische Phase in einen Kolben überführt, der wasserfreies Natriumsulfat R enthält. Nach dem Stehenlassen wird die Mischung filtriert.

Referenzlösung a: Nach den Angaben der jeweiligen Einzelmonographie werden 0,50 g der in einer der Tabellen angegebenen Kalibriersubstanzen in der dort angegebenen Zusammensetzung hergestellt (wenn in der Monographie keine spezifische Referenzlösung erwähnt wird, ist die in Tab. 2.4.22-1 angegebene Zusammensetzung zu verwenden). Die Mischung wird in Heptan R zu 50,0 ml gelöst.

Referenzlösung b: 1,0 ml Referenzlösung a wird mit Heptan R zu 10,0 ml verdünnt.

Die Chromatographie kann durchgeführt werden mit
– einer Säule aus Glas oder rostfreiem Stahl mit einer Länge zwischen 2 und 3 m und einem inneren Durchmesser zwischen 2 und 4 mm, gepackt mit Kieselgur zur Gaschromatographie R (125 bis 200 µm), imprägniert mit 5 bis 15 Prozent Macrogolsuccinat R oder Macrogoladipat R
– Stickstoff zur Chromatographie R als Trägergas bei einer Durchflussrate von 25 ml je Minute
– einem Flammenionisationsdetektor.

Die Temperatur der Säule wird bei 180 °C, die des Probeneinlasses und Detektors bei 200 °C gehalten. Falls erforderlich oder vorgeschrieben wird die Temperatur der Säule um 5 °C je Minute von 120 auf 200 °C erhöht.

Die Chromatographie kann ebenfalls durchgeführt werden mit
– einer Kapillarsäule aus Glas oder Quarzglas (vorzugsweise eine offene Kapillare mit belegter Wandung) mit einer Länge zwischen 10 und 30 m und einem inneren Durchmesser zwischen 0,2 und 0,8 mm, deren innere Oberfläche mit einer Schicht von Poly[(cyanopropyl)methylphenylmethyl]siloxan R oder Macrogol 20 000 R (Filmdicke 0,1 bis 0,5 µm) oder einer anderen geeigneten stationären Phase belegt ist
– Helium zur Chromatographie R oder Wasserstoff zur Chromatographie R als Trägergas bei einer Durchflussrate von 1,3 ml je Minute (für eine Säule von 0,32 mm innerem Durchmesser)
– einem Flammenionisationsdetektor
– einem Splitverhältnis von 1:100 oder weniger, entsprechend dem inneren Durchmesser der verwendeten Säule (1:50 für eine Säule von 0,32 mm innerem Durchmesser).

Die Temperatur der Säule wird bei 160 bis 200 °C gehalten, entsprechend der Länge und dem Typ der verwendeten Säule (200 °C für eine Säule von 30 m Länge, die mit einer Schicht von Macrogol 20 000 R belegt ist). Die Temperatur des Probeneinlasses und Detektors wird bei 250 °C gehalten. Falls erforderlich oder vorgeschrieben wird die Temperatur der Säule um 3 °C je Minute von 170 auf 230 °C erhöht (für eine Säule mit Macrogol 20 000 R).

0,5 µl Referenzlösung a werden eingespritzt. Die Empfindlichkeit des Systems wird so eingestellt, dass die Höhe des Hauptpeaks im Chromatogramm 50 bis 70 Prozent des maximalen Ausschlags beträgt. Die Retentionszeiten der verschiedenen Fettsäuren in der Mischung werden bestimmt.

1 µl Referenzlösung b wird eingespritzt und das Signal-Rausch-Verhältnis des Methylmyristat-Peaks geprüft.

0,5 bis 1,0 µl Untersuchungslösung werden eingespritzt. Die Chromatographie erfolgt über eine Dauer, die der 2,5fachen Retentionszeit von Methyloleat entspricht. Die Auswertung des Chromatogramms erfolgt wie nachstehend angegeben.

Werden die Kalibriermischungen 1 oder 3 verwendet, darf die Prüfung nur ausgewertet werden, wenn
– im Chromatogramm der Referenzlösung a die Anzahl der theoretischen Böden (*n*) (2.2.28), berechnet für den Methylstearat-Peak, mindestens 2000 für gepackte Säulen und 30 000 für Kapillarsäulen beträgt
– im Chromatogramm der Referenzlösung a die Auflösung (R_s) (2.2.28) zwischen dem Peak des Methyloleats und dem des Methylstearats mindestens 1,25 für gepackte Säulen beziehungsweise 1,8 für Kapillarsäulen beträgt
– im Chromatogramm der Referenzlösung b das Signal-Rausch-Verhältnis (2.2.28) des Methylmyristat-Peaks mindestens 5 beträgt.

Wird die Kalibriermischung 2 verwendet, darf die Prüfung nur ausgewertet werden, wenn

- im Chromatogramm der Referenzlösung a die Anzahl der theoretischen Böden (*n*) (2.2.28), berechnet für den Methylcaprat-Peak, mindestens 1500 für gepackte Säulen und 15 000 für Kapillarsäulen beträgt
- im Chromatogramm der Referenzlösung a die Auflösung (R_s) (2.2.28) zwischen dem Peak des Methylcaprylats und dem des Methylcaprats mindestens 2 für gepackte Säulen beziehungsweise 4 für Kapillarsäulen beträgt
- im Chromatogramm der Referenzlösung b das Signal-Rausch-Verhältnis (2.2.28) des Methylcaproat-Peaks mindestens 5 beträgt.

Auswertung der Chromatogramme

Analysenbedingungen, die maskierte Peaks ergeben können (Anwesenheit von Bestandteilen mit geringen Differenzen zwischen den Retentionszeiten, zum Beispiel Linolensäure und Arachinsäure), sind zu vermeiden.

Qualitative Analyse: Mit Hilfe des Chromatogramms der Referenzlösung und den Angaben in Tab. 2.4.22-1 werden Eichkurven erstellt.

Tab. 2.4.22-1: Kalibriersubstanzen[*)]

Bestandteile	Äquivalent für Kettenlänge[**)]		Zusammensetzung (% *m/m*)	
	(1)	(2)	isothermisch	lineares Temperaturprogramm
Methyllaurat *R* (Methyldodecanoat)	12,0	12,0	5	10
Methylmyristat *R* (Methyltetradecanoat)	14,0	14,0	5	15
Methylpalmitat *R* (Methylhexadecanoat)	16,0	16,0	10	15
Methylstearat *R* (Methyloctadecanoat)	18,0	18,0	20	20
Methylarachidat *R* (Methyleicosanoat)	20,0	20,0	40	20
Methyloleat *R* (Methyloctadecenoat)	18,6	18,3	20	20

[*)] Bei der Kapillargaschromatographie und Splitinjektion wird empfohlen, die Bestandteile mit der größten Kettenlänge in der zu prüfenden Mischung zur Kalibriermischung zuzusetzen.
[**)] Das „Äquivalent für Kettenlänge", das mit Hilfe von Eichkurven berechnet werden soll, ist als Beispiel bei Verwendung einer Säule von Macrogolsuccinat *R* (1) und einer Säule von Macrogol 20 000 *R* (2) angegeben.

a) Bei isothermer Chromatographie wird der Logarithmus der Nettoretentionszeit gegen die Anzahl der Kohlenstoffatome der Fettsäure aufgetragen. Die Identifizierung der Peaks erfolgt mit Hilfe der erhaltenen Geraden und dem „Äquivalent für Kettenlänge" der einzelnen Peaks. Die Eichkurve der gesättigten Säuren ist eine Gerade. Die Logarithmen der Nettoretentionszeiten der ungesättigten Säuren liegen auf dieser Geraden an Punkten mit nicht ganzzahligen Werten für die Anzahl der Kohlenstoffatome, bezeichnet als „Äquivalent für Kettenlänge".

b) Bei der Chromatographie mit linearem Temperaturprogramm wird die Retentionszeit gegen die Anzahl der Kohlenstoffatome der Fettsäure aufgetragen. Die Identifizierung der Peaks erfolgt mit Hilfe der Eichkurve.

Quantitative Analyse: Im Allgemeinen wird das Verfahren „Normalisierung" angewandt, wobei die Summe der Peakflächen im Chromatogramm, mit Ausnahme der Peakfläche des Lösungsmittels, als 100 Prozent angenommen wird. Die Verwendung eines elektronischen Integrators wird empfohlen. Der Gehalt eines Bestandteils wird nach Bestimmung seiner Peakfläche aus der Summe aller Peakflächen in Prozent berechnet. Peaks mit einer Fläche von weniger als 0,05 Prozent der Gesamtfläche werden nicht berücksichtigt.

In bestimmten Fällen, zum Beispiel in Gegenwart von Fettsäuren mit höchstens 12 Kohlenstoffatomen, kann in der Einzelmonographie ein Korrekturfaktor zur Umrechnung der Peakflächen in Prozent (*m/m*) angegeben sein.

Methode B

Diese Methode ist weder für Öle anwendbar, die Glyceride von Fettsäuren mit Epoxy-, Hydroepoxy-, Cyclopropyl- oder Cyclopropenyl-Gruppen enthalten, noch für Öle, deren Säurezahl größer als 2,0 ist.

Untersuchungslösung: 0,100 g Öl werden in ein 10-ml-Zentrifugenglas mit Schraubverschluss gegeben. Nach dem Lösen in 1 ml Heptan *R* und 1 ml Dimethylcarbonat *R* wird unter Erhitzen bei 50 bis 60 °C kräftig gemischt. Der noch warmen Mischung wird 1 ml einer Lösung von Natrium *R* (12 g · l^{-1}) in wasserfreiem Methanol *R*, die unter den notwendigen Vorsichtsmaßnahmen hergestellt wurde, zugesetzt. Die Mischung wird etwa 5 min lang kräftig geschüttelt, mit 3 ml destilliertem Wasser *R* versetzt, etwa 30 s lang kräftig geschüttelt und 15 min lang bei 1500 *g* zentrifugiert.

1 µl der organischen Phase wird eingespritzt.

Referenzlösungen, Auswertung der Chromatogramme: Falls in der jeweiligen Einzelmonographie keine spezifische Vorschrift enthalten ist, wird wie unter „Methode A" beschrieben verfahren.

Die Chromatographie kann durchgeführt werden mit
- einer Kapillarsäule aus Quarzglas von 30 m Länge und 0,25 mm innerem Durchmesser, belegt mit Macrogol 20 000 *R* (Filmdicke 0,25 µm)
- Helium zur Chromatographie *R* als Trägergas bei einer Durchflussrate von 0,9 ml je Minute
- einem Flammenionisationsdetektor
- einem Splitverhältnis von 1:100

unter Anwendung des folgenden Temperaturprogramms:

	Zeit (min)	Temperatur (°C)	Rate (°C · min^{-1})	Erläuterungen
Säule	0 – 15	100	–	isothermisch
	15 – 36	100 → 225	10	linearer Gradient
	36 – 61	225	–	isothermisch
Probeneinlass		250		
Detektor		250		

Methode C

Diese Methode ist nicht für Öle anwendbar, die Glyceride von Fettsäuren mit Epoxy-, Hydroperoxy-, Cyclopropyl- und Cyclopropenyl-Gruppen sowie mit Aldehyden, Ketonen, konjugierten mehrfach ungesättigten und Acetylen-Verbindungen enthalten, da diese Gruppen teilweise oder vollständig zersetzt werden können.

Untersuchungslösung: In einem 25-ml-Erlenmeyerkolben werden 0,10 g Öl in 2 ml einer Lösung von Natriumhydroxid *R* (20 g · l^{-1}) in Methanol *R* gelöst. Die Lösung wird 30 min lang zum Rückfluss erhitzt. Durch den Kühler werden 2,0 ml methanolische Bortrifluorid-Lösung *R* zugesetzt und die Lösung wird 30 min lang zum Rückfluss erhitzt. Anschließend werden durch den Kühler 4 ml Heptan *R* zugesetzt und die Mischung wird weitere 5 min lang erhitzt. Nach dem Abkühlen werden 10,0 ml einer gesättigten Lösung von Natriumchlorid *R* zugesetzt. Die Mischung wird 15 s lang geschüttelt und so lange mit der gesättigten Lösung von Natriumchlorid *R* versetzt, bis die obere Phase bis in den Kolbenhals angestiegen ist. 2 ml der oberen Phase werden entnommen, 3-mal mit je 2 ml Wasser *R* gewaschen und über wasserfreiem Natriumsulfat *R* getrocknet.

Referenzlösungen, Durchführung der Chromatographie, Auswertung der Chromatogramme: Falls in der jeweiligen Einzelmonographie keine spezifische Vorschrift enthalten ist, wird wie unter „Methode A" beschrieben verfahren.

Tab. 2.4.22-2: Kalibriersubstanzen*)

Bestandteile	Äquivalent für Kettenlänge**)		Zusammensetzung (% m/m)	
	(1)	(2)	isothermisch	lineares Temperaturprogramm
Methylcaproat *R* (Methylhexanoat)	6,0	6,0	5	10
Methylcaprylat *R* (Methyloctanoat)	8,0	8,0	5	35
Methylcaprat *R* (Methyldecanoat)	10,0	10,0	10	35
Methyllaurat *R* (Methyldodecanoat)	12,0	12,0	20	10
Methylmyristat *R* (Methyltetradecanoat)	14,0	14,0	40	10

*) Bei der Kapillargaschromatographie und Splitinjektion wird empfohlen, die Bestandteile mit der größten Kettenlänge in der zu prüfenden Mischung zur Kalibriermischung zuzusetzen.
**) Das „Äquivalent für Kettenlänge", das mit Hilfe von Eichkurven berechnet werden soll, ist als Beispiel bei Verwendung einer Säule von Macrogolsuccinat *R* (1) und einer Säule von Macrogol 20 000 *R* (2) angegeben.

Tab. 2.4.22-3: Kalibriersubstanzen*)

Bestandteile	Äquivalent für Kettenlänge**)		Zusammensetzung (% m/m)	
	(1)	(2)	isothermisch	lineares Temperaturprogramm
Methylmyristat *R* (Methyltetradecanoat)	14,0	14,0	5	15
Methylpalmitat *R* (Methylhexadecanoat)	16,0	16,0	10	15
Methylstearat *R* (Methyloctadecanoat)	18,0	18,0	15	20
Methylarachidat *R* (Methyleicosanoat)	20,0	20,0	20	15
Methylbehenat *R* (Methyldocosanoat)	22,0	22,0	10	5
Methyllignocerat *R* (Methyltetracosanoat)	24,0	24,0	10	5
Methyloleat *R* (Methyloctadecenoat)	18,6	18,3	20	15
Methylgadoleinoat *R* (Methyleicosenoat)	20,2	20,2	10	10

*) und **): siehe bei Tabelle 2.4.22-2.

4.03/2.04.29.00

2.4.29 Bestimmung der Fettsäurenzusammensetzung von Omega-3-Säuren-reichen Ölen

Die Bestimmung kann zur quantitativen Bestimmung des EPA- und DHA-Gehalts in Omega-3-Säure-haltigen Produkten aus Fischöl unterschiedlicher Konzentrationen angewendet werden. Die Methode ist für Triglyceride und Ethylester einsetzbar. Die Ergebnisse werden als Triglyceride beziehungsweise Ethylester ausgedrückt.

EPA und DHA

Die Bestimmung erfolgt mit Hilfe der Gaschromatographie (2.2.28). *Die Bestimmung muss so schnell wie möglich und unter Ausschluss direkter Lichteinwirkung durchgeführt werden, wobei der Einfluss von oxidierenden Substanzen, Oxidationskatalysatoren (wie Kupfer, Eisen) und von Luft zu vermeiden ist.*

Die Bestimmung erfolgt über die Methyl- oder Ethylester von (all-*Z*)-Eicosa-5,8,11,14,17-pentaensäure (EPA; 20:5 n-3) und (all-*Z*)-Docosa-4,7,10,13,16,19-hexaensäure (DHA; 22:6 n-3) in der zu untersuchenden Substanz.

Interner Standard: Methyltricosanoat *R*

2.4.29 Bestimmung der Fettsäurenzusammensetzung von Omega-3-Säuren-reichen Ölen

Untersuchungslösung a

A. Eine den Angaben in Tab. 2.4.29-1 entsprechende Masse der zu prüfenden Substanz und etwa 70,0 mg Interner Standard werden in einer Lösung von Butylhydroxytoluol R (50 mg · l^{-1}) in Trimethylpentan R zu 10,0 ml gelöst.

Tabelle 2.4.29-1

Ungefähre Summe EPA + DHA (%)	Einzuwiegende Masse Substanz (g)
30 – 50	0,4 – 0,5
50 – 70	0,3
70 – 90	0,25

Die Ethylester sind nun für die Untersuchung vorbereitet. Für die Triglyceride wird wie in Schritt B beschrieben weiterverfahren.

B. 2,0 ml der erhaltenen Lösung werden in eine Probeflasche aus Quarzglas gebracht, das Lösungsmittel wird unter einem schwachen Strom von Stickstoff R verdampft. Der Rückstand wird mit 1,5 ml einer Lösung von Natriumhydroxid R (20 g · l^{-1}) in Methanol R versetzt. Die Mischung wird mit Stickstoff R überschichtet und die Probeflasche mit einem Verschluss mit Polytetrafluorethylenbeschichtung dicht verschlossen. Die Mischung wird 7 min lang im Wasserbad erhitzt. Nach dem Erkalten wird die Mischung mit 2 ml methanolischer Bortrichlorid-Lösung R versetzt, mit Stickstoff R überschichtet, dicht verschlossen, gemischt und 30 min lang im Wasserbad erhitzt. Die Mischung wird auf 40 bis 50 °C abgekühlt, mit 1 ml Trimethylpentan R versetzt, die Probeflasche verschlossen und mindestens 30 s lang kräftig geschüttelt. Die Mischung wird sofort mit 5 ml gesättigter Natriumchlorid-Lösung R versetzt, mit Stickstoff R überschichtet, die Probeflasche verschlossen und mindestens 15 s lang gründlich geschüttelt. Die obere Phase wird in eine weitere Probeflasche überführt. Die Methanolphase wird ein weiteres Mal mit 1 ml Trimethylpentan R ausgeschüttelt. Die vereinigten Trimethylpentan-Extrakte werden 2-mal mit je 1 ml Wasser R gewaschen und über wasserfreiem Natriumsulfat R getrocknet. Von jeder Probe werden 3 Lösungen hergestellt.

Untersuchungslösung b: 0,300 g Substanz werden in einer Lösung von Butylhydroxytoluol R (50 mg · l^{-1}) in Trimethylpentan R zu 10,0 ml gelöst. Das weitere Vorgehen erfolgt wie für Untersuchungslösung a beschrieben.

Referenzlösung a: 60,0 mg Docosahexaensäureethylester CRS, etwa 70,0 mg Interner Standard und 90,0 mg Eicosapentaensäureethylester CRS werden in einer Lösung von Butylhydroxytoluol R (50 mg · l^{-1}) in Trimethylpentan R zu 10,0 ml gelöst. Bei der Analyse von Ethylestern wird wie für Untersuchungslösung a, Schritt A beschrieben, bei der Analyse von Triglyceriden wie für Untersuchungslösung a, Schritt B beschrieben fortgefahren. Von jeder Probe werden 3 Lösungen hergestellt.

Referenzlösung b: In einem 10-ml-Messkolben werden 0,3 g Methylpalmitat R, 0,3 g Methylstearat R, 0,3 g Methylarachidat R und 0,3 g Methylbehenat R in einer Lösung von Butylhydroxytoluol R (50 mg · l^{-1}) in Trimethylpentan R zu 10,0 ml gelöst.

Referenzlösung c: In einem 10-ml-Messkolben wird eine Menge, die etwa 55,0 mg Docosahexaensäuremethylester R und etwa 5,0 mg Tetracos-15-ensäuremethylester R in einer Lösung von Butylhydroxytoluol R (50 mg · l^{-1}) enthält, in Trimethylpentan R zu 10,0 ml gelöst.

Säule
- Material: Quarzglas
- Größe: l = mindestens 25 m, $\varnothing$ = 0,25 mm
- Stationäre Phase: Macrogol 20 000 R, gebunden (Filmdicke 0,2 µm)

Trägergas: Wasserstoff zur Chromatographie R oder Helium zur Chromatographie R

Splitverhältnis: 1:200; alternativ ohne Splitting mit Temperaturkontrolle (Probenlösungen müssen vor dem Einspritzen 1:200 mit einer Lösung von Butylhydroxytoluol R (50 mg · l^{-1}) in Trimethylpentan R verdünnt werden.)

Temperatur

	Zeit (min)	Temperatur (°C)
Säule	0 – 2	170
	2 – 25,7	170 → 240
	25,7 – 28	240
Probeneinlass		250
Detektor		270

Detektion: Flammenionisation

Einspritzen: 1 µl, 2-mal

Eignungsprüfung
- Im Chromatogramm der Referenzlösung b steigen die Flächenprozente der Bestandteile in folgender Reihenfolge an: Methylpalmitat, Methylstearat, Methylarachidat und Methylbehenat. Die Differenz der Flächenprozente von Methylpalmitat und Methylbehenat muss kleiner als 2 Flächenprozenteinheiten sein.
- Auflösung: mindestens 1,2 zwischen den Peaks von Docosahexaensäuremethylester und Tetracos-15-ensäuremethylester im Chromatogramm der Referenzlösung c
- Im Chromatogramm der Untersuchungslösung a sind die Peaks von Methyltricosanoat und Heneicosapentaensäuremethylester oder -ethylester (C21:5), die beim Vergleich mit dem Chromatogramm der Untersuchungslösung b identifizierbar sind, deutlich voneinander getrennt. (Ist dies nicht der Fall, muss ein Korrekturfaktor verwendet werden.)
- Im Chromatogramm der Untersuchungslösung a ist die Wiederfindungsrate für zugesetzte Eicosapentaensäureethylester CRS und Docosahexaensäureethylester CRS größer als 95 Prozent, wenn eine Korrektur über den Internen Standard erfolgte und die Standard-Additionsmethode eingesetzt wurde.

2.4.29 Bestimmung der Fettsäurenzusammensetzung von Omega-3-Säuren-reichen Ölen

Der Prozentgehalt an EPA und DHA wird mit folgender Formel unter Berücksichtigung des angegebenen Gehalts der jeweiligen Referenzsubstanz berechnet:

$$A_x \cdot \frac{A_3}{m_3} \cdot \frac{m_1}{A_1} \cdot \frac{m_{x,r}}{A_{x,r}} \cdot \frac{1}{m_2} \cdot C \cdot 100$$

m_1 = Masse Interner Standard in Untersuchungslösung a, in Milligramm
m_2 = Masse Substanz in Untersuchungslösung a, in Milligramm
m_3 = Masse Interner Standard in Referenzlösung a, in Milligramm
$m_{x,r}$ = Masse Eicosapentaensäureethylester *CRS* oder Docosahexaensäureethylester *CRS* in Referenzlösung a, in Milligramm
A_x = Peakfläche von Eicosapentaensäureester oder Docosahexaensäureester im Chromatogramm der Untersuchungslösung a
$A_{x,r}$ = Peakfläche von Eicosapentaensäureester oder Docosahexaensäureester im Chromatogramm der Referenzlösung a
A_1 = Peakfläche des Internen Standards im Chromatogramm der Untersuchungslösung a
A_3 = Peakfläche des Internen Standards im Chromatogramm der Referenzlösung a
C = Umrechnungsfaktor zwischen Ethylester und Triglyceriden
C = 1,00 für Ethylester
C = 0,9535 für Triglyceride

Gesamtgehalt an Omega-3-Säuren

Aus dem Gehalt an EPA und DHA wird der Prozentgehalt an Gesamt-Omega-3-Säuren mit folgender Formel und nach Peakidentifizierung im Chromatogramm berechnet:

$$EPA + DHA + \frac{A_{n-3}(EPA + DHA)}{A_{EPA} + A_{DHA}}$$

EPA = Prozentgehalt an EPA
DHA = Prozentgehalt an DHA
A_{n-3} = Summe der Peakflächen von C18:3 n-3-, C18:4 n-3-, C20:4 n-3-, C21:5 n-3- und C22:5 n-3-Methylester im Chromatogramm der Untersuchungslösung b
A_{EPA} = Peakfläche des EPA-Esters im Chromatogramm der Untersuchungslösung b
A_{DHA} = Peakfläche des DHA-Esters im Chromatogramm der Untersuchungslösung b

2.5 Gehaltsbestimmungsmethoden

2.5.4   Iodzahl 3721

2.5.4 Iodzahl

4.03/2.05.04.00

Die Iodzahl (*IZ*) gibt an, wie viel Gramm Halogen, berechnet als Iod, von 100 g Substanz unter den beschriebenen Bedingungen gebunden werden.

Wenn die anzuwendende Methode in der Monographie nicht vorgeschrieben ist, muss die Methode A angewendet werden. Bei einem Wechsel von Methode A zu Methode B muss eine Validierung durchgeführt werden.

Methode A

Falls nichts anderes vorgeschrieben ist, werden zur Bestimmung die in Tab. 2.5.4-1 angegebenen Einwaagen verwendet.

Tabelle 2.5.4-1

Erwartete *IZ*	Einwaage der Substanz (g)
unter 20	1,0
20 – 60	0,5 – 0,25
60 – 100	0,25 – 0,15
über 100	0,15 – 0,10

Die vorgeschriebene Menge Substanz (*m* g) wird in einem zuvor getrockneten oder in einem mit Essigsäure 99 % *R* ausgespülten 250-ml-Iodzahlkolben in 15 ml Chloroform *R* gelöst, falls nichts anderes vorgeschrieben ist. Der Lösung werden sehr langsam 25,0 ml Iodmonobromid-Lösung *R* zugesetzt. Der Kolben wird verschlossen und, falls nichts anderes vorgeschrieben ist, 30 min lang im Dunkeln unter häufigem Umschütteln aufbewahrt. Nach Zusatz von 10 ml einer Lösung von Kaliumiodid *R* (100 g · l^{-1}) und 100 ml Wasser *R* wird die Mischung unter kräftigem Umschütteln mit Natriumthiosulfat-Lösung (0,1 mol · l^{-1}) titriert, bis die Gelbfärbung fast verschwunden ist. Nach Zusatz von 5 ml Stärke-Lösung *R* wird die Titration tropfenweise bis zum Verschwinden der Blaufärbung fortgesetzt (n_1 ml Natriumthiosulfat-Lösung (0,1 mol · l^{-1})). Unter gleichen Bedingungen wird ein Blindversuch durchgeführt (n_2 ml Natriumthiosulfat-Lösung (0,1 mol · l^{-1})).

$$IZ = \frac{1{,}269\,(n_2 - n_1)}{m}$$

Methode B

Falls nichts anderes vorgeschrieben ist, werden zur Bestimmung die in Tab. 2.5.4-2 angegebenen Einwaagen verwendet.

Tabelle 2.5.4-2

Erwartete *IZ*	Masse (g) (entsprechend einem Überschuss von 150 % ICl)	Masse (g) (entsprechend einem Überschuss von 100 % ICl)	Iodmonochlorid-Lösung (ml)
< 3	10	10	25
3	8,4613	10,5760	25
5	5,0770	6,3460	25
10	2,5384	3,1730	20
20	0,8461	1,5865	20
40	0,6346	0,7935	20
60	0,4321	0,5288	20
80	0,3173	0,3966	20
100	0,2538	0,3173	20
120	0,2115	0,2644	20
140	0,1813	0,2266	20
160	0,1587	0,1983	20
180	0,1410	0,1762	20
200	0,1269	0,1586	20

Die Masse der Substanz ist so zu wählen, dass ein Überschuss an Iodmonochlorid-Lösung *R* von 50 bis 60 Prozent der zugesetzten Menge, das heißt von 100 bis 150 Prozent der verbrauchten Menge, übrig bleibt.

Die vorgeschriebene Menge Substanz (*m* g) wird in einem zuvor mit Essigsäure 99 % *R* ausgespülten oder in einem getrockneten 250-ml-Iodzahlkolben in 15 ml einer Mischung gleicher Volumteile von Cyclohexan *R* und Essigsäure 99 % *R* gelöst, falls nichts anderes vorgeschrieben ist. Falls erforderlich (Schmelzpunkt oberhalb 50 °C) wird die Substanz vor dem Lösen geschmolzen. Der Lösung wird sehr langsam das in Tabelle 2.5.4-2 angegebene Volumen an Iodmonochlorid-Lösung *R* zugesetzt. Der Kolben wird verschlossen und, falls nichts anderes vorgeschrieben ist, 30 min lang im Dunkeln unter häufigem Umschütteln aufbewahrt. Nach Zusatz von 10 ml einer Lösung von Kaliumiodid *R* (100 g · l^{-1}) und 100 ml Wasser *R* wird die Mischung unter kräftigem Umschütteln mit Natriumthiosulfat-Lösung (0,1 mol · l^{-1}) titriert, bis die Gelbfärbung fast verschwunden ist. Nach Zusatz von 5 ml Stärke-Lösung *R* wird die Titration tropfenweise bis zum Verschwinden der Blaufärbung fortgesetzt (n_1 ml Natriumthiosulfat-Lösung (0,1 mol · l^{-1})). Unter gleichen Bedingungen wird ein Blindversuch durchgeführt (n_2 ml Natriumthiosulfat-Lösung (0,1 mol · l^{-1})).

$$IZ = \frac{1{,}269\,(n_2 - n_1)}{m}$$

2.7 Biologische Wertbestimmungsmethoden

2.7.12 Wertbestimmung von Heparin in
Blutgerinnungsfaktor-Konzentraten 3725

2.7.19 Wertbestimmung von
Blutgerinnungsfaktor X vom Menschen . 3725

4.03/2.07.12.00

2.7.12 Wertbestimmung von Heparin in Blutgerinnungsfaktoren

Heparin wird als Komplex mit Antithrombin III (AT) durch Hemmung des Blutgerinnungsfaktors Xa (anti-Xa-Aktivität) bestimmt. In der Reaktionsmischung muss ein Überschuss an AT vorliegen, um eine konstante Konzentration von Heparin-AT-Komplex zu gewährleisten. Faktor Xa wird mit einem Heparin-AT-Komplex neutralisiert. Der restliche Faktor Xa hydrolysiert ein spezifisches chromogenes Peptidsubstrat unter Freisetzung eines Chromophors. Die Chromophormenge ist umgekehrt proportional zur Heparinaktivität.

Chromogenes Faktor-Xa-Substrat: spezifisches chromogenes Substrat von Faktor Xa wie *N*-Benzoyl-L-isoleucyl-L-glutamyl-glycyl-L-arginin-4-nitroanilid-hydrochlorid

Das Substrat wird nach den Angaben des Herstellers rekonstituiert.

Verdünnungspuffer: Lösung von Trometamol *R* (6,05 g · l^{-1})

Falls erforderlich wird die Lösung mit Salzsäure *R* auf einen pH-Wert von 8,4 eingestellt.

Untersuchungslösung: Die zu bestimmende Zubereitung wird mit Verdünnungspuffer verdünnt, so dass eine Lösung mit dem zu erwartenden Heparingehalt von 0,1 I.E. je Milliliter erhalten wird.

Referenzlösung: Die Heparin-Referenzzubereitung wird mit Verdünnungspuffer verdünnt, so dass eine Lösung mit 0,1 I.E. Heparin je Milliliter erhalten wird.

Die folgenden Arbeitsbedingungen beziehen sich auf das Arbeiten mit Mikrotiterplatten. Wenn die Bestimmung in Röhrchen durchgeführt wird, werden die Volumen so verändert, dass die Mischungsverhältnisse erhalten bleiben.

Alle Lösungen werden kurz vor der Bestimmung im Wasserbad auf 37 °C erwärmt.

20 µl Normalplasma vom Menschen und 20 µl Antithrombin-III-Lösung *R* 1 werden in eine Reihe von Vertiefungen einer Mikrotiterplatte verteilt. Eine Reihe von Volumen (20 µl, 60 µl, 100 µl und 140 µl) der Untersuchungslösung oder der Referenzlösung wird in die Vertiefungen der Mikrotiterplatte gegeben. Dann wird das Volumen jeder Vertiefung mit dem Verdünnungspuffer zu 200 µl aufgefüllt (0,02 bis 0,08 I.E. Heparin je Milliliter in der endgültigen Reaktionsmischung).

Endpunkt-Methode: 40 µl aus jeder Vertiefung werden in eine zweite Reihe von Vertiefungen übertragen. Nach Zusatz von jeweils 20 µl Blutgerinnungsfaktor-Xa-Lösung *R* werden die Mischungen 30 s lang bei 37 °C inkubiert. Jeweils 40 µl einer Lösung von chromogenem Faktor-Xa-Substrat (1 mmol · l^{-1}) werden zugesetzt und die Mischungen 3 min lang bei 37 °C inkubiert. Die Reaktion wird durch Absenken des pH-Werts durch Zusatz eines geeigneten Reagenzes, wie einer 20-prozentigen Lösung (*V/V*) von Essigsäure 99 % *R*, gestoppt und die Absorption (2.2.25) bei 405 nm gemessen. Angemessene Reaktionszeiten liegen im Allgemeinen zwischen 3 und 15 min, Abweichungen sind jedoch zulässig, wenn dadurch eine bessere Linearität der Dosis-Wirkungs-Beziehung erzielt wird.

Kinetische Methode: 40 µl aus jeder Vertiefung werden in eine zweite Reihe von Vertiefungen übertragen. Nach Zusatz von jeweils 20 µl Blutgerinnungsfaktor-Xa-Lösung *R* werden die Mischungen 30 s lang bei 37 °C inkubiert. Jeweils 40 µl einer Lösung von chromogenem Faktor-Xa-Substrat (2 mmol · l^{-1}) werden zugesetzt und die Mischungen bei 37 °C inkubiert. Die Rate der Substratspaltung wird durch kontinuierliches Messen der Absorptionsänderung (2.2.25) bei 405 nm bestimmt. Dadurch kann die anfängliche Rate der Substratspaltung berechnet werden. Diese Rate muss sich linear zur Konzentration von restlichem Faktor Xa verhalten.

Die Validität der Wertbestimmung wird geprüft und die Heparinaktivität der zu bestimmenden Zubereitung mit den üblichen statistischen Methoden für das Steigungsverhältnismodell (zum Beispiel 5.3 Statistische Auswertung der Ergebnisse biologischer Wertbestimmungen und Reinheitsprüfungen) berechnet.

4.03/2.07.19.00

2.7.19 Wertbestimmung von Blutgerinnungsfaktor X vom Menschen

Die Wertbestimmung des Blutgerinnungsfaktors X vom Menschen erfolgt nach spezifischer Aktivierung zu Faktor Xa. Faktor Xa wird ermittelt, indem seine Aktivität bei der Spaltung eines spezifischen chromogenen Peptidsubstrats mit der Aktivität des Internationalen Standards oder einer Standardzubereitung, eingestellt in Internationalen Einheiten, verglichen wird.

Die Internationale Einheit ist die Faktor-X-Aktivität einer festgelegten Menge des Internationalen Standards, der aus gefriergetrocknetem Konzentrat von Blutgerinnungsfaktor X vom Menschen besteht. Die Aktivität des Internationalen Standards, angegeben in Internationalen Einheiten, wird von der WHO festgelegt.

Die chromogene Wertbestimmungsmethode besteht aus 2 Stufen: der Schlangengift-abhängigen Aktivierung von Faktor X und einer anschließenden enzymatischen Spaltung eines chromogenen Faktor-Xa-Substrats. Dabei entsteht ein Chromophor, das mit einem Spektrometer quantitativ bestimmt werden kann. Unter geeigneten Wertbestimmungsbedingungen ergibt sich eine lineare Beziehung zwischen der Faktor-Xa-Aktivität und der Spaltung des chromogenen Substrats.

Reagenzien

Kettenvipergift-spezifischer Faktor-X-Aktivator (RVV, Russel's Viper Venom): ein aus dem Gift der Kettenviper *(Vipera russelli)* gewonnenes Protein, welches Faktor X spezifisch aktiviert. Das Rekonstituieren der Zubereitung erfolgt nach den Angaben des Herstellers. Die rekonstituierte Zubereitung wird bei 4 °C gelagert und innerhalb eines Monats verwendet.

Chromogenes Faktor-Xa-Substrat: spezifische chromogene Substrate für Faktor Xa wie: N-α-Benzyloxycarbonyl-D-arginyl-L-glycyl-L-arginin-4-nitroanilid-dihydrochlorid, N-Benzoyl-L-isoleucyl-L-glutamyl-glycyl-L-arginin-4-nitroanilid-hydrochlorid, Methansulfonyl-D-leucyl-glycyl-L-arginin-4-nitroanilid, Methoxycarbonyl-D-cyclohexylalanyl-glycyl-L-arginin-4-nitroanilid-acetat. Das Rekonstituieren erfolgt nach den Angaben des Herstellers.

Verdünnungspuffer: Die Lösung enthält 3,7 g · l^{-1} Trometamol R, 18,0 g · l^{-1} Natriumchlorid R, 2,1 g · l^{-1} Imidazol R, 0,02 g · l^{-1} Hexadimethrinbromid R und 1 g · l^{-1} Rinderalbumin R oder Albumin vom Menschen R. Falls erforderlich wird der pH-Wert der Lösung mit Salzsäure R auf 8,4 eingestellt.

Methode

Untersuchungslösung: Die zu bestimmende Zubereitung wird mit dem Verdünnungspuffer verdünnt, so dass die Lösung 0,18 I.E. Faktor X je Milliliter enthält. Mindestens 3 weitere Verdünnungen mit dem Verdünnungspuffer werden hergestellt.

Referenzlösung: Die Standardzubereitung wird mit dem Verdünnungspuffer verdünnt, so dass die Lösung 0,18 I.E. Faktor X je Milliliter enthält. Mindestens 3 weitere Verdünnungen mit dem Verdünnungspuffer werden hergestellt.

Alle Lösungen werden unmittelbar vor der Bestimmung in einem Wasserbad auf 37 °C erwärmt.

Die folgenden Arbeitsbedingungen gelten für Mikrotiterplatten. Wird die Bestimmung in Röhrchen durchgeführt, werden die Volumen so verändert, dass die Mischungsverhältnisse erhalten bleiben.

12,5 µl jeder Verdünnung der Untersuchungslösung oder der Referenzlösung werden in die Vertiefungen der Mikrotiterplatte gegeben, die bei 37 °C gehalten wird. In jede Vertiefung werden 25 µl RVV gegeben. Die Platte wird genau 90 s lang inkubiert. Anschließend wird chromogenes Faktor-Xa-Substrat mit Verdünnungspuffer im Verhältnis 1:6 verdünnt. Davon werden 150 µl in jede Vertiefung gegeben.

Die Änderungsrate der Absorption (2.2.25) wird bei 405 nm kontinuierlich über einen Zeitraum von 3 min abgelesen und der Mittelwert der Änderungsrate der Absorption ($\Delta A \cdot \text{min}^{-1}$) ermittelt. Wenn eine kontinuierliche Bestimmung nicht möglich ist, wird die Absorption bei 405 nm in geeigneten, aufeinander folgenden Abständen, zum Beispiel von 40 s, abgelesen. Die Absorption wird in einem Diagramm gegen die Zeit dargestellt und $\Delta A \cdot \text{min}^{-1}$ als Steigung der Geraden errechnet. Mit den Werten für $\Delta A \cdot \text{min}^{-1}$ jeder einzelnen Verdünnung der Referenz- und Untersuchungslösung wird die Aktivität der Zubereitung berechnet und die Gültigkeit der Wertbestimmung mit den üblichen statistischen Methoden (5.3) geprüft.

2.9 Methoden der pharmazeutischen Technologie

2.9.19 Partikelkontamination –
Nicht sichtbare Partikel 3729

2.9.22 Erweichungszeit von lipophilen
Suppositorien 3732

4.03/2.09.19.00

2.9.19 Partikelkontamination – Nicht sichtbare Partikel

Unter Partikelkontamination von Injektions- und Infusionszubereitungen wird die Verunreinigung durch fremde, bewegliche, ungelöste Partikel, die unbeabsichtigt in den Lösungen vorhanden sind, mit Ausnahme von Gasbläschen, verstanden.

Zur Bestimmung der Partikelkontamination werden nachfolgend 2 Methoden beschrieben:
- Methode 1: Partikelzählung durch Lichtblockade
- Methode 2: Partikelzählung unter dem Mikroskop.

Für den Nachweis nicht sichtbarer Partikel in Injektions- und Infusionszubereitungen wird bevorzugt Methode 1 angewendet. Allerdings kann es notwendig sein, zusätzlich zur Partikelzählung durch Lichtblockade die Partikelzählung unter dem Mikroskop durchzuführen, um eindeutig entscheiden zu können, ob die Injektions- und Infusionslösungen den Anforderungen entsprechen.

Nicht bei allen Parenteralia ist der Nachweis der nicht sichtbaren Partikel durch eine dieser beiden oder gegebenenfalls durch beide Methoden möglich. Wenn Methode 1 nicht anwendbar ist, weil Zubereitungen wie Emulsionen, kolloidale und liposomale Zubereitungen nicht genügend klar sind oder eine erhöhte Viskosität aufweisen, muss die Prüfung nach Methode 2 durchgeführt werden. Eine Partikelzählung unter dem Mikroskop kann auch erforderlich sein, wenn Produkte beim Durchfluss durch den Detektor Luft- oder Gasblasen bilden. Können wegen erhöhter Viskosität der Probe beide Methoden nicht angewendet werden, kann die Probe mit einem geeigneten Lösungsmittel quantitativ verdünnt werden, um die Viskosität so weit zu reduzieren, dass die Prüfung durchführbar wird.

Wird eine Einheit oder eine Reihe von Einheiten auf Partikelkontamination geprüft, können die erhaltenen Ergebnisse nicht mit Sicherheit auf alle übrigen, nicht geprüften Einheiten extrapoliert werden. Folglich müssen statistisch plausible Stichprobenpläne aufgestellt werden, um ausgehend von den erhobenen Daten gültige Schlüsse auf die Partikelkontamination in einer großen Gruppe von Einheiten zu ziehen.

Methode 1: Partikelzählung durch Lichtblockade

Ein geeignetes Gerät, das nach dem Prinzip der Lichtblockade arbeitet und eine automatische Bestimmung der Partikelgröße und Partikelanzahl nach der Größe zulässt, wird verwendet.

Das Gerät wird unter Verwendung geeigneter zertifizierter Referenzsubstanzen, die aus Dispersionen sphärischer Partikel bekannter Partikelgröße zwischen 10 und 25 µm bestehen, kalibriert. Die Referenzpartikel werden in partikelfreiem Wasser R dispergiert. Während des Dispergierens ist die Aggregatbildung von Partikeln zu vermeiden.

Allgemeine Vorsichtsmaßnahmen

Die Prüfung wird unter Bedingungen, vorzugsweise in einer Laminarflow-Einheit, durchgeführt, die eine zusätzliche Kontamination mit Partikeln begrenzen.

Die verwendeten Glas- und Filtrationsgeräte, mit Ausnahme der Membranfilter, werden mit warmer Detergens-Lösung gewaschen und mit reichlich Wasser gespült, um alle Detergens-Rückstände zu entfernen.

Unmittelbar vor der Verwendung wird die Glasapparatur außen und anschließend innen, von oben nach unten, mit partikelfreiem Wasser R gespült.

Das Einbringen von Luftbläschen in die Prüfzubereitung ist zu vermeiden, besonders während ein Teil der Zubereitung in das Gefäß, in dem die Bestimmung durchgeführt werden soll, überführt wird.

Um zu überprüfen, ob die Umgebung für die Prüfung geeignet ist, die Glasapparaturen ordnungsgemäß gesäubert wurden und das verwendete Wasser partikelfrei ist, wird die folgende Prüfung durchgeführt:

Die Partikelkontamination von 5 Proben zu je 5 ml partikelfreiem Wasser R wird nach der im Folgenden beschriebenen Methode ermittelt. Wenn die Anzahl der Partikel, die 10 µm groß oder größer sind, für die gesamten 25 ml mehr als 25 beträgt, sind die für die Prüfung der Probe getroffenen Vorsichtsmaßnahmen unzureichend. Die Vorbereitungen müssen so lange wiederholt werden, bis Umgebung, Glasapparaturen und Wasser sich für die Prüfung als geeignet erweisen.

Methode

Der Inhalt der Probe wird durch langsames, aufeinander folgendes 20-maliges Umkehren des Behältnisses gemischt. Falls erforderlich wird der versiegelte Verschluss vorsichtig entfernt. Die äußere Oberfläche der Behältnisöffnung wird mit einem Strahl von partikelfreiem Wasser R gesäubert und der Verschluss entfernt, wobei jegliche Kontamination des Inhalts zu vermeiden ist. Gasbläschen werden durch geeignete Maßnahmen wie 2 min langes Stehenlassen oder Einwirken von Ultraschall entfernt.

Bei Parenteralia mit großem Volumen werden einzelne Einheiten geprüft. Bei Parenteralia mit kleinem Volumen von weniger als 25 ml wird der Inhalt von mindestens 10 Einheiten in einem gereinigten Gefäß vereinigt, um ein Volumen von mindestens 25 ml zu erhalten. In begründeten und zugelassenen Fällen kann die Untersuchungslösung hergestellt werden, indem der Inhalt einer geeigneten Anzahl Durchstechflaschen gemischt und mit partikelfreiem Wasser R oder, wenn dieses nicht geeignet ist, mit einem geeigneten partikelfreien Lösungsmittel zu 25 ml verdünnt wird. Parenteralia mit kleinem Volumen von 25 ml und mehr können einzeln geprüft werden.

Pulver zur Herstellung von Parenteralia werden mit partikelfreiem Wasser R oder, falls dieses nicht geeignet ist, mit einem geeigneten partikelfreien Lösungsmittel rekonstituiert.

Die Anzahl der Proben muss ausreichend sein, um eine statistisch gültige Auswertung zu ermöglichen. Im Falle von Parenteralia mit großem Volumen oder von Parenteralia mit kleinem Volumen von 25 ml und mehr können weniger als 10 Einheiten geprüft werden, wenn ein geeigneter Stichprobenplan zu Grunde gelegt wird.

4 Anteile von je mindestens 5 ml der Probe werden geprüft. Die Anzahl der Partikel, die 10 µm groß oder größer sind, und die Anzahl der Partikel, die 25 µm groß oder größer sind, werden bestimmt. Das mit dem ersten Anteil der Probe erzielte Ergebnis wird nicht berücksichtigt und die mittlere Anzahl der Partikel der zu prüfenden Zubereitung berechnet.

Auswertung

Bei Zubereitungen in Behältnissen mit einem Nennvolumen von mehr als 100 ml werden die Kriterien der Prüfung 1.A angewendet.

Bei Zubereitungen in Behältnissen mit einem Nennvolumen von weniger als 100 ml werden die Kriterien der Prüfung 1.B angewendet.

Bei Zubereitungen in Behältnissen mit einem Nennvolumen von 100 ml werden die Kriterien der Prüfung 1.B angewendet.

Liegt die mittlere Anzahl der Partikel über den Grenzwerten, wird die Zählung der Partikel unter dem Mikroskop durchgeführt.

Prüfung 1.A: Infusions- und Injektionszubereitungen in Behältnissen mit einem Nennvolumen von mehr als 100 ml

Die Zubereitung entspricht der Prüfung, wenn in den geprüften Einheiten die mittlere Anzahl der Partikel, die 10 µm groß oder größer sind, höchstens 25 je Milliliter und die mittlere Anzahl der Partikel, die 25 µm groß oder größer sind, höchstens 3 je Milliliter betragen.

Prüfung 1.B: Infusions- und Injektionszubereitungen in Behältnissen mit einem Nennvolumen von weniger als 100 ml

Die Zubereitung entspricht der Prüfung, wenn in den geprüften Einheiten die mittlere Anzahl der Partikel, die 10 µm groß oder größer sind, höchstens 6000 je Behältnis und die mittlere Anzahl der Partikel, die 25 µm groß oder größer sind, höchstens 600 je Behältnis betragen.

Methode 2: Partikelzählung unter dem Mikroskop

Ein geeignetes Binokularmikroskop und ein Filtrationsgerät mit Membranfilter, um die kontaminierenden Partikel zurückzuhalten, werden verwendet.

Das Mikroskop ist ausgestattet mit einem Okularmikrometer, das mit Hilfe eines Objektmikrometers kalibriert wird, und einem mechanischen Objekttisch als Auflage für das Membranfilter, um dessen Oberfläche nach zurückgehaltenen Partikeln abzusuchen. Das Mikroskop ist ferner mit 2 geeigneten Lampen versehen, wovon die eine für die Beleuchtung von oben, die andere für die Beleuchtung von schräg seitwärts sorgt. Eine 100 ± 10fache Vergrößerung wird eingestellt.

Im Okularmikrometer (siehe Abb. 2.9.19-1) ist ein großer Kreis sichtbar, der durch ein Fadenkreuz in Viertelkreise geteilt ist, außerdem transparente und schwarze Referenzkreise von 10 und 25 µm Durchmesser bei 100-facher Vergrößerung und eine Skala mit linearer Einteilung, wobei der Abstand von einem Skalenteil zum anderen 10 µm beträgt. Die Skala ist mit einem von einer internationalen oder nationalen Normenstelle zertifizierten Objektmikrometer geeicht. Ein relativer Fehler von ± 2 Prozent der linearen Skalenteile ist vertretbar. Der große Kreis wird auch als Gesichtsfeld des Okularmikrometers (GFOV, graticule field of view) bezeichnet.

2 Lampen sind erforderlich. Für die Hellfeldbeleuchtung ist im Mikroskop eine Lampe zur Ausleuchtung von oben eingebaut. Die zweite Lampe ist eine externe, fokussierbare Hilfslampe, die so eingestellt werden kann, dass die Lichtstrahlen in einem Winkel von 10 bis 20° schräg einfallen.

Das Filtergerät besteht aus einem Filterhalter aus Glas oder einem anderen geeigneten Material, einem Anschluss zu einer Pumpe, um ein Vakuum zu erzeugen, und einem geeigneten Membranfilter, auf dem die Partikel zurückgehalten werden.

Das schwarze oder dunkelgraue Membranfilter von geeigneter Größe kann mit einem Gitter versehen sein und weist eine Porengröße von höchstens 1,0 µm auf.

Allgemeine Vorsichtsmaßnahmen

Die Prüfung wird unter Bedingungen, vorzugsweise in einer Laminarflow-Einheit, durchgeführt, die eine zusätzliche Kontamination mit Partikeln begrenzen.

Die verwendeten Glas- und Filtrationsgeräte, mit Ausnahme der Membranfilter, werden mit warmer Detergens-Lösung gewaschen und mit reichlich Wasser gespült, um alle Detergens-Rückstände zu entfernen.

Unmittelbar vor der Verwendung werden beide Seiten des Membranfilters und die Glasapparatur außen und anschließend innen, von oben nach unten, mit partikelfreiem Wasser *R* gespült.

Um zu überprüfen, ob die Umgebung für die Prüfung geeignet ist, die Glasapparaturen und das Membranfilter ordnungsgemäß gesäubert wurden und das verwendete Wasser partikelfrei ist, wird die folgende Prüfung durchgeführt:

Die Partikelkontamination von 50 ml partikelfreiem Wasser *R* wird nach der im Folgenden beschriebenen Methode ermittelt. Wenn die Filteroberfläche mehr als 20 Partikel, die 10 µm groß oder größer sind, oder mehr als 5 Partikel, die 25 µm groß oder größer sind, aufweist, sind die getroffenen Vorsichtsmaßnahmen unzureichend. Die Vorbereitungen müssen so lange wiederholt werden, bis Umgebung, Glasapparaturen, Membranfilter und Wasser sich für die Prüfung als geeignet erweisen.

Methode

Der Inhalt der Probe wird durch langsames, aufeinander folgendes 20-maliges Umkehren des Behältnisses gemischt. Falls erforderlich wird der versiegelte Verschluss vorsichtig entfernt. Die äußere Oberfläche der Behältnisöffnung wird mit einem Strahl von partikelfreiem Wasser *R* gesäubert und der Verschluss entfernt, wobei jegliche Kontamination des Inhalts zu vermeiden ist.

Bei Parenteralia mit großem Volumen werden einzelne Einheiten geprüft. Bei Parenteralia mit kleinem Volumen von weniger als 25 ml wird der Inhalt von mindestens 10 Einheiten in einem gereinigten Gefäß vereinigt. In begründeten und zugelassenen Fällen kann die Untersuchungslösung hergestellt werden, indem der Inhalt einer geeigneten Anzahl Durchstechflaschen gemischt und mit partikelfreiem Wasser *R* oder, wenn dieses nicht geeignet ist, mit einem geeigneten partikelfreien Lösungsmittel zu 25 ml verdünnt wird.

Parenteralia mit kleinem Volumen von 25 ml und mehr können einzeln geprüft werden.

Pulver zur Herstellung von Parenteralia werden mit partikelfreiem Wasser *R* oder, falls dieses nicht geeignet ist, mit einem geeigneten partikelfreien Lösungsmittel rekonstituiert.

Die Anzahl der Proben muss ausreichend sein, um eine statistisch gültige Auswertung zu ermöglichen. Im Falle von Parenteralia mit großem Volumen oder von Parenteralia mit kleinem Volumen von 25 ml und mehr können weniger als 10 Einheiten geprüft werden, wenn ein geeigneter Stichprobenplan zu Grunde gelegt wird.

Das Innere des Filterhalters und die eingepasste Filtermembran werden mit einigen Millilitern partikelfreiem Wasser *R* befeuchtet. Die gesamte Probe wird in den Filtertrichter überführt (Mischung von Einheiten oder eine einzelne Einheit) und ein Vakuum angelegt. Falls erforderlich wird ein Teil der Lösung allmählich zugesetzt, bis das ganze Volumen filtriert ist. Nach dem letzten Anteil Lösung werden die inneren Wände des Filterhalters mit einem Strahl von partikelfreiem Wasser *R* gespült. Das Vakuum wird aufrechterhalten, bis die Oberfläche des Membranfilters nicht mehr von Flüssigkeit bedeckt ist. Das Filter wird in eine Petrischale gelegt und trocknen gelassen, wobei die Abdeckung der Petrischale leicht angewinkelt aufgesetzt wird. Die Petrischale wird auf den Objekttisch des Mikroskops gebracht und die ganze Filtermembran wird im reflektierten Licht der Lampe abgesucht. Die Anzahl Partikel, die 10 µm groß oder größer sind, und die Anzahl Partikel, die 25 µm groß oder größer sind, werden gezählt. Die Möglichkeit besteht, ausschließlich einen Teil der Partikel auf der Filteroberfläche zu zählen und die Gesamtheit der auf dem Filter zurückgehaltenen Partikel rechnerisch zu ermitteln. Die mittlere Anzahl der Partikel in der Zubereitung wird errechnet.

Um die Größe der Partikel mit Hilfe des Okularmikrometers zu bestimmen, wird die Abbildung jedes Partikels vom Betrachter mental zu einem Kreis geformt und mit den 10 und 25 µm großen Referenzkreisen verglichen. So behalten die Partikel ihre Ausgangsposition im Innern des Gesichtsfelds und müssen zu Vergleichszwecken nicht mit den Referenzkreisen zur Deckung gebracht werden. Mit Hilfe des inneren Durchmessers der transparenten Referenzkreise wird die Größe der weißen und durchscheinenden Partikel, mit Hilfe des äußeren Durchmessers der schwarzen und trüben Referenzkreise die Größe der dunklen Partikel bestimmt.

Bei der Durchführung der Partikelzählung mit Hilfe des Mikroskops sollte nicht versucht werden, amorphe, halbflüssige oder morphologisch undeutlich zu erkennende Stoffe, die einem Flecken oder einer entfärbten Zone des Membranfilters ähnlich sind, zu messen oder zu zählen. Diese Stoffe zeigen eine geringe bis gar keine plastische Oberfläche, sind gelatinös und sehen einem Film ähnlich. In diesen Fällen kann die Interpretation der Zählmethode erleichtert werden, wenn die Partikelzählung an einer Probe der Lösung mit der Methode der Lichtblockade durchgeführt wird.

Auswertung

Bei Zubereitungen in Behältnissen mit einem Nennvolumen von mehr als 100 ml werden die Kriterien der Prüfung 2.A angewendet.

Bei Zubereitungen in Behältnissen mit einem Nennvolumen von weniger als 100 ml werden die Kriterien der Prüfung 2.B angewendet.

Bei Zubereitungen in Behältnissen mit einem Nennvolumen von 100 ml werden die Kriterien der Prüfung 2.B angewendet.

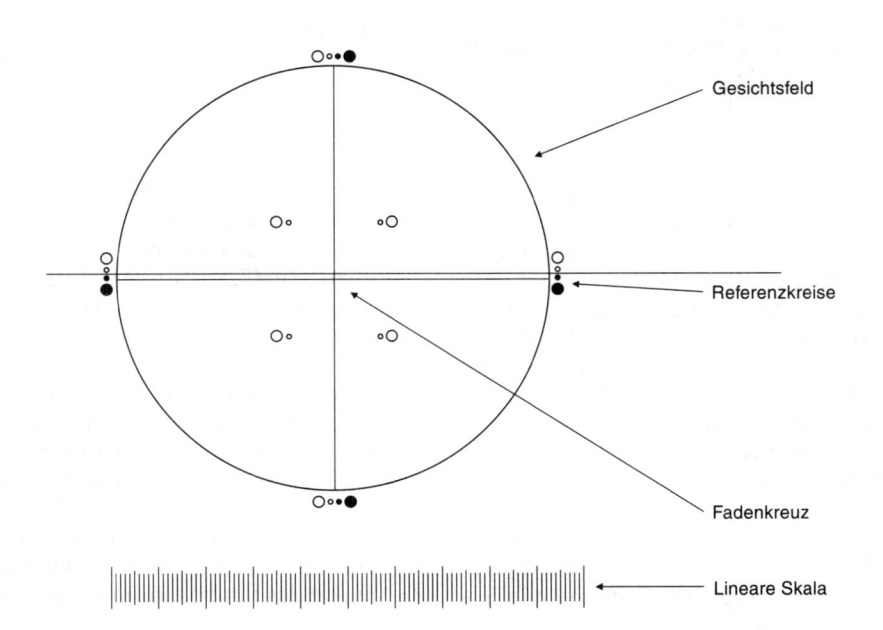

Abb. 2.9.19-1: Okularmikrometer

Prüfung 2.A: Infusions- und Injektionszubereitungen in Behältnissen mit einem Nennvolumen von mehr als 100 ml

Die Zubereitung entspricht der Prüfung, wenn in den geprüften Einheiten die mittlere Anzahl der Partikel, die 10 μm groß oder größer sind, höchstens 12 je Milliliter und die mittlere Anzahl der Partikel, die 25 μm groß oder größer sind, höchstens 2 je Milliliter beträgt.

Prüfung 2.B: Infusions- und Injektionszubereitungen in Behältnissen mit einem Nennvolumen von weniger als 100 ml

Die Zubereitung entspricht der Prüfung, wenn in den geprüften Einheiten die mittlere Anzahl der Partikel, die 10 μm groß oder größer sind, höchstens 3000 je Behältnis und die mittlere Anzahl der Partikel, die 25 μm groß oder größer sind, höchstens 300 je Behältnis beträgt.

4.03/2.09.22.00
2.9.22 Erweichungszeit von lipophilen Suppositorien

Die Prüfung dient dazu, unter definierten Bedingungen die Zeit zu bestimmen, die verstreicht, bis ein in Wasser befindliches Suppositorium erweicht und einer einwirkenden, definierten Masse nicht mehr standhält.

Apparatur A

Die Apparatur (siehe Abb. 2.9.22-1) besteht aus einem Glasrohr mit flachem Boden von 15,5 mm innerem Durchmesser und etwa 140 mm Länge. Das Rohr ist mit einem abnehmbaren Kunststoffaufsatz als Verschluss versehen, der eine Öffnung von 5,2 mm Durchmesser hat. Die Apparatur enthält einen Stab von 5,0 mm Durchmesser, der am unteren Ende breiter wird und einen Durchmesser von 12 mm erreicht. An der flachen Unterseite des Stabs ist eine Metallnadel von 2 mm Länge und 1 mm Durchmesser befestigt.
Der Stab besteht aus 2 Teilen: dem unteren Teil aus Kunststoff und dem oberen Teil aus Kunststoff oder Metall mit einer Scheibenmasse. Der obere und untere Teil des Stabs sind entweder miteinander verbunden (manuelle Ausführung) oder getrennt (automatische Ausführung). Die Masse des gesamten Stabs beträgt 30 ± 0,4 g. Der Stab trägt im oberen Teil einen verschiebbaren Markierungsring. Der Markierungsring wird so eingestellt, dass er mit der Oberkante des Kunststoffaufsatzes übereinstimmt, wenn der in das leere Glasrohr eingeführte Stab den Boden berührt.

Ausführung: Das 10 ml Wasser enthaltende Glasrohr wird im Wasserbad von 36,5 ± 0,5 °C temperiert. Das Glasrohr wird in senkrechter Lage befestigt und mindestens 7 cm tief in das Wasserbad eingetaucht, jedoch ohne dessen Boden zu berühren. Ein vorher auf Raumtemperatur gebrachtes Suppositorium mit der Spitze nach unten und anschließend der Stab mit dem frei gleitenden Kunststoffaufsatz werden nacheinander in das Glasrohr eingeführt, bis die Metallnadel die flache Seite des Suppositoriums berührt. Anschließend wird der Aufsatz auf das Rohr gesetzt. Zu diesem Zeitpunkt beginnt die Messung. Die Zeit, die verstreicht, bis der Stab auf den Boden des Glasrohrs sinkt und der Markierungsring die Oberkante des Kunststoffaufsatzes erreicht, wird gemessen.

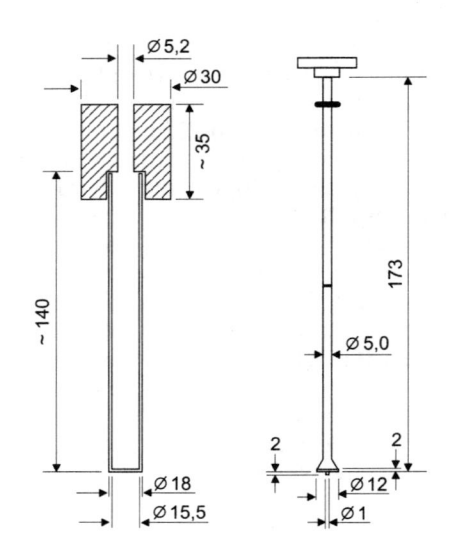

Abb. 2.9.22-1: Apparatur A zur Messung der Erweichungszeit von lipophilen Suppositorien
Längenangaben in Millimetern

Apparatur B

Die Apparatur (siehe Abb. 2.9.22-2) besteht aus einem Wasserbad (B), in das ein inneres Rohr (A) eingesetzt und mit einem Stopfen befestigt ist. Das innere Rohr ist durch einen Stopfen am unteren Ende verschlossen. Die Apparatur ist mit einem Thermometer versehen.

2 Einsätze sind verfügbar:
– ein Glasstab (C 1) in Form eines an beiden Enden verschlossenen Glasrohrs mit einem Wulst am unteren Ende, mit Bleikügelchen zu einer Gesamtmasse von 30 ± 0,4 g beschwert
– ein Einsatz aus rostfreiem Stahl (C 2), bestehend aus einem Stab (7,5 ± 0,1 g) in einem Rohr, das unten eine Erweiterung zur Aufnahme des Suppositoriums aufweist

Ausführung: In das mit 5 ml Wasser von 36,5 ± 0,5 °C gefüllte innere Rohr (A) werden ein Suppositorium mit der Spitze nach unten und darüber der Einsatz C 1 oder C 2 eingeführt. Von diesem Zeitpunkt an wird die Zeit gemessen, die verstreicht, bis der Wulst des Glasstabs C 1 oder das untere Ende des Stahlstabs C 2 die Verengung des inneren Glasrohrs erreicht hat. Das Schmelzen oder Zerfließen des Suppositoriums gilt dann als beendet.

2.9.22 Erweichungszeit von lipophilen Suppositorien

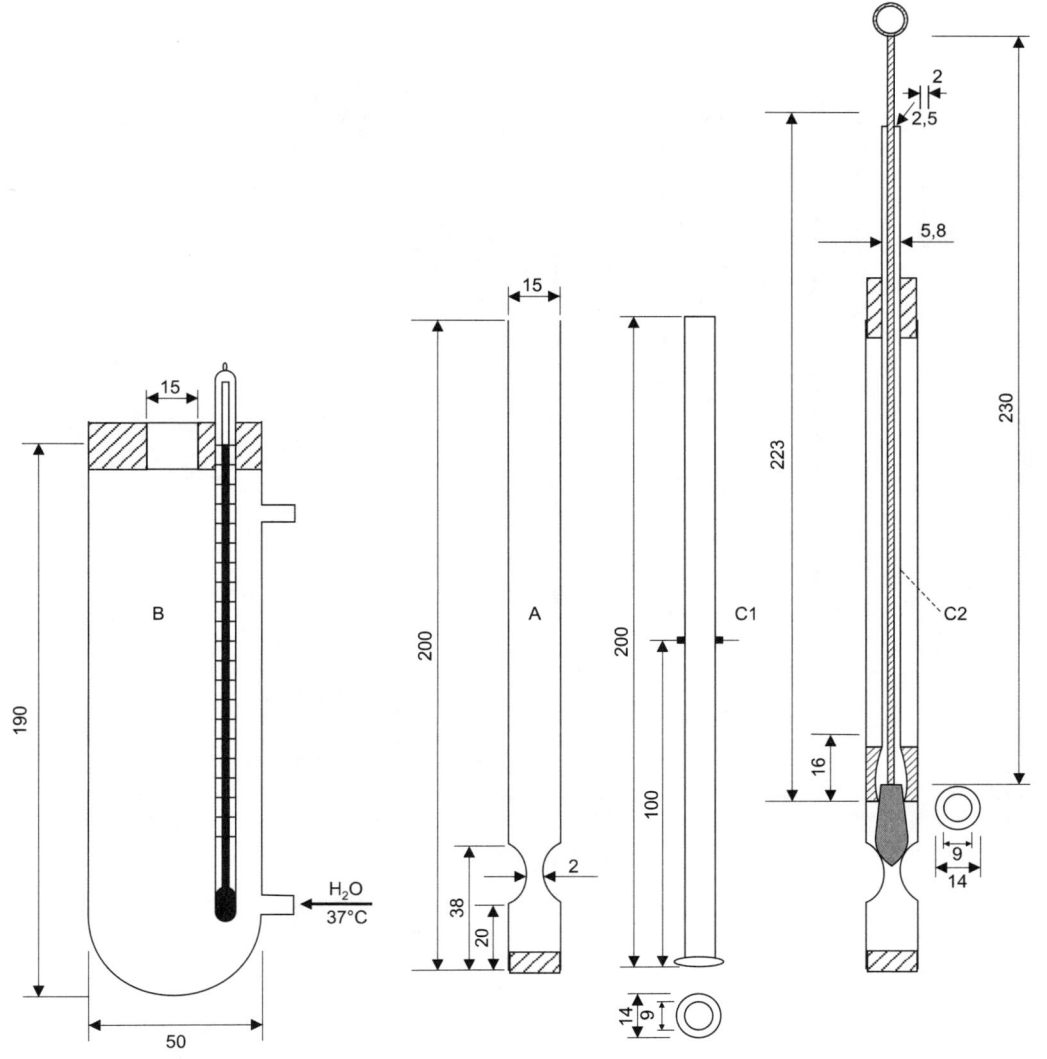

Abb. 2.9.22-2: Apparatur B zur Messung der Erweichungszeit von lipophilen Suppositorien
Längenangaben in Millimetern

3.1 Material zur Herstellung von Behältnissen

3.1.10 Kunststoffe auf Polyvinylchlorid-Basis (weichmacherfrei) für Behältnisse zur Aufnahme nicht injizierbarer, wäßriger Lösungen ....

3.1.13 Kunststoffadditive ....

4.03/3.01.10.00

3.1.10 Kunststoffe auf Polyvinylchlorid-Basis (weichmacherfrei) für Behältnisse zur Aufnahme nicht injizierbarer, wässriger Lösungen

Definition

Kunststoffe auf Polyvinylchlorid-Basis (weichmacherfrei), die den folgenden Anforderungen entsprechen, sind zur Herstellung von Behältnissen zur Aufnahme nicht injizierbarer, wässriger Lösungen geeignet. Die Behältnisse können auch für feste Arzneiformen zum Einnehmen verwendet werden. Vorbehaltlich besonderer Prüfungen zur Verträglichkeit des Behältnisses mit seinem Inhalt können diese Kunststoffe in einigen Fällen für die Herstellung von Behältnissen von Suppositorien geeignet sein. Sie bestehen aus einem oder mehreren der folgenden Bestandteile: Poly(vinylchlorid/vinylacetat), Polyvinylchlorid oder einer Mischung von Polyvinylchlorid und Polyvinylacetat.

Die Kunststoffe enthalten höchstens 1 ppm Vinylchlorid.

Der Chlorgehalt, ausgedrückt als Polyvinylchlorid, beträgt mindestens 80 Prozent.

Die Kunststoffe können höchstens 15 Prozent Copolymere auf Basis von Acryl- und/oder Methacrylsäure und/oder deren Estern und/oder Styrol und/oder Butadien enthalten.

Herstellung

Kunststoffe auf Polyvinylchlorid-Basis (weichmacherfrei) werden durch Polymerisationsverfahren hergestellt, die einen Restgehalt an Vinylchlorid von weniger als 1 ppm garantieren. Das angewendete Herstellungsverfahren ist validiert, um sicherzustellen, dass das Produkt der folgenden Prüfung entspricht:

Vinylchlorid: höchstens 1 ppm Vinylchlorid, mit Hilfe der Gaschromatographie (2.2.28, Statische Head-space-GC) unter Verwendung von Ether R als Interner Standard bestimmt

Interner-Standard-Lösung: Mit Hilfe einer Mikroliterspritze werden 10 µl Ether R in 20,0 ml Dimethylacetamid R eingespritzt, wobei die Spitze der Kanüle in das Lösungsmittel eintaucht. Unmittelbar vor Gebrauch wird die Lösung 1:1000 mit Dimethylacetamid R verdünnt.

Untersuchungslösung: In einer 50-ml-Probeflasche wird 1,000 g Substanz mit 10,0 ml Interner-Standard-Lösung versetzt. Nach Verschließen der Probeflasche und Sichern des Stopfens wird umgeschüttelt, wobei die Flüssigkeit nicht mit dem Stopfen in Berührung kommen soll. Die Probeflasche wird 2 h lang im Wasserbad von 60 ± 1 °C gehalten.

Vinylchlorid-Stammlösung: im Abzug herzustellen
In eine 50-ml-Probeflasche werden 50,0 ml Dimethylacetamid R gegeben. Nach Verschließen der Probeflasche und Sichern des Stopfens wird der Inhalt auf 0,1 mg genau gewogen. Eine 50-ml-Injektionsspritze aus Polyethylen oder Polypropylen wird mit gasförmigem Vinylchlorid R gefüllt. Das Gas wird etwa 3 min lang mit der Spritze in Kontakt gelassen. Nach dem Entleeren der Spritze wird sie erneut mit 50 ml gasförmigem Vinylchlorid R gefüllt. Eine Subkutan-Nadel wird aufgesetzt, worauf das Gasvolumen in der Spritze von 50 ml auf 25 ml verringert wird. Diese 25 ml Vinylchlorid werden langsam unter leichtem Schütteln in die Probeflasche eingespritzt. Dabei ist Kontakt der Nadel mit der Flüssigkeit zu vermeiden. Die Probeflasche wird erneut gewogen. Die Zunahme der Masse beträgt etwa 60 mg (1 µl der so erhaltenen Lösung enthält etwa 1,2 µg Vinylchlorid). Die Lösung wird 2 h lang stehen gelassen. Die fertige Stammlösung wird im Kühlschrank aufbewahrt.

Vinylchlorid-Referenzlösung: 1 Volumteil der Vinylchlorid-Stammlösung wird mit 3 Volumteilen Dimethylacetamid R versetzt.

Referenzlösungen: In 6 50-ml-Probeflaschen werden je 10,0 ml Interner-Standard-Lösung gegeben. Die Probeflaschen werden verschlossen und die Stopfen gesichert. In 5 der Probeflaschen werden 1, 2, 3, 5 beziehungsweise 10 µl Vinylchlorid-Referenzlösung gegeben. Der Gehalt an Vinylchlorid in den 6 Probeflaschen beträgt 0 µg, etwa 0,3 µg, etwa 0,6 µg, etwa 0,9 µg, etwa 1,5 µg beziehungsweise etwa 3 µg. Die Probeflaschen werden umgeschüttelt. Dabei ist Kontakt der Flüssigkeit mit dem Stopfen zu vermeiden. Die Probeflaschen werden 2 h lang im Wasserbad von 60 ± 1 °C gehalten.

Die Chromatographie kann durchgeführt werden mit
- einer Säule aus rostfreiem Stahl von 3 m Länge und 3 mm innerem Durchmesser, gepackt mit silanisiertem Kieselgur zur Gaschromatographie R, imprägniert mit 5 Prozent (*m/m*) Dimethylstearylamid R und 5 Prozent (*m/m*) Macrogol 400 R
- Stickstoff zur Chromatographie R als Trägergas bei einer Durchflussrate von 30 ml je Minute
- einem Flammenionisationsdetektor.

Die Temperatur der Säule wird bei 45 °C, die des Probeneinlasses bei 100 °C und die des Detektors bei 150 °C gehalten.

Je 1 ml der Gasphase über der Untersuchungslösung und über jeder der Referenzlösungen wird eingespritzt. Der Gehalt an Vinylchlorid wird berechnet.

Um die geforderten mechanischen Eigenschaften und die Stabilität zu erhalten, können die Kunststoffe auf Polyvinylchlorid-Basis (weichmacherfrei) enthalten:
- höchstens 8 Prozent epoxidiertes Sojaöl, dessen Gehalt an Oxiran-Sauerstoff 6 bis 8 Prozent und dessen Iodzahl höchstens 6 beträgt
- höchstens 1,5 Prozent Calcium- oder Zinksalze von aliphatischen Fettsäuren mit mehr als 7 Kohlenstoffatomen oder höchstens 1,5 Prozent von deren Mischung
- höchstens 1,5 Prozent flüssiges Paraffin
- höchstens 1,5 Prozent Wachse

- höchstens 2 Prozent hydrierte Öle oder Ester von aliphatischen Fettsäuren
- höchstens 1,5 Prozent Macrogolester
- höchstens 1,5 Prozent Sorbitol
- höchstens 1 Prozent 2,4-Dinonylphenylphosphit, Di(4-nonylphenyl)phosphit oder Tris(nonylphenyl)= phosphit.

Die Kunststoffe können eine der folgenden Stabilisatorgruppen enthalten:

- höchstens 0,25 Prozent Zinn als Di(isooctyl)-2,2'-[(dioctylstannylen)bis(thio)]diacetat, etwa 27 Prozent Tri(isooctyl)-2,2',2''-[(monooctylstannylidin)tris= (thio)]triacetat enthaltend (Kunststoffadditiv 23)
- höchstens 0,25 Prozent Zinn in Form einer Mischung, die höchstens 76 Prozent Di(isooctyl)-2,2'-[(dimethylstannylen)bis(thio)]diacetat und höchstens 85 Prozent Tri(isooctyl)-2,2',2''-[(monomethylstan= nylidin)tris(thio)]triacetat enthält (-isooctyl entspricht zum Beispiel -2-ethylhexyl)
- höchstens 1 Prozent 1-Phenyleicosan-1,3-dion (Benzoylstearoylmethan), 2-(4-Dodecylphenyl)indol oder Didodecyl-1,4-dihydropyridin-2,6-dimethyl-3,5-di= carboxylat oder 1 Prozent einer Mischung von 2 dieser Verbindungen.

Die Kunststoffe können einen Farbstoff oder ein Pigment enthalten und durch Titandioxid undurchsichtig gemacht sein.

Der Lieferant des Materials muss nachweisen können, dass die qualitative und quantitative Zusammensetzung jeder Produktionscharge dem Typmuster entspricht.

Eigenschaften

Pulver, Kügelchen, Körner, Folien unterschiedlicher Dicke oder vom fertigen Gegenstand entnommene Proben; unlöslich in Wasser, löslich in Tetrahydrofuran, schwer löslich in Dichlormethan, unlöslich in wasserfreiem Ethanol

Die Kunststoffe brennen mit grün umrandeter, orangegelber Flamme unter Abgabe von dickem, schwarzem Rauch.

Prüfung auf Identität

Der Rückstand A (siehe „Prüfung auf Reinheit, Prüflösung II") wird in 5 ml Tetrahydrofuran R gelöst. Einige Tropfen der Lösung werden auf Natriumchlorid-Presslinge getropft und in einem Trockenschrank bei 100 bis 105 °C zur Trockne eingedampft. Die Prüfung erfolgt mit Hilfe der IR-Spektroskopie (2.2.24). Das Material zeigt Absorptionsmaxima insbesondere bei 2975, 2910, 2865, 1430, 1330, 1255, 690 und 615 cm^{-1}. Außerdem ist das erhaltene Spektrum identisch mit dem eines als Typmuster ausgewählten Materials.

Prüfung auf Reinheit

Falls erforderlich wird das Material in Stücke von höchstens 1 cm Seitenlänge geschnitten.

Prüflösung I: In einem Rundkolben aus Borosilicatglas werden 25 g Substanz mit 500 ml Wasser R versetzt. Die Kolbenöffnung wird mit Aluminiumfolie oder einem Becherglas aus Borosilicatglas bedeckt. Die Mischung wird 20 min lang im Autoklaven bei 121 ± 2 °C erhitzt. Beim Erkalten setzen sich die festen Bestandteile am Boden ab.

Prüflösung II: 5,0 g Substanz werden in 80 ml Tetrahydrofuran R gelöst. Die Lösung wird mit Tetrahydrofuran R zu 100 ml verdünnt und falls erforderlich filtriert (die Lösung kann opaleszent bleiben). 20 ml Lösung werden unter leichtem Schütteln tropfenweise mit 70 ml Ethanol 96 % R versetzt und nach 1 h langem Kühlen in einer Eis-Wasser-Mischung filtriert oder zentrifugiert. Der Rückstand A wird mit Ethanol 96 % R gewaschen. Die Waschflüssigkeit wird dem Filtrat oder dem Zentrifugat zugesetzt und dieses mit Ethanol 96 % R zu 100 ml verdünnt.

Prüflösung III: 5 g Substanz werden in einem Rundkolben aus Borosilicatglas mit Schliff mit 100 ml Salzsäure (0,1 mol · l^{-1}) versetzt. Die Mischung wird 1 h lang zum Rückfluss erhitzt. Beim Erkalten setzen sich die festen Bestandteile am Boden ab.

Aussehen der Prüflösung I: Die Prüflösung I darf nicht stärker opaleszieren als die Referenzsuspension II (2.2.1) und muss farblos (2.2.2, Methode II) sein.

Absorption der Prüflösung I (2.2.25): 100 ml Prüflösung I werden zur Trockne eingedampft. Nach Lösen des Rückstands in 5 ml Hexan R wird die Lösung falls erforderlich durch ein zuvor mit Hexan R gewaschenes Filter filtriert. Die Absorption des Filtrats, zwischen 250 und 310 nm gemessen, darf an jedem Punkt des Spektrums höchstens 0,25 betragen.

Absorption der Prüflösung II (2.2.25): Die Absorption der Prüflösung II, zwischen 250 und 330 nm gemessen, darf an jedem Punkt des Spektrums bei zinnstabilisierten Materialien höchstens 0,2 und bei anderen Materialien höchstens 0,4 betragen.

Extrahierbares Barium: Die Prüfung erfolgt mit Hilfe der Atomemissionsspektroskopie in einem Argonplasma (2.2.22, Methode I).

Untersuchungslösung: Prüflösung III

Referenzlösung: eine 0,1 ppm Barium enthaltende Lösung, hergestellt durch Verdünnen der Barium-Lösung (50 ppm Ba) R mit Salzsäure (0,1 mol · l^{-1})

Die Bestimmung wird unter Verwendung der Emission des Bariums bei 455,40 nm durchgeführt, wobei die Untergrundstrahlung bei 455,30 nm liegt.

Die Abwesenheit von Barium in der verwendeten Salzsäure muss sichergestellt sein.

Die Emission der Untersuchungslösung, gemessen bei

455,40 nm, darf nicht größer sein als die der Referenzlösung (2 ppm).

Extrahierbares Cadmium: Die Prüfung erfolgt mit Hilfe der Atomabsorptionsspektroskopie (2.2.23, Methode I).

Untersuchungslösung: Prüflösung III

Referenzlösung: eine 0,03 ppm Cadmium enthaltende Lösung, hergestellt durch Verdünnen der Cadmium-Lösung (0,1 % Cd) *R* mit Salzsäure (0,1 mol · l^{-1})

Die Abwesenheit von Cadmium in der verwendeten Salzsäure muss sichergestellt sein.

Die Absorption der Untersuchungslösung, gemessen bei 228,8 nm, darf nicht größer sein als die der Referenzlösung (0,6 ppm).

Zinn in mit Zinn stabilisierten Materialien: 0,10 ml Prüflösung II werden in einem Reagenzglas mit 0,05 ml Salzsäure (1 mol · l^{-1}), 0,5 ml Kaliumiodid-Lösung *R* und 5 ml Ethanol 96 % *R* versetzt, gründlich gemischt und 5 min lang stehen gelassen. Der Mischung werden 9 ml Wasser *R* und 0,1 ml einer Lösung von Natriumsulfit *R* (5 g · l^{-1}) zugesetzt. Nach gründlichem Mischen werden 1,5 ml Dithizon-Lösung *R*, die zuvor im Verhältnis 1:100 mit Dichlormethan *R* verdünnt wurde, zugesetzt. Die Mischung wird 15 s lang geschüttelt und 2 min lang stehen gelassen. Gleichzeitig und unter gleichen Bedingungen wird eine Referenzlösung unter Verwendung von 0,1 ml Zinn-Referenzlösung hergestellt.

Eine mit der Prüflösung II auftretende violette Färbung in der unteren Phase darf nicht intensiver sein als die mit der Referenzlösung erhaltene Färbung (0,25 Prozent Zinn). Die grünlich blaue Färbung der Dithizon-Lösung wird in Gegenwart von Zinn rosa.

Zinn-Stammlösung: 81 mg Kunststoffadditiv 23 *CRS* werden in einem Messkolben mit Tetrahydrofuran *R* zu 100 ml verdünnt.

Zinn-Referenzlösung: 20 ml Zinn-Stammlösung werden in einem Messkolben mit Ethanol 96 % *R* zu 100 ml verdünnt.

Zinn in nicht mit Zinn stabilisierten Materialien: 5 ml Prüflösung II werden in einem Reagenzglas mit 0,05 ml Salzsäure (1 mol · l^{-1}) und 0,5 ml Kaliumiodid-Lösung *R* versetzt, gründlich gemischt und 5 min lang stehen gelassen. Der Mischung werden 9 ml Wasser *R* und 0,1 ml einer Lösung von Natriumsulfit *R* (5 g · l^{-1}) zugesetzt. Wenn die nach gründlichem Mischen erhaltene Lösung nicht farblos ist, wird weitere Natriumsulfit-Lösung in Anteilen von 0,05 ml zugesetzt. Der Lösung werden 1,5 ml Dithizon-Lösung *R*, die zuvor im Verhältnis 1:100 mit Dichlormethan *R* verdünnt wurde, zugesetzt. Die Mischung wird 15 s lang geschüttelt und 2 min lang stehen gelassen. Gleichzeitig und unter gleichen Bedingungen wird eine Referenzlösung unter Verwendung von 0,05 ml Zinn-Referenzlösung hergestellt.

Eine mit der Prüflösung II auftretende violette Färbung in der unteren Phase darf nicht intensiver sein als die mit der Referenzlösung erhaltene Färbung (25 ppm Zinn).

Extrahierbare Schwermetalle (2.4.8): 12 ml Prüflösung III müssen der Grenzprüfung A entsprechen (20 ppm). Zur Herstellung der Referenzlösung wird die Blei-Lösung (1 ppm Pb) *R* verwendet.

Extrahierbares Zink: Die Prüfung erfolgt mit Hilfe der Atomabsorptionsspektroskopie (2.2.23, Methode I).

Untersuchungslösung: Prüflösung III, im Verhältnis 1:10 mit Wasser *R* verdünnt

Referenzlösung: eine 0,50 mg · l^{-1} Zink enthaltende Lösung, hergestellt durch Verdünnen der Zink-Lösung (5 mg · ml^{-1} Zn) *R* mit Salzsäure (0,01 mol · l^{-1})

Die Abwesenheit von Zink in der verwendeten Salzsäure muss sichergestellt sein.

Die Absorption der Untersuchungslösung, gemessen bei 214,0 nm, darf nicht größer sein als die der Referenzlösung (100 ppm).

Sulfatasche (2.4.14): höchstens 1,0 Prozent, mit 1,0 g Substanz bestimmt

Wenn die Materialien mit Titandioxid undurchsichtig gemacht wurden, darf der Gehalt an Sulfatasche höchstens 4,0 Prozent betragen.

Gehaltsbestimmung

Die Bestimmung erfolgt mit Hilfe der Schöniger-Methode (2.5.10) unter Verwendung von 50,0 mg Substanz. Die Verbrennungsprodukte werden in 20 ml Natriumhydroxid-Lösung (1 mol · l^{-1}) absorbiert. Der erhaltenen Lösung werden 2,5 ml Salpetersäure *R*, 10,0 ml Silbernitrat-Lösung (0,1 mol · l^{-1}), 5 ml Ammoniumeisen(III)-sulfat-Lösung *R* 2 und 1 ml Dibutylphthalat *R* zugesetzt. Mit Ammoniumthiocyanat-Lösung (0,05 mol · l^{-1}) wird bis zum Auftreten einer rötlich gelben Färbung titriert. Ein Blindversuch wird durchgeführt.

1 ml Silbernitrat-Lösung (0,1 mol · l^{-1}) entspricht 6,25 mg Polyvinylchlorid.

4.03/3.01.13.00
3.1.13 Kunststoffadditive

Hinweis: Die Nomenklatur der als erstes angegebenen Bezeichnungen entspricht den Regeln der IUPAC. Die fettgedruckten Synonyme entsprechen den in Kapitel 3 verwendeten Bezeichnungen (Ph. Eur.). Außerdem sind englische Synonyme angegeben, die den Regeln der „Chemical Abstracts" (CA) entsprechen. Weitere Synonyme können angegeben sein (Weitere).

Die in diesem Text verwendeten Abkürzungen bedeuten:

– CAS: Chemical Abstracts Service
– CI: Colour Index
– EINECS: European Inventory of Existing Commercial Chemical Substances
– PM RN: Packaging Material Reference Number
– TSCA: Toxic Substances Control Act

3.1.13 Kunststoffadditive

Kunststoffadditiv 01 $C_{24}H_{38}O_4$
CAS Nr. 117-81-7
PM RN 74640

IUPAC: (2RS)-2-Ethylhexylbenzol-1,2-dicarboxylat
Ph. Eur.: **Di(2-ethylhexyl)phthalat**
CA: 1,2-benzenedicarboxylic acid, bis(2-ethyl=hexyl)ester

Kunststoffadditiv 02 $C_{16}H_{30}O_4Zn$
CAS Nr. 136-53-8
PM RN 54120

IUPAC: Zink-(2RS)-2-ethylhexanoat
Ph. Eur.: **Zinkoctanoat**
CA: 2-ethylhexanoic acid, zinc salt (2:1)
Weitere: Zink-2-ethylcaproat

Kunststoffadditiv 03
CAS Nr. 05518-18-3/00110-30-5
PM RN 53440/53520

IUPAC: N,N'-Ethylendialkanamid (mit n und m = 14 oder 16)
Ph. Eur.: **N,N'-Diacylethylendiamine**
CA: —
Weitere: N,N'-Diacylethylendiamin *(in diesem Zusammenhang bedeutet -acyl speziell -palmitoyl und -stearoyl)*

Kunststoffadditiv 04
CAS Nr. 08013-07-8
PM RN 88640

Epoxidiertes Sojaöl

Kunststoffadditiv 05
CAS Nr. 08016-11-3
PM RN 64240

Epoxidiertes Leinöl

Kunststoffadditiv 06
CAS Nr. 57455-37-5 (TSCA)
101357-30-6 (EINECS)
Pigmentblau 29 (CI Nr. 77007)

Ultramarinblau

Kunststoffadditiv 07 $C_{15}H_{24}O$
CAS Nr. 128-37-0
PM RN 46640

IUPAC: 2,6-Bis(1,1-dimethylethyl)-4-methylphenol
Ph. Eur.: **Butylhydroxytoluol**
CA: phenol, 2,6-bis(1,1-dimethylethyl)-4-methyl
Weitere: 2,6-Di-*tert*-butyl-4-methylphenol

Kunststoffadditiv 08 $C_{50}H_{66}O_8$
CAS Nr. 32509-66-3
PM RN 53670

IUPAC: Ethylenbis[3,3-bis[3-(1,1-dimethylethyl)-4-hydroxyphenyl]butanoat]
Ph. Eur.: **Ethylenbis[3,3-bis[3-(1,1-dimethylethyl)-4-hydroxyphenyl]butanoat]**
CA: butanoic acid, 3,3-bis[3-(1,1-dimethylethyl)-4-hydroxyphenyl]-, 1,2-ethanediyl ester
Weitere: Ethylenbis[3,3-bis(3-*tert*-butyl-4-hydroxyphenyl)butyrat]

Kunststoffadditiv 09 $C_{73}H_{108}O_{12}$
CAS Nr. 6683-19-8
PM RN 71680

IUPAC: (Methantetrayltetramethyl)[tetrakis[3-[3,5-bis(1,1-dimethylethyl)-4-hydroxyphenyl]=propanoat]]

Beachten Sie den Hinweis auf „Allgemeine Monographien" zu Anfang des Bands auf Seite B

Ph. Eur.:	**Pentaerythrityltetrakis[3-(3,5-di-*tert*-butyl-4-hydroxyphenyl)propionat]**
CA:	benzenepropanoic acid, 3,5-bis(1,1-dimethylethyl)-4-hydroxy-, 2,2-bis[[3-[3,5-bis(1,1-dimethylethyl)-4-hydroxyphenyl]-1-oxopropoxy]methyl]-1,3-propanediyl ester
Weitere:	2,2-Bis[[[3-[3,5-bis(1,1-dimethylethyl)-4-hydroxyphenyl]propanoyl]oxy]methyl]propan-1,3-diyl-3-[3,5-bis(1,1-dimethylethyl)-4-hydroxyphenyl]propanoat

Kunststoffadditiv 10 — $C_{54}H_{78}O_3$
CAS Nr. 1709-70-2
PM RN 95200

IUPAC:	4,4′,4″-[(2,4,6-Trimethylbenzol-1,3,5-triyl)tris(methylen)]tris[2,6-bis(1,1-dimethylethyl)phenol]
Ph. Eur.:	**2,2′,2″,6,6′,6″-Hexa-*tert*-butyl-4,4′,4″-[(2,4,6-trimethyl-1,3,5-benzoltriyl)trismethylen]triphenol**
CA:	1,3,5-tris[3,5-di-*tert*-butyl-4-hydroxybenzyl]-2,4,6-trimethylbenzene
	phenol, 4,4′,4″-[(2,4,6-trimethyl-1,3,5-benzenetriyl)tris(methylen)]tris[2,6-bis(1,1-dimethylethyl)]-

Kunststoffadditiv 11 — $C_{35}H_{62}O_3$
CAS Nr. 2082-79-3
PM RN 68320

IUPAC:	Octadecyl-3-[3,5-bis(1,1-dimethylethyl)-4-hydroxyphenyl]propanoat
Ph. Eur.:	**Octadecyl[3-(3,5-di-*tert*-butyl-4-hydroxyphenyl)propionat]**
CA:	propanoic acid, 3-[3,5-bis(1,1-dimethylethyl)-4-hydroxyphenyl]-, octadecyl ester

Kunststoffadditiv 12 — $C_{42}H_{63}O_3P$
CAS Nr. 31570-04-4
PM RN 74240

IUPAC:	Tris[2,4-bis(1,1-dimethylethyl)phenyl]phosphit
Ph. Eur.:	**Tris(2,4-di-*tert*-butylphenyl)phosphit**
CA:	phenol, 2,4-bis(1,1-dimethylethyl)-, phosphite (3:1)
Weitere:	2,4-Bis(1,1-dimethylethyl)phenylphosphit

Kunststoffadditiv 13 — $C_{48}H_{69}N_3O_6$
CAS Nr. 27676-62-6
PM RN 95360

IUPAC:	1,3,5-Tris[3,5-bis(1,1-dimetyhlethyl)-4-hydroxybenzyl]-1,3,5-triazin-2,4,6(1*H*,3*H*,5*H*)-trion
Ph. Eur.:	**1,3,5-Tris(3,5-di-*tert*-butyl-4-hydroxybenzyl)-s-triazin-2,4,6(1*H*,3*H*,5*H*)trion**
CA:	1,3,5-triazine-2,4,6(1*H*,3*H*,5*H*)-trione, 1,3,5-tris[[3,5-bis(1,1-dimethylethyl)-4-hydroxyphenyl]methyl]-

Kunststoffadditiv 14 — $C_{41}H_{82}O_6P_2$
CAS Nr. 3806-34-6
PM RN 50080

IUPAC:	3,9-Bis(octadecyloxy)-2,4,8,10-tetraoxa-3,9-diphosphaspiro[5.5]undecan
Ph. Eur.:	**2,2′-Bis(octadecyloxy)-5,5′-spirobi[1,3,2-dioxaphosphinan]**
CA:	2,4,8,10-tetraoxa-3,9-diphosphaspiro[5.5]undecane, 3,9-bis(octadecyloxy)-

Die „Allgemeinen Vorschriften" gelten für alle Monographien und sonstigen Texte

3.1.13 Kunststoffadditive

Kunststoffadditiv 15 $C_{36}H_{74}S_2$
CAS Nr. 2500-88-1
PM RN 49840

IUPAC: 1,1'-Disulfandiyldioctadecan
Ph. Eur.: **Dioctadecyldisulfid**
CA: octadecane, 1,1'-dithio-

Kunststoffadditiv 16 $C_{30}H_{58}O_4S$
CAS Nr. 123-28-4
PM RN 93120

IUPAC: Didodecyl(3,3'-sulfandiyldipropionat)
Ph. Eur.: **Didodecyl(3,3'-thiodipropionat)**
CA: propanoic acid, 3,3'-thiobis-, dodecyl diester
Weitere: Laurylthiodipropionat

Kunststoffadditiv 17 $C_{42}H_{82}O_4S$
CAS Nr. 693-36-7
PM RN 93280

IUPAC: Dioctadecyl(3,3'-sulfandiyldipropionat)
Ph. Eur.: **Dioctadecyl(3,3'-thiodipropionat)**
CA: propanoic acid, 3,3'-thiobis-, octadecyl diester
Weitere: Stearylthiodipropionat

Kunststoffadditiv 18
CAS Nr. 119345-01-6
PM RN 92560

Gemisch von sieben Komponenten entsprechend den Reaktionsprodukten von Di-*tert*-butylphosphonit mit Phosphortrichlorid, Biphenyl und 2,4-Bis(1,1-dimethylethyl)phenol:

Komponente I:

IUPAC: [2,4-Bis(1,1-dimethylethyl)phenyl](biphenyl-4,4'-diyldiphosphonit)

Komponente II:

IUPAC: [2,4-Bis(1,1-dimethylethyl)phenyl](biphenyl-3,4'-diyldiphosphonit)

Komponente III:

IUPAC: [2,4-Bis(1,1-dimethylethyl)phenyl](biphenyl-3,3'-diyldiphosphonit)

Komponente IV:

IUPAC: [2,4-Bis(1,1-dimethylethyl)phenyl](biphenyl-4-ylphosphonit)

Komponente V:

IUPAC: [2,4-Bis(1,1-dimethylethyl)phenyl](phosphit)

Komponente VI:

IUPAC: [2,4-Bis(1,1-dimethylethyl)phenyl][4'-[bis[2,4-bis(1,1-dimethylethyl)phenoxy]phosphanyl]biphenyl-4-ylphosphonat]

Komponente VII:
IUPAC: R–OH: 2,4-Bis(1,1-dimethylethyl)phenol

Kunststoffadditiv 19 $C_{18}H_{36}O_2$
CAS Nr. 57-11-4
PM RN 24550

IUPAC: Octadecansäure
Ph. Eur.: **Stearinsäure**
CA: octadecanoic acid

Kunststoffadditiv 20 $C_{18}H_{35}NO$
CAS Nr. 301-02-0
PM RN 68960

IUPAC: (Z)-Octadec-9-enamid
Ph. Eur.: **Oleamid**
CA: 9-octadecenamide, (Z)-
Weitere: 9-*cis*-Oleamid

Beachten Sie den Hinweis auf „Allgemeine Monographien" zu Anfang des Bands auf Seite B

Ph. Eur. 4. Ausgabe, 3. Nachtrag

Kunststoffadditiv 21

CAS Nr. 112-84-5
PM RN 52720

$C_{22}H_{43}NO$

IUPAC: (Z)-Docos-13-enamid
Ph. Eur.: **Erucamid**
CA: 13-docosenamide, (Z)-
Weitere: 13-*cis*-Docosenamid

Kunststoffadditiv 22

CAS Nr. 65447-77-0
PM RN 60800

IUPAC: Copolymerisat von Dimethylbutandioat und 1-(2-Hydroxyethyl)-2,2,6,6-tetramethylpiperidin-4-ol
Ph. Eur.: **Copolymerisat von Dimethylsuccinat und (4-Hydroxy-2,2,6,6-tetramethylpiperidin-1-yl)ethanol**

4 Reagenzien

4.1.1 Reagenzien

N-(4-Aminobenzoyl)-L-glutaminsäure *R*
β-Amyrin *R*
Anionenaustauscher *R* 2
Catalpol *R*
α-Chymotrypsin zur Peptidmustercharakterisierung *R*
1,4-Cineol *R*
Decansäure *R*
(S)-3,5-Dichlor-2,6-dihydroxy-*N*-[(1-ethylpyrrolidin-2-yl)methyl]benzamid-hydrobromid *R*
Didocosahexaenoin *R*
Dimethylsulfoxid *R* 1
Docosahexaensäuremethylester *R*
Erythritol *R*
Ethyl-5-bromvalerat *R*
Ethylenoxid-Lösung *R* 4
Ethylenoxid-Lösung *R* 5
Ethylenoxid-Stammlösung *R* 1
Hexansäure *R*
Iodmonochlorid *R*
Iodmonochlorid-Lösung *R*
Isobutylmethylketon *R* 3
Laurinsäure *R*
Linolensäure *R*
Linolsäure *R*
2-Methylimidazol *R*

Methylmargarat *R*
Methylpelargonat *R*
Monodocosahexaenoin *R*
Myristinsäure *R*
Naphtholgelb S *R*
Natriumhydroxid-Lösung, carbonatfreie *R*
Nitrazepam *R*
4-Nitrobenzoesäure *R*
Octansäure *R*
Ölsäure *R*
Oxazepam *R*
Palmitinsäure *R*
Palmitoleinsäure *R*
Phenolrot *R*
D-Phenylglycin *R*
Phosphorsäure, verdünnte *R* 1
Polymer, siliciumorganisches, amorphes, octadecylsilyliertes *R*
Pteroinsäure *R*
Raclopridtartrat *R*
Stearinsäure *R*
Tetrabutylammoniumhydrogensulfat *R* 1
Tetracos-15-ensäuremethylester *R*
Tridocosahexaenoin *R*
Trimethylsulfoniumhydroxid *R*

4.1.2 Referenzlösungen für Grenzprüfungen

Blei-Lösung (1000 ppm Pb), ölige *R*
Chrom-Lösung (1000 ppm Cr), ölige *R*
Kupfer-Lösung (1000 ppm Cu), ölige *R*

Nickel-Lösung (1000 ppm Ni), ölige *R*
Zinn-Lösung (1000 ppm Sn), ölige *R*

4.1.3 Pufferlösungen

Phosphat-Pufferlösung pH 3,0 (0,1 mol · l^{-1}) *R*
Phosphat-Pufferlösung pH 5,0 *R*
Phosphat-Pufferlösung pH 7,0 *R* 5

Trometamol-Salzsäure-Pufferlösung pH 8,3 *R*
Ammoniumcarbonat-Pufferlösung pH 10,3 (0,1 mol · l^{-1}) *R*

4.2.2 Maßlösungen

Natriumhydroxid-Lösung (0,1 mol · l^{-1})

4.3 Chemische Referenzsubstanzen (*CRS*), Biologische Referenzsubstanzen (*BRS*), Referenzspektren

Siehe dort

4 Reagenzien

In Ausnahmefällen kann für bestimmte Reagenzien, deren Verfügbarkeit begrenzt ist, ein Warenzeichen oder eine Bezugsquelle angegeben sein. Diese Information dient nur dazu, den Erwerb solcher Reagenzien zu vereinfachen, und soll in keinem Fall darauf hinweisen, dass die genannten Lieferanten in besonderer Weise von der Europäischen Arzneibuch-Kommission oder vom Europarat empfohlen oder anerkannt sind. Reagenzien anderer Herkunft zu verwenden ist daher zulässig, sofern sie den Anforderungen des Arzneibuchs entsprechen.

4.1.1 Reagenzien

N-(4-Aminobenzoyl)-L-glutaminsäure R 1141700

$C_{12}H_{14}N_2O_5$ M_r 266,3
CAS Nr. 4271-30-1
ABGA; (2S)-2-[(4-Aminobenzoyl)amino]pentandisäure

Weißes bis fast weißes, kristallines Pulver

Smp: etwa 175 °C, unter Zersetzung

β-Amyrin R 1141800

$C_{30}H_{50}O$ M_r 426,7
CAS Nr. 559-70-6
Olean-12-en-3β-ol

Weißes bis fast weißes Pulver

Smp: 187 bis 190 °C

Anionenaustauscher R 2 1141900

Konjugat von gleichmäßigen, 10 µm großen, hydrophilen Polyether-Partikeln und einem quartären Ammoniumsalz, das eine für die Anionenaustauschchromatographie von Proteinen geeignete Matrix ergibt

Catalpol R 1142300

$C_{15}H_{22}O_{10}$ M_r 362,3
CAS Nr. 2415-24-9

Smp: 203 bis 205 °C

α-Chymotrypsin zur Peptidmustercharakterisierung R 1142400

Behandeltes, hochreines α-Chymotrypsin zur Beseitigung tryptischer Aktivität

1,4-Cineol R 1142500

$C_{10}H_{18}O$ M_r 154,3
CAS Nr. 470-67-7
1-Methyl-4-(1-methylethyl)-7-oxabicyclo[2.2.1]heptan;
1-Isopropyl-4-methyl-7-oxabicyclo[2.2.1]heptan

Farblose Flüssigkeit

d_4^{20}:   etwa 0,900

n_D^{20}:   etwa 1,445

Sdp: etwa 173 °C

Decansäure R 1142000

$C_{10}H_{20}O_2$ M_r 172,3
CAS Nr. 334-48-5
Caprinsäure

Kristalliner Feststoff; sehr schwer löslich in Wasser, löslich in wasserfreiem Ethanol

Smp: etwa 31,4 °C

Sdp: etwa 270 °C

*Wird die Substanz in der Prüfung „Gesamtfettsäuren" in der Monographie **Sägepalmenfrüchte (Sabalis serrulatae fructus)** verwendet, muss sie zusätzlich folgender Anforderung entsprechen:*

Gehaltsbestimmung: Die Bestimmung erfolgt mit Hilfe der Gaschromatographie (2.2.28) wie in der Monographie **Sägepalmenfrüchte** beschrieben.

Die „Allgemeinen Vorschriften" gelten für alle Monographien und sonstigen Texte

Ph. Eur. 4. Ausgabe, 3. Nachtrag

Der Gehalt an Decansäure, berechnet mit Hilfe des Verfahrens „Normalisierung", muss mindestens 98 Prozent betragen.

(S)-3,5-Dichlor-2,6-dihydroxy-N-[(1-ethyl=pyrrolidin-2-yl)methyl]benzamid=hydrobromid R 1142600

$C_{14}H_{19}BrCl_2N_2O_3$ M_r 414,1
CAS Nr. 113310-88-6

Weißes, kristallines Pulver

$[\alpha]_D^{22}$: +11,4, an einer Lösung der Substanz (15,0 g · l^{-1}) in wasserfreiem Ethanol R bestimmt

Smp: etwa 212 °C

Didocosahexaenoin R 1142700

Diglycerid von Docosahexaensäure (C22:6)

Das Reagenz von Nu-Chek Prep, Inc. wurde für geeignet befunden.

Dimethylsulfoxid R 1 1029501

Mindestens 99,7 Prozent C_2H_6OS, mit Hilfe der Gaschromatographie (2.2.28) bestimmt

Docosahexaensäuremethylester R 1142800

$C_{23}H_{34}O_2$ M_r 342,5
CAS Nr. 301-01-9
DHA-methylester; Cervonsäuremethylester; (all-Z)-Docosa-4,7,10,13,16,19-hexaensäuremethylester; (all-Z)-Methyldocosa-4,7,10,13,16,19-hexaenoat

Mindestens 90,0 Prozent $C_{23}H_{34}O_2$, mit Hilfe der Gaschromatographie (2.2.28) bestimmt

Erythritol R 1113800

CAS Nr. 149-32-6

Muss der Monographie **Erythritol (Erythritolum)** entsprechen

Ethyl-5-bromvalerat R 1142900

$C_7H_{13}BrO_2$ M_r 209,1
CAS Nr. 14660-52-7
Ethyl-5-brompentanoat

Klare, farblose Flüssigkeit

d_{20}^{20}: etwa 1,321

Sdp: 104 bis 109 °C

Ethylenoxid-Lösung R 4 1036407

1,0 ml Ethylenoxid-Stammlösung R 1 wird mit Wasser R zu 100,0 ml verdünnt. 1,0 ml dieser Lösung wird mit Wasser R zu 25,0 ml verdünnt.

Ethylenoxid-Lösung R 5 1036408

Eine Lösung von Ethylenoxid R (50 g · l^{-1}) in Dichlormethan R

Die Lösung wird entweder als handelsübliches Reagenz verwendet oder in der vorstehend beschriebenen Zusammensetzung hergestellt.

Ethylenoxid-Stammlösung R 1 1036406

Eine Lösung von Ethylenoxid R (50 mg · ml^{-1}) in Methanol R

Hexansäure R 1142100

$C_6H_{12}O_2$ M_r 116,2
CAS Nr. 142-62-1
Capronsäure

Ölige Flüssigkeit; wenig löslich in Wasser

d_4^{20}: etwa 0,926

n_D^{20}: etwa 1,417

Sdp: etwa 205 °C

*Wird die Substanz in der Prüfung „Gesamtfettsäuren" in der Monographie **Sägepalmenfrüchte (Sabalis serrulatae fructus)** verwendet, muss sie zusätzlich folgender Anforderung entsprechen:*

Gehaltsbestimmung: Die Bestimmung erfolgt mit Hilfe der Gaschromatographie (2.2.28) wie in der Monographie **Sägepalmenfrüchte** beschrieben.

Der Gehalt an Hexansäure, berechnet mit Hilfe des Verfahrens „Normalisierung", muss mindestens 98 Prozent betragen.

Iodmonochlorid R 1143000

ICl M_r 162,4
CAS Nr. 7790-99-0

Schwarze Kristalle; löslich in Wasser, Essigsäure und Ethanol

Sdp: etwa 97,4 °C

Iodmonochlorid-Lösung R 1143001

1,4 g Iodmonochlorid R werden in Essigsäure 99 % R zu 100 ml gelöst.

Vor Licht geschützt zu lagern

Isobutylmethylketon R 3 1054302

Muss den Anforderungen an Isobutylmethylketon R und folgenden Anforderungen entsprechen:

Blei: höchstens 0,1 ppm
Chrom: höchstens 0,02 ppm
Kupfer: höchstens 0,02 ppm
Nickel: höchstens 0,02 ppm
Zinn: höchstens 0,1 ppm

Laurinsäure R 1143100

$C_{12}H_{24}O_2$ M_r 200,3
CAS Nr. 143-07-7
Dodecansäure

Weißes, kristallines Pulver; praktisch unlöslich in Wasser, leicht löslich in Ethanol

Smp: etwa 44 °C

Wird die Substanz in der Prüfung „Gesamtfettsäuren" in der Monographie Sägepalmenfrüchte (Sabalis serrulatae fructus) verwendet, muss sie zusätzlich folgender Anforderung entsprechen:

Gehaltsbestimmung: Die Bestimmung erfolgt mit Hilfe der Gaschromatographie (2.2.28) wie in der Monographie **Sägepalmenfrüchte** beschrieben.

Der Gehalt an Laurinsäure, berechnet mit Hilfe des Verfahrens „Normalisierung", muss mindestens 98 Prozent betragen.

Linolensäure R 1143300

$C_{18}H_{30}O_2$ M_r 278,4
CAS Nr. 463-40-1
(9Z,12Z,15Z)-Octadeca-9,12,15-triensäure

Farblose Flüssigkeit; praktisch unlöslich in Wasser, löslich in organischen Lösungsmitteln

d_4^{20}: etwa 0,915

n_D^{20}: etwa 1,480

Wird die Substanz in der Prüfung „Gesamtfettsäuren" in der Monographie Sägepalmenfrüchte (Sabalis serrulatae fructus) verwendet, muss sie zusätzlich folgender Anforderung entsprechen:

Gehaltsbestimmung: Die Bestimmung erfolgt mit Hilfe der Gaschromatographie (2.2.28) wie in der Monographie **Sägepalmenfrüchte** beschrieben.

Der Gehalt an Linolensäure, berechnet mit Hilfe des Verfahrens „Normalisierung", muss mindestens 98 Prozent betragen.

Linolsäure R 1143200

$C_{18}H_{32}O_2$ M_r 280,5
CAS Nr. 60-33-3
(9Z,12Z)-Octadeca-9,12-diensäure

Farblose, ölige Flüssigkeit

d_4^{20}: etwa 0,903

n_D^{20}: etwa 1,470

Wird die Substanz in der Prüfung „Gesamtfettsäuren" in der Monographie Sägepalmenfrüchte (Sabalis serrulatae fructus) verwendet, muss sie zusätzlich folgender Anforderung entsprechen:

Gehaltsbestimmung: Die Bestimmung erfolgt mit Hilfe der Gaschromatographie (2.2.28) wie in der Monographie **Sägepalmenfrüchte** beschrieben.

Der Gehalt an Linolsäure, berechnet mit Hilfe des Verfahrens „Normalisierung", muss mindestens 98 Prozent betragen.

2-Methylimidazol R 1143400

$C_4H_6N_2$ M_r 82,1
CAS Nr. 693-98-1

Weißes, kristallines Pulver

Smp: etwa 145 °C

Methylmargarat R 1120900

$C_{18}H_{36}O_2$ M_r 284,5
CAS Nr. 1731-92-6
Methylheptadecanoat

Weißes bis fast weißes Pulver

Smp: 32 bis 34 °C

Wird die Substanz in der Prüfung „Gesamtfettsäuren" in der Monographie **Sägepalmenfrüchte (Sabalis serrulatae fructus)** *verwendet, muss sie zusätzlich folgender Anforderung entsprechen:*

Gehaltsbestimmung: Die Bestimmung erfolgt mit Hilfe der Gaschromatographie (2.2.28) wie in der Monographie **Sägepalmenfrüchte** beschrieben.

Der Gehalt an Methylmargarat, berechnet mit Hilfe des Verfahrens „Normalisierung", muss mindestens 97 Prozent betragen.

Methylpelargonat R 1143500

$C_{10}H_{20}O_2$ M_r 172,3
CAS Nr. 1731-84-6
Methylnonanoat

Klare, farblose Flüssigkeit

d_4^{20}:   etwa 0,873

n_D^{20}:   etwa 1,422

Sdp: 91 bis 92 °C

Wird die Substanz in der Prüfung „Gesamtfettsäuren" in der Monographie **Sägepalmenfrüchte (Sabalis serrulatae fructus)** *verwendet, muss sie zusätzlich folgender Anforderung entsprechen:*

Gehaltsbestimmung: Die Bestimmung erfolgt mit Hilfe der Gaschromatographie (2.2.28) wie in der Monographie **Sägepalmenfrüchte** beschrieben.

Der Gehalt an Methylpelargonat, berechnet mit Hilfe des Verfahrens „Normalisierung", muss mindestens 98 Prozent betragen.

Monodocosahexaenoin R 1143600

Monoglycerid von Docosahexaensäure (C22:6)

Das Reagenz von Nu-Chek Prep, Inc. wurde für geeignet befunden.

Myristinsäure R 1143700

$C_{14}H_{28}O_2$ M_r 228,4
CAS Nr. 544-63-8
Tetradecansäure

Farblose bis weiße Blättchen

Smp: etwa 58,5 °C

Wird die Substanz in der Prüfung „Gesamtfettsäuren" in der Monographie **Sägepalmenfrüchte (Sabalis serrulatae fructus)** *verwendet, muss sie zusätzlich folgender Anforderung entsprechen:*

Gehaltsbestimmung: Die Bestimmung erfolgt mit Hilfe der Gaschromatographie (2.2.28) wie in der Monographie **Sägepalmenfrüchte** beschrieben.

Der Gehalt an Myristinsäure, berechnet mit Hilfe des Verfahrens „Normalisierung", muss mindestens 97 Prozent betragen.

Naphtholgelb S R 1143800

$C_{10}H_4N_2Na_2O_8S$ M_r 358,2
CAS Nr. 846-70-8
C.I. Nr. 10316
8-Hydroxy-5,7-dinitro-2-naphthalinsulfonsäure, Dinatriumsalz;
Dinatrium-5,7-dinitro-8-oxidonaphthalin-2-sulfonat

Gelbes bis orangegelbes Pulver; leicht löslich in Wasser

Natriumhydroxid-Lösung, carbonatfreie R 1081406

Natriumhydroxid *R* wird in kohlendioxidfreiem Wasser *R* bis zu einer Konzentration von 500 g · l⁻¹ gelöst.

Die Mischung wird stehen gelassen und die klare, überstehende Flüssigkeit abgegossen. Dabei sind Sicherheitsvorkehrungen zu treffen, die einen Zutritt von Kohlendioxid verhindern.

Nitrazepam R 1143900

CAS Nr. 146-22-5

Muss der Monographie **Nitrazepam (Nitrazepamum)** entsprechen

4-Nitrobenzoesäure R — 1144000

$C_7H_5NO_4$ — M_r 167,1
CAS Nr. 62-23-7

Gelbe Kristalle

Smp: etwa 240 °C

Octansäure R — 1142200

$C_8H_{16}O_2$ — M_r 144,2
CAS Nr. 124-07-2
Caprylsäure

Schwach gelbe, ölige Flüssigkeit

d_4^{20}: etwa 0,910

n_D^{20}: etwa 1,428

Smp: etwa 16,7 °C

Sdp: etwa 239,7 °C

*Wird die Substanz in der Prüfung „Gesamtfettsäuren" in der Monographie **Sägepalmenfrüchte (Sabalis serrulatae fructus)** verwendet, muss sie zusätzlich folgender Anforderung entsprechen:*

Gehaltsbestimmung: Die Bestimmung erfolgt mit Hilfe der Gaschromatographie (2.2.28) wie in der Monographie **Sägepalmenfrüchte** beschrieben.

Der Gehalt an Octansäure, berechnet mit Hilfe des Verfahrens „Normalisierung", muss mindestens 98 Prozent betragen.

Ölsäure R — 1144100

$C_{18}H_{34}O_2$ — M_r 282,5
CAS Nr. 112-80-1
(9Z)-Octadec-9-ensäure

Klare, farblose Flüssigkeit; praktisch unlöslich in Wasser

d_4^{20}: etwa 0,891

n_D^{20}: etwa 1,459

Smp: 13 bis 14 °C

*Wird die Substanz in der Prüfung „Gesamtfettsäuren" in der Monographie **Sägepalmenfrüchte (Sabalis serrulatae fructus)** verwendet, muss sie zusätzlich folgender Anforderung entsprechen:*

Gehaltsbestimmung: Die Bestimmung erfolgt mit Hilfe der Gaschromatographie (2.2.28) wie in der Monographie **Sägepalmenfrüchte** beschrieben.

Der Gehalt an Ölsäure, berechnet mit Hilfe des Verfahrens „Normalisierung", muss mindestens 98 Prozent betragen.

Oxazepam R — 1144300

CAS Nr. 604-75-1

Muss der Monographie **Oxazepam (Oxazepamum)** entsprechen

Palmitinsäure R — 1061600

$C_{16}H_{32}O_2$ — M_r 256,4
CAS Nr. 57-10-3
Hexadecansäure

Weiße, kristalline Schuppen; praktisch unlöslich in Wasser, leicht löslich in heißem Ethanol

Smp: etwa 63 °C

Dünnschichtchromatographie: Wird die Substanz unter den in der Monographie **Chloramphenicolpalmitat (Chloramphenicoli palmitas)** angegebenen Bedingungen geprüft, darf das Chromatogramm nur einen Hauptfleck zeigen.

*Wird die Substanz in der Prüfung „Gesamtfettsäuren" in der Monographie **Sägepalmenfrüchte (Sabalis serrulatae fructus)** verwendet, muss sie zusätzlich folgender Anforderung entsprechen:*

Gehaltsbestimmung: Die Bestimmung erfolgt mit Hilfe der Gaschromatographie (2.2.28) wie in der Monographie **Sägepalmenfrüchte** beschrieben.

Der Gehalt an Palmitinsäure, berechnet mit Hilfe des Verfahrens „Normalisierung", muss mindestens 98 Prozent betragen.

Palmitoleinsäure R — 1144400

$C_{16}H_{30}O_2$ — M_r 254,4
CAS Nr. 373-49-9
(9Z)-Hexadec-9-ensäure

Klare, farblose Flüssigkeit

Sdp: etwa 162 °C

*Wird die Substanz in der Prüfung „Gesamtfettsäuren" in der Monographie **Sägepalmenfrüchte (Sabalis serrulatae fructus)** verwendet, muss sie zusätzlich folgender Anforderung entsprechen:*

Gehaltsbestimmung: Die Bestimmung erfolgt mit Hilfe der Gaschromatographie (2.2.28) wie in der Monographie **Sägepalmenfrüchte** beschrieben.

Der Gehalt an Palmitoleinsäure, berechnet mit Hilfe des Verfahrens „Normalisierung", muss mindestens 98 Prozent betragen.

Phenolrot *R* 1063600

C$_{19}$H$_{14}$O$_5$S M_r 354,4
CAS Nr. 143-74-8

Leuchtend rotes bis dunkelrotes, kristallines Pulver; sehr schwer löslich in Wasser, schwer löslich in Ethanol

D-Phenylglycin *R* 1144500

C$_8$H$_9$NO$_2$ M_r 151,2
CAS Nr. 875-74-1
(2*R*)-2-Amino-2-phenylessigsäure

Mindestens 99 Prozent C$_8$H$_9$NO$_2$

Weißes bis fast weißes, kristallines Pulver

Phosphorsäure, verdünnte *R* **1** 1065102

93 ml Phosphorsäure 10 % *R* werden mit Wasser *R* zu 1000 ml verdünnt.

Polymer, siliciumorganisches, amorphes, octadecylsilyliertes *R* 1144200

CAS Nr. 75-05-8

Synthetische, kugelförmige Hybrid-Partikel, die sowohl anorganische (Siliciumdioxid) als auch organische (Organosiloxane) Komponenten enthalten. Durch Einführen von dreifach gebundenen Octadecylsilyl-Gruppen wird die Oberfläche verändert.

Pteroinsäure *R* 1144600

C$_{14}$H$_{12}$N$_6$O$_3$ M_r 312,3
CAS Nr. 119-24-4

4-[[(2-Amino-4-oxo-1,4-dihydropteridin-6-yl)methyl]=amino]benzoesäure

Kristalle; löslich in Alkalihydroxid-Lösungen

Raclopridtartrat *R* 1144700

C$_{19}$H$_{26}$Cl$_2$N$_2$O$_9$ M_r 497,3
CAS Nr. 98185-20-7
Raclopid-L-tartrat; Raclopid[(*R*,*R*)-tartrat]

Weißer Feststoff, lichtempfindlich; löslich in Wasser

$[\alpha]_D^{25}$: +0,3, an einer Lösung der Substanz (3 g · l^{-1}) bestimmt

Smp: etwa 141 °C

Stearinsäure *R* 1085200

C$_{18}$H$_{36}$O$_2$ M_r 284,5
CAS Nr. 57-11-4
Octadecansäure

Weißes Pulver oder weiße Flocken, sich fettig anfühlend; praktisch unlöslich in Wasser, löslich in heißem Ethanol

Smp: etwa 70 °C

Wird die Substanz in der Prüfung „Gesamtfettsäuren" in der Monographie **Sägepalmenfrüchte (Sabalis serrulatae fructus)** *verwendet, muss sie zusätzlich folgender Anforderung entsprechen:*

Gehaltsbestimmung: Die Bestimmung erfolgt mit Hilfe der Gaschromatografie (2.2.28) wie in der Monographie **Sägepalmenfrüchte** beschrieben.

Der Gehalt an Stearinsäure, berechnet mit Hilfe des Verfahrens „Normalisierung", muss mindestens 98 Prozent betragen.

Tetrabutylammoniumhydrogensulfat *R* **1**   1087701

Muss den Anforderungen an Tetrabutylammoniumhydrogensulfat *R* und folgender Anforderung entsprechen:

Absorption (2.2.25): Die Absorption einer Lösung der Substanz (50 g · l^{-1}), zwischen 215 und 300 nm gemessen, darf höchstens 0,02 betragen.

Tetracos-15-ensäuremethylester R 1144800

$C_{25}H_{48}O_2$ M_r 380,7
CAS Nr. 2733-88-2
(Z)-15-Tetracosaensäuremethylester;
(Z)-Methyltetracos-15-enoat;
Nervonsäuremethylester

Mindestens 99,0 Prozent $C_{25}H_{48}O_2$, mit Hilfe der Gaschromatographie (2.4.22) bestimmt

Flüssigkeit

Tridocosahexaenoin R 1144900

CAS Nr. 124596-98-1
Triglycerid von Docosahexaensäure (C22:6);
Tridocosahexaenoylglycerol;
(all-Z)-4,7,10,13,16,19-Docosahexaensäure-1,2,3-propantriylester

Das Reagenz von Nu-Chek Prep, Inc. wurde für geeignet befunden.

Trimethylsulfoniumhydroxid R 1145000

$C_3H_{10}OS$ M_r 94,2
CAS Nr. 17287-03-5

d_4^{20}: etwa 0,81

4.1.2 Referenzlösungen für Grenzprüfungen

Blei-Lösung (1000 pm Pb), ölige *R* 5004800

Bleiorganische Verbindung in Öl

CONOSTAN-Standard, zum Beispiel bei SPIN (91965 Courtabœuf Cedex, France; info@spin.fr) erhältlich, wurde für geeignet befunden.

Chrom-Lösung (1000 ppm Cr), ölige *R* 5004600

Chromorganische Verbindung in Öl

CONOSTAN-Standard, zum Beispiel bei SPIN (91965 Courtabœuf Cedex, France; info@spin.fr) erhältlich, wurde für geeignet befunden.

Kupfer-Lösung (1000 ppm Cu), ölige *R* 5004700

Kupferorganische Verbindung in Öl

CONOSTAN-Standard, zum Beispiel bei SPIN (91965 Courtabœuf Cedex, France; info@spin.fr) erhältlich, wurde für geeignet befunden.

Nickel-Lösung (1000 ppm Ni), ölige *R* 5004900

Nickelorganische Verbindung in Öl

CONOSTAN-Standard, zum Beispiel bei SPIN (91965 Courtabœuf Cedex, France; info@spin.fr) erhältlich, wurde für geeignet befunden.

Zinn-Lösung (1000 ppm Sn), ölige *R* 5005000

Zinnorganische Verbindung in Öl

CONOSTAN-Standard, zum Beispiel bei SPIN (91965 Courtabœuf Cedex, France; info@spin.fr) erhältlich, wurde für geeignet befunden.

4.1.3 Pufferlösungen

Phosphat-Pufferlösung pH 3,0 (0,1 mol · l^{-1}) *R*
4011500

12,0 g wasserfreies Natriumdihydrogenphosphat *R* werden in Wasser *R* gelöst. Der pH-Wert (2.2.3) wird mit verdünnter Phosphorsäure *R* 1 eingestellt und die Lösung mit Wasser *R* zu 1000 ml verdünnt.

Phosphat-Pufferlösung pH 5,0 *R* 4011300

2,72 g Kaliumdihydrogenphosphat *R* werden in 800 ml Wasser *R* gelöst. Der pH-Wert (2.2.3) wird mit Kaliumhydroxid-Lösung (1 mol · l^{-1}) eingestellt und die Lösung mit Wasser *R* zu 1000 ml verdünnt.

Phosphat-Pufferlösung pH 7,0 *R* **5** 4011400

28,4 g wasserfreies Natriummonohydrogenphosphat *R* werden in 800 ml Wasser *R* gelöst. Der pH-Wert (2.2.3) wird mit einer Lösung von Phosphorsäure 85 % *R* (345 g · l^{-1}) eingestellt und die Lösung mit Wasser *R* zu 1000 ml verdünnt.

Trometamol-Salzsäure-Pufferlösung pH 8,3 *R*
4011800

9,0 g Trometamol *R* werden in 2,9 l Wasser *R* gelöst. Der pH-Wert (2.2.3) wird mit Salzsäure (1 mol · l^{-1}) eingestellt und die Lösung mit Wasser *R* zu 3 l verdünnt.

Ammoniumcarbonat-Pufferlösung pH 10,3 (0,1 mol · l^{-1}) *R* 4011900

7,91 g Ammoniumcarbonat *R* werden in 800 ml Wasser *R* gelöst. Der pH-Wert (2.2.3) wird mit verdünnter Natriumhydroxid-Lösung *R* eingestellt und die Lösung mit Wasser *R* zu 1000,0 ml verdünnt.

4.2.2 Maßlösungen

Natriumhydroxid-Lösung (0,1 mol · l^{-1}) 3006600

100,0 ml Natriumhydroxid-Lösung (1 mol · l^{-1}) werden mit kohlendioxidfreiem Wasser *R* zu 1000,0 ml verdünnt.

Einstellung: 20,0 ml Natriumhydroxid-Lösung (0,1 mol · l^{-1}) werden mit Salzsäure (0,1 mol · l^{-1}) titriert. Die Endpunktbestimmung erfolgt wie in der Gehaltsbestimmung beschrieben, für die die Natriumhydroxid-Lösung verwendet wird.

Einstellung (für Natriumhydroxid-Lösung zur Bestimmung von Hydrochloriden organischer Basen): 0,100 g Benzoesäure *RV*, in einer Mischung von 5 ml Salzsäure (0,01 mol · l^{-1}) und 50 ml Ethanol 96 % *R* gelöst, werden mit der Natriumhydroxid-Lösung titriert (2.2.20). Das zwischen den beiden Wendepunkten zugesetzte Volumen wird abgelesen.

4.3 Chemische Referenzsubstanzen (*CRS*), Biologische Referenzsubstanzen (*BRS*), Referenzspektren

4-Aminobenzoesäure *CRS*
Amiodaron-Verunreinigung E *CRS*
Cefalexin-Monohydrat *CRS*
Cineol *CRS*
Diethylenglycolmonoethylether-Referenzspektrum der Ph. Eur.
Dihydrocodein[(*R,R*)-tartrat]-Referenzspektrum der Ph. Eur.
Erythritol *CRS*
Exametazim (reich an *meso*-Isomer) *CRS*
Flubendazol *CRS*
Flubendazol zur Eignungsprüfung *CRS*
Flunitrazepam-Referenzspektrum der Ph. Eur.
Flurazepamhydrochlorid-Referenzspektrum der Ph. Eur.
Glucagon human *CRS*
Glucagon-human-Hydrolysat-Referenzchromatogramm der Ph. Eur.
Goserelin *CRS*
4-D-Ser-Goserelin *CRS*
Goserelin-Mischung zur Eignungsprüfung *CRS*
Goserelin-Mischung-zur-Eignungsprüfung-Referenzchromatogramm der Ph. Eur.
Goserelin-Referenzspektrum der Ph. Eur.
Lactulose zur Eignungsprüfung *CRS*
Metoprololsuccinat-Referenzspektrum der Ph. Eur.
Metoprolol-Verunreinigung A *CRS*
Moxonidin *CRS*
Moxonidin-Verunreinigung A *CRS*
Ondansetronhydrochlorid-Dihydrat *CRS*
Ondansetron-Verunreinigung D *CRS*
Ondansetron zur DC-Eignungsprüfung *CRS*
Ondansetron zur HPLC-Eignungsprüfung *CRS*
Dickflüssiges-Paraffin-Referenzspektrum der Ph. Eur.
Dünnflüssiges-Paraffin-Referenzspektrum der Ph. Eur.
Pilocarpinnitrat zur Eignungsprüfung *CRS*
Pravastatin-Natrium-Referenzspektrum der Ph. Eur.
Pravastatin-1,1,3,3-tetramethylbutylamin *CRS*
Pravastatin-Verunreinigung A *CRS*
Rutosid-Trihydrat *CRS*
Tianeptin-Natrium-Referenzspektrum der Ph. Eur.
Tianeptin-Natrium zur Eignungsprüfung *CRS*
Tianeptin-Verunreinigung A *CRS*

5.1 Allgemeine Texte zur Sterilität und mikrobiologischen Qualität

5.1.2 Bioindikatoren zur Überprüfung der Sterilisationsmethoden ....

5.1.4 Mikrobiologische Qualität pharmazeutischer Zubereitungen ....

4.03/5.01.02.00

5.1.2 Bioindikatoren zur Überprüfung der Sterilisationsmethoden

Bioindikatoren sind genormte Zubereitungen von ausgewählten Mikroorganismen und werden zur Beurteilung der Wirksamkeit von Sterilisationsverfahren verwendet. Im Allgemeinen bestehen sie aus einer Population Bakteriensporen auf einem inerten Träger, zum Beispiel auf einem Filterpapierstreifen, einer Glasplatte oder in einem Kunststoffröhrchen. Der beimpfte Träger ist in solcher Weise umhüllt, dass er vor jeder Qualitätsminderung oder Kontamination geschützt ist. Dabei muss gewährleistet sein, dass das Sterilisationsmedium mit den Mikroorganismen in Kontakt treten kann. Sporensuspensionen können in geschlossenen Ampullen in den Handel kommen. Bioindikatoren müssen unter definierten Bedingungen gelagert werden können. Ein Verfallsdatum muss angegeben sein.

Mikroorganismen der gleichen Bakterienspezies wie die zur Herstellung der Bioindikatoren verwendete können direkt in das zu sterilisierende flüssige Produkt oder in ein flüssiges Produkt, das diesem ähnlich ist, geimpft werden. In diesem Fall muss nachgewiesen werden, dass das flüssige Produkt keine hemmende Wirkung auf die verwendeten Sporen und besonders auf deren Keimbildung ausübt.

Der Bioindikator ist charakterisiert durch den Namen der Bakterienspezies, die als Referenz-Mikroorganismus verwendet wird, durch die Nummer des Bakterienstamms in der Originalsammlung, die Anzahl der lebensfähigen Sporen je Träger und den D-Wert. Der D-Wert ist die Maßzahl eines Parameters der Sterilisation (Dauer oder absorbierte Dosis), der nötig ist, um die Anzahl der lebensfähigen Mikroorganismen auf 10 Prozent des Ausgangswerts zu reduzieren. Der D-Wert hat nur bei genau definierten experimentellen Bedingungen Bedeutung. Nur die angegebenen Mikroorganismen dürfen vorhanden sein. Bioindi-katoren, die aus mehr als einer Bakterienspezies auf einem Träger bestehen, können angewendet werden. Nährmedium und Bebrütungsbedingungen müssen angegeben werden.

Die Testkeime sollten an solchen Stellen platziert werden, von denen aus Erfahrung oder wenn möglich durch vorhergehende physikalische Messungen bekannt ist, dass sie für das Sterilisationsmedium am wenigsten erreichbar sind. Nach der Einwirkung des sterilisierenden Mediums wird eine aseptische Arbeitstechnik zum Überführen des Sporenträgers auf das Nährmedium angewendet, so dass während der Prüfung keine Kontamination eintreten kann. Auch solche Bioindikatoren können verwendet werden, die direkt in der Packung, die den beimpften Träger schützt, eine Ampulle mit Nährmedium enthalten.

Bei der Auswahl der Indikator-Organismen muss berücksichtigt werden, dass

(a) die Widerstandsfähigkeit des Teststamms gegenüber dem einzelnen Sterilisationsverfahren groß ist, verglichen mit der Widerstandsfähigkeit aller pathogenen Mikroorganismen und der Mikroorganismen, die das Produkt kontaminieren können

(b) der Teststamm nicht pathogen ist

(c) der Teststamm leicht zu kultivieren ist.

Nach der Bebrütung zeigt ein Wachstum des dem Sterilisationsverfahren ausgesetzten Referenz-Mikroorganismus, dass die Sterilisation ungenügend war.

Dampfsterilisation: Die Benutzung von Bioindikatoren, die für die Dampfsterilisation vorgesehen sind, wird für die Validierung von Sterilisationszyklen empfohlen. Sporen von *Bacillus stearothermophilus* (zum Beispiel ATCC 7953, NCTC 10007, NCIMB 8157 oder CIP 52.81) werden empfohlen. Die Anzahl der lebensfähigen Sporen sollte größer als $5 \cdot 10^5$ je Träger sein und der D-Wert bei 121 °C sollte größer als 1,5 min sein. Durch eine 6 min lange Behandlung des Bioindikators mit Dampf von 121 ± 1 °C bleiben erwiesenermaßen keimfähige Sporen bestehen. Referenz-Mikroorganismen wachsen jedoch nicht, wenn die Bioindikatoren 15 min lang mit Dampf von 121 ± 1 °C behandelt wurden.

Sterilisation durch trockene Hitze: Für die Herstellung der Bioindikatoren werden Sporen von *Bacillus subtilis* (zum Beispiel var. *niger* ATCC 9372, NCIMB 8058 oder CIP 77.18) empfohlen. Die Anzahl der lebensfähigen Sporen sollte größer als $1 \cdot 10^5$ je Träger sein und der D-Wert bei 160 °C sollte etwa 1 bis 3 min betragen. Trockene Hitze von mehr als 220 °C wird häufig zur Sterilisation und Depyrogenisierung von Glasmaterialien verwendet. In diesem Falle kann die Reduktion der Konzentration hitzeresistenter Bakterien-Endotoxine um 3 log-Stufen als Ersatz für einen Bioindikator angesehen werden.

Sterilisation durch ionisierende Strahlen: Bioindikatoren können zum Überwachen von Routineverfahren als eine zusätzliche Möglichkeit zum Ermitteln der Wirksamkeit der eingesetzten Strahlungsenergiedosis verwendet werden, besonders bei einer Sterilisation durch beschleunigte Elektronen. Die Sporen von *Bacillus pumilus* (zum Beispiel ATCC 27.142, NCTC 10327, NCIMB 10692 oder CIP 77.25) werden empfohlen. Die Anzahl der lebensfähigen Sporen ist größer als $1 \cdot 10^7$ je Träger und der D-Wert größer als 1,9 kGy. Nachgewiesen werden muss, dass kein Wachstum der Referenz-Mikroorganismen nach einer Behandlung des Bioindikators mit 25 kGy stattfindet (geringste absorbierte Dosis).

Sterilisation durch Gas: Die Benutzung von Bioindikatoren ist für sämtliche Sterilisationsverfahren mit Gas möglich, sowohl zur Validierung von Prozessen als auch für Routineverfahren. Die Sterilisation durch Gas ist weit verbreitet, unter anderem für Medizinprodukte, Isolatoren, Kammern. Die Anwendung für solche Zwecke liegt außerhalb des Geltungsbereichs des Europäischen Arzneibuchs. Die Sporen von *Bacillus subtilis* (zum Beispiel var. *niger* ATCC 9372, NCIMB 8058 oder CIP 77.18) werden für Ethylenoxid empfohlen. Die Anzahl der lebensfähigen Sporen sollte größer sein als $5 \cdot 10^5$ je Träger. Die Resistenzparameter sind folgende: Der D-Wert sollte größer als 2,5 min bei 54 °C und 60 Prozent relativer Luftfeuchte für einen Testzyklus mit Ethylenoxid

(0,6 g · l⁻¹) sein. Nachgewiesen werden muss, dass kein Wachstum für die Referenz-Mikroorganismen zu verzeichnen ist, nachdem die Bioindikatoren dem zuvor beschriebenen Testzyklus 60 min lang ausgesetzt waren, und dass durch ein 15 min langes Einwirken eines reduzierten Temperaturzyklus (0,6 g · l⁻¹, 30 °C und 60 Prozent relative Luftfeuchte) keimfähige Sporen bestehen bleiben. Werden die Indikatoren 60 min lang Ethylenoxid (0,6 g · l⁻¹) bei 54 °C ohne Befeuchtung ausgesetzt, müssen keimfähige Sporen überleben, um sicherzustellen, dass der Bioindikator ungenügende Befeuchtung anzuzeigen vermag.

4.03/5.01.04.00
5.1.4 Mikrobiologische Qualität pharmazeutischer Zubereitungen

Der folgende Text dient zur Information.

Bei der Herstellung, Verpackung, Lagerung und dem In-Verkehr-Bringen von pharmazeutischen Zubereitungen müssen geeignete Maßnahmen zur Gewährleistung ihrer mikrobiologischen Qualität getroffen werden. Pharmazeutische Zubereitungen sollen den folgenden Anforderungen entsprechen.

Kategorie 1

Zubereitungen, die gemäß der Monographie steril sein müssen, und andere Zubereitungen, die als steril gekennzeichnet sind

– Prüfung auf Sterilität (2.6.1)

Kategorie 2

Zubereitungen zur topischen Anwendung und zur Anwendung im Respirationstrakt, mit Ausnahme von Zubereitungen, die steril sein müssen, sowie Transdermale Pflaster

– Gesamtzahl Kolonie bildender, aerober Einheiten (2.6.12): höchstens 10^2 Bakterien und Pilze je Gramm, je Milliliter oder je Pflaster (einschließlich Schutzfolie und Trägerschicht)

– Transdermale Pflaster: Abwesenheit von Enterobakterien und bestimmten anderen gramnegativen Bakterien je Pflaster, einschließlich Schutzfolie und Trägerschicht

– Andere Zubereitungen: höchstens 10^1 Enterobakterien und bestimmte andere gramnegative Bakterien je Gramm oder Milliliter (2.6.13)

– *Pseudomonas aeruginosa* (2.6.13): darf nicht vorhanden sein (bestimmt mit 1 g, 1 ml oder 1 Pflaster einschließlich Schutzfolie und Trägerschicht)

– *Staphylococcus aureus* (2.6.13): darf nicht vorhanden sein (bestimmt mit 1 g, 1 ml oder 1 Pflaster einschließlich Schutzfolie und Trägerschicht)

Kategorie 3

A. *Zubereitungen zur oralen und zur rektalen Anwendung*

– Gesamtzahl Kolonie bildender, aerober Einheiten (2.6.12): höchstens 10^3 Bakterien und höchstens 10^2 Pilze je Gramm oder Milliliter

– *Escherichia coli* (2.6.13): darf nicht vorhanden sein (bestimmt mit 1 g oder 1 ml)

B. *Zubereitungen zur oralen Anwendung, die Ausgangsstoffe natürlicher (tierischer, pflanzlicher oder mineralischer) Herkunft enthalten, für die eine antimikrobielle Vorbehandlung nicht möglich ist und für die die zuständige Behörde eine Keimzahl der Ausgangsstoffe von mehr als 10^3 vermehrungsfähigen Einheiten je Gramm oder je Milliliter zulässt. Die unter Kategorie 4 beschriebenen pflanzlichen Arzneimittel sind ausgenommen.*

– Gesamtzahl Kolonie bildender, aerober Einheiten (2.6.12): höchstens 10^4 Bakterien und höchstens 10^2 Pilze je Gramm oder Milliliter

– Spezifizierte Mikroorganismen (2.6.13): höchstens 10^2 Enterobakterien und bestimmte andere gramnegative Bakterien je Gramm oder Milliliter

– Salmonellen (2.6.13): dürfen nicht vorhanden sein (bestimmt mit 10 g oder 10 ml)

– *Escherichia coli* und *Staphylococcus aureus* (2.6.13): dürfen nicht vorhanden sein (bestimmt mit 1 g oder 1 ml)

Kategorie 4

Pflanzliche Arzneimittel, die lediglich aus einer pflanzlichen Droge oder aus mehreren pflanzlichen Drogen (als Ganzdroge, zerkleinert oder pulverisiert) bestehen

A. *Pflanzliche Arzneimittel, denen vor der Anwendung siedendes Wasser zugesetzt wird*

– Gesamtzahl koloniebildender, aerober Einheiten (2.6.12): höchstens 10^7 Bakterien und höchstens 10^5 Pilze je Gramm oder Milliliter

– Spezifizierte Mikroorganismen (2.6.13, unter Verwendung geeigneter Verdünnungen geprüft): höchstens 10^2 *Escherichia coli* je Gramm oder Milliliter

B. *Pflanzliche Arzneimittel, denen vor der Anwendung kein siedendes Wasser zugesetzt wird*

– Gesamtzahl Kolonie bildender, aerober Einheiten (2.6.12): höchstens 10^5 Bakterien und höchstens 10^4 Pilze je Gramm oder Milliliter

- Spezifizierte Mikroorganismen (2.6.13): höchstens 10^3 Enterobakterien und bestimmte andere gramnegative Bakterien je Gramm oder Milliliter
- *Escherichia coli* (2.6.13): darf nicht vorhanden sein (bestimmt mit 1 g oder 1 ml)
- Salmonellen (2.6.13): dürfen nicht vorhanden sein (bestimmt mit 10 g oder 10 ml)

Allgemeine Monographien

Extrakte 3765

Immunsera von Tieren zur Anwendung am Menschen........................... 3768

Extrakte

Extracta

4.03/0765

Definition

Extrakte sind Zubereitungen von flüssiger (Fluidextrakte und Tinkturen), halbfester (zähflüssige Extrakte, Dickextrakte) oder fester (Trockenextrakte) Beschaffenheit, die aus, üblicherweise getrockneten, pflanzlichen Drogen oder tierischen Materialien hergestellt werden.

Verschiedene Extrakttypen werden unterschieden. Standardisierte Extrakte werden innerhalb zulässiger Grenzen auf einen vorgegebenen Gehalt an bekannten wirksamkeitsbestimmenden Inhaltsstoffen eingestellt; die Einstellung erfolgt mit inerten Materialien oder durch Mischen von Extrakt-Chargen. Quantifizierte Extrakte werden auf einen definierten Bereich von Inhaltsstoffen eingestellt; die Einstellung erfolgt durch Mischen von Extrakt-Chargen. Andere Extrakte werden im Wesentlichen durch ihr Herstellungsverfahren (Beschaffenheit der zu extrahierenden pflanzlichen Droge oder des zu extrahierenden tierischen Materials; Lösungsmittel; Extraktionsbedingungen) sowie durch ihre Spezifikationen definiert.

Herstellung

Extrakte werden durch geeignete Methoden unter Verwendung von Ethanol oder anderen geeigneten Lösungsmitteln hergestellt. Verschiedene Chargen der pflanzlichen Droge oder des tierischen Materials können vor der Extraktion gemischt werden. Die zu extrahierende pflanzliche Droge oder das zu extrahierende tierische Material kann einer Vorbehandlung unterzogen werden, beispielsweise der Inaktivierung von Enzymen, dem Zerkleinern oder dem Entfetten. Zusätzlich können unerwünschte Stoffe nach der Extraktion entfernt werden.

Pflanzliche Drogen, tierische Materialien und organische Lösungsmittel, die zur Herstellung von Extrakten verwendet werden, müssen den betreffenden Monographien des Arzneibuchs entsprechen. Bei zähflüssigen Extrakten und Trockenextrakten, bei denen das organische Lösungsmittel durch Verdampfen entfernt wird, dürfen zurückgewonnene oder recycelte Lösungsmittel verwendet werden, vorausgesetzt die Rückgewinnungs-Verfahren sind so kontrolliert und gesteuert, dass sie sicherstellen, dass die Lösungsmittel geeigneten Spezifikationen entsprechen, bevor sie wiederverwendet oder mit anderen zugelassenen Materialien gemischt werden. Wasser für die Herstellung von Extrakten muss von geeigneter Qualität sein. Wasser, das dem Abschnitt „Gereinigtes Wasser als Bulk", mit Ausnahme der Prüfung „Bakterien-Endotoxine" der Monographie **Gereinigtes Wasser (Aqua purificata)**, entspricht, ist geeignet. Trinkwasser kann geeignet sein, falls es einer definierten Spezifikation entspricht, die eine gleich bleibende Herstellung eines geeigneten Extrakts sicherstellt.

Falls zutreffend, erfolgt das Konzentrieren zu der vorgesehenen Konsistenz mit geeigneten Methoden, üblicherweise unter vermindertem Druck und bei einer Temperatur, bei der die Wertminderung der Inhaltsstoffe möglichst gering ist. Ätherische Öle, die während der Verarbeitung abgetrennt wurden, können dem Extrakt auf einer geeigneten Stufe des Herstellungsverfahrens wieder zugesetzt werden. Geeignete Hilfsstoffe können auf unterschiedlichen Stufen des Herstellungsverfahrens zugesetzt werden, beispielsweise zur Verbesserung der technologischen Eigenschaften, wie der Homogenität oder der gleich bleibenden Qualität. Geeignete Stabilisatoren und Konservierungsmittel können ebenfalls zugesetzt werden.

Die Extraktion mit einem bestimmten Lösungsmittel führt zur Gewinnung von typischen Anteilen charakterisierter Inhaltsstoffe des zu extrahierenden Materials. Während der Herstellung von standardisierten und quantifizierten Extrakten können Reinigungsverfahren angewandt werden, die diese Anteile in Bezug auf die erwarteten Werte erhöhen; solche Extrakte werden als „gereinigt" bezeichnet.

Prüfung auf Identität

Extrakte werden mit Hilfe einer geeigneten Methode identifiziert.

Prüfung auf Reinheit

Falls zutreffend, können für den Extrakt als Ergebnis von Prüfungen an der für die Herstellung verwendeten pflanzlichen Droge oder des tierischen Materials und in Abhängigkeit vom Herstellungsverfahren Prüfungen auf mikrobiologische Reinheit (5.1.4), Prüfungen auf Schwermetalle, Aflatoxine oder Pestizid-Rückstände (2.8.13) erforderlich werden.

Gehaltsbestimmung

Wenn möglich wird der Gehalt von Extrakten mit Hilfe einer geeigneten Methode bestimmt.

Beschriftung

Die Beschriftung gibt an
- verwendete pflanzliche Droge oder verwendetes tierisches Material
- ob ein Fluidextrakt, ein zähflüssiger Extrakt, ein Trockenextrakt oder eine Tinktur vorliegt
- bei standardisierten Extrakten den Gehalt an bekannten wirksamkeitsbestimmenden Inhaltsstoffen
- bei quantifizierten Extrakten den Gehalt an Inhaltsstoffen (Markern), die quantifiziert werden
- Verhältnis von Ausgangsmaterial zu genuinem Extrakt (DEV, Droge-Extrakt-Verhältnis)

- Lösungsmittel, die bei der Extraktion verwendet wurden
- falls zutreffend, dass frisches pflanzliches oder frisches tierisches Material verwendet wurde
- falls zutreffend, dass der Extrakt „gereinigt" ist
- Name und Menge jedes verwendeten Hilfsstoffs, einschließlich Stabilisatoren und Konservierungsmitteln
- falls zutreffend, den Prozentgehalt des Trockenrückstands.

Fluidextrakte

Extracta fluida

Definition

Fluidextrakte sind flüssige Zubereitungen, von denen im Allgemeinen ein Masse- oder Volumteil einem Masseteil der getrockneten pflanzlichen Droge oder des getrockneten tierischen Materials entspricht. Diese Zubereitungen werden falls erforderlich so eingestellt, dass sie den Anforderungen bezüglich Lösungsmittelgehalt und, falls zutreffend, Gehalt an Inhaltsstoffen entsprechen.

Herstellung

Fluidextrakte werden durch Extraktion der pflanzlichen Droge oder des tierischen Materials unter Verwendung von Ethanol geeigneter Konzentration oder von Wasser hergestellt oder durch Lösen eines zähflüssigen Extrakts oder Trockenextrakts (ihrerseits hergestellt durch Verwendung der gleichen Extraktionsflüssigkeit mit gleicher Konzentration, wie sie bei der Herstellung des Fluidextrakts durch direkte Extraktion verwendet wird) der pflanzlichen Droge oder des tierischen Materials in Ethanol geeigneter Konzentration oder in Wasser. Falls erforderlich werden Fluidextrakte filtriert.

Beim Stehenlassen kann sich ein geringfügiger Niederschlag bilden, der zulässig ist, sofern sich die Zusammensetzung des Fluidextrakts nicht wesentlich ändert.

Prüfung auf Reinheit

Relative Dichte (2.2.5): Wenn die relative Dichte in der Monographie vorgeschrieben ist, muss der Fluidextrakt diesen Anforderungen entsprechen.

Ethanolgehalt (2.9.10): Bei ethanolischen Fluidextrakten wird die Bestimmung des Ethanolgehalts durchgeführt. Der Ethanolgehalt muss dem vorgeschriebenen Gehalt entsprechen.

Methanol, 2-Propanol (2.9.11): höchstens 0,05 Prozent (V/V) Methanol und höchstens 0,05 Prozent (V/V) 2-Propanol bei ethanolischen Fluidextrakten, falls nichts anderes vorgeschrieben ist

Trockenrückstand (2.8.16): Wenn der Trockenrückstand in der Monographie vorgeschrieben ist, muss der Fluidextrakt den Anforderungen entsprechen. Falls erforderlich wird das Ergebnis unter Berücksichtigung aller verwendeten Hilfsstoffe korrigiert.

Lagerung

Vor Licht geschützt

Beschriftung

Die Beschriftung gibt zusätzlich zu den unter „Extrakte" aufgeführten Forderungen an,
- falls zutreffend, den Ethanolgehalt in Prozent (V/V) im fertigen Extrakt.

Tinkturen

Tincturae

Definition

Tinkturen sind flüssige Zubereitungen, die üblicherweise aus 1 Teil pflanzlicher Droge oder tierischem Material und 10 Teilen Extraktionsflüssigkeit oder aus 1 Teil pflanzlicher Droge oder tierischem Material und 5 Teilen Extraktionsflüssigkeit hergestellt werden.

Herstellung

Tinkturen werden durch Mazeration oder Perkolation (die Grundzüge der Verfahren sind nachstehend beschrieben) hergestellt unter ausschließlicher Verwendung von Ethanol geeigneter Konzentration zur Extraktion der pflanzlichen Droge oder des tierischen Materials. Sie können auch durch Lösen eines zähflüssigen Extrakts oder Trockenextrakts (ihrerseits hergestellt durch Verwendung der gleichen Extraktionsflüssigkeit mit gleicher Konzentration, wie sie bei der Herstellung der Tinktur durch direkte Extraktion verwendet wird) der pflanzlichen Droge oder des tierischen Materials in Ethanol geeigneter Konzentration hergestellt werden. Falls erforderlich werden die Tinkturen filtriert.

Tinkturen sind üblicherweise klar. Beim Stehenlassen kann sich ein geringfügiger Niederschlag bilden, der zulässig ist, sofern sich die Zusammensetzung der Tinktur nicht wesentlich ändert.

Herstellung durch Mazeration: Falls nichts anderes vorgeschrieben ist, wird die zu extrahierende pflanzliche Droge oder das tierische Material in Stücke geeigneter

Größe zerkleinert, gründlich mit der vorgeschriebenen Extraktionsflüssigkeit gemischt und in einem verschlossenen Gefäß eine angemessene Zeit lang stehen gelassen. Der Rückstand wird von der Extraktionsflüssigkeit abgetrennt und falls erforderlich ausgepresst. Im letzteren Fall werden die beiden erhaltenen Flüssigkeiten vereinigt.

Herstellung durch Perkolation: Die zu extrahierende pflanzliche Droge oder das tierische Material wird falls erforderlich in Stücke geeigneter Größe zerkleinert, gründlich mit einem Anteil der vorgeschriebenen Extraktionsflüssigkeit gemischt, eine angemessene Zeit lang stehen gelassen und anschließend in einen Perkolator gefüllt. Das Perkolat wird bei Raumtemperatur so langsam abtropfen gelassen, dass die verbleibende Extraktionsflüssigkeit die zu extrahierende pflanzliche Droge oder das tierische Material stets bedeckt. Der Rückstand kann ausgepresst und die Pressflüssigkeit mit dem Perkolat vereinigt werden.

Prüfung auf Reinheit

Relative Dichte (2.2.5): Wenn die relative Dichte in der Monographie vorgeschrieben ist, muss die Tinktur diesen Anforderungen entsprechen.

Ethanolgehalt (2.9.10): Der Ethanolgehalt muss dem vorgeschriebenen Gehalt entsprechen.

Methanol, 2-Propanol (2.9.11): höchstens 0,05 Prozent (*V/V*) Methanol und höchstens 0,05 Prozent (*V/V*) 2-Propanol, falls nichts anderes vorgeschrieben ist

Trockenrückstand (2.8.16): Wenn der Trockenrückstand in der Monographie vorgeschrieben ist, muss die Tinktur den Anforderungen entsprechen. Falls erforderlich wird das Ergebnis unter Berücksichtigung aller verwendeten Hilfsstoffe korrigiert.

Lagerung

Vor Licht geschützt

Beschriftung

Die Beschriftung gibt zusätzlich zu den unter „Extrakte" aufgeführten Angaben an
- das Verhältnis von Ausgangsmaterial zu Extraktionsflüssigkeit oder von Ausgangsmaterial zu fertiger Tinktur, außer bei standardisierten oder quantifizierten Tinkturen
- Ethanolgehalt in Prozent (*V/V*) in der fertigen Tinktur.

Zähflüssige Extrakte, Dickextrakte

Extracta spissa

Definition

Zähflüssige Extrakte sind halbfeste Zubereitungen, die durch Eindampfen oder teilweises Eindampfen des bei der Extraktion verwendeten Lösungsmittels hergestellt werden.

Prüfung auf Reinheit

Trockenrückstand (2.8.16): Der zähflüssige Extrakt muss den Anforderungen der Monographie entsprechen.

Lösungsmittel: Falls erforderlich schreibt die Monographie eines zähflüssigen Extrakts eine Grenzprüfung für das bei der Extraktion verwendete Lösungsmittel vor.

Lagerung

Vor Licht geschützt

Trockenextrakte

Extracta sicca

Definition

Trockenextrakte sind feste Zubereitungen, die durch Verdampfen des bei ihrer Herstellung verwendeten Lösungsmittels erhalten werden. Trockenextrakte haben im Allgemeinen einen Trocknungsverlust oder einen Wassergehalt von höchstens 5 Prozent (*m/m*).

Prüfung auf Reinheit

Wasser (2.2.13): Wenn die Prüfung „Wasser" in der Monographie vorgeschrieben ist, muss der Trockenextrakt den Anforderungen entsprechen.

Trocknungsverlust (2.8.17): Wenn der Trocknungsverlust in der Monographie vorgeschrieben ist, muss der Trockenextrakt den Anforderungen entsprechen.

Lösungsmittel: Falls erforderlich schreibt die Monographie eines Trockenextrakts eine Grenzprüfung für das bei der Extraktion verwendete Lösungsmittel vor.

Lagerung

Dicht verschlossen, vor Licht geschützt

4.03/0084

Immunsera von Tieren zur Anwendung am Menschen

Immunosera ex animale ad usum humanum

Definition

Immunsera von Tieren zur Anwendung am Menschen sind flüssige oder gefriergetrocknete Zubereitungen, die gereinigte Immunglobuline oder gereinigte Immunglobulinfragmente enthalten, die aus Serum oder Plasma von immunisierten Tieren verschiedener Tierarten gewonnen werden.

Die Immunglobuline oder Immunglobulinfragmente haben die Fähigkeit, das zur Immunisierung verwendete Antigen spezifisch zu neutralisieren oder zu binden. Die Antigene umfassen mikrobielle oder andere Toxine, Antigene vom Menschen, Suspensionen von bakteriellen und viralen Antigenen sowie Schlangen-, Skorpion- und Spinnengifte. Die Zubereitung ist, falls erforderlich nach Verdünnen, zur intravenösen oder intramuskulären Anwendung vorgesehen.

Herstellung

Allgemeine Vorkehrungen

Das Herstellungsverfahren muss nachweislich konstant Immunsera von annehmbarer Unschädlichkeit und Wirksamkeit beim Menschen sowie annehmbarer Stabilität ergeben.

Jedes bei der Herstellung von Immunsera verwendete Reagenz biologischer Herkunft muss frei von Verunreinigungen mit Bakterien, Pilzen und Viren sein. Das Herstellungsverfahren umfasst einen Schritt oder mehrere Schritte, die bekannte Infektionserreger nachweislich entfernen oder inaktivieren.

Die bei der Herstellung verwendeten Verfahren müssen validiert, wirkungsvoll und reproduzierbar sein und dürfen die biologische Aktivität des Produkts nicht beeinträchtigen.

Das Herstellungsverfahren wird einer Validierung unterzogen und muss gewährleisten, dass, falls der Impfstoff geprüft wird, die Zubereitung der „Prüfung auf anomale Toxizität, Prüfung von Sera und Impfstoffen für Menschen" (2.6.9) entspricht.

Referenzzubereitung: Eine Charge, die sich in klinischen Studien als wirksam erwiesen hat, oder eine entsprechend repräsentative Charge wird als Referenzzubereitung für die Prüfungen auf Proteine großer Molekülmasse und Reinheit verwendet.

Tiere

Die verwendeten Tiere müssen zu einer von der zuständigen Behörde zugelassenen Art gehören, gesund und ausschließlich für die Herstellung von Immunserum vorgesehen sein. Die Tiere werden geprüft und müssen nachweislich frei von infektiösen Agenzien sein, die in einer Liste festgelegt sind. Das Eingliedern der Tiere in eine geschlossene Herde muss definierten Abläufen folgen, einschließlich der Festlegung von Quarantänemaßnahmen. Falls zutreffend, müssen zusätzliche spezifizierte Agenzien berücksichtigt werden, abhängig von der geographischen Lage des mit der Zucht und Aufzucht der Tiere befassten Unternehmens. Das Tierfutter muss aus einer kontrollierten Bezugsquelle stammen, tierische Proteine dürfen nicht zugesetzt werden. Der Lieferant der Tiere muss von der zuständigen Behörde zertifiziert sein.

Wenn die Tiere mit Antibiotika behandelt werden, muss eine geeignete Wartezeit vor der Blut- oder Plasmaentnahme eingehalten werden. Die Tiere dürfen nicht mit penicillinhaltigen Antibiotika behandelt werden. Wenn den Tieren ein Lebendimpfstoff verabreicht wird, muss ein geeigneter zeitlicher Abstand zwischen der Impfung und der Gewinnung von Serum oder Plasma für die Immunserumherstellung eingehalten werden.

Immunisierung

Falls zutreffend, müssen die verwendeten Antigene identifiziert und charakterisiert werden. Falls erforderlich müssen sie nachweislich frei von fremden infektiösen Agenzien sein. Die Identifizierung erfolgt anhand ihrer Namen und Chargennummern. Informationen über die Herkunft und Gewinnung müssen aufgezeichnet werden.

Die ausgewählten Tiere müssen mindestens 1 Woche lang isoliert gehalten werden, bevor sie nach einem genau definierten Schema durch wiederholte Impfungen in geeigneten Zeitabständen immunisiert werden. Adjuvanzien können verwendet werden.

Der allgemeine Gesundheitszustand der Tiere wird überwacht und die Bildung der spezifischen Antikörper wird bei jedem Zyklus der Immunisierung kontrolliert.

Die Tiere werden vor der Blut- oder Plasmaentnahme sorgfältig untersucht. Wenn ein Tier pathologische Läsionen aufweist, die nicht auf den Immunisierungsprozess zurückzuführen sind, wird weder dieses Tier noch eines der anderen Tiere der betroffenen Gruppe verwendet, außer wenn erwiesen ist, dass die Verwendung der Tiere die Unschädlichkeit des Produkts nicht beeinträchtigt.

Entnahme von Blut oder Plasma

Blutentnahmen werden durch Venenpunktion oder Plasmapherese vorgenommen. Die Einstichstelle wird rasiert, gereinigt und desinfiziert. Die Tiere können unter Bedingungen, welche die Qualität des Produkts nicht beeinflussen, betäubt werden. Falls nichts anderes vorgeschrieben ist, kann ein Konservierungsmittel zugesetzt werden. Das Blut oder Plasma wird so entnommen, dass die Sterilität des Produkts erhalten bleibt. Die Blut- oder Plasmaentnahme darf nicht an dem Ort durchgeführt werden, an dem die Tiere gehalten oder gezüchtet werden und das Immunserum gereinigt wird. Wenn das Serum oder Plasma vor der weiteren Verarbeitung gelagert werden soll, müssen Vorkehrungen getroffen werden, um eine mikrobielle Verunreinigung zu verhindern.

Mehrere Einzelplasma- oder Einzelserumproben können vor der Reinigung gepoolt werden. Bei den Einzelproben oder den gepoolten Proben werden vor der Reinigung die folgenden Prüfungen durchgeführt.

Prüfungen auf kontaminierende Viren: Wenn ein Konservierungsmittel zugesetzt wurde, muss es vor der Durchführung der Prüfungen neutralisiert werden oder die Prüfungen werden an einer vor Zusatz des Konservierungsmittels genommenen Probe durchgeführt. Jeder Pool wird mit geeigneten In-vitro-Prüfungen auf kontaminierende Viren geprüft.

Jeder Pool wird durch Beimpfen von Zellkulturen, mit denen eine große Auswahl an Viren nachgewiesen werden kann, auf solche Viren geprüft, die für das bestimmte Produkt relevant sind.

Bestimmung der Wirksamkeit: Eine biologische Wertbestimmung wird wie in der Monographie angegeben durchgeführt und das Ergebnis, falls zutreffend, in Internationalen Einheiten je Milliliter angegeben. Eine validierte In-vitro-Methode kann ebenfalls durchgeführt werden.

Proteingehalt: Die zu prüfende Zubereitung wird mit einer Lösung von Natriumchlorid R (9 g · l^{-1}) verdünnt, so dass die Lösung etwa 15 mg Protein in 2 ml enthält. In einem Zentrifugenglas mit rundem Boden werden 2 ml dieser Lösung mit 2 ml einer Lösung von Natriummolybdat R (75 g · l^{-1}) sowie 2 ml einer Mischung von 1 Volumteil nitratfreier Schwefelsäure R und 30 Volumteilen Wasser R versetzt. Nach Umschütteln und 5 min langem Zentrifugieren wird die überstehende Flüssigkeit dekantiert. Das Zentrifugenglas wird umgedreht auf Filterpapier abtropfen gelassen. Im Rückstand wird der Stickstoff mit der Kjeldahl-Bestimmung (2.5.9) ermittelt und die Proteinmenge durch Multiplikation mit 6,25 berechnet. Der Proteingehalt muss innerhalb der zugelassenen Grenzen liegen.

Reinigung und Virusinaktivierung

Die Immunglobuline werden mit Hilfe von fraktionierter Präzipitation, Chromatographie, Immunadsorption oder mit anderen chemischen oder physikalischen Methoden aus Serum oder Plasma konzentriert und gereinigt. Sie können durch Enzymbehandlung weiterverarbeitet werden. Die Methoden werden ausgewählt und validiert, um eine Verunreinigung bei allen Herstellungsschritten zu vermeiden und um die Bildung von Proteinaggregaten, die die immunbiologischen Eigenschaften des Produkts beeinflussen, zu verhindern. Für Produkte, die aus Immunglobulinfragmenten bestehen, werden Methoden validiert, die eine vollständige Fragmentierung garantieren. Durch die verwendeten Reinigungsverfahren dürfen keine zusätzlichen Komponenten gebildet werden, welche die Qualität und Unschädlichkeit des Produkts beeinträchtigen.

Abgesehen von begründeten und zugelassenen Fällen werden validierte Verfahren zur Entfernung und/oder Inaktivierung von Viren angewendet. Die Verfahren werden ausgewählt, um die Bildung von Polymeren oder Aggregaten zu verhindern und die Spaltung von F(ab)'2- zu Fab'-Fragmenten so gering wie möglich zu halten, wenn das Produkt nicht aus Fab'-Fragmenten bestehen soll.

Nach Reinigung und Behandlung zur Entfernung und/oder Inaktivierung von Viren kann ein Stabilisator zu dem Zwischenprodukt gegeben werden, das für einen auf Grund der Stabilitätsdaten definierten Zeitraum gelagert werden kann.

Nur ein Zwischenprodukt, das den nachstehenden Anforderungen entspricht, darf zur Herstellung der Fertigzubereitung als Bulk verwendet werden.

Reinheit: Die Prüfung erfolgt mit Hilfe der nichtreduzierenden Polyacrylamid-Gelelektrophorese (2.2.31) durch Vergleich mit einer Referenzzubereitung. Die Intensität der Banden wird verglichen, zusätzliche Banden dürfen nicht auftreten.

Fertiges Immunserum als Bulk

Das fertige Immunserum als Bulk wird aus einem einzelnen Zwischenprodukt oder einem Pool von Zwischenprodukten von Tieren derselben Spezies hergestellt. Zwischenprodukte mit unterschiedlicher Spezifität dürfen gepoolt werden.

Ein Konservierungsmittel und ein Stabilisator können zugesetzt werden. Wenn ein Konservierungsmittel zum Blut oder Plasma zugesetzt wurde, muss im fertigen Immunserum als Bulk das gleiche Konservierungsmittel verwendet werden.

Nur ein fertiges Immunserum als Bulk, das den nachfolgenden Anforderungen entspricht, darf zur Herstellung der Fertigzubereitung verwendet werden.

Konservierungsmittel: Falls zutreffend wird der Gehalt an Konservierungsmittel mit einer geeigneten physikalisch-chemischen Methode bestimmt. Der Gehalt muss mindestens 85 und darf höchstens 115 Prozent des in der Beschriftung angegebenen Gehalts betragen.

Sterilität (2.6.1): Das Immunserum muss der Prüfung entsprechen.

Fertigzubereitung

Das fertige Immunserum als Bulk wird unter aseptischen Bedingungen in sterile Behältnisse mit Sicherheitsverschluss abgefüllt, die so verschlossen werden, dass jede Verunreinigung ausgeschlossen ist.

Nur eine Fertigzubereitung, die allen nachstehenden Anforderungen unter „Prüfung auf Identität", „Prüfung auf Reinheit" und „Bestimmung der Wirksamkeit" entspricht, darf zur Verwendung freigegeben werden.

Wenn die Prüfungen „Osmolalität", „Proteingehalt", „Verteilung der Molekülgrößen", „Konservierungsmittel", „Stabilisator", „Reinheit", „Fremdproteine", „Albumin" und „Bestimmung der Wirksamkeit" beim fertigen

Immunserum als Bulk zufrieden stellende Ergebnisse erzielt haben, können sie bei der Fertigzubereitung entfallen.

Die zu prüfende Zubereitung wird unmittelbar vor der „Prüfung auf Identität", „Prüfung auf Reinheit" (mit Ausnahme der Prüfungen „Löslichkeit" und „Wasser") und „Bestimmung der Wirksamkeit" wie in der Beschriftung angegeben rekonstituiert.

Eigenschaften

Immunsera sind klare bis opaleszente und farblose bis schwach gelbe Flüssigkeiten, die keine Trübung aufweisen. Gefriergetrocknete Zubereitungen sind weiße bis schwach gelbe Pulver oder eine weiße bis schwach gelbe, feste, leicht brüchige Masse. Nach dem Rekonstituieren weisen sie die gleichen Eigenschaften wie flüssige Zubereitungen auf.

Prüfung auf Identität

Die Prüfung auf Identität erfolgt durch immunologische Prüfungen und falls erforderlich durch Bestimmung der biologischen Aktivität. Die Bestimmung der Wirksamkeit kann ebenfalls zur Identifizierung beitragen.

Prüfung auf Reinheit

Löslichkeit: Dem Behältnis mit der zu prüfenden Zubereitung wird das in der Beschriftung angegebene Volumen des Lösungsmittels zum Rekonstituieren zugesetzt. Die Zubereitung muss sich innerhalb der in der Beschriftung angegebenen Zeit vollständig lösen.

Entnehmbares Volumen (2.9.17): Die Zubereitung muss der Prüfung entsprechen.

pH-Wert (2.2.3): Der pH-Wert liegt innerhalb der für das bestimmte Produkt zugelassenen Grenzen.

Osmolalität (2.2.35): mindestens 240 mosmol $\cdot$ kg^{-1}, falls erforderlich nach Verdünnung

Proteingehalt: 90 bis 110 Prozent des in der Beschriftung angegebenen Gehalts, jedoch höchstens 100 g $\cdot$ l^{-1}

Die zu prüfende Zubereitung wird mit einer Lösung von Natriumchlorid *R* (9 g $\cdot$ l^{-1}) verdünnt, so dass die Lösung etwa 15 mg Protein in 2 ml enthält. In einem Zentrifugenglas mit rundem Boden werden 2 ml dieser Lösung mit 2 ml einer Lösung von Natriummolybdat *R* (75 g $\cdot$ l^{-1}) sowie 2 ml einer Mischung von 1 Volumteil nitratfreier Schwefelsäure *R* und 30 Volumteilen Wasser *R* versetzt. Nach Umschütteln und 5 min langem Zentrifugieren wird die überstehende Flüssigkeit dekantiert. Das Zentrifugenglas wird umgedreht auf Filterpapier abtropfen gelassen. Im Rückstand wird der Stickstoff mit der Kjeldahl-Bestimmung (2.5.9) ermittelt und die Proteinmenge durch Multiplikation mit 6,25 berechnet.

Verteilung der Molekülgrößen: Die Prüfung erfolgt mit Hilfe der Flüssigchromatographie (2.2.29 oder 2.2.30). Die Zubereitung muss der für das bestimmte Produkt zugelassenen Spezifikation entsprechen.

Konservierungsmittel: Falls vorhanden wird der Gehalt an Konservierungsmittel mit einer geeigneten physikalisch-chemischen Methode bestimmt. Der Gehalt muss mindestens dem zuvor bestimmten, gerade noch wirksamen Gehalt entsprechen und darf höchstens 115 Prozent des in der Beschriftung angegebenen Gehalts betragen.

Phenol (2.5.15): höchstens 2,5 g $\cdot$ l^{-1} für phenolhaltige Zubereitungen

Stabilisator: Der Gehalt an Stabilisator wird mit einer geeigneten physikalisch-chemischen Methode bestimmt. Die Zubereitung muss mindestens 80 und darf höchstens 120 Prozent der in der Beschriftung angegebenen Menge enthalten.

Reinheit: Die Prüfung erfolgt mit Hilfe der nichtreduzierenden Polyacrylamid-Gelelektrophorese (2.2.31) durch Vergleich mit der Referenzzubereitung. Zusätzliche Banden dürfen bei der zu prüfenden Zubereitung nicht gefunden werden.

Fremdproteine: Wenn eine Prüfung durch Präzipitation mit spezifischen Antisera durchgeführt wird, darf nachweislich nur Protein von Tieren der angegebenen Spezies nachgewiesen werden, falls nichts anderes vorgeschrieben ist, zum Beispiel wenn Material menschlicher Herkunft während der Herstellung des Immunserums verwendet wurde.

Albumin: Falls in der Monographie nichts anderes vorgeschrieben ist, darf der mittels Elektrophorese ermittelte Gehalt an Albumin nicht höher sein als der für das bestimmte Produkt zugelassene Grenzwert und in jedem Fall nicht mehr als 3 Prozent betragen.

Wasser (2.5.12): höchstens 3 Prozent für gefriergetrocknete Zubereitungen

Sterilität (2.6.1): Das Immunserum muss der Prüfung entsprechen.

Pyrogene (2.6.8): Abgesehen von begründeten und zugelassenen Fällen muss das Immunserum der Prüfung „Pyrogene" entsprechen. Falls nichts anderes vorgeschrieben ist, wird 1 ml je Kilogramm Körpermasse eines Kaninchens injiziert.

Bestimmung der Wirksamkeit

Eine biologische Wirksamkeitsbestimmung wird wie in der Monographie angegeben durchgeführt. Falls zutreffend, werden die Ergebnisse in Internationalen Einheiten je Milliliter angegeben. Eine validierte In-vitro-Methode kann ebenfalls angewendet werden.

Lagerung

Vor Licht geschützt, bei der in der Beschriftung angegebenen Temperatur

Flüssige Zubereitungen dürfen nicht eingefroren werden.

Verfallsdatum: Das Verfallsdatum wird vom Beginn der Bestimmung der Wirksamkeit an berechnet.

Beschriftung

Die Beschriftung gibt an
- falls zutreffend, Anzahl der Internationalen Einheiten je Milliliter
- Proteinmenge je Behältnis
- für gefriergetrocknete Zubereitungen
  - Name und Volumen der für das Rekonstituieren zuzusetzenden Flüssigkeit
  - dass das Immunserum unmittelbar nach Rekonstituieren verwendet werden muss
  - zum vollständigen Lösen benötigte Zeit
- Art der Anwendung
- Lagerungsbedingungen
- Verfallsdatum, ausgenommen für Behältnisse von weniger als 1 ml, die einzeln verpackt sind
  Das Verfallsdatum auf der Beschriftung des Behältnisses kann unter der Voraussetzung entfallen, dass das Verfallsdatum auf der Verpackung vermerkt ist und die Beschriftung auf der Verpackung angibt, dass das Behältnis bis zur Verwendung in der Verpackung verbleiben muss.
- Tierart, von der das Immunserum gewonnen wurde
- Name und Menge jedes Konservierungsmittels, jedes Stabilisators oder jeder anderen dem Immunserum zugesetzten Substanz.

Einzelmonographien zu Darreichungsformen

Arzneimittel-Vormischungen zur veterinärmedizinischen Anwendung................. 3775

Halbfeste Zubereitungen zur kutanen
Anwendung 3775

4.03/1037
Arzneimittel-Vormischungen zur veterinärmedizinischen Anwendung

Praeadmixta ad alimenta medicata ad usum veterinarium

Definition

Mischungen eines Wirkstoffs oder mehrerer Wirkstoffe üblicherweise in geeigneten Trägerstoffen, die dazu dienen, die Verfütterung der Wirkstoffe an Tiere zu erleichtern

Sie werden ausschließlich bei der Zubereitung von Fütterungsarzneimitteln verwendet.

Arzneimittel-Vormischungen werden in granulierter, pulverisierter, halbfester oder flüssiger Form in Verkehr gebracht. Als Pulver oder Granulate sind sie rieselfähig und homogen. Alle aggregierten Teilchen zerfallen bei normaler Handhabung. In flüssiger Form handelt es sich um homogene Suspensionen oder Lösungen, die aus thixotropen Gelen oder strukturierten Flüssigkeiten hergestellt werden können. Durch die Teilchengröße und die anderen Eigenschaften wird eine homogene Verteilung des Wirkstoffs/der Wirkstoffe im Fütterungsarzneimittel gewährleistet.

Abgesehen von begründeten und zugelassenen Fällen enthält die Gebrauchsanweisung von Arzneimittel-Vormischungen in granulierter oder pulverisierter Form den Hinweis, dass ihre Konzentration im Fütterungsarzneimittel mindestens 0,5 Prozent beträgt.

Herstellung

Wirkstoff: Abgesehen von bereits anderweitig für bestehende Arzneimittel-Vormischungen begründeten und zugelassenen Fällen muss ein Wirkstoff, der zur Herstellung einer Arzneimittel-Vormischung bestimmt ist, den Anforderungen der jeweiligen Monographie des Arzneibuchs entsprechen.

Prüfung auf Reinheit

Trocknungsverlust (2.2.32): abgesehen von begründeten und zugelassenen Fällen höchstens 15,0 Prozent bei Vormischungen in granulierter oder pulverisierter Form, mit 3,000 g Zubereitung durch 2 h langes Trocknen im Trockenschrank bei 100 bis 105 °C bestimmt

Beschriftung

Die Beschriftung gibt an
- Tierart, für die die Arzneimittel-Vormischung bestimmt ist
- Anweisungen für die Zubereitung des Fütterungsarzneimittels aus der Arzneimittel-Vormischung und dem Mischfuttermittel
- falls zutreffend, die Wartezeit zwischen Beendigung der Fütterung mit dem Fütterungsarzneimittel und der Gewinnung der zum menschlichen Verzehr bestimmten Produkte.

4.03/0132
Halbfeste Zubereitungen zur kutanen Anwendung

Praeparationes molles ad usum dermicum

*Die Anforderungen dieser Monographie beziehen sich auf alle halbfesten Zubereitungen zur kutanen Anwendung. Zusätzliche Anforderungen für halbfeste Zubereitungen, die auf bestimmten Körperoberflächen oder Schleimhäuten angewendet werden, sind falls zutreffend in anderen Monographien über Darreichungsformen aufgeführt, zum Beispiel in **Zubereitungen zur Anwendung am Auge (Ophthalmica)**, **Zubereitungen zur Anwendung am Ohr (Auricularia)**, **Zubereitungen zur nasalen Anwendung (Nasalia)**, **Zubereitungen zur rektalen Anwendung (Rectalia)** und **Zubereitungen zur vaginalen Anwendung (Vaginalia)**.*

Definition

Halbfeste Zubereitungen zur kutanen Anwendung sind zur lokalen oder transdermalen Wirkstofffreisetzung bestimmt. Sie können eine erweichende oder schützende Wirkung auf die Haut ausüben. Die Zubereitungen haben ein homogenes Aussehen.

Halbfeste Zubereitungen zur kutanen Anwendung bestehen aus einer einfachen oder zusammengesetzten Grundlage, in der in der Regel ein Wirkstoff oder mehrere Wirkstoffe gelöst oder dispergiert sind. Je nach Zusammensetzung kann die Grundlage die Wirkung der Zubereitung beeinflussen.

Die Grundlagen können aus natürlichen oder synthetischen Substanzen bestehen. Sie können Ein- oder Mehrphasensysteme sein. Je nach Art der Grundlage können die Zubereitungen hydrophile oder hydrophobe Eigenschaften aufweisen. Die Zubereitungen können geeignete Hilfsstoffe wie Konservierungsmittel, Antioxidanzien, Stabilisatoren, Emulgatoren, Verdickungsmittel und Penetrationsbeschleuniger enthalten.

Halbfeste Zubereitungen, die zur Anwendung auf schwer geschädigter Haut bestimmt sind, müssen steril sein.

Falls zutreffend, entsprechen Behältnisse für halbfeste Zubereitungen zur kutanen Anwendung den Anforderungen unter „Material zur Herstellung von Behältnissen" (3.1 und Unterabschnitte) sowie den Anforderungen unter „Behältnisse" (3.2 und Unterabschnitte).

Halbfeste Zubereitungen zur kutanen Anwendung werden unterschieden in:
– Salben
– Cremes
– Gele
– Pasten
– Umschlagpasten
– wirkstoffhaltige Pflaster.

Je nach Struktur sind Salben, Cremes und Gele im Allgemeinen viskoelastisch und zeigen Nicht-Newton'sches Fließverhalten. So fließen plastische, pseudoplastische oder thixotrope Typen bei hohen Schergefällen. Pasten verhalten sich häufig dilatant.

Herstellung

Im Rahmen der pharmazeutischen Entwicklung muss bei Zubereitungen, die Konservierungsmittel enthalten, deren Notwendigkeit und die ausreichende Konservierung im Hinblick auf die Anforderungen der zuständigen Behörde nachgewiesen werden. Eine geeignete Methode zur Prüfung und Kriterien zur Beurteilung der konservierenden Eigenschaften der Zubereitung werden unter „Prüfung auf ausreichende Konservierung" (5.1.3) aufgeführt.

Bei der Herstellung, Verpackung, Lagerung und dem In-Verkehr-Bringen von halbfesten Zubereitungen zur kutanen Anwendung sind geeignete Maßnahmen zu ergreifen, um ihre mikrobiologische Qualität zu gewährleisten. Empfehlungen dazu werden unter „Mikrobiologische Qualität pharmazeutischer Zubereitungen" (5.1.4) gegeben.

Bei der Herstellung von sterilen, halbfesten Zubereitungen zur kutanen Anwendung werden Materialien und Methoden eingesetzt, die dazu bestimmt sind, Sterilität zu gewährleisten und die Kontamination mit sowie das Wachstum von Mikroorganismen zu vermeiden. Empfehlungen dazu werden unter „Methoden zur Herstellung steriler Zubereitungen" (5.1.1) gegeben.

Bei der Herstellung von halbfesten Zubereitungen zur kutanen Anwendung muss durch geeignete Maßnahmen sichergestellt sein, dass die festgelegten rheologischen Eigenschaften erzielt werden. Wo erforderlich können die folgenden, nicht verpflichtenden Prüfungen durchgeführt werden: Prüfung der Konsistenz durch Penetrometrie (2.9.9), (scheinbare) Viskosität (2.2.10) und eine geeignete Prüfung zum Nachweis der gewünschten Freisetzung des Wirkstoffs/der Wirkstoffe.

Bei der Herstellung halbfester Zubereitungen zur kutanen Anwendung, die einen Wirkstoff oder mehrere Wirkstoffe enthalten, der/die sich nicht in der Grundlage löst/lösen (zum Beispiel Emulsionen oder Suspensionen), muss sichergestellt sein, dass eine angemessene Homogenität der Zubereitung hinsichtlich der Anwendung gewährleistet ist.

Bei der Herstellung von halbfesten Zubereitungen zur kutanen Anwendung, die dispergierte Teilchen enthalten, muss sichergestellt sein, dass die Teilchengröße im Hinblick auf die beabsichtigte Anwendung kontrolliert und geeignet ist.

Prüfung auf Reinheit

Entnehmbare Masse oder entnehmbares Volumen (2.9.28): Halbfeste Zubereitungen zur kutanen Anwendung in Einzeldosisbehältnissen müssen der Prüfung entsprechen.

Sterilität (2.6.1): Wenn in der Beschriftung angegeben ist, dass die Zubereitung steril ist, muss sie der Prüfung entsprechen.

Lagerung

Dicht verschlossen, falls die Zubereitung Wasser oder andere flüchtige Stoffe enthält

Falls die Zubereitung steril ist, im sterilen, dicht verschlossenen Behältnis mit Sicherheitsverschluss

Beschriftung

Die Beschriftung gibt an
– Name jedes zugesetzten Konservierungsmittels
– falls zutreffend, dass die Zubereitung steril ist.

Salben

Definition

Salben bestehen aus einer einphasigen Grundlage, in der feste oder flüssige Substanzen dispergiert sein können.

Hydrophobe Salben

Hydrophobe Salben können nur kleine Mengen Wasser aufnehmen. Typische Grundlagen für die Herstellung dieser Salben sind Hartparaffin, dickflüssiges und dünnflüssiges Paraffin, pflanzliche Öle, tierische Fette, synthetische Glyceride, Wachse und flüssige Polyalkylsiloxane.

Wasser aufnehmende Salben

Wasser aufnehmende Salben können größere Mengen Wasser aufnehmen und damit in Abhängigkeit von der Art des Emulgators Emulsionen vom Wasser-in-Öl-Typ oder vom Öl-in-Wasser-Typ bilden. Zu diesem Zweck können Emulgatoren vom Wasser-in-Öl-Typ, wie Wollwachsalkohole, Sorbitanester, Monoglyceride und Fettalkohole, oder vom Öl-in-Wasser-Typ, wie sulfatierte

Fettalkohole, Polysorbate, Macrogolcetostearylether oder Ester von Fettsäuren mit Macrogolen, verwendet werden. Grundlagen der Wasser aufnehmenden Salben sind diejenigen der hydrophoben Salben.

Hydrophile Salben

Hydrophile Salben sind Zubereitungen, deren Grundlagen mit Wasser mischbar sind. Diese Salbengrundlagen bestehen üblicherweise aus Mischungen von flüssigen und festen Macrogolen (Polyethylenglycolen). Sie können Wasser in geeigneten Mengen enthalten.

Cremes

Definition

Cremes sind mehrphasige Zubereitungen, die aus einer lipophilen und einer wässrigen Phase bestehen.

Lipophile Cremes

In lipophilen Cremes ist die äußere Phase lipophil. Sie enthalten Emulgatoren vom Wasser-in-Öl-Typ, wie zum Beispiel Wollwachsalkohole, Sorbitanester und Monoglyceride.

Hydrophile Cremes

In hydrophilen Cremes ist die äußere Phase die wässrige Phase. Die Zubereitungen enthalten Emulgatoren vom Öl-in-Wasser-Typ, wie Natrium- oder Trolaminseifen, sulfatierte Fettalkohole, Polysorbate oder Ester von Polyethoxyfettsäuren und Polyethoxyfettsäurealkoholen, falls erforderlich in Mischung mit Emulgatoren vom Wasser-in-Öl-Typ.

Gele

Definition

Gele bestehen aus gelierten Flüssigkeiten. Die Gele werden mit Hilfe geeigneter Quellmittel hergestellt.

Lipophile Gele

Lipophile Gele (Oleogele) sind Zubereitungen, deren Grundlagen üblicherweise aus dickflüssigem Paraffin mit Zusatz von Polyethylen oder aus fetten Ölen, die durch Zusatz von kolloidalem Siliciumdioxid, Aluminium- oder Zinkseifen geliert werden, bestehen.

Hydrophile Gele

Hydrophile Gele (Hydrogele) sind Zubereitungen, deren Grundlagen üblicherweise aus Wasser, Glycerol oder Propylenglycol bestehen, die mit geeigneten Quellstoffen, wie Stärke, Cellulosederivaten, Carbomeren oder Magnesium-Aluminium-Silikaten, geliert werden.

Pasten

Definition

Pasten sind halbfeste Zubereitungen zur kutanen Anwendung und enthalten in der Grundlage große Anteile von fein dispergierten Pulvern.

Umschlagpasten

Definition

Umschlagpasten bestehen aus einer hydrophilen, Hitze speichernden Grundlage, in der feste oder flüssige Wirkstoffe dispergiert sind. Sie werden üblicherweise in dicker Schicht auf ein geeignetes Tuch aufgestrichen und vor Auflegen auf die Haut erhitzt.

Wirkstoffhaltige Pflaster

Definition

Wirkstoffhaltige Pflaster sind flexible Zubereitungen, die einen Wirkstoff oder mehrere Wirkstoffe enthalten und zur Anwendung auf der Haut bestimmt sind. Sie sind geeignet, den Wirkstoff oder die Wirkstoffe in engem Kontakt zur Haut zu halten, so dass diese langsam absorbiert werden können, oder sie haben schützende oder keratolytische Wirkung.

Wirkstoffhaltige Pflaster bestehen aus einer klebstoffhaltigen Grundlage, die gefärbt sein und einen Wirkstoff oder mehrere Wirkstoffe enthalten kann. Sie ist als gleichmäßige Schicht auf einen geeigneten Träger aus natürlichem oder synthetischem Material aufgetragen. Die Grundlage darf die Haut nicht reizen oder sensibilisieren. Die Klebstoffschicht wird mit einer geeigneten Schutzfolie bedeckt, die vor der Anwendung auf der Haut entfernt wird. Beim Entfernen der Schutzfolie darf diese die Zubereitung nicht von der äußeren Trägerschicht entfernen.

Wirkstoffhaltige Pflaster stehen in Größen für die unmittelbare Anwendung zur Verfügung oder sind als größere Stücke erhältlich, die vor der Anwendung zu zerschneiden sind. Wirkstoffhaltige Pflaster kleben fest auf der Haut, wenn beim Aufbringen ein schwacher Druck angewendet wird. Sie können abgezogen werden, ohne die Haut nennenswert zu verletzen oder die Zubereitung von der äußeren Trägerschicht zu entfernen.

Prüfung auf Reinheit

Wirkstofffreisetzung: Eine geeignete Prüfung, wie eine der Prüfungen, die unter „Wirkstofffreisetzung aus Transdermalen Pflastern" (2.9.4) aufgeführt sind, kann durchgeführt werden, um die erforderliche Freisetzung des Wirkstoffs oder der Wirkstoffe nachzuweisen.

Einzelmonographien zu Impfstoffen für Menschen

Diphtherie-Tetanus-Hepatitis-B-(rDNA)-
Adsorbat-Impfstoff 3781

Diphtherie-Tetanus-Pertussis(azellulär, aus
Komponenten)-Poliomyelitis(inaktiviert)-
Haemophilus-Typ-B(konjugiert)-Adsorbat-
Impfstoff 3783

Diphtherie-Tetanus-Pertussis-Poliomyelitis
(inaktiviert)-Adsorbat-Impfstoff 3786

Diphtherie-Tetanus-Pertussis-Poliomyelitis
(inaktiviert)-Haemophilus-Typ-B(konjugiert)-
Adsorbat-Impfstoff 3789

4.03/2062

Diphtherie-Tetanus-Hepatitis-B-(rDNA)-Adsorbat-Impfstoff

Vaccinum diphtheriae, tetani et hepatitidis B (ADNr) adsorbatum

Definition

Diphtherie-Tetanus-Hepatitis-B-(rDNA)-Adsorbat-Impfstoff ist ein Kombinationsimpfstoff aus Diphtherie-Formoltoxoid, Tetanus-Formoltoxoid, Hepatitis-B-Oberflächenantigen (HBsAg) und einem mineralischen Adsorbens wie Aluminiumhydroxid oder hydratisiertem Aluminiumphosphat.

Die Formoltoxoide werden aus den Toxinen gewonnen, die beim Wachstum von *Corynebacterium diphtheriae* beziehungsweise von *Clostridium tetani* gebildet werden.

HBsAg ist eine Proteinkomponente des Hepatitis-B-Virus. Das Antigen wird durch DNA-Rekombinationstechnik gewonnen.

Herstellung

Allgemeine Vorkehrungen

Das Herstellungsverfahren muss nachweislich konstant Impfstoffe ergeben, die einem Impfstoff entsprechen, dessen klinische Wirksamkeit und Unschädlichkeit für den Menschen nachgewiesen wurde.

Das Herstellungsverfahren wird einer Validierung unterzogen und muss gewährleisten, dass, falls der Impfstoff geprüft wird, die Zubereitung der „Prüfung auf anomale Toxizität, Prüfung von Sera und Impfstoffen für Menschen" (2.6.9) und der folgenden Prüfung auf spezifische Toxizität der Diphtherie- und Tetanus-Komponente entspricht: 5 gesunden Meerschweinchen von je 250 bis 350 g Körpermasse, die zuvor keinerlei die Prüfung störende Behandlung erhalten haben, wird jeweils das 5fache der in der Beschriftung angegebenen Einzeldosis für den Menschen subkutan injiziert. Wenn innerhalb von 42 Tagen nach der Injektion ein Tier Symptome einer Vergiftung mit Diphtherie- oder Tetanus-Toxin zeigt oder daran stirbt, entspricht der Impfstoff nicht der Prüfung. Stirbt mehr als ein Tier aus Gründen, die nicht mit dem Impfstoff in Zusammenhang stehen, ist die Prüfung einmal zu wiederholen. Stirbt auch bei der Wiederholungsprüfung mehr als ein Tier, so entspricht der Impfstoff nicht der Prüfung.

Der Gehalt an Bakterien-Endotoxinen (2.6.14) in gereinigtem Diphtherie-Toxoid als Bulk und in gereinigtem Tetanus-Toxoid als Bulk wird bestimmt, um das Reinigungsverfahren zu überwachen und die Menge im fertigen Impfstoff zu begrenzen. Für jede Komponente muss der Gehalt an Bakterien-Endotoxinen geringer sein als die für den bestimmten Impfstoff zugelassenen Grenzen und in jedem Fall muss der Gehalt im fertigen Impfstoff weniger als 100 I.E. Bakterien-Endotoxine je Einzeldosis für den Menschen betragen.

Referenzimpfstoff(e): Unter der Voraussetzung, dass gültige Wirksamkeitsbestimmungen durchgeführt werden können, ist die Verwendung von Einzelkomponenten-Referenzimpfstoffen für die Wirksamkeitsbestimmung des Kombinationsimpfstoffs möglich. Wenn das auf Grund von Interaktionen zwischen den Komponenten des Kombinationsimpfstoffs oder auf Grund von Unterschieden in der Zusammensetzung von Einzelkomponenten-Referenzimpfstoff und dem zu prüfenden Impfstoff nicht möglich ist, wird eine Charge des Kombinationsimpfstoffs, die sich in klinischen Studien als wirksam erwiesen hat, oder eine davon abgeleitete, repräsentative Charge als Referenzimpfstoff verwendet. Zur Herstellung einer repräsentativen Charge muss das Verfahren, das zur Herstellung der in klinischen Studien geprüften Charge geführt hat, streng eingehalten werden. Der Referenzimpfstoff kann mit einer Methode stabilisiert werden, die nachweislich keinen Einfluss auf die „Bestimmung der Wirksamkeit" hat.

Herstellung der Komponenten

Die Herstellung der Komponenten entspricht den Anforderungen der Monographien **Diphtherie-Adsorbat-Impfstoff (Vaccinum diphtheriae adsorbatum)**, **Tetanus-Adsorbat-Impfstoff (Vaccinum tetani adsorbatum)** und **Hepatitis-B-Impfstoff (rDNA) (Vaccinum hepatitidis B (ADNr))**.

Fertiger Impfstoff als Bulk

Der fertige Impfstoff als Bulk wird durch Adsorption geeigneter Mengen von gereinigtem Diphtherie-Toxoid als Bulk, gereinigtem Tetanus-Toxoid als Bulk und gereinigtem Hepatitis-B-Oberflächenantigen als Bulk einzeln oder zusammen an einen mineralischen Träger wie Aluminiumhydroxid oder hydratisiertes Aluminiumphosphat hergestellt. Geeignete Konservierungsmittel können zugesetzt werden.

Nur fertiger Impfstoff als Bulk, der den nachstehenden Prüfungen entspricht, darf zur Herstellung der Fertigzubereitung verwendet werden.

Konservierungsmittel: Falls vorhanden wird der Gehalt an Konservierungsmittel mit einer geeigneten chemischen Methode bestimmt. Der Gehalt muss mindestens 85 und darf höchstens 115 Prozent des vorgesehenen Gehalts betragen.

Sterilität (2.6.1): Die Prüfung wird mit 10 ml Zubereitung je Nährmedium durchgeführt.

Fertigzubereitung

Nur eine Fertigzubereitung, die der Prüfung „Osmolalität" und allen nachstehenden Anforderungen unter „Prüfung auf Identität", „Prüfung auf Reinheit" und „Bestimmung der Wirksamkeit" entspricht, darf zur Verwendung freigegeben werden.

Wenn die Prüfung „Konservierungsmittel" und die „Bestimmung der Wirksamkeit" der Diphtherie- und Tetanus-Komponenten beim fertigen Impfstoff als Bulk mit zufrieden stellenden Ergebnissen durchgeführt wurden, können sie bei der Fertigzubereitung entfallen.

Falls der Gehalt an freiem Formaldehyd an gereinigten Antigenen als Bulk oder am fertigen Impfstoff als Bulk bestimmt wurde und gezeigt wurde, dass der Gehalt in der Fertigzubereitung höchstens 0,2 g · l^{-1} betragen würde, kann die Prüfung „Freier Formaldehyd" bei der Fertigzubereitung entfallen.

Falls die „Bestimmung der Wirksamkeit" für die Hepatitis-B-Komponente in vivo mit zufrieden stellenden Ergebnissen am fertigen Impfstoff als Bulk durchgeführt wurde, kann sie bei der Fertigzubereitung entfallen.

Osmolalität (2.2.35): Die Osmolalität des Impfstoffs muss innerhalb der für die bestimmte Zubereitung zugelassenen Grenzen liegen.

Prüfung auf Identität

A. Diphtherie-Toxoid wird mit einer geeigneten immunchemischen Methode (2.7.1) identifiziert. Die folgende, auf bestimmte Impfstoffe anwendbare Methode ist als Beispiel angegeben. Im zu prüfenden Impfstoff wird so viel Natriumcitrat R gelöst, dass eine Lösung von 100 g · l^{-1} erhalten wird. Diese wird etwa 16 h lang bei 37 °C gehalten und zentrifugiert, bis ein klarer, flüssiger Überstand erhalten wird, der mit einem geeigneten Diphtherie-Antitoxin reagiert und einen Niederschlag bildet.

B. Tetanus-Toxoid wird mit einer geeigneten immunchemischen Methode (2.7.1) identifiziert. Die folgende, auf bestimmte Impfstoffe anwendbare Methode ist als Beispiel angegeben. Der bei der „Prüfung auf Identität, A" erhaltene klare, flüssige Überstand reagiert mit einem geeigneten Tetanus-Antitoxin und bildet einen Niederschlag.

C. Die Bestimmung der Wirksamkeit oder, falls zutreffend, das elektrophoretische Profil dient auch zur Identifizierung der Hepatitis-B-Komponente des Impfstoffs.

Prüfung auf Reinheit

Aluminium (2.5.13): höchstens 1,25 mg je Einzeldosis für den Menschen, wenn Aluminiumhydroxid oder hydratisiertes Aluminiumphosphat als Adsorbens verwendet wurde

Freier Formaldehyd (2.4.18): höchstens 0,2 g · l^{-1}

Konservierungsmittel: Falls vorhanden wird der Gehalt an Konservierungsmittel mit einer geeigneten chemischen Methode bestimmt. Der Gehalt muss mindestens dem zuvor bestimmten, gerade noch wirksamen Gehalt entsprechen und darf höchstens 115 Prozent des in der Beschriftung angegebenen Gehalts betragen.

Sterilität (2.6.1): Der Impfstoff muss der Prüfung entsprechen.

Pyrogene (2.6.8): Der Impfstoff muss der Prüfung entsprechen. Jedem Kaninchen wird die einer Dosis für den Menschen entsprechende Menge injiziert.

Bestimmung der Wirksamkeit

Diphtherie-Komponente: Zur Bestimmung der Wirksamkeit der Diphtherie-Komponente wird eine der unter „Bestimmung der Wirksamkeit von Diphtherie-Adsorbat-Impfstoff" (2.7.6) vorgeschriebenen Methoden durchgeführt.

Die untere Vertrauensgrenze ($P = 0,95$) der ermittelten Wirksamkeit muss mindestens 30 I.E. je Einzeldosis für den Menschen betragen.

Tetanus-Komponente: Zur Bestimmung der Wirksamkeit der Tetanus-Komponente wird eine der unter „Bestimmung der Wirksamkeit von Tetanus-Adsorbat-Impfstoff" (2.7.8) vorgeschriebenen Methoden durchgeführt.

Die untere Vertrauensgrenze ($P = 0,95$) der ermittelten Wirksamkeit muss mindestens 40 I.E. je Einzeldosis für den Menschen betragen.

Hepatitis-B-Komponente: Der Impfstoff muss der „Bestimmung der Wirksamkeit von Hepatitis-B-Impfstoff (rDNA)" (2.7.15) entsprechen.

Beschriftung

Die Beschriftung gibt an
– Mindestanzahl der Internationalen Einheiten von Diphtherie- und Tetanus-Toxoid je Einzeldosis für den Menschen
– Menge an HBsAg je Einzeldosis für den Menschen
– zur Herstellung der HBsAg-Komponente verwendeter Zelltyp
– falls zutreffend, dass der Impfstoff für die Erstimmunisierung von Kindern vorgesehen und nicht notwendigerweise für Auffrischimpfungen oder zur Impfung von Erwachsenen geeignet ist
– Name und Menge des Adsorbens
– dass der Impfstoff vor Gebrauch geschüttelt werden muss
– dass der Impfstoff nicht eingefroren werden darf.

4.03/2065

Diphtherie-Tetanus-Pertussis(azellulär, aus Komponenten)-Poliomyelitis(inaktiviert)-Haemophilus-Typ-B(konjugiert)-Adsorbat-Impfstoff

Vaccinum diphtheriae, tetani, pertussis sine cellulis ex elementis praeparatum, poliomyelitidis inactivatum et haemophili stirpe b coniugatum adsorbatum

Definition

Diphtherie-Tetanus-Pertussis(azellulär, aus Komponenten)-Poliomyelitis(inaktiviert)-Haemophilus-Typ-B(konjugiert)-Adsorbat-Impfstoff ist ein Kombinationsimpfstoff aus Diphtherie-Formoltoxoid, Tetanus-Formoltoxoid, einzeln gereinigten Antigenkomponenten von *Bordetella pertussis*, geeigneten Stämmen des humanen Polio-Virus Typ 1, 2 und 3, in geeigneten Zellkulturen gezüchtet und inaktiviert durch ein validiertes Verfahren, Polyribosylribitolphosphat (PRP), das kovalent an ein Trägerprotein gebunden ist, und einem mineralischen Adsorbens wie Aluminiumhydroxid oder hydratisiertem Aluminiumphosphat. Die Haemophilus-Komponente befindet sich in einem separaten Behältnis und muss unmittelbar vor der Verwendung mit den anderen Komponenten gemischt werden.

Die Formoltoxoide werden aus den Toxinen gewonnen, die beim Wachstum von *Corynebacterium diphtheriae* beziehungsweise von *Clostridium tetani* gebildet werden.

Der Impfstoff enthält entweder Pertussis-Toxoid oder ein Pertussis-Toxin-ähnliches Protein, das keine toxischen Eigenschaften besitzt und durch Expression des entsprechenden, veränderten Gens hergestellt wurde. Pertussis-Toxoid wird aus Pertussis-Toxin mit einem Verfahren hergestellt, bei dem das Toxin unschädlich gemacht wird, angemessene immunogene Eigenschaften aber erhalten bleiben und eine Reversion zum Toxin vermieden wird. Die azelluläre Pertussis-Komponente kann außerdem filamentöses Hämagglutinin, Pertaktin (ein 69-kDa-Membranprotein) und andere definierte Komponenten von *B. pertussis*, wie Agglutinin-2 und Agglutinin-3, enthalten. Die beiden letztgenannten Antigene können gemeinsam gereinigt werden. Die Zusammensetzung und die Eigenschaften der Antigene beruhen auf dem Nachweis der Schutzwirkung und dem Fehlen von unerwarteten Reaktionen in der Zielgruppe, für die der Impfstoff bestimmt ist.

PRP ist ein lineares Copolymer aus sich wiederholenden Einheiten aus 3-β-D-Ribofuranosyl-(1→1)-ribitol-5-phosphat [$(C_{10}H_{19}O_{12}P)_n$] mit einer definierten Molekülgröße und wird aus einem geeigneten Stamm von *Haemophilus influenzae* Typ B gewonnen.

Das mit PRP konjugierte Trägerprotein induziert eine T-Lymphozyten-abhängige Immunantwort der B-Lymphozyten gegen das Polysaccharid.

Herstellung

Allgemeine Vorkehrungen

Das Herstellungsverfahren muss nachweislich konstant Impfstoffe ergeben, die einem Impfstoff entsprechen, dessen klinische Wirksamkeit und Unschädlichkeit für den Menschen nachgewiesen wurde.

Der Gehalt an Bakterien-Endotoxinen (2.6.14) in gereinigtem Diphtherie-Toxoid als Bulk, in gereinigtem Tetanus-Toxoid als Bulk, in gereinigten Pertussis-Komponenten als Bulk, in gereinigten, inaktivierten monovalenten Polio-Virus-Ernten und in gereinigtem PRP-Konjugat als Bulk wird bestimmt, um das Reinigungsverfahren zu überwachen und die Menge im fertigen Impfstoff zu begrenzen. Für jede Komponente muss der Gehalt an Bakterien-Endotoxinen geringer sein als die für den bestimmten Impfstoff zugelassenen Grenzen. In jedem Fall muss der Gehalt im fertigen Impfstoff weniger als 100 I.E. je Einzeldosis für den Menschen betragen.

Das Herstellungsverfahren wird einer Validierung unterzogen und muss gewährleisten, dass, falls der Impfstoff geprüft wird, die Zubereitung der „Prüfung auf anomale Toxizität, Prüfung von Sera und Impfstoffen für Menschen" (2.6.9) und der folgenden Prüfung auf spezifische Toxizität der Diphtherie- und Tetanus-Komponente entspricht: 5 gesunden Meerschweinchen von je 250 bis 350 g Körpermasse, die zuvor keinerlei die Prüfung störende Behandlung erhalten haben, wird jeweils das 5fache der in der Beschriftung angegebenen Einzeldosis für den Menschen subkutan injiziert. Wenn innerhalb von 42 Tagen nach der Injektion ein Tier Symptome einer Vergiftung mit Diphtherie- oder Tetanus-Toxin zeigt oder daran stirbt, entspricht der Impfstoff nicht der Prüfung. Stirbt mehr als ein Tier aus Gründen, die nicht mit dem Impfstoff in Zusammenhang stehen, ist die Prüfung einmal zu wiederholen. Stirbt auch bei der Wiederholungsprüfung mehr als ein Tier, so entspricht der Impfstoff nicht der Prüfung.

Während der Entwicklungsstudien und bei jeder Revalidierung des Herstellungsverfahrens, die erforderlich ist, wird durch Prüfungen an Tieren gezeigt, dass der Impfstoff eine T-Lymphozyten-abhängige Immunantwort der B-Lymphozyten gegen das PRP induziert.

Als Bestandteil der Prüfung auf Gleichförmigkeit werden die Bestimmung der Wirksamkeit der Diphtherie-, Tetanus-, Pertussis- und Poliomyelitis-Komponenten mit einer ausreichenden Anzahl entsprechend der Gebrauchsanweisung rekonstituierter Impfstoffchargen durchgeführt. Nachfolgende Routinebestimmungen dieser Komponenten können ohne Zusatz der Haemophilus-Komponente durchgeführt werden.

Referenzimpfstoff(e): Unter der Voraussetzung, dass gültige Wirksamkeitsbestimmungen durchgeführt werden können, ist die Verwendung von Einzelkomponenten-Referenzimpfstoffen für die Wirksamkeitsbestimmung des Kombinationsimpfstoffs möglich. Wenn das auf Grund von Interaktionen zwischen den Komponenten des Kombinationsimpfstoffs oder auf Grund von Unterschieden in der Zusammensetzung von Einzelkomponenten-Referenzimpfstoff und dem zu prüfenden Impfstoff nicht möglich ist, wird eine Charge des Kombinationsimpfstoffs, die sich in klinischen Studien als wirksam erwiesen hat, oder eine davon abgeleitete, repräsentative Charge als Referenzimpfstoff verwendet. Zur Herstellung einer repräsentativen Charge muss das Verfahren, das zur Herstellung der in klinischen Studien geprüften Charge geführt hat, streng eingehalten werden. Der Referenzimpfstoff kann mit einer Methode stabilisiert werden, die nachweislich keinen Einfluss auf die „Bestimmung der Wirksamkeit" hat.

Herstellung der Komponenten

Die Herstellung der Komponenten entspricht den Anforderungen der Monographien **Diphtherie-Adsorbat-Impfstoff (Vaccinum diphtheriae adsorbatum), Tetanus-Adsorbat-Impfstoff (Vaccinum tetani adsorbatum), Pertussis-Adsorbat-Impfstoff (azellulär, aus Komponenten) (Vaccinum pertussis sine cellulis ex elementis praeparatum adsorbatum), Poliomyelitis-Impfstoff (inaktiviert) (Vaccinum poliomyelitidis inactivatum)** und **Haemophilus-Typ-B(konjugiert)-Impfstoff (Vaccinum haemophili stirpe b coniugatum)**.

Fertiger Impfstoff als Bulk

Der fertige Impfstoff als Bulk der Diphtherie-, Tetanus-, Pertussis und Poliomyelitis-Komponenten wird durch Adsorption geeigneter Mengen von gereinigtem Diphtherie-Toxoid als Bulk, gereinigtem Tetanus-Toxoid als Bulk, gereinigten, azellulären Pertussis-Komponenten als Bulk einzeln oder zusammen an einen mineralischen Träger wie Aluminiumhydroxid oder hydratisiertes Aluminiumphosphat hergestellt. Geeignete Mengen von gereinigten, monovalenten Ernten von humanem Polio-Virus Typ 1, 2 und 3 oder einem trivalenten Pool solcher gereinigter, monovalenter Virusernten werden zugesetzt. Geeignete Konservierungsmittel können zugesetzt werden.

Der fertige Impfstoff als Bulk der Haemophilus-Komponente wird durch Verdünnen des Konjugats als Bulk zur Endkonzentration mit einem geeigneten Verdünnungsmittel hergestellt. Ein Stabilisator kann zugesetzt werden.

Nur fertiger Impfstoff als Bulk, der den nachstehenden Prüfungen entspricht, darf zur Herstellung der Fertigzubereitung verwendet werden.

Rinderserumalbumin: Vor dem Zusatz des Adsorbens bei der Herstellung des fertigen Impfstoffs als Bulk beträgt der Gehalt an Rinderserumalbumin so viel, dass in der Fertigzubereitung höchstens 50 ng je Einzeldosis für den Menschen enthalten wären, bestimmt mit einer geeigneten immunchemischen Methode (2.7.1) an der Poliomyelitis-Komponente.

Konservierungsmittel: Falls vorhanden wird der Gehalt an Konservierungsmittel mit einer geeigneten chemischen Methode bestimmt. Der Gehalt muss mindestens 85 und darf höchstens 115 Prozent des vorgesehenen Gehalts betragen.

Sterilität (2.6.1): Die Prüfung wird mit 10 ml Zubereitung je Nährmedium durchgeführt.

Fertigzubereitung

Der fertige Impfstoff als Bulk der Haemophilus-Komponente wird gefriergetrocknet.

Nur eine Fertigzubereitung, die der Prüfung „Osmolalität" und allen nachstehenden Anforderungen unter „Prüfung auf Identität", „Prüfung auf Reinheit" und „Bestimmung der Wirksamkeit" entspricht, darf zur Verwendung freigegeben werden.

Wenn die Prüfungen „Abwesenheit von restlichem Pertussis-Toxin und Irreversibilität von Pertussis-Toxoid", „Konservierungsmittel" und die „Bestimmung der Wirksamkeit" beim fertigen Impfstoff als Bulk mit zufrieden stellenden Ergebnissen durchgeführt wurden, können sie bei der Fertigzubereitung entfallen.

Falls der Gehalt an freiem Formaldehyd an gereinigten Antigenen als Bulk und an gereinigten, monovalenten Virusernten oder einem trivalenten Pool von Polio-Viren oder am fertigen Impfstoff als Bulk bestimmt wurde und gezeigt wurde, dass der Gehalt in der Fertigzubereitung höchstens $0{,}2 \text{ g} \cdot \text{l}^{-1}$ betragen würde, kann die Prüfung „Freier Formaldehyd" bei der Fertigzubereitung entfallen.

Falls die „Bestimmung der Wirksamkeit" der Poliomyelitis-Komponente in vivo mit zufrieden stellenden Ergebnissen am fertigen Impfstoff als Bulk durchgeführt wurde, kann sie bei der Fertigzubereitung entfallen.

Osmolalität (2.2.35): Die Osmolalität des, falls erforderlich rekonstituierten, Impfstoffs muss innerhalb der für die bestimmte Zubereitung zugelassenen Grenzen liegen.

Freies PRP: Nach Elimination des Konjugats erfolgt die Bestimmung des ungebundenen PRPs für die Haemophilus-Komponente, zum Beispiel mit Hilfe einer der folgenden Methoden: Anionenaustausch-, Ausschlusschromatographie oder hydrophobe Chromatographie, Ultrafiltration oder andere validierte Verfahren.

Der Gehalt an freiem PRP darf nicht größer sein als der für jede bestimmte Zubereitung zugelassene Gehalt.

Prüfung auf Identität

Die Prüfungen auf Identität A, B, C und D werden mit dem Inhalt des Behältnisses, das die Diphtherie-, Tetanus-, Pertussis- und Poliomyelitis-Komponenten enthält, durchgeführt. Zur Prüfung auf Identität E wird der Inhalt des Behältnisses mit der Haemophilus-Komponente verwendet.

A. Diphtherie-Toxoid wird mit einer geeigneten immunchemischen Methode (2.7.1) identifiziert. Die folgende, auf bestimmte Impfstoffe anwendbare Methode ist als Beispiel angegeben. Im zu prüfenden Impfstoff wird so viel Natriumcitrat *R* gelöst, dass eine Lösung von 100 g · l^{-1} erhalten wird. Diese wird etwa 16 h lang bei 37 °C gehalten und zentrifugiert, bis ein klarer, flüssiger Überstand erhalten wird, der mit einem geeigneten Diphtherie-Antitoxin reagiert und einen Niederschlag bildet.

B. Tetanus-Toxoid wird mit einer geeigneten immunchemischen Methode (2.7.1) identifiziert. Die folgende, auf bestimmte Impfstoffe anwendbare Methode ist als Beispiel angegeben. Der bei der „Prüfung auf Identität, A" erhaltene klare, flüssige Überstand reagiert mit einem geeigneten Tetanus-Antitoxin und bildet einen Niederschlag.

C. Die Pertussis-Komponenten werden mit einer geeigneten immunchemischen Methode (2.7.1) identifiziert. Die folgende, auf bestimmte Impfstoffe anwendbare Methode ist als Beispiel angegeben. Der bei der „Prüfung auf Identität, A" erhaltene klare, flüssige Überstand reagiert mit spezifischen Antisera gegen die Pertussis-Komponenten des Impfstoffs.

D. Der Impfstoff muss unter Anwendung einer geeigneten immunchemischen Methode (2.7.1), wie der Bestimmung von D-Antigen mittels ELISA, nachweislich humane Polio-Viren Typ 1, 2 und 3 enthalten.

E. Die Haemophilus-Komponente wird mit einer für PRP geeigneten immunchemischen Methode (2.7.1) identifiziert.

Prüfung auf Reinheit

Die Prüfungen „Abwesenheit von restlichem Pertussis-Toxin und Irreversibilität von Pertussis-Toxoid", „Aluminium", „Freier Formaldehyd", „Konservierungsmittel" und „Sterilität" werden mit dem Inhalt des Behältnisses, das Diphtherie-, Tetanus-, Pertussis- und Poliomyelitis-Komponenten enthält, durchgeführt. Für die Prüfungen „PRP", „Wasser", „Sterilität" und „Pyrogene" wird der Inhalt des Behältnisses mit der Haemophilus-Komponente verwendet.

Verschiedene Prüfungen der Haemophilus-Komponente können eher am gefriergetrockneten Produkt durchgeführt werden als am Konjugat als Bulk, da der Gefriertrocknungsprozess die zu prüfende Komponente schädigen kann.

Abwesenheit von restlichem Pertussis-Toxin und Irreversibilität von Pertussis-Toxoid: *Diese Prüfung ist nicht erforderlich für Produkte, die durch genetische Modifikation gewonnen wurden.* 3 Gruppen von mindestens 5 Histamin-sensitiven Mäusen werden gebildet. Den Mäusen der ersten Gruppe wird das 2fache einer Einzeldosis für den Menschen des bei 2 bis 8 °C gelagerten Impfstoffs intraperitoneal injiziert. Den Mäusen der zweiten Gruppe wird das 2fache einer Einzeldosis für den Menschen des 4 Wochen lang bei 37 °C inkubierten Impfstoffs intraperitoneal injiziert. Den Mäusen der dritten Gruppe wird Verdünnungsmittel injiziert. Nach 5 Tagen werden allen Mäusen 2 mg Histamin-Base in einem Volumen von höchstens 0,5 ml intraperitoneal injiziert und die Tiere 24 h lang beobachtet. Die Prüfung ist ungültig, wenn eine Kontrollmaus oder mehrere Kontrollmäuse infolge der Histaminbelastung sterben. Der Impfstoff entspricht der Prüfung, wenn kein Tier aus den ersten beiden Gruppen infolge der Histaminbelastung stirbt. Wenn eine Maus aus einer dieser beiden Gruppen stirbt, wird die Prüfung mit der gleichen oder einer größeren Anzahl an Tieren wiederholt und die Ergebnisse der gültigen Prüfungen werden zusammengefasst. Der Impfstoff entspricht der Prüfung, wenn nicht mehr als 5 Prozent der Gesamtanzahl an Mäusen aus den beiden Prüfungsgruppen infolge der Histaminbelastung sterben.

Die Histaminsensitivität des verwendeten Mäusestamms wird zu geeigneten Zeitpunkten wie folgt überprüft: 3fach-Verdünnungen einer Pertussis-Toxin-Referenzzubereitung in natriumchloridhaltiger Phosphat-Pufferlösung, die 2 g · l^{-1} Gelatine enthält, werden intravenös injiziert und die Mäuse wie vorstehend beschrieben mit Histamin belastet. Der Stamm ist geeignet, wenn mehr als 50 Prozent der Tiere mit 50 ng Pertussis-Toxin sensibilisiert werden und keines der Kontrolltiere, denen nur das Verdünnungsmittel verabreicht wurde und die danach in gleicher Weise mit Histamin belastet wurden, Symptome einer Sensibilisierung zeigt.

PRP: mindestens 80 Prozent der in der Beschriftung angegebenen PRP-Menge

Der Gehalt an PRP wird entweder mit der Bestimmung der Ribose (2.5.31) oder des Phosphors (2.5.18), mit einer immunchemischen Methode (2.7.1) oder mit Hilfe der Flüssigchromatographie (2.2.29, Anionenaustauschchromatographie mit gepulster, amperometrischer Detektion) ermittelt.

Aluminium (2.5.13): höchstens 1,25 mg je Einzeldosis für den Menschen, wenn Aluminiumhydroxid oder hydratisiertes Aluminiumphosphat als Adsorbens verwendet wurde

Freier Formaldehyd (2.4.18): höchstens 0,2 g · l^{-1}

Konservierungsmittel: Falls vorhanden wird der Gehalt an Konservierungsmittel mit einer geeigneten chemischen Methode bestimmt. Der Gehalt muss mindestens dem zuvor bestimmten, gerade noch wirksamen Gehalt entsprechen und darf höchstens 115 Prozent des in der Beschriftung angegebenen Gehalts betragen.

Wasser (2.5.12): höchstens 3,0 Prozent in der Haemophilus-Komponente

Sterilität (2.6.1): Der Impfstoff muss der Prüfung entsprechen.

Pyrogene (2.6.8): Der Impfstoff (die Haemophilus-Komponente) muss der Prüfung entsprechen. Je nach Trägerprotein des Impfstoffs wird einem Kaninchen je

Kilogramm Körpermasse eine Impfstoffmenge injiziert, die 1 µg PRP für das Diphtherie-Toxoid oder -Protein CRM 197 oder 0,1 µg PRP für das Tetanus-Toxoid oder 0,025 µg PRP für das OMP entspricht.

Bestimmung der Wirksamkeit

Diphtherie-Komponente: Zur Bestimmung der Wirksamkeit der Diphtherie-Komponente wird eine der unter „Bestimmung der Wirksamkeit von Diphtherie-Adsorbat-Impfstoff" (2.7.6) vorgeschriebenen Methoden durchgeführt.

Abgesehen von begründeten und zugelassenen Fällen muss die untere Vertrauensgrenze ($P = 0{,}95$) der ermittelten Wirksamkeit mindestens 30 I.E. je Einzeldosis für den Menschen betragen.

Tetanus-Komponente: Zur Bestimmung der Wirksamkeit der Tetanus-Komponente wird eine der unter „Bestimmung der Wirksamkeit von Tetanus-Adsorbat-Impfstoff" (2.7.8) vorgeschriebenen Methoden durchgeführt.

Die untere Vertrauensgrenze ($P = 0{,}95$) der ermittelten Wirksamkeit muss mindestens 40 I.E. je Einzeldosis für den Menschen betragen.

Pertussis-Komponente: Der Impfstoff muss der „Bestimmung der Wirksamkeit von Pertussis-Impfstoff (azellulär)" (2.7.16) entsprechen.

Poliomyelitis-Komponente

D-Antigen-Gehalt: Als Maß für die Gleichförmigkeit der Herstellung wird der Gehalt an D-Antigen der humanen Polio-Viren Typ 1, 2 und 3 mit einer geeigneten immunchemischen Methode (2.7.1) bestimmt. Dabei wird eine Standardzubereitung verwendet, die in D-Antigen-Einheiten der Ph. Eur. kalibriert ist. Der Gehalt an D-Antigen, bezogen auf den in der Beschriftung angegebenen Gehalt, muss für jeden Typ innerhalb der für das bestimmte Produkt zugelassenen Grenzen liegen.

Poliomyelitis-Impfstoff (inaktiviert) BRS ist in Ph.-Eur.-Einheiten kalibriert und zur Verwendung bei der Bestimmung des D-Antigen-Gehalts vorgesehen. Die Ph.-Eur.-Einheiten entsprechen den Internationalen Einheiten.

Bestimmung der Wirksamkeit am Tier: Der Impfstoff muss der „In-vivo-Bestimmung der Wirksamkeit von Poliomyelitis-Impfstoff (inaktiviert)" (2.7.20) entsprechen.

Beschriftung

Die Beschriftung gibt an
- Mindestanzahl der Internationalen Einheiten von Diphtherie- und Tetanus-Toxoid je Einzeldosis für den Menschen
- Namen und Mengen der Pertussis-Komponenten je Einzeldosis für den Menschen
- die in jeder Einzeldosis für den Menschen nominal enthaltene Menge des Polio-Virus eines jeden Typs (1, 2 und 3), ausgedrückt in Ph.-Eur.-Einheiten an D-Antigen
- zur Herstellung der Poliomyelitis-Komponente verwendeter Zelltyp
- Menge an PRP in Mikrogramm je Einzeldosis für den Menschen
- Typ und nominal enthaltene Menge des Trägerproteins je Einzeldosis für den Menschen
- falls zutreffend, dass der Impfstoff für die Erstimmunisierung von Kindern vorgesehen und nicht notwendigerweise für Auffrischimpfungen oder zur Impfung von Erwachsenen geeignet ist
- Name und Menge des Adsorbens
- dass der Impfstoff vor Gebrauch geschüttelt werden muss
- dass der Impfstoff nicht eingefroren werden darf
- falls zutreffend, dass der Impfstoff ein Pertussis-Toxin-ähnliches Protein enthält, das durch genetische Modifikation hergestellt wurde.

4.03/2061

Diphtherie-Tetanus-Pertussis-Poliomyelitis(inaktiviert)-Adsorbat-Impfstoff

Vaccinum diphtheriae, tetani, pertussis et poliomyelitidis inactivatum adsorbatum

Definition

Diphtherie-Tetanus-Pertussis-Poliomyelitis(inaktiviert)-Adsorbat-Impfstoff ist ein Kombinationsimpfstoff aus Diphtherie-Formoltoxoid, Tetanus-Formoltoxoid, einer inaktivierten Suspension von *Bordetella pertussis*, geeigneten Stämmen des humanen Polio-Virus Typ 1, 2 und 3, in geeigneten Zellkulturen gezüchtet und inaktiviert durch ein validiertes Verfahren und einem mineralischen Adsorbens wie Aluminiumhydroxid oder hydratisiertem Aluminiumphosphat.

Die Formoltoxoide werden aus den Toxinen gewonnen, die beim Wachstum von *Corynebacterium diphtheriae* beziehungsweise von *Clostridium tetani* gebildet werden.

Herstellung

Allgemeine Vorkehrungen

Das Herstellungsverfahren muss nachweislich konstant Impfstoffe ergeben, die einem Impfstoff entsprechen, der den Anforderungen an die klinische Wirksamkeit und Unschädlichkeit für den Menschen entspricht.

Das Herstellungsverfahren wird einer Validierung unterzogen und muss gewährleisten, dass, falls der Impfstoff geprüft wird, die Zubereitung der „Prüfung auf anomale Toxizität, Prüfung von Sera und Impfstoffen für Menschen" (2.6.9) und der folgenden Prüfung auf spezifische Toxizität der Diphtherie- und Tetanus-Komponente entspricht: 5 gesunden Meerschweinchen von je 250 bis 350 g Körpermasse, die zuvor keinerlei die Prüfung störende Behandlung erhalten haben, wird jeweils das 5fache der in der Beschriftung angegebenen Einzeldosis für den Menschen subkutan injiziert. Wenn innerhalb von 42 Tagen nach der Injektion ein Tier Symptome einer Vergiftung mit Diphtherie- oder Tetanus-Toxin zeigt oder daran stirbt, entspricht der Impfstoff nicht der Prüfung. Stirbt mehr als ein Tier aus Gründen, die nicht mit dem Impfstoff in Zusammenhang stehen, ist die Prüfung einmal zu wiederholen. Stirbt auch bei der Wiederholungsprüfung mehr als ein Tier, so entspricht der Impfstoff nicht der Prüfung.

Referenzimpfstoff(e): Unter der Voraussetzung, dass gültige Wirksamkeitsbestimmungen durchgeführt werden können, ist die Verwendung von Einzelkomponenten-Referenzimpfstoffen für die Wirksamkeitsbestimmung des Kombinationsimpfstoffs möglich. Wenn das auf Grund von Interaktionen zwischen den Komponenten des Kombinationsimpfstoffs oder auf Grund von Unterschieden in der Zusammensetzung von Einzelkomponenten-Referenzimpfstoff und dem zu prüfenden Impfstoff nicht möglich ist, wird eine Charge des Kombinationsimpfstoffs, die sich in klinischen Studien als wirksam erwiesen hat, oder eine davon abgeleitete, repräsentative Charge als Referenzimpfstoff verwendet. Zur Herstellung einer repräsentativen Charge muss das Verfahren, das zur Herstellung der in klinischen Studien geprüften Charge geführt hat, streng eingehalten werden. Der Referenzimpfstoff kann mit einer Methode stabilisiert werden, die nachweislich keinen Einfluss auf die „Bestimmung der Wirksamkeit" hat.

Herstellung der Komponenten

Die Herstellung der Komponenten entspricht den Anforderungen der Monographien **Diphtherie-Adsorbat-Impfstoff (Vaccinum diphtheriae adsorbatum), Tetanus-Adsorbat-Impfstoff (Vaccinum tetani adsorbatum), Pertussis-Adsorbat-Impfstoff (Vaccinum pertussis adsorbatum)** und **Poliomyelitis-Impfstoff (inaktiviert) (Vaccinum poliomyelitidis inactivatum)**.

Fertiger Impfstoff als Bulk

Der fertige Impfstoff als Bulk wird durch Adsorption geeigneter Mengen von gereinigtem Diphtherie-Toxoid als Bulk und gereinigtem Tetanus-Toxoid als Bulk einzeln oder zusammen an einen mineralischen Träger wie Aluminiumhydroxid oder hydratisiertes Aluminiumphosphat hergestellt. Geeignete Mengen einer inaktivierten Suspension von *B. pertussis* und von gereinigten, monovalenten Ernten von humanem Polio-Virus Typ 1, 2 und 3 oder einem trivalenten Pool solcher gereinigter, monovalenter Virusernten werden zugesetzt. Geeignete Konservierungsmittel können zugesetzt werden.

Nur fertiger Impfstoff als Bulk, der den nachstehenden Prüfungen entspricht, darf zur Herstellung der Fertigzubereitung verwendet werden.

Rinderserumalbumin: Vor dem Zusatz des Adsorbens bei der Herstellung des fertigen Impfstoffs als Bulk muss der Gehalt an Rinderserumalbumin so gering sein, dass in der Fertigzubereitung höchstens 50 ng je Einzeldosis für den Menschen enthalten wären, bestimmt mit einer geeigneten immunchemischen Methode (2.7.1) an der Poliomyelitis-Komponente.

Konservierungsmittel: Falls vorhanden wird der Gehalt an Konservierungsmittel mit einer geeigneten chemischen Methode bestimmt. Der Gehalt muss mindestens 85 und darf höchstens 115 Prozent des vorgesehenen Gehalts betragen.

Sterilität (2.6.1): Die Prüfung wird mit 10 ml Zubereitung je Nährmedium durchgeführt.

Fertigzubereitung

Nur eine Fertigzubereitung, die der Prüfung „Osmolalität" und allen nachstehenden Anforderungen unter „Prüfung auf Identität", „Prüfung auf Reinheit" und „Bestimmung der Wirksamkeit" entspricht, darf zur Verwendung freigegeben werden.

Wenn die Prüfungen „Spezifische Toxizität", „Konservierungsmittel" und die „Bestimmung der Wirksamkeit" der Diphtherie-, Tetanus- und Pertussis-Komponenten beim fertigen Impfstoff als Bulk mit zufrieden stellenden Ergebnissen durchgeführt wurden, können sie bei der Fertigzubereitung entfallen.

Falls der Gehalt an freiem Formaldehyd an gereinigten Antigenen als Bulk, der inaktivierten *B.-pertussis*-Suspension und an gereinigten, monovalenten Virusernten oder einem trivalenten Pool von Polio-Viren oder am fertigen Impfstoff als Bulk bestimmt wurde und gezeigt wurde, dass der Gehalt in der Fertigzubereitung höchstens $0{,}2 \text{ g} \cdot \text{l}^{-1}$ betragen würde, kann die Prüfung „Freier Formaldehyd" bei der Fertigzubereitung entfallen.

Falls die „Bestimmung der Wirksamkeit" für die Poliomyelitis-Komponente in vivo mit zufrieden stellenden Ergebnissen am fertigen Impfstoff als Bulk durchgeführt wurde, kann sie bei der Fertigzubereitung entfallen.

Osmolalität (2.2.35): Die Osmolalität des Impfstoffs muss innerhalb der für die bestimmte Zubereitung zugelassenen Grenzen liegen.

Prüfung auf Identität

A. Diphtherie-Toxoid wird mit einer geeigneten immunchemischen Methode (2.7.1) identifiziert. Die folgende, auf bestimmte Impfstoffe anwendbare Methode ist als Beispiel angegeben. Im zu prüfenden Impfstoff wird so viel Natriumcitrat *R* gelöst, dass eine Lösung von 100 g · l⁻¹ erhalten wird. Diese wird etwa 16 h lang bei 37 °C gehalten und zentrifugiert, bis ein klarer, flüssiger Überstand erhalten wird, der mit einem geeigneten Diphtherie-Antitoxin reagiert und einen Niederschlag bildet.

B. Tetanus-Toxoid wird mit einer geeigneten immunchemischen Methode (2.7.1) identifiziert. Die folgende, auf bestimmte Impfstoffe anwendbare Methode ist als Beispiel angegeben. Der bei der „Prüfung auf Identität, A" erhaltene klare, flüssige Überstand reagiert mit einem geeigneten Tetanus-Antitoxin und bildet einen Niederschlag.

C. Der bei der „Prüfung auf Identität, A" erhaltene Rückstand kann verwendet werden. Andere geeignete Methoden zum Abtrennen der Bakterien vom Adsorbens können verwendet werden. Der Pertussis-Impfstoff wird aus dem suspendierten Niederschlag durch Agglutination der Bakterien durch spezifische Antisera gegen *B. pertussis* oder durch die „Bestimmung der Wirksamkeit" identifiziert.

D. Der Impfstoff muss unter Anwendung einer geeigneten immunchemischen Methode (2.7.1), wie der Bestimmung von D-Antigen mittels ELISA, nachweislich humane Polio-Viren Typ 1, 2 und 3 enthalten.

Prüfung auf Reinheit

Spezifische Toxizität: Jeweils mindestens 5 gesunde Mäuse von je 14 bis 16 g Körpermasse werden für die Impfstoffgruppe und für die Kontrollgruppe mit Salzlösung verwendet. Tiere desselben Geschlechts werden verwendet oder männliche und weibliche Tiere gleichmäßig auf die Gruppen verteilt. Die Tiere werden bis mindestens 2 h vor der Injektion und während der Prüfung mit Futter und Wasser versorgt. Jeder Maus der Impfstoffgruppe wird in 0,5 ml eine Impfstoffmenge von mindestens der halben Einzeldosis für den Menschen intraperitoneal injiziert. Jeder Maus der Kontrollgruppe werden 0,5 ml einer sterilen Lösung von Natriumchlorid R (9 g · l⁻¹) injiziert, die vorzugsweise die gleiche Menge Konservierungsmittel enthält wie die des injizierten Impfstoffs. Die Mäuse beider Gruppen werden unmittelbar vor der Injektion und 72 h sowie 7 Tage nach der Injektion gewogen. Der Impfstoff entspricht der Prüfung, wenn
- die Gesamtkörpermasse der Mäuse der Impfstoffgruppe nach 72 h nicht geringer ist als vor der Injektion
- die durchschnittliche Massezunahme je geimpfter Maus nach 7 Tagen mindestens 60 Prozent der eines Kontrolltiers beträgt
- höchstens 5 Prozent der geimpften Mäuse während der Prüfung sterben.

Die Prüfung kann wiederholt und die Ergebnisse der Prüfungen können zusammengefasst werden.

Aluminium (2.5.13): höchstens 1,25 mg je Einzeldosis für den Menschen, wenn Aluminiumhydroxid oder hydratisiertes Aluminiumphosphat als Adsorbens verwendet wurde

Freier Formaldehyd (2.4.18): höchstens 0,2 g · l⁻¹

Konservierungsmittel: Falls vorhanden wird der Gehalt an Konservierungsmittel mit einer geeigneten chemischen Methode bestimmt. Der Gehalt muss mindestens dem zuvor bestimmten, gerade noch wirksamen Gehalt entsprechen und darf höchstens 115 Prozent des in der Beschriftung angegebenen Gehalts betragen.

Sterilität (2.6.1): Der Impfstoff muss der Prüfung entsprechen.

Bestimmung der Wirksamkeit

Diphtherie-Komponente: Zur Bestimmung der Wirksamkeit der Diphtherie-Komponente wird eine der unter „Bestimmung der Wirksamkeit von Diphtherie-Adsorbat-Impfstoff" (2.7.6) vorgeschriebenen Methoden durchgeführt.

Die untere Vertrauensgrenze ($P = 0,95$) der ermittelten Wirksamkeit muss mindestens 30 I.E. je Einzeldosis für den Menschen betragen.

Tetanus-Komponente: Zur Bestimmung der Wirksamkeit der Tetanus-Komponente wird eine der unter „Bestimmung der Wirksamkeit von Tetanus-Adsorbat-Impfstoff" (2.7.8) vorgeschriebenen Methoden durchgeführt.

Wenn die Prüfung an Meerschweinchen durchgeführt wird, muss die untere Vertrauensgrenze ($P = 0,95$) der ermittelten Wirksamkeit mindestens 40 I.E. je Einzeldosis für den Menschen betragen. Wenn die Prüfung an Mäusen durchgeführt wird, muss die untere Vertrauensgrenze ($P = 0,95$) der ermittelten Wirksamkeit mindestens 60 I.E. je Einzeldosis für den Menschen betragen.

Pertussis-Komponente: Die „Bestimmung der Wirksamkeit von Pertussis-Impfstoff" (2.7.7) wird durchgeführt.

Die ermittelte Wirksamkeit muss mindestens 4 I.E. je Einzeldosis für den Menschen betragen. Die untere Vertrauensgrenze ($P = 0,95$) der ermittelten Wirksamkeit muss mindestens 2 I.E. je Einzeldosis für den Menschen betragen.

Poliomyelitis-Komponente

D-Antigen-Gehalt: Als Maß für die Gleichförmigkeit der Herstellung wird der Gehalt an D-Antigen der humanen Polio-Viren Typ 1, 2 und 3 mit einer geeigneten immunchemischen Methode (2.7.1) bestimmt. Dabei wird eine Standardzubereitung verwendet, die in D-Antigen-Einheiten der Ph. Eur. kalibriert ist. Der Gehalt an D-Antigen, bezogen auf den in der Beschriftung angegebenen Gehalt, muss für jeden Typ innerhalb der für das bestimmte Produkt zugelassenen Grenzen liegen.

Poliomyelitis-Impfstoff (inaktiviert) *BRS* ist in Ph.-Eur.-Einheiten kalibriert und zur Verwendung bei der Bestimmung des D-Antigen-Gehalts vorgesehen. Die Ph.-Eur.-Einheiten entsprechen den Internationalen Einheiten.

Bestimmung der Wirksamkeit am Tier: Der Impfstoff muss der „In-vivo-Bestimmung der Wirksamkeit von Poliomyelitis-Impfstoff (inaktiviert)" (2.7.20) entsprechen.

Beschriftung

Die Beschriftung gibt an
- Mindestanzahl der Internationalen Einheiten von Diphtherie- und Tetanus-Toxoid je Einzeldosis für den Menschen
- Mindestanzahl der Internationalen Einheiten von Pertussis-Impfstoff je Einzeldosis für den Menschen
- die in jeder Einzeldosis für den Menschen nominal enthaltene Menge des Polio-Virus eines jeden Typs (1, 2 und 3), ausgedrückt in Ph.-Eur.-Einheiten an D-Antigen
- zur Herstellung der Poliomyelitis-Komponente verwendeter Zelltyp
- falls zutreffend, dass der Impfstoff für die Erstimmunisierung von Kindern vorgesehen und nicht notwendigerweise für Auffrischimpfungen oder zur Impfung von Erwachsenen geeignet ist
- Name und Menge des Adsorbens
- dass der Impfstoff vor Gebrauch geschüttelt werden muss
- dass der Impfstoff nicht eingefroren werden darf.

4.03/2066

Diphtherie-Tetanus-Pertussis-Poliomyelitis(inaktiviert)-Haemophilus-Typ-B(konjugiert)-Adsorbat-Impfstoff

Vaccinum diphtheriae, tetani, pertussis, poliomyelitidis inactivatum et haemophili stirpe b coniugatum adsorbatum

Definition

Diphtherie-Tetanus-Pertussis-Poliomyelitis(inaktiviert)-Haemophilus-Typ-B(konjugiert)-Adsorbat-Impfstoff ist ein Kombinationsimpfstoff aus Diphtherie-Formoltoxoid, Tetanus-Formoltoxoid, einer inaktivierten Suspension aus *Bordetella pertussis*, geeigneten Stämmen des humanen Polio-Virus Typ 1, 2 und 3, in geeigneten Zellkulturen gezüchtet und inaktiviert durch ein validiertes Verfahren, Polyribosylribitolphosphat (PRP), das kovalent an ein Trägerprotein gebunden ist, und einem mineralischen Adsorbens wie Aluminiumhydroxid oder hydratisiertem Aluminiumphosphat. Die Haemophilus-Komponente befindet sich in einem separaten Behältnis und muss unmittelbar vor der Verwendung mit den anderen Komponenten gemischt werden.

Die Formoltoxoide werden aus den Toxinen gewonnen, die beim Wachstum von *Corynebacterium diphtheriae* beziehungsweise von *Clostridium tetani* gebildet werden.

PRP ist ein lineares Copolymer aus sich wiederholenden Einheiten aus 3-β-D-Ribofuranosyl-(1→1)-ribitol-5-phosphat $[(C_{10}H_{19}O_{12}P)_n]$ mit einer definierten Molekülgröße und wird aus einem geeigneten Stamm von *Haemophilus influenzae* Typ B gewonnen.

Das mit PRP konjugierte Trägerprotein induziert eine T-Lymphozyten-abhängige Immunantwort der B-Lymphozyten gegen das Polysaccharid.

Herstellung

Allgemeine Vorkehrungen

Das Herstellungsverfahren muss nachweislich konstant Impfstoffe ergeben, die einem Impfstoff entsprechen, der den Anforderungen an die klinische Wirksamkeit und Unschädlichkeit für den Menschen entspricht.

Das Herstellungsverfahren wird einer Validierung unterzogen und muss gewährleisten, dass, falls der Impfstoff geprüft wird, die Zubereitung der „Prüfung auf anomale Toxizität, Prüfung von Sera und Impfstoffen für Menschen" (2.6.9) und der folgenden Prüfung auf spezifische Toxizität der Diphtherie- und Tetanus-Komponente entspricht: 5 gesunden Meerschweinchen von je 250 bis 350 g Körpermasse, die zuvor keinerlei die Prüfung störende Behandlung erhalten haben, wird jeweils das 5fache der in der Beschriftung angegebenen Einzeldosis für den Menschen subkutan injiziert. Wenn innerhalb von 42 Tagen nach der Injektion ein Tier Symptome einer Vergiftung mit Diphtherie- oder Tetanus-Toxin zeigt oder daran stirbt, entspricht der Impfstoff nicht der Prüfung. Stirbt mehr als ein Tier aus Gründen, die nicht mit dem Impfstoff in Zusammenhang stehen, ist die Prüfung einmal zu wiederholen. Stirbt bei der Wiederholungsprüfung mehr als ein Tier, so entspricht der Impfstoff nicht der Prüfung.

Während der Entwicklungsstudien und bei jeder Revalidierung des Herstellungsverfahrens, die erforderlich ist, wird durch Prüfungen an Tieren gezeigt, dass der Impfstoff eine T-Lymphozyten-abhängige Immunantwort der B-Lymphozyten gegen das PRP induziert.

Als Bestandteil der Prüfung auf Gleichförmigkeit werden die Bestimmung der Wirksamkeit der Diphtherie-, Tetanus-, Pertussis- und Poliomyelitis-Komponenten mit einer ausreichenden Anzahl entsprechend der Gebrauchsanweisung rekonstituierter Impfstoffchargen durchgeführt. Nachfolgende Routinebestimmungen dieser Komponenten können ohne Zusatz der Haemophilus-Komponente durchgeführt werden.

Referenzimpfstoff(e): Unter der Voraussetzung, dass gültige Wirksamkeitsbestimmungen durchgeführt werden können, ist die Verwendung von Einzelkomponenten-Referenzimpfstoffen für die Wirksamkeitsbestimmung des Kombinationsimpfstoffs möglich. Wenn das auf Grund von Interaktionen zwischen den Komponenten des Kombinationsimpfstoffs oder auf Grund von Unterschieden in der Zusammensetzung von Einzelkomponenten-Referenzimpfstoff und dem zu prüfenden Impfstoff nicht möglich ist, wird eine Charge des Kombinationsimpfstoffs, die sich in klinischen Studien als wirksam erwiesen hat, oder eine davon abgeleitete, repräsentative Charge als Referenzimpfstoff verwendet. Zur Herstellung einer repräsentativen Charge muss das Verfahren, das zur Herstellung der in klinischen Studien geprüften Charge geführt hat, streng eingehalten werden. Der Referenzimpfstoff kann mit einer Methode stabilisiert werden, die nachweislich keinen Einfluss auf die „Bestimmung der Wirksamkeit" hat.

Herstellung der Komponenten

Die Herstellung der Komponenten entspricht den Anforderungen der Monographien **Diphtherie-Adsorbat-Impfstoff (Vaccinum diphtheriae adsorbatum), Tetanus-Adsorbat-Impfstoff (Vaccinum tetani adsorbatum), Pertussis-Adsorbat-Impfstoff (Vaccinum pertussis adsorbatum), Poliomyelitis-Impfstoff (inaktiviert) (Vaccinum poliomyelitidis inactivatum)** und **Haemophilus-Typ-B(konjugiert)-Impfstoff (Vaccinum haemophili stirpe b coniugatum)**.

Fertiger Impfstoff als Bulk

Der fertige Impfstoff als Bulk der Diphtherie-, Tetanus-, Pertussis- und Poliomyelitis-Komponenten wird durch Adsorption geeigneter Mengen von gereinigtem Diphtherie-Toxoid als Bulk und gereinigtem Tetanus-Toxoid als Bulk einzeln oder zusammen an einen mineralischen Träger wie Aluminiumhydroxid oder hydratisiertes Aluminiumphosphat hergestellt. Geeignete Mengen einer inaktivierten Suspension von *B. pertussis* und von gereinigten, monovalenten Virusernten von humanem Polio-Virus Typ 1, 2 und 3 oder einem trivalenten Pool solcher gereinigter, monovalenter Virusernten werden zugesetzt. Geeignete Konservierungsmittel können zugesetzt werden.

Der fertige Impfstoff als Bulk der Haemophilus-Komponente wird durch Verdünnen des Konjugats als Bulk zur Endkonzentration mit einem geeigneten Verdünnungsmittel hergestellt. Ein Stabilisator kann zugesetzt werden.

Nur fertiger Impfstoff als Bulk, der den nachstehenden Prüfungen entspricht, darf zur Herstellung der Fertigzubereitung verwendet werden.

Rinderserumalbumin: Vor dem Zusatz des Adsorbens bei der Herstellung des fertigen Impfstoffs als Bulk muss der Gehalt an Rinderserumalbumin so gering sein, dass in der Fertigzubereitung höchstens 50 ng je Einzeldosis für den Menschen enthalten wären, bestimmt mit einer geeigneten immunchemischen Methode (2.7.1) an der Poliomyelitis-Komponente.

Konservierungsmittel: Falls vorhanden wird der Gehalt an Konservierungsmittel mit einer geeigneten chemischen Methode bestimmt. Der Gehalt muss mindestens 85 und darf höchstens 115 Prozent des vorgesehenen Gehalts betragen.

Sterilität (2.6.1): Die Prüfung wird mit 10 ml Zubereitung je Nährmedium durchgeführt.

Fertigzubereitung

Der fertige Impfstoff als Bulk der Haemophilus-Komponente wird gefriergetrocknet.

Nur eine Fertigzubereitung, die der Prüfung „Osmolalität" und allen nachstehenden Anforderungen unter „Prüfung auf Identität", „Prüfung auf Reinheit" und „Bestimmung der Wirksamkeit" entspricht, darf zur Verwendung freigegeben werden.

Wenn die Prüfungen „Spezifische Toxizität", „Konservierungsmittel" und die „Bestimmung der Wirksamkeit" der Diphtherie-, Tetanus- und Pertussis-Komponenten beim fertigen Impfstoff als Bulk mit zufrieden stellenden Ergebnissen durchgeführt wurden, können sie bei der Fertigzubereitung entfallen.

Falls der Gehalt an freiem Formaldehyd an gereinigten Antigenen als Bulk, an der inaktivierten Suspension aus *B. pertussis* und an gereinigten, monovalenten Virusernten oder einem trivalenten Pool von Polio-Viren oder am fertigen Impfstoff als Bulk bestimmt wurde und gezeigt wurde, dass der Gehalt in der Fertigzubereitung höchstens $0{,}2\ g \cdot l^{-1}$ betragen würde, kann die Prüfung „Freier Formaldehyd" bei der Fertigzubereitung entfallen.

Falls die „Bestimmung der Wirksamkeit" der Poliomyelitis-Komponente in vivo mit zufrieden stellenden Ergebnissen am fertigen Impfstoff als Bulk durchgeführt wurde, kann sie bei der Fertigzubereitung entfallen.

Osmolalität (2.2.35): Die Osmolalität des, falls erforderlich rekonstituierten, Impfstoffs muss innerhalb der für die bestimmte Zubereitung zugelassenen Grenzen liegen.

Freies PRP: Nach Elimination des Konjugats erfolgt die Bestimmung des ungebundenen PRPs für die Haemophilus-Komponente, zum Beispiel mit Hilfe einer der folgenden Methoden: Anionenaustausch-, Ausschlusschromatographie oder hydrophobe Chromatographie, Ultrafiltration oder andere validierte Verfahren.

Der Gehalt an freiem PRP darf nicht größer sein als der für jede bestimmte Zubereitung zugelassene Gehalt.

Prüfung auf Identität

Die Prüfungen auf Identität A, B, C und D werden mit dem Inhalt des Behältnisses, das die Diphtherie-, Tetanus-, Pertussis- und Poliomyelitis-Komponenten enthält, durchgeführt. Zur Prüfung auf Identität E wird der Inhalt des Behältnisses mit der Haemophilus-Komponente verwendet.

A. Diphtherie-Toxoid wird mit einer geeigneten immunchemischen Methode (2.7.1) identifiziert. Die folgende, auf bestimmte Impfstoffe anwendbare Methode ist als Beispiel angegeben. Im zu prüfenden Impfstoff wird so viel Natriumcitrat R gelöst, dass eine Lösung von 100 g · l^{-1} erhalten wird. Diese wird etwa 16 h lang bei 37 °C gehalten und zentrifugiert, bis ein klarer, flüssiger Überstand erhalten wird, der mit einem geeigneten Diphtherie-Antitoxin reagiert und einen Niederschlag bildet.

B. Tetanus-Toxoid wird mit einer geeigneten immunchemischen Methode (2.7.1) identifiziert. Die folgende, auf bestimmte Impfstoffe anwendbare Methode ist als Beispiel angegeben. Der bei der „Prüfung auf Identität, A" erhaltene klare, flüssige Überstand reagiert mit einem geeigneten Tetanus-Antitoxin und bildet einen Niederschlag.

C. Der bei der „Prüfung auf Identität, A" erhaltene Rückstand kann verwendet werden. Andere geeignete Methoden zum Abtrennen der Bakterien vom Adsorbens können verwendet werden. Der Pertussis-Impfstoff wird aus dem suspendierten Niederschlag durch Agglutination der Bakterien durch spezifische Antisera gegen B. pertussis oder durch die „Bestimmung der Wirksamkeit" identifiziert.

D. Der Impfstoff muss unter Anwendung einer geeigneten immunchemischen Methode (2.7.1), wie der Bestimmung von D-Antigen mittels ELISA, nachweislich humane Polio-Viren Typ 1, 2 und 3 enthalten.

E. Die Haemophilus-Komponente wird mit einer für PRP geeigneten immunchemischen Methode (2.7.1) identifiziert.

Prüfung auf Reinheit

Die Prüfungen „Spezifische Toxizität", „Aluminium", „Freier Formaldehyd", „Konservierungsmittel" und „Sterilität" werden mit dem Inhalt des Behältnisses, das Diphtherie-, Tetanus-, Pertussis- und Poliomyelitis-Komponenten enthält, durchgeführt. Für die Prüfungen „PRP", „Wasser", „Sterilität" und „Pyrogene" wird der Inhalt des Behältnisses mit der Haemophilus-Komponente verwendet.

Verschiedene Prüfungen der Haemophilus-Komponente können eher am gefriergetrockneten Produkt durchgeführt werden als am Konjugat als Bulk, da der Gefriertrocknungsprozess die zu prüfende Komponente schädigen kann.

Spezifische Toxizität: Jeweils mindestens 5 gesunde Mäuse von je 14 bis 16 g Körpermasse werden für die Impfstoffgruppe und für die Kontrollgruppe mit Salzlösung verwendet. Tiere desselben Geschlechts werden verwendet oder männliche und weibliche Tiere gleichmäßig auf die Gruppen verteilt. Die Tiere werden bis mindestens 2 h vor der Injektion und während der Prüfung mit Futter und Wasser versorgt. Jeder Maus der Impfstoffgruppe wird in 0,5 ml eine Impfstoffmenge von mindestens der halben Einzeldosis für den Menschen intraperitoneal injiziert. Jeder Maus der Kontrollgruppe werden 0,5 ml einer sterilen Lösung von Natriumchlorid R (9 g · l^{-1}) injiziert, die vorzugsweise die gleiche Menge Konservierungsmittel enthält wie die des injizierten Impfstoffs. Die Mäuse beider Gruppen werden unmittelbar vor der Injektion und 72 h sowie 7 Tage nach der Injektion gewogen. Der Impfstoff entspricht der Prüfung, wenn

– die Gesamtkörpermasse der Mäuse der Impfstoffgruppe nach 72 h nicht geringer ist als vor der Injektion
– die durchschnittliche Massezunahme je geimpfter Maus nach 7 Tagen mindestens 60 Prozent der eines Kontrolltiers beträgt
– höchstens 5 Prozent der geimpften Mäuse während der Prüfung sterben.

Die Prüfung kann wiederholt und die Ergebnisse der Prüfungen können zusammengefasst werden.

PRP: mindestens 80 Prozent der in der Beschriftung angegebenen PRP-Menge

Der Gehalt an PRP wird entweder durch Bestimmung der Ribose (2.5.31) oder des Phosphors (2.5.18), mit einer immunchemischen Methode (2.7.1) oder mit Hilfe der Flüssigchromatographie (2.2.29, Anionenaustauschchromatographie mit gepulster, amperometrischer Detektion) ermittelt.

Aluminium (2.5.13): höchstens 1,25 mg je Einzeldosis für den Menschen, wenn Aluminiumhydroxid oder hydratisiertes Aluminiumphosphat als Adsorbens verwendet wurde

Freier Formaldehyd (2.4.18): höchstens 0,2 g · l^{-1}

Konservierungsmittel: Falls vorhanden wird der Gehalt an Konservierungsmittel mit einer geeigneten chemischen Methode bestimmt. Der Gehalt muss mindestens dem zuvor bestimmten, gerade noch wirksamen Gehalt entsprechen und darf höchstens 115 Prozent des in der Beschriftung angegebenen Gehalts betragen.

Wasser (2.5.12): höchstens 3,0 Prozent in der Haemophilus-Komponente

Sterilität (2.6.1): Der Impfstoff muss der Prüfung entsprechen.

Pyrogene (2.6.8): Der Impfstoff (die Haemophilus-Komponente) muss der Prüfung entsprechen. Je nach Trägerprotein des Impfstoffs wird einem Kaninchen je Kilogramm Körpermasse eine Impfstoffmenge injiziert, die 1 µg PRP für das Diphtherie-Toxoid oder -Protein CRM 197 oder 0,1 µg PRP für das Tetanus-Toxoid oder 0,025 µg PRP für das OMP entspricht.

Bestimmung der Wirksamkeit

Diphtherie-Komponente: Zur Bestimmung der Wirksamkeit der Diphtherie-Komponente wird eine der unter „Bestimmung der Wirksamkeit von Diphtherie-Adsorbat-Impfstoff" (2.7.6) vorgeschriebenen Methoden durchgeführt.

Die untere Vertrauensgrenze ($P = 0{,}95$) der ermittelten Wirksamkeit muss mindestens 30 I.E. je Einzeldosis für den Menschen betragen.

Tetanus-Komponente: Zur Bestimmung der Wirksamkeit der Tetanus-Komponente wird eine der unter „Bestimmung der Wirksamkeit von Tetanus-Adsorbat-Impfstoff" (2.7.8) vorgeschriebenen Methoden durchgeführt.

Wenn die Prüfung an Meerschweinchen durchgeführt wird, muss die untere Vertrauensgrenze ($P = 0{,}95$) der ermittelten Wirksamkeit mindestens 40 I.E. je Einzeldosis für den Menschen betragen. Wenn die Prüfung an Mäusen durchgeführt wird, muss die untere Vertrauensgrenze ($P = 0{,}95$) der ermittelten Wirksamkeit mindestens 60 I.E. je Einzeldosis für den Menschen betragen.

Pertussis-Komponente: Die „Bestimmung der Wirksamkeit von Pertussis-Impfstoff" (2.7.7) wird durchgeführt.

Die ermittelte Wirksamkeit muss mindestens 4 I.E. je Einzeldosis für den Menschen betragen. Die untere Vertrauensgrenze ($P = 0{,}95$) der ermittelten Wirksamkeit muss mindestens 2 I.E. je Einzeldosis für den Menschen betragen.

Poliomyelitis-Komponente

D-Antigen-Gehalt: Als Maß für die Gleichförmigkeit der Herstellung wird der Gehalt an D-Antigen der humanen Polio-Viren Typ 1, 2 und 3 mit einer geeigneten immunchemischen Methode (2.7.1) bestimmt. Dabei wird eine Standardzubereitung verwendet, die in D-Antigen-Einheiten der Ph. Eur. kalibriert ist. Der Gehalt an D-Antigen, bezogen auf den in der Beschriftung angegebenen Gehalt, muss für jeden Typ innerhalb der für das bestimmte Produkt zugelassenen Grenzen liegen.

Poliomyelitis-Impfstoff (inaktiviert) *BRS* ist in Ph.-Eur.-Einheiten kalibriert und zur Verwendung bei der Bestimmung des D-Antigen-Gehalts vorgesehen. Die Ph.-Eur.-Einheiten entsprechen den Internationalen Einheiten.

Bestimmung der Wirksamkeit am Tier: Der Impfstoff muss der „In-vivo-Bestimmung der Wirksamkeit von Poliomyelitis-Impfstoff (inaktiviert)" (2.7.20) entsprechen.

Beschriftung

Die Beschriftung gibt an
– Mindestanzahl der Internationalen Einheiten von Diphtherie- und Tetanus-Toxoid je Einzeldosis für den Menschen
– Mindestanzahl der Internationalen Einheiten von Pertussis-Impfstoff je Einzeldosis für den Menschen
– die in jeder Einzeldosis für den Menschen nominal enthaltene Menge des Polio-Virus eines jeden Typs (1, 2 und 3), ausgedrückt in Ph.-Eur.-Einheiten an D-Antigen
– zur Herstellung der Poliomyelitis-Komponente verwendeter Zelltyp
– Menge an PRP in Mikrogramm je Einzeldosis für den Menschen
– Typ und nominal enthaltene Menge der Trägerproteine je Einzeldosis für den Menschen
– falls zutreffend, dass der Impfstoff für die Erstimmunisierung von Kindern vorgesehen und nicht notwendigerweise für Auffrischimpfungen oder zur Impfung von Erwachsenen geeignet ist
– Name und Menge des Adsorbens
– dass der Impfstoff vor Gebrauch geschüttelt werden muss
– dass der Impfstoff nicht eingefroren werden darf.

Einzelmonographien zu Impfstoffen für Tiere

Parainfluenza-Virus-Lebend-Impfstoff für
Hunde 3795

Tetanus-Impfstoff für Tiere 3796
Virusdiarrhö-Impfstoff (inaktiviert) für Rinder .. 3797

4.03/1955
Parainfluenza-Virus-Lebend-Impfstoff für Hunde

Vaccinum parainfluenzae viri canini vivum

Definition

Parainfluenza-Virus-Lebend-Impfstoff für Hunde ist eine Zubereitung aus einem geeigneten attenuierten Stamm des Hunde-Parainfluenza-Virus. Der Impfstoff dient zum Schutz von Hunden vor Symptomen einer respiratorischen Erkrankung durch Hunde-Parainfluenza-Virus.

Herstellung

Der Virusstamm wird in geeigneten Zellkulturen gezüchtet (5.2.4). Die Virussuspension wird geerntet, titriert und kann mit einer geeigneten Stabilisatorlösung gemischt werden. Der Impfstoff kann gefriergetrocknet werden.

Auswahl des Impfstoffstamms

Der Impfstoffstamm muss nachweislich hinsichtlich Unschädlichkeit, Freisein von einer Reversion zur Virulenz und Immunogenität zufrieden stellende Ergebnisse aufweisen. Die folgenden Prüfungen können zum Nachweis der Unschädlichkeit (5.2.6), des Freiseins von einer Reversion zur Virulenz und der Immunogenität (5.2.7) durchgeführt werden.

Unschädlichkeit: Die Prüfung wird für jede in der Beschriftung angegebene Art der Anwendung durchgeführt. Mindestens 5 empfänglichen Welpen im für die Impfung empfohlenen Mindestalter, die keine Antikörper gegen das Hunde-Parainfluenza-Virus besitzen, wird auf eine der empfohlenen Arten der Anwendung eine Virusmenge verabreicht, die mindestens dem 10fachen des in einer Impfstoffdosis zu erwartenden Höchsttiters entspricht. Die Welpen werden 21 Tage lang beobachtet und müssen bei guter Gesundheit bleiben. Anomale lokale oder systemische Reaktionen dürfen nicht auftreten.

Falls der Impfstoff zur Anwendung bei trächtigen Hündinnen vorgesehen ist, werden mindestens 5 Hündinnen nach dem empfohlenen Impfschema zum empfohlenen Zeitpunkt oder zu verschiedenen Zeitpunkten der Trächtigkeit immunisiert. Der Beobachtungszeitraum wird bis auf einen Tag nach dem Werfen ausgedehnt. Die Hündinnen müssen bei guter Gesundheit bleiben, anomale lokale oder systemische Reaktionen dürfen nicht auftreten. Weder unerwünschte Wirkungen auf die Trächtigkeit noch auf die Neugeborenen dürfen beobachtet werden.

Reversion zur Virulenz: 2 Welpen im Alter von 5 bis 7 Wochen, die keine Antikörper gegen das Hunde-Parainfluenza-Virus besitzen, wird intranasal und auf eine der empfohlenen Arten der Anwendung eine Virusmenge verabreicht, welche eine Re-Isolation des Virus für die nachstehend beschriebenen Passagen erlaubt. Impfstoffvirus von einer Passage, in der das Virus am wenigsten attenuiert ist, wird verwendet. Vom 3. bis 10. Tag nach der intranasalen Virusinokulation wird täglich von jedem Welpen ein Nasenabstrich genommen. Mit Suspensionen der Nasenabstriche werden zum Nachweis des Virus geeignete Zellkulturen beimpft. 2 weiteren Welpen gleichen Alters und gleicher Empfänglichkeit wird je 1 ml der Suspension der Nasenabstriche, die den höchsten Virustiter besitzt, intranasal verabreicht. Dieses Vorgehen wird mindestens 5-mal wiederholt. Falls das Virus nach einer bestimmten Anzahl von Passagen nicht mehr nachweisbar ist, wird eine 2. Reihe von Passagen durchgeführt. Mindestens 5 Welpen werden mit Virus aus dem höchsten Passageniveau geimpft. Die Tiere werden 21 Tage lang beobachtet und die eintretenden Reaktionen mit den vorstehend unter „Unschädlichkeit" beschriebenen Reaktionen verglichen. Anzeichen einer Reversion zur Virulenz gegenüber dem nicht passagierten Virus dürfen nicht auftreten.

Immunogenität: Die unter „Bestimmung der Wirksamkeit" angegebene Methode ist zum Nachweis der Immunogenität des Virusstamms geeignet.

Prüfungen an jeder Charge

Sofern die Bestimmung der Wirksamkeit mit zufrieden stellendem Ergebnis an einer repräsentativen Charge des Impfstoffs durchgeführt wurde, kann diese Bestimmung als Routinekontrolle für weitere, aus dem gleichen Virussaatgut hergestellte Chargen entfallen.

Prüfung auf Identität

Eine Immunfluoreszenz-Prüfung mit einem monospezifischen Antiserum wird in geeigneten Zellkulturen durchgeführt.

Prüfung auf Reinheit

Unschädlichkeit: 2 Welpen im für die Impfung empfohlenen Mindestalter, die keine Antikörper gegen das Hunde-Parainfluenza-Virus besitzen, werden je 10 Impfstoffdosen auf eine der empfohlenen Arten der Anwendung verabreicht. Die Tiere werden 14 Tage lang beobachtet. Sie müssen bei guter Gesundheit bleiben; anomale lokale oder systemische Reaktionen dürfen nicht auftreten.

Fremde Viren: Das Virus wird mit einem monospezifischen Antiserum gegen Hunde-Parainfluenza-Virus neutralisiert und in Zellkulturen inokuliert, die nachweislich empfänglich für Hunde-pathogene Viren sind. Nach 6 bis 8 Tagen wird eine Passage durchgeführt und die Kulturen werden insgesamt 14 Tage lang gehalten. Zytopathische

Effekte dürfen nicht auftreten und die Zellen dürfen keine Anzeichen auf das Vorhandensein Häm adsorbierender Agenzien aufweisen.

Bakterien, Pilze: Der, falls erforderlich rekonstituierte, Impfstoff muss der Prüfung „Sterilität" der Monographie **Impfstoffe für Tiere (Vaccina ad usum veterinarium)** entsprechen.

Mykoplasmen (2.6.7): Der, falls erforderlich rekonstituierte, Impfstoff muss der Prüfung entsprechen.

Virustiter: Der, falls erforderlich rekonstituierte, Impfstoff wird in geeigneten Zellkulturen titriert. Eine Impfstoffdosis darf nicht weniger Virus enthalten, als dem in der Beschriftung angegebenen Mindesttiter entspricht.

Bestimmung der Wirksamkeit

Für die Bestimmung werden mindestens 15 empfängliche Welpen im für die Impfung empfohlenen Mindestalter verwendet, die keine Antikörper gegen das Hunde-Parainfluenza-Virus besitzen. Mindestens 10 Welpen werden nach den Angaben der Gebrauchsanweisung geimpft. Mindestens 5 weitere Welpen dienen als Kontrolltiere. Alle Tiere werden nach der letzten Impfung mindestens 21 Tage lang beobachtet. Jedem Tier wird intratracheal oder intranasal eine Menge eines virulenten Stamms von Hunde-Parainfluenza-Virus verabreicht, die ausreicht, eine Virusinfektion in einem empfänglichen Hund hervorzurufen. Die Tiere werden weitere 14 Tage lang beobachtet. Von jedem Hund werden täglich vom 2. bis 10. Tag nach der Belastung nasale Abstriche gemacht oder Spülungen der Nasenhöhlen vorgenommen. Diese Proben werden auf Anwesenheit von ausgeschiedenem Virus geprüft. Bei jedem Hund wird die Häufigkeit des Hustens nach einem Punktesystem aufgezeichnet. Die Prüfung ist ungültig, wenn mehr als ein Kontrolltier weder Anzeichen eines Hustens aufweist noch Virus ausscheidet. Der Impfstoff entspricht der Bestimmung, wenn bei den geimpften Tieren im Vergleich zu den Kontrolltieren das Auftreten des Hustens und die Virusausscheidung signifikant geringer ist.

4.03/0697

Tetanus-Impfstoff für Tiere

Vaccinum tetani ad usum veterinarium

Definition

Tetanus-Impfstoff für Tiere ist eine Zubereitung aus dem Neurotoxin von *Clostridium tetani*, dessen Toxizität durch Behandlung eliminiert ist, wobei angemessene immunogene Eigenschaften erhalten bleiben.

Herstellung

Der für die Herstellung verwendete Stamm von *C. tetani* wird in einem geeigneten Nährmedium kultiviert. Das Neurotoxin wird gereinigt und dann entgiftet oder das Entgiften wird vor der Reinigung durchgeführt. Die antigene Reinheit wird in Lf-Einheiten Tetanus-Toxoid je Milligramm Protein bestimmt und darf nachweislich nicht geringer sein als der für das bestimmte Produkt zugelassene Wert.

Auswahl der Impfstoffzusammensetzung

Der für die Herstellung verwendete Stamm von *C. tetani* muss nachweislich hinsichtlich der Bildung von Neurotoxin zufrieden stellende Ergebnisse aufweisen. Der Impfstoff muss nachweislich hinsichtlich Unschädlichkeit (5.2.6) und Immunogenität (5.2.7) für alle vorgesehenen Tierarten zufrieden stellende Ergebnisse aufweisen. Zum Nachweis dieser Eigenschaften können die folgenden Prüfungen durchgeführt werden.

Gewinnung von Antigenen: Die Bildung des Neurotoxins von *C. tetani* wird mit einer geeigneten immunchemischen Methode (2.7.1) geprüft. Die Prüfung wird mit einem Neurotoxin eines Impfstamms unter den für die Herstellung des Impfstoffs verwendeten Bedingungen durchgeführt.

Unschädlichkeit: Die Prüfung wird für jede in der Beschriftung angegebene Art der Anwendung und für jede Tierart durchgeführt, für die der Impfstoff vorgesehen ist. Tiere im für die Impfung empfohlenen Mindestalter und von der empfindlichsten Kategorie innerhalb der Tierart werden verwendet.

Mindestens 15 empfänglichen Tieren wird jeweils die doppelte Impfstoffdosis verabreicht. Nach dem in der Beschriftung angegebenen Zeitraum wird jedem Tier eine Einzeldosis Impfstoff verabreicht. Nach der letzten Impfung werden die Tiere 14 Tage lang beobachtet. Wenn der Impfstoff zur Verabreichung an trächtigen Tieren vorgesehen ist, wird die Impfung zu dem in der Beschriftung angegebenen Zeitpunkt der Trächtigkeit und nach dem empfohlenen Impfschema durchgeführt. Der Beobachtungszeitraum wird bis einen Tag nach der Geburt ausgedehnt. Der Impfstoff entspricht der Prüfung, wenn kein Tier anomale lokale oder systemische Anzeichen einer Erkrankung aufweist oder aus Gründen stirbt, die dem Impfstoff zuzuordnen sind. Wenn der Impfstoff zur Verabreichung an trächtigen Tieren vorgesehen ist, dürfen zusätzlich keine auffälligen Wirkungen auf die Trächtigkeit oder auf die Neugeborenen erkennbar sein.

Immunogenität: Die unter „Bestimmung der Wirksamkeit" angegebene Methode kann zum Nachweis der Immunogenität durchgeführt werden. Für jede Zielspezies muss nachgewiesen werden, dass der auf eine empfohlene Art der Anwendung verabreichte Impfstoff eine den Anforderungen an das Produkt entsprechende Immunantwort (zum Beispiel Induktion von antitoxischen Antikörpern oder Induktion von schützenden Titern antitoxischer Antikörper) auslöst.

Toxoidernte

Abwesenheit von Toxin und Irreversibilität des Toxoids:
Eine Prüfung auf Reversion des Toxoids zur Toxizität wird an 2 Gruppen mit je 5 Meerschweinchen mit einer Körpermasse von je 350 bis 450 g durchgeführt. Bei einem adsorbierten Impfstoff wird die Prüfung möglichst kurz vor der Adsorption durchgeführt. Die Toxoidernte wird verdünnt, so dass jedem Meerschweinchen die 10fache Menge Toxoid (gemessen in Lf-Einheiten) verabreicht wird, die in einer Impfstoffdosis vorhanden ist. Die Verdünnung wird in 2 gleiche Teile geteilt. Ein Teil wird 6 Wochen lang bei 5 ± 3 °C und der andere Teil bei 37 °C gelagert. Jeder Teil der Verdünnung wird einer separaten Gruppe Meerschweinchen zugeordnet und jedem Tier der entsprechenden Gruppe verabreicht. Die Tiere werden 21 Tage lang beobachtet. Das Toxoid entspricht der Prüfung, wenn kein Meerschweinchen klinische Anzeichen von Tetanus aufweist oder aus Gründen stirbt, die dem Neurotoxin von C. tetani zuzuordnen sind.

Bestimmung der Wirksamkeit einer Charge

Wenn die unter „Bestimmung der Wirksamkeit" beschriebene Methode zur Bestimmung der Wirksamkeit einer Charge verwendet wird, entspricht der Impfstoff der Prüfung, wenn der Antikörpertiter, ausgedrückt in Internationalen Einheiten, mindestens dem Titer einer Impfstoffcharge entspricht, für die eine zufrieden stellende Immunogenität in der Zielspezies nachgewiesen wurde.

Prüfung auf Identität

Bei geeigneter Beschaffenheit des Adjuvans wird Prüfung A durchgeführt, ansonsten wird Prüfung B angewendet.

A. Der Impfstoff wird mit so viel Natriumcitrat *R* versetzt, dass eine Lösung von 100 g · l^{-1} erhalten wird. Diese wird etwa 16 h lang bei 37 °C gehalten und anschließend zentrifugiert, bis ein klarer, flüssiger Überstand erhalten wird, der mit einem geeigneten Tetanus-Antitoxin reagiert und einen Niederschlag bildet.

B. Empfänglichen Tieren injiziert, bewirkt der Impfstoff die Bildung von Antikörpern gegen das Neurotoxin von C. tetani.

Prüfung auf Reinheit

Unschädlichkeit: 5 ml Impfstoff werden in 2 gleich große Dosen geteilt und 5 gesunden Meerschweinchen von je 350 bis 450 g Körpermasse, die zuvor keinerlei die Prüfung störende Behandlung erhalten haben, subkutan an verschiedenen Körperstellen injiziert. Danach dürfen keine signifikanten lokalen oder systemischen Reaktionen auftreten. Der Impfstoff entspricht nicht der Prüfung, wenn innerhalb von 21 Tagen nach der Injektion ein Tier Symptome von Tetanus zeigt oder daran stirbt. Stirbt mehr als ein Tier aus einem Grund, der nicht mit dem Impfstoff in Zusammenhang steht, wird die Prüfung wiederholt. Der Impfstoff entspricht nicht der Prüfung, wenn auch bei der Wiederholungsprüfung ein Tier stirbt.

Sterilität: Der Impfstoff muss der Prüfung „Sterilität" der Monographie **Impfstoffe für Tiere (Vaccina ad usum veterinarium)** entsprechen.

Bestimmung der Wirksamkeit

Mindestens 5 empfänglichen Meerschweinchen wird je eine Impfstoffdosis subkutan injiziert. Nach 28 Tagen wird jedem Tier erneut eine Dosis verabreicht. 14 Tage nach Verabreichen der zweiten Dosis wird von jedem Meerschweinchen Blut genommen und Serumproben werden gewonnen. Für jedes Serum wird mit einer geeigneten immunchemischen Methode (2.7.1) wie dem Toxin-Bindungs-Inhibitions-Test (ToBI-Test) und einem entsprechenden Standardserum der Titer der Antikörper gegen das Neurotoxin von C. tetani bestimmt. Der durchschnittliche Antikörpertiter der Serumproben wird bestimmt.

Tetanus-Impfstoff, der zur Verwendung an Tieren außer Pferden vorgesehen ist, entspricht der Prüfung, wenn der durchschnittliche Antikörpertiter im Serum der geimpften Meerschweinchen mindestens 7,5 I.E. je Milliliter beträgt.

Tetanus-Impfstoff, der zur Verwendung an Pferden vorgesehen ist, entspricht der Prüfung, wenn der durchschnittliche Antikörpertiter im Serum der geimpften Meerschweinchen mindestens 30 I.E. je Milliliter beträgt.

Tetanus-Impfstoff als Bestandteil eines Kombinationsimpfstoffs für Tiere, außer für Pferde, kann an empfänglichen Kaninchen anstelle von Meerschweinchen geprüft werden. Der Impfstoff entspricht der Prüfung, wenn der durchschnittliche Antikörpertiter im Serum der geimpften Kaninchen mindestens 2,5 I.E. je Milliliter beträgt.

4.03/1952

Virusdiarrhö-Impfstoff (inaktiviert) für Rinder

Vaccinum diarrhoeae viralis bovinae inactivatum

Definition

Virusdiarrhö-Impfstoff (inaktiviert) für Rinder ist eine mit einer geeigneten Methode inaktivierte Zubereitung aus einem geeigneten Stamm oder mehreren geeigneten Stämmen des Rinder-Diarrhö-Virus. Diese Monographie gilt für Impfstoffe, die zur aktiven Immunisierung von Färsen oder Kühen bestimmt sind, um den Fötus vor einer diaplazentaren Infektion zu schützen.

Herstellung

Der Impfstoffvirusstamm oder die Impfstoffvirusstämme werden in geeigneten Zellkulturen (5.2.4) gezüchtet.

Die Prüfung auf Inaktivierung wird mit einer mindestens 25 Impfstoffdosen entsprechenden Virusmenge in Zellen des gleichen Typs wie der für die Herstellung des Impfstoffs verwendete durchgeführt. Werden andere Zellen verwendet, müssen sie mindestens die gleiche Sensitivität aufweisen. Die Zellen werden nach 7 Tagen passagiert und insgesamt mindestens 14 Tage lang beobachtet. Infektiöses Virus darf nicht nachgewiesen werden.

Auswahl der Impfstoffzusammensetzung

Für den Impfstoff muss nachgewiesen sein, dass er in Bezug auf Unschädlichkeit (5.2.6) und Immunogenität (5.2.7) für Rinder geeignet ist. Die folgenden Prüfungen können zum Nachweis der Unschädlichkeit und der Immunogenität durchgeführt werden.

Unschädlichkeit: Die Prüfung wird für jede empfohlene Art der Anwendung und für jede Kategorie von Rindern durchgeführt, für die der Impfstoff bestimmt ist. Rinder im für die Impfung empfohlenen Mindestalter, die frei sind von Rinder-Diarrhö-Virus und die keine Antikörper gegen das Virus besitzen, werden verwendet. Mindestens 10 Tieren wird die doppelte Impfstoffdosis verabreicht. Die Tiere werden 14 Tage lang beobachtet. Anomale lokale oder systemische Reaktionen dürfen nicht auftreten. Wenn der Impfstoff zur Verabreichung an trächtige Rinder vorgesehen ist, wird die Prüfung an trächtigen Tieren am Beginn jedes Trimesters durchgeführt, für das keine Kontraindikation für die Verabreichung besteht. Der Beobachtungszeitraum wird bis zum Kalben ausgedehnt. Weder unerwünschte Wirkungen auf die Trächtigkeit noch auf die Neugeborenen dürfen beobachtet werden. Wenn der Impfstoff zur Verabreichung kurz vor oder bei der Befruchtung vorgesehen ist, muss die Abwesenheit von unerwünschten Effekten auf die Empfängnishäufigkeit nachgewiesen werden.

Immunogenität: Die unter „Bestimmung der Wirksamkeit" angegebene Methode ist zum Nachweis der Immunogenität des Impfstoffs hinsichtlich Rinder-Diarrhö-Virus vom Genotyp 1 geeignet. Wenn der Schutz gegen Rinder-Diarrhö-Virus vom Genotyp 2 gegeben sein soll, muss eine zusätzliche Prüfung durchgeführt werden, die der unter „Bestimmung der Wirksamkeit" ähnelt. Für die Belastung muss jedoch Rinder-Diarrhö-Virus vom Genotyp 2 verwendet werden.

Bestimmung der Wirksamkeit einer Charge

Die „Bestimmung der Wirksamkeit" erfolgt nicht notwendigerweise bei der routinemäßigen Prüfung von *Impfstoffchargen.* Entsprechend den Vorgaben der zuständigen Behörde oder nach Zustimmung durch diese wird die Bestimmung für den Impfstoff einmal oder mehrmals durchgeführt. Wenn die Bestimmung nicht durchgeführt wird, muss eine geeignete, validierte Methode angewendet werden, wobei sich die Akzeptanzkriterien nach einer Impfstoffcharge richten, die nach der unter „Bestimmung der Wirksamkeit" beschriebenen Methode zufrieden stellende Ergebnisse erzielte. Die nachfolgende Bestimmung kann durchgeführt werden, wenn eine zufrieden stellende Korrelation zu der unter „Bestimmung der Wirksamkeit" beschriebenen Bestimmung nachgewiesen ist.

5 geeigneten seronegativen Laboratoriumstieren oder Kälbern wird subkutan eine geeignete Impfstoffdosis injiziert. 2 Tiere werden als Kontrolltiere gehalten. Eine zweite Impfstoffdosis kann nach einem geeigneten Zeitraum verabreicht werden, wenn nachgewiesen ist, dass das Prüfsystem ausreichend empfindlich ist. Vor der ersten Impfung und zu einem festgelegten Zeitpunkt zwischen 14 und 21 Tagen nach der letzten Impfung werden Blutproben genommen. Die Antikörpertiter gegen Rinder-Diarrhö-Virus werden durch Seroneutralisation in geeigneten Zellkulturen bestimmt. Die Prüfung ist ungültig, wenn die Kontrolltiere Antikörper gegen Rinder-Diarrhö-Virus aufweisen. Der Impfstoff entspricht der Prüfung, wenn der Antikörpertiter mindestens dem Titer einer Impfstoffcharge entspricht, die bei der „Bestimmung der Wirksamkeit" zufrieden stellende Ergebnisse erzielte.

Prüfung auf Identität

Bei Tieren ohne spezifisch neutralisierende Antikörper gegen Rinder-Diarrhö-Virus stimuliert der Impfstoff die Bildung solcher Antikörper.

Prüfung auf Reinheit

Unschädlichkeit: 2 Rindern im für die Impfung empfohlenen Mindestalter, die frei von Rinder-Diarrhö-Virus sind und die keine Antikörper gegen das Virus besitzen, wird auf eine der empfohlenen Arten der Anwendung eine doppelte Impfstoffdosis verabreicht. Die Tiere werden 14 Tage lang beobachtet. Anomale lokale oder systemische Reaktionen dürfen nicht auftreten.

Inaktivierung: Eine Prüfung auf restliches infektiöses Rinder-Diarrhö-Virus wird durchgeführt. Mindestens 10 Dosen werden in Zellen inokuliert, die nachweislich sensitiv für Rinder-Diarrhö-Virus sind. Die Zellen werden nach 7 Tagen passagiert und die zweite Kultur wird mindestens 7 Tage lang beobachtet. Vermehrungsfähiges Virus darf nicht nachgewiesen werden. Wenn der Impfstoff ein Adjuvans enthält, wird das Adjuvans, wenn möglich, mit einer Methode von der flüssigen Phase abgetrennt, die den Nachweis von vermehrungsfähigen Viren nicht beeinträchtigt.

Bakterien, Pilze: Der Impfstoff muss der Prüfung „Sterilität" der Monographie **Impfstoffe für Tiere (Vaccina ad usum veterinarium)** entsprechen.

Bestimmung der Wirksamkeit

Für die Bestimmung werden Färsen verwendet, die frei von Rinder-Diarrhö-Virus sind und die keine neutralisierenden Antikörper gegen das Rinder-Diarrhö-Virus besitzen. Mindestens 13 Tiere werden nach dem empfohlenen Impfschema geimpft. Mindestens 7 Färsen dienen als ungeimpfte Kontrolltiere. Alle Tiere werden in einer Gruppe gehalten. Die Färsen werden befruchtet. Von den ungeimpften Färsen werden kurz vor der Belastung Blutproben entnommen. Die Prüfung wird abgebrochen, wenn weniger als 10 geimpfte oder 5 ungeimpfte Färsen zum Zeitpunkt der Belastung trächtig sind. Zwischen dem 60. und 90. Tag der Trächtigkeit werden die Tiere belastet. Für beide beschriebenen Prüfungsmodelle (Beobachtung bis zum Kalben und Entnahme der Föten nach 28 Tagen) kann die Belastung entweder durch intranasale Inokulation einer geeigneten Menge eines nicht zytopathischen Stamms von Rinder-Diarrhö-Virus oder alternativ, wenn die Tiere bis zum Kalben beobachtet werden, durch den Kontakt mit einem andauernd virämischen Tier erfolgen. Die Tiere werden vom Zeitpunkt der Belastung an klinisch beobachtet, entweder bis zum Ende der Trächtigkeit oder bis zur Entnahme der Föten nach 28 Tagen. Falls eine Fehlgeburt eintritt, wird der Fötus mit geeigneten Methoden auf Rinder-Diarrhö-Virus geprüft. Falls die Tiere bis zum Zeitpunkt des Kalbens beobachtet werden, werden alle Kälber unmittelbar nach der Geburt und vor der Aufnahme des Kolostrums mit einer geeigneten Methode auf Virämie oder Antikörper gegen Rinder-Diarrhö-Virus geprüft. Werden die Föten 28 Tage nach der Belastung entnommen, werden sie mit einer geeigneten Methode auf Rinder-Diarrhö-Virus untersucht. Das Auftreten einer diaplazentaren Infektion wird angenommen, wenn das Virus in fötalen Organen oder dem Blut neugeborener Kälber auftritt oder wenn Antikörper in präkolostralen Sera der Kälber nachgewiesen werden. Die Prüfung ist ungültig, wenn eine der ungeimpften Färsen vor der Belastung neutralisierende Antikörper besitzt oder wenn bei mehr als 10 Prozent der ungeimpften Färsen keine diaplazentare Infektion auftritt. Der Impfstoff entspricht der Prüfung, wenn mindestens 90 Prozent der geimpften Tiere gegen diaplazentare Infektion geschützt sind.

Einzelmonographien zu Radioaktiven Arzneimitteln

Racloprid([^{11}C]methoxy)-Injektionslösung 3803

[^{99m}Tc]Technetium-Exametazim-Injektionslösung 3805

4.03/1924
Racloprid([¹¹C]methoxy)-Injektionslösung

Raclopridi([¹¹C]methoxy) solutio iniectabilis

Definition

Sterile Lösung von 3,5-Dichlor-*N*-[[(2*S*)-1-ethylpyrroli=
din-2-yl]methyl]-2-hydroxy-6-([¹¹C]methoxy)benzamid

Gehalt: 90 bis 110 Prozent der deklarierten Kohlenstoff-11-Radioaktivität zu dem in der Beschriftung angegebenen Zeitpunkt

Reinheit
– Mindestens 99 Prozent der Gesamtradioaktivität entspricht Kohlenstoff-11.
– Mindestens 95 Prozent der Gesamtradioaktivität entspricht Kohlenstoff-11 in Form von [Methoxy-¹¹C]=
racloprid.

Gehalt an Racloprid: höchstens 10 µg je empfohlene maximale Dosis in Millilitern

Herstellung

Herstellung des Radionuklids

Kohlenstoff-11 ist ein radioaktives Isotop von Kohlenstoff und wird im Allgemeinen durch Protonenbestrahlung von Stickstoff erzeugt. Nach Zusatz von Sauerstoff in Spuren wird die Radioaktivität in Form von [¹¹C]Kohlendioxid, nach Zusatz von Wasserstoff in kleinen Mengen wird die Radioaktivität in Form von [¹¹C]Methan erhalten.

Radiochemische Synthese

[Methoxy-¹¹C]racloprid kann durch *O*-Alkylierung des entsprechenden Phenolat-Anions (*S*)-3,5-Dichlor-2,6-di=
hydroxy-*N*-[(1-ethylpyrrolidin-2-yl)methyl]benzamid mit Iod[¹¹C]methan oder [¹¹C]Methyl-trifluormethansul=
fonat synthetisiert werden.

Synthese von Iod[¹¹C]methan

Iod[¹¹C]methan kann aus [¹¹C]Kohlendioxid oder [¹¹C]Methan hergestellt werden. Das am häufigsten angewendete Verfahren ist die Reduktion von [¹¹C]Kohlendioxid mit Lithium-Aluminiumhydrid. Das gebildete Lithium-Aluminium[¹¹C]methanolat wird mit Iodwasserstoffsäure über [¹¹C]Methanol zu Iod[¹¹C]methan umgesetzt. Bei einem anderen Verfahren wird [¹¹C]Methan, das entweder direkt im Target-Material oder online aus [¹¹C]Kohlendioxid erhalten wird, mit Iod zur Reaktion gebracht.

Synthese von [¹¹C]Methyltrifluormethansulfonat

[¹¹C]Methyltrifluormethansulfonat kann aus Iod[¹¹C]=
methan unter Verwendung eines mit Silber-Trifluormethansulfonat imprägnierten, festen Trägermaterials, wie Graphitkohlenstoff, gewonnen werden.

Synthese von [Methoxy-¹¹C]racloprid

Die Methylierung mit Iod[¹¹C]methan wird unter alkalischen Bedingungen und in einem Lösungsmittel wie Dimethylsulfoxid durchgeführt. Die Methylierung mit [¹¹C]Methyltrifluormethansulfonat wird in einem Lösungsmittel wie Dimethylformamid oder Aceton durchgeführt. Das gebildete [Methoxy-¹¹C]racloprid kann durch halbpräparative Flüssigchromatographie gereinigt werden, zum Beispiel unter Verwendung einer mit octadecylsilyliertem Kieselgel zur Chromatographie gefüllten Säule und einer Mischung von 25 Volumteilen Acetonitril und 75 Volumteilen Phosphorsäure (0,01 mol · l⁻¹) als Eluent.

Vorläufersubstanz zur Synthese

(*S*)-3,5-Dichlor-2,6-dihydroxy-*N*-[(1-ethylpyrrolidin-2-yl)methyl]benzamidhydrobromid

Schmelztemperatur (2.2.14): 211 bis 213 °C

Spezifische Drehung (2.2.7): +11,3 bis +11,5, an einer Lösung der Substanz (15,0 g · l⁻¹) in wasserfreiem Ethanol *R* bei einer Temperatur von 22 °C bestimmt

Eigenschaften

Aussehen: klare, farblose Lösung

Halbwertszeit und Art der Strahlung von Kohlenstoff-11: entsprechend „5.7 Tabelle mit physikalischen Eigenschaften der im Arzneibuch erwähnten Radionuklide"

Prüfung auf Identität

A. Gammaspektrometrie

Ergebnis: Die Gammaphotonen haben eine Energie von 0,511 MeV und in Abhängigkeit von der Messgeometrie kann ein Summenpeak von 1,022 MeV beobachtet werden.

B. Die Injektionslösung entspricht der Prüfung B unter „Radionuklid-Reinheit" (siehe „Prüfung auf Reinheit").

C. Die bei der Prüfung „Radiochemische Reinheit" (siehe „Prüfung auf Reinheit") erhaltenen Chromatogramme werden ausgewertet.

Ergebnis: Der Hauptpeak im Radiochromatogramm der Untersuchungslösung entspricht in Bezug auf die Retentionszeit dem Hauptpeak im Chromatogramm der Referenzlösung d.

Prüfung auf Reinheit

pH-Wert (2.2.3): 4,5 bis 8,5

Sterilität: Die Injektionslösung muss der Prüfung „Sterilität" der Monographie **Radioaktive Arzneimittel (Radiopharmaceutica)** entsprechen.

Die Injektionslösung darf vor Abschluss der Prüfung angewendet werden.

Bakterien-Endotoxine (2.6.14): weniger als 175/V I.E. Bakterien-Endotoxine je Milliliter, wobei V die empfohlene maximale Dosis in Millilitern ist

Die Injektionslösung darf vor Abschluss der Prüfung angewendet werden.

Chemische Reinheit

Racloprid, Verunreinigung A: Flüssigchromatographie (2.2.29)

Untersuchungslösung: die Injektionslösung

Referenzlösung a: 7,2 mg Raclopridtartrat R werden in Wasser R zu 50 ml gelöst.

Referenzlösung b: 1,2 mg (S)-3,5-Dichlor-2,6-dihydroxy-N-[(1-ethylpyrrolidin-2-yl)methyl]benzamidhydrobromid R werden in Methanol R zu 100 ml gelöst.

Referenzlösung c: 0,1 ml Referenzlösung a werden mit 0,1 ml Referenzlösung b versetzt. Die Lösung wird mit Wasser R zu V verdünnt, wobei V die empfohlene maximale Dosis in Millilitern ist.

Referenzlösung d: 1,0 ml Referenzlösung a wird mit Wasser R zu 10,0 ml verdünnt.

Säule
– Größe: l = 0,05 m, $\varnothing$ = 4,6 mm
– Stationäre Phase: nachsilanisiertes, octadecylsilyliertes Kieselgel zur Chromatographie R (3,5 µm), sphärisch, mit einer spezifischen Oberfläche von 175 m$^2 \cdot$ g^{-1}, einer Porengröße von 12,5 nm, einem Porenvolumen von 0,7 cm$^3 \cdot$ g^{-1} und einem Kohlenstoffgehalt von 15 Prozent
– Temperatur: 30 °C

Mobile Phase: 2 g Natriumheptansulfonat R werden in 700 ml Wasser R gelöst. Die Lösung wird mit Phosphorsäure 85 % R auf einen pH-Wert von 3,9 eingestellt und mit Acetonitril R zu 1000 ml verdünnt.

Durchflussrate: 1 ml $\cdot$ min^{-1}

Detektion: Spektrometer bei 220 nm, in Serie verbunden mit einem Radioaktivitätsdetektor

Einspritzen: Probenschleife; Untersuchungslösung, Referenzlösungen b und c

Chromatographiedauer: 10 min

Relative Retention (bezogen auf Racloprid)
– Verunreinigung A: etwa 0,46

Eignungsprüfung: Referenzlösung c
– Auflösung: mindestens 5 zwischen den Peaks von Racloprid und Verunreinigung A

Grenzwerte: Das mit Hilfe des Spektrometers aufgezeichnete Chromatogramm wird ausgewertet.
– Racloprid: nicht größer als die Fläche des entsprechenden Peaks im Chromatogramm der Referenzlösung c (10 µg/V)
– Verunreinigung A: nicht größer als die Fläche des entsprechenden Peaks im Chromatogramm der Referenzlösung c (1 µg/V)

Lösungsmittel-Rückstände: muss den in Kapitel 5.4 definierten Grenzwerten, unter Verwendung der Methode 2.4.24, entsprechen

Die Injektionslösung darf vor Abschluss der Prüfung angewendet werden.

Radionuklid-Reinheit

Kohlenstoff-11: mindestens 99 Prozent der Gesamtradioaktivität

Die Injektionslösung darf vor Abschluss der Prüfung angewendet werden.

A. Gammaspektrometrie

Vergleich: Fluor-18-Referenzlösung oder ein Gerät, das mit einer solchen Lösung eingestellt wurde

Fluor-18-Referenzlösung und/oder die Dienstleistung, das Gerät mit einer solchen Referenzlösung einzustellen, können von nationalen, autorisierten Laboratorien bezogen werden.

Ergebnis: Das Spektrum der Untersuchungslösung weicht nicht signifikant von dem einer Fluor-18-Referenzlösung ab.

B. Halbwertszeit: 19,9 bis 20,9 min

Radiochemische Reinheit

Flüssigchromatographie (2.2.29) wie unter Prüfung „Racloprid, Verunreinigung A" angegeben, jedoch mit folgender Änderung:

Einspritzen: Untersuchungslösung, Referenzlösung d

Grenzwerte: Das mit dem Radioaktivitätsdetektor erhaltene Chromatogramm wird ausgewertet.
- [Methoxy-^{11}C]racloprid: mindestens 95 Prozent der Gesamtradioaktivität

Radioaktivität

Die Radioaktivität der Injektionslösung wird mit einem geeigneten Gerät durch Vergleich mit der Fluor-18-Referenzlösung oder durch Messung mit einem Gerät, das mit Hilfe einer solchen Lösung eingestellt wurde, bestimmt.

Beschriftung

Der Beipackzettel gibt die empfohlene maximale Dosis in Millilitern an.

Verunreinigungen

A. 3,5-Dichlor-*N*-[[(2*S*)-1-ethylpyrrolidin-2-yl]methyl]-2,6-dihydroxybenzamid

4.03/1925

[^{99m}Tc]Technetium-Exametazim-Injektionslösung

Technetii[^{99m}Tc] exametazimi solutio iniectabilis

Definition

Sterile Lösung von lipophilem Technetium-99m-Exametazim, das durch Auflösen einer racemischen Mischung von (3*RS*,9*RS*)-4,8-Diaza-3,6,6,9-tetramethylundecan-2,10-dionbisoxim in Anwesenheit eines Zinnsalzes in **Natrium[^{99m}Tc]pertechnetat-Injektionslösung aus Kernspaltprodukten (Natrii pertechnetatis[^{99m}Tc] fissione formati solutio iniectabilis)** oder in **Natrium[^{99m}Tc]pertechnetat-Injektionslösung nicht aus Kernspaltprodukten (Natrii pertechnetatis[^{99m}Tc] sine fissione formati solutio iniectabilis)** hergestellt werden kann

Die Injektionslösung kann Stabilisatoren und inerte Zusätze enthalten.

Gehalt: 90 bis 110 Prozent der deklarierten Technetium-99m-Radioaktivität zu dem in der Beschriftung angegebenen Zeitpunkt

Reinheit: Mindestens 80 Prozent der Gesamtradioaktivität entspricht lipophilem Technetium-99m-Exametazim und seinem *meso*-Isomer.

Eigenschaften

Aussehen: klare Lösung

Halbwertszeit und Art der Strahlung von Technetium-99m: entsprechend „5.7 Tabelle mit physikalischen Eigenschaften der im Arzneibuch erwähnten Radionuklide"

Prüfung auf Identität

A. Gammaspektrometrie

Vergleich: Technetium-99m-Referenzlösung oder ein Gerät, das mit einer solchen Lösung eingestellt wurde

Technetium-99m-Referenzlösung und/oder die Dienstleistung, das Gerät mit einer solchen Referenzlösung einzustellen, können von nationalen, autorisierten Laboratorien bezogen werden.

Ergebnis: Das Spektrum der Untersuchungslösung weicht nicht signifikant von dem einer Technetium-99m-Referenzlösung ab. Das wichtigste Gammaphoton hat eine Energie von 0,141 MeV.

B. Die bei der Prüfung „Verunreinigung A" unter „Radiochemische Reinheit" (siehe „Prüfung auf Reinheit") erhaltenen Chromatogramme werden ausgewertet.

Ergebnis: Der Hauptpeak im Chromatogramm der Untersuchungslösung entspricht in Bezug auf seine Retentionszeit dem Peak des lipophilen Technetium-99m-Exametazims im Chromatogramm der Referenzlösung.

Prüfung auf Reinheit

pH-Wert (2.2.3): 5,0 bis 10,0

Sterilität: Die Injektionslösung muss der Prüfung „Sterilität" der Monographie **Radioaktive Arzneimittel (Radiopharmaceutica)** entsprechen.

Die Injektionslösung darf vor Abschluss der Prüfung angewendet werden.

Radiochemische Reinheit

A. Verunreinigung C: Dünnschichtchromatographie (2.2.27)

Untersuchungslösung: die Injektionslösung

Platte: DC-Platte mit Kieselgel *R*, Glasfiberplatte

Fließmittel: Lösung von Natriumchlorid *R* (9 g · l^{-1})

Auftragen: etwa 5 µl

Laufstrecke: sofort, 2/3 der Platte

Trocknen: an der Luft

Detektion: Die Verteilung der Radioaktivität wird mit Hilfe eines geeigneten Detektors bestimmt.

Retentionsfaktor
- Verunreinigung C: 0,8 bis 1,0
- lipophiles Technetium-99m-Exametazim und Verunreinigungen A, B, D und E: wandern nicht

Grenzwerte
- Verunreinigung C: höchstens 10 Prozent der Gesamtradioaktivität

B. Summe an lipophilem Technetium-99m-Exametazim und Verunreinigung A: Dünnschichtchromatographie (2.2.27)

Untersuchungslösung: die Injektionslösung

Platte: DC-Platte mit Kieselgel *R*, Glasfiberplatte

Fließmittel: Ethylmethylketon *R*

Auftragen: etwa 5 µl

Laufstrecke: sofort, 2/3 der Platte

Trocknen: an der Luft

Detektion: Die Verteilung der Radioaktivität wird mit Hilfe eines geeigneten Detektors bestimmt.

Retentionsfaktor
- lipophiles Technetium-99m-Exametazim: 0,8 bis 1,0
- Verunreinigung A: 0,8 bis 1,0
- Verunreinigung C: 0,8 bis 1,0
- Verunreinigungen B, D und E: wandern nicht

Grenzwerte
- Der Prozentgehalt an Radioaktivität, die den Verunreinigungen B, D und E entspricht (*B*), wird mit der Prüfung B berechnet. Der Prozentgehalt an Radioaktivität, die der Verunreinigung C entspricht (*A*), wird mit der Prüfung A berechnet. Der Prozentgehalt der Summe von lipophilem Technetium-99m-Exametazim und Verunreinigung A wird mit Hilfe folgender Formel berechnet:

$$100 - A - B$$

- Summe von lipophilem Technetium-99m-Exametazim und Verunreinigung A: mindestens 80 Prozent der Gesamtradioaktivität

C. Verunreinigung A: Flüssigchromatographie (2.2.29)

Untersuchungslösung: die Injektionslösung

Referenzlösung: Der Inhalt einer Durchstechflasche mit Exametazim (reich an *meso*-Isomer) *CRS* wird in 0,5 ml einer Lösung von Natriumchlorid *R* (9 g · l^{-1}) gelöst. Die Lösung wird in eine mit einem Bleimantel geschützte Probeflasche überführt, die mit Stickstoff gefüllt ist. Die Lösung wird mit 6 µl einer frisch hergestellten Lösung von Zinn(II)-chlorid *R* (1 g · l^{-1}) in Salzsäure (0,05 mol · l^{-1}) und anschließend mit 2,5 ml Natrium[^{99m}Tc]pertechnetat-Injektionslösung (aus Kernspaltprodukten oder nicht aus Kernspaltprodukten), die 370 bis 740 Bq enthält, versetzt und sorgfältig gemischt. Die Mischung wird innerhalb von 30 min verwendet.

Säule
- Größe: l = 0,25 m, $\varnothing$ = 4,6 mm
- Stationäre Phase: nachsilanisiertes, desaktiviertes, octadecylsilyliertes Kieselgel zur Chromatographie *R* (5 µm), sphärisch, mit einer Porengröße von 13 nm und einem Kohlenstoffgehalt von 11 Prozent

Mobile Phase: 33 Volumteile Acetonitril *R* und 67 Volumteile Phosphat-Pufferlösung pH 3,0 (0,1 mol·l^{-1}) *R* werden gemischt.

Durchflussrate: 1,5 ml · min^{-1}

Detektion: Radioaktivitätsdetektor

Einspritzen: Probenschleife

Chromatographiedauer: 20 min

Relative Retention (bezogen auf lipophiles Technetium-99m-Exametazim)
- Verunreinigung A: etwa 1,2

Eignungsprüfung: Referenzlösung
- Das Chromatogramm entspricht dem Chromatogramm von Exametazim (reich an *meso*-Isomer) *CRS*.
- Auflösung: mindestens 2 zwischen den Peaks von lipophilem Technetium-99m-Exametazim und Verunreinigung A

Grenzwerte
- Verunreinigung A: höchstens 5 Prozent der Radioaktivität, die dem lipophilen Technetium-99m-Exametazim und der Verunreinigung A entspricht

Radioaktivität

Die Radioaktivität der Injektionslösung wird mit einem geeigneten Gerät durch Vergleich mit der Technetium-99m-Referenzlösung oder durch Messung mit einem Gerät, das mit Hilfe einer solchen Lösung eingestellt wurde, bestimmt.

Verunreinigungen

A. *meso*-Isomer von lipophilem Technetium-99m-Exametazim
B. Technetium-99m in kolloidaler Form
C. [^{99m}Tc]Pertechnetat-Ion
D. nicht lipophiler Technetium-99m-Exametazim-Komplex
E. *meso*-Isomer von nicht lipophilem Technetium-99m-Exametazim-Komplex

Monographien A–Z

A

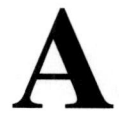

Aceclofenac 3813
Acitretin 3816
Aluminium-Magnesium-Silicat 3817
4-Aminobenzoesäure 3819
Amiodaronhydrochlorid 3821
Amisulprid 3823
Amoxicillin-Trihydrat 3825
Amphotericin B 3828
Apomorphinhydrochlorid 3829
Ascorbinsäure 3831

4.03/1281

Aceclofenac

Aceclofenacum

$C_{16}H_{13}Cl_2NO_4$ M_r 354,2

Definition

[[[2-[(2,6-Dichlorphenyl)amino]phenyl]acetyl]oxy]=essigsäure

Gehalt: 99,0 bis 101,0 Prozent (getrocknete Substanz)

Eigenschaften

Aussehen: weißes bis fast weißes, kristallines Pulver

Löslichkeit: praktisch unlöslich in Wasser, leicht löslich in Aceton, löslich in Ethanol

Prüfung auf Identität

1: B
2: A, C

A. 50,0 mg Substanz werden in Methanol R zu 100,0 ml gelöst. 2,0 ml Lösung werden mit Methanol R zu 50,0 ml verdünnt. Diese Lösung, zwischen 220 und 370 nm gemessen, zeigt ein Absorptionsmaximum (2.2.25) bei 275 nm. Die spezifische Absorption, im Maximum gemessen, liegt zwischen 320 und 350.

B. IR-Spektroskopie (2.2.24)

Vergleich: Aceclofenac-Referenzspektrum der Ph. Eur.

C. Etwa 10 mg Substanz werden in 10 ml Ethanol 96 % R gelöst. 1 ml Lösung wird mit 0,2 ml einer frisch hergestellten Mischung gleicher Volumteile einer Lösung von Kaliumhexacyanoferrat(III) R (6 g·l^{-1}) und einer Lösung von Eisen(III)-chlorid R (9 g·l^{-1}) versetzt. Nach 5 min langem Stehenlassen unter Lichtschutz werden 3 ml einer Lösung von Salzsäure R (10,0 g·l^{-1}) zugesetzt. Wird die Lösung 15 min lang unter Lichtschutz stehen gelassen, entwickelt sich eine blaue Färbung und ein Niederschlag entsteht.

Prüfung auf Reinheit

Verwandte Substanzen: Flüssigchromatographie (2.2.29)

Die Lösungen sind unmittelbar vor Gebrauch herzustellen.

Untersuchungslösung: 50,0 mg Substanz werden in einer Mischung von 30 Volumteilen mobiler Phase A und 70 Volumteilen mobiler Phase B zu 25,0 ml gelöst.

Referenzlösung a: 21,6 mg Diclofenac-Natrium *CRS* werden in einer Mischung von 30 Volumteilen mobiler Phase A und 70 Volumteilen mobiler Phase B zu 50,0 ml gelöst.

Referenzlösung b: 2,0 ml Untersuchungslösung werden mit einer Mischung von 30 Volumteilen mobiler Phase A und 70 Volumteilen mobiler Phase B zu 10,0 ml verdünnt.

Referenzlösung c: 1,0 ml Referenzlösung a wird mit 1,0 ml Referenzlösung b versetzt und mit einer Mischung von 30 Volumteilen mobiler Phase A und 70 Volumteilen mobiler Phase B zu 100,0 ml verdünnt.

Referenzlösung d: 20,0 mg Aceclofenac-Verunreinigung F *CRS*, 10,0 mg Aceclofenac-Verunreinigung H *CRS* und 10,0 mg Diclofenac-Verunreinigung A *CRS* (Aceclofenac-Verunreinigung I) werden in einer Mischung von 30 Volumteilen mobiler Phase A und 70 Volumteilen mobiler Phase B zu 50,0 ml gelöst.

Referenzlösung e: 1,0 ml Referenzlösung b wird mit 1,0 ml Referenzlösung d versetzt und mit einer Mischung von 30 Volumteilen mobiler Phase A und 70 Volumteilen mobiler Phase B zu 100,0 ml verdünnt.

Säule
– Größe: l = 0,25 m, $\varnothing$ = 4,6 mm
– Stationäre Phase: nachsilanisiertes, octadecylsilyliertes Kieselgel zur Chromatographie R (5 µm), sphärisch, mit einer Porengröße von 10 nm und einem Kohlenstoffgehalt von 19 Prozent
– Temperatur: 40 °C

Mobile Phase
– Mobile Phase A: eine Lösung von Phosphorsäure 85 % R (1,12 g·l^{-1}), die mit einer Lösung von Natriumhydroxid R (42 g·l^{-1}) auf einen pH-Wert von 7,0 eingestellt wurde
– Mobile Phase B: Wasser R, Acetonitril R (1:9 V/V)

Zeit (min)	Mobile Phase A (% V/V)	Mobile Phase B (% V/V)
0 – 25	70 → 50	30 → 50
25 – 30	50 → 20	50 → 80
30 – 50	20	80
50 – 52	20 → 70	80 → 30
52 – 65	70	30

Durchflussrate: 1,0 ml·min^{-1}

Detektion: Spektrometer bei 275 nm

Einspritzen: 10 µl; Untersuchungslösung, Referenzlösungen c und e

Relative Retention (bezogen auf Aceclofenac, t_R etwa 14 min)
- Verunreinigung A: etwa 0,8
- Verunreinigung G: etwa 1,3
- Verunreinigung H: etwa 1,5
- Verunreinigung I: etwa 2,3
- Verunreinigung D: etwa 2,6
- Verunreinigung B: etwa 2,7
- Verunreinigung E: etwa 2,8
- Verunreinigung C: etwa 3,0
- Verunreinigung F: etwa 3,2

Eignungsprüfung: Referenzlösung c
- Auflösung: mindestens 5,0 zwischen den Peaks von Aceclofenac und Verunreinigung A

Grenzwerte
- Verunreinigung A: nicht größer als die Fläche des entsprechenden Peaks im Chromatogramm der Referenzlösung c (0,2 Prozent)
- Verunreinigungen B, C, D, E oder G: jeweils nicht größer als die Fläche des dem Aceclofenac entsprechenden Peaks im Chromatogramm der Referenzlösung e (0,2 Prozent)
- Verunreinigung F: nicht größer als die Fläche des entsprechenden Peaks im Chromatogramm der Referenzlösung e (0,2 Prozent)
- Verunreinigung H: nicht größer als die Fläche des entsprechenden Peaks im Chromatogramm der Referenzlösung e (0,1 Prozent)

Das folgende Chromatogramm dient zur Information.

1. Verunreinigung A
2. Aceclofenac
3. Verunreinigung G
4. Verunreinigung H
5. Verunreinigung I
6. Verunreinigung D
7. Verunreinigung B
8. Verunreinigung E
9. Verunreinigung C
10. Verunreinigung F

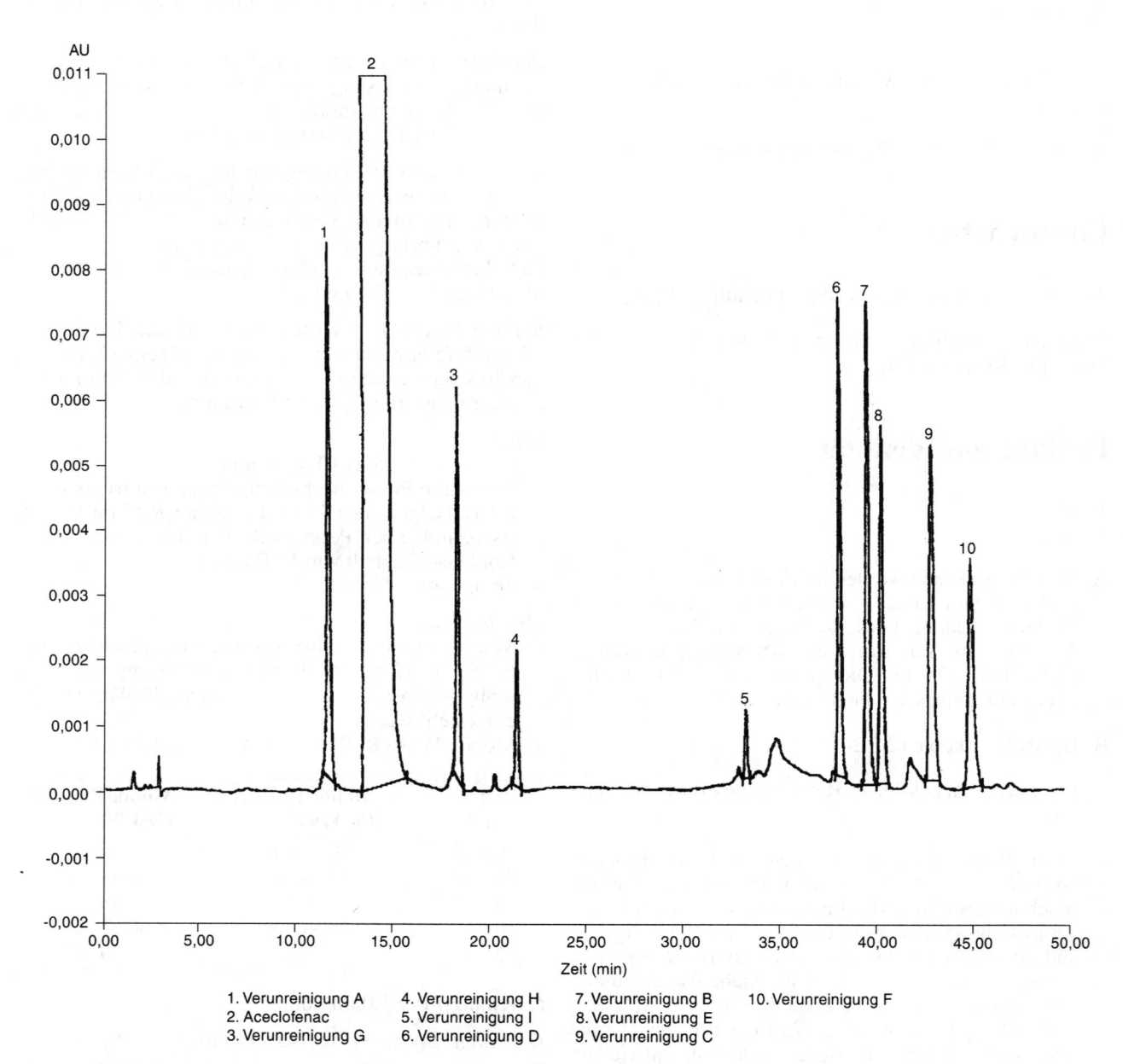

Abb. 1281-1: Chromatogramm für die Prüfung „Verwandte Substanzen" von Aceclofenac: Chromatogramm einer Untersuchungslösung, der die Verunreinigungen zugesetzt wurden

- Verunreinigung I: nicht größer als die Fläche des entsprechenden Peaks im Chromatogramm der Referenzlösung e (0,1 Prozent)
- Jede weitere Verunreinigung: nicht größer als das 0,5fache der Fläche des Aceclofenac-Peaks im Chromatogramm der Referenzlösung e (0,1 Prozent)
- Summe aller Verunreinigungen: nicht größer als 0,7 Prozent
- Ohne Berücksichtigung bleiben: Peaks, deren Fläche kleiner ist als das 0,1fache der Fläche des Aceclofenac-Peaks im Chromatogramm der Referenzlösung e (0,02 Prozent)

Schwermetalle (2.4.8): höchstens 10 ppm

2,0 g Substanz werden in einem Quarztiegel mit 2 ml Schwefelsäure *R* befeuchtet. Die Temperatur wird bis zum Glühen gesteigert. Das Glühen wird so lange fortgesetzt, bis ein fast weißer bis höchstens grauer Rückstand erhalten wird, wobei eine Temperatur von 800 °C nicht überschritten wird. Nach dem Erkalten werden 3 ml Salzsäure *R* und 1 ml Salpetersäure *R* zugesetzt. Die Mischung wird erhitzt und langsam zur Trockne eingedampft. Nach dem Erkalten werden 1 ml einer Lösung von Salzsäure *R* (100 g · l^{-1}) und 10,0 ml destilliertes Wasser *R* zugesetzt. Die Mischung wird mit einer Lösung von Ammoniak-Lösung *R* (1,0 g · l^{-1}) unter Zusatz von 0,1 ml Phenolphthalein-Lösung *R* neutralisiert. Nach Zusatz von 2,0 ml einer Lösung von wasserfreier Essigsäure *R* (60 g · l^{-1}) wird die Mischung mit destilliertem Wasser *R* zu 20 ml verdünnt. 12 ml dieser Lösung müssen der Grenzprüfung A entsprechen. Zur Herstellung der Referenzlösung wird die Blei-Lösung (1 ppm Pb) *R* verwendet.

Trocknungsverlust (2.2.32): höchstens 0,5 Prozent, mit 1,000 g Substanz durch Trocknen im Trockenschrank bei 100 bis 105 °C bestimmt

Sulfatasche (2.4.14): höchstens 0,1 Prozent, mit 1,0 g Substanz bestimmt

Gehaltsbestimmung

0,300 g Substanz, in 40 ml Methanol *R* gelöst, werden mit Natriumhydroxid-Lösung (0,1 mol · l^{-1}) titriert. Der Endpunkt wird mit Hilfe der Potentiometrie (2.2.20) bestimmt.

1 ml Natriumhydroxid-Lösung (0,1 mol · l^{-1}) entspricht 35,42 mg $C_{16}H_{13}Cl_2NO_4$.

Lagerung

Dicht verschlossen, vor Licht geschützt

Verunreinigungen

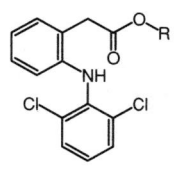

A. R = H:
[2-[(2,6-Dichlorphenyl)amino]phenyl]essigsäure
(Diclofenac)

B. R = CH$_3$:
Methyl-[2-[(2,6-dichlorphenyl)amino]phenyl]acetat
(Diclofenac-Methylester)

C. R = C$_2$H$_5$:
Ethyl-[2-[(2,6-dichlorphenyl)amino]phenyl]acetat
(Diclofenac-Ethylester)

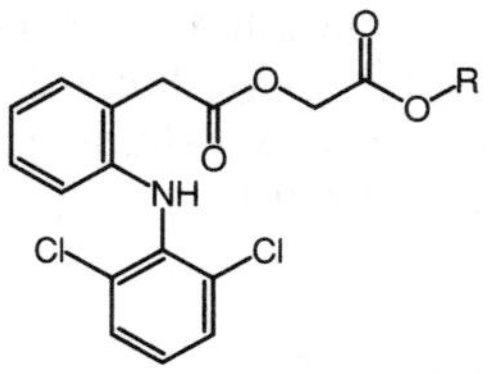

D. R = CH$_3$:
Methyl-[[[2-[(2,6-dichlorphenyl)amino]phenyl]acetyl]oxy]acetat
(Aceclofenac-Methylester)

E. R = C$_2$H$_5$:
Ethyl-[[[2-[(2,6-dichlorphenyl)amino]phenyl]acetyl]oxy]acetat
(Aceclofenac-Ethylester)

F. R = CH$_2$–C$_6$H$_5$:
Benzyl-[[[2-[(2,6-dichlorphenyl)amino]phenyl]acetyl]oxy]acetat
(Aceclofenac-Benzylester)

G. R = CH$_2$–CO$_2$H:
[[[[2-[(2,6-Dichlorphenyl)amino]phenyl]acetyl]oxy]acetyl]oxy]essigsäure
(Aceclofenac-Essigsäure)

H. R = CH$_2$–CO–O–CH$_2$–CO$_2$H:
[[[[[[2-[(2,6-Dichlorphenyl)amino]phenyl]acetyl]oxy]acetyl]oxy]acetyl]oxy]essigsäure
(Aceclofenac-Diessigsäure)

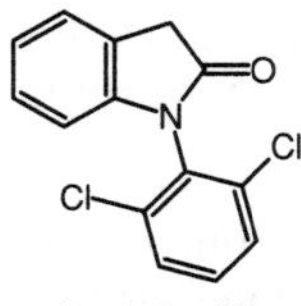

I. 1-(2,6-Dichlorphenyl)-1,3-dihydro-2*H*-indol-2-on

Acitretin

Acitretinum

4.03/1385

$C_{21}H_{26}O_3$ M_r 326,4

Definition

Acitretin enthält mindestens 98,0 und höchstens 102,0 Prozent (all-*E*)-9-(4-Methoxy-2,3,6-trimethylphenyl)-3,7-dimethylnona-2,4,6,8-tetraensäure, berechnet auf die getrocknete Substanz.

Eigenschaften

Gelbes bis grünlich gelbes, kristallines Pulver; praktisch unlöslich in Wasser, wenig löslich in Tetrahydrofuran, schwer löslich in Aceton und Ethanol, sehr schwer löslich in Cyclohexan

Die Substanz ist gegen Luft, Wärme und Licht empfindlich, insbesondere in Lösung.

Alle Prüfungen müssen so schnell wie möglich und unter Ausschluss direkter Lichteinwirkung durchgeführt werden. Die Lösungen müssen frisch hergestellt werden.

Prüfung auf Identität

1: B
2: A, C

A. 15,0 mg Substanz werden in 10 ml Tetrahydrofuran *R* gelöst. Die Lösung wird sofort mit Tetrahydrofuran *R* zu 100,0 ml verdünnt. 2,5 ml Lösung werden mit Tetrahydrofuran *R* zu 100,0 ml verdünnt. Diese Lösung, zwischen 300 und 400 nm gemessen, zeigt ein Absorptionsmaximum (2.2.25) bei 358 nm. Die spezifische Absorption, im Maximum gemessen, liegt zwischen 1350 und 1475.

B. Die Prüfung erfolgt mit Hilfe der IR-Spektroskopie (2.2.24) durch Vergleich des Spektrums der Substanz mit dem von Acitretin CRS. Die Prüfung erfolgt mit Hilfe von Presslingen.

C. Die unter „Gehaltsbestimmung" erhaltenen Chromatogramme werden ausgewertet. Der Hauptpeak im Chromatogramm der Untersuchungslösung entspricht in Bezug auf seine Retentionszeit dem Hauptpeak im Chromatogramm der Referenzlösung a.

Prüfung auf Reinheit

Verwandte Substanzen: Die Prüfung erfolgt mit Hilfe der Flüssigchromatographie (2.2.29) wie unter „Gehaltsbestimmung" beschrieben.

Je 10 µl Referenzlösung b und c und 10 µl Untersuchungslösung a werden eingespritzt. Die Empfindlichkeit des Systems wird so eingestellt, dass die Höhe des Hauptpeaks im Chromatogramm der Referenzlösung b mindestens 40 Prozent des maximalen Ausschlags beträgt. Die Prüfung darf nur ausgewertet werden, wenn im Chromatogramm der Referenzlösung b die Auflösung zwischen den Peaks von Acitretin und Tretinoin mindestens 2,0 beträgt. Falls erforderlich wird die Konzentration an wasserfreiem Ethanol *R* geändert. Die Chromatographie der Untersuchungslösung erfolgt über eine Dauer, die der 2,5fachen Retentionszeit des Hauptpeaks entspricht.

Im Chromatogramm der Untersuchungslösung darf keine Peakfläche, mit Ausnahme der des Hauptpeaks, größer sein als die Fläche des Acitretin-Peaks im Chromatogramm der Referenzlösung c (0,3 Prozent). Im Chromatogramm der Untersuchungslösung darf die Summe aller Peakflächen, mit Ausnahme der des Hauptpeaks, nicht größer sein als die Fläche des Acitretin-Peaks im Chromatogramm der Referenzlösung b (1,0 Prozent). Peaks, deren Fläche kleiner ist als das 0,1fache der Fläche des Hauptpeaks im Chromatogramm der Referenzlösung c, werden nicht berücksichtigt.

Schwermetalle (2.4.8): 2,0 g Substanz müssen der Grenzprüfung C entsprechen (20 ppm). Zur Herstellung der Referenzlösung werden 2 ml Blei-Lösung (10 ppm Pb) *R* verwendet.

Palladium: höchstens 10 ppm Pd, mit Hilfe der Atomabsorptionsspektroskopie (2.2.23, Methode I) bestimmt

Untersuchungslösung: 2,0 g Substanz werden in einer Quarzschale mit 3 ml Magnesiumnitrat-Lösung *R* versetzt. In einem Muffelofen wird bei einer Aufheizrate von 40 °C je Minute auf 350 °C erhitzt und der Inhalt verascht. Anschließend wird 8 h lang bei etwa 450 °C und danach 1 h lang bei 550 °C geglüht. Der Rückstand wird unter Erwärmen in einer Mischung von 0,75 ml Salzsäure *R* und 0,25 ml Salpetersäure *R* gelöst. Nach dem Abkühlen wird die Lösung in einen Messkolben mit Wasser *R* überführt und mit Wasser *R* zu 50,0 ml verdünnt.

Referenzlösung: 0,163 g schweres Magnesiumoxid *R* werden in einer Mischung von 0,5 ml Salpetersäure *R*, 1,5 ml Salzsäure *R* und 50 ml Wasser *R* gelöst. Nach Zusatz von 2,0 ml Palladium-Lösung (20 ppm Pd) *R* wird die Lösung mit Wasser *R* zu 100,0 ml verdünnt.

Die Absorption wird bei 247,6 nm unter Verwendung einer Palladium-Hohlkathodenlampe als Strahlungsquelle und einer Luft-Acetylen-Flamme gemessen.

Trocknungsverlust (2.2.32): höchstens 0,5 Prozent, mit 1,000 g Substanz durch 4 h langes Trocknen im Vakuum bei 100 °C bestimmt

Sulfatasche (2.4.14): höchstens 0,1 Prozent, mit 1,0 g Substanz bestimmt

Gehaltsbestimmung

Die Bestimmung muss unter Ausschluss direkter Lichteinwirkung durchgeführt werden. Die Lösungen sind jeweils frisch herzustellen, wobei Messkolben aus Braunglas zu verwenden sind.

Die Bestimmung erfolgt mit Hilfe der Flüssigchromatographie (2.2.29).

Untersuchungslösung a: 25,0 mg Substanz werden in 5 ml Tetrahydrofuran *R* gelöst. Die Lösung wird sofort mit wasserfreiem Ethanol *R* zu 100,0 ml verdünnt.

Untersuchungslösung b: 10,0 ml Untersuchungslösung a werden mit wasserfreiem Ethanol *R* zu 25,0 ml verdünnt.

Referenzlösung a: 25,0 mg Acitretin *CRS* werden in 5 ml Tetrahydrofuran *R* gelöst. Die Lösung wird sofort mit wasserfreiem Ethanol *R* zu 100,0 ml verdünnt. 10,0 ml dieser Lösung werden mit wasserfreiem Ethanol *R* zu 25,0 ml verdünnt.

Referenzlösung b: 1,0 mg Tretinoin *CRS* wird in wasserfreiem Ethanol *R* zu 20,0 ml gelöst. 5,0 ml Lösung werden mit 2,5 ml Referenzlösung a gemischt und mit wasserfreiem Ethanol *R* zu 100,0 ml verdünnt.

Referenzlösung c: 2,5 ml Referenzlösung a werden mit wasserfreiem Ethanol *R* zu 50,0 ml verdünnt. 3,0 ml dieser Lösung werden mit wasserfreiem Ethanol *R* zu 20,0 ml verdünnt.

Die Chromatographie kann durchgeführt werden mit
- einer Säule aus rostfreiem Stahl von 0,25 m Länge und 4 mm innerem Durchmesser, gepackt mit octadecylsilyliertem Kieselgel zur Chromatographie *R* (5 µm), Mikropartikel, mit einem Kohlenstoffgehalt von 20 Prozent, einer spezifischen Oberfläche von 200 m^2 · g^{-1} und einer Porengröße von 15 nm
- 0,3 Prozent (*V/V*) Essigsäure 99 % *R* in einer Mischung von 8 Volumteilen Wasser *R* und 92 Volumteilen wasserfreiem Ethanol *R* als mobile Phase bei einer Durchflussrate von 0,6 ml je Minute
- einem Spektrometer als Detektor bei einer Wellenlänge von 360 nm
- einem Probengeber, der bei einer Temperatur von 4 °C gehalten wird.

Die Temperatur der Säule wird bei 25 °C gehalten.

Werden die Chromatogramme unter den vorgeschriebenen Bedingungen aufgezeichnet, beträgt die Retentionszeit für die Verunreinigung A etwa 4,8 min, für Tretinoin etwa 5,2 min, für Acitretin etwa 6,2 min und für die Verunreinigung B etwa 10,2 min.

10 µl Referenzlösung a werden 6-mal eingespritzt. Die Bestimmung darf nur ausgewertet werden, wenn die relative Standardabweichung der Peakfläche von Acitretin höchstens 1,0 Prozent beträgt. Falls erforderlich werden die Integrationsparameter geändert.

Die Untersuchungslösung b und die Referenzlösung a werden abwechselnd eingespritzt.

Lagerung

Dicht verschlossen, vor Licht geschützt, zwischen 2 und 8 °C

Der Inhalt eines geöffneten Behältnisses ist so schnell wie möglich zu verwenden. Der nicht verwendete Anteil muss unter Inertgas gelagert werden.

Verunreinigungen

A. (2*Z*,4*E*,6*E*,8*E*)-9-(4-Methoxy-2,3,6-trimethyl= phenyl)-3,7-dimethylnona-2,4,6,8-tetraensäure

B. Ethyl(all-*E*)-9-(4-methoxy-2,3,6-trimethylphenyl)-3,7-dimethylnona-2,4,6,8-tetraenoat

4.03/1388

Aluminium-Magnesium-Silicat

Aluminii magnesii silicas

Definition

Aluminium-Magnesium-Silicat ist ein Gemisch von Partikeln kolloidaler Größe von Montmorillonit und Saponit, frei von Klümpchen und nicht quellungsfähigem Mineral. Der Gehalt an Aluminium und Magnesium beträgt mindestens 95,0 und höchstens 105,0 Prozent der in der Beschriftung angegebenen Werte.

Eigenschaften

Feines Pulver, Körner oder Plättchen, fast weiß; praktisch unlöslich in Wasser und organischen Lösungsmitteln

Die Substanz quillt in Wasser und bildet eine kolloidale Dispersion.

Prüfung auf Identität

A. 1 g Substanz wird mit 2 g wasserfreiem Natriumcarbonat R geschmolzen. Der Rückstand wird mit Wasser R erhitzt und abfiltriert. Das Filtrat wird mit Salzsäure R angesäuert und im Wasserbad zur Trockne eingedampft. 0,25 g dieses Rückstands geben die Identitätsreaktion auf Silicat (2.3.1).

B. Der Rest des unter „Prüfung auf Identität, A" erhaltenen Rückstands wird in einer Mischung von 5 ml verdünnter Salzsäure R und 10 ml Wasser R gelöst. Nach dem Filtrieren und Zusetzen von Ammoniumchlorid-Pufferlösung pH 10,0 R bildet sich ein weißer, gelatinöser Niederschlag. Die Mischung wird zentrifugiert, wobei die überstehende Flüssigkeit für „Prüfung auf Identität, C" verwendet wird. Der Niederschlag, in verdünnter Salzsäure R gelöst, gibt die Identitätsreaktion auf Aluminium (2.3.1).

C. Die nach dem Zentrifugieren unter „Prüfung auf Identität, B" erhaltene überstehende Flüssigkeit gibt die Identitätsreaktion auf Magnesium (2.3.1).

Prüfung auf Reinheit

pH-Wert (2.2.3): 5,0 g Substanz werden in 100 ml kohlendioxidfreiem Wasser R dispergiert. Der pH-Wert der Dispersion muss zwischen 9,0 und 10,0 liegen.

Arsen (2.4.2): In ein 250-ml-Becherglas mit 100 ml verdünnter Salzsäure R werden 16,6 g Substanz gegeben. Nach dem Mischen wird das Becherglas mit einem Uhrglas bedeckt. Die Mischung wird 15 min lang bei gelegentlichem Rühren vorsichtig zum Sieden erhitzt. Nach dem Absetzenlassen der unlöslichen Bestandteile wird die überstehende Flüssigkeit durch ein Schnellfilter in einen 250-ml-Messkolben filtriert, wobei das Sediment möglichst vollständig im Becherglas zurückbleiben sollte. Der Rückstand im Becherglas wird mit 25 ml heißer verdünnter Salzsäure R versetzt. Nach Schütteln, Erhitzen zum Sieden und Absetzenlassen wird die überstehende Flüssigkeit in den Messkolben filtriert. Der Vorgang wird 4-mal mit je 25 ml heißer verdünnter Salzsäure R und Filtrieren der überstehenden Flüssigkeit in den Messkolben wiederholt. Beim letzten Extrahieren wird der unlösliche Rückstand möglichst vollständig auf das Filter gebracht. Die vereinigten Filtrate werden auf Raumtemperatur erkalten gelassen und mit verdünnter Salzsäure R zu 250,0 ml verdünnt. 5,0 ml Lösung, mit verdünnter Salzsäure R zu 25,0 ml verdünnt, müssen der Grenzprüfung A entsprechen (3 ppm).

Blei: höchstens 15 ppm Pb, mit Hilfe der Atomabsorptionsspektroskopie (2.2.23, Methode I) bestimmt

Untersuchungslösung: In ein 250-ml-Becherglas mit 100 ml verdünnter Salzsäure R werden 10,0 g Substanz gegeben. Nach dem Mischen wird das Becherglas mit einem Uhrglas bedeckt. Die Mischung wird 15 min lang zum Sieden erhitzt. Nach dem Erkalten auf Raumtemperatur und Absetzenlassen der unlöslichen Bestandteile wird die überstehende Flüssigkeit durch ein Schnellfilter in ein 400-ml-Becherglas filtriert. Nach Zusatz von 25 ml heißem Wasser R zum unlöslichen Rückstand im 250-ml-Becherglas wird die Mischung geschüttelt und nach dem Absetzenlassen die überstehende Flüssigkeit in das 400-ml-Becherglas filtriert. Der Vorgang wird 2-mal mit je 25 ml Wasser R wiederholt, wobei jedes Mal die überstehende Flüssigkeit in das 400-ml-Becherglas filtriert wird. Das Filter wird mit 25 ml heißem Wasser R gewaschen. Filtrat und Waschflüssigkeit werden im 400-ml-Becherglas gesammelt und durch Erhitzen auf etwa 20 ml eingeengt. Falls sich ein Niederschlag bildet, wird die Mischung nach Zusatz von etwa 0,1 ml Salpetersäure R zum Sieden erhitzt und anschließend auf Raumtemperatur erkalten gelassen. Die konzentrierten Extrakte werden durch ein Schnellfilter in einen 50-ml-Messkolben filtriert. Der restliche Inhalt des 400-ml-Becherglases wird mit Wasser R durch das Filter in den Messkolben gespült und der Inhalt mit Wasser R zu 50,0 ml verdünnt.

Referenzlösungen: Die Referenzlösungen werden aus der Blei-Lösung (10 ppm Pb) R, falls erforderlich durch Verdünnen mit Wasser R, hergestellt.

Die Absorption wird bei 217 nm unter Verwendung einer Blei-Hohlkathodenlampe als Strahlungsquelle und einer oxidierenden Luft-Acetylen-Flamme gemessen.

Trocknungsverlust (2.2.32): höchstens 8,0 Prozent, mit 1,000 g Substanz durch Trocknen im Trockenschrank bei 100 bis 105 °C bestimmt

Mikrobielle Verunreinigung

Gesamtzahl Kolonie bildender, aerober Einheiten (2.6.12): höchstens 10^3 Mikroorganismen je Gramm Substanz, durch Auszählen auf Agarplatten bestimmt

Die Substanz muss der Prüfung auf *Escherichia coli* (2.6.13) entsprechen.

Gehaltsbestimmung

Aluminium: Der Gehalt an Aluminium wird mit Hilfe der Atomabsorptionsspektroskopie (2.2.23, Methode I) bestimmt.

Untersuchungslösung: 0,200 g Substanz werden in einem Platintiegel mit 1,0 g Lithiummetaborat R gemischt. Zunächst wird die Mischung langsam erhitzt, dann 15 min lang bei 1000 bis 1200 °C geglüht. Nach dem Erkalten wird der Tiegel in ein 100-ml-Becherglas mit 25 ml verdünnter Salpetersäure R gebracht. 50 ml verdünnte Salpetersäure R werden zugesetzt, um den Tiegel zu füllen und untertauchen zu lassen. Ein mit Polytetrafluorethylen (Teflon) überzogener Magnetrührer wird eingesetzt. Der Ansatz wird bis zur vollständigen Lösung vorsichtig gerührt. Der Inhalt wird in ein 250-ml-Becherglas überführt. Der Tiegel wird entfernt, die Lösung erhitzt und durch ein Schnellfilter in einen 250-ml-Messkolben filtriert. Filter und Becherglas werden mit Wasser R gewaschen. Filtrat und Waschflüssigkeit werden vereinigt und mit Wasser R zu 250,0 ml verdünnt (Lösung A). 20,0 ml Lösung A werden entnommen, mit 20 ml einer Lösung von Natriumchlorid R (10 g · l⁻¹) versetzt und mit Wasser R zu 100,0 ml verdünnt.

Referenzlösungen: 1,000 g Aluminium *R* wird in einer Mischung von 10 ml Salzsäure *R* und 10 ml Wasser *R* durch Erwärmen gelöst. Nach dem Abkühlen wird die Lösung mit Wasser *R* zu 1000,0 ml verdünnt (1 mg Aluminium je Milliliter). In 3 identische Messkolben, die je 0,20 g Natriumchlorid *R* enthalten, werden 2,0 ml, 5,0 ml und 10,0 ml Lösung gegeben. Mit Wasser *R* wird zu je 100,0 ml verdünnt.

Die Absorption wird bei 309 nm unter Verwendung einer Aluminium-Hohlkathodenlampe als Strahlungsquelle und einer oxidierenden Acetylen-Stickstoffmonoxid-Flamme gemessen.

Magnesium: Der Gehalt an Magnesium wird mit Hilfe der Atomabsorptionsspektroskopie (2.2.23, Methode I) bestimmt.

Untersuchungslösung: 25,0 ml Lösung A aus der Gehaltsbestimmung von Aluminium werden mit Wasser *R* zu 50,0 ml verdünnt. 5,0 ml dieser Lösung werden mit 20,0 ml Lanthannitrat-Lösung *R* versetzt und mit Wasser *R* zu 100,0 ml verdünnt.

Referenzlösungen: 1,000 g Magnesium *R* wird in ein 250-ml-Becherglas mit 20 ml Wasser *R* gebracht. 20 ml Salzsäure *R* werden vorsichtig zugesetzt. Die Mischung wird falls erforderlich bis zur Lösung erwärmt. Die Lösung wird in einen Messkolben gegeben und mit Wasser *R* zu 1000,0 ml verdünnt (1 mg Magnesium je Milliliter). 5,0 ml dieser Lösung werden mit Wasser *R* zu 250,0 ml verdünnt. In 4 identische Messkolben werden 5,0 ml, 10,0 ml, 15,0 ml und 20,0 ml Lösung gegeben. Nach Zusatz von je 20,0 ml Lanthannitrat-Lösung *R* wird jeder Ansatz mit Wasser *R* zu je 100,0 ml verdünnt.

Die Absorption wird bei 285 nm unter Verwendung einer Magnesium-Hohlkathodenlampe als Strahlungsquelle und einer reduzierenden Luft-Acetylen-Flamme gemessen.

Beschriftung

Die Beschriftung gibt den Gehalt an Aluminium und Magnesium an.

4.03/1687

4-Aminobenzoesäure

Acidum 4-aminobenzoicum

$C_7H_7NO_2$ M_r 137,1

Definition

4-Aminobenzoesäure

Gehalt: 99,0 bis 101,0 Prozent (wasserfreie Substanz)

Eigenschaften

Aussehen: weißes bis schwach gelbes, kristallines Pulver

Löslichkeit: schwer löslich in Wasser, leicht löslich in Ethanol

Die Substanz löst sich in verdünnten Alkalihydroxid-Lösungen.

Prüfung auf Identität

1: B
2: A, C

A. Schmelztemperatur (2.2.14): 186 bis 189 °C

B. IR-Spektroskopie (2.2.24)

   Vergleich: 4-Aminobenzoesäure CRS

C. Dünnschichtchromatographie (2.2.27)

   Untersuchungslösung: 20 mg Substanz werden in Methanol *R* zu 20 ml gelöst.

   Referenzlösung a: 20 mg 4-Aminobenzoesäure CRS werden in Methanol *R* zu 20 ml gelöst.

   Referenzlösung b: 10 mg 4-Nitrobenzoesäure *R* werden in 10 ml Referenzlösung a gelöst.

   Platte: geeignetes Kieselgel mit einem Fluoreszenzindikator mit intensivster Anregung der Fluoreszenz bei 254 nm

   Fließmittel: Essigsäure 99 % *R*, Hexan *R*, Ether *R* (5:20:75 *V/V/V*)

   Auftragen: 1 µl

   Laufstrecke: 10 cm

   Trocknen: an der Luft

   Detektion: im ultravioletten Licht bei 254 nm

   Eignungsprüfung: Das Chromatogramm der Referenzlösung b zeigt deutlich voneinander getrennt 2 Flecke.

   Ergebnis: Der Hauptfleck im Chromatogramm der Untersuchungslösung entspricht in Bezug auf Lage und Größe dem Hauptfleck im Chromatogramm der Referenzlösung a.

Prüfung auf Reinheit

Aussehen der Lösung: Die Lösung muss klar (2.2.1) und darf nicht stärker gefärbt sein als die Farbvergleichslösung B_5 (2.2.2, Methode II).

1,0 g Substanz wird in Ethanol 96 % *R* zu 20 ml gelöst.

Verwandte Substanzen: Flüssigchromatographie (2.2.29)

Untersuchungslösung: 25,0 mg Substanz werden in der mobilen Phase zu 100,0 ml gelöst.

4-Aminobenzoesäure

Referenzlösung: 25,0 mg 4-Nitrobenzoesäure *R* und 25,0 mg Benzocain *R* werden in Methanol *R* zu 100,0 ml gelöst. 1,0 ml Lösung wird mit der mobilen Phase zu 50,0 ml verdünnt. 1,0 ml dieser Lösung wird mit der mobilen Phase zu 10,0 ml verdünnt.

Säule
- Größe: $l = 0{,}12$ m, $\varnothing = 4{,}0$ mm
- Stationäre Phase: octylsilyliertes Kieselgel zur Chromatographie *R* (5 µm)

Mobile Phase: 20 Volumteile einer Mischung von 70 Volumteilen Acetonitril *R* und 80 Volumteilen Methanol *R* werden mit 80 Volumteilen einer Lösung von Kaliumdihydrogenphosphat *R* (1,5 g · l^{-1}) und Natriumoctansulfonat *R* (2,5 g · l^{-1}), die mit Phosphorsäure 85 % *R* auf einen pH-Wert von 2,2 eingestellt wurde, gemischt.

Durchflussrate: 1,0 ml · min^{-1}

Detektion: Spektrometer bei 270 nm

Einspritzen: 20 µl

Chromatographiedauer: 11fache Retentionszeit von 4-Aminobenzoesäure

Relative Retention (bezogen auf 4-Aminobenzoesäure, t_R etwa 3 min)
- Verunreinigung A: etwa 4
- Verunreinigung B: etwa 9

Grenzwerte
- Verunreinigung A: nicht größer als die Fläche des entsprechenden Peaks im Chromatogramm der Referenzlösung (0,2 Prozent)
- Verunreinigung B: nicht größer als die Fläche des entsprechenden Peaks im Chromatogramm der Referenzlösung (0,2 Prozent)
- Jede weitere Verunreinigung: nicht größer als das 0,5fache der Peakfläche der Verunreinigung A im Chromatogramm der Referenzlösung (0,1 Prozent)
- Summe aller Verunreinigungen: nicht größer als das 2,5fache der Peakfläche der Verunreinigung A im Chromatogramm der Referenzlösung (0,5 Prozent)
- Ohne Berücksichtigung bleiben: Peaks, deren Fläche kleiner ist als das 0,1fache der Peakfläche der Verunreinigung A im Chromatogramm der Referenzlösung (0,02 Prozent)

Verunreinigungen C und D: Gaschromatographie (2.2.28)

Interner-Standard-Lösung: 20,0 mg Laurinsäure *R* werden in Dichlormethan *R* zu 100,0 ml gelöst.

Untersuchungslösung: 1,000 g Substanz wird in 10,0 ml einer Lösung von Natriumhydroxid *R* (84 g · l^{-1}) gelöst. Die Lösung wird 2-mal mit je 10 ml Dichlormethan *R* extrahiert. Die vereinigten Dichlormethanauszüge werden mit 5 ml Wasser *R* gewaschen und durch wasserfreies Natriumsulfat *R* filtriert. Das Filter wird mit Dichlormethan *R* gewaschen. Filtrat und Waschflüssigkeiten werden im Wasserbad von 50 bis 60 °C auf ein Volumen von etwa 1 bis 5 ml eingedampft. Diese Lösung wird nach Zusatz von 1,0 ml Interner-Standard-Lösung mit Dichlormethan *R* zu 10,0 ml verdünnt.

Referenzlösung a: 20,0 mg Anilin *R* werden in Dichlormethan *R* zu 100,0 ml gelöst.

Referenzlösung b: 20,0 mg *p*-Toluidin *R* werden in Dichlormethan *R* zu 100,0 ml gelöst.

Referenzlösung c: 0,50 ml Referenzlösung a, 0,50 ml Referenzlösung b und 10,0 ml Interner-Standard-Lösung werden mit Dichlormethan *R* zu 100,0 ml verdünnt.

Säule
- Material: Quarzglas
- Größe: $l = 30$ m, $\varnothing = 0{,}32$ mm
- Stationäre Phase: Poly[methyl(95)phenyl(5)]siloxan *R* (Filmdicke 0,5 µm)

Trägergas: Helium zur Chromatographie *R*

Durchflussrate: 1,0 ml · min^{-1}

Splitverhältnis: 1:10

Temperatur

	Zeit (min)	Temperatur (°C)
Säule	0 – 4	130
	4 – 6,5	130 → 180
	6,5 – 11,5	180
Probeneinlass		280
Detektor		300

Detektion: Flammenionisation

Einspritzen: 2 µl; Untersuchungslösung, Referenzlösung c

Retentionszeiten
- Verunreinigung C: etwa 3,5 min
- Verunreinigung D: etwa 4 min
- Interner Standard: etwa 9,5 min

Grenzwerte
- Verunreinigung C: Im Chromatogramm der Referenzlösung c wird das Verhältnis (*R*) der Peakfläche der Verunreinigung C zur Peakfläche des Internen Standards berechnet. Im Chromatogramm der Untersuchungslösung wird das Verhältnis der Peakfläche der Verunreinigung C zur Peakfläche des Internen Standards berechnet. Dieses Verhältnis darf nicht größer sein als *R* (10 ppm).
- Verunreinigung D: Im Chromatogramm der Referenzlösung c wird das Verhältnis (*R*) der Peakfläche der Verunreinigung D zur Peakfläche des Internen Standards berechnet. Im Chromatogramm der Untersuchungslösung wird das Verhältnis der Peakfläche der Verunreinigung D zur Peakfläche des Internen Standards berechnet. Dieses Verhältnis darf nicht größer sein als *R* (10 ppm).

Eisen (2.4.9): höchstens 40 ppm

0,250 g Substanz werden in 3 ml Ethanol 96 % *R* gelöst. Die Lösung wird mit Wasser *R* zu 10,0 ml verdünnt.

Schwermetalle (2.4.8): höchstens 20 ppm

1,0 g Substanz muss der Grenzprüfung C entsprechen. Zur Herstellung der Referenzlösung werden 2 ml Blei-Lösung (10 ppm Pb) *R* verwendet.

Wasser (2.5.12): höchstens 0,2 Prozent, mit 1,00 g Substanz bestimmt

Sulfatasche (2.4.14): höchstens 0,1 Prozent, mit 1,0 g Substanz bestimmt

Gehaltsbestimmung

0,100 g Substanz, unter Erhitzen in 50 ml kohlendioxidfreiem Wasser R gelöst, werden mit Natriumhydroxid-Lösung (0,1 mol · l⁻¹) titriert. Der Endpunkt wird mit Hilfe der Potentiometrie (2.2.20) bestimmt.

1 ml Natriumhydroxid-Lösung (0,1 mol · l⁻¹) entspricht 13,71 mg $C_7H_7NO_2$.

Lagerung

Vor Licht geschützt

Verunreinigungen

A. R = CO_2H, R' = NO_2:
4-Nitrobenzoesäure

B. R = CO–O–C_2H_5, R' = NH_2:
Benzocain

C. R = H, R' = NH_2:
Anilin

D. R = CH_3, R' = NH_2:
4-Methylanilin
(*p*-Toluidin)

4.03/0803

Amiodaronhydrochlorid

Amiodaroni hydrochloridum

$C_{25}H_{30}ClI_2NO_3$ M_r 682

Definition

(2-Butylbenzofuran-3-yl)[4-[2-(diethylamino)ethoxy]-3,5-diiodphenyl]methanon-hydrochlorid

Gehalt: 98,5 bis 101,0 Prozent (getrocknete Substanz)

Eigenschaften

Aussehen: weißes bis fast weißes, feines, kristallines Pulver

Löslichkeit: sehr schwer löslich in Wasser, leicht löslich in Dichlormethan, löslich in Methanol, wenig löslich in Ethanol

Prüfung auf Identität

A. IR-Spektroskopie (2.2.24)

Vergleich: Amiodaronhydrochlorid CRS

B. Die Substanz gibt die Identitätsreaktion b auf Chlorid (2.3.1).

Prüfung auf Reinheit

Aussehen der Lösung: Die Lösung muss klar (2.2.1) und darf nicht stärker gefärbt sein als die Farbvergleichslösung GG_5 oder BG_5 (2.2.2, Methode II).

1,0 g Substanz wird in Methanol R zu 20 ml gelöst.

pH-Wert (2.2.3): 3,2 bis 3,8

1,0 g Substanz wird unter Erhitzen auf 80 °C in kohlendioxidfreiem Wasser R gelöst. Nach dem Abkühlen wird mit kohlendioxidfreiem Wasser R zu 20 ml verdünnt.

Verunreinigung H: Dünnschichtchromatographie (2.2.27)

Die Lösungen werden unmittelbar vor Gebrauch hergestellt und unter Ausschluss direkter Lichteinwirkung aufbewahrt.

Untersuchungslösung: 0,5 g Substanz werden in Dichlormethan R zu 5,0 ml gelöst.

Referenzlösung: 10 mg Chlortriethylaminhydrochlorid R werden in Dichlormethan R zu 50,0 ml gelöst.

Platte: DC-Platte mit Kieselgel F_{254} R

Fließmittel: wasserfreie Ameisensäure R, Methanol R, Dichlormethan R (5:10:85 V/V/V)

Auftragen: 5 µl

Laufstrecke: 15 cm

Trocknen: im Kaltluftstrom, bis der Lösungsmittelgeruch nicht mehr wahrnehmbar ist

Detektion: Die Platte wird mit Dragendorffs Reagenz R 1 und anschließend mit Wasserstoffperoxid-Lösung 3 % R besprüht und sofort im Tageslicht ausgewertet.

Grenzwerte
– Verunreinigung H: Ein der Verunreinigung H entsprechender Fleck im Chromatogramm der Untersuchungslösung darf nicht größer oder stärker gefärbt sein als der Fleck im Chromatogramm der Referenzlösung (0,2 Prozent).

Verwandte Substanzen: Flüssigchromatographie (2.2.29)

Pufferlösung pH 4,9: 800 ml Wasser *R* werden mit 3,0 ml Essigsäure 99 % *R* versetzt, mit verdünnter Ammoniak-Lösung *R* 1 auf einen pH-Wert von 4,9 eingestellt und mit Wasser *R* zu 1000 ml verdünnt.

Untersuchungslösung: 0,125 g Substanz werden in einer Mischung gleicher Volumteile Acetonitril *R* und Wasser *R* zu 25,0 ml gelöst.

Referenzlösung: 10 mg Amiodaron-Verunreinigung D *CRS*, 10 mg Amiodaron-Verunreinigung E *CRS* und 10,0 mg Amiodaronhydrochlorid *CRS* werden in Methanol *R* zu 50,0 ml gelöst. 1,0 ml Lösung wird mit einer Mischung gleicher Volumteile Acetonitril *R* und Wasser *R* zu 20,0 ml verdünnt.

Säule
- Größe: $l = 0{,}15$ m, $\varnothing = 4{,}6$ mm
- Stationäre Phase: octadecylsilyliertes Kieselgel zur Chromatographie *R* (5 µm)
- Temperatur: 30 °C

Mobile Phase: Pufferlösung pH 4,9, Methanol *R*, Acetonitril *R* (30:30:40 *V/V/V*)

Durchflussrate: 1 ml · min^{-1}

Detektion: Spektrometer bei 240 nm

Einspritzen: 10 µl

Chromatographiedauer: 2fache Retentionszeit von Amiodaron

Relative Retention (bezogen auf Amiodaron, t_R etwa 24 min)
- Verunreinigung A: etwa 0,26
- Verunreinigung D: etwa 0,29
- Verunreinigung E: etwa 0,37
- Verunreinigung B: etwa 0,49
- Verunreinigung C: etwa 0,55
- Verunreinigung G: etwa 0,62
- Verunreinigung F: etwa 0,69

Eignungsprüfung: Referenzlösung
- Auflösung: mindestens 3,5 zwischen den Peaks von Verunreinigung D und Verunreinigung E

Grenzwerte
- Jede Verunreinigung: nicht größer als die Fläche des Amiodaron-Peaks im Chromatogramm der Referenzlösung (0,2 Prozent)
- Summe aller Verunreinigungen: nicht größer als das 2,5fache der Fläche des Amiodaron-Peaks im Chromatogramm der Referenzlösung (0,5 Prozent)
- Ohne Berücksichtigung bleiben: Peaks, deren Fläche kleiner ist als das 0,1fache der Fläche des Amiodaron-Peaks im Chromatogramm der Referenzlösung (0,02 Prozent)

Iodid: höchstens 150 ppm

Die Untersuchungslösung und die Referenzlösung werden gleichzeitig hergestellt.

Lösung a: 1,50 g Substanz werden in 40 ml Wasser *R* von 80 °C bis zur vollständigen Lösung geschüttelt. Nach dem Abkühlen wird die Lösung mit Wasser *R* zu 50,0 ml verdünnt.

Untersuchungslösung: 15,0 ml Lösung a werden mit 1,0 ml Salzsäure (0,1 mol · l^{-1}) und 1,0 ml Kaliumiodat-Lösung (0,05 mol · l^{-1}) versetzt und mit Wasser *R* zu 20,0 ml verdünnt. Die Mischung wird 4 h lang unter Lichtschutz stehen gelassen.

Referenzlösung: 15,0 ml Lösung a werden mit 1,0 ml Salzsäure (0,1 mol · l^{-1}), 1,0 ml einer Lösung von Kaliumiodid *R* (88,2 mg · l^{-1}) und 1,0 ml Kaliumiodat-Lösung (0,05 mol · l^{-1}) versetzt und mit Wasser *R* zu 20,0 ml verdünnt. Die Mischung wird 4 h lang unter Lichtschutz stehen gelassen.

Die Absorptionen (2.2.25) der Lösungen werden bei 420 nm gemessen. Als Kompensationsflüssigkeit wird eine Mischung von 15,0 ml Lösung a und 1,0 ml Salzsäure (0,1 mol · l^{-1}), mit Wasser *R* zu 20,0 ml verdünnt, verwendet. Die Absorption der Untersuchungslösung darf nicht größer sein als das 0,5fache der Absorption der Referenzlösung.

Schwermetalle (2.4.8): höchstens 20 ppm

1,0 g Substanz muss der Grenzprüfung C entsprechen. Zur Herstellung der Referenzlösung werden 2 ml Blei-Lösung (10 ppm Pb) *R* verwendet.

Trocknungsverlust (2.2.32): höchstens 0,5 Prozent, mit 1,000 g Substanz durch 4 h langes Trocknen bei 50 °C und höchstens 0,3 kPa bestimmt

Sulfatasche (2.4.14): höchstens 0,1 Prozent, mit 1,0 g Substanz bestimmt

Gehaltsbestimmung

0,600 g Substanz, in einer Mischung von 5,0 ml Salzsäure (0,01 mol · l^{-1}) und 75 ml Ethanol 96 % *R* gelöst, werden mit Natriumhydroxid-Lösung (0,1 mol · l^{-1}) titriert. Das zwischen den beiden mit Hilfe der Potentiometrie (2.2.20) bestimmten Wendepunkten zugesetzte Volumen wird abgelesen.

1 ml Natriumhydroxid-Lösung (0,1 mol · l^{-1}) entspricht 68,18 mg $C_{25}H_{30}ClI_2NO_3$.

Lagerung

Vor Licht geschützt, unterhalb von 30 °C

Amisulprid 3823

Verunreinigungen

A. R1 = R2 = R4 = H, R3 = C₂H₅:
   (2-Butylbenzofuran-3-yl)[4-[2-(diethylamino)eth=
   oxy]phenyl]methanon

B. R1 = R2 = I, R3 = R4 = H:
   (2-Butylbenzofuran-3-yl)[4-[2-(ethylamino)ethoxy]-
   3,5-diiodphenyl]methanon

C. R1 = I, R2 = R4 = H, R3 = C₂H₅:
   (2-Butylbenzofuran-3-yl)[4-[2-(diethylamino)eth=
   oxy]-3-iodphenyl]methanon

G. R1 = R2 = I, R3 = C₂H₅, R4 = OCH₃:
   [2-[(1RS)-1-Methoxybutyl]benzofuran-3-yl][4-[2-
   (diethylamino)ethoxy]-3,5-diiodphenyl]methanon

D. R1 = R2 = I:
   (2-Butylbenzofuran-3-yl)(4-hydroxy-3,5-diiodphe=
   nyl)methanon

E. R1 = R2 = H:
   (2-Butylbenzofuran-3-yl)(4-hydroxyphenyl)metha=
   non

F. R1 = I, R2 = H:
   (2-Butylbenzofuran-3-yl)(4-hydroxy-3-iodphenyl)=
   methanon

H. 2-Chlor-*N,N*-diethylethanamin
   (2-Chlortriethylamin, (2-Chlorethyl)diethylamin)

Amisulprid
Amisulpridum

4.03/1490

$C_{17}H_{27}N_3O_4S$ M_r 369,5

Definition

4-Amino-*N*-[[(2*RS*)-1-ethylpyrrolidin-2-yl]methyl]-5-(ethylsulfonyl)-2-methoxybenzamid

Gehalt: 99,0 bis 101,0 Prozent (getrocknete Substanz)

Eigenschaften

Aussehen: weißes bis fast weißes, kristallines Pulver

Löslichkeit: praktisch unlöslich in Wasser, leicht löslich in Dichlormethan, wenig löslich in wasserfreiem Ethanol

Schmelztemperatur: etwa 126 °C

Prüfung auf Identität

IR-Spektroskopie (2.2.24)

Vergleich: Amisulprid CRS

Prüfung auf Reinheit

Aussehen der Lösung: Die Lösung darf nicht stärker opaleszieren als die Referenzsuspension II (2.2.1) und nicht stärker gefärbt sein als die Farbvergleichslösung G_6 (2.2.2, Methode II).

1,0 g Substanz wird in 3 ml einer Mischung von 1 Volumteil Essigsäure R und 4 Volumteilen Wasser R gelöst. Die Lösung wird mit Wasser R zu 20 ml verdünnt.

Optische Drehung (2.2.7): –0,10 bis +0,10°

5,0 g Substanz werden in Dimethylformamid R zu 50,0 ml gelöst.

Verunreinigung A: Dünnschichtchromatographie (2.2.27)

Untersuchungslösung: 0,20 g Substanz werden in Methanol R zu 10 ml gelöst.

Die „Allgemeinen Vorschriften" gelten für alle Monographien und sonstigen Texte

Ph. Eur. 4. Ausgabe, 3. Nachtrag

Referenzlösung a: 20 mg Amisulprid-Verunreinigung A CRS werden in Methanol R zu 100 ml gelöst. 2 ml Lösung werden mit Methanol R zu 20 ml verdünnt.

Referenzlösung b: 1 ml Untersuchungslösung wird mit Methanol R zu 10 ml verdünnt. 1 ml dieser Lösung wird mit der Referenzlösung a zu 10 ml verdünnt.

Platte: DC-Platte mit Kieselgel G R

Fließmittel: die obere Phase, die durch Schütteln einer Mischung aus einer 50-prozentigen Lösung (V/V) von konzentrierter Ammoniak-Lösung R, wasserfreiem Ethanol R und Diisopropylether R (10:25:65 V/V/V) erhalten wird

Auftragen: 10 µl

Laufstrecke: 12 cm

Trocknen: an der Luft

Detektion: Die Platte wird mit Ninhydrin-Lösung R besprüht und anschließend 15 min lang bei 100 bis 105 °C erhitzt.

Eignungsprüfung: Die Prüfung darf nur ausgewertet werden, wenn das Chromatogramm der Referenzlösung b deutlich voneinander getrennt 2 Flecke zeigt.

Grenzwerte
– Verunreinigung A: Ein der Verunreinigung A entsprechender Fleck im Chromatogramm der Untersuchungslösung darf nicht größer oder stärker gefärbt sein als der Fleck im Chromatogramm der Referenzlösung a (0,1 Prozent).

Verwandte Substanzen: Flüssigchromatographie (2.2.29)

Untersuchungslösung: 0,10 g Substanz werden in 30 ml Methanol R gelöst. Die Lösung wird mit der mobilen Phase B zu 100,0 ml verdünnt.

Referenzlösung a: 5,0 ml Untersuchungslösung werden mit einer Mischung von 30 Volumteilen mobiler Phase A und 70 Volumteilen mobiler Phase B zu 100,0 ml verdünnt. 1,0 ml dieser Lösung wird mit einer Mischung von 30 Volumteilen mobiler Phase A und 70 Volumteilen mobiler Phase B zu 25,0 ml verdünnt.

Referenzlösung b: 5 mg Amisulprid-Verunreinigung B CRS werden in 5 ml Untersuchungslösung gelöst. Die Lösung wird mit einer Mischung von 30 Volumteilen mobiler Phase A und 70 Volumteilen mobiler Phase B zu 50 ml verdünnt. 1 ml dieser Lösung wird mit einer Mischung von 30 Volumteilen mobiler Phase A und 70 Volumteilen mobiler Phase B zu 10 ml verdünnt.

Säule
– Größe: $l = 0{,}25$ m, $\varnothing = 4{,}6$ mm
– Stationäre Phase: octylsilyliertes Kieselgel zur Chromatographie R (5 µm) mit 16 Prozent Kohlenstoffgehalt, einer spezifischen Oberfläche von 330 $m^2 \cdot g^{-1}$ und einer Porengröße von 7,5 nm

Mobile Phase: eine Mischung der mobilen Phasen A und B unter Einsatz der Gradientenelution
– Mobile Phase A: Methanol R
– Mobile Phase B: eine Lösung von Natriumoctansulfonat R (0,7 g · l^{-1}) in einer 0,25-prozentigen Lösung (V/V) von verdünnter Schwefelsäure R

Zeit (min)	Mobile Phase A (% V/V)	Mobile Phase B (% V/V)
0 – 18	30 → 36	70 → 64
18 – 35	36 → 52	64 → 48
35 – 45	52	48
45 – 46	52 → 30	48 → 70
46 – 56	30	70

Durchflussrate: 1,5 ml · min^{-1}

Detektion: Spektrometer bei 225 nm

Einspritzen: 10-µl-Probenschleife; Untersuchungslösung und Referenzlösungen a und b

Eignungsprüfung
– Auflösung: mindestens 2,0 zwischen den Peaks von Amisulprid und der Verunreinigung B im Chromatogramm der Referenzlösung b

Grenzwerte
– Jede Verunreinigung: nicht größer als das 0,5fache der Fläche des Hauptpeaks im Chromatogramm der Referenzlösung a (0,1 Prozent)
– Summe aller Verunreinigungen: nicht größer als das 1,5fache der Fläche des Hauptpeaks im Chromatogramm der Referenzlösung a (0,3 Prozent)
– Ohne Berücksichtigung bleiben: Peaks, deren Fläche kleiner ist als das 0,1fache der Fläche des Hauptpeaks im Chromatogramm der Referenzlösung a (0,02 Prozent)

Chlorid (2.4.4): höchstens 200 ppm

0,5 g Substanz werden 10 min lang mit 30 ml Wasser R geschüttelt und anschließend abfiltriert. 15 ml Filtrat müssen der Grenzprüfung auf Chlorid entsprechen.

Schwermetalle (2.4.8): höchstens 10 ppm

4,0 g Substanz werden unter Erwärmen in 5 ml verdünnter Essigsäure R gelöst. Nach dem Erkalten wird die Lösung mit Wasser R zu 20 ml verdünnt. 12 ml Lösung müssen der Grenzprüfung A entsprechen. Zur Herstellung der Referenzlösung wird die Blei-Lösung (2 ppm Pb) R verwendet.

Trocknungsverlust (2.2.32): höchstens 0,5 Prozent, mit 1,000 g Substanz durch 3 h langes Trocknen im Trockenschrank bei 100 bis 105 °C bestimmt

Sulfatasche (2.4.14): höchstens 0,1 Prozent, mit 1,0 g Substanz bestimmt

Gehaltsbestimmung

0,300 g Substanz, unter Schütteln in einer Mischung von 5 ml Acetanhydrid R und 50 ml wasserfreier Essigsäure R gelöst, werden mit Perchlorsäure (0,1 mol · l^{-1}) titriert. Der Endpunkt wird mit Hilfe der Potentiometrie (2.2.20) bestimmt.

1 ml Perchlorsäure (0,1 mol · l^{-1}) entspricht 36,95 mg $C_{17}H_{27}N_3O_4S$.

Verunreinigungen

A. [(2RS)-1-Ethylpyrrolidin-2-yl]methanamin

B. R1 = OH, R2 = SO₂–CH₂–CH₃:
4-Amino-N-[[(2RS)-1-ethylpyrrolidin-2-yl]methyl]-5-(ethylsulfonyl)-2-hydroxybenzamid

C. R1 = OCH₃, R2 = I:
4-Amino-N-[[(2RS)-1-ethylpyrrolidin-2-yl]methyl]-5-iod-2-methoxybenzamid

D. R1 = OCH₃, R2 = SO₂–CH₃:
4-Amino-N-[[(2RS)-1-ethylpyrrolidin-2-yl]methyl]-2-methoxy-5-(methylsulfonyl)benzamid

E. 4-Amino-5-(ethylsulfonyl)-2-methoxybenzoesäure

4.03/0260

Amoxicillin-Trihydrat
Amoxicillinum trihydricum

$C_{16}H_{19}N_3O_5S \cdot 3\,H_2O$ $\qquad M_r$ 419,4

Definition

Amoxicillin-Trihydrat enthält mindestens 95,0 und höchstens 100,5 Prozent (2S,5R,6R)-6-[[(2R)-2-Amino-2-(4-hydroxyphenyl)acetyl]amino]-3,3-dimethyl-7-oxo-4-thia-1-azabicyclo[3.2.0]heptan-2-carbonsäure, berechnet auf die wasserfreie Substanz.

Eigenschaften

Weißes bis fast weißes, kristallines Pulver; schwer löslich in Wasser und Ethanol, praktisch unlöslich in Ether und fetten Ölen

Die Substanz löst sich in verdünnten Säuren und verdünnten Alkalihydroxid-Lösungen.

Prüfung auf Identität

1: A
2: B, C

A. Die Prüfung erfolgt mit Hilfe der IR-Spektroskopie (2.2.24) durch Vergleich des Spektrums der Substanz mit dem von Amoxicillin-Trihydrat CRS.

B. Die Prüfung erfolgt mit Hilfe der Dünnschichtchromatographie (2.2.27) unter Verwendung einer Schicht von silanisiertem Kieselgel H R.

Untersuchungslösung: 25 mg Substanz werden in 10 ml Natriumhydrogencarbonat-Lösung R gelöst.

Referenzlösung a: 25 mg Amoxicillin-Trihydrat CRS werden in 10 ml Natriumhydrogencarbonat-Lösung R gelöst.

Referenzlösung b: 25 mg Amoxicillin-Trihydrat CRS und 25 mg Ampicillin-Trihydrat CRS werden in 10 ml Natriumhydrogencarbonat-Lösung R gelöst.

Auf die Platte wird 1 µl jeder Lösung aufgetragen. Die Chromatographie erfolgt mit einer Mischung von 10 Volumteilen Aceton R und 90 Volumteilen einer Lösung von Ammoniumacetat R (154 g · l⁻¹), die zuvor mit Essigsäure 99 % R auf einen pH-Wert von 5,0 eingestellt wurde, über eine Laufstrecke von 15 cm. Die Platte wird an der Luft trocknen gelassen und anschließend Iodgas ausgesetzt, bis Flecke erscheinen. Die Auswertung erfolgt im Tageslicht. Der Hauptfleck im Chromatogramm der Untersuchungslösung entspricht in Bezug auf Lage, Farbe und Größe dem Hauptfleck im Chromatogramm der Referenzlösung a. Die Prüfung darf nur ausgewertet werden, wenn das Chromatogramm der Referenzlösung b deutlich voneinander getrennt 2 Flecke zeigt.

C. Etwa 2 mg Substanz werden in einem Reagenzglas von etwa 150 mm Länge und 15 mm Durchmesser mit 0,05 ml Wasser R befeuchtet. Nach Zusatz von 2 ml Formaldehyd-Schwefelsäure R wird der Inhalt des Reagenzglases durch Schwenken gemischt. Die Lösung ist praktisch farblos. Wird das Reagenzglas 1 min lang in ein Wasserbad gestellt, entsteht eine intensive Gelbfärbung.

Prüfung auf Reinheit

Prüflösung: 0,100 g Substanz werden mit Hilfe eines Ultraschallbads oder durch Erwärmen in kohlendioxidfreiem Wasser R zu 50,0 ml gelöst.

Aussehen der Lösung: 1,0 g Substanz wird in 10 ml Salzsäure (0,5 mol · l⁻¹) und 1,0 g Substanz in 10 ml verdünnter Ammoniak-Lösung R 2 gelöst. Unmittelbar nach dem Lösen dürfen die Lösungen nicht stärker opaleszieren als die Referenzsuspension II (2.2.1).

pH-Wert (2.2.3): Der pH-Wert der Prüflösung muss zwischen 3,5 und 5,5 liegen.

Spezifische Drehung (2.2.7): Die spezifische Drehung muss zwischen +290 und +315 liegen, bestimmt an der Prüflösung und berechnet auf die wasserfreie Substanz.

Verwandte Substanzen: Die Prüfung erfolgt mit Hilfe der Flüssigchromatographie (2.2.29) wie unter „Gehaltsbestimmung" beschrieben, wobei das Verhältnis von Phase A zu Phase B in der mobilen Phase und die Empfindlichkeit des Systems wie angegeben geändert werden.

Die Referenzlösung d wird eingespritzt. Die frisch hergestellte Untersuchungslösung b wird eingespritzt und die isokratische Elution mit der gewählten mobilen Phase durchgeführt. Unmittelbar nach der Elution des Amoxicillin-Peaks erfolgt 25 min lang eine lineare Gradientenelution, um ein Mischungsverhältnis der mobilen Phasen A und B von 0 Volumteilen mobiler Phase A und 100 Volumteilen mobiler Phase B zu erreichen. Die Chromatographie wird anschließend 15 min lang mit der mobilen Phase B durchgeführt. Anschließend wird die Säule 15 min lang mit dem ursprünglich gewählten Mischungsverhältnis der mobilen Phase äquilibriert. Um eine Blindprobe zu erhalten, wird mobile Phase A eingespritzt und die Gradientenelution auf gleiche Weise durchgeführt.

Im Chromatogramm der Untersuchungslösung b darf keine Peakfläche, mit Ausnahme der des Hauptpeaks sowie der von Peaks, die bei der Blindprobe beobachtet wurden, größer sein als die Fläche des Hauptpeaks im Chromatogramm der Referenzlösung d (1 Prozent).

***N,N*-Dimethylanilin** (2.4.26, Methode B): höchstens 20 ppm

Wasser (2.5.12): 11,5 bis 14,5 Prozent, mit 0,100 g Substanz nach der Karl-Fischer-Methode bestimmt

Sulfatasche (2.4.14): höchstens 1,0 Prozent, mit 1,0 g Substanz bestimmt

Gehaltsbestimmung

Die Bestimmung erfolgt mit Hilfe der Flüssigchromatographie (2.2.29).

Untersuchungslösung a: 30,0 mg Substanz werden in der mobilen Phase A zu 50,0 ml gelöst.

Untersuchungslösung b: 30,0 mg Substanz werden in der mobilen Phase A zu 20,0 ml gelöst.

Referenzlösung a: 30,0 mg Amoxicillin-Trihydrat *CRS* werden in der mobilen Phase A zu 50,0 ml gelöst.

Referenzlösung b: 4,0 mg Cefadroxil *CRS* werden in der mobilen Phase A zu 50 ml gelöst. 5,0 ml Lösung werden mit 5,0 ml Referenzlösung a versetzt und mit der mobilen Phase A zu 100 ml verdünnt.

Referenzlösung c: 1,0 ml Referenzlösung a wird mit der mobilen Phase A zu 20,0 ml verdünnt. 1,0 ml dieser Lösung wird mit der mobilen Phase A zu 50,0 ml verdünnt.

Referenzlösung d: 2,0 ml Referenzlösung a werden mit der mobilen Phase A zu 20,0 ml verdünnt. 5,0 ml dieser Lösung werden mit der mobilen Phase A zu 20,0 ml verdünnt.

Die Chromatographie kann durchgeführt werden mit
- einer Säule aus rostfreiem Stahl von 0,25 m Länge und 4,6 mm innerem Durchmesser, gepackt mit octadecylsilyliertem Kieselgel zur Chromatographie *R* (5 µm)
- einer mobilen Phase bei einer Durchflussrate von 1,0 ml je Minute:
  Mobile Phase A: eine Mischung von 1 Volumteil Acetonitril *R* und 99 Volumteilen Pufferlösung pH 5,0
  Mobile Phase B: eine Mischung von 20 Volumteilen Acetonitril *R* und 80 Volumteilen Pufferlösung pH 5,0
  Die Pufferlösung wird wie folgt hergestellt: 250 ml Kaliumdihydrogenphosphat-Lösung (0,2 mol · l^{-1}) *R* werden mit verdünnter Natriumhydroxid-Lösung *R* auf einen pH-Wert von 5,0 eingestellt und mit Wasser *R* zu 1000,0 ml verdünnt.
- einem Spektrometer als Detektor bei einer Wellenlänge von 254 nm
- einer 50-µl-Probenschleife.

Die Säule wird mit einer Mischung von 92 Volumteilen mobiler Phase A und 8 Volumteilen mobiler Phase B äquilibriert.

Die Referenzlösung b wird eingespritzt. Die Bestimmung darf nur ausgewertet werden, wenn die Auflösung zwischen den beiden Hauptpeaks mindestens 2,0 beträgt. Falls erforderlich wird das Verhältnis von Phase A zu Phase B in der mobilen Phase geändert. Das Massenverteilungsverhältnis liegt für den ersten Peak (Amoxicillin) zwischen 1,3 und 2,5.

Die Referenzlösung c wird eingespritzt. Das System wird so eingestellt, dass ein Peak mit einem Signal-Rausch-Verhältnis von mindestens 3 erhalten wird.

Die Referenzlösung a wird 6-mal eingespritzt. Die Bestimmung darf nur ausgewertet werden, wenn die relative Standardabweichung der Fläche des Hauptpeaks höchstens 1,0 Prozent beträgt.

Untersuchungslösung a und Referenzlösung a werden abwechselnd eingespritzt.

Lagerung

Dicht verschlossen

Verunreinigungen

A. (2*S*,5*R*,6*R*)-6-Amino-3,3-dimethyl-7-oxo-4-thia-1-azabicyclo[3.2.0]heptan-2-carbonsäure (6-Aminopenicillansäure)

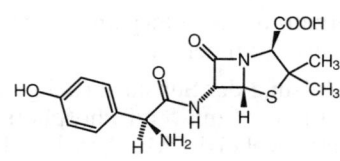

B. (2*S*,5*R*,6*R*)-6-[[(2*S*)-2-Amino-2-(4-hydroxyphenyl)=
acetyl]amino]-3,3-dimethyl-7-oxo-4-thia-1-azabi=
cyclo[3.2.0]heptan-2-carbonsäure
(L-Amoxicillin)

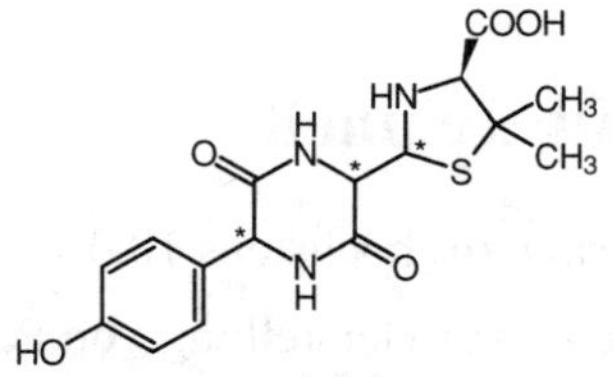

C. (4*S*)-2-[5-(4-Hydroxyphenyl)-3,6-dioxopiperazin-2-
yl]-5,5-dimethylthiazolidin-4-carbonsäure
(Amoxicillindiketopiperazine)

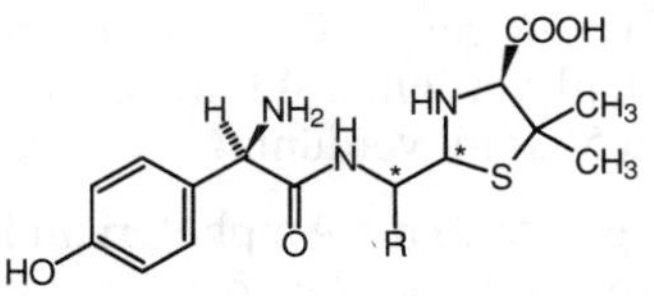

D. R = CO₂H:
(4*S*)-2-[[[(2*R*)-2-Amino-2-(4-hydroxyphenyl)=
acetyl]amino]carboxymethyl]-5,5-dimethylthiazoli=
din-4-carbonsäure
(Penicillosäuren des Amoxicillins)

E. R = H:
(2*RS*,4*S*)-2-[[[(2*R*)-2-Amino-2-(4-hydroxyphenyl)=
acetyl]amino]methyl]-5,5-dimethylthiazolidin-4-
carbonsäure
(Penillosäuren des Amoxicillins)

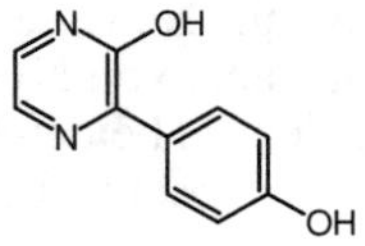

F. 3-(4-Hydroxyphenyl)pyrazin-2-ol

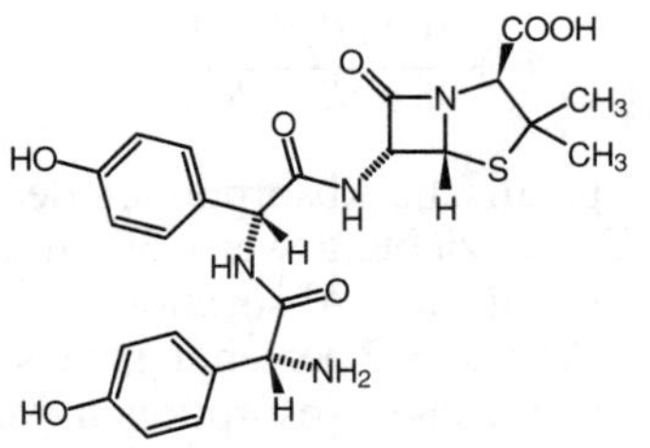

G. (2*S*,5*R*,6*R*)-6-[[(2*R*)-2-[[(2*R*)-2-Amino-2-(4-hydro=
xyphenyl)acetyl]amino]-2-(4-hydroxyphenyl)=
acetyl]amino]-3,3-dimethyl-7-oxo-4-thia-1-aza=
bicyclo[3.2.0]heptan-2-carbonsäure
(D-(4-Hydroxyphenyl)glycylamoxicillin)

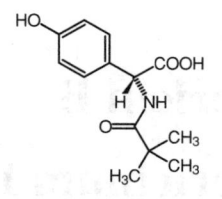

H. (2*R*)-2-[(2,2-Dimethylpropanoyl)amino]-2-(4-hydro=
xyphenyl)essigsäure

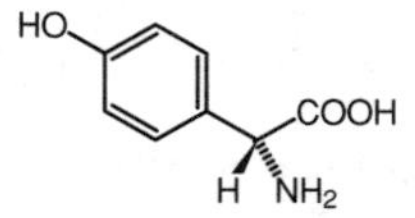

I. (2*R*)-2-Amino-2-(4-hydroxyphenyl)essigsäure

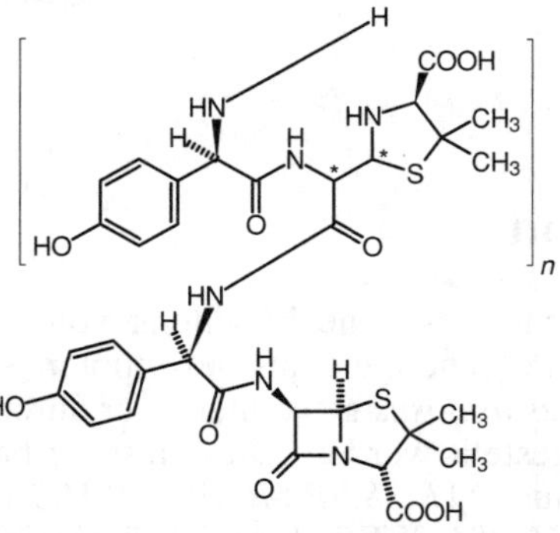

J. Co-Oligomere von Amoxicillin und Penicillosäuren
des Amoxicillins

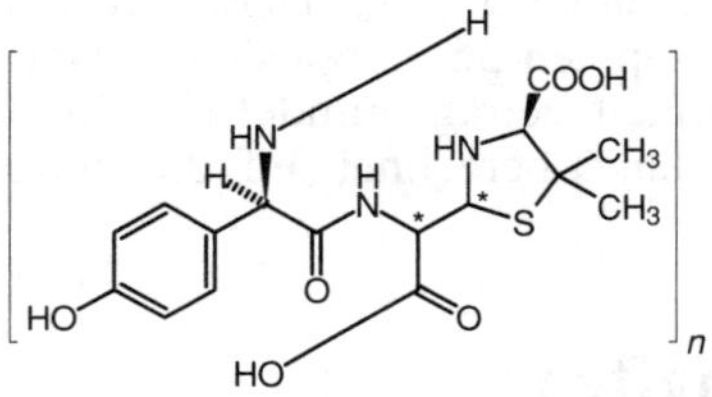

K. Oligomere von Penicillosäuren des Amoxicillins

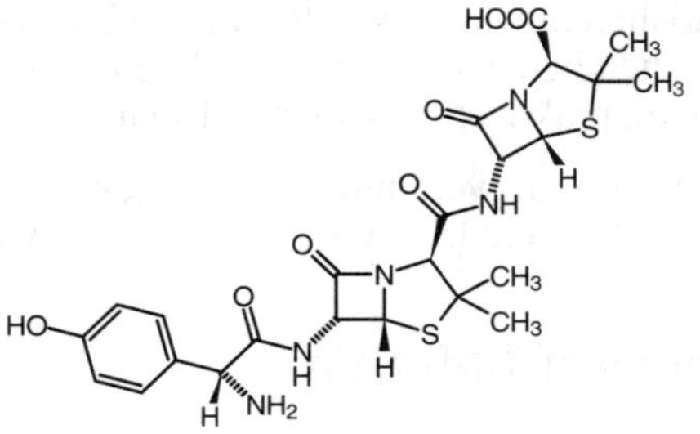

L. (2*S*,5*R*,6*R*)-6-[[(2*S*,5*R*,6*R*)-6-[[(2*R*)-2-Amino-2-(4-
hydroxyphenyl)acetyl]amino]-3,3-dimethyl-7-oxo-4-
thia-1-azabicyclo[3.2.0]heptan-2-carbonyl]amino]-
3,3-dimethyl-7-oxo-4-thia-1-azabicyclo[3.2.0]hep=
tan-2-carbonsäure
(6-APA-Amoxicillinamid)

4.03/1292

Amphotericin B

Amphotericinum B

$C_{47}H_{73}NO_{17}$ M_r 924

Definition

Amphotericin B ist eine Mischung von antimykotisch wirkenden Polyenen, die aus bestimmten Stämmen von *Streptomyces nodosus* gewonnen oder durch andere Verfahren hergestellt werden. Die Substanz besteht hauptsächlich aus (1R,3S,5R,6R,9R,11R,15S,16R,17R,18S, 19E,21E,23E,25E,27E,29E,31E,33R,35S,36R,37S)-33- [(3-Amino-3,6-didesoxy-β-D-mannopyranosyl)oxy]- 1,3,5,6,9,11,17,37-octahydroxy-15,16,18-trimethyl-13- oxo-14,39-dioxabicyclo[33.3.1]nonatriaconta-19,21,23, 25,27,29,31-heptaen-36-carbonsäure (Amphotericin B). Die Wirksamkeit beträgt mindestens 750 I.E. je Milligramm Substanz, berechnet auf die getrocknete Substanz.

Eigenschaften

Gelbes bis orangefarbenes Pulver; praktisch unlöslich in Wasser, löslich in Dimethylsulfoxid und Propylenglycol, schwer löslich in Dimethylformamid, sehr schwer löslich in Methanol, praktisch unlöslich in Ethanol

Die Substanz ist in verdünnten Lösungen lichtempfindlich und wird bei niedrigen pH-Werten inaktiviert.

Prüfung auf Identität

A. 25 mg Substanz werden in 5 ml Dimethylsulfoxid R gelöst. Die Lösung wird mit Methanol R zu 50 ml verdünnt. 2 ml Lösung werden mit Methanol R zu 200 ml verdünnt. Diese Lösung, zwischen 300 und 450 nm gemessen, zeigt Absorptionsmaxima (2.2.25) bei 362, 381 und 405 nm. Das Verhältnis der Absorption bei 362 nm zu der bei 381 nm liegt zwischen 0,57 und 0,61. Das Verhältnis der Absorption bei 381 nm zu der bei 405 nm liegt zwischen 0,87 und 0,93.

B. Die Prüfung erfolgt mit Hilfe der IR-Spektroskopie (2.2.24) durch Vergleich des Spektrums der Substanz mit dem von Amphotericin B CRS. Falls die Spektren unterschiedlich sind, wird die Substanz 1 h lang bei 60 °C unterhalb von 0,7 kPa getrocknet und erneut ein Spektrum aufgenommen.

C. 1 ml einer Lösung der Substanz (0,5 g · l^{-1}) in Dimethylsulfoxid R wird mit 5 ml Phosphorsäure 85 % R unterschichtet, wobei das Mischen der 2 Flüssigkeiten zu vermeiden ist. Dabei bilden sich 2 Schichten, an deren Berührungsfläche sofort ein blauer Ring entsteht. Nach dem Mischen entsteht eine intensive blaue Färbung. Nach Zusatz von 15 ml Wasser R und Mischen ist die Lösung schwach gelb gefärbt.

Prüfung auf Reinheit

Gehalt an Tetraenen: höchstens 10,0 Prozent

Falls die Substanz zur Herstellung von Parenteralia verwendet wird, höchstens 5,0 Prozent

Die Prüfung erfolgt nach folgender Methode:

Untersuchungslösung: 50,0 mg Substanz werden in 5 ml Dimethylsulfoxid R gelöst. Die Lösung wird mit Methanol R zu 50,0 ml verdünnt. 4,0 ml Lösung werden mit Methanol R zu 50,0 ml verdünnt.

Referenzlösung a: 50,0 mg Amphotericin B CRS werden in 5 ml Dimethylsulfoxid R gelöst. Die Lösung wird mit Methanol R zu 50,0 ml verdünnt. 4,0 ml Lösung werden mit Methanol R zu 50,0 ml verdünnt.

Referenzlösung b: 25,0 mg Nystatin CRS werden in 25 ml Dimethylsulfoxid R gelöst. Die Lösung wird mit Methanol R zu 250,0 ml verdünnt. 4,0 ml Lösung werden mit Methanol R zu 50,0 ml verdünnt.

Die Absorptionen (2.2.25) der Untersuchungslösung und der Referenzlösungen a und b werden im Maximum bei 282 und 304 nm unter Verwendung einer 0,8-prozentigen Lösung (V/V) von Dimethylsulfoxid R in Methanol R als Kompensationsflüssigkeit gemessen. Die spezifischen Absorptionen der Substanz, von Nystatin CRS und Amphotericin B CRS werden bei beiden Wellenlängen, bezogen auf die getrocknete Substanz, berechnet.

Der Prozentgehalt an Tetraenen wird nach folgender Formel berechnet:

$$F + \frac{100\,(B_1 S_2 - B_2 S_1)}{(N_2 B_1 - N_1 B_2)}$$

S_1 und S_2 = spezifische Absorptionen der Substanz bei 282 beziehungsweise 304 nm

N_1 und N_2 = spezifische Absorptionen von Nystatin CRS bei 282 beziehungsweise 304 nm

B_1 und B_2 = spezifische Absorptionen von Amphotericin B CRS bei 282 beziehungsweise 304 nm

F = angegebener Gehalt an Tetraenen in Amphotericin B CRS

Trocknungsverlust (2.2.32): höchstens 5,0 Prozent, mit 1,000 g Substanz durch Trocknen im Vakuum bei 60 °C unterhalb von 0,7 kPa bestimmt

Sulfatasche (2.4.14): höchstens 3,0 Prozent

Falls die Substanz zur Herstellung von Parenteralia verwendet wird, höchstens 0,5 Prozent

Die Bestimmung erfolgt mit 1,0 g Substanz.

Sterilität (2.6.1): Amphotericin B zur Herstellung von Parenteralia, das dabei keinem weiteren geeigneten Sterilisationsverfahren unterworfen wird, muss der Prüfung entsprechen.

Bakterien-Endotoxine (2.6.14): weniger als 1,0 I.E. Bakterien-Endotoxine je Milligramm Amphotericin B zur Herstellung von Parenteralia, das dabei keinem weiteren geeigneten Verfahren zur Beseitigung von Bakterien-Endotoxinen unterworfen wird

Wertbestimmung

Alle Lösungen müssen während der gesamten Wertbestimmung vor Licht geschützt werden.

25,0 mg Substanz werden in Dimethylsulfoxid *R* unter Schütteln zu 25,0 ml gelöst. Die Stammlösung wird ständig gerührt. Aus dieser Stammlösung werden durch Verdünnen mit Dimethylsulfoxid *R* Lösungen geeigneter Konzentrationen hergestellt (die folgenden Konzentrationen haben sich als geeignet erwiesen: 44,4, 66,7 und 100 I.E. Substanz je Milliliter Lösung). Diese Lösungen werden mit Phosphat-Pufferlösung pH 10,5 (0,2 mol·l^{-1}) im Verhältnis 1:20 verdünnt, so dass alle fertigen Untersuchungslösungen 5 Prozent (*V/V*) Dimethylsulfoxid *R* enthalten. Die Referenz- und Untersuchungslösungen werden gleichzeitig hergestellt. Die Ausführung erfolgt nach „Mikrobiologische Wertbestimmung von Antibiotika" (2.7.2).

Lagerung

Vor Licht geschützt, zwischen 2 und 8 °C

Falls die Substanz steril ist, im sterilen, dicht verschlossenem Behältnis mit Sicherheitsverschluss

Beschriftung

Die Beschriftung gibt, falls zutreffend, an,
- dass die Substanz frei von Bakterien-Endotoxinen ist
- dass die Substanz steril ist
- dass die Substanz zur Herstellung von Parenteralia bestimmt ist.

Verunreinigungen

A. Amphotericin A
(Tetraen)

4.03/0136
Apomorphinhydrochlorid
Apomorphini hydrochloridum

$C_{17}H_{18}ClNO_2 \cdot 0,5\ H_2O$ $\qquad M_r$ 312,8

Definition

(6a*R*)-6-Methyl-5,6,6a,7-tetrahydro-4*H*-dibenzo[*de,g*]=chinolin-10,11-diol-hydrochlorid-Hemihydrat

Gehalt: 99,0 bis 101,0 Prozent (getrocknete Substanz)

Eigenschaften

Aussehen: Kristalle oder kristallines Pulver, weiß bis schwach gelblich braun oder grau mit grünem Schimmer; unter Luft- und Lichteinfluss vertieft sich der grüne Schimmer

Löslichkeit: wenig löslich in Wasser und Ethanol, praktisch unlöslich in Toluol

Prüfung auf Identität

1: B, D
2: A, C, D

A. 10,0 mg Substanz werden in Salzsäure (0,1 mol · l^{-1}) zu 100,0 ml gelöst. 10,0 ml Lösung werden mit Salzsäure (0,1 mol · l^{-1}) zu 100,0 ml verdünnt. Diese Lösung, zwischen 230 und 350 nm gemessen, zeigt ein Absorptionsmaximum (2.2.25) bei 273 nm und eine Schulter zwischen 300 und 310 nm. Die spezifische Absorption im Maximum liegt zwischen 530 und 570.

B. IR-Spektroskopie (2.2.24)

Vergleich: Apomorphinhydrochlorid-Referenzspektrum der Ph. Eur.

C. 5 ml Prüflösung (siehe „Prüfung auf Reinheit") werden mit einigen Millilitern Natriumhydrogencarbonat-Lösung *R* versetzt, bis ein bleibender, weißer Niederschlag entsteht. Der Niederschlag färbt sich allmählich grünlich. Wird die Mischung mit 0,25 ml Iod-Lösung (0,05 mol · l^{-1}) versetzt und geschüttelt, färbt sich der Niederschlag graugrün. Der abfiltrierte Niederschlag löst sich in Ether *R* mit purpurner Farbe, in Dichlormethan *R* mit violettblauer Farbe und in Ethanol 96 % *R* mit blauer Farbe.

D. 2 ml Prüflösung werden mit 0,1 ml Salpetersäure *R* versetzt, gemischt und filtriert. Das Filtrat gibt die Identitätsreaktion a auf Chlorid (2.3.1).

Prüfung auf Reinheit

Prüflösung: 0,25 g Substanz werden ohne Erwärmen in kohlendioxidfreiem Wasser *R* zu 25 ml gelöst.

Aussehen der Lösung: Die Prüflösung muss klar (2.2.1) und darf nicht stärker gefärbt sein als die Farbvergleichslösung BG_5 oder GG_5 (2.2.2, Methode II).

pH-Wert (2.2.3): 4,0 bis 5,0, an der Prüflösung bestimmt

Spezifische Drehung (2.2.7): −48 bis −52 (getrocknete Substanz)

0,25 g Substanz werden in Salzsäure (0,02 mol · l^{-1}) zu 25,0 ml gelöst.

Verwandte Substanzen: Flüssigchromatographie (2.2.29)

Untersuchungslösung: 0,25 g Substanz werden in einer 1-prozentigen Lösung (*V/V*) von Essigsäure 99 % *R* zu 100,0 ml gelöst.

Referenzlösung a: 1,0 ml Untersuchungslösung wird mit einer 1-prozentigen Lösung (*V/V*) von Essigsäure 99 % *R* zu 10,0 ml verdünnt. 1,0 ml dieser Lösung wird mit dem gleichen Lösungsmittel zu 100,0 ml verdünnt.

Referenzlösung b: 25 mg Boldin *R* werden in einer 1-prozentigen Lösung (*V/V*) von Essigsäure 99 % *R* zu 10,0 ml gelöst. 1 ml Lösung, mit 1 ml Untersuchungslösung versetzt, wird mit einer 1-prozentigen Lösung (*V/V*) von Essigsäure 99 % *R* zu 10,0 ml verdünnt.

Säule
– Größe: *l* = 0,15 m, ∅ = 4,6 mm
– Stationäre Phase: octadecylsilyliertes Kieselgel zur Chromatographie *R* (5 µm)
– Temperatur: 35 °C

Mobile Phase
– Mobile Phase A: Lösung von Natriumoctansulfonat *R* (1,1 g · l^{-1}), die mit einer 50-prozentigen Lösung (*m/m*) von Phosphorsäure 85 % *R* auf einen pH-Wert von 2,2 eingestellt wurde
– Mobile Phase B: Acetonitril *R*

Zeit (min)	Mobile Phase A (% *V/V*)	Mobile Phase B (% *V/V*)
0 – 30	85 → 68	15 → 32
30 – 35	68	32
35 – 45	68 → 85	32 → 15

Durchflussrate: 1,5 ml · min^{-1}

Detektion: Spektrometer bei 280 nm

Einspritzen: 10 µl

Eignungsprüfung: Referenzlösung b
– Auflösung: mindestens 2,5 zwischen den Peaks von Boldin und Apomorphin

Grenzwerte
– Jede Verunreinigung: nicht größer als das 2fache der Fläche des Hauptpeaks im Chromatogramm der Referenzlösung a (0,2 Prozent)
– Summe aller Verunreinigungen: nicht größer als das 8fache der Fläche des Hauptpeaks im Chromatogramm der Referenzlösung a (0,8 Prozent)
– Ohne Berücksichtigung bleiben: Peaks, deren Fläche kleiner ist als das 0,2fache der Fläche des Hauptpeaks im Chromatogramm der Referenzlösung a (0,02 Prozent)

Schwermetalle (2.4.8): höchstens 20 ppm

1,0 g Substanz muss der Grenzprüfung C entsprechen. Zur Herstellung der Referenzlösung werden 2 ml Blei-Lösung (10 ppm Pb) *R* verwendet.

Trocknungsverlust (2.2.32): 2,5 bis 4,2 Prozent, mit 1,000 g Substanz durch Trocknen im Trockenschrank bei 100 bis 105 °C bestimmt

Sulfatasche (2.4.14): höchstens 0,1 Prozent, mit 1,0 g Substanz bestimmt

Gehaltsbestimmung

0,250 g Substanz, in einer Mischung von 5,0 ml Salzsäure (0,01 mol · l^{-1}) und 50 ml Ethanol 96 % *R* gelöst, werden mit Natriumhydroxid-Lösung (0,1 mol · l^{-1}) titriert. Das zwischen den ersten beiden mit Hilfe der Potentiometrie (2.2.20) bestimmten Wendepunkten zugesetzte Volumen wird abgelesen.

1 ml Natriumhydroxid-Lösung (0,1 mol · l^{-1}) entspricht 30,38 mg $C_{17}H_{18}ClNO_2$.

Lagerung

Dicht verschlossen, vor Licht geschützt

Verunreinigungen

A. (6a*R*)-10-Methoxy-6-methyl-5,6,6a,7-tetrahydro-4*H*-dibenzo[*de,g*]chinolin-11-ol (Apocodein)

B. Morphin

Ascorbinsäure

Acidum ascorbicum

4.03/0253

$C_6H_8O_6$ M_r 176,1

Definition

Ascorbinsäure enthält mindestens 99,0 und höchstens 100,5 Prozent (5R)-5-[(1S)-1,2-Dihydroxyethyl]-3,4-dihydroxyfuran-2(5H)-on.

Eigenschaften

Farblose Kristalle oder weißes bis fast weißes, kristallines Pulver, verfärbt sich an der Luft und bei Feuchtigkeit; leicht löslich in Wasser, löslich in Ethanol, praktisch unlöslich in Ether

Die Substanz schmilzt bei etwa 190 °C unter Zersetzung.

Prüfung auf Identität

1: B, C
2: A, C, D

A. 0,10 g Substanz werden in Wasser R zu 100,0 ml gelöst. 10 ml Salzsäure (0,1 mol · l⁻¹) werden mit 1,0 ml Lösung versetzt und mit Wasser R zu 100,0 ml verdünnt. Die Absorption (2.2.25) dieser Lösung wird sofort im Maximum bei 243 nm bestimmt. Die spezifische Absorption im Maximum liegt zwischen 545 und 585.

B. Die Prüfung erfolgt mit Hilfe der IR-Spektroskopie (2.2.24) durch Vergleich des Spektrums der Substanz mit dem von Ascorbinsäure CRS. Die Prüfung erfolgt mit Hilfe von Presslingen unter Verwendung von 1 mg Substanz.

C. Der pH-Wert (2.2.3) der Prüflösung (siehe „Prüfung auf Reinheit") liegt zwischen 2,1 und 2,6.

D. Wird 1 ml Prüflösung mit 0,2 ml verdünnter Salpetersäure R und 0,2 ml Silbernitrat-Lösung R 2 versetzt, bildet sich ein grauer Niederschlag.

Prüfung auf Reinheit

Prüflösung: 1,0 g Substanz wird in kohlendioxidfreiem Wasser R zu 20 ml gelöst.

Aussehen der Lösung: Die Prüflösung muss klar (2.2.1) und darf nicht stärker gefärbt sein als die Farbvergleichslösung BG_7 (2.2.2, Methode II).

Spezifische Drehung (2.2.7): 2,50 g Substanz werden in Wasser R zu 25,0 ml gelöst. Die spezifische Drehung muss zwischen +20,5 und +21,5 liegen.

Oxalsäure: 0,25 g Substanz werden in 5 ml Wasser R gelöst. Die Lösung wird mit verdünnter Natriumhydroxid-Lösung R gegen rotes Lackmuspapier R neutralisiert und mit 1 ml verdünnter Essigsäure R und 0,5 ml Calciumchlorid-Lösung R versetzt (Untersuchungslösung). Als Referenzlösung wird folgende Lösung verwendet: 70 mg Oxalsäure R werden in Wasser R zu 500 ml gelöst; 5 ml Lösung werden mit 1 ml verdünnter Essigsäure R und 0,5 ml Calciumchlorid-Lösung R versetzt (Referenzlösung). Die Lösungen werden 1 h lang stehen gelassen. Wenn die Untersuchungslösung eine Opaleszenz zeigt, darf diese nicht stärker sein als diejenige der Referenzlösung (0,2 Prozent).

Eisen: höchstens 2 ppm Fe

Der Eisengehalt wird mit Hilfe der Atomabsorptionsspektroskopie (2.2.23, Methode I) bestimmt.

Untersuchungslösung: 5,0 g Substanz werden in Salpetersäure (0,1 mol · l⁻¹) zu 25,0 ml gelöst.

Referenzlösungen: Die Referenzlösungen, die 0,2, 0,4 und 0,6 ppm Fe enthalten, werden durch Verdünnen der Eisen-Lösung (20 ppm Fe) R mit Salpetersäure (0,1 mol · l⁻¹) hergestellt.

Die Absorption wird bei 248,3 nm unter Verwendung einer Eisen-Hohlkathodenlampe als Strahlungsquelle und einer Luft-Acetylen-Flamme gemessen.

Der Nullpunkt wird unter Verwendung von Salpetersäure (0,1 mol · l⁻¹) eingestellt.

Kupfer: höchstens 5 ppm Cu

Der Kupfergehalt wird mit Hilfe der Atomabsorptionsspektroskopie (2.2.23, Methode I) bestimmt.

Untersuchungslösung: 2,0 g Substanz werden in Salpetersäure (0,1 mol · l⁻¹) zu 25,0 ml gelöst.

Referenzlösungen: Die Referenzlösungen, die 0,2, 0,4 und 0,6 ppm Cu enthalten, werden durch Verdünnen der Kupfer-Lösung (10 ppm Cu) R mit Salpetersäure (0,1 mol · l⁻¹) hergestellt.

Die Absorption wird bei 324,8 nm unter Verwendung einer Kupfer-Hohlkathodenlampe als Strahlungsquelle und einer Luft-Acetylen-Flamme gemessen.

Der Nullpunkt wird unter Verwendung von Salpetersäure (0,1 mol · l⁻¹) eingestellt.

Schwermetalle (2.4.8): 2,0 g Substanz werden in Wasser R zu 20 ml gelöst. 12 ml Lösung müssen der Grenzprüfung A entsprechen (10 ppm). Zur Herstellung der Referenzlösung wird die Blei-Lösung (1 ppm Pb) R verwendet.

Sulfatasche (2.4.14): höchstens 0,1 Prozent, mit 1,0 g Substanz bestimmt

Ascorbinsäure

Gehaltsbestimmung

0,150 g Substanz, in einer Mischung von 10 ml verdünnter Schwefelsäure *R* und 80 ml kohlendioxidfreiem Wasser *R* gelöst, werden nach Zusatz von 1 ml Stärke-Lösung *R* mit Iod-Lösung (0,05 mol · l^{-1}) bis zur bleibenden Violettblaufärbung titriert.

1 ml Iod-Lösung (0,05 mol · l^{-1}) entspricht 8,81 mg $C_6H_8O_6$.

Lagerung

Vor Licht geschützt, nicht im Metallbehältnis

C

Calciumchlorid-Dihydrat 3835
Calciumfolinat 3836
Cefalexin-Monohydrat 3838
Cefamandolnafat 3840
Cefixim 3843
Cefradin 3845
Cefuroximaxetil 3847
Cefuroxim-Natrium 3848

Celluloseacetatphthalat 3850
Cetrimid 3851
Chlorprothixenhydrochlorid 3852
Cineol 3854
Cloxacillin-Natrium 3855
Colistimethat-Natrium 3857
Cyproheptadinhydrochlorid 3859
Cysteinhydrochlorid-Monohydrat 3860

4.03/0015

Calciumchlorid-Dihydrat

Calcii chloridum dihydricum

$CaCl_2 \cdot 2\,H_2O$ $\qquad M_r$ 147,0

Definition

Gehalt: 97,0 bis 103,0 Prozent $CaCl_2 \cdot 2\,H_2O$

Eigenschaften

Aussehen: weißes, kristallines, hygroskopisches Pulver

Löslichkeit: leicht löslich in Wasser, löslich in Ethanol

Prüfung auf Identität

A. Die Prüflösung (siehe „Prüfung auf Reinheit") gibt die Identitätsreaktion a auf Chlorid (2.3.1).

B. Die Substanz gibt die Identitätsreaktionen auf Calcium (2.3.1).

C. Die Substanz entspricht der „Gehaltsbestimmung".

Prüfung auf Reinheit

Prüflösung: 10,0 g Substanz werden in kohlendioxidfreiem Wasser R, das aus destilliertem Wasser R hergestellt wurde, zu 100 ml gelöst.

Aussehen der Lösung: Die Prüflösung muss klar (2.2.1) und darf nicht stärker gefärbt sein als die Farbvergleichslösung G_6 (2.2.2, Methode II).

Sauer oder alkalisch reagierende Substanzen: 10 ml frisch hergestellte Prüflösung werden mit 0,1 ml Phenolphthalein-Lösung R versetzt. Ist die Lösung rot gefärbt, dürfen bis zur Entfärbung höchstens 0,2 ml Salzsäure (0,01 mol · l^{-1}) verbraucht werden; ist die Lösung farblos, dürfen bis zur Rotfärbung höchstens 0,2 ml Natriumhydroxid-Lösung (0,01 mol · l^{-1}) verbraucht werden.

Sulfat (2.4.13): höchstens 300 ppm

5 ml Prüflösung, mit destilliertem Wasser R zu 15 ml verdünnt, müssen der Grenzprüfung auf Sulfat entsprechen.

Aluminium: 10 ml Prüflösung werden mit 2 ml Ammoniumchlorid-Lösung R und 1 ml verdünnter Ammoniak-Lösung R 1 versetzt. Wird die Lösung zum Sieden erhitzt, darf sich weder eine Trübung noch ein Niederschlag bilden.

Calciumchlorid-Dihydrat zur Herstellung von Dialyselösungen muss an Stelle der vorstehend beschriebenen Prüfung folgender Prüfung entsprechen (2.4.17): höchstens 1 ppm

Vorgeschriebene Lösung: 4 g Substanz werden in 100 ml Wasser R gelöst. Die Lösung wird mit 10 ml Acetat-Pufferlösung pH 6,0 R versetzt.

Referenzlösung: 2 ml Aluminium-Lösung (2 ppm Al) R, 10 ml Acetat-Pufferlösung pH 6,0 R und 98 ml Wasser R werden gemischt.

Kompensationsflüssigkeit: 10 ml Acetat-Pufferlösung pH 6,0 R und 100 ml Wasser R werden gemischt.

Barium: 10 ml Prüflösung werden mit 1 ml Calciumsulfat-Lösung R versetzt. Falls die Lösung nach 15 min eine Opaleszenz zeigt, darf diese nicht stärker als diejenige einer Mischung von 10 ml Prüflösung und 1 ml destilliertem Wasser R sein.

Eisen (2.4.9): höchstens 10 ppm

10 ml Prüflösung müssen der Grenzprüfung auf Eisen entsprechen.

Magnesium, Alkalimetalle: höchstens 0,5 Prozent

2 g Ammoniumchlorid R werden in einer Mischung von 20 ml Prüflösung und 80 ml Wasser R gelöst. Nach Zusatz von 2 ml verdünnter Ammoniak-Lösung R 1 wird diese Mischung zum Sieden erhitzt. Die siedende Lösung wird mit einer heißen Lösung von 5 g Ammoniumoxalat R in 75 ml Wasser R versetzt. Nach 4 h langem Stehenlassen wird die Mischung mit Wasser R zu 200 ml verdünnt und durch ein geeignetes Filter filtriert. 100 ml Filtrat werden nach Zusatz von 0,5 ml Schwefelsäure R im Wasserbad zur Trockne eingedampft. Der Rückstand wird bei 600 °C bis zur konstanten Masse geglüht und darf höchstens 5 mg betragen.

Schwermetalle (2.4.8): höchstens 20 ppm

12 ml Prüflösung müssen der Grenzprüfung A entsprechen. Zur Herstellung der Referenzlösung wird die Blei-Lösung (2 ppm Pb) R verwendet.

Gehaltsbestimmung

0,280 g Substanz werden in 100 ml Wasser R gelöst. Das Calcium wird nach „Komplexometrische Titrationen" (2.5.11) bestimmt.

1 ml Natriumedetat-Lösung (0,1 mol · l^{-1}) entspricht 14,70 mg $CaCl_2 \cdot 2\,H_2O$.

Beschriftung

Die Beschriftung gibt, falls zutreffend, an, dass die Substanz zur Herstellung von Dialyselösungen bestimmt ist.

Lagerung

Dicht verschlossen

Calciumfolinat

Calcii folinas

4.03/0978

$C_{20}H_{21}CaN_7O_7 \cdot x\ H_2O$ M_r 511,5
(wasserfreie Substanz)

Definition

Calciumfolinat enthält mindestens 97,0 und höchstens 102,0 Prozent Calcium-(2S)-2-[[4-[[[(6RS)-2-amino-5-formyl-4-oxo-1,4,5,6,7,8-hexahydropteridin-6-yl]me=thyl]amino]benzoyl]amino]pentandioat und mindestens 7,54 und höchstens 8,14 Prozent Calcium, beide berechnet auf die wasser- und lösungsmittelfreie Substanz.

Eigenschaften

Weißes bis schwach gelbes, amorphes oder kristallines Pulver; wenig löslich in Wasser, praktisch unlöslich in Aceton und Ethanol

Die amorphe Form kann übersättigte wässrige Lösungen ergeben.

Prüfung auf Identität

1: A, B, D
2: A, C, D

A. Die Substanz entspricht der Prüfung „Spezifische Drehung" (siehe „Prüfung auf Reinheit").

B. Die Prüfung erfolgt mit Hilfe der IR-Spektroskopie (2.2.24) durch Vergleich des Spektrums der Substanz mit dem von Calciumfolinat CRS. Die Prüfung erfolgt mit Hilfe von Presslingen. Wenn die Spektren unterschiedlich sind, werden Substanz und Referenzsubstanz getrennt in der eben notwendigen Menge Wasser R gelöst. Die Lösungen werden tropfenweise mit so viel Aceton R versetzt, bis eine ausreichende Menge Niederschlag entsteht und nach 15 min langem Stehenlassen zentrifugiert. Die Niederschläge werden 2-mal mit einer geringen Menge Aceton R gewaschen und getrocknet. Mit den Rückständen werden erneut Spektren aufgenommen.

C. Die Prüfung erfolgt mit Hilfe der Dünnschichtchromatographie (2.2.27) unter Verwendung einer Schicht von Cellulose zur Chromatographie F_{254} R.

Untersuchungslösung: 15 mg Substanz werden in einer 3-prozentigen Lösung (V/V) von Ammoniak-Lösung R zu 5 ml gelöst.

Referenzlösung: 15 mg Calciumfolinat CRS werden in einer 3-prozentigen Lösung (V/V) von Ammoniak-Lösung R zu 5 ml gelöst.

Auf die Platte werden 5 µl jeder Lösung aufgetragen. Die Chromatographie erfolgt mit der unteren Phase einer Mischung von 1 Volumteil Isoamylalkohol R und 10 Volumteilen einer Lösung von Citronensäure R (50 g · l^{-1}), die zuvor mit Ammoniak-Lösung R auf einen pH-Wert von 8 eingestellt wurde, über eine Laufstrecke von 15 cm. Die Platte wird an der Luft trocknen gelassen und im ultravioletten Licht bei 254 nm ausgewertet. Der Hauptfleck im Chromatogramm der Untersuchungslösung entspricht in Bezug auf Lage und Größe dem Hauptfleck im Chromatogramm der Referenzlösung.

D. Die Substanz gibt die Identitätsreaktion b auf Calcium (2.3.1).

Die Prüfungen auf Reinheit und die Gehaltsbestimmung müssen so schnell wie möglich und unter Ausschluss direkter Lichteinwirkung durchgeführt werden.

Prüfung auf Reinheit

Prüflösung: 1,25 g Substanz werden in kohlendioxidfreiem Wasser R, falls erforderlich durch Erwärmen auf 40 °C, zu 50,0 ml gelöst.

Aussehen der Lösung: Die Prüflösung muss klar (2.2.1) sein. Die Absorption (2.2.25) der Prüflösung bei 420 nm wird unter Verwendung von Wasser R als Kompensationsflüssigkeit gemessen. Sie darf höchstens 0,60 betragen.

pH-Wert (2.2.3): Der pH-Wert der Prüflösung muss zwischen 6,8 und 8,0 liegen.

Spezifische Drehung (2.2.7): Die spezifische Drehung, an der Prüflösung bestimmt, muss zwischen +14,4 und +18,0 liegen, berechnet auf die wasser- und lösungsmittelfreie Substanz.

Aceton, Ethanol, Methanol: höchstens 0,5 Prozent Aceton, höchstens 3,0 Prozent Ethanol und höchstens 0,5 Prozent Methanol

Die Prüfung erfolgt mit Hilfe der Gaschromatographie (2.2.28, Statische Head-space-GC, Standard-Additionsmethode

Untersuchungslösung: 0,25 g Substanz werden in Wasser R zu 10,0 ml gelöst.

Referenzlösung: 0,125 g Aceton *R*, 0,750 g wasserfreies Ethanol *R* und 0,125 g Methanol *R* werden mit Wasser *R* zu 1000,0 ml verdünnt.

Die Chromatographie kann durchgeführt werden mit
- einer Kapillarsäule aus Quarzglas von 10 m Länge und 0,32 mm innerem Durchmesser, belegt mit Styrol-Divinylbenzol-Copolymer *R*
- Stickstoff zur Chromatographie *R* als Trägergas bei einer Durchflussrate von 4 ml je Minute
- einem Flammenionisationsdetektor.

Die Temperatur der Säule wird um 10 °C je Minute von 125 auf 185 °C erhöht und bei 185 °C bis zu einer Gesamtdauer von 15 min gehalten. Die Temperatur des Probeneinlasses und die des Detektors wird bei 250 °C gehalten. Die Proben werden 20 min lang in eine thermostatisierte Kammer von 80 °C gestellt und 30 s lang unter Druck gehalten.

Das Einspritzen wird mindestens 3-mal wiederholt.

Verwandte Substanzen: Die bei der „Gehaltsbestimmung" erhaltenen Chromatogramme werden ausgewertet. Im Chromatogramm der Untersuchungslösung darf eine der Formylfolsäure entsprechende Peakfläche nicht größer sein als die Fläche des Hauptpeaks im Chromatogramm der Referenzlösung c (1 Prozent). Keine Peakfläche im Chromatogramm der Untersuchungslösung, mit Ausnahme der des Hauptpeaks und der der Formylfolsäure, darf größer sein als die Fläche des Hauptpeaks im Chromatogramm der Referenzlösung b (1 Prozent). Die Summe aller Peakflächen im Chromatogramm der Untersuchungslösung, mit Ausnahme der des Hauptpeaks, darf nicht größer sein als das 2,5fache der Fläche des Hauptpeaks im Chromatogramm der Referenzlösung b (2,5 Prozent). Peaks, deren Fläche kleiner ist als die Fläche des Hauptpeaks im Chromatogramm der Referenzlösung d, werden nicht berücksichtigt.

Chlorid (2.4.4): 67 mg Substanz werden in 10 ml Wasser *R* gelöst. Die Lösung wird mit 3 ml Essigsäure *R* versetzt, anschließend filtriert und der Niederschlag 5-mal mit je 5 ml Wasser *R* gewaschen. Filtrat und Waschflüssigkeit werden vereinigt und mit Wasser *R* zu 100 ml verdünnt. 15 ml dieser Lösung müssen der Grenzprüfung auf Chlorid entsprechen (0,5 Prozent).

Schwermetalle (2.4.8): 1,0 g Substanz muss der Grenzprüfung F entsprechen (50 ppm). Zur Herstellung der Referenzlösung werden 5 ml Blei-Lösung (10 ppm Pb) *R* verwendet.

Platin: höchstens 20 ppm Pt

Der Gehalt an Platin wird mit Hilfe der Atomabsorptionsspektroskopie (2.2.23, Methode II) bestimmt.

Untersuchungslösung: 1,00 g Substanz wird in Wasser *R* zu 100,0 ml gelöst.

Referenzlösungen: Die Referenzlösungen werden aus der Platin-Lösung (30 ppm Pt) *R*, mit der erforderlichen Menge einer Mischung von 1 Volumteil Salpetersäure *R* und 99 Volumteilen Wasser *R* verdünnt, hergestellt.

Die Absorption wird bei 265,9 nm unter Verwendung einer Platin-Hohlkathodenlampe als Strahlungsquelle gemessen.

Wasser (2.5.12): höchstens 17,0 Prozent, mit 0,200 g sehr fein pulverisierter Substanz nach der Karl-Fischer-Methode mit einem geeigneten pyridinfreien Titrationsmittel bestimmt

Vor der Titration wird die Substanz im pyridinfreien Lösungsmittel etwa 6 min lang gerührt.

Sterilität (2.6.1): Calciumfolinat zur Herstellung von Parenteralia, das dabei keinem weiteren geeigneten Sterilisationsverfahren unterworfen wird, muss der Prüfung entsprechen.

Bakterien-Endotoxine (2.6.14): weniger als 0,5 I.E. Bakterien-Endotoxine je Milligramm Calciumfolinat zur Herstellung von Parenteralia, das dabei keinem weiteren geeigneten Verfahren zur Beseitigung von Bakterien-Endotoxinen unterworfen wird

Gehaltsbestimmung

Calcium: 0,400 g Substanz werden in 150 ml Wasser *R* gelöst. Die Lösung wird mit Wasser *R* zu 300 ml verdünnt. Calcium wird nach „Komplexometrische Titrationen" (2.5.11) bestimmt.

1 ml Natriumedetat-Lösung (0,1 mol · l^{-1}) entspricht 4,008 mg Ca.

Calciumfolinat: Die Bestimmung erfolgt mit Hilfe der Flüssigchromatographie (2.2.29).

Untersuchungslösung: 10,0 mg Substanz werden in Wasser *R* zu 10,0 ml gelöst.

Referenzlösung a: 10,0 mg Calciumfolinat *CRS* werden in Wasser *R* zu 10,0 ml gelöst.

Referenzlösung b: 1,0 ml Referenzlösung a wird mit Wasser *R* zu 100,0 ml verdünnt.

Referenzlösung c: 10,0 mg Formylfolsäure *CRS* werden in der mobilen Phase zu 100,0 ml gelöst. 1,0 ml Lösung wird mit Wasser *R* zu 10,0 ml verdünnt.

Referenzlösung d: 1,0 ml Referenzlösung b wird mit Wasser *R* zu 10,0 ml verdünnt.

Referenzlösung e: 5,0 ml Referenzlösung c werden mit Referenzlösung b zu 10,0 ml verdünnt.

Die Chromatographie kann durchgeführt werden mit
- einer Säule aus rostfreiem Stahl von 0,25 m Länge und 4 mm innerem Durchmesser, gepackt mit octadecylsilyliertem Kieselgel zur Chromatographie *R* (5 µm)
- folgender mobilen Phase bei einer Durchflussrate von 1 ml je Minute: 220 ml Methanol *R* werden mit 780 ml einer Lösung gemischt, die 2,0 ml Tetrabutylammoniumhydroxid-Lösung *R* und 2,2 g Natriummonohydrogenphosphat *R* enthält und zuvor mit Phosphorsäure 85 % *R* auf einen pH-Wert von 7,8 eingestellt wurde

Calciumfolinat

- einem Spektrometer als Detektor bei einer Wellenlänge von 280 nm.

Die Temperatur der Säule wird bei 40 °C gehalten.

10 µl jeder Lösung werden eingespritzt. Die Chromatographie erfolgt über eine Dauer, die der 2,5fachen Retentionszeit des Hauptpeaks im Chromatogramm der Untersuchungslösung entspricht. Die Bestimmung darf nur ausgewertet werden, wenn im Chromatogramm der Referenzlösung e die Auflösung zwischen den Peaks von Calciumfolinat und Formylfolsäure mindestens 2,2 und die relative Standardabweichung der Fläche des Hauptpeaks bei 6 aufeinander folgenden Einspritzungen der Referenzlösung a höchstens 2,0 Prozent beträgt.

Der Prozentgehalt an $C_{20}H_{21}CaN_7O_7$ wird aus den Peakflächen und dem angegebenen Gehalt von Calciumfolinat *CRS* berechnet.

Lagerung

Dicht verschlossen, vor Licht geschützt

Falls die Substanz steril ist, im sterilen, dicht verschlossenen Behältnis mit Sicherheitsverschluss

Beschriftung

Die Beschriftung gibt, falls zutreffend, an,
- dass die Substanz steril ist
- dass die Substanz frei von Bakterien-Endotoxinen ist

Verunreinigungen

A. (2*S*)-2-[(4-Aminobenzoyl)amino]pentandisäure

B. (2*S*)-2-[[4-[[[(6*RS*)-2-Amino-5-formyl-4-oxo-1,4,5,6,7,8-hexahydropteridin-6-yl]methyl]formyl=amino]benzoyl]amino]pentandisäure
(5,10-Diformyltetrahydrofolsäure)

C. Folsäure

D. (2*S*)-2-[[4-[[(2-Amino-4-oxo-1,4-dihydropteridin-6-yl)methyl]formylamino]benzoyl]amino]pentandisäure
(10-Formylfolsäure)

E. 4-[[[(6*RS*)-2-Amino-5-formyl-4-oxo-1,4,5,6,7,8-hexahydropteridin-6-yl]methyl]amino]benzoesäure
(5-Formyltetrahydropteroinsäure)

F. R = CHO:
(2*S*)-2-[[4-[[(2-Amino-4-oxo-1,4,7,8-tetrahydropteridin-6-yl)methyl]formylamino]benzoyl]amino]pentandisäure
(10-Formyldihydrofolsäure)

G. R = H:
(2*S*)-2-[[4-[[(2-Amino-4-oxo-1,4,7,8-tetrahydropteridin-6-yl)methyl]amino]benzoyl]amino]pentandisäure
(Dihydrofolsäure)

4.03/0708

Cefalexin-Monohydrat
Cefalexinum monohydricum

$C_{16}H_{17}N_3O_4S \cdot H_2O$ M_r 365,4

Definition

(6*R*,7*R*)-7-[[(2*R*)-2-Amino-2-phenylacetyl]amino]-3-methyl-8-oxo-5-thia-1-azabicyclo[4.2.0]oct-2-en-2-carbonsäure-Monohydrat

Gehalt: 95,0 bis 102,0 Prozent (wasserfreie Substanz)

Eigenschaften

Aussehen: weißes bis fast weißes, kristallines Pulver

Löslichkeit: wenig löslich in Wasser, praktisch unlöslich in Ethanol

Prüfung auf Identität

IR-Spektroskopie (2.2.24)

Vergleich: Cefalexin-Monohydrat CRS

Prüfung auf Reinheit

pH-Wert (2.2.3): 4,0 bis 5,5

50 mg Substanz werden in kohlendioxidfreiem Wasser R zu 10 ml gelöst.

Spezifische Drehung (2.2.7): +149 bis +158 (wasserfreie Substanz)

0,125 g Substanz werden in Phthalat-Pufferlösung pH 4,4 R zu 25,0 ml gelöst.

Absorption (2.2.25): 50 mg Substanz werden in Wasser R zu 100,0 ml gelöst. Die Absorption der Lösung, bei 330 nm gemessen, darf höchstens 0,05 betragen. 2,0 ml Lösung werden mit Wasser R zu 50,0 ml verdünnt. Diese Lösung, zwischen 220 und 300 nm gemessen, zeigt ein Absorptionsmaximum bei 262 nm. Die spezifische Absorption, im Maximum gemessen, muss zwischen 220 und 245 liegen, berechnet auf die wasserfreie Substanz.

Verwandte Substanzen: Flüssigchromatographie (2.2.29)

Untersuchungslösung: 50,0 mg Substanz werden in der mobilen Phase A zu 50,0 ml gelöst.

Referenzlösung a: 10,0 mg D-Phenylglycin R werden in der mobilen Phase A zu 10,0 ml gelöst.

Referenzlösung b: 10,0 mg 7-Aminodesacetoxycephalosporansäure CRS werden in Phosphat-Pufferlösung pH 7,0 R 5 gelöst. Die Lösung wird mit der mobilen Phase A zu 10,0 ml verdünnt.

Referenzlösung c: 1,0 ml Referenzlösung a wird mit 1,0 ml Referenzlösung b gemischt und mit der mobilen Phase A zu 100,0 ml verdünnt.

Referenzlösung d: 10 mg Dimethylformamid R und 10 mg Dimethylacetamid R werden in der mobilen Phase A zu 10,0 ml gelöst. 1,0 ml Lösung wird mit der mobilen Phase A zu 100,0 ml verdünnt.

Referenzlösung e: 1,0 ml Referenzlösung c wird mit der mobilen Phase A zu 20,0 ml verdünnt.

Referenzlösung f: 10 mg Cefotaxim-Natrium CRS werden in der mobilen Phase A zu 10,0 ml gelöst. 1,0 ml Lösung wird mit 1,0 ml Untersuchungslösung versetzt und mit der mobilen Phase A zu 100 ml verdünnt.

Säule
- Größe: l = 0,10 m, $\varnothing$ = 4,6 mm
- Stationäre Phase: octadecylsilyliertes Kieselgel zur Chromatographie R (5 µm), sphärisch

Mobile Phase
- Mobile Phase A: Phosphat-Pufferlösung pH 5,0 R
- Mobile Phase B: Methanol R 2

Zeit (min)	Mobile Phase A (% V/V)	Mobile Phase B (% V/V)
0 – 1	98	2
1 – 20	98 → 70	2 → 30
20 – 23	70 → 98	30 → 2
23 – 30	98	2

Durchflussrate: 1,5 ml · min^{-1}

Detektion: Spektrometer bei 220 nm

Einspritzen: 20 µl; Untersuchungslösung, Referenzlösungen c, d, e und f

Eignungsprüfung
- Auflösung: mindestens 2,0 zwischen den Peaks von Verunreinigung A und Verunreinigung B im Chromatogramm der Referenzlösung c und mindestens 1,5 zwischen den Peaks von Cefalexin und Cefotaxim im Chromatogramm der Referenzlösung f

Grenzwerte
- Verunreinigung B: nicht größer als die Fläche des zweiten Peaks im Chromatogramm der Referenzlösung c (1,0 Prozent)
- Jede weitere Verunreinigung (die Peaks von Dimethylformamid und Dimethylacetamid werden nicht berücksichtigt): nicht größer als die Fläche des ersten Peaks im Chromatogramm der Referenzlösung c (1,0 Prozent)
- Summe aller Verunreinigungen: nicht größer als das 3fache der Fläche des ersten Peaks im Chromatogramm der Referenzlösung c (3,0 Prozent)
- Ohne Berücksichtigung bleiben: Peaks, deren Fläche kleiner ist als die Fläche des zweiten Peaks im Chromatogramm der Referenzlösung e (0,05 Prozent)

N,N-Dimethylanilin (2.4.26, Methode B): höchstens 20 ppm

Wasser (2.5.12): 4,0 bis 8,0 Prozent, mit 0,300 g Substanz bestimmt

Sulfatasche (2.4.14): höchstens 0,2 Prozent, mit 1,0 g Substanz bestimmt

Gehaltsbestimmung

Flüssigchromatographie (2.2.29)

Untersuchungslösung: 50,0 mg Substanz werden in Wasser R zu 100,0 ml gelöst.

Referenzlösung a: 50,0 mg Cefalexin-Monohydrat CRS werden in Wasser R zu 100,0 ml gelöst.

Referenzlösung b: 10 mg Cefradin *CRS* werden in 20 ml Referenzlösung a gelöst. Die Lösung wird mit Wasser *R* zu 100 ml verdünnt.

Säule
- Größe: *l* = 0,25 m, ⌀ = 4,6 mm
- Stationäre Phase: octadecylsilyliertes Kieselgel zur Chromatographie *R* (5 µm)

Mobile Phase: Methanol *R*, Acetonitril *R*, Lösung von Kaliumdihydrogenphosphat *R* (13,6 g · l⁻¹), Wasser *R* (2:5:10:83 *V/V/V/V*)

Durchflussrate: 1,5 ml · min⁻¹

Detektion: Spektrometer bei 254 nm

Einspritzen: 20 µl

Eignungsprüfung: Referenzlösung b
- Auflösung: mindestens 4,0 zwischen den Peaks von Cefalexin und Cefradin

Der Prozentgehalt an Cefalexin-Monohydrat wird berechnet.

Lagerung

Vor Licht geschützt

Verunreinigungen

A. (2*R*)-2-Amino-2-phenylessigsäure (D-Phenylglycin)

B. (6*R*,7*R*)-7-Amino-3-methyl-8-oxo-5-thia-1-azabicyclo[4.2.0]oct-2-en-2-carbonsäure (7-Aminodesacetoxycephalosporansäure, 7-ADCA)

C. (6*R*,7*R*)-7-[[(2*R*)-2-[[(2*R*)-2-Amino-2-phenylacetyl]amino]-2-phenylacetyl]amino]-3-methyl-8-oxo-5-thia-1-azabicyclo[4.2.0]oct-2-en-2-carbonsäure

D. 3-Hydroxy-4-methylthiophen-2(5*H*)-on

E. (6*R*,7*R*)-7-[(2,2-Dimethylpropanoyl)amino]-3-methyl-8-oxo-5-thia-1-azabicyclo[4.2.0]oct-2-en-2-carbonsäure (7-ADCA-Pivalamid)

F. (2*RS*,6*R*,7*R*)-7-[[(2*R*)-2-Amino-2-phenylacetyl]amino]-3-methyl-8-oxo-5-thia-1-azabicyclo[4.2.0]oct-3-en-2-carbonsäure (Delta-2-cefalexin)

4.03/1402

Cefamandolnafat

Cefamandoli nafas

$C_{19}H_{17}N_6NaO_6S_2$ $\quad M_r$ 512,5

Definition

Natrium-(6*R*,7*R*)-7-[[(2*R*)-2-(formyloxy)-2-phenylacetyl]amino]-3-[[(1-methyl-1*H*-tetrazol-5-yl)sulfanyl]methyl]-8-oxo-5-thia-1-azabicyclo[4.2.0]oct-2-en-2-carboxylat und Natriumcarbonat

Gehalt
- Cefamandol ($C_{18}H_{18}N_6O_5S_2$): 84,0 bis 93,0 Prozent (wasser- und natriumcarbonatfreie Substanz)
- Natriumcarbonat (Na_2CO_3): 4,8 bis 6,4 Prozent

Eigenschaften

Aussehen: weißes bis fast weißes Pulver

Löslichkeit: leicht löslich in Wasser, wenig löslich in Methanol

Prüfung auf Identität

A. IR-Spektroskopie (2.2.24)

Probenvorbereitung: Presslinge

Vergleich: Cefamandolnafat CRS

B. Die Substanz gibt die Identitätsreaktion a auf Natrium (2.3.1).

Prüfung auf Reinheit

Prüflösung: 2,5 g Substanz werden in kohlendioxidfreiem Wasser R zu 25 ml gelöst.

Aussehen der Lösung: Die Prüflösung muss klar (2.2.1) sein. Die Absorption (2.2.25) der Prüflösung, bei 475 nm gemessen, darf höchstens 0,03 betragen.

pH-Wert (2.2.3): 6,0 bis 8,0, an der Prüflösung 30 min nach deren Herstellung bestimmt

Spezifische Drehung (2.2.7): –25,0 bis –33,0 (wasser- und natriumcarbonatfreie Substanz)

1,00 g Substanz wird in Acetat-Pufferlösung pH 4,7 R zu 10,0 ml gelöst.

Verwandte Substanzen: Flüssigchromatographie (2.2.29)

Die Lösungen sind unmittelbar vor Gebrauch herzustellen.

Lösungsmittelmischung: 18 Volumteile Acetonitril R und 75 Volumteile einer 10-prozentigen Lösung (V/V) von Triethylamin R, die zuvor mit Phosphorsäure 85 % R auf einen pH-Wert von 2,5 eingestellt wurde, werden gemischt.

Untersuchungslösung: 0,100 g Substanz werden in der Lösungsmittelmischung zu 10,0 ml gelöst.

Referenzlösung a: 1 ml Untersuchungslösung wird mit der Lösungsmittelmischung zu 10 ml verdünnt. Diese Lösung wird 30 min lang bei 60 °C erhitzt.

Referenzlösung b: 1,0 ml Untersuchungslösung wird mit der Lösungsmittelmischung zu 100,0 ml verdünnt.

Säule
- Größe: l = 0,25 m, $\varnothing$ = 4,6 mm
- Stationäre Phase: octadecylsilyliertes Kieselgel zur Chromatographie R (5 µm)

Mobile Phase

Triethylaminphosphat-Lösung: 2,0 g Natriumpentansulfonat R werden in 350 ml Wasser R gelöst. Nach Zusatz von 40 ml Triethylamin R wird die Lösung mit Phosphorsäure 85 % R auf einen pH-Wert von 2,5 eingestellt und mit Wasser R zu 700 ml verdünnt.
- Mobile Phase A: 1 Volumteil Triethylaminphosphat-Lösung und 2 Volumteile Wasser R werden gemischt.
- Mobile Phase B: Gleiche Volumteile Triethylaminphosphat-Lösung, Methanol R und Acetonitril R werden gemischt.

Zeit (min)	Mobile Phase A (% V/V)	Mobile Phase B (% V/V)
0 – 1	100	0
1 – 35	100 → 0	0 → 100
35 – 45	0	100
45 – 50	0 → 100	100 → 0

Durchflussrate: 1,5 ml · min⁻¹

Detektion: Spektrometer bei 254 nm

Einspritzen: 20-µl-Probenschleife

Eignungsprüfung: Referenzlösung a
- Auflösung: mindestens 5,0 zwischen den Peaks von Cefamandol und Cefamandolnafat

Grenzwerte
- Jede Verunreinigung: nicht größer als die Fläche des Hauptpeaks im Chromatogramm der Referenzlösung b (1 Prozent)
- Summe aller Verunreinigungen: nicht größer als das 5fache der Fläche des Hauptpeaks im Chromatogramm der Referenzlösung b (5 Prozent)
- Ohne Berücksichtigung bleiben: Peaks, deren Fläche kleiner ist als das 0,1fache der Fläche des Hauptpeaks im Chromatogramm der Referenzlösung b (0,1 Prozent)

Cefamandol: höchstens 9,5 Prozent (wasser- und natriumcarbonatfreie Substanz)

Die Prüfung erfolgt mit Hilfe der Flüssigchromatographie (2.2.29) wie unter „Gehaltsbestimmung" beschrieben.

2-Ethylhexansäure (2.4.28): höchstens 0,3 Prozent (m/m)

Schwermetalle (2.4.8): höchstens 20 ppm

1,0 g Substanz muss der Grenzprüfung C entsprechen. Zur Herstellung der Referenzlösung werden 2 ml Blei-Lösung (10 ppm Pb) R verwendet.

Wasser (2.5.12): höchstens 2,0 Prozent, mit 0,500 g Substanz bestimmt

Sterilität (2.6.1): Cefamandolnafat zur Herstellung von Parenteralia, das dabei keinem weiteren geeigneten Sterilisationsverfahren unterworfen wird, muss der Prüfung entsprechen.

Bakterien-Endotoxine (2.6.14): weniger als 0,15 I.E. Bakterien-Endotoxine je Milligramm Cefamandolnafat zur Herstellung von Parenteralia, das dabei keinem weiteren geeigneten Verfahren zur Beseitigung von Bakterien-Endotoxinen unterworfen wird

Gehaltsbestimmung

Cefamandol: Flüssigchromatographie (2.2.29)

Die Lösungen sind unmittelbar vor Gebrauch herzustellen.

Untersuchungslösung: 50,0 mg Substanz werden in der mobilen Phase zu 100,0 ml gelöst.

Referenzlösung a: 50,0 mg Cefamandolnafat CRS werden in der mobilen Phase zu 100,0 ml gelöst.

Referenzlösung b: 1 ml Untersuchungslösung wird mit der mobilen Phase zu 10 ml verdünnt. Diese Lösung wird 30 min lang bei 60 °C erhitzt.

Säule
- Größe: $l = 0{,}25$ m, $\varnothing = 4{,}6$ mm
- Stationäre Phase: octadecylsilyliertes Kieselgel zur Chromatographie R (5 μm)

Mobile Phase: 25 Volumteile Acetonitril R und 75 Volumteile einer 10-prozentigen Lösung (V/V) von Triethylamin R, die zuvor mit Phosphorsäure 85 % R auf einen pH-Wert von 2,5 eingestellt wurde, werden gemischt.

Durchflussrate: 1,0 ml · min^{-1}

Detektion: Spektrometer bei 254 nm

Einspritzen: 20-μl-Probenschleife

Eignungsprüfung
- Auflösung: mindestens 7,0 zwischen den 2 Hauptpeaks im Chromatogramm der Referenzlösung b
- Wiederholpräzision: relative Standardabweichung von höchstens 0,8 Prozent nach einer Serie von Einzeleinspritzungen von mindestens 3 frisch hergestellten Referenzlösungen a

Der Prozentgehalt an Cefamandol ($C_{18}H_{18}N_6O_5S_2$) wird aus der Summe der Gehalte an Cefamandolnafat und Cefamandol berechnet.

1 mg Cefamandolnafat entspricht 0,9025 mg Cefamandol.

Natriumcarbonat: 0,500 g Substanz, in 50 ml Wasser R gelöst, werden mit Salzsäure (0,1 mol · l^{-1}) titriert. Der Endpunkt wird mit Hilfe der Potentiometrie (2.2.20) bestimmt.

1 ml Salzsäure (0,1 mol · l^{-1}) entspricht 10,6 mg Na_2CO_3.

Lagerung

Dicht verschlossen, vor Licht geschützt

Falls die Substanz steril ist, im sterilen, dicht verschlossenen Behältnis mit Sicherheitsverschluss

Beschriftung

Die Beschriftung gibt an,
- dass die Substanz Natriumcarbonat enthält
- falls zutreffend, dass die Substanz steril ist
- falls zutreffend, dass die Substanz frei von Bakterien-Endotoxinen ist.

Verunreinigungen

A. (6R,7R)-7-[[(2R)-2-(Formyloxy)-2-phenylacetyl]= amino]-3-methyl-8-oxo-5-thia-1-azabicyclo[4.2.0]= oct-2-en-2-carbonsäure
(Formylmandeloyl-7-aminodesacetoxycephalospo= ransäure)

B. R = H:
(6R,7R)-7-[[(2R)-2-Hydroxy-2-phenylacetyl]amino]-3-[[(1-methyl-1H-tetrazol-5-yl)sulfanyl]methyl]-8-oxo-5-thia-1-azabicyclo[4.2.0]oct-2-en-2-carbonsäure
(Cefamandol)

C. R = CO–CH$_3$:
(6R,7R)-7-[[(2R)-2-(Acetyloxy)-2-phenylacetyl]= amino]-3-[[(1-methyl-1H-tetrazol-5-yl)sulfanyl]me= thyl]-8-oxo-5-thia-1-azabicyclo[4.2.0]oct-2-en-2-carbonsäure
(O-Acetylcefamandol)

D. 1-Methyl-1H-tetrazol-5-thiol

E. (6R,7R)-7-[[(2R)-2-(Formyloxy)-2-phenylacetyl]= amino]-3-[(acetyloxy)methyl]-8-oxo-5-thia-1-azabicyclo[4.2.0]oct-2-en-2-carbonsäure
(Formylmandeloyl-7-ACA)

Cefixim
Cefiximum

4.03/1188

$C_{16}H_{15}N_5O_7S_2 \cdot 3\ H_2O$ $\qquad M_r\ 507{,}5$

Definition

Cefixim ist das Trihydrat der (6*R*,7*R*)-7-[[(*Z*)-2-(2-Aminothiazol-4-yl)-2-[(carboxymethoxy)imino]acetyl]amino]-3-ethenyl-8-oxo-5-thia-1-azabicyclo[4.2.0]oct-2-en-2-carbonsäure. Die Substanz enthält mindestens 95,0 und höchstens 101,0 Prozent $C_{16}H_{15}N_5O_7S_2$, berechnet auf die wasser- und ethanolfreie Substanz.

Eigenschaften

Weißes bis fast weißes, schwach hygroskopisches Pulver; schwer löslich in Wasser, löslich in Methanol, wenig löslich in wasserfreiem Ethanol, praktisch unlöslich in Ethylacetat

Prüfung auf Identität

1: A
2. B, C

A. Die Prüfung erfolgt mit Hilfe der IR-Spektroskopie (2.2.24) durch Vergleich des Spektrums der Substanz mit dem von Cefixim *CRS*. Wenn die Spektren unterschiedlich sind, werden Substanz und Referenzsubstanz getrennt in Methanol *R* gelöst. Nach Eindampfen der Lösungen zur Trockne werden mit den Rückständen erneut Spektren aufgenommen.

B. Die Prüfung erfolgt mit Hilfe der Dünnschichtchromatographie (2.2.27) unter Verwendung einer DC-Platte mit silanisiertem Kieselgel F_{254} *R*.

Untersuchungslösung: 20 mg Substanz werden in 5 ml einer Mischung gleicher Volumteile Methanol *R* und Phosphat-Pufferlösung pH 7,0 (0,067 mol · l^{-1}) *R* gelöst.

Referenzlösung a: 20 mg Cefixim *CRS* werden in 5 ml einer Mischung gleicher Volumteile Methanol *R* und Phosphat-Pufferlösung pH 7,0 (0,067 mol · l^{-1}) *R* gelöst.

Referenzlösung b: 20 mg Cefixim *CRS* und 20 mg Ceftriaxon-Natrium *CRS* werden in 5 ml einer Mischung gleicher Volumteile Methanol *R* und Phosphat-Pufferlösung pH 7,0 (0,067 mol · l^{-1}) *R* gelöst.

Auf die Platte wird 1 µl jeder Lösung aufgetragen. Die Chromatographie erfolgt mit einer Mischung von 10 Volumteilen Methylacetat *R* und 90 Volumteilen einer Lösung von Ammoniumacetat *R* (154 g · l^{-1}), deren pH-Wert zuvor mit Essigsäure *R* auf 6,2 eingestellt wurde, über eine Laufstrecke von 15 cm. Die Platte wird an der Luft trocknen gelassen und im ultravioletten Licht bei 254 nm ausgewertet. Der Hauptfleck im Chromatogramm der Untersuchungslösung entspricht in Bezug auf Lage und Größe dem Hauptfleck im Chromatogramm der Referenzlösung a. Die Prüfung darf nur ausgewertet werden, wenn das Chromatogramm der Referenzlösung b deutlich voneinander getrennt 2 Flecke zeigt.

C. Etwa 2 mg Substanz werden in einem Reagenzglas von 150 mm Länge und 15 mm Durchmesser mit 0,05 ml Wasser *R* befeuchtet. Nach Zusatz von 2 ml Formaldehyd-Schwefelsäure *R* wird der Inhalt des Reagenzglases durch Schwenken gemischt. Die Lösung ist gelb gefärbt. Wird das Reagenzglas 1 min lang in ein Wasserbad gestellt, entsteht eine Orangefärbung.

Prüfung auf Reinheit

pH-Wert (2.2.3): 0,5 g Substanz werden in kohlendioxidfreiem Wasser *R* zu 10 ml suspendiert. Der pH-Wert der Suspension muss zwischen 2,6 und 4,1 liegen.

Verwandte Substanzen: Die Prüfung erfolgt mit Hilfe der Flüssigchromatographie (2.2.29) wie unter „Gehaltsbestimmung" beschrieben.

Die Referenzlösung b wird eingespritzt. Die Empfindlichkeit des Systems wird so eingestellt, dass die Höhe des Hauptpeaks im Chromatogramm mindestens 50 Prozent des maximalen Ausschlags beträgt.

Die Untersuchungslösung wird eingespritzt. Die Chromatographie erfolgt über eine Dauer, die der 3fachen Retentionszeit des Hauptpeaks entspricht. Im Chromatogramm der Untersuchungslösung darf keine Peakfläche, mit Ausnahme der des Hauptpeaks, größer sein als das 0,5fache der Fläche des Hauptpeaks im Chromatogramm der Referenzlösung b (0,5 Prozent) und die Summe dieser Peakflächen darf nicht größer sein als das 3fache der Fläche des Hauptpeaks im Chromatogramm der Referenzlösung b (3 Prozent). Peaks, deren Fläche kleiner ist als das 0,1fache der Fläche des Hauptpeaks im Chromatogramm der Referenzlösung b, werden nicht berücksichtigt.

Ethanol (2.4.24): höchstens 1,0 Prozent (*m/m*)

Die Prüfung erfolgt mit Hilfe der Gaschromatographie (2.2.28, Statische Head-space-GC, Standard-Additionsmethode).

Stammlösung: 0,250 g Substanz werden in einer Mischung von 1 Volumteil Dimethylacetamid *R* und 4 Volumteilen Wasser *R* zu 25,0 ml gelöst.

Wasser (2.5.12): 9,0 bis 12,0 Prozent, mit 0,200 g Substanz nach der Karl-Fischer-Methode bestimmt

Sulfatasche (2.4.14): höchstens 0,2 Prozent, mit 1,0 g Substanz bestimmt

Gehaltsbestimmung

Die Bestimmung erfolgt mit Hilfe der Flüssigchromatographie (2.2.29).

Untersuchungslösung: 25,0 mg Substanz werden in der mobilen Phase zu 25,0 ml gelöst.

Referenzlösung a: 25,0 mg Cefixim CRS werden in der mobilen Phase zu 25,0 ml gelöst.

Referenzlösung b: 1,0 ml Referenzlösung a wird mit der mobilen Phase zu 100,0 ml verdünnt.

Referenzlösung c: 10 mg Cefixim CRS werden in 10 ml Wasser R gelöst. Die Lösung wird 45 min lang im Wasserbad erhitzt und nach dem Abkühlen sofort eingespritzt.

Die Chromatographie kann durchgeführt werden mit
- einer Säule von 0,125 m Länge und 4 mm innerem Durchmesser, gepackt mit octadecylsilyliertem Kieselgel zur Chromatographie R (5 µm)
- folgender mobilen Phase bei einer Durchflussrate von 1,0 ml je Minute: eine Mischung von 250 Volumteilen Acetonitril R und 750 Volumteilen einer Tetrabutylammoniumhydroxid-Lösung, die wie folgt hergestellt wird: 8,2 g Tetrabutylammoniumhydroxid R werden in Wasser R zu 800 ml gelöst, mit Phosphorsäure 10 % R auf einen pH-Wert von 6,5 eingestellt und mit Wasser R zu 1000 ml verdünnt
- einem Spektrometer als Detektor bei einer Wellenlänge von 254 nm
- einer 10-µl-Probenschleife.

Die Temperatur der Säule wird bei 40 °C gehalten.

Die Referenzlösung c wird eingespritzt. Die Empfindlichkeit des Systems wird so eingestellt, dass die Höhen der Hauptpeaks im Chromatogramm mindestens 20 Prozent des maximalen Ausschlags betragen. Die Bestimmung darf nur ausgewertet werden, wenn die Auflösung zwischen den 2 Hauptpeaks (Cefixim und E-Isomer) mindestens 2,0 beträgt. Falls erforderlich wird der Anteil von Acetonitril in der mobilen Phase geändert.

Die Referenzlösung a wird 6-mal eingespritzt. Die Bestimmung darf nur ausgewertet werden, wenn die relative Standardabweichung der Peakfläche von Cefixim höchstens 1,0 Prozent beträgt.

Die Untersuchungslösung und die Referenzlösung a werden abwechselnd eingespritzt.

Lagerung

Dicht verschlossen, vor Licht geschützt

Verunreinigungen

A. R = CO$_2$H:
2-[[(Z)-2-(2-Aminothiazol-4-yl)-2-[(carboxymethoxy)imino]acetyl]amino]-2-[(2R)-5-methyl-7-oxo-1,2,5,7-tetrahydro-4H-furo[3,4-d][1,3]thiazin-2-yl]essigsäure

B. R = H:
2-[[[(Z)-1-(2-Aminothiazol-4-yl)-2-[[[(2R,5RS)-5-methyl-7-oxo-1,2,5,7-tetrahydro-4H-furo[3,4-d]=[1,3]thiazin-2-yl]methyl]amino]-2-oxoethyliden]=amino]oxy]essigsäure

C. (6R,7S)-7-[[(Z)-2-(2-Aminothiazol-4-yl)-2-[(carboxymethoxy)imino]acetyl]amino]-3-ethenyl-8-oxo-5-thia-1-azabicyclo[4.2.0]oct-2-en-2-carbonsäure (Cefixim-7-Epimer)

D. (6R,7R)-7-[[(E)-2-(2-Aminothiazol-4-yl)-2-[(carboxymethoxy)imino]acetyl]amino]-3-ethenyl-8-oxo-5-thia-1-azabicyclo[4.2.0]oct-2-en-2-carbonsäure (Cefixim-E-Isomer)

E. R = H, R′ = CH$_3$:
(6R,7R)-7-[[(Z)-2-(2-Aminothiazol-4-yl)-2-[(carboxymethoxy)imino]acetyl]amino]-3-methyl-8-oxo-5-thia-1-azabicyclo[4.2.0]oct-2-en-2-carbonsäure

F. R = C$_2$H$_5$, R′ = CH=CH$_2$:
(6R,7R)-7-[[(Z)-2-(2-Aminothiazol-4-yl)-2-[(2-ethoxy-2-oxoethoxy)imino]acetyl]amino]-3-ethenyl-8-oxo-5-thia-1-azabicyclo[4.2.0]oct-2-en-2-carbonsäure

4.03/0814

Cefradin

Cefradinum

$C_{16}H_{19}N_3O_4S$　　　　　　　　　M_r 349,4

Definition

Cefradin enthält mindestens 90,0 Prozent (6R,7R)-7-[[(2R)-2-Amino-2-(cyclohexa-1,4-dienyl)acetyl]amino]-3-methyl-8-oxo-5-thia-1-azabicyclo[4.2.0]oct-2-en-2-carbonsäure, berechnet auf die wasserfreie Substanz.

Die Summe der Prozentgehalte an $C_{16}H_{19}N_3O_4S$ und Cefalexin ($C_{16}H_{17}N_3O_4S$; M_r 347,4) beträgt mindestens 95,0 und höchstens 102,0 Prozent, berechnet auf die wasserfreie Substanz.

Eigenschaften

Weißes bis schwach gelbes, hygroskopisches Pulver; wenig löslich in Wasser, praktisch unlöslich in Ethanol

Prüfung auf Identität

1: A
2: B, C

A. Die Prüfung erfolgt mit Hilfe der IR-Spektroskopie (2.2.24) durch Vergleich des Spektrums der Substanz mit dem von Cefradin CRS. Wenn die Spektren bei der Prüfung in fester Form unterschiedlich sind, werden jeweils 30 mg Substanz und Referenzsubstanz getrennt in 10 ml Methanol R gelöst, die Lösungen bei 40 °C und einem Druck unterhalb von 2 kPa zur Trockne eingedampft und mit den Rückständen erneut Spektren aufgenommen.

B. Die Prüfung erfolgt mit Hilfe der Dünnschichtchromatographie (2.2.27) unter Verwendung einer Schicht von silanisiertem Kieselgel HF_{254} R.

Untersuchungslösung: 20 mg Substanz werden in 5 ml einer Mischung gleicher Volumteile Methanol R und Phosphat-Pufferlösung pH 7,0 (0,067 mol · l^{-1}) R gelöst.

Referenzlösung a: 20 mg Cefradin CRS werden in 5 ml einer Mischung gleicher Volumteile Methanol R und Phosphat-Pufferlösung pH 7,0 (0,067 mol · l^{-1}) R gelöst.

Referenzlösung b: 20 mg Cefradin CRS und 20 mg Cefalexin CRS werden in 5 ml einer Mischung gleicher Volumteile Methanol R und Phosphat-Pufferlösung pH 7,0 (0,067 mol · l^{-1}) R gelöst.

Auf die Platte wird 1 μl jeder Lösung aufgetragen. Die Chromatographie erfolgt mit einer Mischung von 15 Volumteilen Aceton R und 85 Volumteilen einer Lösung von Ammoniumacetat R (150 g · l^{-1}), deren pH-Wert zuvor mit Essigsäure 99 % R auf 6,2 eingestellt wurde, über eine Laufstrecke von 15 cm. Die Platte wird an der Luft trocknen gelassen. Die Auswertung erfolgt im ultravioletten Licht bei 254 nm. Der Hauptfleck im Chromatogramm der Untersuchungslösung entspricht in Bezug auf Lage und Größe dem Hauptfleck im Chromatogramm der Referenzlösung a. Die Prüfung darf nur ausgewertet werden, wenn das Chromatogramm der Referenzlösung b deutlich voneinander getrennt 2 Flecke zeigt.

C. Etwa 2 mg Substanz werden in einem Reagenzglas von etwa 150 mm Länge und 15 mm Durchmesser mit 0,05 ml Wasser R befeuchtet. Nach Zusatz von 2 ml Formaldehyd-Schwefelsäure R wird der Inhalt des Reagenzglases durch Schwenken gemischt. Die Lösung ist schwach gelb gefärbt. Wird das Reagenzglas 1 min lang in ein Wasserbad gestellt, färbt sich die Lösung dunkelgelb.

Prüfung auf Reinheit

Prüflösung: 2,50 g Substanz werden in Natriumcarbonat-Lösung R zu 25,0 ml gelöst.

Aussehen der Lösung: Die Prüflösung darf nicht stärker opaleszieren als die Referenzsuspension II (2.2.1). Die Prüflösung wird 5 min lang stehen gelassen. Die Absorption (2.2.25) der Prüflösung, bei 450 nm gemessen, darf höchstens 0,60 betragen.

pH-Wert (2.2.3): 0,100 g Substanz werden in kohlendioxidfreiem Wasser R zu 10 ml gelöst. Der pH-Wert der Lösung muss zwischen 3,5 und 6,0 liegen.

Spezifische Drehung (2.2.7): 0,250 g Substanz werden in Acetat-Pufferlösung pH 4,6 R zu 25,0 ml gelöst. Die spezifische Drehung muss zwischen +80 und +90 liegen, berechnet auf die wasserfreie Substanz.

Absorption (2.2.25): 50,0 mg Substanz werden in Wasser R zu 100,0 ml gelöst. Die Absorption der Lösung, bei 330 nm gemessen, darf höchstens 0,05 betragen. 2,0 ml Lösung werden mit Wasser R zu 50,0 ml verdünnt. Diese Lösung, zwischen 220 und 300 nm gemessen, zeigt ein Absorptionsmaximum bei 262 nm. Die spezifische Absorption, im Maximum gemessen, muss zwischen 215 und 240 liegen, berechnet auf die wasserfreie Substanz.

Verwandte Substanzen: Die Prüfung erfolgt mit Hilfe der Dünnschichtchromatographie (2.2.27) unter Verwendung einer Schicht von Kieselgel G R. Die Platte wird durch Entwicklung mit einer 5-prozentigen Lösung (V/V) von Tetradecan R in Hexan R imprägniert. Nach dem Verdunsten des Lösungsmittels wird die Chromatographie in derselben Laufrichtung durchgeführt.

Untersuchungslösung: 0,25 g Substanz werden in verdünnter Salzsäure *R* zu 10 ml gelöst.

Referenzlösung a: 1 ml Untersuchungslösung wird mit verdünnter Salzsäure *R* zu 100 ml verdünnt.

Referenzlösung b: 25 mg 7-Aminodesacetoxycefalosporansäure *CRS* werden in verdünnter Salzsäure *R* zu 10 ml gelöst (Referenzlösung b'). 1 ml Referenzlösung b' wird mit verdünnter Salzsäure *R* zu 10 ml verdünnt.

Referenzlösung c: 25 mg Cyclohexa-1,4-dienylglycin *CRS* werden in verdünnter Salzsäure *R* zu 10 ml gelöst (Referenzlösung c'). 1 ml Referenzlösung c' wird mit verdünnter Salzsäure *R* zu 10 ml verdünnt.

Referenzlösung d: 0,25 g Substanz werden in einer Mischung von 1 ml Referenzlösung b' und 1 ml Referenzlösung c' gelöst. Die Lösung wird mit verdünnter Salzsäure *R* zu 10 ml verdünnt.

Auf die Platte werden 5 µl jeder Lösung aufgetragen. Die Chromatographie erfolgt mit einer Mischung von 3 Volumteilen Aceton *R*, 80 Volumteilen einer Lösung von Natriummonohydrogenphosphat *R* (72 g · l^{-1}) und 120 Volumteilen einer Lösung von Citronensäure *R* (21 g · l^{-1}) über eine Laufstrecke von 15 cm. Die Platte wird 3 min lang bei 90 °C getrocknet, anschließend wird die noch heiße Platte mit einer Lösung von Ninhydrin *R* (1 g · l^{-1}) in der mobilen Phase besprüht, weitere 15 min lang bei 90 °C erhitzt und erkalten gelassen. Ein der 7-Aminodesacetoxycefalosporansäure entsprechender Fleck im Chromatogramm der Untersuchungslösung darf nicht größer oder stärker gefärbt sein als der Fleck im Chromatogramm der Referenzlösung b (1,0 Prozent). Ein dem Cyclohexa-1,4-dienylglycin entsprechender Fleck im Chromatogramm der Untersuchungslösung (die Lage wird durch den Vergleich mit dem Chromatogramm der Referenzlösung d bestimmt) darf nicht größer oder stärker gefärbt sein als der Fleck im Chromatogramm der Referenzlösung c (1,0 Prozent). Kein im Chromatogramm der Untersuchungslösung auftretender Fleck, mit Ausnahme des Hauptflecks, des Flecks der 7-Aminodesacetoxycefalosporansäure und des Flecks des Cyclohexa-1,4-dienylglycins, darf größer oder stärker gefärbt sein als der Hauptfleck im Chromatogramm der Referenzlösung a (1,0 Prozent). Die Prüfung darf nur ausgewertet werden, wenn das Chromatogramm der Referenzlösung d deutlich voneinander getrennt 3 Flecke zeigt.

Cefalexin: höchstens 5,0 Prozent, berechnet auf die wasserfreie Substanz

Die Prüfung erfolgt mit Hilfe der Flüssigchromatographie (2.2.29) wie unter „Gehaltsbestimmung" beschrieben.

Untersuchungslösung und Referenzlösung b werden eingespritzt.

N,N-Dimethylanilin (2.4.26, Methode B): höchstens 20 ppm

Wasser (2.5.12): höchstens 6,0 Prozent, mit 0,300 g Substanz nach der Karl-Fischer-Methode bestimmt

Sulfatasche (2.4.14): höchstens 0,2 Prozent, mit 1,0 g Substanz bestimmt

Gehaltsbestimmung

Die Bestimmung erfolgt mit Hilfe der Flüssigchromatographie (2.2.29).

Untersuchungslösung: 50,0 mg Substanz werden in der mobilen Phase zu 100,0 ml gelöst.

Referenzlösung a: 50,0 mg Cefradin *CRS* werden in der mobilen Phase zu 100,0 ml gelöst.

Referenzlösung b: 10,0 mg Cefradin *CRS* und 10,0 mg Cefalexin *CRS* werden in der mobilen Phase zu 100,0 ml gelöst.

Die Chromatographie kann durchgeführt werden mit
– einer Säule von 0,25 m Länge und 4,6 mm innerem Durchmesser, gepackt mit octadecylsilyliertem Kieselgel zur Chromatographie *R* (5 oder 10 µm)
– einer Mischung von 1 Volumteil verdünnter Essigsäure *R*, 17 Volumteilen einer Lösung von Natriumacetat *R* (36,2 g · l^{-1}), 200 Volumteilen Methanol *R* und 782 Volumteilen Wasser *R* als mobile Phase bei einer Durchflussrate von 1,0 ml je Minute
– einem Spektrometer als Detektor bei einer Wellenlänge von 254 nm
– einer 20-µl-Probenschleife.

Die Referenzlösung b wird eingespritzt. Die Empfindlichkeit des Systems wird so eingestellt, dass die Höhe der Peaks mindestens 50 Prozent des maximalen Ausschlags beträgt. Die Bestimmung darf nur ausgewertet werden, wenn die Auflösung zwischen den Peaks von Cefalexin und Cefradin mindestens 4 beträgt. Falls erforderlich wird der Anteil an Methanol in der mobilen Phase geändert.

Die Referenzlösung a wird 6-mal eingespritzt. Die Bestimmung darf nur ausgewertet werden, wenn die relative Standardabweichung der Peakfläche von Cefradin höchstens 1,0 Prozent beträgt.

Die Untersuchungslösung und die Referenzlösung a werden eingespritzt. Die Prozentgehalte von Cefradin und Cefalexin werden berechnet.

Lagerung

Dicht verschlossen, vor Licht geschützt, zwischen 2 und 8 °C

4.03/1300
Cefuroximaxetil
Cefuroximum axetili

$C_{20}H_{22}N_4O_{10}S$ M_r 510,5

Definition

Cefuroximaxetil enthält mindestens 96,0 und höchstens 102,0 Prozent eines Gemischs der zwei Diastereomere von (1RS)-1-(Acetyloxy)ethyl-(6R,7R)-3-[(carbamoyl=oxy)methyl]-7-[[(Z)-2-(furan-2-yl)-2-(methoxyimino)=acetyl]amino]-8-oxo-5-thia-1-azabicyclo[4.2.0]oct-2-en-2-carboxylat, berechnet auf die wasser- und acetonfreie Substanz.

Eigenschaften

Weißes bis fast weißes Pulver; schwer löslich in Wasser, löslich in Aceton, Ethylacetat und Methanol, schwer löslich in Ethanol

Prüfung auf Identität

A. Die Prüfung erfolgt mit Hilfe der IR-Spektroskopie (2.2.24) durch Vergleich des Spektrums der Substanz mit dem von Cefuroximaxetil CRS.

B. Die unter „Gehaltsbestimmung" erhaltenen Chromatogramme werden ausgewertet. Die Hauptpeaks im Chromatogramm der Untersuchungslösung entsprechen in Bezug auf Retentionszeit und Größe den Peaks der Diastereomere A und B von Cefuroximaxetil im Chromatogramm der Referenzlösung d.

Prüfung auf Reinheit

Diastereomere-Verhältnis: Die Prüfung erfolgt mit Hilfe der Flüssigchromatographie (2.2.29) wie unter „Gehaltsbestimmung" beschrieben. Im Chromatogramm der Untersuchungslösung muss das Verhältnis der Peakfläche des Cefuroximaxetil-Diastereomers A zur Summe der Peakflächen der Cefuroximaxetil-Diastereomere A und B zwischen 0,48 und 0,55 liegen, wobei das Verfahren „Normalisierung" anzuwenden ist.

Verwandte Substanzen: Die Prüfung erfolgt mit Hilfe der Flüssigchromatographie (2.2.29) wie unter „Gehaltsbestimmung" beschrieben. Der Prozentgehalt an verwandten Substanzen im Chromatogramm der Untersuchungslösung wird aus den Peakflächen nach dem Verfahren „Normalisierung" berechnet. Peaks, deren Fläche kleiner ist als das 0,05fache der Summe der Flächen der beiden Hauptpeaks im Chromatogramm der Referenzlösung a, werden nicht berücksichtigt. Die Summe der Prozentgehalte der beiden E-Isomere-Peaks, die durch Vergleich mit dem Chromatogramm der Referenzlösung c lokalisiert werden, darf höchstens 1,0 Prozent betragen. Die Summe der Prozentgehalte der beiden Δ^3-Isomere-Peaks, die durch Vergleich mit dem Chromatogramm der Referenzlösung b lokalisiert werden, darf höchstens 1,5 Prozent betragen. Die Peakfläche jeder weiteren verwandten Substanz darf höchstens 0,5 Prozent betragen. Die Summe aller verwandten Substanzen darf höchstens 3,0 Prozent betragen.

Aceton (2.4.24): höchstens 1,1 Prozent

Wasser (2.5.12): höchstens 1,5 Prozent, mit 0,400 g Substanz nach der Karl-Fischer-Methode bestimmt

Gehaltsbestimmung

Die Bestimmung erfolgt mit Hilfe der Flüssigchromatographie (2.2.29).

Untersuchungslösung: Die Lösung ist unmittelbar vor Gebrauch herzustellen. 10,0 mg Substanz werden in der mobilen Phase zu 50,0 ml gelöst.

Referenzlösung a: 1,0 ml Untersuchungslösung wird mit der mobilen Phase zu 100,0 ml verdünnt.

Referenzlösung b: 5 ml Untersuchungslösung werden 1 h lang bei 60 °C erhitzt, um die Δ^3-Isomere zu erhalten.

Referenzlösung c: 5 ml Untersuchungslösung werden 24 h lang ultraviolettem Licht von 254 nm ausgesetzt, um die E-Isomere zu erhalten.

Referenzlösung d: Die Lösung ist unmittelbar vor Gebrauch herzustellen. 10,0 mg Cefuroximaxetil CRS werden in der mobilen Phase zu 50,0 ml gelöst.

Die Chromatographie kann durchgeführt werden mit
- einer Säule von 0,25 m Länge und 4,6 mm innerem Durchmesser, gepackt mit trimethylsilyliertem Kieselgel zur Chromatographie R (5 µm)
- einer Mischung von 38 Volumteilen Methanol R und 62 Volumteilen einer Lösung von Ammoniumdihydrogenphosphat R (23 g · l^{-1}) als mobile Phase bei einer Durchflussrate von 1,0 ml je Minute
- einem Spektrometer als Detektor bei einer Wellenlänge von 278 nm.

Je 20 µl Referenzlösung a, b, c und d werden eingespritzt. Werden die Chromatogramme unter den vorgeschriebenen Bedingungen aufgezeichnet, betragen die relativen Retentionen, bezogen auf Cefuroximaxetil-Diastereomer A (zweiter Peak), etwa 0,9 für Cefuroximaxetil-Diastereomer B, etwa 1,2 für die Cefuroximaxetil-Δ^3-Isomere sowie etwa 1,7 und etwa 2,1 für die *E*-Isomere. Die Bestimmung darf nur ausgewertet werden, wenn im Chromatogramm der Referenzlösung d die Auflösung zwischen den Peaks der Cefuroximaxetil-Diastereomere A und B mindestens 1,5 beträgt und im Chromatogramm der Referenzlösung b die Auflösung zwischen den Peaks des Cefuroximaxetil-Diastereomers A und der Cefuroximaxetil-Δ^3-Isomere mindestens 1,5 beträgt.

Die Referenzlösung d wird 6-mal eingespritzt. Die Bestimmung darf nur ausgewertet werden, wenn die relative Standardabweichung der Summe der Peakflächen der Cefuroximaxetil-Diastereomere A und B höchstens 2,0 Prozent beträgt.

Der Prozentgehalt an $C_{20}H_{22}N_4O_{10}S$ wird aus der Summe der Peakflächen der Cefuroximaxetil-Diastereomere A und B und dem angegebenen Gehalt an $C_{20}H_{22}N_4O_{10}S$ für Cefuroximaxetil *CRS* berechnet.

Lagerung

Dicht verschlossen, vor Licht geschützt

Verunreinigungen

A. 1-(Acetyloxy)ethyl-(6*R*,7*R*)-3-[(carbamoyloxy)=
methyl]-7-[[(*Z*)-2-(furan-2-yl)-2-(methoxyimino)=
acetyl]amino]-8-oxo-5-thia-1-azabicyclo[4.2.0]oct-
3-en-2-carboxylat
(Δ^3-Isomere)

B. (1*RS*)-1-(Acetyloxy)ethyl-(6*R*,7*R*)-3-[(carbamoyl=
oxy)methyl]-7-[[(*E*)-2-(furan-2-yl)-2-(methoxyimi=
no)acetyl]amino]-8-oxo-5-thia-1-azabicyclo[4.2.0]=
oct-2-en-2-carboxylat
(*E*-Isomere)

C. R = CO–CCl$_3$:
(6*R*,7*R*)-7-[[(*Z*)-2-(Furan-2-yl)-2-(methoxyimino)=
acetyl]amino]-8-oxo-3-[[[(trichloracetyl)carbamoyl]=
oxy]methyl]-5-thia-1-azabicyclo[4.2.0]oct-2-en-2-
carbonsäure

D. R = H:
Cefuroxim

4.03/0992

Cefuroxim-Natrium

Cefuroximum natricum

$C_{16}H_{15}N_4NaO_8S$ $\quad\quad\quad\quad\quad\quad$ M_r 446,4

Definition

Natrium-(6*R*,7*R*)-3-[(carbamoyloxy)methyl]-7-[[(*Z*)-
(furan-2-yl)(methoxyimino)acetyl]amino]-8-oxo-5-thia-
1-azabicyclo[4.2.0]oct-2-en-2-carboxylat

Gehalt: 96,0 bis 102,0 Prozent (wasserfreie Substanz)

Eigenschaften

Aussehen: weißes bis fast weißes, schwach hygroskopisches Pulver

Löslichkeit: leicht löslich in Wasser, sehr schwer löslich in Ethanol

Prüfung auf Identität

A. IR-Spektroskopie (2.2.24)

Vergleich: Cefuroxim-Natrium *CRS*

B. Die Substanz gibt die Identitätsreaktion a auf Natrium (2.3.1).

Prüfung auf Reinheit

Prüflösung: 2,0 g Substanz werden in kohlendioxidfreiem Wasser R zu 20,0 ml gelöst.

Aussehen der Lösung: Die Prüflösung darf nicht stärker opaleszieren als die Referenzsuspension II (2.2.1). Die Absorption (2.2.25) der Prüflösung, bei 450 nm gemessen, darf höchstens 0,25 betragen.

pH-Wert (2.2.3): 5,5 bis 8,5

2 ml Prüflösung werden mit kohlendioxidfreiem Wasser R zu 20 ml verdünnt.

Spezifische Drehung (2.2.7): +59 bis +66 (wasserfreie Substanz)

0,500 g Substanz werden in Acetat-Pufferlösung pH 4,6 R zu 25,0 ml gelöst.

Verwandte Substanzen: Flüssigchromatographie (2.2.29)

Untersuchungslösung a: 25,0 mg Substanz werden in Wasser R zu 25,0 ml gelöst.

Untersuchungslösung b: 5,0 ml Untersuchungslösung a werden mit Wasser R zu 50,0 ml verdünnt.

Referenzlösung a: 25,0 mg Cefuroxim-Natrium CRS werden in Wasser R zu 25,0 ml gelöst. 5,0 ml Lösung werden mit Wasser R zu 50,0 ml verdünnt.

Referenzlösung b: 20 ml Referenzlösung a werden 15 min lang im Wasserbad von 80 °C erhitzt und unmittelbar nach dem Abkühlen eingespritzt.

Referenzlösung c: 1,0 ml Untersuchungslösung a wird mit Wasser R zu 100,0 ml verdünnt.

Säule
- Größe: l = 0,125 m, $\varnothing$ = 4,6 mm
- Stationäre Phase: hexylsilyliertes Kieselgel zur Chromatographie R (5 µm)

Mobile Phase: 1 Volumteil Acetonitril R wird mit 99 Volumteilen Acetat-Pufferlösung pH 3,4, die durch Lösen von 6,01 g Essigsäure 99 % R und 0,68 g Natriumacetat R in Wasser R zu 1000 ml hergestellt wird, gemischt.

Durchflussrate: 1,5 ml · min^{-1}

Detektion: Spektrometer bei 273 nm

Einspritzen: 20-µl-Probenschleife; Untersuchungslösung a, Referenzlösungen b und c

Chromatographiedauer: 3fache Retentionszeit von Cefuroxim

Eignungsprüfung: Referenzlösung b
- Auflösung: mindestens 2,0 zwischen den Peaks von Cefuroxim und Verunreinigung A

Grenzwerte
- Verunreinigung A: nicht größer als die Fläche des Hauptpeaks im Chromatogramm der Referenzlösung c (1,0 Prozent)
- Jede weitere Verunreinigung: nicht größer als die Fläche des Hauptpeaks im Chromatogramm der Referenzlösung c (1,0 Prozent)
- Summe aller Verunreinigungen: nicht größer als das 3fache der Fläche des Hauptpeaks im Chromatogramm der Referenzlösung c (3,0 Prozent)
- Ohne Berücksichtigung bleiben: Peaks, deren Fläche kleiner ist als das 0,05fache der Fläche des Hauptpeaks im Chromatogramm der Referenzlösung c (0,05 Prozent)

N,N-Dimethylanilin (2.4.26, Methode B): höchstens 20 ppm

2-Ethylhexansäure (2.4.28): höchstens 0,5 Prozent (m/m)

Wasser (2.5.12): höchstens 3,5 Prozent, mit 0,400 g Substanz bestimmt

Sterilität (2.6.1): Cefuroxim-Natrium zur Herstellung von Parenteralia, das dabei keinem weiteren geeigneten Sterilisationsverfahren unterworfen wird, muss der Prüfung entsprechen.

Bakterien-Endotoxine (2.6.14): weniger als 0,10 I.E. Bakterien-Endotoxine je Milligramm Cefuroxim-Natrium zur Herstellung von Parenteralia, das dabei keinem weiteren geeigneten Verfahren zur Beseitigung von Bakterien-Endotoxinen unterworfen wird

Gehaltsbestimmung

Flüssigchromatographie (2.2.29) wie bei der Prüfung „Verwandte Substanzen" beschrieben, mit folgender Änderung:

Einspritzen: Untersuchungslösung b, Referenzlösung a

Der Prozentgehalt an Cefuroxim-Natrium wird berechnet.

Lagerung

Dicht verschlossen

Falls die Substanz steril ist, im sterilen, dicht verschlossenen Behältnis mit Sicherheitsverschluss

Beschriftung

Die Beschriftung gibt, falls zutreffend, an,
- dass die Substanz steril ist
- dass die Substanz frei von Bakterien-Endotoxinen ist.

Cefuroxim-Natrium

Verunreinigungen

A. R = OH:
(6*R*,7*R*)-7-[[(*Z*)-(Furan-2-yl)(methoxyimino)ace= tyl]amino]-3-(hydroxymethyl)-8-oxo-5-thia-1-azabi= cyclo[4.2.0]oct-2-en-2-carbonsäure (Descarbamoyl-Cefuroxim)

B. R = O–CO–CH₃:
(6*R*,7*R*)-3-[(Acetyloxy)methyl]-7-[[(*Z*)-(furan-2-yl)(methoxyimino)acetyl]amino]-8-oxo-5-thia-1-azabicyclo[4.2.0]oct-2-en-2-carbonsäure

C. R = H:
(6*R*,7*R*)-7-[[(*Z*)-(Furan-2-yl)(methoxyimino)ace= tyl]amino]-3-methyl-8-oxo-5-thia-1-azabicyclo= [4.2.0]oct-2-en-2-carbonsäure

D. R = O–CO–NH–CO–CCl₃:
(6*R*,7*R*)-7-[[(*Z*)-(Furan-2-yl)(methoxyimino)ace= tyl]amino]-8-oxo-3-[[[(trichloracetyl)carbamoyl]= oxy]methyl]-5-thia-1-azabicyclo[4.2.0]oct-2-en-2-carbonsäure

E. R = O–CO–NH₂:
(6*R*,7*R*)-3-[(Carbamoyloxy)methyl]-7-[[(*E*)-(furan-2-yl)(methoxyimino)acetyl]amino]-8-oxo-5-thia-1-azabicyclo[4.2.0]oct-2-en-2-carbonsäure (*trans*-Cefuroxim)

F. R = OH:
(6*R*,7*R*)-7-[[(*E*)-(Furan-2-yl)(methoxyimino)ace= tyl]amino]-3-(hydroxymethyl)-8-oxo-5-thia-1-azabi= cyclo[4.2.0]oct-2-en-2-carbonsäure

G. R = O–CO–CH₃:
(6*R*,7*R*)-3-[(Acetyloxy)methyl]-7-[[(*E*)-(furan-2-yl)(methoxyimino)acetyl]amino]-8-oxo-5-thia-1-azabicyclo[4.2.0]oct-2-en-2-carbonsäure

H. (5a*R*,6*R*)-6-[[(*Z*)-(Furan-2-yl)(methoxyimino)ace= tyl]amino]-5a,6-dihydro-3*H*,7*H*-azeto[2,1-*b*]furo= [3,4-*d*][1,3]thiazin-1,7(4*H*)-dion

I. (*Z*)-(Furan-2-yl)(methoxyimino)essigsäure

4.03/0314

Celluloseacetatphthalat
Cellulosi acetas phthalas

Definition

Teilweise *O*-acetylierte und *O*-phthalylierte Cellulose

Gehalt
— Phthalyl-Gruppen (C₈H₅O₃, M_r der Gruppe 149,1): 30,0 bis 36,0 Prozent (wasser- und säurefreie Substanz)
— Acetyl-Gruppen (C₂H₃O, M_r der Gruppe 43,05): 21,5 bis 26,0 Prozent (wasser- und säurefreie Substanz)

Eigenschaften

Aussehen: weißes, leicht fließendes Pulver oder farblose Schuppen, hygroskopisch

Löslichkeit: praktisch unlöslich in Wasser, leicht löslich in Aceton, löslich in Diethylenglycol, praktisch unlöslich in wasserfreiem Ethanol und in Dichlormethan

Die Substanz löst sich in verdünnten Alkalihydroxid-Lösungen.

Prüfung auf Identität

A. IR-Spektroskopie (2.2.24)

Vergleich: Celluloseacetatphthalat-Referenzspektrum der Ph. Eur.

Prüfung auf Reinheit

Viskosität (2.2.9): 45 bis 90 mPa · s, bei 25 °C bestimmt

15 g Substanz, berechnet auf die wasserfreie Substanz, werden in 85 g einer Mischung von 1 Teil Wasser *R* und 249 Teilen Aceton *R* gelöst.

Freie Säure: höchstens 3,0 Prozent, berechnet als Phthalsäure (wasserfreie Substanz)

3,0 g Substanz werden 2 h lang mit 100 ml einer 50-prozentigen Lösung (*V/V*) von Methanol *R* geschüttelt. Die Mischung wird filtriert. Kolben und Filter werden 2-mal mit je 10 ml einer 50-prozentigen Lösung (*V/V*) von Methanol *R* gewaschen. Filtrat und Waschflüssigkeiten werden vereinigt und nach Zusatz von Phenolphthalein-Lösung *R* mit Natriumhydroxid-Lösung (0,1 mol · l⁻¹) bis zur schwachen Rosafärbung titriert. Ein Blindversuch wird durchgeführt.

1 ml Natriumhydroxid-Lösung (0,1 mol · l⁻¹) entspricht 8,3 mg freier Säure, berechnet als Phthalsäure.

Schwermetalle (2.4.8): höchstens 10 ppm

2,0 g Substanz müssen der Grenzprüfung C entsprechen. Zur Herstellung der Referenzlösung werden 2 ml Blei-Lösung (10 ppm Pb) *R* verwendet.

Wasser (2.5.12): höchstens 5,0 Prozent, mit 0,500 g Substanz bestimmt

Als Lösungsmittel wird eine Mischung von 2 Volumteilen Dichlormethan *R* und 3 Volumteilen wasserfreiem Ethanol *R* verwendet.

Sulfatasche (2.4.14): höchstens 0,1 Prozent, mit 1,0 g Substanz bestimmt

Gehaltsbestimmung

Phthalyl-Gruppen: 1,000 g Substanz, in 50 ml einer Mischung von 2 Volumteilen Aceton *R* und 3 Volumteilen Ethanol 96 % *R* gelöst, wird nach Zusatz von 0,1 ml Phenolphthalein-Lösung *R* mit Natriumhydroxid-Lösung (0,1 mol · l⁻¹) bis zur schwachen Rosafärbung titriert. Ein Blindversuch wird durchgeführt.
Der Prozentgehalt an Phthalyl-Gruppen (P) wird nach folgender Formel berechnet:

$$\frac{14900n}{(100-a)(100-S)m} - \frac{179,5S}{(100-S)}$$

- a = Prozentgehalt an Wasser
- m = Einwaage Substanz in Gramm
- n = Anzahl verbrauchter Milliliter Natriumhydroxid-Lösung (0,1 mol · l⁻¹)
- S = bei der Prüfung „Freie Säure" ermittelter Prozentgehalt

Acetyl-Gruppen: 0,100 g Substanz werden mit 25,0 ml Natriumhydroxid-Lösung (0,1 mol · l⁻¹) versetzt und 30 min lang im Wasserbad zum Rückfluss erhitzt. Nach dem Abkühlen wird nach Zusatz von 0,1 ml Phenolphthalein-Lösung *R* mit Salzsäure (0,1 mol · l⁻¹) bis zur Entfärbung der Lösung titriert. Ein Blindversuch wird durchgeführt.
Der Prozentgehalt an Acetyl-Gruppen wird nach folgender Formel berechnet:

$$\left[\frac{4300(n_2-n_1)}{(100-a)(100-S)m} - \frac{51,8S}{(100-S)}\right] - 0,578P$$

- a = Prozentgehalt an Wasser
- m = Einwaage Substanz in Gramm
- n_1 = Anzahl verbrauchter Milliliter Salzsäure (0,1 mol · l⁻¹)
- n_2 = Anzahl verbrauchter Milliliter Salzsäure (0,1 mol · l⁻¹) im Blindversuch
- P = Prozentgehalt an Phthalyl-Gruppen
- S = bei der Prüfung „Freie Säure" ermittelter Prozentgehalt

Lagerung

Dicht verschlossen

4.03/0378

Cetrimid
Cetrimidum

Definition

Cetrimid besteht aus Trimethyltetradecylammoniumbromid, das in geringen Mengen Dodecyl- und Hexadecyltrimethylammoniumbromid enthalten kann.

Gehalt: 96,0 bis 101,0 Prozent Alkyltrimethylammoniumbromide, berechnet als $C_{17}H_{38}BrN$ (M_r 336,4) (wasserfreie Substanz)

Eigenschaften

Aussehen: weißes bis fast weißes, leichtes, fließendes Pulver

Löslichkeit: leicht löslich in Wasser und Ethanol

Prüfung auf Identität

A. 0,25 g Substanz werden in Ethanol 96 % *R* zu 25,0 ml gelöst. Die Absorption (2.2.25) der Lösung, zwischen 260 und 280 nm gemessen, beträgt höchstens 0,05.

B. Etwa 5 mg Substanz werden in 5 ml Pufferlösung pH 8,0 *R* gelöst. Nach Zusatz von etwa 10 mg Kaliumhexacyanoferrat(III) *R* entsteht ein gelber Niederschlag. Ein Blindversuch wird in gleicher Weise, jedoch ohne die zu untersuchende Substanz, durchgeführt. Eine gelbe Lösung entsteht, aber kein Niederschlag.

C. Die Prüflösung (siehe „Prüfung auf Reinheit") bildet beim Schütteln einen kräftigen Schaum.

D. Dünnschichtchromatographie (2.2.27)

Untersuchungslösung: 0,10 g Substanz werden in Wasser *R* zu 5 ml gelöst.

Referenzlösung: 0,10 g Trimethyltetradecylammoniumbromid *CRS* werden in Wasser *R* zu 5 ml gelöst.

Platte: DC-Platte mit silanisiertem Kieselgel F_{254} *R*

Fließmittel: Aceton *R*, eine Lösung von Natriumacetat *R* (270 g · l^{-1}), Methanol *R* (20:35:45 *V/V/V*)

Auftragen: 1 µl

Laufstrecke: 12 cm

Trocknen: im Warmluftstrom

Detektion: Nach dem Erkalten wird die Platte Iodgas ausgesetzt.

Die Auswertung erfolgt im Tageslicht.

Ergebnis: Der Hauptfleck im Chromatogramm der Untersuchungslösung entspricht in Bezug auf Lage, Farbe und Größe dem Fleck im Chromatogramm der Referenzlösung.

E. Die Substanz gibt die Identitätsreaktion a auf Bromid (2.3.1).

Prüfung auf Reinheit

Prüflösung: 2,0 g Substanz werden in kohlendioxidfreiem Wasser *R* zu 100 ml gelöst.

Aussehen der Lösung: Die Prüflösung muss klar (2.2.1) und farblos (2.2.2, Methode II) sein.

Sauer oder alkalisch reagierende Substanzen: 50 ml Prüflösung werden mit 0,1 ml Bromcresolpurpur-Lösung *R* versetzt. Bis zum Farbumschlag dürfen höchstens 0,1 ml Salzsäure (0,1 mol · l^{-1}) oder Natriumhydroxid-Lösung (0,1 mol · l^{-1}) verbraucht werden.

Amine, Aminsalze: 5,0 g Substanz werden in 30 ml einer Mischung von 1 Volumteil Salzsäure (1 mol · l^{-1}) und 99 Volumteilen Methanol *R* gelöst. Nach Zusatz von 100 ml 2-Propanol *R* wird langsam Stickstoff *R* durch die Lösung geleitet. Die Lösung wird portionsweise mit 15,0 ml Tetrabutylammoniumhydroxid-Lösung (0,1 mol · l^{-1}) versetzt und die mit Hilfe der Potentiometrie (2.2.20) ermittelte Titrationskurve aufgezeichnet. Wenn die Kurve 2 Wendepunkte zeigt, darf das zwischen den beiden Wendepunkten zugesetzte Volumen Maßlösung höchstens 2,0 ml betragen.

Trocknungsverlust (2.2.32): höchstens 2,0 Prozent, mit 1,000 g Substanz durch 2 h langes Trocknen im Trockenschrank bei 100 bis 105 °C bestimmt

Sulfatasche (2.4.14): höchstens 0,5 Prozent, mit 1,0 g Substanz bestimmt

Gehaltsbestimmung

2,000 g Substanz werden in Wasser *R* zu 100,0 ml gelöst. 25,0 ml Lösung werden in einem Scheidetrichter mit 25 ml Chloroform *R*, 10 ml Natriumhydroxid-Lösung (0,1 mol · l^{-1}) und 10,0 ml einer frisch hergestellten Lösung von Kaliumiodid *R* (50 g · l^{-1}) versetzt und geschüttelt. Nach Trennung der Schichten wird die Chloroformphase verworfen. Die wässrige Phase wird 3-mal mit je 10 ml Chloroform *R* geschüttelt. Die Chloroformphasen werden verworfen. Die wässrige Phase wird mit 40 ml Salzsäure *R* versetzt und nach dem Erkalten mit Kaliumiodat-Lösung (0,05 mol · l^{-1}) titriert, bis die dunkelbraune Färbung fast verschwunden ist. Nach Zusatz von 2 ml Chloroform *R* wird die Titration unter kräftigem Schütteln fortgesetzt, bis sich die Farbe der Chloroformphase nicht mehr verändert. Mit einer Mischung von 10,0 ml einer frisch hergestellten Lösung von Kaliumiodid *R* (50 g · l^{-1}), 20 ml Wasser *R* und 40 ml Salzsäure *R* wird ein Blindversuch durchgeführt.

1 ml Kaliumiodat-Lösung (0,05 mol · l^{-1}) entspricht 33,64 mg $C_{17}H_{38}BrN$.

4.03/0815

Chlorprothixenhydrochlorid

Chlorprothixeni hydrochloridum

$C_{18}H_{19}Cl_2NS$ $\qquad M_r$ 352,3

Definition

(*Z*)-3-(2-Chlor-9*H*-thioxanthen-9-yliden)-*N,N*-dimethylpropan-1-amin-hydrochlorid

Gehalt: 99,0 bis 101,0 Prozent (getrocknete Substanz)

Eigenschaften

Aussehen: weißes bis fast weißes, kristallines Pulver

Löslichkeit: löslich in Wasser und Ethanol, schwer löslich in Dichlormethan

Schmelztemperatur: etwa 220 °C

Prüfung auf Identität

1: A, E
2: B, C, D, E

A. IR-Spektroskopie (2.2.24)

Probenvorbereitung: 0,25 g Substanz werden in 10 ml Wasser *R* gelöst. Nach Zusatz von 1 ml verdünnter Natriumhydroxid-Lösung *R* wird die Lösung mit 20 ml Dichlormethan *R* ausgeschüttelt. Die organische Phase wird abgetrennt, mit 5 ml Wasser *R* gewaschen und zur Trockne eingedampft. Der Rückstand wird bei 40 bis 50 °C getrocknet und als Pressling geprüft.

Vergleich: Chlorprothixenhydrochlorid CRS

B. 0,2 g Substanz werden in einer Mischung von 5 ml Dioxan *R* und 5 ml einer Lösung von Natriumnitrit *R* (1,5 g · l^{-1}) gelöst. Nach Zusatz von 0,8 ml Salpetersäure *R* wird die Lösung 10 min lang stehen gelassen, zu 20 ml Wasser *R* gegeben und 1 h lang stehen gelassen. Der Niederschlag wird abfiltriert und das Filtrat sofort für die „Prüfung auf Identität, C" verwendet. Der Niederschlag wird unter Erwärmen in etwa 15 ml Ethanol 96 % *R* gelöst. Die Lösung wird zu 10 ml Wasser *R* gegeben. Der Niederschlag wird abfiltriert und 2 h lang bei 100 bis 105 °C getrocknet. Die Schmelztemperatur (2.2.14) liegt zwischen 152 und 154 °C.

C. 1 ml des unter „Prüfung auf Identität, B" erhaltenen Filtrats wird mit 0,2 ml einer Suspension von 50 mg Echtrotsalz B *R* in 1 ml Ethanol 96 % *R* versetzt. Nach Zusatz von 1 ml ethanolischer Kaliumhydroxid-Lösung (0,5 mol · l^{-1}) entsteht eine dunkelrote Färbung. Ein Blindversuch wird durchgeführt.

D. Etwa 20 mg Substanz werden in 2 ml Salpetersäure *R* gelöst. Die Lösung ist rot gefärbt. Nach Zusatz von 5 ml Wasser *R* zeigt die Lösung im ultravioletten Licht bei 365 nm eine grüne Fluoreszenz.

E. Die Substanz gibt die Identitätsreaktion a auf Chlorid (2.3.1).

Prüfung auf Reinheit

Prüflösung: 0,25 g Substanz werden in kohlendioxidfreiem Wasser *R* zu 25 ml gelöst.

Aussehen der Lösung: Die Prüflösung muss klar (2.2.1) und farblos (2.2.2, Methode II) sein.

pH-Wert (2.2.3): Der pH-Wert der Prüflösung muss zwischen 4,4 und 5,2 liegen.

Verwandte Substanzen: Flüssigchromatographie (2.2.29)

Die Prüfung wird unter Ausschluss direkter Lichteinwirkung durchgeführt.

Untersuchungslösung: 20,0 mg Substanz werden in der mobilen Phase zu 20,0 ml gelöst.

Referenzlösung a: 20,0 mg Chlorprothixenhydrochlorid CRS (mit einem definierten Gehalt an *E*-Isomer) werden in der mobilen Phase zu 20,0 ml gelöst.

Referenzlösung b: 2,0 ml Untersuchungslösung werden mit der mobilen Phase zu 100,0 ml verdünnt. 3,0 ml dieser Lösung werden mit der mobilen Phase zu 20,0 ml verdünnt.

Säule
– Größe: $l = 0,12$ m, $\varnothing = 4,0$ mm
– Stationäre Phase: desaktiviertes, octadecylsilyliertes Kieselgel zur Chromatographie *R* (3 bis 5 µm)

Mobile Phase: eine Mischung von 50 Volumteilen Methanol *R*, 400 Volumteilen Acetonitril *R* und 550 Volumteilen destilliertem Wasser *R*, die Kaliumdihydrogenphosphat *R* (6,0 g · l^{-1}), Natriumdodecylsulfat *R* (2,9 g · l^{-1}) und Tetrabutylammoniumbromid *R* (9 g · l^{-1}) enthält

Durchflussrate: 1,5 ml · min^{-1}

Detektion: Spektrometer bei 254 nm

Äquilibrieren: etwa 30 min lang mit der mobilen Phase

Einspritzen: 20 µl

Chromatographiedauer: 2fache Retentionszeit von Chlorprothixen

Relative Retention (bezogen auf Chlorprothixen)
– Verunreinigung E: etwa 1,55

Eignungsprüfung: Referenzlösung a
– Retentionszeit: Chlorprothixen: etwa 10 min
– Relative Retention (bezogen auf Chlorprothixen): *E*-Isomer: etwa 1,35

Grenzwerte
– *E*-Isomer: höchstens 2,0 Prozent, berechnet aus der Fläche des entsprechenden Peaks im Chromatogramm der Referenzlösung a unter Berücksichtigung des angegebenen Gehalts an *E*-Isomer in Chlorprothixenhydrochlorid CRS
– Verunreinigung E: nicht größer als das 3fache der Fläche des Hauptpeaks im Chromatogramm der Referenzlösung b (0,3 Prozent unter Berücksichtigung eines Responsfaktors von 3)
– Jede weitere Verunreinigung: nicht größer als die Fläche des Hauptpeaks im Chromatogramm der Referenzlösung b (0,3 Prozent)
– Summe aller weiteren Verunreinigungen: nicht größer als das 2,33fache der Fläche des Hauptpeaks im Chromatogramm der Referenzlösung b (0,7 Prozent)
– Ohne Berücksichtigung bleiben: Peaks, deren Fläche kleiner ist als das 0,1fache der Fläche des Hauptpeaks im Chromatogramm der Referenzlösung b (0,03 Prozent)

Schwermetalle (2.4.8): höchstens 20 ppm

1,0 g Substanz muss der Grenzprüfung F entsprechen. Zur Herstellung der Referenzlösung werden 2 ml Blei-Lösung (10 ppm Pb) *R* verwendet.

Trocknungsverlust (2.2.32): höchstens 0,5 Prozent, mit 1,000 g Substanz durch 3 h langes Trocknen im Vakuum bei 60 °C bestimmt

Sulfatasche (2.4.14): höchstens 0,1 Prozent, mit 1,0 g Substanz bestimmt

Gehaltsbestimmung

0,300 g Substanz, in einer Mischung von 5,0 ml Salzsäure (0,01 mol · l^{-1}) und 50 ml Ethanol 96 % *R* gelöst, werden mit Natriumhydroxid-Lösung (0,1 mol · l^{-1}) titriert. Das zwischen den beiden mit Hilfe der Potentiometrie (2.2.20) bestimmten Wendepunkten zugesetzte Volumen wird abgelesen.

1 ml Natriumhydroxid-Lösung (0,1 mol · l^{-1}) entspricht 35,23 mg $C_{18}H_{19}Cl_2NS$.

Lagerung

Vor Licht geschützt

Verunreinigungen

Qualifizierte Verunreinigungen:

A, B, C, D, E, F

A. (*RS*)-2-Chlor-9-[3-(dimethylamino)propyl]-9*H*-thio= xanthen-9-ol

B. R1 = H, R2 = CH–CH$_2$–CH$_2$–N(CH$_3$)$_2$, R3 = H:
   N,N-Dimethyl-3-(9*H*-thioxanthen-9-yliden)propan-1-amin

C. R1 = Cl, R2 = CH–CH$_2$–CH$_2$–NH–CH$_3$, R3 = H:
   (*Z*)-3-(2-Chlor-9*H*-thioxanthen-9-yliden)-*N*-methyl= propan-1-amin

D. R1 = H, R2 = CH–CH$_2$–CH$_2$–N(CH$_3$)$_2$, R3 = Cl:
   (*Z*)-3-(4-Chlor-9*H*-thioxanthen-9-yliden)-*N,N*-dime= thylpropan-1-amin

E. R1 = Cl, R2 = O, R3 = H:
   2-Chlor-9*H*-thioxanthen-9-on

F. (*E*)-3-(2-Chlor-9*H*-thioxanthen-9-yliden)-*N,N*-dime= thylpropan-1-amin
   (*E*-Isomer)

4.03/1973

Cineol
Cineolum

$C_{10}H_{18}O$ M_r 154,3

Definition

1,3,3-Trimethyl-2-oxabicyclo[2.2.2]octan

Eigenschaften

Aussehen: klare, farblose Flüssigkeit

Löslichkeit: praktisch unlöslich in Wasser, mischbar mit Dichlormethan und Ethanol

Die Substanz wird bei etwa 0,5 °C fest.

Prüfung auf Identität

A. Die Substanz entspricht der Prüfung „Brechungsindex" (siehe „Prüfung auf Reinheit").

B. Dünnschichtchromatographie (2.2.27)

   Untersuchungslösung: 1 ml Prüflösung (siehe „Prüfung auf Reinheit") wird mit Ethanol 96 % *R* zu 25 ml verdünnt.

   Referenzlösung: 80 mg Cineol *CRS* werden mit Ethanol 96 % *R* zu 10 ml gemischt.

   Platte: DC-Platte mit Kieselgel *R*

   Fließmittel: Ethylacetat *R*, Toluol *R* (10:90 *V/V*)

   Auftragen: 2 µl

   Laufstrecke: 2/3 der Platte

   Trocknen: im Kaltluftstrom

   Detektion: Die Platte wird mit Anisaldehyd-Lösung *R* besprüht und 5 min lang bei 100 bis 105 °C erhitzt.

   Ergebnis: Der Hauptfleck im Chromatogramm der Untersuchungslösung entspricht in Bezug auf Lage, Farbe und Größe dem Hauptfleck im Chromatogramm der Referenzlösung.

C. Werden 0,1 ml Substanz mit 4 ml Schwefelsäure *R* versetzt, entsteht eine orangerote Färbung. Nach Zusatz von 0,2 ml Formaldehyd-Lösung *R* geht die Farbe in Tiefbraun über.

Prüfung auf Reinheit

Prüflösung: 2,00 g Substanz werden mit Ethanol 96 % *R* zu 10,0 ml verdünnt.

Aussehen der Lösung: Die Prüflösung muss klar (2.2.1) und farblos (2.2.2, Methode I) sein.

Chirale Verunreinigungen: Die optische Drehung (2.2.7), an der Prüflösung bestimmt, muss zwischen −0,10 und +0,10° liegen.

Brechungsindex (2.2.6): 1,456 bis 1,460

Verwandte Substanzen: Gaschromatographie (2.2.28)

Interner-Standard-Lösung: 1,0 g Campher *R* wird in Heptan *R* zu 200 ml gelöst.

Untersuchungslösung a: 2,5 g Substanz werden in Heptan *R* zu 25,0 ml gelöst.

Untersuchungslösung b: 2,5 g Substanz werden in Heptan *R* gelöst. Die Lösung wird mit 5,0 ml Interner-Standard-Lösung versetzt und mit Heptan *R* zu 25,0 ml verdünnt.

Referenzlösung a: 2,0 ml Untersuchungslösung a werden mit 20,0 ml Interner-Standard-Lösung versetzt und mit Heptan *R* zu 100,0 ml verdünnt.

Referenzlösung b: 50 mg 1,4-Cineol *R* und 50 mg Substanz werden in Heptan *R* zu 50,0 ml gelöst.

Säule
- Größe: l = 30 m, ⌀ = 0,25 mm
- Stationäre Phase: Macrogol 20 000 *R* (Filmdicke 0,25 µm)

Trägergas: Helium zur Chromatographie *R*

Lineare Strömungsgeschwindigkeit: 45 cm · s^{-1}

Splitverhältnis: 1:70

Temperatur

	Zeit (min)	Temperatur (°C)
Säule	0 – 10	50
	10 – 35	50 → 100
	35 – 45	100 → 200
	45 – 55	200
Probeneinlass		220
Detektor		250

Detektion: Flammenionisation

Einspritzen: 1 µl

Eignungsprüfung: Referenzlösung b
- Auflösung: mindestens 10 zwischen den Peaks von Verunreinigung A und Cineol

Grenzwerte
- Summe aller Verunreinigungen: Im Chromatogramm der Referenzlösung a wird das Verhältnis (*R*) der Peakfläche von Cineol zur Peakfläche des Internen Standards berechnet. Im Chromatogramm der Untersuchungslösung b wird das Verhältnis aller Peakflächen, mit Ausnahme der des Hauptpeaks und der des Internen Standards, zur Peakfläche des Internen Standards berechnet. Dieses Verhältnis darf nicht größer als *R* sein (2 Prozent).
- Ohne Berücksichtigung bleiben: Peaks, deren Fläche kleiner ist als das 0,025fache der Fläche des Hauptpeaks im Chromatogramm der Referenzlösung a (0,05 Prozent)

Verdampfungsrückstand: höchstens 0,1 Prozent

2,0 g Substanz werden mit 5 ml Wasser *R* versetzt. Die Mischung wird auf dem Wasserbad zur Trockne eingedampft und der Rückstand 1 h lang bei 100 bis 105 °C getrocknet. Die Masse des Rückstands darf höchstens 2 mg betragen.

Lagerung

Dicht verschlossen, vor Licht geschützt

Verunreinigungen

A. 1-Methyl-4-(1-methylethyl)-7-oxabicyclo[2.2.1]heptan (1,4-Cineol)

4.03/0661

Cloxacillin-Natrium
Cloxacillinum natricum

$C_{19}H_{17}ClN_3NaO_5S \cdot H_2O$ M_r 475,9

Definition

Cloxacillin-Natrium enthält mindestens 95,0 und höchstens 101,0 Prozent Natrium-(2*S*,5*R*,6*R*)-6-[[[3-(2-chlorphenyl)-5-methylisoxazol-4-yl]carbonyl]amino]-3,3-dimethyl-7-oxo-4-thia-1-azabicyclo[3.2.0]heptan-2-carboxylat, berechnet auf die wasserfreie Substanz.

Eigenschaften

Weißes bis fast weißes, kristallines, hygroskopisches Pulver; leicht löslich in Wasser und Methanol, löslich in Ethanol

Prüfung auf Identität

1: A, D
2: B, C, D

A. Die Prüfung erfolgt mit Hilfe der IR-Spektroskopie (2.2.24) durch Vergleich des Spektrums der Substanz mit dem von Cloxacillin-Natrium CRS. Die Prüfung erfolgt mit Hilfe von Presslingen.

B. Die Prüfung erfolgt mit Hilfe der Dünnschichtchromatographie (2.2.27) unter Verwendung einer Schicht von silanisiertem Kieselgel H R.

Untersuchungslösung: 25 mg Substanz werden in 5 ml Wasser R gelöst.

Referenzlösung a: 25 mg Cloxacillin-Natrium CRS werden in 5 ml Wasser R gelöst.

Referenzlösung b: Je 25 mg Cloxacillin-Natrium CRS, Dicloxacillin-Natrium CRS und Flucloxacillin-Natrium CRS werden in 5 ml Wasser R gelöst.

Auf die Platte wird 1 µl jeder Lösung aufgetragen. Die Chromatographie erfolgt mit einer Mischung von 30 Volumteilen Aceton R und 70 Volumteilen einer Lösung von Ammoniumacetat R (154 g · l^{-1}), die zuvor mit Essigsäure 99 % R auf einen pH-Wert von 5,0 eingestellt wurde, über eine Laufstrecke von 15 cm. Die Platte wird an der Luft trocknen gelassen und anschließend Iodgas ausgesetzt, bis Flecke erscheinen. Die Auswertung erfolgt im Tageslicht. Der Hauptfleck im Chromatogramm der Untersuchungslösung entspricht in Bezug auf Lage, Farbe und Größe dem Hauptfleck im Chromatogramm der Referenzlösung a. Die Prüfung darf nur ausgewertet werden, wenn das Chromatogramm der Referenzlösung b deutlich voneinander getrennt 3 Flecke zeigt.

C. Etwa 2 mg Substanz werden in einem Reagenzglas von etwa 150 mm Länge und 15 mm innerem Durchmesser mit 0,05 ml Wasser R befeuchtet. Nach Zusatz von 2 ml Formaldehyd-Schwefelsäure R wird der Inhalt des Reagenzglases durch Schwenken gemischt. Die Lösung ist schwach grünlich gelb gefärbt. Wird das Reagenzglas 1 min lang in ein Wasserbad gestellt, entsteht eine Gelbfärbung.

D. Die Substanz gibt die Identitätsreaktion a auf Natrium (2.3.1).

Prüfung auf Reinheit

Prüflösung: 2,50 g Substanz werden in kohlendioxidfreiem Wasser R zu 25,0 ml gelöst.

Aussehen der Lösung: Die Prüflösung muss klar (2.2.1) sein. Die Absorption (2.2.25) der Prüflösung, bei 430 nm gemessen, darf höchstens 0,04 betragen.

pH-Wert (2.2.3): Der pH-Wert der Prüflösung muss zwischen 5,0 und 7,0 liegen.

Spezifische Drehung (2.2.7): 0,250 g Substanz werden in Wasser R zu 25,0 ml gelöst. Die spezifische Drehung muss zwischen +160 und +169 liegen, berechnet auf die wasserfreie Substanz.

Verwandte Substanzen: Die Prüfung erfolgt mit Hilfe der Flüssigchromatographie (2.2.29) wie unter „Gehaltsbestimmung" beschrieben.

Die Untersuchungslösung a wird eingespritzt. Die Chromatographie erfolgt über eine Dauer, die der 5fachen Retentionszeit des Hauptpeaks entspricht.

Die Referenzlösung b wird eingespritzt. Im Chromatogramm der Untersuchungslösung a darf keine Peakfläche, mit Ausnahme der des Hauptpeaks, größer sein als die Fläche des Hauptpeaks im Chromatogramm der Referenzlösung b (1 Prozent) und die Summe dieser Peakflächen darf nicht größer sein als das 5fache der Fläche des Hauptpeaks im Chromatogramm der Referenzlösung b (5 Prozent). Peaks, deren Fläche kleiner ist als das 0,05fache der Fläche des Hauptpeaks im Chromatogramm der Referenzlösung b, werden nicht berücksichtigt.

N,N-Dimethylanilin (2.4.26, Methode B): höchstens 20 ppm

2-Ethylhexansäure (2.4.28): höchstens 0,8 Prozent (*m/m*)

Wasser (2.5.12): 3,0 bis 4,5 Prozent, mit 0,300 g Substanz nach der Karl-Fischer-Methode bestimmt

Sterilität (2.6.1): Cloxacillin-Natrium zur Herstellung von Parenteralia, das dabei keinem weiteren geeigneten Sterilisationsverfahren unterworfen wird, muss der Prüfung entsprechen.

Bakterien-Endotoxine (2.6.14): weniger als 0,40 I.E. Bakterien-Endotoxine je Milligramm Cloxacillin-Natrium zur Herstellung von Parenteralia, das dabei keinem weiteren geeigneten Verfahren zur Beseitigung von Bakterien-Endotoxinen unterworfen wird

Gehaltsbestimmung

Die Bestimmung erfolgt mit Hilfe der Flüssigchromatographie (2.2.29).

Untersuchungslösung a: 50,0 mg Substanz werden in der mobilen Phase zu 50,0 ml gelöst.

Untersuchungslösung b: 5,0 ml Untersuchungslösung a werden mit der mobilen Phase zu 50,0 ml verdünnt.

Referenzlösung a: 50,0 mg Cloxacillin-Natrium CRS werden in der mobilen Phase zu 50,0 ml gelöst. 5,0 ml Lösung werden mit der mobilen Phase zu 50,0 ml verdünnt.

Referenzlösung b: 5,0 ml Untersuchungslösung b werden mit der mobilen Phase zu 50,0 ml verdünnt.

Referenzlösung c: 5 mg Flucloxacillin-Natrium *CRS* und 5 mg Cloxacillin-Natrium *CRS* werden in der mobilen Phase zu 50,0 ml gelöst.

Die Chromatographie kann durchgeführt werden mit
- einer Säule aus rostfreiem Stahl von 0,25 m Länge und 4 mm innerem Durchmesser, gepackt mit octadecylsilyliertem Kieselgel zur Chromatographie *R* (5 µm)
- einer Mischung von 25 Volumteilen Acetonitril *R* und 75 Volumteilen einer Lösung von Kaliumdihydrogenphosphat *R* (2,7 g · l^{-1}), die zuvor mit verdünnter Natriumhydroxid-Lösung *R* auf einen pH-Wert von 5,0 eingestellt wurde, als mobile Phase bei einer Durchflussrate von 1,0 ml je Minute
- einem Spektrometer als Detektor bei einer Wellenlänge von 225 nm
- einer 20-µl-Probenschleife.

Die Referenzlösung c wird eingespritzt. Die Empfindlichkeit des Systems wird so eingestellt, dass die Höhe der Hauptpeaks im Chromatogramm mindestens 50 Prozent des maximalen Ausschlags beträgt. Die Bestimmung darf nur ausgewertet werden, wenn die Auflösung zwischen dem ersten Peak (Cloxacillin) und dem zweiten Peak (Flucloxacillin) mindestens 2,5 beträgt.

Die Referenzlösung a wird 6-mal eingespritzt. Die Bestimmung darf nur ausgewertet werden, wenn die relative Standardabweichung für die Peakfläche von Cloxacillin höchstens 1,0 Prozent beträgt.

Die Untersuchungslösung b und die Referenzlösung a werden abwechselnd eingespritzt.

Lagerung

Dicht verschlossen, unterhalb von 25 °C

Falls die Substanz steril ist, im sterilen, dicht verschlossenen Behältnis mit Sicherheitsverschluss

Beschriftung

Die Beschriftung gibt, falls zutreffend, an,
- dass die Substanz steril ist
- dass die Substanz frei von Bakterien-Endotoxinen ist.

Verunreinigungen

A. R = CO$_2$H:
(4*S*)-2-[Carboxy[[[3-(2-chlorphenyl)-5-methylisoxazol-4-yl]carbonyl]amino]methyl]-5,5-dimethylthiazolidin-4-carbonsäure
(Penillosäuren des Cloxacillins)

B. R = H:
(2*RS*,4*S*)-2-[[[[3-(2-Chlorphenyl)-5-methylisoxazol-4-yl]carbonyl]amino]methyl]-5,5-dimethylthiazolidin-4-carbonsäure
(Penillosäuren des Cloxacillins)

C. (2*S*,5*R*,6*R*)-6-Amino-3,3-dimethyl-7-oxo-4-thia-1-azabicyclo[3.2.0]heptan-2-carbonsäure
(6-Aminopenicillansäure)

D. 3-(2-Chlorphenyl)-5-methylisoxazol-4-carbonsäure

E. (2*S*,5*R*,6*R*)-6-[[(2*S*,5*R*,6*R*)-6-[[[3-(2-Chlorphenyl)-5-methylisoxazol-4-yl]carbonyl]amino]-3,3-dimethyl-7-oxo-4-thia-1-azabicyclo[3.2.0]heptan-2-carbonyl]amino]-3,3-dimethyl-7-oxo-4-thia-1-azabicyclo[3.2.0]heptan-2-carbonsäure
(6-APA-Cloxacillinamid)

4.03/0319

Colistimethat-Natrium

Colistimethatum natricum

Definition

Colistimethat-Natrium wird aus Colistin durch Umsetzen mit Formaldehyd und Natriumhydrogensulfit hergestellt. Die Wirksamkeit beträgt mindestens 11 500 I.E. je Milligramm, berechnet auf die getrocknete Substanz.

Eigenschaften

Weißes bis fast weißes, hygroskopisches Pulver; sehr leicht löslich in Wasser, schwer löslich in Ethanol, praktisch unlöslich in Aceton

Prüfung auf Identität

A. Die Prüfung erfolgt mit Hilfe der Dünnschichtchromatographie (2.2.27) unter Verwendung einer Schicht von Kieselgel G R.

Untersuchungslösung: 5 mg Substanz werden in 1 ml einer Mischung gleicher Volumteile Salzsäure R und Wasser R gelöst. Die Lösung wird in einem zugeschmolzenen Röhrchen 5 h lang bei 135 °C erhitzt. Die Lösung wird im Wasserbad zur Trockne eingedampft und so lange weiter erhitzt, bis die Salzsäure vollständig verdampft ist. Der Rückstand wird in 0,5 ml Wasser R gelöst.

Referenzlösung a: 20 mg Leucin R werden in Wasser R zu 10 ml gelöst.

Referenzlösung b: 20 mg Threonin R werden in Wasser R zu 10 ml gelöst.

Referenzlösung c: 20 mg Phenylalanin R werden in Wasser R zu 10 ml gelöst.

Referenzlösung d: 20 mg Serin R werden in Wasser R zu 10 ml gelöst.

Die folgende Prüfung muss unter Lichtschutz durchgeführt werden.

Auf die Platte werden 5 µl jeder Lösung bandförmig (10 mm) aufgetragen. Die Platte wird so in eine Chromatographiekammer gestellt, dass sie nicht mit dem Fließmittel in Kontakt kommt, das aus einer Mischung von 25 Volumteilen Wasser R und 75 Volumteilen Phenol R besteht. Die Platte wird mindestens 12 h lang den Dämpfen des Fließmittels ausgesetzt. Die Chromatographie erfolgt mit demselben Fließmittel über eine Laufstrecke von 12 cm. Die Platte wird bei 100 bis 105 °C getrocknet, mit Ninhydrin-Lösung R 1 besprüht und 5 min lang bei 110 °C erhitzt. Das Chromatogramm der Untersuchungslösung zeigt Zonen, die den mit den Referenzlösungen a und b erhaltenen Zonen entsprechen, jedoch keine Zonen, die den mit den Referenzlösungen c und d erhaltenen Zonen entsprechen. Das Chromatogramm der Untersuchungslösung weist ferner eine Zone mit sehr kleinem R_f-Wert auf (2,4-Diaminobuttersäure).

B. Etwa 5 mg Substanz werden in 3 ml Wasser R gelöst. Die Lösung wird mit 3 ml verdünnter Natriumhydroxid-Lösung R versetzt und geschüttelt. Wird die Lösung mit 0,5 ml einer Lösung von Kupfer(II)-sulfat R (10 g · l^{-1}) versetzt, entsteht eine Violettfärbung.

C. Etwa 50 mg Substanz werden in 1 ml Salzsäure (1 mol · l^{-1}) gelöst. Wird die Lösung mit 0,5 ml Iod-Lösung (0,01 mol · l^{-1}) versetzt, entfärbt sie sich und gibt die Identitätsreaktion a auf Sulfat (2.3.1).

D. Die Substanz gibt die Identitätsreaktion b auf Natrium (2.3.1).

Prüfung auf Reinheit

Aussehen der Lösung: Eine Lösung von 0,16 g Substanz in 10 ml Wasser R muss klar (2.2.1) sein.

pH-Wert (2.2.3): 0,1 g Substanz werden in kohlendioxidfreiem Wasser R zu 10 ml gelöst. Der pH-Wert der Lösung, nach 30 min gemessen, muss zwischen 6,5 und 8,5 liegen.

Spezifische Drehung (2.2.7): 1,25 g Substanz werden in Wasser R zu 25,0 ml gelöst. Die spezifische Drehung muss zwischen –46 und –51 liegen, berechnet auf die getrocknete Substanz.

Freies Colistin: 80 mg Substanz werden in 3 ml Wasser R gelöst. Die Lösung wird mit 0,1 ml einer Lösung von Wolframatokieselsäure R (100 g · l^{-1}) versetzt. 10 bis 20 s nach Zusatz des Reagenz darf die Lösung nicht stärker opaleszieren als die Referenzsuspension II (2.2.1).

Gesamtsulfit: *Die Prüfung ist im Abzug durchzuführen.* 0,100 g Substanz werden in 50 ml Wasser R gelöst. Nach Zusatz von 5 ml einer Lösung von Natriumhydroxid R (100 g · l^{-1}) und 0,3 g Kaliumcyanid R wird die Mischung 3 min lang zum schwachen Sieden erhitzt und nach dem Abkühlen mit Schwefelsäure (0,5 mol · l^{-1}) unter Zusatz von 0,2 ml Methylorange-Lösung R neutralisiert. Nach Zusatz von 0,5 ml Säure im Überschuss und 0,2 g Kaliumiodid R wird die Lösung mit Iod-Lösung (0,05 mol · l^{-1}) unter Zusatz von 1 ml Stärke-Lösung R titriert. Der Verbrauch an Iod-Lösung (0,05 mol · l^{-1}) muss zwischen 5,5 und 7,0 ml liegen.

Trocknungsverlust (2.2.32): höchstens 5,0 Prozent, mit 1,000 g Substanz durch 3 h langes Trocknen über Phosphor(V)-oxid R bei 60 °C unterhalb von 670 Pa bestimmt

Sulfatasche (2.4.14): 16 bis 21 Prozent, mit 0,50 g Substanz bestimmt

Sterilität (2.6.1): Colistimethat-Natrium zur Herstellung von Parenteralia, das dabei keinem weiteren geeigneten Sterilisationsverfahren unterworfen wird, muss der Prüfung entsprechen.

Pyrogene (2.6.8): Colistimethat-Natrium zur Herstellung von Parenteralia, das dabei keinem weiteren geeigneten Verfahren zur Beseitigung von Pyrogenen unterworfen wird, muss der Prüfung entsprechen. Je Kilogramm Körpermasse eines Kaninchens wird 1 ml einer Lösung in Wasser für Injektionszwecke R, die 2,5 mg der Substanz je Milliliter enthält, injiziert.

Wertbestimmung

Die Ausführung erfolgt nach „Mikrobiologische Wertbestimmung von Antibiotika" (2.7.2).

Lagerung

Dicht verschlossen, vor Licht geschützt

Falls die Substanz steril ist, im sterilen, dicht verschlossenen Behältnis mit Sicherheitsverschluss

Beschriftung

Die Beschriftung gibt, falls zutreffend, an,
- dass die Substanz steril ist
- dass die Substanz pyrogenfrei ist.

4.03/0817

Cyroheptadin-hydrochlorid

Cyproheptadini hydrochloridum

$C_{21}H_{22}ClN \cdot 1{,}5\ H_2O$ \qquad M_r 350,9

Definition

Cyproheptadinhydrochlorid enthält mindestens 98,5 und höchstens 101,0 Prozent 4-(5H-Dibenzo[a,d]cyclohepten-5-yliden)-1-methylpiperidin-hydrochlorid, berechnet auf die wasserfreie Substanz.

Eigenschaften

Weißes bis schwach gelbes, kristallines Pulver; schwer löslich in Wasser, leicht löslich in Methanol, wenig löslich in Ethanol

Prüfung auf Identität

1: B, D
2: A, C, D

A. 50,0 mg Substanz werden in Ethanol 96 % *R* zu 50,0 ml gelöst. 2,0 ml Lösung werden mit Ethanol 96 % *R* zu 100,0 ml verdünnt. Diese Lösung, zwischen 230 und 320 nm gemessen, zeigt ein Absorptionsmaximum (2.2.25) bei 286 nm. Die spezifische Absorption, im Maximum gemessen, liegt zwischen 335 und 365, berechnet auf die wasserfreie Substanz.

B. Die Prüfung erfolgt mit Hilfe der IR-Spektroskopie (2.2.24) durch Vergleich des Spektrums der Substanz mit dem von Cyproheptadinhydrochlorid *CRS*. Die Prüfung erfolgt mit Hilfe von Pasten unter Verwendung von flüssigem Paraffin *R*.

C. Die Prüfung erfolgt mit Hilfe der Dünnschichtchromatographie (2.2.27) unter Verwendung einer Schicht von Kieselgel GF_{254} *R*.

Untersuchungslösung: 25 mg Substanz werden in Methanol *R* zu 25 ml gelöst.

Referenzlösung a: 10 mg Cyproheptadinhydrochlorid *CRS* werden in Methanol *R* zu 10 ml gelöst.

Referenzlösung b: 10 mg Imipraminhydrochlorid *CRS* werden in Methanol *R* zu 10 ml gelöst. 1 ml Lösung wird mit Referenzlösung a zu 2 ml verdünnt.

Auf die Platte werden 2 µl jeder Lösung aufgetragen. Die Chromatographie erfolgt mit einer Mischung von 5 Volumteilen Diethylamin *R*, 20 Volumteilen Ether *R* und 75 Volumteilen Cyclohexan *R* über eine Laufstrecke von 15 cm. Die Platte wird an der Luft trocknen gelassen und im ultravioletten Licht bei 254 nm ausgewertet. Der Hauptfleck im Chromatogramm der Untersuchungslösung entspricht in Bezug auf Lage und Größe dem Hauptfleck im Chromatogramm der Referenzlösung a. Die Prüfung darf nur ausgewertet werden, wenn das Chromatogramm der Referenzlösung b deutlich voneinander getrennt 2 Flecke zeigt.

D. Eine gesättigte Lösung der Substanz gibt die Identitätsreaktion b auf Chlorid (2.3.1).

Prüfung auf Reinheit

Sauer reagierende Substanzen: 0,10 g Substanz werden in Wasser *R* zu 25 ml gelöst. Die Lösung wird mit 0,1 ml Methylrot-Lösung *R* versetzt. Bis zum Farbumschlag dürfen höchstens 0,15 ml Natriumhydroxid-Lösung $(0{,}01\ mol \cdot l^{-1})$ verbraucht werden.

Verwandte Substanzen: Die Prüfung erfolgt mit Hilfe der Dünnschichtchromatographie (2.2.27) unter Verwendung einer Schicht von Kieselgel G *R*.

Untersuchungslösung: 50 mg Substanz werden in einer Mischung von 1 Volumteil Methanol *R* und 9 Volumteilen Dichlormethan *R* zu 5 ml gelöst.

Referenzlösung a: 10 mg Dibenzocyclohepten *CRS* (5H-Dibenzo[a,d]cyclohepten) werden in einer Mischung von 1 Volumteil Methanol *R* und 9 Volumteilen Dichlormethan *R* zu 50 ml gelöst. 1 ml Lösung wird mit einer Mischung von 1 Volumteil Methanol *R* und 9 Volumteilen Dichlormethan *R* zu 10 ml verdünnt.

Referenzlösung b: 1 ml Untersuchungslösung wird mit einer Mischung von 1 Volumteil Methanol *R* und 9 Volumteilen Dichlormethan *R* zu 100 ml verdünnt. 1 ml dieser Lösung wird mit einer Mischung von 1 Volumteil Methanol *R* und 9 Volumteilen Dichlormethan *R* zu 10 ml verdünnt.

Auf die Platte werden 10 µl jeder Lösung aufgetragen. Die Chromatographie erfolgt mit einer Mischung von 10 Volumteilen Methanol R und 90 Volumteilen Dichlormethan R über eine Laufstrecke von 15 cm. Die Platte wird an der Luft trocknen gelassen, mit ethanolischer Schwefelsäure R besprüht und 30 min lang bei 110 °C erhitzt. Die noch heiße Platte wird im ultravioletten Licht bei 365 nm ausgewertet. Ein im Chromatogramm der Untersuchungslösung auftretender, dem Dibenzocyclohepten entsprechender Fleck darf nicht größer oder intensiver sein als der Fleck im Chromatogramm der Referenzlösung a (0,2 Prozent). Kein im Chromatogramm der Untersuchungslösung auftretender Nebenfleck, mit Ausnahme des Dibenzocyclohepten-Flecks, darf größer oder intensiver sein als der Fleck im Chromatogramm der Referenzlösung b (0,1 Prozent).

Wasser (2.5.12): 7,0 bis 9,0 Prozent, mit 0,200 g Substanz bestimmt

Sulfatasche (2.4.14): höchstens 0,1 Prozent, mit 1,0 g Substanz bestimmt

Gehaltsbestimmung

0,250 g Substanz, in einer Mischung von 5,0 ml Salzsäure (0,01 mol · l^{-1}) und 50 ml Ethanol 96 % R gelöst, werden mit Natriumhydroxid-Lösung (0,1 mol · l^{-1}) titriert. Das zwischen den beiden mit Hilfe der Potentiometrie (2.2.20) bestimmten Wendepunkten zugesetzte Volumen wird ermittelt.

1 ml Natriumhydroxid-Lösung (0,1 mol · l^{-1}) entspricht 32,39 mg $C_{21}H_{22}ClN$.

Lagerung

Vor Licht geschützt

Verunreinigungen

A. R = H$_2$:
   Dibenzo[*a,d*]cyclohepten

B. R = O:
   5*H*-Dibenzo[*a,d*]cyclohepten-5-on
   (Dibenzosuberon)

4.03/0895

Cysteinhydrochlorid-Monohydrat

Cysteini hydrochloridum monohydricum

$C_3H_8ClNO_2S \cdot H_2O$ M_r 175,6

Definition

Cysteinhydrochlorid-Monohydrat enthält mindestens 98,5 und höchstens 101,0 Prozent (2*R*)-2-Amino-3-sulfanylpropansäure-hydrochlorid, berechnet auf die getrocknete Substanz.

Eigenschaften

Weißes, kristallines Pulver oder farblose Kristalle; leicht löslich in Wasser, schwer löslich in Ethanol

Prüfung auf Identität

1: A, B, E
2: A, C, D, E

A. Die Substanz entspricht der Prüfung „Spezifische Drehung" (siehe „Prüfung auf Reinheit").

B. Die Prüfung erfolgt mit Hilfe der IR-Spektroskopie (2.2.24) durch Vergleich des Spektrums der Substanz mit dem von Cysteinhydrochlorid-Monohydrat *CRS*. Die Prüfung erfolgt mit Hilfe von Presslingen.

C. Die bei der Prüfung „Mit Ninhydrin nachweisbare Substanzen" (siehe „Prüfung auf Reinheit") erhaltenen Chromatogramme werden ausgewertet. Der Hauptfleck im Chromatogramm der Untersuchungslösung b entspricht in Bezug auf Lage, Farbe und Größe dem Hauptfleck im Chromatogramm der Referenzlösung b.

D. Etwa 5 mg Substanz werden in 1 ml verdünnter Natriumhydroxid-Lösung *R* gelöst. Nach Zusatz von 1 ml einer Lösung von Nitroprussidnatrium *R* (30 g · l^{-1}) entsteht eine intensive, violette Färbung, die in Braunrot und dann in Orange übergeht. Nach Zusatz von 1 ml Salzsäure *R* färbt sich die Lösung grün.

E. Die Substanz gibt die Identitätsreaktion a auf Chlorid (2.3.1).

Prüfung auf Reinheit

Prüflösung: 2,5 g Substanz werden in destilliertem Wasser R zu 50 ml gelöst.

Aussehen der Lösung: 10 ml Prüflösung werden mit Wasser R zu 20 ml verdünnt. Die Lösung muss klar (2.2.1) und darf nicht stärker gefärbt sein als die Farbvergleichslösung BG_6 (2.2.2, Methode II).

Spezifische Drehung (2.2.7): 2,00 g Substanz werden in Salzsäure R 1 zu 25,0 ml gelöst. Die spezifische Drehung muss zwischen +5,5 und +7,0 liegen, berechnet auf die getrocknete Substanz.

Mit Ninhydrin nachweisbare Substanzen: Die Prüfung erfolgt mit Hilfe der Dünnschichtchromatographie (2.2.27) unter Verwendung einer DC-Platte mit Kieselgel R.

Untersuchungslösung a: 0,20 g Substanz werden in Wasser R zu 10 ml gelöst. 5 ml Lösung werden mit 5 ml einer Lösung von Ethylmaleinimid R (40 g · l^{-1}) in Ethanol 96 % R versetzt und 5 min lang stehen gelassen.

Untersuchungslösung b: 1 ml Untersuchungslösung a wird mit Wasser R zu 50 ml verdünnt.

Referenzlösung a: 20 mg Cysteinhydrochlorid-Monohydrat CRS werden in Wasser R zu 10 ml gelöst. Die Lösung wird mit 10 ml einer Lösung von Ethylmaleinimid R (40 g · l^{-1}) in Ethanol 96 % R versetzt und 5 min lang stehen gelassen.

Referenzlösung b: 2 ml Referenzlösung a werden mit Wasser R zu 10 ml verdünnt.

Referenzlösung c: 5 ml Untersuchungslösung b werden mit Wasser R zu 20 ml verdünnt.

Referenzlösung d: 10 mg Tyrosin CRS werden in 10 ml Referenzlösung a gelöst. Diese Lösung wird mit Wasser R zu 25 ml verdünnt.

Auf die Platte werden 5 µl jeder Lösung, ausgenommen der Referenzlösung a, aufgetragen. Die Chromatographie erfolgt mit einer Mischung von 20 Volumteilen Essigsäure 99 % R, 20 Volumteilen Wasser R und 60 Volumteilen 1-Butanol R über eine Laufstrecke von 15 cm. Die Platte wird 30 min lang bei 80 °C getrocknet, mit Ninhydrin-Lösung R besprüht und 15 min lang bei 100 bis 105 °C erhitzt. Kein im Chromatogramm der Untersuchungslösung a auftretender Nebenfleck darf größer oder stärker gefärbt sein als der Fleck im Chromatogramm der Referenzlösung c (0,5 Prozent). Die Prüfung darf nur ausgewertet werden, wenn das Chromatogramm der Referenzlösung d deutlich voneinander getrennt 2 Hauptflecke zeigt.

Sulfat (2.4.13): 10 ml Prüflösung, mit destilliertem Wasser R zu 15 ml verdünnt, müssen der Grenzprüfung auf Sulfat entsprechen (300 ppm).

Ammonium (2.4.1): 50 mg Substanz müssen der Grenzprüfung B entsprechen (200 ppm). Zur Herstellung der Referenzlösung werden 0,1 ml Ammonium-Lösung (100 ppm NH_4) R verwendet.

Eisen (2.4.9): In einem Scheidetrichter werden 0,50 g Substanz in 10 ml verdünnter Salzsäure R gelöst. Die Lösung wird 3-mal je 3 min lang mit je 10 ml Isobutylmethylketon R 1 ausgeschüttelt. Die vereinigten organischen Phasen werden 3 min lang mit 10 ml Wasser R ausgeschüttelt. Die wässrige Phase muss der Grenzprüfung auf Eisen entsprechen (20 ppm).

Schwermetalle (2.4.8): 2,0 g Substanz werden in Wasser R gelöst. Die Lösung wird mit konzentrierter Ammoniak-Lösung R auf einen pH-Wert zwischen 3 und 4 eingestellt und mit Wasser R zu 20 ml verdünnt. 12 ml dieser Lösung müssen der Grenzprüfung A entsprechen (10 ppm). Zur Herstellung der Referenzlösung wird die Blei-Lösung (1 ppm Pb) R verwendet.

Trocknungsverlust (2.2.32): 8,0 bis 12,0 Prozent, mit 1,000 g Substanz durch 24 h langes Trocknen bei höchstens 0,7 kPa bestimmt

Sulfatasche (2.4.14): höchstens 0,1 Prozent, mit 1,0 g Substanz bestimmt

Gehaltsbestimmung

In einem Erlenmeyerkolben mit Schliffstopfen werden 0,300 g Substanz und 4 g Kaliumiodid R in 20 ml Wasser R gelöst. Nach dem Abkühlen in einer Eis-Wasser-Mischung wird die Lösung mit 3 ml Salzsäure R 1 und 25,0 ml Iod-Lösung (0,05 mol · l^{-1}) versetzt. Der Kolben wird verschlossen 20 min lang im Dunkeln stehen gelassen. Die Lösung wird mit Natriumthiosulfat-Lösung (0,1 mol · l^{-1}) titriert, wobei gegen Ende der Titration 3 ml Stärke-Lösung R zugesetzt werden. Ein Blindversuch wird durchgeführt.

1 ml Iod-Lösung (0,05 mol · l^{-1}) entspricht 15,76 mg $C_3H_8ClNO_2S$.

Lagerung

Vor Licht geschützt

D

Dexamethason 3865
Diethylenglycolmonoethylether 3866
Dihydrocodein[(R,R)-tartrat] 3869
Docusat-Natrium 3870
Droperidol 3872

4.03/0388

Dexamethason

Dexamethasonum

$C_{22}H_{29}FO_5$ $\qquad M_r$ 392,5

Definition

Dexamethason enthält mindestens 97,0 und höchstens 103,0 Prozent 9-Fluor-11β,17,21-trihydroxy-16α-methylpregna-1,4-dien-3,20-dion, berechnet auf die getrocknete Substanz.

Eigenschaften

Weißes bis fast weißes, kristallines Pulver; praktisch unlöslich in Wasser, wenig löslich in wasserfreiem Ethanol, schwer löslich in Dichlormethan

Prüfung auf Identität

1: B, C
2: A, C, D, E

A. 10,0 mg Substanz werden in wasserfreiem Ethanol R zu 100,0 ml gelöst. In einem Reagenzglas mit Schliffstopfen werden 2,0 ml Lösung mit 10,0 ml Phenylhydrazin-Schwefelsäure R versetzt und gemischt. Die Mischung wird 20 min lang im Wasserbad von 60 °C erhitzt und sofort abgekühlt. Die Absorption (2.2.25), im Maximum bei 419 nm gemessen, beträgt mindestens 0,4.

B. Die Prüfung erfolgt mit Hilfe der IR-Spektroskopie (2.2.24) durch Vergleich des Spektrums der Substanz mit dem von Dexamethason CRS.

C. Die Prüfung erfolgt mit Hilfe der Dünnschichtchromatographie (2.2.27) unter Verwendung einer Schicht eines geeigneten Kieselgels, das einen Fluoreszenzindikator mit intensivster Anregung der Fluoreszenz bei 254 nm enthält.

Untersuchungslösung: 10 mg Substanz werden in einer Mischung von 1 Volumteil Methanol R und 9 Volumteilen Dichlormethan R zu 10 ml gelöst.

Referenzlösung a: 20 mg Dexamethason CRS werden in einer Mischung von 1 Volumteil Methanol R und 9 Volumteilen Dichlormethan R zu 20 ml gelöst.

Referenzlösung b: 10 mg Betamethason CRS werden in der Referenzlösung a zu 10 ml gelöst.

Auf die Platte werden 5 µl jeder Lösung aufgetragen. Die Chromatographie erfolgt mit einer Mischung von 5 Volumteilen 1-Butanol R, das mit Wasser R gesättigt ist, 10 Volumteilen Toluol R und 85 Volumteilen Ether R über eine Laufstrecke von 15 cm. Die Platte wird an der Luft trocknen gelassen und im ultravioletten Licht bei 254 nm ausgewertet. Der Hauptfleck im Chromatogramm der Untersuchungslösung entspricht in Bezug auf Lage und Größe dem Hauptfleck im Chromatogramm der Referenzlösung a. Die Platte wird mit ethanolischer Schwefelsäure R besprüht, 10 min lang oder bis zum Erscheinen von Flecken bei 120 °C erhitzt und erkalten gelassen. Die Auswertung erfolgt im Tageslicht und im ultravioletten Licht bei 365 nm. Der Hauptfleck im Chromatogramm der Untersuchungslösung entspricht in Bezug auf Lage, Farbe im Tageslicht, Fluoreszenz im ultravioletten Licht bei 365 nm und Größe dem Hauptfleck im Chromatogramm der Referenzlösung a. Die Prüfung darf nur ausgewertet werden, wenn das Chromatogramm der Referenzlösung b zwei Flecke zeigt, die möglicherweise nicht vollständig voneinander getrennt sind.

D. Etwa 2 mg Substanz werden unter Schütteln in 2 ml Schwefelsäure R gelöst. Innerhalb von 5 min entwickelt sich eine schwache, rötlich braune Färbung. Wird die Lösung zu 10 ml Wasser R gegeben und gemischt, verschwindet die Färbung.

E. Etwa 5 mg Substanz werden in einem Tiegel mit 45 mg schwerem Magnesiumoxid R gemischt. Die Mischung wird so lange geglüht, bis der Rückstand fast weiß ist (normalerweise weniger als 5 min lang). Nach dem Erkalten werden 1 ml Wasser R, 0,05 ml Phenolphthalein-Lösung R 1 und etwa 1 ml verdünnte Salzsäure R zugesetzt, so dass die Lösung farblos ist. Die Mischung wird filtriert. Eine frisch hergestellte Mischung von 0,1 ml Alizarin-S-Lösung R und 0,1 ml Zirconiumnitrat-Lösung R wird mit 1,0 ml Filtrat versetzt, gemischt und 5 min lang stehen gelassen. Die Färbung der Lösung wird mit der einer unter gleichen Bedingungen hergestellten Blindlösung verglichen. Die Lösung ist gelb, die Blindlösung rot gefärbt.

Prüfung auf Reinheit

Spezifische Drehung (2.2.7): 0,250 g Substanz werden in Dioxan R zu 25,0 ml gelöst. Die spezifische Drehung muss zwischen +75 und +80 liegen, berechnet auf die getrocknete Substanz.

Verwandte Substanzen: Die Prüfung erfolgt mit Hilfe der Flüssigchromatographie (2.2.29).

Untersuchungslösung: 25,0 mg Substanz werden in einem 10-ml-Messkolben mit 1,5 ml Acetonitril R und 5 ml mobiler Phase A versetzt und bis zum vollständigen Lösen im Ultraschallbad gemischt. Die Lösung wird mit der mobilen Phase A zu 10,0 ml verdünnt.

Referenzlösung a: 2 mg Dexamethason CRS und 2 mg Methylprednisolon CRS werden in der mobilen Phase A zu 100,0 ml gelöst.

Referenzlösung b: 1,0 ml Untersuchungslösung wird mit der mobilen Phase A zu 100,0 ml verdünnt.

Die Chromatographie kann durchgeführt werden mit
- einer Säule aus rostfreiem Stahl von 0,25 m Länge und 4,6 mm innerem Durchmesser, gepackt mit octadecylsilyliertem Kieselgel zur Chromatographie *R* (5 µm)
- einer Mischung der mobilen Phasen A und B unter Einsatz der Gradientenelution bei einer Durchflussrate von 2,5 ml je Minute gemäß der Tabelle

Mobile Phase A: In einem 1000-ml-Messkolben werden 250 ml Acetonitril *R* und 700 ml Wasser *R* gemischt; die mobile Phase wird zum Äquilibrieren stehen gelassen, mit Wasser *R* zu 1000 ml verdünnt und erneut gemischt

Mobile Phase B: Acetonitril *R*

Zeit (min)	Mobile Phase A (% V/V)	Mobile Phase B (% V/V)	Erläuterungen
0	100	0	isokratisch
15	100 → 0	0 → 100	Beginn des linearen Elutionsgradienten
40	0	100	Ende des Chromatogramms, zurück zu 100 % A
41	100	0	zurück zum Anfangsgleichgewicht mit A
46 = 0	100	0	Anfangsgleichgewicht, Beginn des nächsten Chromatogramms

- einem Spektrometer als Detektor bei einer Wellenlänge von 254 nm.

Die Temperatur der Säule wird bei 45 °C gehalten.

Die Säule wird mindestens 30 min lang mit der mobilen Phase B und anschließend 5 min lang mit der mobilen Phase A bei einer Durchflussrate von 2,5 ml je Minute äquilibriert. Für die nachfolgenden Chromatogramme wird die Säule wie in der Tabelle zwischen 40 und 46 min angegeben äquilibriert.

Die Empfindlichkeit des Systems wird so eingestellt, dass die Höhe des Hauptpeaks im Chromatogramm mit 20 µl Referenzlösung b mindestens 50 Prozent des maximalen Ausschlags beträgt.

20 µl Referenzlösung a werden eingespritzt. Werden die Chromatogramme unter den vorgeschriebenen Bedingungen aufgezeichnet, betragen die Retentionszeiten für Methylprednisolon etwa 11,5 min und für Dexamethason etwa 13 min. Die Prüfung darf nur ausgewertet werden, wenn die Auflösung zwischen den Peaks von Methylprednisolon und Dexamethason mindestens 2,8 beträgt. Falls erforderlich wird die Konzentration von Acetonitril in der mobilen Phase A geändert.

20 µl einer 50-prozentigen Lösung (*V/V*) von Acetonitril *R* in Methanol *R* als Blindlösung und je 20 µl Untersuchungslösung und Referenzlösung b werden eingespritzt. Die Chromatographie erfolgt über eine Dauer, die der 2fachen Retentionszeit des Hauptpeaks im Chromatogramm der Untersuchungslösung entspricht. Im Chromatogramm der Untersuchungslösung darf keine Peakfläche, mit Ausnahme der des Hauptpeaks, größer sein als das 0,5fache der Fläche des Hauptpeaks im Chromatogramm der Referenzlösung b (0,5 Prozent) und die Summe dieser Peakflächen nicht größer sein als die Fläche des Hauptpeaks im Chromatogramm der Referenzlösung b (1 Prozent). Peaks der Blindlösung und Peaks, deren Fläche kleiner ist als das 0,05fache der Fläche des Hauptpeaks im Chromatogramm der Referenzlösung b, werden nicht berücksichtigt.

Trocknungsverlust (2.2.32): höchstens 0,5 Prozent, mit 0,500 g Substanz durch Trocknen im Trockenschrank bei 100 bis 105 °C bestimmt

Gehaltsbestimmung

0,100 g Substanz werden in Ethanol 96 % *R* zu 100,0 ml gelöst. 2,0 ml Lösung werden mit Ethanol 96 % *R* zu 100,0 ml verdünnt. Die Absorption (2.2.25) wird im Maximum bei 238,5 nm gemessen.

Der Gehalt an $C_{22}H_{29}FO_5$ wird mit Hilfe der spezifischen Absorption berechnet ($A_{1\,cm}^{1\%}$ = 394).

Lagerung

Vor Licht geschützt

4.03/1198

Diethylenglycolmonoethylether

Diethylenglycoli monoethylicum aetherum

H_3C—O—O—OH

$C_6H_{14}O_3$ M_r 134,2

Definition

2-(2-Ethoxyethoxy)ethanol, hergestellt durch Kondensation von Ethylenoxid mit Ethanol und nachfolgender Destillation

Eigenschaften

Aussehen: klare, farblose, hygroskopische Flüssigkeit

Löslichkeit: mischbar mit Wasser, Aceton und Ethanol, mischbar in bestimmten Verhältnissen mit pflanzlichen Ölen, nicht mischbar mit Mineralölen

Relative Dichte: etwa 0,991

Prüfung auf Identität

A. Brechungsindex (2.2.6): 1,426 bis 1,428

B. IR-Spektroskopie (2.2.24)

Vergleich: Diethylenglycolmonoethylether-Referenzspektrum der Ph. Eur.

Prüfung auf Reinheit

Säurezahl (2.5.1): höchstens 0,1

30,0 ml Substanz werden mit 30 ml Ethanol 96 % *R* gemischt, das zuvor mit Kaliumhydroxid-Lösung (0,1 mol · l⁻¹) gegen Phenolphthalein-Lösung *R* neutralisiert wurde. Die Lösung wird mit ethanolischer Kaliumhydroxid-Lösung (0,01 mol · l⁻¹) titriert.

Peroxidzahl (2.5.5): höchstens 8,0, mit 2,00 g Substanz bestimmt

Verwandte Substanzen: Gaschromatographie (2.2.28)

Interner-Standard-Lösung: 1,00 g Decan *R* wird in Methanol *R* zu 100,0 ml gelöst.

Untersuchungslösung: 5,00 g Substanz werden mit 0,1 ml Interner-Standard-Lösung versetzt und in Methanol *R* zu 10,0 ml gelöst.

Referenzlösung a: 25,0 mg Ethylenglycolmonomethylether *R*, 80,0 mg Ethylenglycolmonoethylether *R*, 0,310 g Ethylenglycol *R* und 0,125 g Diethylenglycol *R* werden in Methanol *R* zu 100,0 ml gelöst. 1,0 ml Lösung wird mit 0,1 ml Interner-Standard-Lösung versetzt und mit Methanol *R* zu 10,0 ml verdünnt.

Referenzlösung b: 25,0 mg Ethylenglycolmonoethylether *R* und 25,0 mg Ethylenglycol *R* werden in Methanol *R* zu 100,0 ml gelöst. 1,0 ml Lösung wird mit Methanol *R* zu 5,0 ml verdünnt.

Referenzlösung c: 1,00 g Substanz wird in Methanol *R* zu 100,0 ml gelöst. 1,0 ml Lösung wird mit 0,1 ml Interner-Standard-Lösung versetzt und mit Methanol *R* zu 10,0 ml verdünnt.

Säule
- Material: Quarzglas
- Größe: $l = 30$ m, $\varnothing = 0{,}32$ mm
- Stationäre Phase: Poly[cyanopropyl(7)phenyl(7)methyl(86)]siloxan *R* (Filmdicke 1 µm)

Trägergas: Stickstoff zur Chromatographie *R* oder Helium zur Chromatographie *R*

Durchflussrate: 2,0 ml · min⁻¹

Splitverhältnis: 1:80

Temperatur

	Zeit (min)	Temperatur (°C)
Säule	0 – 1	120
	1 – 10	120 → 225
	10 – 12	225
Probeneinlass		275
Detektor		250

Detektion: Flammenionisation

Einspritzen: 0,5 µl

Relative Retention (bezogen auf Diethylenglycolmonoethylether, t_R etwa 4 min)
- Ethylenglycolmonomethylether: etwa 0,4
- Ethylenglycolmonoethylether: etwa 0,5
- Ethylenglycol: etwa 0,55
- Diethylenglycol: etwa 1,1

Eignungsprüfung
- Auflösung: mindestens 3,0 zwischen den Peaks von Ethylenglycolmonoethylether und Ethylenglycol im Chromatogramm der Referenzlösung b
- Signal-Rausch-Verhältnis: mindestens 3,0 für den Peak von Ethylenglycolmonomethylether im Chromatogramm der Referenzlösung a

Grenzwerte (unter Berücksichtigung des Peakflächenverhältnisses von Verunreinigung zu Internem Standard)
- Ethylenglycolmonomethylether: nicht größer als die Fläche des entsprechenden Peaks im Chromatogramm der Referenzlösung a (50 ppm)
- Ethylenglycolmonoethylether: nicht größer als die Fläche des entsprechenden Peaks im Chromatogramm der Referenzlösung a (160 ppm)
- Ethylenglycol: nicht größer als die Fläche des entsprechenden Peaks im Chromatogramm der Referenzlösung a (620 ppm)
- Diethylenglycol: nicht größer als die Fläche des entsprechenden Peaks im Chromatogramm der Referenzlösung a (250 ppm)
- Summe aller Verunreinigungen: nicht größer als die Fläche des Hauptpeaks im Chromatogramm der Referenzlösung c (0,2 Prozent)

Ethylenoxid: Gaschromatographie (2.2.28, Statische Head-space-GC)

Untersuchungslösung: In einer Probeflasche wird 1,00 g Substanz mit 50 µl Wasser *R* versetzt.

Referenzlösung: In einer Probeflasche wird 1,00 g Substanz mit 50 µl Ethylenoxid-Lösung *R* 4 versetzt und gasdicht verschlossen.

Säule
- Material: Quarzglas
- Größe: $l = 30$ m, $\varnothing = 0{,}32$ mm
- Stationäre Phase: Poly[cyanopropyl(7)phenyl(7)methyl(86)]siloxan *R* (Filmdicke 1 µm)

Trägergas: Helium zur Chromatographie *R*

Durchflussrate: 1,1 ml · min⁻¹

Folgende Bedingungen der statischen Head-space-GC können gewählt werden:
- *Äquilibrierungstemperatur:* 80 °C
- *Äquilibrierungszeit:* 45 min
- *Überleitungstemperatur:* 110 °C
- *Druckausgleichszeit:* 2 min
- *Einspritzzeit:* 12 s

Diethylenglycolmonoethylether

Temperatur

	Zeit (min)	Temperatur (°C)
Säule	0 – 5	40
	5 – 18	40 → 200
Probeneinlass		150
Detektor		250

Detektion: Flammenionisation

Einspritzen: 1,0 ml

Der Ethylenoxid-Peak wird durch Einspritzen von Lösungen steigender Ethylenoxid-Konzentration identifiziert.

Der Gehalt an Ethylenoxid in der Substanz wird nach folgender Formel berechnet:

$$Ethylenoxidgehalt\ (ppm) = \frac{S_T \cdot C}{(S_S \cdot M_T) - (S_T \cdot M_S)}$$

S_T = Fläche des Ethylenoxid-Peaks im Chromatogramm der Untersuchungslösung

Das folgende Chromatogramm dient zur Information.

1. Ethylenglycolmonomethylether
2. Ethylenglycolmonoethylether
3. Ethylenglycol
4. Decan
5. Diethylenglycol

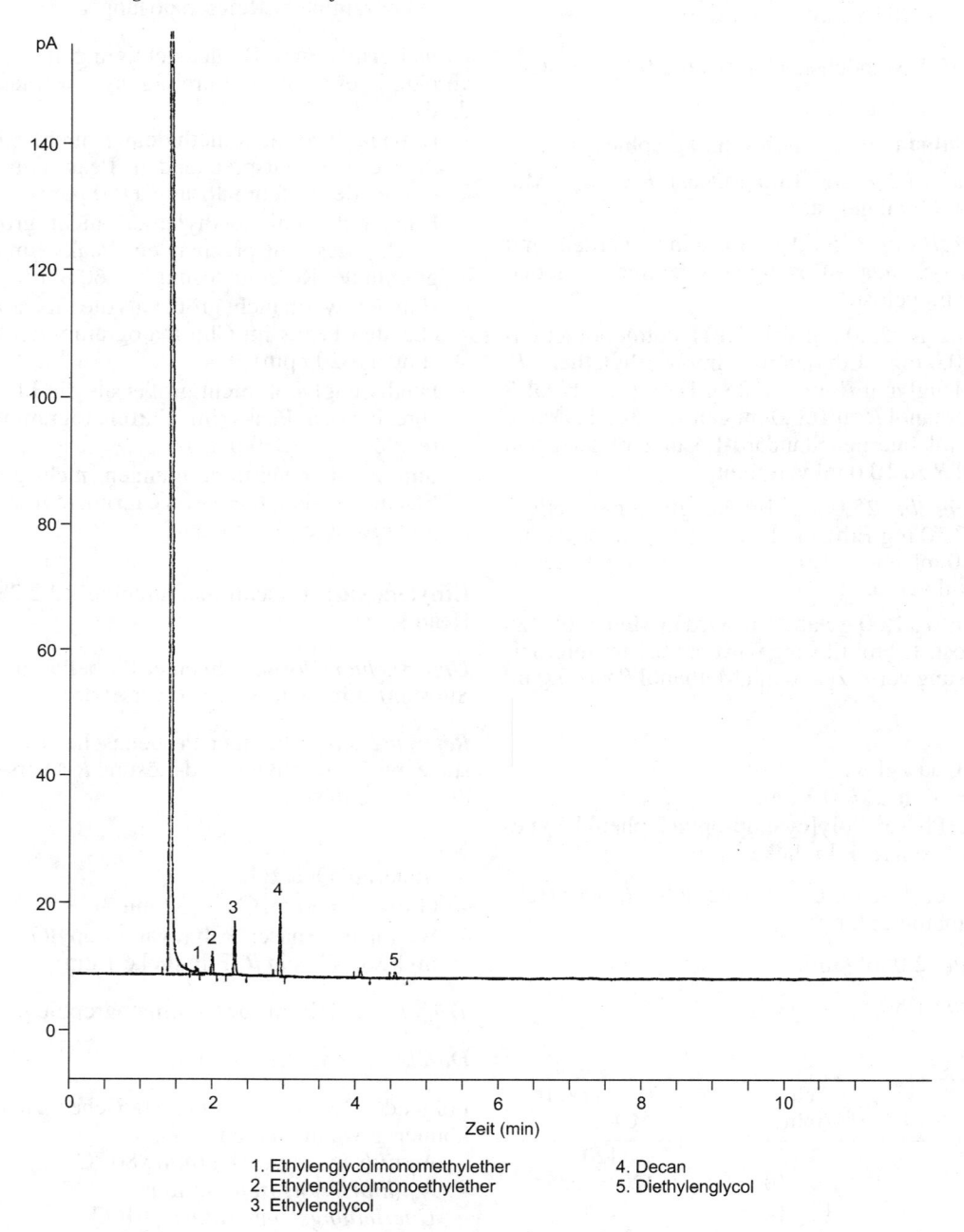

Abb. 1198-1: Chromatogramm der Referenzlösung a für die Prüfung „Verwandte Substanzen" von Diethylenglycolmonoethylether

S_S = Fläche des Ethylenoxid-Peaks im Chromatogramm der Referenzlösung
M_T = Masse der Substanz in der Untersuchungslösung in Gramm
M_S = Masse der Substanz in der Referenzlösung in Gramm
C = Masse des zugesetzten Ethylenoxids in der Referenzlösung in Mikrogramm

Grenzwert
– Ethylenoxid: höchstens 1 ppm

Wasser (2.5.12): höchstens 0,1 Prozent, mit 10,0 g Substanz bestimmt

Lagerung

Dicht verschlossen, unter Inertgas

Beschriftung

Die Beschriftung gibt an, dass die Substanz unter Inertgas zu lagern ist.

4.03/1776

Dihydrocodein[(*R,R*)-tartrat]

Dihydrocodeini hydrogenotartras

$C_{22}H_{29}NO_9$ M_r 451,5

Definition

4,5α-Epoxy-3-methoxy-17-methylmorphinan-6α-ol-hydrogen-(2*R*,3*R*)-2,3-dihydroxybutandioat

Gehalt: 98,5 bis 101,0 Prozent (wasserfreie Substanz)

Eigenschaften

Aussehen: weißes bis fast weißes, kristallines Pulver

Löslichkeit: leicht löslich in Wasser, wenig löslich in Ethanol, praktisch unlöslich in Cyclohexan

Prüfung auf Identität

1: A
2: B, C, D

A. IR-Spektroskopie (2.2.24)

Vergleich: Dihydrocodein[(*R,R*)-tartrat]-Referenzspektrum der Ph. Eur.

B. Werden etwa 0,1 g Substanz mit 1 ml Schwefelsäure *R* und 0,05 ml Eisen(III)-chlorid-Lösung *R* 1 versetzt und im Wasserbad erhitzt, entsteht eine bräunlich gelbe Färbung. Nach Zusatz von 0,05 ml verdünnter Salpetersäure *R* geht die Farbe nicht in Rot über.

C. 1 ml Prüflösung (siehe „Prüfung auf Reinheit") wird mit 5 ml Pikrinsäure-Lösung *R* versetzt. Wird die Lösung im Wasserbad so lange erhitzt, bis sie klar ist, und anschließend erkalten gelassen, entsteht ein Niederschlag. Der Niederschlag wird abfiltriert und mit 5 ml Wasser *R* gewaschen. Die bei 100 bis 105 °C getrockneten Kristalle schmelzen (2.2.14) zwischen 220 und 223 °C.

D. Die Substanz gibt die Identitätsreaktion b auf Tartrat (2.3.1).

Prüfung auf Reinheit

Prüflösung: 2,50 g Substanz werden in kohlendioxidfreiem Wasser *R* zu 25,0 ml gelöst.

Aussehen der Lösung: Die Prüflösung muss klar (2.2.1) und darf nicht stärker gefärbt sein als die Farbvergleichslösung BG$_5$ (2.2.2, Methode II).

pH-Wert (2.2.3): 3,2 bis 4,2, an der Prüflösung bestimmt

Spezifische Drehung (2.2.7): –70,5 bis –73,5 (wasserfreie Substanz)

10,0 ml Prüflösung werden mit Wasser *R* zu 20,0 ml verdünnt.

Verwandte Substanzen: Flüssigchromatographie (2.2.29)

Untersuchungslösung: 10,0 mg Substanz werden in der mobilen Phase zu 10,0 ml gelöst.

Referenzlösung a: 2,0 mg Codeinphosphat *R* werden in 2,0 ml Untersuchungslösung gelöst. Diese Lösung wird mit der mobilen Phase zu 25,0 ml verdünnt.

Referenzlösung b: 1,0 ml Untersuchungslösung wird mit der mobilen Phase zu 200 ml verdünnt.

Säule
– Größe: l = 0,25 m, $\varnothing$ = 4,6 mm
– Stationäre Phase: octylsilyliertes Kieselgel zur Chromatographie *R* (5 µm)

Mobile Phase: 1,0 g Natriumheptansulfonat *R* wird mit 10,0 ml Essigsäure 99 % *R* und 4,0 ml einer Lösung von 5,0 ml Triethylamin *R*, die mit einer Mischung gleicher Volumteile Wasser *R* und Acetonitril *R* zu 25,0 ml ver-

3870 Dihydrocodein[(R,R)-tartrat]

dünnt wurden, versetzt. Nach Zusatz von 170 ml Acetonitril *R* wird die Lösung mit Wasser *R* zu 1000 ml verdünnt.

Durchflussrate: 1 ml · min⁻¹

Detektion: Spektrometer bei 284 nm

Einspritzen: 20 µl

Chromatographiedauer: 5fache Retentionszeit von Dihydrocodein

Retentionszeit
– Dihydrocodein: etwa 14 min

Eignungsprüfung: Referenzlösung a
– Auflösung: mindestens 2 zwischen den Peaks von Dihydrocodein und Verunreinigung A

Grenzwerte
– Verunreinigung A: nicht größer als die Fläche des Hauptpeaks im Chromatogramm der Referenzlösung b (0,5 Prozent)
– Jede weitere Verunreinigung: nicht größer als das 0,6fache der Fläche des Hauptpeaks im Chromatogramm der Referenzlösung b (0,3 Prozent)
– Summe aller Verunreinigungen: nicht größer als das 2fache der Fläche des Hauptpeaks im Chromatogramm der Referenzlösung b (1 Prozent); ein der Weinsäure entsprechender Peak (relative Retention bezogen auf Dihydrocodein: etwa 0,25) wird nicht berücksichtigt
– Ohne Berücksichtigung bleiben: Peaks, deren Fläche kleiner ist als das 0,1fache der Fläche des Hauptpeaks im Chromatogramm der Referenzlösung b (0,05 Prozent)

Wasser (2.5.12): höchstens 0,7 Prozent, mit 1,00 g Substanz bestimmt

Sulfatasche (2.4.14): höchstens 0,1 Prozent, mit 1,0 g Substanz bestimmt

Gehaltsbestimmung

0,350 g Substanz, in 60 ml wasserfreier Essigsäure *R* gelöst, werden mit Perchlorsäure (0,1 mol · l⁻¹) titriert. Der Endpunkt wird mit Hilfe der Potentiometrie (2.2.20) bestimmt.

1 ml Perchlorsäure (0,1 mol · l⁻¹) entspricht 45,15 mg $C_{22}H_{29}NO_9$.

Lagerung

Vor Licht geschützt

Verunreinigungen

A. Codein

B. Morphin

C. 4,5α-Epoxy-3-methoxy-17-methylmorphinan-6-on (Hydrocodon)

D. 4,5α-Epoxy-3,6α-dimethoxy-17-methylmorphinan (Tetrahydrothebain)

4.03/1418

Docusat-Natrium
Natrii docusas

$C_{20}H_{37}NaO_7S$ M_r 444,6

Definition

Natrium-1,4-bis[(2-ethylhexyl)oxy]-1,4-dioxobutan-2-sulfonat

Gehalt: 98,0 bis 101,0 Prozent (wasserfreie Substanz)

Eigenschaften

Aussehen: Masse oder Flocken, weiß bis fast weiß, wachsartig, hygroskopisch

Löslichkeit: wenig löslich in Wasser, leicht löslich in Dichlormethan und Ethanol

Prüfung auf Identität

A. IR-Spektroskopie (2.2.24)

Probenvorbereitung: Etwa 3 mg Substanz werden auf ein Natriumchlorid-Plättchen aufgetragen, 0,05 ml Aceton *R* zugesetzt und sofort mit einem zweiten Natriumchlorid-Plättchen bedeckt. Die Plättchen werden gegeneinander gerieben, um die Substanz zu lösen, dann voneinander getrennt, damit das Aceton verdunsten kann.

Vergleich: Docusat-Natrium-Referenzspektrum der Ph. Eur.

B. 0,75 g Substanz werden in einem Tiegel mit verdünnter Schwefelsäure *R* geglüht, bis ein fast weißer Rückstand erhalten wird. Nach dem Erkalten wird der Rückstand in 5 ml Wasser *R* aufgenommen und die Mischung filtriert. 2 ml Filtrat geben die Identitätsreaktion a auf Natrium (2.3.1).

Prüfung auf Reinheit

Alkalisch reagierende Substanzen: 1,0 g Substanz wird in 100 ml einer Mischung gleicher Volumteile Methanol *R* und Wasser *R*, die zuvor gegen Methylrot-Lösung *R* neutralisiert wurde, gelöst. Die Lösung wird mit 0,1 ml Methylrot-Lösung *R* versetzt. Bis zum Farbumschlag nach Rot dürfen höchstens 0,2 ml Salzsäure (0,1 mol · l^{-1}) verbraucht werden.

Verwandte nichtionische Substanzen: Gaschromatographie (2.2.28)

Interner-Standard-Lösung: 10 mg Methylbehenat *R* werden in Hexan *R* zu 50 ml gelöst.

Untersuchungslösung a: 0,10 g Substanz werden in 2,0 ml Interner-Standard-Lösung gelöst. Die Lösung wird mit Hexan *R* zu 5,0 ml verdünnt. Diese Lösung wird mit einer Durchflussrate von 1,5 ml je Minute durch eine Säule von 10 mm innerem Durchmesser gegeben, die mit 5 g basischem Aluminiumoxid *R* gepackt ist und zuvor mit 25 ml Hexan *R* gewaschen wurde. Mit 5 ml Hexan *R* wird eluiert und das Eluat verworfen. Die Elution erfolgt mit 20 ml einer Mischung gleicher Volumteile Ether *R* und Hexan *R*. Das Eluat wird zur Trockne eingedampft und der Rückstand in 2,0 ml Hexan *R* gelöst.

Untersuchungslösung b: Die Lösung wird in der gleichen Weise hergestellt wie für die Untersuchungslösung a beschrieben, jedoch werden 0,10 g Substanz in Hexan *R* zu 5,0 ml gelöst und eine neue Säule wird verwendet.

Referenzlösung: 2,0 ml Interner-Standard-Lösung werden mit Hexan *R* zu 5,0 ml verdünnt.

Säule
- Material: Glas
- Größe: l = 2 m, $\varnothing$ = 2 mm
- Stationäre Phase: silanisiertes Kieselgur zur Gaschromatographie *R*, imprägniert mit 3 Prozent (*m/m*) Poly[methyl(50)phenyl(50)]siloxan *R*

Trägergas: Stickstoff zur Chromatographie *R*

Durchflussrate: 30 ml · min^{-1}

Temperatur
- Säule: 230 °C
- Probeneinlass und Detektor: 280 °C

Detektion: Flammenionisation

Einspritzen: 1 µl jeder Lösung

Chromatographiedauer: 2,5fache Retentionszeit des Internen Standards

Eignungsprüfung: Das Chromatogramm der Untersuchungslösung b darf keinen Peak mit der gleichen Retentionszeit wie der des Internen Standards aufweisen.

Grenzwerte
- Jede Verunreinigung: nicht größer als die Fläche des Internen-Standard-Peaks im Chromatogramm der Untersuchungslösung a (0,4 Prozent)

Chlorid: höchstens 350 ppm

5,0 g Substanz werden in 50 ml Ethanol 50 % *R* gelöst. Die Lösung wird mit 0,1 ml Kaliumdichromat-Lösung *R* versetzt. Bis zum Farbumschlag von Gelb nach Orange dürfen höchstens 0,5 ml Silbernitrat-Lösung (0,1 mol · l^{-1}) verbraucht werden.

Natriumsulfat: höchstens 2 Prozent

0,25 g Substanz werden in 40 ml einer Mischung von 20 Volumteilen Wasser *R* und 80 Volumteilen 2-Propanol *R* gelöst. Die Lösung wird mit Perchlorsäure-Lösung *R* auf einen pH-Wert zwischen 2,5 und 4,0 eingestellt. Nach Zusatz von 0,4 ml Naphtharson-Lösung *R* und 0,1 ml einer Lösung von Methylenblau *R* (0,125 g · l^{-1}) dürfen bis zum Farbumschlag von gelblich Grün nach gelblich Rosa höchstens 1,5 ml Bariumperchlorat-Lösung (0,025 mol · l^{-1}) verbraucht werden.

Schwermetalle (2.4.8): höchstens 10 ppm

4,0 g Substanz werden in Ethanol 80 % *R* zu 20 ml gelöst. 12 ml Lösung müssen der Grenzprüfung B entsprechen. Zur Herstellung der Referenzlösung wird eine Blei-Lösung (2 ppm Pb) verwendet, die durch Verdünnen der Blei-Lösung (100 ppm Pb) *R* mit Ethanol 80 % *R* hergestellt wird.

Wasser (2.5.12): höchstens 3,0 Prozent, mit 0,250 g Substanz bestimmt

Gehaltsbestimmung

1,000 g Substanz wird in einen 250-ml-Erlenmeyerkolben gegeben, der mit einem Rückflusskühler versehen ist. Nach Zusatz von 25,0 ml ethanolischer Kaliumhydroxid-Lösung (0,5 mol · l^{-1}) wird die Mischung 45 min lang im Wasserbad zum Rückfluss erhitzt. Nach dem Erkalten wird die Lösung mit 0,25 ml Phenolphthalein-Lösung *R* 1 versetzt und mit Salzsäure (0,5 mol · l^{-1}) bis zum Verschwinden der Rotfärbung titriert. Ein Blindversuch wird durchgeführt.

1 ml Salzsäure (0,5 mol · l^{-1}) entspricht 0,1112 g $C_{20}H_{37}NaO_7S$.

Lagerung

Dicht verschlossen

Droperidol

Droperidolum

4.03/1010

$C_{22}H_{22}FN_3O_2$ M_r 379,4

Definition

Droperidol enthält mindestens 99,0 und höchstens 101,0 Prozent 1-[1-[4-(4-Fluorphenyl)-4-oxobutyl]-1,2,3,6-tetrahydropyridin-4-yl]-1,3-dihydro-2H-benzimid=azol-2-on, berechnet auf die getrocknete Substanz.

Eigenschaften

Weißes bis fast weißes Pulver; praktisch unlöslich in Wasser, leicht löslich in Dichlormethan und Dimethylformamid, wenig löslich in Ethanol

Die Substanz zeigt Polymorphie.

Prüfung auf Identität

1: A
2: B, C, D

A. Die Prüfung erfolgt mit Hilfe der IR-Spektroskopie (2.2.24) durch Vergleich des Spektrums der Substanz mit dem von Droperidol CRS. Die Prüfung erfolgt mit Hilfe von Presslingen. Wenn die Spektren unterschiedlich sind, werden Substanz und Referenzsubstanz in der eben notwendigen Menge Aceton R gelöst. Nach Eindampfen der Lösungen auf dem Wasserbad zur Trockne werden mit den Rückständen erneut Spektren aufgenommen.

B. Die Prüfung erfolgt mit Hilfe der Dünnschichtchromatographie (2.2.27) unter Verwendung einer Schicht von Kieselgel GF$_{254}$ R.

Untersuchungslösung: 30 mg Substanz werden in einer Mischung von 1 Volumteil Aceton R und 9 Volumteilen Methanol R zu 10 ml gelöst.

Referenzlösung a: 30 mg Droperidol CRS werden in einer Mischung von 1 Volumteil Aceton R und 9 Volumteilen Methanol R zu 10 ml gelöst.

Referenzlösung b: 30 mg Droperidol CRS und 30 mg Benperidol CRS werden in einer Mischung von 1 Volumteil Aceton R und 9 Volumteilen Methanol R zu 10 ml gelöst.

Auf die Platte werden 10 µl jeder Lösung aufgetragen. Die Chromatographie erfolgt mit einer Mischung von 1 Volumteil Aceton R und 9 Volumteilen Methanol R über eine Laufstrecke von 15 cm. Die Platte wird an der Luft trocknen gelassen und anschließend im ultravioletten Licht bei 254 nm ausgewertet. Der Hauptfleck im Chromatogramm der Untersuchungslösung entspricht in Bezug auf Lage und Größe dem Hauptfleck im Chromatogramm der Referenzlösung a. Die Prüfung darf nur ausgewertet werden, wenn das Chromatogramm der Referenzlösung b deutlich voneinander getrennt 2 Flecke zeigt.

C. Etwa 10 mg Substanz werden in 5 ml wasserfreiem Ethanol R gelöst. Nach Zusatz von 0,5 ml Dinitrobenzol-Lösung R und 0,5 ml ethanolischer Kaliumhydroxid-Lösung (2 mol · l^{-1}) R entsteht eine violette Färbung, die nach 20 min bräunlich rot wird.

D. Etwa 5 mg Substanz werden in einem Tiegel mit 45 mg schwerem Magnesiumoxid R gemischt. Die Mischung wird so lange geglüht, bis der Rückstand fast weiß ist (normalerweise weniger als 5 min lang). Nach dem Erkalten wird der Rückstand mit 1 ml Wasser R und 0,05 ml Phenolphthalein-Lösung R 1 versetzt. Etwa 1 ml verdünnte Salzsäure R wird zugesetzt, damit die Lösung farblos ist. Die Mischung wird filtriert. Eine frisch hergestellte Mischung von 0,1 ml Alizarin-S-Lösung R und 0,1 ml Zirconiumnitrat-Lösung R wird mit 1,0 ml Filtrat versetzt, gemischt und 5 min lang stehen gelassen. Die Färbung der Lösung wird mit der einer unter gleichen Bedingungen hergestellten Blindlösung verglichen. Die Lösung ist gelb, die Blindlösung rot gefärbt.

Prüfung auf Reinheit

Aussehen der Lösung: 0,20 g Substanz werden in Dichlormethan R zu 20,0 ml gelöst. Die Lösung muss klar (2.2.1) und darf nicht stärker gefärbt sein als die Farbvergleichslösung BG$_5$ (2.2.2, Methode II).

Verwandte Substanzen: Die Prüfung erfolgt mit Hilfe der Flüssigchromatographie (2.2.29).

Die Lösungen werden unmittelbar vor Gebrauch hergestellt.

Untersuchungslösung: 0,10 g Substanz werden in Dimethylformamid R zu 10,0 ml gelöst.

Referenzlösung a: 2,5 mg Droperidol CRS und 2,5 mg Benperidol CRS werden in Dimethylformamid R zu 100,0 ml gelöst.

Referenzlösung b: 1,0 ml Untersuchungslösung wird mit Dimethylformamid R zu 100,0 ml verdünnt. 5,0 ml dieser Lösung werden mit Dimethylformamid R zu 20,0 ml verdünnt.

Die Chromatographie kann durchgeführt werden
– mit einer Säule aus rostfreiem Stahl von 0,10 m Länge und 4,6 mm innerem Durchmesser, gepackt mit des-

aktiviertem, octadecylsilyliertem Kieselgel zur Chromatographie *R* (3 µm)
- als mobile Phase bei einer Durchflussrate von 1,5 ml je Minute:
  Mobile Phase A: Acetonitril *R*
  Mobile Phase B: Lösung von Tetrabutylammoniumhydrogensulfat *R* 1 (10 g · l⁻¹)

Zeit (min)	Mobile Phase A (% V/V)	Mobile Phase B (% V/V)
0 – 15	0 → 40	100 → 60
15 – 20	40	60
20 – 25	40 → 0	60 → 100

- mit einem Spektrometer als Detektor bei einer Wellenlänge von 275 nm.

Die Empfindlichkeit des Systems wird so eingestellt, dass die Höhe des Hauptpeaks im Chromatogramm, das mit 10 µl Referenzlösung b erhalten wird, mindestens 50 Prozent des maximalen Ausschlags beträgt.

10 µl Referenzlösung a werden eingespritzt. Wird das Chromatogramm unter den vorgeschriebenen Bedingungen aufgezeichnet, beträgt die Retentionszeit von Benperidol etwa 6,5 min und die von Droperidol etwa 7 min. Die Prüfung darf nur ausgewertet werden, wenn die Auflösung zwischen den Peaks von Droperidol und Benperidol mindestens 2,0 beträgt. Falls erforderlich wird der Endgehalt an Acetonitril in der mobilen Phase oder die Programmierung des linearen Gradienten geändert.

Je 10 µl Dimethylformamid *R* (Blindlösung), Untersuchungslösung und Referenzlösung b werden eingespritzt. Im Chromatogramm der Untersuchungslösung darf keine Peakfläche, mit Ausnahme der des Hauptpeaks, größer sein als die Fläche des Hauptpeaks im Chromatogramm der Referenzlösung b (0,25 Prozent) und die Summe dieser Peakflächen darf nicht größer sein als das 2fache der Fläche des Hauptpeaks im Chromatogramm der Referenzlösung b (0,5 Prozent). Peaks, die auch im Chromatogramm der Blindlösung auftreten, und Peaks, deren Fläche kleiner ist als das 0,2fache der Fläche des Hauptpeaks im Chromatogramm der Referenzlösung b, werden nicht berücksichtigt.

Schwermetalle (2.4.8): 1,0 g Substanz muss der Grenzprüfung D entsprechen (20 ppm). Zur Herstellung der Referenzlösung werden 2 ml Blei-Lösung (10 ppm Pb) *R* verwendet.

Trocknungsverlust (2.2.32): höchstens 0,5 Prozent, mit 1,000 g Substanz durch Trocknen im Trockenschrank bei 100 bis 105 °C bestimmt

Sulfatasche (2.4.14): höchstens 0,1 Prozent, mit 1,0 g Substanz bestimmt

Gehaltsbestimmung

0,300 g Substanz, in 50 ml einer Mischung von 1 Volumteil wasserfreier Essigsäure *R* und 7 Volumteilen Ethylmethylketon *R* gelöst, werden unter Zusatz von 0,2 ml Naphtholbenzein-Lösung *R* mit Perchlorsäure (0,1 mol · l⁻¹) bis zum Farbumschlag von Orangegelb nach Grün titriert.

1 ml Perchlorsäure (0,1 mol · l⁻¹) entspricht 37,94 mg $C_{22}H_{22}FN_3O_2$.

Lagerung

Vor Licht geschützt

Verunreinigungen

A. 1-(1,2,3,6-Tetrahydropyridin-4-yl)-1,3-dihydro-2*H*-benzimidazol-2-on

B. 1-[1-[4-(2-Fluorphenyl)-4-oxobutyl]-1,2,3,6-tetra=hydropyridin-4-yl]-1,3-dihydro-2*H*-benzimidazol-2-on

C. 1-[4-(4-Fluorphenyl)-4-oxobutyl]-4-(2-oxo-2,3-dihydro-1*H*-benzimidazol-1-yl)pyridiniumchlorid

D. (1*RS*)-1-[4-(4-Fluorphenyl)-4-oxobutyl]-4-(2-oxo-2,3-dihydro-1*H*-benzimidazol-1-yl)-1,2,3,6-tetra=hydropyridin-1-oxid

E. 1-[1-[4-[4-[4-(2-Oxo-2,3-dihydro-1*H*-benzimidazol-1-yl)-3,6-dihydropyridin-1(2*H*)-yl]-1-oxobutyl]=phenyl]-1,2,3,6-tetrahydropyridin-4-yl]-1,3-dihydro-2*H*-benzimidazol-2-on

E

Eisen(II)-gluconat 3877
Eisen(II)-sulfat-Heptahydrat 3878
Enalaprilmaleat 3879
Erythritol 3881
Erythromycinethylsuccinat 3883
Wasserfreies Ethanol 3885
Ethanol 96 % 3888
Etoposid 3891

4.03/0493

Eisen(II)-gluconat

Ferrosi gluconas

$C_{12}H_{22}FeO_{14} \cdot x\, H_2O$ M_r 446,1 (wasserfrei)

Definition

Eisen(II)-gluconat ist Eisen(II)-di-D-gluconat und enthält mindestens 11,8 und höchstens 12,5 Prozent zweiwertiges Eisen, berechnet auf die getrocknete Substanz.

Eigenschaften

Pulver oder Granulat, grünlich gelb bis grau; leicht, aber langsam löslich in Wasser mit grünlich brauner Farbe, schneller löslich in heißem Wasser, praktisch unlöslich in Ethanol

Prüfung auf Identität

A. Die Prüfung erfolgt mit Hilfe der Dünnschichtchromatographie (2.2.27) unter Verwendung einer DC-Platte mit Kieselgel G R.

Untersuchungslösung: 20 mg Substanz werden in 2 ml Wasser R, falls erforderlich unter Erhitzen im Wasserbad von 60 °C, gelöst.

Referenzlösung: 20 mg Eisen(II)-gluconat CRS werden in 2 ml Wasser R, falls erforderlich unter Erhitzen im Wasserbad von 60 °C, gelöst.

Auf die Platte werden 5 µl jeder Lösung aufgetragen. Die Chromatographie erfolgt mit einer Mischung von 10 Volumteilen konzentrierter Ammoniak-Lösung R, 10 Volumteilen Ethylacetat R, 30 Volumteilen Wasser R und 50 Volumteilen Ethanol 96 % R über eine Laufstrecke von 10 cm. Die Platte wird 20 min lang bei 100 bis 105 °C getrocknet. Nach dem Erkalten wird mit einer Lösung von Kaliumdichromat R (50 g · l^{-1}) in einer 40-prozentigen Lösung (*m/m*) von Schwefelsäure R besprüht. Nach 5 min entspricht der Hauptfleck im Chromatogramm der Untersuchungslösung in Bezug auf Lage, Farbe und Größe dem Hauptfleck im Chromatogramm der Referenzlösung.

B. 1 ml Prüflösung (siehe „Prüfung auf Reinheit") gibt die Identitätsreaktion a auf Eisen (2.3.1).

Prüfung auf Reinheit

Prüflösung: 5,0 g Substanz werden unter Erhitzen auf etwa 60 °C in kohlendioxidfreiem Wasser R, das aus destilliertem Wasser R hergestellt wurde, gelöst. Die Lösung wird erkalten gelassen und mit kohlendioxidfreiem Wasser R, das aus destilliertem Wasser R hergestellt wurde, zu 50 ml verdünnt.

Aussehen der Lösung: 2 ml Prüflösung, mit Wasser R zu 10 ml verdünnt, müssen in der Durchsicht klar (2.2.1) sein.

pH-Wert (2.2.3): Der pH-Wert der Prüflösung muss 3 bis 4 h nach der Herstellung zwischen 4,0 und 5,5 liegen.

Saccharose, reduzierende Zucker: 0,5 g Substanz werden in 10 ml heißem Wasser R, dem 1 ml verdünnte Ammoniak-Lösung R 1 zugesetzt wurde, gelöst. Nach dem Durchleiten von Schwefelwasserstoff R wird die Lösung 30 min lang stehen gelassen. Nach Abfiltrieren und 2-maligem Waschen des Niederschlags mit je 5 ml Wasser R werden Filtrat und Waschflüssigkeiten vereinigt, mit verdünnter Salzsäure R bis zum Umschlag von blauem Lackmuspapier R angesäuert und mit 2 ml verdünnter Salzsäure R im Überschuss versetzt. Die Lösung wird zum Sieden erhitzt, bis die Dämpfe Blei(II)-acetat-Papier R nicht mehr schwärzen. Das Sieden wird falls erforderlich fortgesetzt, bis sich das Volumen der Lösung auf etwa 10 ml verringert hat. Nach dem Erkalten werden 15 ml Natriumcarbonat-Lösung R zugesetzt. Nach 5 min wird die Mischung filtriert und das Filtrat mit Wasser R zu 100 ml verdünnt. Werden 5 ml dieser Lösung mit 2 ml Fehling'scher Lösung R versetzt und 1 min lang zum Sieden erhitzt, darf innerhalb von 1 min kein roter Niederschlag entstehen.

Chlorid (2.4.4): 0,8 ml Prüflösung, mit Wasser R zu 15 ml verdünnt, müssen der Grenzprüfung auf Chlorid entsprechen (0,06 Prozent).

Oxalat: 5,0 g Substanz werden in einer Mischung von 10 ml verdünnter Schwefelsäure R und 40 ml Wasser R gelöst. Die Lösung wird 5 min lang in einem Scheidetrichter mit 50 ml Ether R ausgeschüttelt. Die wässrige Phase wird abgetrennt und 5 min lang mit 20 ml Ether R ausgeschüttelt. Die vereinigten Etherphasen werden zur Trockne eingedampft. Der Rückstand wird in 15 ml Wasser R aufgenommen. Nach dem Filtrieren wird das Filtrat zum Sieden erhitzt und auf 5 ml eingeengt. Nach Zusatz von 1 ml verdünnter Essigsäure R und 1,5 ml Calciumchlorid-Lösung R darf sich nach 30 min kein Niederschlag gebildet haben.

Sulfat (2.4.13): 3,0 ml Prüflösung, mit 3 ml Essigsäure R versetzt und mit destilliertem Wasser R zu 15 ml verdünnt, müssen in der Durchsicht der Grenzprüfung auf Sulfat entsprechen (500 ppm).

Arsen (2.4.2): 0,5 g Substanz müssen der Grenzprüfung A entsprechen (2 ppm).

Eisen(II)-gluconat

Barium: 10 ml Prüflösung werden mit destilliertem Wasser *R* zu 50 ml verdünnt und mit 5 ml verdünnter Schwefelsäure *R* versetzt. Nach 5 min langem Stehenlassen darf die Lösung nicht stärker opaleszieren als eine Mischung von 10 ml Prüflösung mit 45 ml destilliertem Wasser *R*.

Eisen(III)-Ionen: 5,00 g Substanz werden in einem Erlenmeyerkolben mit Schliffstopfen in einer Mischung von 10 ml Salzsäure *R* und 100 ml kohlendioxidfreiem Wasser *R* gelöst. Nach Zusatz von 3 g Kaliumiodid *R* wird der Kolben verschlossen und 5 min lang unter Lichtschutz stehen gelassen. Die Lösung wird mit Natriumthiosulfat-Lösung (0,1 mol · l^{-1}) titriert, wobei gegen Ende der Titration 0,5 ml Stärke-Lösung *R* zugesetzt werden. Ein Blindversuch wird durchgeführt. Der Verbrauch an Natriumthiosulfat-Lösung (0,1 mol · l^{-1}) darf höchstens 9,0 ml betragen (1,0 Prozent).

Schwermetalle (2.4.8): In einem Quarztiegel werden 2,5 g Substanz mit 0,5 g Magnesiumoxid *R* 1 gründlich gemischt. Die Mischung wird bei dunkler Rotglut bis zum Entstehen einer homogenen Masse erhitzt und bei 800 °C etwa 1 h lang geglüht. Nach dem Erkalten wird der Rückstand in 20 ml heißer Salzsäure *R* aufgenommen und erkalten gelassen. Die Flüssigkeit wird in einen Scheidetrichter überführt und 3-mal jeweils 3 min lang mit je 20 ml mit Salzsäure gesättigtem Isobutylmethylketon (hergestellt durch Schütteln von 100 ml frisch destilliertem Isobutylmethylketon *R* mit 1 ml Salzsäure *R*) ausgeschüttelt. Nach dem Stehenlassen wird die wässrige Phase abgetrennt, zum Sieden erhitzt und auf die Hälfte des Volumens eingedampft. Nach dem Erkalten wird mit Wasser *R* zu 25 ml verdünnt. 10 ml Lösung werden mit verdünnter Ammoniak-Lösung *R* 1 gegen rotes Lackmuspapier *R* neutralisiert und mit Wasser *R* zu 20 ml verdünnt. 12 ml dieser Lösung müssen der Grenzprüfung A entsprechen (20 ppm). Zur Herstellung der Referenzlösung wird die Blei-Lösung (1 ppm Pb) *R* verwendet.

Trocknungsverlust (2.2.32): 5,0 bis 10,5 Prozent, mit 0,500 g Substanz durch 5 h langes Trocknen im Trockenschrank bei 100 bis 105 °C bestimmt

Mikrobielle Verunreinigung
Gesamtzahl Kolonie bildender, aerober Einheiten (2.6.12): höchstens 10^3 Mikroorganismen je Gramm Substanz, durch Auszählen auf Agarplatten bestimmt

Gehaltsbestimmung

0,5 g Natriumhydrogencarbonat *R* werden in einer Mischung von 30 ml verdünnter Schwefelsäure *R* und 70 ml Wasser *R* gelöst. Sobald die Gasentwicklung beendet ist, wird 1,00 g Substanz unter vorsichtigem Umschütteln in dieser Lösung gelöst. Mit Ammoniumcer(IV)-nitrat-Lösung (0,1 mol · l^{-1}) wird nach Zusatz von 0,1 ml Ferroin-Lösung *R* bis zum Verschwinden der Rotfärbung titriert.

1 ml Ammoniumcer(IV)-nitrat-Lösung (0,1 mol · l^{-1}) entspricht 5,585 mg zweiwertigem Eisen.

Lagerung
Vor Licht geschützt

4.03/0083

Eisen(II)-sulfat-Heptahydrat

Ferrosi sulfas heptahydricus

$FeSO_4 \cdot 7\,H_2O$ M_r 278,0

Definition

Gehalt: 98,0 bis 105,0 Prozent

Eigenschaften

Aussehen: hellgrünes, kristallines Pulver oder bläulich grüne Kristalle, an der Luft verwitternd

Löslichkeit: leicht löslich in Wasser, sehr leicht löslich in siedendem Wasser, praktisch unlöslich in Ethanol

Die Substanz färbt sich in feuchter Luft durch Oxidation braun.

Prüfung auf Identität

A. Die Substanz gibt die Identitätsreaktionen auf Sulfat (2.3.1).

B. Die Substanz gibt die Identitätsreaktion a auf Eisen (2.3.1).

C. Die Substanz entspricht den Grenzwerten der Gehaltsbestimmung.

Prüfung auf Reinheit

Prüflösung: 2,5 g Substanz werden in kohlendioxidfreiem Wasser *R* gelöst. Nach Zusatz von 0,5 ml verdünnter Schwefelsäure *R* wird die Lösung mit Wasser *R* zu 50 ml verdünnt.

Aussehen der Lösung: Die Prüflösung darf nicht stärker opaleszieren als die Referenzsuspension II (2.2.1).

pH-Wert (2.2.3): 3,0 bis 4,0

0,5 g Substanz werden in kohlendioxidfreiem Wasser *R* zu 10 ml gelöst.

Chlorid (2.4.4): höchstens 300 ppm

3,3 ml Prüflösung werden mit Wasser R zu 10 ml verdünnt. Nach Zusatz von 5 ml verdünnter Salpetersäure R muss die Lösung der Grenzprüfung auf Chlorid entsprechen. Unter gleichen Bedingungen wird zur Herstellung der Referenzlösung eine Mischung von 10 ml Chlorid-Lösung (5 ppm Cl) R und 5 ml verdünnter Salpetersäure R verwendet. Für die Prüfung werden 0,15 ml Silbernitrat-Lösung R 2 verwendet.

Eisen(III)-Ionen: höchstens 0,5 Prozent

In einem Erlenmeyerkolben mit Schliffstopfen werden 5,00 g Substanz in einer Mischung von 10 ml Salzsäure R und 100 ml kohlendioxidfreiem Wasser R gelöst. Nach Zusatz von 3 g Kaliumiodid R wird der Kolben verschlossen und 5 min lang im Dunkeln stehen gelassen. Das freigesetzte Iod wird mit Natriumthiosulfat-Lösung (0,1 mol · l⁻¹) unter Zusatz von 0,5 ml Stärke-Lösung R gegen Ende der Titration titriert. Unter gleichen Bedingungen wird ein Blindversuch durchgeführt. Bei der Titration dürfen, unter Berücksichtigung des Blindversuchs, höchstens 4,5 ml Natriumthiosulfat-Lösung (0,1 mol·l⁻¹) verbraucht werden.

Mangan: höchstens 0,1 Prozent

1,0 g Substanz wird in 40 ml Wasser R gelöst. Die Lösung wird nach Zusatz von 10 ml Salpetersäure R zum Sieden erhitzt, bis rote Dämpfe entweichen. Nach Zusatz von 0,5 g Ammoniumpersulfat R wird die Mischung 10 min lang zum Sieden erhitzt. Durch tropfenweises Zusetzen einer Lösung von Natriumsulfit R (50 g · l⁻¹) wird eine eventuelle Rosafärbung entfärbt. Die Mischung wird so lange zum Sieden erhitzt, bis der Geruch nach Schwefeldioxid nicht mehr wahrnehmbar ist und nach Zusatz von 10 ml Wasser R, 5 ml Phosphorsäure 85 % R und 0,5 g Natriumperiodat R 1 min lang zum Sieden erhitzt und erkalten gelassen. Die Lösung darf nicht stärker gefärbt sein als eine gleichzeitig und unter gleichen Bedingungen mit 1,0 ml Kaliumpermanganat-Lösung (0,02 mol · l⁻¹) unter Zusatz der gleichen Mengen gleicher Reagenzien hergestellte Referenzlösung.

Schwermetalle (2.4.8): höchstens 50 ppm

1,0 g Substanz wird in 10 ml Salzsäure R 1 gelöst. Nach Zusatz von 2 ml Wasserstoffperoxid-Lösung 30 % R wird die Lösung auf 5 ml eingedampft, nach dem Erkalten mit Salzsäure R 1 zu 20 ml verdünnt und in einen Scheidetrichter überführt. Diese Lösung wird 3-mal jeweils 3 min lang mit je 20 ml mit Salzsäure gesättigtem Isobutylmethylketon (hergestellt durch Schütteln von 100 ml frisch destilliertem Isobutylmethylketon R mit 1 ml Salzsäure R 1) ausgeschüttelt. Nach dem Stehenlassen wird die wässrige Phase abgetrennt und bis auf die Hälfte des Volumens eingedampft. Nach dem Erkalten wird die Lösung mit Wasser R zu 25 ml verdünnt (Lösung a). 10 ml Lösung a werden mit verdünnter Ammoniak-Lösung R 1 gegen rotes Lackmuspapier R neutralisiert und mit Wasser R zu 20 ml verdünnt. 12 ml dieser Lösung müssen der Grenzprüfung A entsprechen. Zur Herstellung der Referenzlösung wird die Blei-Lösung (1 ppm Pb) R verwendet.

Zink: höchstens 500 ppm

5 ml Lösung a (siehe „Schwermetalle") werden mit 1 ml Kaliumhexacyanoferrat(II)-Lösung R versetzt. Die Mischung wird mit Wasser R zu 13 ml verdünnt. Nach 5 min darf eine eventuell entstandene Trübung nicht stärker als diejenige einer Referenzlösung sein, welche gleichzeitig durch Mischen von 10 ml Zink-Lösung (10 ppm Zn) R, 2 ml Salzsäure R 1 und 1 ml Kaliumhexacyanoferrat(II)-Lösung R hergestellt wurde.

Gehaltsbestimmung

2,5 g Natriumhydrogencarbonat R werden in einer Mischung von 150 ml Wasser R und 10 ml Schwefelsäure R gelöst. Nach Beendigung der Gasentwicklung werden 0,500 g Substanz zugesetzt und unter vorsichtigem Schütteln gelöst. Die Lösung wird nach Zusatz von 0,1 ml Ferroin-Lösung R mit Ammoniumcer(IV)-nitrat-Lösung (0,1 mol · l⁻¹) bis zum Verschwinden der Rotfärbung titriert.

1 ml Ammoniumcer(IV)-nitrat-Lösung (0,1 mol · l⁻¹) entspricht 27,80 mg $FeSO_4 · 7 H_2O$.

Lagerung

Dicht verschlossen

4.03/1420

Enalaprilmaleat
Enalaprili maleas

$C_{24}H_{32}N_2O_9$ $\qquad$ M_r 492,5

Definition

Enalaprilmaleat enthält mindestens 98,5 und höchstens 101,5 Prozent (2S)-1-[(2S)-2-[[(1S)-1-(Ethoxycarbo= nyl)-3-phenylpropyl]amino]propanoyl]pyrrolidin-2-car= bonsäure-(Z)-butendioat, berechnet auf die getrocknete Substanz.

Eigenschaften

Weißes bis fast weißes, kristallines Pulver; wenig löslich in Wasser, leicht löslich in Methanol, praktisch unlöslich in Dichlormethan

Die Substanz löst sich in verdünnten Alkalihydroxid-Lösungen.

3880 Enalaprilmaleat

Prüfung auf Identität

1: B
2: A, C, D

A. Schmelztemperatur (2.2.14): 143 bis 145 °C

B. Die Prüfung erfolgt mit Hilfe der IR-Spektroskopie (2.2.24) durch Vergleich des Spektrums der Substanz mit dem von Enalaprilmaleat *CRS*.

C. Etwa 30 mg Substanz werden in 3 ml Wasser *R* gelöst. Die Lösung wird mit 1 ml Bromwasser *R* versetzt, auf dem Wasserbad erwärmt, bis das Brom vollständig verflüchtigt ist, und dann abgekühlt. Werden 0,2 ml dieser Lösung mit 3 ml einer Lösung von Resorcin *R* (3 g · l^{-1}) in Schwefelsäure *R* versetzt und auf dem Wasserbad 15 min lang erhitzt, entwickelt sich eine rötlich braune Färbung.

D. Etwa 30 mg Substanz werden mit 0,5 ml einer Lösung von Hydroxylaminhydrochlorid *R* (100 g · l^{-1}) in Methanol *R* und 1,0 ml einer Lösung von Kaliumhydroxid *R* (100 g · l^{-1}) in Ethanol 96 % *R* versetzt und zum Sieden erhitzt. Wird die Mischung nach dem Erkalten mit verdünnter Salzsäure *R* angesäuert und mit 0,2 ml einer im Verhältnis 1:10 verdünnten Eisen(III)-chlorid-Lösung *R* 1 versetzt, entsteht eine rötlich braune Färbung.

Prüfung auf Reinheit

Prüflösung: 0,25 g Substanz werden in kohlendioxidfreiem Wasser *R* zu 25,0 ml gelöst.

Aussehen der Lösung: Die Prüflösung muss klar (2.2.1) und farblos (2.2.2, Methode II) sein.

pH-Wert (2.2.3): Der pH-Wert der Prüflösung muss zwischen 2,4 und 2,9 liegen.

Spezifische Drehung (2.2.7): −48 bis −51, bestimmt an der Prüflösung und berechnet auf die getrocknete Substanz

Verwandte Substanzen: Die Prüfung erfolgt mit Hilfe der Flüssigchromatographie (2.2.29).

Pufferlösung A: 2,8 g Natriumdihydrogenphosphat-Monohydrat *R* werden in 950 ml Wasser *R* gelöst. Die Lösung wird mit Phosphorsäure 85 % *R* auf einen pH-Wert von 2,5 eingestellt und mit Wasser *R* zu 1000 ml verdünnt.

Pufferlösung B: 2,8 g Natriumdihydrogenphosphat-Monohydrat *R* werden in 950 ml Wasser *R* gelöst. Die Lösung wird mit konzentrierter Natriumhydroxid-Lösung *R* auf einen pH-Wert von 6,8 eingestellt und mit Wasser *R* zu 1000 ml verdünnt.

Lösungsmittelmischung: 50 ml Acetonitril *R* werden mit 950 ml Pufferlösung A gemischt.

Untersuchungslösung: 30,0 mg Substanz werden in der Lösungsmittelmischung zu 100,0 ml gelöst.

Referenzlösung a: 1,0 ml Untersuchungslösung wird mit der Lösungsmittelmischung zu 100,0 ml verdünnt.

Referenzlösung b: 3,0 mg Enalapril zur Eignungsprüfung *CRS* werden in der Lösungsmittelmischung zu 10,0 ml gelöst.

Die Chromatographie kann durchgeführt werden mit
– einer Säule aus rostfreiem Stahl von 0,15 m Länge und 4,1 mm innerem Durchmesser, gepackt mit Styrol-Divinylbenzol-Copolymer *R* (5 µm)
– folgender Mischung der mobilen Phasen A und B bei einer Durchflussrate von 1,4 ml je Minute:
Mobile Phase A: 50 ml Acetonitril *R* und 950 ml Pufferlösung B werden gemischt.
Mobile Phase B: 340 ml Pufferlösung B und 660 ml Acetonitril *R* werden gemischt.

Zeit (min)	Mobile Phase A (% V/V)	Mobile Phase B (% V/V)
0 – 20	95 → 40	5 → 60
20 – 25	40	60
25 – 26	40 → 95	60 → 5
26 – 30	95	5

– einem Spektrometer als Detektor bei einer Wellenlänge von 215 nm.

Die Temperatur der Säule wird bei 70 °C gehalten.

50 µl Referenzlösung b werden eingespritzt. Wird das Chromatogramm unter den vorgeschriebenen Bedingungen aufgezeichnet, beträgt die Retentionszeit für Enalapril etwa 11 min und die für Verunreinigung A etwa 12 min. Die Prüfung darf nur ausgewertet werden, wenn die Auflösung zwischen den Peaks von Enalapril und Verunreinigung A mindestens 1,5 beträgt.

Je 50 µl Untersuchungslösung und Referenzlösung a werden eingespritzt. Im Chromatogramm der Untersuchungslösung darf eine der Verunreinigung A entsprechende Peakfläche nicht größer sein als die Fläche des Hauptpeaks im Chromatogramm der Referenzlösung a (1,0 Prozent) und keine Peakfläche, mit Ausnahme der des Hauptpeaks und der der Verunreinigung A, darf größer sein als das 0,3fache der Fläche des Hauptpeaks im Chromatogramm der Referenzlösung a (0,3 Prozent). Die Summe dieser Peakflächen darf nicht größer sein als die Fläche des Hauptpeaks im Chromatogramm der Referenzlösung a (1,0 Prozent). Peaks, deren Fläche kleiner ist als das 0,05fache der Fläche des Hauptpeaks im Chromatogramm der Referenzlösung a, werden nicht berücksichtigt.

Schwermetalle (2.4.8): 2,0 g Substanz müssen der Grenzprüfung C entsprechen (10 ppm). Zur Herstellung der Referenzlösung werden 2 ml Blei-Lösung (10 ppm Pb) *R* verwendet.

Trocknungsverlust (2.2.32): höchstens 1,0 Prozent, mit 1,000 g Substanz durch 3 h langes Trocknen im Trockenschrank bei 100 bis 105 °C bestimmt

Sulfatasche (2.4.14): höchstens 0,1 Prozent, mit 1,0 g Substanz bestimmt

Gehaltsbestimmung

0,100 g Substanz, in kohlendioxidfreiem Wasser *R* zu 30 ml gelöst, werden mit Natriumhydroxid-Lösung (0,1 mol · l^{-1}) titriert. Der Endpunkt wird mit Hilfe der Potentiometrie (2.2.20) bestimmt. Die Titration wird bis zum zweiten Wendepunkt durchgeführt.

1 ml Natriumhydroxid-Lösung (0,1 mol · l^{-1}) entspricht 16,42 mg $C_{24}H_{32}N_2O_9$.

Lagerung

Vor Licht geschützt

Verunreinigungen

Qualifizierte Verunreinigungen:
A, B, C, D, E, H

Andere bestimmbare Verunreinigungen:
F, G, I

A. (2S)-1-[(2S)-2-[[(1R)-1-(Ethoxycarbonyl)-3-phenyl= propyl]amino]propanoyl]pyrrolidin-2-carbonsäure

B. (2S)-2-[[(1S)-1-(Ethoxycarbonyl)-3-phenylpropyl]= amino]propansäure

C. R = H:
(2S)-1-[(2S)-2-[[(1S)-1-Carboxy-3-phenylpropyl]= amino]propanoyl]pyrrolidin-2-carbonsäure

E. R = CH$_2$–CH$_2$–C$_6$H$_5$:
(2S)-1-[(2S)-2-[[(1S)-3-Phenyl-1-[(2-phenyl= ethoxy)carbonyl]propyl]amino]propanoyl]pyrrolidin-2-carbonsäure

F. R = CH$_2$–CH$_2$–CH$_2$–CH$_3$:
(2S)-1-[(2S)-2-[[(1S)-1-(Butoxycarbonyl)-3-phenyl= propyl]amino]propanoyl]pyrrolidin-2-carbonsäure

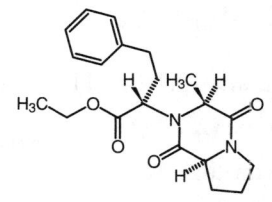

D. Ethyl-(2S)-2-[(3S,8aS)-3-methyl-1,4-dioxooctahyd= ropyrrolo[1,2-a]pyrazin-2-yl]-4-phenylbutanoat

G. (2S)-2-[[(1S)-3-Cyclohexyl-1-(ethoxycarbonyl)pro= pyl]amino]propansäure

H. (2S)-1-[(2S)-2-[[(1S)-3-Cyclohexyl-1-(ethoxycarbo= nyl)propyl]amino]propanoyl]pyrrolidin-2-carbon= säure

I. 1*H*-Imidazol

4.03/1803

Erythritol
Erythritolum

$C_4H_{10}O_4$ M_r 122,1

Definition

(2R,3S)-Butan-1,2,3,4-tetrol (*meso*-Erythritol)

Gehalt: 96,0 bis 102,0 Prozent (wasserfreie Substanz)

Eigenschaften

Aussehen: kristallines Pulver oder rieselfähige Körner, weiß bis fast weiß

Löslichkeit: leicht löslich in Wasser, sehr schwer löslich in Ethanol

Prüfung auf Identität

A. Schmelztemperatur (2.2.14): 119 bis 122 °C

B. IR-Spektroskopie (2.2.24)

Vergleich: Erythritol *CRS*

Prüfung auf Reinheit

Aussehen der Lösung: Die Lösung muss klar (2.2.1) und farblos (2.2.2, Methode II) sein.

5,0 g Substanz werden in Wasser *R* zu 50 ml gelöst.

Leitfähigkeit (2.2.38): höchstens 20 µS · cm^{-1}

20,0 g Substanz werden in kohlendioxidfreiem Wasser *R*, das aus destilliertem Wasser *R* hergestellt wurde, zu 100,0 ml gelöst. Die Leitfähigkeit der Lösung wird gemessen, wobei die Lösung während der Messung mit einem Magnetrührer schwach gerührt wird.

Verwandte Substanzen: Flüssigchromatographie (2.2.29)

Untersuchungslösung: 0,50 g Substanz werden in Wasser *R* zu 10,0 ml gelöst.

Referenzlösung a: 0,50 g Erythritol *CRS* werden in Wasser *R* zu 10,0 ml gelöst.

Referenzlösung b: 2,0 ml Untersuchungslösung werden mit Wasser *R* zu 100,0 ml verdünnt.

Referenzlösung c: 5,0 ml Referenzlösung b werden mit Wasser *R* zu 100,0 ml verdünnt.

Referenzlösung d: 1,0 g Erythritol *R* und 1,0 g Glycerol *R* werden in Wasser *R* zu 20,0 ml gelöst.

Säule
— Größe: $l = 0,3$ m, $\varnothing = 7,8$ mm
— Stationäre Phase: Kationenaustauscher *R* (9 µm)
— Temperatur: 70 °C

Mobile Phase: 0,01-prozentige Lösung (V/V) von Schwefelsäure *R*

Durchflussrate: 0,8 ml · min^{-1}

Detektion: Refraktometer, bei konstanter Temperatur

Einspritzen: 20 µl; Untersuchungslösung, Referenzlösungen b, c und d

Chromatographiedauer: 3fache Retentionszeit von Erythritol

Relative Retention (bezogen auf Erythritol, t_R etwa 11 min)
— Verunreinigung A: etwa 0,77
— Verunreinigung B: etwa 0,90
— Verunreinigung C: etwa 0,94
— Verunreinigung D: etwa 1,10

Eignungsprüfung: Referenzlösung d
— Auflösung: mindestens 2 zwischen den Peaks von Erythritol und Verunreinigung D

Grenzwerte
— Jede Verunreinigung: nicht größer als die Fläche des Hauptpeaks im Chromatogramm der Referenzlösung b (2,0 Prozent)
— Summe aller Verunreinigungen: nicht größer als die Fläche des Hauptpeaks im Chromatogramm der Referenzlösung b (2,0 Prozent)
— Ohne Berücksichtigung bleiben: Peaks, deren Fläche kleiner ist als die Fläche des Hauptpeaks im Chromatogramm der Referenzlösung c (0,1 Prozent)

Blei (2.4.10): höchstens 0,5 ppm

Wasser (2.5.12): höchstens 0,5 Prozent, mit 1,00 g Substanz bestimmt

Mikrobielle Verunreinigung
Gesamtzahl Kolonie bildender, aerober Einheiten (2.6.12): höchstens 10^3 Bakterien und höchstens 10^2 Pilze je Gramm Substanz, durch Auszählen auf Agarplatten bestimmt

Die Substanz muss den Prüfungen auf *Escherichia coli* und Salmonellen (2.6.13) entsprechen.

Erythritol zur Herstellung von Parenteralia:
Gesamtzahl Kolonie bildender, aerober Einheiten (2.6.12): höchstens 10^2 Bakterien und höchstens 10^2 Pilze je Gramm Substanz, durch Auszählen auf Agarplatten bestimmt

Bakterien-Endotoxine (2.6.14): Erythritol zur Herstellung von Parenteralia, das dabei keinem weiteren geeigneten Verfahren zur Beseitigung von Bakterien-Endotoxinen unterworfen wird:
— weniger als 4 I.E. Bakterien-Endotoxine je Gramm Substanz für Parenteralia mit einer Konzentration an Erythritol von 100 g · l^{-1} oder weniger
— weniger als 2,5 I.E. Bakterien-Endotoxine je Gramm Substanz für Parenteralia mit einer Konzentration an Erythritol von mehr als 100 g · l^{-1}

Gehaltsbestimmung

Die Bestimmung erfolgt mit Hilfe der Flüssigchromatographie (2.2.29) wie unter „Verwandte Substanzen" beschrieben, mit folgender Änderung:

Einspritzen: Untersuchungslösung, Referenzlösung a

Der Prozentgehalt an Erythritol wird aus dem Chromatogramm der Referenzlösung a und dem angegebenen Gehalt für Erythritol *CRS* berechnet.

Beschriftung

Die Beschriftung gibt, falls zutreffend, an, dass die Substanz zur Herstellung von Parenteralia bestimmt ist.

Verunreinigungen

A. Maltitol

B. Sorbitol

C. (2*R*,3*s*,4*S*)-Pentan-1,2,3,4,5-pentol
   (*meso*-Ribitol)
D. Glycerol

4.03/0274
Erythromycinethylsuccinat
Erythromycini ethylsuccinas

Ethylsuccinat von	Summenformel	M_r	R1	R2
Erythromycin A	$C_{43}H_{75}NO_{16}$	862	OH	CH_3
Erythromycin B	$C_{43}H_{75}NO_{15}$	846	H	CH_3
Erythromycin C	$C_{42}H_{73}NO_{16}$	848	OH	H

Definition

Hauptkomponente: (3*R*,4*S*,5*S*,6*R*,7*R*,9*R*,11*R*,12*R*,13*S*,14*R*)-4-[(2,6-Didesoxy-3-*C*-methyl-3-*O*-methyl-α-L-*ribo*-hexopyranosyl)oxy]-14-ethyl-7,12,13-trihydroxy-3,5,7,9,11,13-hexamethyl-6-[[3,4,6-tridesoxy-3-(dime=thylamino)-2-*O*-(4-ethoxy-4-oxobutanoyl)-β-D-*xylo*-hexopyranosyl]oxy]oxacyclotetradecan-2,10-dion (Erythromycin-A-ethylsuccinat)

Gehalt
– Summe der Gehalte an Erythromycin A, B und C: mindestens 78,0 Prozent (wasserfreie Substanz)
– Erythromycin B: höchstens 5,0 Prozent (wasserfreie Substanz)
– Erythromycin C: höchstens 5,0 Prozent (wasserfreie Substanz)

Eigenschaften

Aussehen: weißes, kristallines, hygroskopisches Pulver
Löslichkeit: praktisch unlöslich in Wasser, leicht löslich in Aceton, wasserfreiem Ethanol und Methanol

Prüfung auf Identität

IR-Spektroskopie (2.2.24)
Vergleich: Erythromycinethylsuccinat *CRS*

Prüfung auf Reinheit

Spezifische Drehung (2.2.7): –70 bis –82 (wasserfreie Substanz)

0,100 g Substanz werden in Aceton *R* zu 10,0 ml gelöst. Der Drehwinkel wird frühestens 30 min nach Herstellung der Lösung gemessen.

Verwandte Substanzen: Flüssigchromatographie (2.2.29)

Hydrolyselösung: Lösung von Kaliummonohydrogenphosphat *R* (20 g · l⁻¹), mit Phosphorsäure 85 % *R* auf einen pH-Wert von 8,0 eingestellt

Untersuchungslösung: 0,115 g Substanz werden in 25 ml Methanol *R* gelöst. Die Lösung wird nach Zusatz von 20 ml der Hydrolyselösung gemischt und mindestens 12 h lang bei Raumtemperatur stehen gelassen. Die Mischung wird mit der Hydrolyselösung zu 50,0 ml verdünnt.

Referenzlösung a: 40,0 mg Erythromycin A *CRS* werden in 10 ml Methanol *R* gelöst. Die Lösung wird mit der Hydrolyselösung zu 20,0 ml verdünnt.

Referenzlösung b: 10,0 mg Erythromycin B *CRS* und 10,0 mg Erythromycin C *CRS* werden in 50 ml Methanol *R* gelöst. Die Lösung wird mit 5,0 ml Referenzlösung a versetzt und mit der Hydrolyselösung zu 100,0 ml verdünnt.

Referenzlösung c: 2 mg *N*-Demethylerythromycin A *CRS* werden in 20 ml Referenzlösung b gelöst.

Referenzlösung d: 3,0 ml Referenzlösung a werden mit einer Mischung gleicher Volumteile von Methanol *R* und Hydrolyselösung zu 100,0 ml verdünnt.

Referenzlösung e: 40 mg Erythromycin A *CRS* werden 3 h lang bei 130 °C erhitzt und anschließend in 10 ml Methanol *R* gelöst. Die Lösung wird mit der Hydrolyselösung zu 20 ml verdünnt.

Säule
– Größe: $l = 0,25$ m, $\varnothing = 4,6$ mm
– Stationäre Phase: Styrol-Divinylbenzol-Copolymer *R* (8 µm) mit einer Porengröße von 100 nm
– Temperatur: 70 °C unter Verwendung eines Wasserbads für die Säule und für mindestens ein Drittel der Rohrleitung, die zur Säule führt

Mobile Phase: 50 ml einer Lösung von Kaliummonohydrogenphosphat *R* (35 g · l⁻¹), die mit Phosphorsäure 10 % *R* auf einen pH-Wert von 8,0 eingestellt wurde, werden mit 400 ml Wasser *R*, 165 ml 2-Methyl-2-propanol *R* und 30 ml Acetonitril *R* versetzt und mit Wasser *R* zu 1000 ml verdünnt.

Durchflussrate: 2,0 ml · min⁻¹

Detektion: Spektrometer bei 215 nm

Einspritzen: 200 µl; Untersuchungslösung, Referenzlösungen a, c, d und e

Chromatographiedauer: 5fache Retentionszeit von Erythromycin A; Integrationsbeginn nach dem Hydrolyse-Peak

Relative Retention (bezogen auf Erythromycin A, t_R etwa 15 min)
- Hydrolyse-Peak: weniger als 0,3
- Verunreinigung B: etwa 0,45
- Erythromycin C: etwa 0,5
- Verunreinigung C: etwa 0,9
- Verunreinigung G: etwa 1,3
- Verunreinigung D: etwa 1,4
- Verunreinigung F: etwa 1,5
- Erythromycin B: etwa 1,8
- Verunreinigung E: etwa 4,3

Eignungsprüfung: Referenzlösung c
- Auflösung: mindestens 0,8 zwischen den Peaks von Verunreinigung B und Erythromycin C und mindestens 5,5 zwischen den Peaks von Verunreinigung B und Erythromycin A

Grenzwerte
- Korrekturfaktoren: Für die Berechnung der Gehalte werden die Peakflächen folgender Verunreinigungen mit den entsprechenden Korrekturfaktoren multipliziert:
  Verunreinigung E = 0,09
  Verunreinigung F = 0,15
  Verunreinigung G = 0,14
  Das Chromatogramm der Referenzlösung e wird verwendet, um die Peaks der Verunreinigungen E und F zu identifizieren.
- Jede Verunreinigung: nicht größer als die Fläche des Hauptpeaks im Chromatogramm der Referenzlösung d (3,0 Prozent)
- Summe aller Verunreinigungen: nicht größer als das 1,67fache der Fläche des Hauptpeaks im Chromatogramm der Referenzlösung d (5,0 Prozent)
- Ohne Berücksichtigung bleiben: Peaks, deren Fläche kleiner ist als das 0,02fache der Fläche des Hauptpeaks im Chromatogramm der Referenzlösung d (0,06 Prozent)

Freies Erythromycin: Flüssigchromatographie (2.2.29)

Untersuchungslösung: 0,250 g Substanz werden in Acetonitril *R* zu 50,0 ml gelöst.

Referenzlösung: 75,0 mg Erythromycin A *CRS* werden in Acetonitril *R* zu 50,0 ml gelöst. 5,0 ml Lösung werden mit Acetonitril *R* zu 25,0 ml verdünnt.

Säule
- Größe: l = 0,25 m, $\emptyset$ = 4,6 mm
- Stationäre Phase: octylsilyliertes Kieselgel zur Chromatographie *R* (5 µm)

Mobile Phase: 35 Volumteile Acetonitril *R* werden mit 65 Volumteilen einer Lösung gemischt, die Kaliumdihydrogenphosphat *R* (3,4 g · l^{-1}) und Triethylamin *R* (2,0 g · l^{-1}) enthält und zuvor mit Phosphorsäure 10 % *R* auf einen pH-Wert von 3,0 eingestellt wurde.

Durchflussrate: 1 ml · min^{-1}

Detektion: Spektrometer bei 195 nm

Einspritzen: 20 µl

Chromatographiedauer: 2fache Retentionszeit von Erythromycin A (t_R etwa 8 min) für die Referenzlösung und 2fache Retentionszeit von Erythromycinethylsuccinat (t_R etwa 24 min) für die Untersuchungslösung

Grenzwerte
- Freies Erythromycin: nicht größer als die Fläche des Hauptpeaks im Chromatogramm der Referenzlösung (6,0 Prozent)

Wasser (2.5.12): höchstens 3,0 Prozent, mit 0,30 g Substanz bestimmt

Als Lösungsmittel wird eine Lösung von Imidazol *R* (100 g · l^{-1}) in wasserfreiem Methanol *R* verwendet.

Sulfatasche (2.4.14): höchstens 0,3 Prozent, mit 1,0 g Substanz bestimmt

Gehaltsbestimmung

Flüssigchromatographie (2.2.29) wie bei der Prüfung „Verwandte Substanzen" beschrieben

Einspritzen: Untersuchungslösung, Referenzlösungen a und b

Eignungsprüfung: Referenzlösung a
- Relative Standardabweichung: höchstens 1,2 Prozent bei 6facher Injektion

Der Prozentgehalt an Erythromycin A wird unter Verwendung des Chromatogramms der Referenzlösung a berechnet.
Die Prozentgehalte an Erythromycin B und Erythromycin C werden unter Verwendung des Chromatogramms der Referenzlösung b berechnet.

Lagerung

Dicht verschlossen, vor Licht geschützt

Verunreinigungen

A. R1 = OH, R2 = CH$_3$:
Erythromycin F

B. R1 = R2 = H:
N-Demethylerythromycin A

C. Erythromycin E

D. Anhydroerythromycin A

E. Enolether von Erythromycin A

F. Enolether von Pseudoerythromycin A

G. Erythromycin-*N*-ethylsuccinat

4.03/1318

Wasserfreies Ethanol

Ethanolum anhydricum

C_2H_6O M_r 46,07

Definition

Gehalt: mindestens 99,5 Prozent (*V/V*) C_2H_6O, entsprechend 99,2 Prozent (*m/m*), bei 20 °C, mit Hilfe der relativen Dichte und unter Verwendung der Ethanoltabelle (5.5) berechnet

Eigenschaften

Aussehen: klare, farblose, flüchtige, entflammbare, hygroskopische Flüssigkeit

Löslichkeit: mischbar mit Wasser und Dichlormethan

Die Substanz brennt mit blauer, nicht rußender Flamme.

Siedetemperatur: etwa 78 °C

Prüfung auf Identität

1: A, B
2: A, C, D

A. Die Substanz entspricht der Prüfung „Relative Dichte" (siehe „Prüfung auf Reinheit").

B. IR-Spektroskopie (2.2.24)

Vergleich: Referenzspektrum der Ph. Eur. von wasserfreiem Ethanol

C. 0,1 ml Substanz werden mit 1 ml einer Lösung von Kaliumpermanganat *R* (10 g · l^{-1}) und 0,2 ml verdünnter Schwefelsäure *R* in einem Reagenzglas gemischt. Die Öffnung des Reagenzglases wird sofort mit einem Filterpapier bedeckt, das mit einer frisch hergestellten Lösung von 0,1 g Nitroprussidnatrium *R* und 0,5 g Piperazin-Hexahydrat *R* in 5 ml Wasser *R* getränkt ist. Nach wenigen Minuten entsteht auf dem Papier eine intensive Blaufärbung, die nach 10 bis 15 min verblasst.

D. 0,5 ml Substanz werden mit 5 ml Wasser *R* und 2 ml verdünnter Natriumhydroxid-Lösung *R*, danach langsam mit 2 ml Iod-Lösung (0,05 mol · l^{-1}) versetzt. Innerhalb von 30 min bildet sich ein gelber Niederschlag.

Die „Allgemeinen Vorschriften" gelten für alle Monographien und sonstigen Texte

Wasserfreies Ethanol

Prüfung auf Reinheit

Aussehen: Die Substanz muss im Vergleich mit Wasser *R* klar (2.2.1) und farblos (2.2.2, Methode II) sein. 1,0 ml Substanz wird mit Wasser *R* zu 20 ml verdünnt. Nach 5 min langem Stehenlassen muss die Lösung im Vergleich mit Wasser *R* klar (2.2.1) sein.

Sauer oder alkalisch reagierende Substanzen: 20 ml Substanz werden mit 20 ml kohlendioxidfreiem Wasser *R* und 0,1 ml Phenolphthalein-Lösung *R* versetzt. Die Lösung ist farblos. Nach Zusatz von 1,0 ml Natriumhydroxid-Lösung (0,01 mol · l^{-1}) muss eine Rosafärbung auftreten (30 ppm, berechnet als Essigsäure).

Relative Dichte (2.2.5): 0,790 bis 0,793

Absorption (2.2.25): höchstens 0,40 bei 240 nm, höchstens 0,30 zwischen 250 und 260 nm und höchstens 0,10 zwischen 270 und 340 nm

Die Substanz wird zwischen 235 und 340 nm in einer 5-cm-Küvette gegen Wasser *R* als Kompensationsflüssigkeit gemessen. Die Absorptionskurve muss gleichmäßig sein.

Flüchtige Verunreinigungen: Gaschromatographie (2.2.28)

Untersuchungslösung a: die Substanz

Untersuchungslösung b: 500,0 ml Substanz werden mit 150 μl 4-Methylpentan-2-ol *R* versetzt.

Referenzlösung a: 100 μl wasserfreies Methanol *R* werden mit der Substanz zu 50,0 ml verdünnt. 5,0 ml Lösung werden mit der Substanz zu 50,0 ml verdünnt.

Referenzlösung b: 50 μl wasserfreies Methanol *R* und 50 μl Acetaldehyd *R* werden mit der Substanz zu 50,0 ml verdünnt. 100 μl Lösung werden mit der Substanz zu 10,0 ml verdünnt.

Referenzlösung c: 150 μl Acetal *R* werden mit der Substanz zu 50,0 ml verdünnt. 100 μl Lösung werden mit der Substanz zu 10,0 ml verdünnt.

Referenzlösung d: 100 μl Benzol *R* werden mit der Substanz zu 100,0 ml verdünnt. 100 μl Lösung werden mit der Substanz zu 50,0 ml verdünnt.

Säule
- Material: Quarzglas
- Größe: *l* = 30 m, $\varnothing$ = 0,32 mm
- Stationäre Phase: Poly[(cyanopropyl)(phenyl)][dimethyl]siloxan *R* (Filmdicke 1,8 μm)

Trägergas: Helium zur Chromatographie *R*

Lineare Strömungsgeschwindigkeit: 35 cm · s^{-1}

Splitverhältnis: 1:20

Temperatur

	Zeit (min)	Temperatur (°C)
Säule	0 – 12	40
	12 – 32	40 → 240
	32 – 42	240
Probeneinlass		200
Detektor		280

Detektion: Flammenionisation

Einspritzen: 1 μl

Eignungsprüfung: Referenzlösung b
- Auflösung: mindestens 1,5 zwischen dem ersten (Acetaldehyd) und dem zweiten Peak (Methanol)

Grenzwerte
- Methanol: im Chromatogramm der Untersuchungslösung a nicht größer als das 0,5fache der entsprechenden Peakfläche im Chromatogramm der Referenzlösung a (200 ppm *V/V*)

- Acetaldehyd und Acetal: höchstens 10 ppm (*V/V*), berechnet als Acetaldehyd
Die Summe der Gehalte an Acetaldehyd und Acetal in ppm (*V/V*) wird nach folgender Formel berechnet:

$$\frac{10 \cdot A_E}{A_T - A_E} + \frac{30 \cdot C_E}{C_T - C_E}$$

A_E = Fläche des Acetaldehyd-Peaks im Chromatogramm der Untersuchungslösung a

A_T = Fläche des Acetaldehyd-Peaks im Chromatogramm der Referenzlösung b

C_E = Fläche des Acetal-Peaks im Chromatogramm der Untersuchungslösung a

C_T = Fläche des Acetal-Peaks im Chromatogramm der Referenzlösung c

- Benzol: höchstens 2 ppm (*V/V*)
Der Gehalt an Benzol in ppm (*V/V*) wird nach folgender Formel berechnet:

$$\frac{2 B_E}{B_T - B_E}$$

B_E = Fläche des Benzol-Peaks im Chromatogramm der Untersuchungslösung a

B_T = Fläche des Benzol-Peaks im Chromatogramm der Referenzlösung d

Falls erforderlich kann Benzol mit einem anderen geeigneten Chromatographie-System (stationäre Phase mit anderer Polarität) nachgewiesen werden.

- Summe weiterer Verunreinigungen: im Chromatogramm der Untersuchungslösung b nicht größer als die Fläche des 4-Methylpentan-2-ol-Peaks im Chromatogramm der Untersuchungslösung b (300 ppm)

- Ohne Berücksichtigung bleiben: Peaks, deren Fläche kleiner ist als das 0,03fache der Fläche des 4-Methylpentan-2-ol-Peaks im Chromatogramm der Untersuchungslösung b (9 ppm)

Verdampfungsrückstand: höchstens 25 mg · l^{-1}

100 ml Substanz werden auf dem Wasserbad zur Trockne eingedampft. Der Rückstand, 1 h lang bei 100 bis 105 °C getrocknet, darf höchstens 2,5 mg betragen.

Lagerung

Vor Licht geschützt

Verunreinigungen

A. 1,1-Diethoxyethan (Acetal)

B. Acetaldehyd

C. Aceton

D. Benzol

E. Cyclohexan

F. CH$_3$–OH: Methanol

G. Butan-2-on (Ethylmethylketon)

H. 4-Methylpentan-2-on (Isobutylmethylketon)

I. CH$_3$–[CH$_2$]$_2$–OH: Propan-1-ol

J. Propan-2-ol (Isopropanol)

K. CH$_3$–[CH$_2$]$_3$–OH: Butan-1-ol

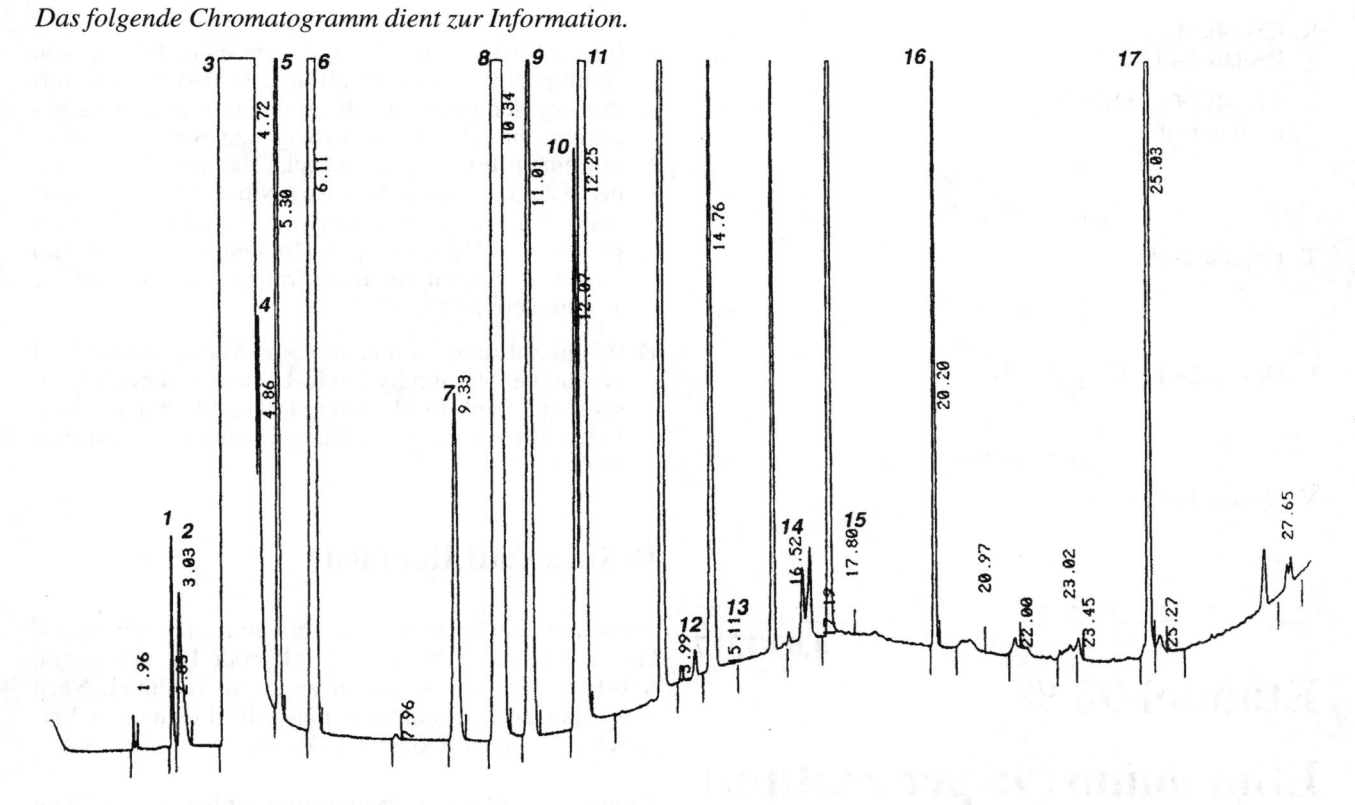

Das folgende Chromatogramm dient zur Information.

1 = Acetaldehyd
2 = Methanol
3 = Ethanol
4 = Aceton
5 = Propan-2-ol (Isopropanol)
6 = 2-Methylpropan-2-ol (*tert*-Butanol)
7 = Butan-2-on (Ethylmethylketon)
8 = Butan-2-ol
9 = Cyclohexan
10 = Benzol
11 = 2-Methylpropanol (Isobutanol)
12 = Butan-1-ol
13 = 1,1-Diethoxyethan (Acetal)
14 = 4-Methylpentan-2-on (Isobutyl-methylketon)
15 = Pentan-1-ol
16 = Furan-2-carbaldehyd (Furfural)
17 = Octanol

Abb. 1318-1: Prüfung auf Reinheit: „Flüchtige Verunreinigungen". Das Chromatogramm zeigt eine Mischung von Ethanol und 16 Verunreinigungen.

L. Butan-2-ol

M. 2-Methylpropanol
(Isobutanol)

N. Furan-2-carbaldehyd
(Furfural)

O. 2-Methylpropan-2-ol
(*tert*-Butanol; 1,1-Dimethylethylalkohol)

P. 2-Methylbutan-2-ol

Q. Pentan-2-ol

R. $CH_3-[CH_2]_4-OH$:
Pentan-1-ol

S. $CH_3-[CH_2]_5-OH$:
Hexan-1-ol

T. Heptan-2-ol

U. Hexan-2-ol

V. Hexan-3-ol

4.03/1317

Ethanol 96 %

Ethanolum (96 per centum)

Definition

Gehalt
- Ethanol (C_2H_6O; M_r 46,07): 95,1 Prozent (*V/V*), entsprechend 92,6 Prozent (*m/m*), bis 96,9 Prozent (*V/V*), entsprechend 95,2 Prozent (*m/m*), bei 20 °C, mit Hilfe der relativen Dichte und unter Verwendung der Ethanoltabelle (5.5) berechnet
- Wasser

Eigenschaften

Aussehen: klare, farblose, flüchtige, entflammbare, hygroskopische Flüssigkeit

Löslichkeit: mischbar mit Wasser und Dichlormethan

Die Substanz brennt mit blauer, nicht rußender Flamme.

Siedetemperatur: etwa 78 °C

Prüfung auf Identität

1: A, B
2: A, C, D

A. Die Substanz entspricht der Prüfung „Relative Dichte" (siehe „Prüfung auf Reinheit").

B. IR-Spektroskopie (2.2.24)

Vergleich: Ethanol-96%-Referenzspektrum der Ph. Eur.

C. 0,1 ml Substanz werden mit 1 ml einer Lösung von Kaliumpermanganat *R* (10 g · l^{-1}) und 0,2 ml verdünnter Schwefelsäure *R* in einem Reagenzglas gemischt. Die Öffnung des Reagenzglases wird sofort mit einem Filterpapier bedeckt, das mit einer frisch hergestellten Lösung von 0,1 g Nitroprussidnatrium *R* und 0,5 g Piperazin-Hexahydrat *R* in 5 ml Wasser *R* getränkt ist. Nach wenigen Minuten entsteht auf dem Papier eine intensive Blaufärbung, die nach 10 bis 15 min verblasst.

D. 0,5 ml Substanz werden mit 5 ml Wasser *R* und 2 ml verdünnter Natriumhydroxid-Lösung *R*, danach langsam mit 2 ml Iod-Lösung (0,05 mol · l^{-1}) versetzt. Innerhalb von 30 min bildet sich ein gelber Niederschlag.

Prüfung auf Reinheit

Aussehen: Die Substanz muss im Vergleich mit Wasser *R* klar (2.2.1) und farblos (2.2.2, Methode II) sein. 1,0 ml Substanz wird mit Wasser *R* zu 20 ml verdünnt. Nach 5 min langem Stehenlassen muss die Lösung im Vergleich mit Wasser *R* klar (2.2.1) sein.

Sauer oder alkalisch reagierende Substanzen: 20 ml Substanz werden mit 20 ml kohlendioxidfreiem Wasser *R* und 0,1 ml Phenolphthalein-Lösung *R* versetzt. Die Lösung ist farblos. Nach Zusatz von 1,0 ml Natriumhydroxid-Lösung (0,01 mol · l^{-1}) muss eine Rosafärbung auftreten (30 ppm, berechnet als Essigsäure).

Relative Dichte (2.2.5): 0,805 bis 0,812

Absorption (2.2.25): höchstens 0,40 bei 240 nm, höchstens 0,30 zwischen 250 und 260 nm und höchstens 0,10 zwischen 270 und 340 nm

Die Substanz wird zwischen 235 und 340 nm in einer 5-cm-Küvette gegen Wasser R als Kompensationsflüssigkeit gemessen. Die Absorptionskurve muss gleichmäßig sein.

Flüchtige Verunreinigungen: Gaschromatographie (2.2.28)

Untersuchungslösung a: die Substanz

Untersuchungslösung b: 500,0 ml Substanz werden mit 150 µl 4-Methylpentan-2-ol R versetzt.

Referenzlösung a: 100 µl wasserfreies Methanol R werden mit der Substanz zu 50,0 ml verdünnt. 5,0 ml Lösung werden mit der Substanz zu 50,0 ml verdünnt.

Referenzlösung b: 50 µl wasserfreies Methanol R und 50 µl Acetaldehyd R werden mit der Substanz zu 50,0 ml verdünnt. 100 µl Lösung werden mit der Substanz zu 10,0 ml verdünnt.

Referenzlösung c: 150 µl Acetal R werden mit der Substanz zu 50,0 ml verdünnt. 100 µl Lösung werden mit der Substanz zu 10,0 ml verdünnt.

Referenzlösung d: 100 µl Benzol R werden mit der Substanz zu 100,0 ml verdünnt. 100 µl Lösung werden mit der Substanz zu 50,0 ml verdünnt.

Säule
- Material: Quarzglas
- Größe: l = 30 m, $\varnothing$ = 0,32 mm
- Stationäre Phase: Poly[(cyanopropyl)(phenyl)][dimethyl]siloxan R (Filmdicke 1,8 µm)

Trägergas: Helium zur Chromatographie R

Lineare Strömungsgeschwindigkeit: 35 cm · s^{-1}

Splitverhältnis: 1:20

Temperatur

	Zeit (min)	Temperatur (°C)
Säule	0 – 12	40
	12 – 32	40 → 240
	32 – 42	240
Probeneinlass		200
Detektor		280

Detektion: Flammenionisation

Einspritzen: 1 µl

Eignungsprüfung: Referenzlösung b
- Auflösung: mindestens 1,5 zwischen dem ersten (Acetaldehyd) und dem zweiten Peak (Methanol)

Grenzwerte
- Methanol: im Chromatogramm der Untersuchungslösung a nicht größer als das 0,5fache der entsprechenden Peakfläche im Chromatogramm der Referenzlösung a (200 ppm V/V)
- Acetaldehyd und Acetal: höchstens 10 ppm (V/V), berechnet als Acetaldehyd

Die Summe der Gehalte an Acetaldehyd und Acetal in ppm (V/V) wird nach folgender Formel berechnet:

$$\frac{10 \cdot A_E}{A_T - A_E} + \frac{30 \cdot C_E}{C_T - C_E}$$

A_E = Fläche des Acetaldehyd-Peaks im Chromatogramm der Untersuchungslösung a
A_T = Fläche des Acetaldehyd-Peaks im Chromatogramm der Referenzlösung b
C_E = Fläche des Acetal-Peaks im Chromatogramm der Untersuchungslösung a
C_T = Fläche des Acetal-Peaks im Chromatogramm der Referenzlösung c

- Benzol: höchstens 2 ppm (V/V)

Der Gehalt an Benzol in ppm (V/V) wird nach folgender Formel berechnet:

$$\frac{2 B_E}{B_T - B_E}$$

B_E = Fläche des Benzol-Peaks im Chromatogramm der Untersuchungslösung a
B_T = Fläche des Benzol-Peaks im Chromatogramm der Referenzlösung d

Falls erforderlich kann Benzol mit einem anderen geeigneten Chromatographie-System (stationäre Phase mit anderer Polarität) nachgewiesen werden.

- Summe weiterer Verunreinigungen: im Chromatogramm der Untersuchungslösung b nicht größer als die Fläche des 4-Methylpentan-2-ol-Peaks im Chromatogramm der Untersuchungslösung b (300 ppm)
- Ohne Berücksichtigung bleiben: Peaks, deren Fläche kleiner ist als das 0,03fache der Fläche des 4-Methylpentan-2-ol-Peaks im Chromatogramm der Untersuchungslösung b (9 ppm)

Verdampfungsrückstand: höchstens 25 mg · l^{-1}

100 ml Substanz werden auf dem Wasserbad zur Trockne eingedampft. Der Rückstand, 1 h lang bei 100 bis 105 °C getrocknet, darf höchstens 2,5 mg betragen.

Lagerung

Vor Licht geschützt

Verunreinigungen

A. 1,1-Diethoxyethan (Acetal)

B. Acetaldehyd

C. Aceton

Ethanol 96 %

D. Benzol

E. Cyclohexan

F. CH₃–OH:
Methanol

G. Butan-2-on
(Ethylmethylketon)

H. 4-Methylpentan-2-on
(Isobutylmethylketon)

I. CH₃–[CH₂]₂–OH:
Propan-1-ol

J. Propan-2-ol
(Isopropanol)

K. CH₃–[CH₂]₃–OH:
Butan-1-ol

L. Butan-2-ol

M. 2-Methylpropanol
(Isobutanol)

N. Furan-2-carbaldehyd
(Furfural)

O. 2-Methylpropan-2-ol
(*tert*-Butanol; 1,1-Dimethylethylalkohol)

P. 2-Methylbutan-2-ol

Das folgende Chromatogramm dient zur Information.

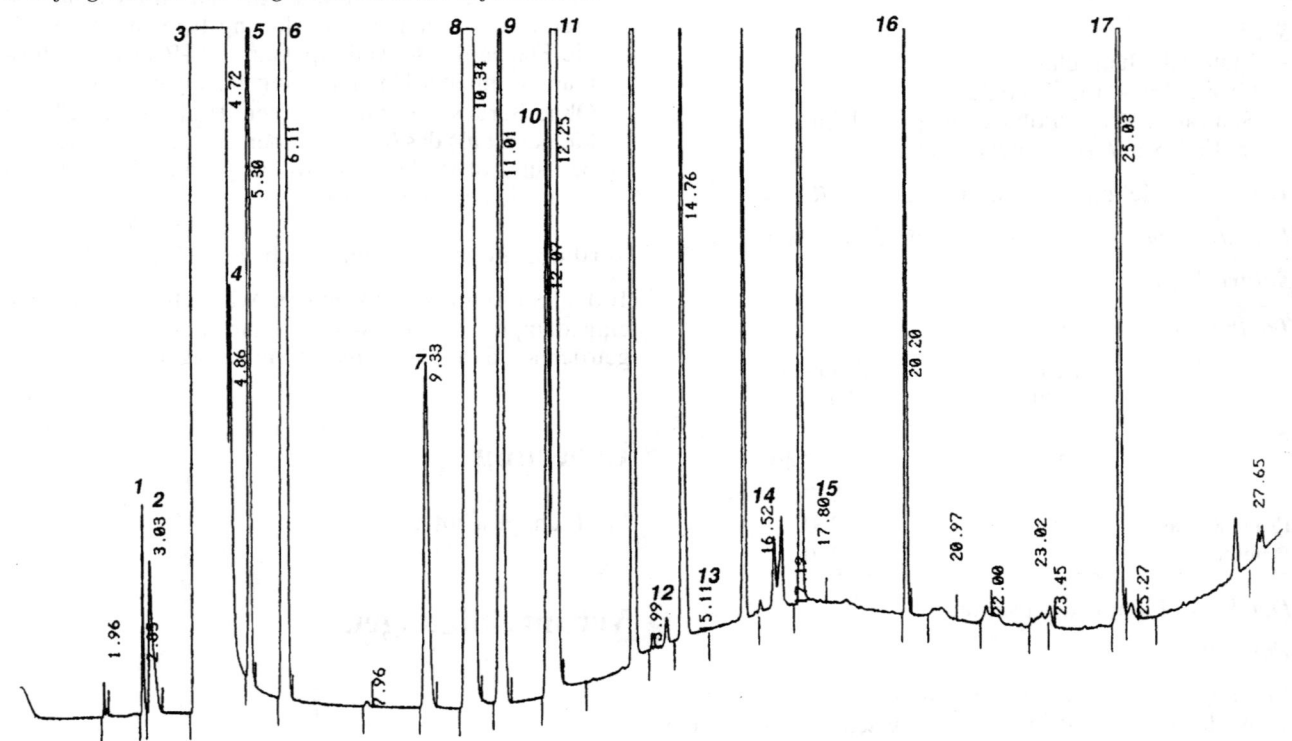

1 = Acetaldehyd
2 = Methanol
3 = Ethanol
4 = Aceton
5 = Propan-2-ol (Isopropanol)
6 = 2-Methylpropan-2-ol (*tert*-Butanol)
7 = Butan-2-on (Ethylmethylketon)
8 = Butan-2-ol
9 = Cyclohexan
10 = Benzol
11 = 2-Methylpropanol (Isobutanol)
12 = Butan-1-ol
13 = 1,1-Diethoxyethan (Acetal)
14 = 4-Methylpentan-2-on (Isobutylmethylketon)
15 = Pentan-1-ol
16 = Furan-2-carbaldehyd (Furfural)
17 = Octanol

Abb. 1317-1: Prüfung auf Reinheit: „Flüchtige Verunreinigungen". Das Chromatogramm zeigt eine Mischung von Ethanol und 16 Verunreinigungen.

Beachten Sie den Hinweis auf „Allgemeine Monographien" zu Anfang des Bands auf Seite B

Ph. Eur. 4. Ausgabe, 3. Nachtrag

Q. Pentan-2-ol

R. CH₃–[CH₂]₄–OH:
Pentan-1-ol

S. CH₃–[CH₂]₅–OH:
Hexan-1-ol

T. Heptan-2-ol

U. Hexan-2-ol

V. Hexan-3-ol

4.03/0823

Etoposid

Etoposidum

$C_{29}H_{32}O_{13}$ M_r 588,6

Definition

(5*R*,5a*R*,8a*R*,9*S*)-9-[[4,6-*O*-[(*R*)-Ethyliden]-β-D-gluco=
pyranosyl]oxy]-5-(4-hydroxy-3,5-dimethoxyphenyl)-
5,8,8a,9-tetrahydroisobenzofuro[5,6-*f*][1,3]benzodi=
oxol-6(5a*H*)-on

Gehalt: 98,0 bis 101,0 Prozent (wasserfreie Substanz)

Eigenschaften

Aussehen: weißes bis fast weißes, kristallines Pulver

Löslichkeit: praktisch unlöslich in Wasser, wenig löslich in Methanol, schwer löslich in Dichlormethan und Ethanol

Prüfung auf Identität

1: A, B
2: C, D

A. Die Substanz entspricht der Prüfung „Spezifische Drehung" (siehe „Prüfung auf Reinheit").

B. IR-Spektroskopie (2.2.24)

Vergleich: Etoposid *CRS*

C. Dünnschichtchromatographie (2.2.27)

Untersuchungslösung: 10 mg Substanz werden in einer Mischung von 1 Volumteil Methanol *R* und 9 Volumteilen Dichlormethan *R* zu 2 ml gelöst.

Referenzlösung: 10 mg Etoposid *CRS* werden in einer Mischung von 1 Volumteil Methanol *R* und 9 Volumteilen Dichlormethan *R* zu 2 ml gelöst.

Platte: Schicht von Kieselgel H *R*

Fließmittel: Wasser *R*, Essigsäure 99 % *R*, Aceton *R*, Dichlormethan *R* (1,5:8:20:100 *V/V/V/V*)

Auftragen: 5 μl; 10 mm bandförmig; anschließend sofort entwickeln

Laufstrecke: 17 cm

Trocknen: 5 min lang im Warmluftstrom

Detektion: besprühen mit einer Mischung von 1 Volumteil Schwefelsäure *R* und 9 Volumteilen Ethanol 96 % *R*

Nach 15 min langem Erhitzen bei 140 °C wird die Platte sofort mit einer Glasplatte gleicher Größe bedeckt. Die Auswertung erfolgt im Tageslicht.

Ergebnis: Die Hauptzone im Chromatogramm der Untersuchungslösung entspricht in Bezug auf Lage, Farbe und Größe der Hauptzone im Chromatogramm der Referenzlösung.

D. In einem Reagenzglas werden etwa 5 mg Substanz in 5 ml Essigsäure 99 % *R* gelöst. Die Lösung wird mit 0,05 ml Eisen(III)-chlorid-Lösung *R* 1 versetzt. Nach dem Mischen wird vorsichtig, ohne dass die beiden Schichten sich mischen, mit 2 ml Schwefelsäure *R* versetzt und 30 min lang stehen gelassen. An der Berührungszone der beiden Schichten entsteht ein rosafarbener bis rötlich brauner Ring und die obere Schicht ist gelb gefärbt.

Prüfung auf Reinheit

Aussehen der Lösung: Die Lösung muss klar (2.2.1) und darf nicht stärker gefärbt sein als die Farbvergleichslösung G_6 oder BG_6 (2.2.2, Methode II).

0,6 g Substanz werden in einer Mischung von 1 Volumteil Methanol *R* und 9 Volumteilen Dichlormethan *R* zu 20 ml gelöst.

Spezifische Drehung (2.2.7): –106 bis –114 (wasserfreie Substanz)

50 mg Substanz werden in einer Mischung von 1 Volumteil Methanol *R* und 9 Volumteilen Dichlormethan *R* zu 10,0 ml gelöst.

Verwandte Substanzen: Flüssigchromatographie (2.2.29)

Untersuchungslösung a: 40 mg Substanz werden in einer Mischung gleicher Volumteile mobiler Phase A und B zu 10,0 ml gelöst.

Untersuchungslösung b: 50,0 mg Substanz werden in einer Mischung gleicher Volumteile mobiler Phase A und B zu 50,0 ml gelöst.

Referenzlösung a: 1,0 ml Untersuchungslösung a wird mit einer Mischung gleicher Volumteile mobiler Phase A und B zu 10,0 ml verdünnt. 1,0 ml dieser Lösung wird mit einer Mischung gleicher Volumteile mobiler Phase A und B zu 20,0 ml verdünnt.

Referenzlösung b: 4,0 ml Referenzlösung a werden mit einer Mischung gleicher Volumteile mobiler Phase A und B zu 10,0 ml verdünnt.

Referenzlösung c: 50,0 mg Etoposid *CRS* werden in einer Mischung gleicher Volumteile mobiler Phase A und B zu 50,0 ml gelöst.

Referenzlösung d: 10 ml Untersuchungslösung b werden mit 0,1 ml einer 4-prozentigen Lösung (*V/V*) von Essigsäure 99 % *R* und 0,1 ml Phenolphthalein-Lösung *R* versetzt. Dieser Lösung wird Natriumhydroxid-Lösung (1 mol · l^{-1}) bis zur schwachen Rosafärbung zugesetzt (etwa 0,15 ml). Nach 15 min werden 0,1 ml einer 4-prozentigen Lösung (*V/V*) von Essigsäure 99 % *R* zugesetzt.

Säule
– Größe: *l* = 0,125 m, ∅ = 4,6 mm
– Stationäre Phase: octadecylsilyliertes Kieselgel zur Chromatographie *R* (5 µm)
– Temperatur: 40 °C

Mobile Phase
– Mobile Phase A: Triethylamin *R*, wasserfreie Ameisensäure *R*, Wasser *R* (1:1:998 *V/V/V*)
– Mobile Phase B: Triethylamin *R*, wasserfreie Ameisensäure *R*, Acetonitril *R* (1:1:998 *V/V/V*)

Zeit (min)	Mobile Phase A (% *V/V*)	Mobile Phase B (% *V/V*)
0 – 7	75	25
7 – 23	75 → 27	25 → 73
23 – 25	27 → 75	73 → 25
25 – 40	75	25

Durchflussrate: 1 ml · min^{-1}

Detektion: Spektrometer bei 285 nm

Einspritzen: 10 µl; Untersuchungslösung a, Referenzlösungen a, b und d

Retentionszeiten: Die Retentionszeiten und die Reihenfolge der Elution entsprechen den Verhältnissen im Chromatogramm (Abb. 0823-1).

Eignungsprüfung: Referenzlösung d: Die Chromatographie wird durchgeführt, bis der Peak des Phenolphthaleins eluiert ist.
– Das Chromatogramm weist zwei Hauptpeaks auf, die dem Etoposid und der Verunreinigung B entsprechen. Der Phenolphthalein-Peak wird nicht berücksichtigt.
– Auflösung: mindestens 3,0 zwischen den Peaks von Etoposid und Verunreinigung B

Falls erforderlich wird der Anteil an mobiler Phase A während der isokratischen Phase des Gradientenprogramms etwas erhöht. Wird das Chromatogramm unter den vorgeschriebenen Bedingungen aufgezeichnet, entsprechen die Retentionszeiten der Peaks im Chromatogramm der Referenzlösung d denjenigen im Chromatogramm (Abb. 0823-2).

Grenzwerte
– Jede Verunreinigung: nicht größer als die Fläche des Hauptpeaks im Chromatogramm der Referenzlösung a (0,5 Prozent)
  Höchstens 2 dieser Peakflächen dürfen größer sein als die Fläche des Hauptpeaks im Chromatogramm der Referenzlösung b (0,2 Prozent).
– Summe aller Verunreinigungen: nicht größer als das 2fache der Fläche des Hauptpeaks im Chromatogramm der Referenzlösung a (1 Prozent)
– Ohne Berücksichtigung bleiben: Lösungsmittelpeaks und Peaks, deren Fläche kleiner ist als das 0,1fache der Fläche des Hauptpeaks im Chromatogramm der Referenzlösung a

Schwermetalle (2.4.8): höchstens 20 ppm

1,0 g Substanz muss der Grenzprüfung C entsprechen. Zur Herstellung der Referenzlösung werden 2 ml Blei-Lösung (10 ppm Pb) *R* verwendet.

Wasser (2.5.12): höchstens 6,0 Prozent, mit 0,250 g Substanz bestimmt

Sulfatasche (2.4.14): höchstens 0,1 Prozent, mit 1,0 g Substanz bestimmt

Gehaltsbestimmung

Flüssigchromatographie (2.2.29) wie bei der Prüfung „Verwandte Substanzen" beschrieben, mit folgenden Änderungen:

Einspritzen: Untersuchungslösung b, Referenzlösung c

Eignungsprüfung
– Wiederholpräzision: höchstens 1,0 Prozent relative Standardabweichung bei 6facher Injektion der Referenzlösung c

Der Prozentgehalt an Etoposid ($C_{29}H_{32}O_{13}$) wird aus den Peakflächen der Chromatogramme und dem angegebenen Gehalt für Etoposid *CRS* berechnet.

Lagerung

Dicht verschlossen

Verunreinigungen

A. (5*R*,5a*R*,8a*R*,9*S*)-5-[4-[[(Benzyloxy)carbonyl]oxy]-3,5-dimethoxyphenyl]-9-[[4,6-*O*-[(*R*)-ethyliden]-β-D-glucopyranosyl]oxy]-5,8,8a,9-tetrahydroisobenzofuro[5,6-*f*][1,3]benzodioxol-6(5a*H*)-on
(4′-Carbobenzoyloxyethyliden-Lignan P)

B. (5*R*,5a*S*,8a*R*,9*S*)-9-[[4,6-*O*-[(*R*)-Ethyliden]-β-D-glucopyranosyl]oxy]-5-(4-hydroxy-3,5-dimethoxyphenyl)-5,8,8a,9-tetrahydroisobenzofuro[5,6-*f*][1,3]benzodioxol-6(5a*H*)-on
(Picroethyliden-Lignan P; *cis*-Etoposid)

C. (5*R*,5a*R*,8a*R*,9*S*)-9-[[4,6-*O*-[(*R*)-Ethyliden]-α-D-glucopyranosyl]oxy]-5-(4-hydroxy-3,5-dimethoxyphenyl)-5,8,8a,9-tetrahydroisobenzofuro[5,6-*f*][1,3]benzodioxol-6(5a*H*)-on
(α-Etoposid)

D. (5*R*,5a*R*,8a*R*,9*S*)-9-(β-D-Glucopyranosyloxy)-5-(4-hydroxy-3,5-dimethoxyphenyl)-5,8,8a,9-tetrahydroisobenzofuro[5,6-*f*][1,3]benzodioxol-6(5a*H*)-on
(Lignan P)

E. (5*R*,5a*R*,8a*R*,9*S*)-9-Hydroxy-5-(4-hydroxy-3,5-dimethoxyphenyl)-5,8,8a,9-tetrahydroisobenzofuro[5,6-*f*][1,3]benzodioxol-6(5a*H*)-on
(4′-Demethylepipodophyllotoxin)

F. (5*R*,5a*R*,8a*R*,9*S*)-9-[[4,6-*O*-[(*R*)-Ethyliden]-β-D-glucopyranosyl]oxy]-5-[4-[(phenoxyacetyl)oxy]-3,5-dimethoxyphenyl]-5,8,8a,9-tetrahydroisobenzofuro[5,6-*f*][1,3]benzodioxol-6(5a*H*)-on
(4′-Phenoxyacetyletoposid)

G. (5*R*,5a*R*,8a*R*,9*S*)-5-[4-[[(Benzyloxy)carbonyl]oxy]-3,5-dimethoxyphenyl]-9-[[4,6-*O*-[(*R*)-ethyliden]-2,3-di-*O*-formyl-β-D-glucopyranosyl]oxy]-5,8,8a,9-tetrahydroisobenzofuro[5,6-*f*][1,3]benzodioxol-6(5a*H*)-on
(4′-Carbobenzoyloxydiformylethyliden-Lignan P)

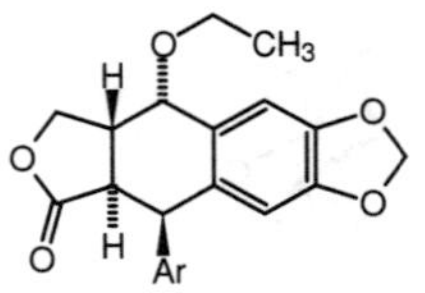

H. (5R,5aR,8aR,9S)-9-Ethoxy-5-(4-hydroxy-3,5-di=
methoxyphenyl)-5,8,8a,9-tetrahydroisobenzofuro=
[5,6-f][1,3]benzodioxol-6(5aH)-on
(4'-O-Demethyl-1-O-ethylepipodophyllotoxin)

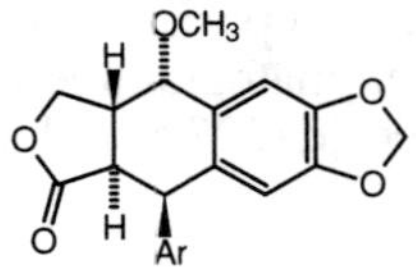

J. (5R,5aR,8aR,9S)-5-(4-Hydroxy-3,5-dimethoxyphe=
nyl)-9-methoxy-5,8,8a,9-tetrahydroisobenzofuro=
[5,6-f][1,3]benzodioxol-6(5aH)-on
(4'-O-Demethyl-1-O-methylepipodophyllotoxin)

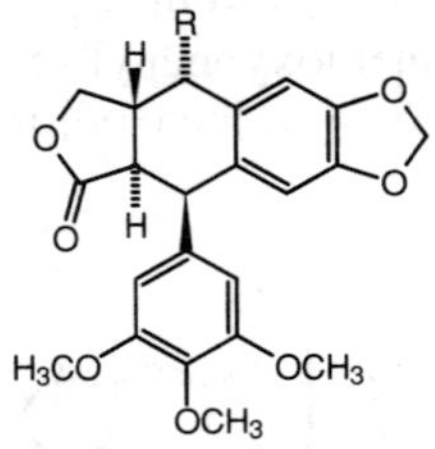

I. (5R,5aR,8aR,9S)-9-[[4,6-O-[(R)-Ethyliden]-β-D-glu=
copyranosyl]oxy]-5-(3,4,5-trimethoxyphenyl)-
5,8,8a,9-tetrahydroisobenzofuro[5,6-f][1,3]benzodi=
oxol-6(5aH)-on
(4-O-Methylethyliden-Lignan P)

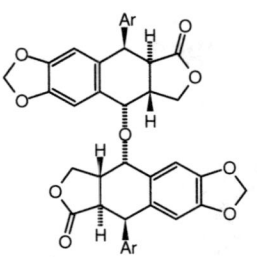

K. 9,9'-Oxybis[(5R,5aR,8aR,9S)-5-(4-hydroxy-3,5-di=
methoxyphenyl)-5,8,8a,9-tetrahydroisobenzofuro=
[5,6-f][1,3]benzodioxol-6(5aH)-on]
(Di-4'-O-demethylepipodophyllotoxin)

Das folgende Chromatogramm dient zur Information.

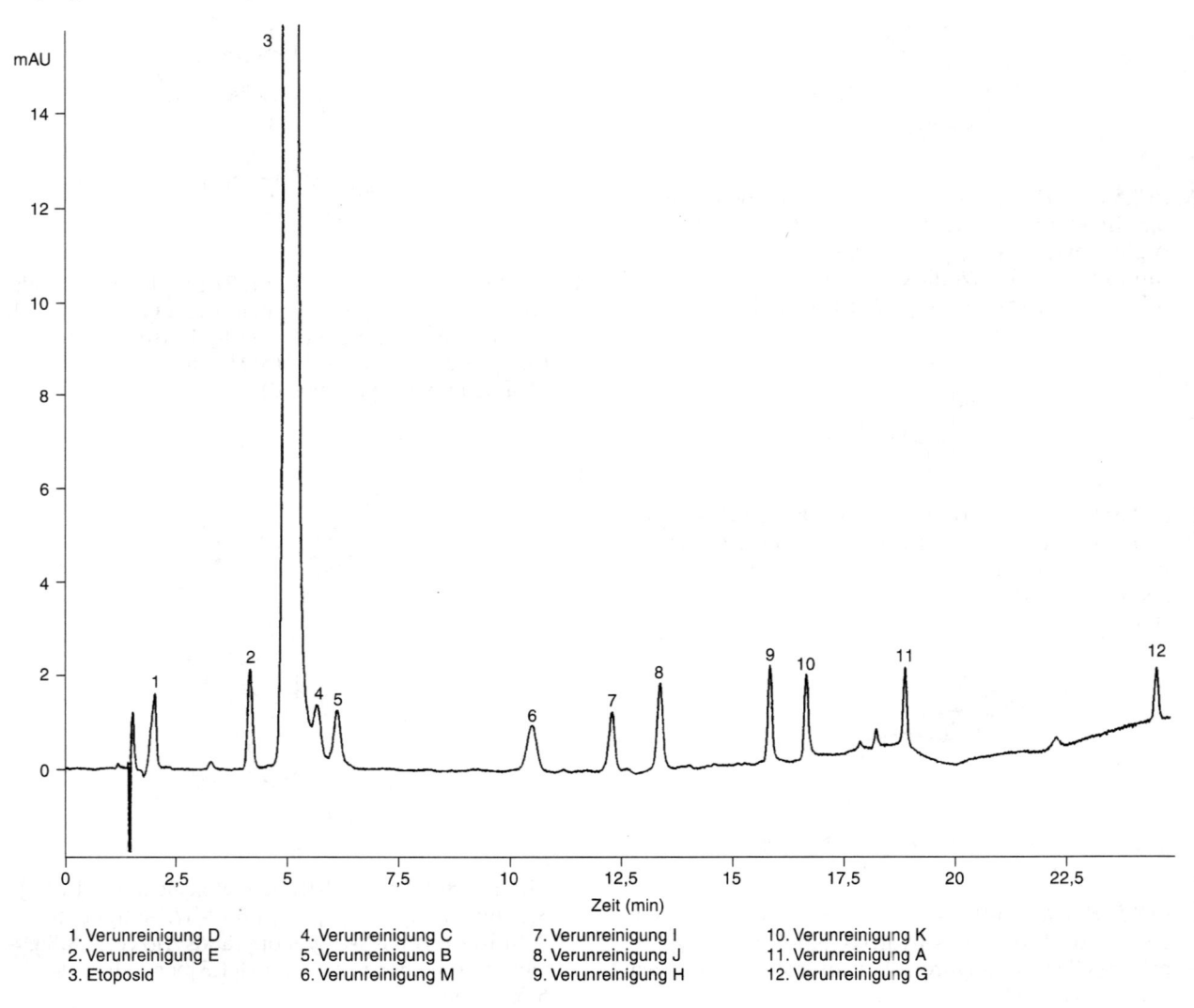

1. Verunreinigung D	4. Verunreinigung C	7. Verunreinigung I	10. Verunreinigung K
2. Verunreinigung E	5. Verunreinigung B	8. Verunreinigung J	11. Verunreinigung A
3. Etoposid	6. Verunreinigung M	9. Verunreinigung H	12. Verunreinigung G

Abb. 0823-1: Chromatogramm für die Prüfung „Verwandte Substanzen" von Etoposid

L. (5*R*,5a*R*,8a*R*,9*R*)-9-Hydroxy-5-(4-hydroxy-3,5-dimethoxyphenyl)-5,8,8a,9-tetrahydroisobenzofuro[5,6-*f*][1,3]benzodioxol-6(5a*H*)-on (4′-*O*-Demethylpodophyllotoxin)

M. (5*R*,5a*R*,8a*R*,9*R*)-9-Hydroxy-5-(3,4,5-trimethoxyphenyl)-5,8,8a,9-tetrahydroisobenzofuro[5,6-*f*][1,3]benzodioxol-6(5a*H*)-on (Podophyllotoxin)

N. (5*R*,5a*R*,8a*R*,9*S*)-9-[[4,6-*O*-[(*R*)-Ethyliden]-β-D-glucopyranosyl]oxy]-5-[4-[[(5*R*,5a*R*,8a*R*,9*S*)-5-(4-hydroxy-3,5-dimethoxyphenyl)-6-oxo-5,5a,6,8,8a,9-hexahydroisobenzofuro[5,6-*f*][1,3]benzodioxol-9-yl]oxy]-3,5-dimethoxyphenyl]-5,8,8a,9-tetrahydroisobenzofuro[5,6-*f*][1,3]benzodioxol-6(5a*H*)-on

Das folgende Chromatogramm dient zur Information.

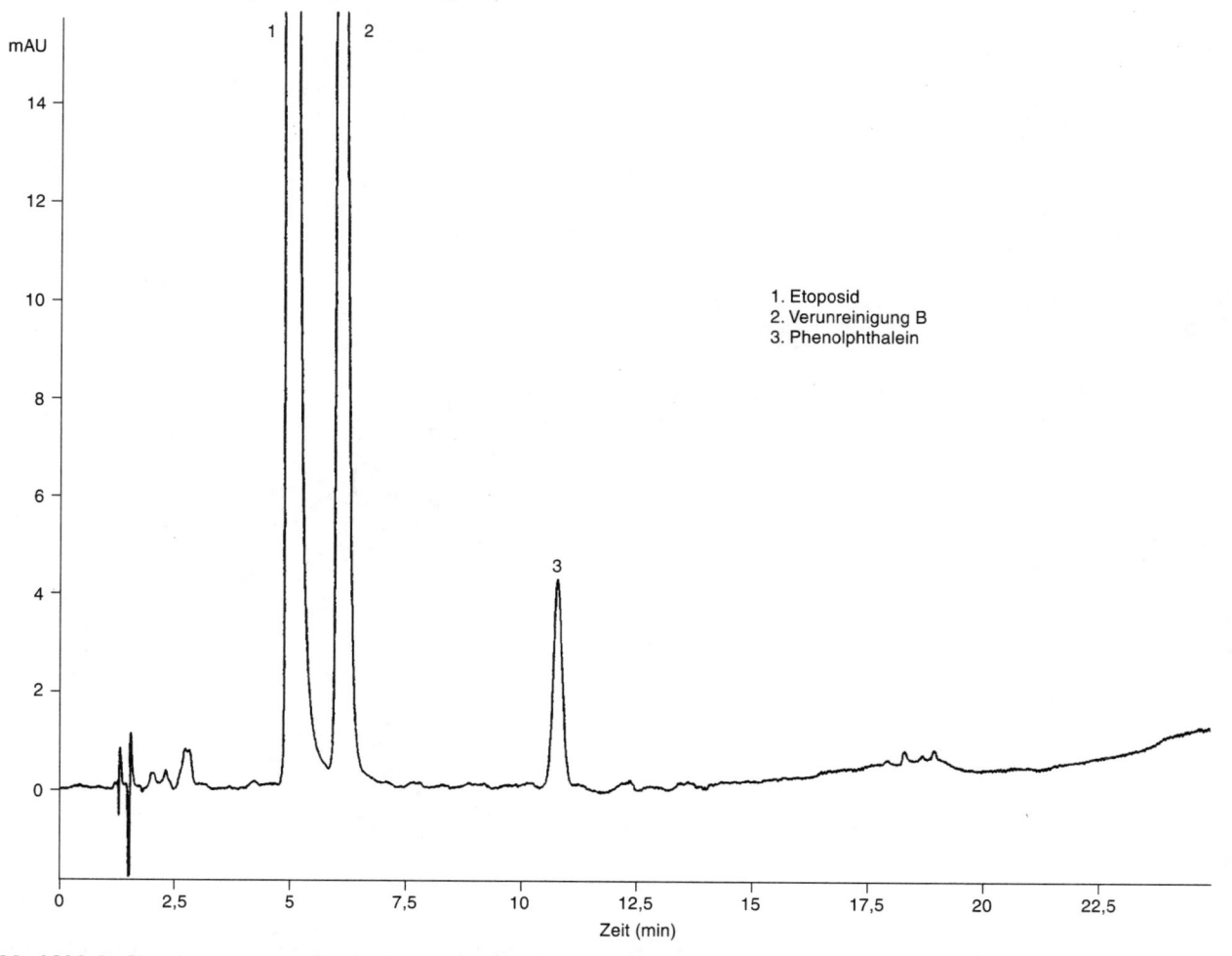

1. Etoposid
2. Verunreinigung B
3. Phenolphthalein

Abb. 0823-2: Chromatogramm der Referenzlösung d für die Prüfung „Verwandte Substanzen" von Etoposid

F

Fenoterolhydrobromid 3899
Fentanyl 3900
Fentanylcitrat 3902
Flubendazol 3903
Flucloxacillin-Natrium 3905

Flumazenil 3907
Flunitrazepam 3908
Flurazepamhydrochlorid 3910
Folsäure 3911

4.03/0901

Fenoterolhydrobromid

Fenoteroli hydrobromidum

$C_{17}H_{22}BrNO_4$ M_r 384,3

Definition

(1*RS*)-1-(3,5-Dihydroxyphenyl)-2-[[(1*RS*)-2-(4-hydroxyphenyl)-1-methylethyl]amino]ethanol-hydrobromid

Gehalt: 99,0 bis 101,0 Prozent (getrocknete Substanz)

Eigenschaften

Aussehen: weißes, kristallines Pulver

Löslichkeit: löslich in Wasser und Ethanol

Prüfung auf Identität

1: B, E
2: A, C, D, E

A. 50,0 mg Substanz werden in verdünnter Salzsäure *R* 1 zu 50,0 ml gelöst. 5,0 ml Lösung werden mit verdünnter Salzsäure *R* 1 zu 50,0 ml verdünnt. Diese Lösung, zwischen 230 und 350 nm gemessen, zeigt ein Absorptionsmaximum (2.2.25) bei 275 nm und eine Schulter bei etwa 280 nm. Die spezifische Absorption im Maximum liegt zwischen 80 und 86.

B. IR-Spektroskopie (2.2.24)

Probenvorbereitung: Presslinge

Vergleich: Fenoterolhydrobromid-Referenzspektrum der Ph. Eur.

C. Dünnschichtchromatographie (2.2.27)

Untersuchungslösung: 10 mg Substanz werden in Ethanol 96 % *R* zu 10 ml gelöst.

Referenzlösung: 10 mg Fenoterolhydrobromid CRS werden in Ethanol 96 % *R* zu 10 ml gelöst.

Platte: DC-Platte mit Kieselgel G *R*

Fließmittel: konzentrierte Ammoniak-Lösung *R*, Wasser *R*, aldehydfreies Methanol *R* (1,5:10:90 V/V/V)

Auftragen: 2 µl

Laufstrecke: 15 cm

Trocknen: an der Luft

Detektion: Besprühen mit einer Lösung von Kaliumpermanganat *R* (10 g · l^{-1})

Ergebnis: Der Hauptfleck im Chromatogramm der Untersuchungslösung entspricht in Bezug auf Lage, Farbe und Größe dem Hauptfleck im Chromatogramm der Referenzlösung.

D. Etwa 10 mg Substanz werden in einer Lösung von Natriumtetraborat *R* (20 g · l^{-1}) zu 50 ml gelöst. Die Lösung wird mit 1 ml einer Lösung von Aminopyrazolon *R* (10 g · l^{-1}), 10 ml einer Lösung von Kaliumhexacyanoferrat(III) *R* (2 g · l^{-1}) und 10 ml Dichlormethan *R* versetzt, geschüttelt und bis zur Phasentrennung stehen gelassen. In der unteren Phase entwickelt sich eine rötlich braune Färbung.

E. Die Substanz gibt die Identitätsreaktion a auf Bromid (2.3.1).

Prüfung auf Reinheit

Prüflösung: 2,00 g Substanz werden in kohlendioxidfreiem Wasser *R* zu 50,0 ml gelöst.

Aussehen der Lösung: Die Prüflösung muss klar (2.2.1) und darf nicht stärker gefärbt sein als die Farbvergleichslösung G_7 (2.2.2, Methode II).

pH-Wert (2.2.3): 4,2 bis 5,2, an der Prüflösung bestimmt

Phenon: höchstens 0,2 Prozent

Die Absorption (2.2.25) der Prüflösung, bei 330 nm gemessen, darf höchstens 0,42 betragen.

Diastereomere: höchstens 4,0 Prozent

Flüssigchromatographie (2.2.29)

Die Lösungen sind unmittelbar vor Gebrauch herzustellen.

Untersuchungslösung: 25,0 mg Substanz werden in Wasser *R* zu 10,0 ml gelöst.

Referenzlösung: 25,0 mg Fenoterolhydrobromid CRS werden in Wasser *R* zu 10,0 ml gelöst.

Säule
- Größe: l = 0,25 m, $\emptyset$ = 4,6 mm
- Stationäre Phase: octadecylsilyliertes Kieselgel zur Chromatographie *R* (5 bis 10 µm)

Mobile Phase: Eine Mischung von 1 Volumteil Kaliumdihydrogenphosphat *R* (9 g · l^{-1}) und 69 Volumteilen einer Lösung von Natriummonohydrogenphosphat *R* (24 g · l^{-1}), die zuvor mit Phosphorsäure 85 % *R* auf einen pH-Wert von 8,5 eingestellt wurde, wird mit 30 Volumteilen Methanol *R* versetzt.

Durchflussrate: 1 ml · min⁻¹

Detektion: Spektrometer bei 280 nm

Einspritzen: 20-µl-Probenschleife

Empfindlichkeit: Die Empfindlichkeit des Systems wird so eingestellt, dass die Höhe des Diastereomeren-Peaks, der unmittelbar nach dem Hauptpeak eluiert wird, mindestens 10 Prozent des maximalen Ausschlags beträgt.

Eignungsprüfung: Referenzlösung
- Die Höhe des niedrigsten Punkts der Kurve über der Basislinie zwischen dem Diastereomeren-Peak und dem Hauptpeak muss weniger als 4 Prozent des maximalen Ausschlags betragen.
- Die Retentionszeit des Hauptpeaks beträgt weniger als 20 min.

Grenzwerte
- Der Gehalt an Diastereomeren wird wie folgt berechnet: Die Höhe des Diastereomeren-Peaks wird gemessen, indem die Senkrechte von der Peakspitze bis zur Tangente des Tals zwischen Hauptpeak und Diastereomeren-Peak zur Basislinie gezogen wird. Der angegebene Gehalt an Diastereomeren von Fenoterolhydrobromid *CRS* wird berücksichtigt.

Eisen (2.4.9): höchstens 5 ppm

Der bei der Prüfung „Sulfatasche" erhaltene Rückstand wird in 2,5 ml verdünnter Salzsäure *R* gelöst. Die Lösung, mit Wasser *R* zu 10 ml verdünnt, muss der Grenzprüfung auf Eisen entsprechen.

Trocknungsverlust (2.2.32): höchstens 0,5 Prozent, mit 1,000 g Substanz durch Trocknen im Trockenschrank bei 100 bis 105 °C bestimmt

Sulfatasche (2.4.14): höchstens 0,1 Prozent, mit 1,0 g Substanz bestimmt

Gehaltsbestimmung

0,600 g Substanz, in 50 ml Wasser *R* gelöst, werden nach Zusatz von 5 ml verdünnter Salpetersäure *R*, 25,0 ml Silbernitrat-Lösung (0,1 mol · l⁻¹) und 2 ml Ammoniumeisen(III)-sulfat-Lösung *R* 2 und nach Umschütteln mit Ammoniumthiocyanat-Lösung (0,1 mol · l⁻¹) bis zur Orangefärbung titriert. Ein Blindversuch wird durchgeführt.

1 ml Silbernitrat-Lösung (0,1 mol · l⁻¹) entspricht 38,43 mg $C_{17}H_{22}BrNO_4$.

Lagerung

Vor Licht geschützt

Verunreinigungen

A. (1*RS*)-1-(3,5-Dihydroxyphenyl)-2-[[(1*SR*)-2-(4-hydroxyphenyl)-1-methylethyl]amino]ethanol

B. 1-(3,5-Dihydroxyphenyl)-2-[[(1*RS*)-2-(4-hydroxyphenyl)-1-methylethyl]amino]ethanon (Phenon)

4.03/1210

Fentanyl

Fentanylum

$C_{22}H_{28}N_2O$ M_r 336,5

Definition

Fentanyl enthält mindestens 99,0 und höchstens 101,0 Prozent *N*-Phenyl-*N*-[1-(2-phenylethyl)piperidin-4-yl]propanamid, berechnet auf die getrocknete Substanz.

Eigenschaften

Weißes bis fast weißes Pulver; praktisch unlöslich in Wasser, leicht löslich in Ethanol und Methanol

Die Substanz zeigt Polymorphie.

Prüfung auf Identität

Die Prüfung erfolgt mit Hilfe der IR-Spektroskopie (2.2.24) durch Vergleich des Spektrums der Substanz mit dem Fentanyl-Referenzspektrum der Ph. Eur. Falls die Spektren bei der Prüfung in fester Form unterschiedlich sind, wird die Substanz in der eben notwendigen Menge wasserfreiem Ethanol R gelöst. Die Lösung wird bei Raumtemperatur im Luftstrom zur Trockne eingedampft. Mit dem Rückstand wird erneut ein Spektrum aufgenommen.

Prüfung auf Reinheit

Verwandte Substanzen: Die Prüfung erfolgt mit Hilfe der Flüssigchromatographie (2.2.29).

Untersuchungslösung: 0,100 g Substanz werden in Methanol R zu 10,0 ml gelöst.

Referenzlösung a: Zur Herstellung des In-situ-Zerfallsprodukts (Verunreinigung D) werden 10 mg Substanz in 10,0 ml verdünnter Salzsäure R gelöst. Die Lösung wird im Wasserbad 4 h lang zum Rückfluss erhitzt und nach dem Neutralisieren mit 10,0 ml verdünnter Natriumhydroxid-Lösung R im Wasserbad zur Trockne eingedampft. Nach dem Abkühlen wird der Rückstand in 10 ml Methanol R aufgenommen. Die Lösung wird filtriert.

Referenzlösung b: 1,0 ml Untersuchungslösung wird mit Methanol R zu 100,0 ml verdünnt. 5,0 ml dieser Lösung werden mit Methanol R zu 20,0 ml verdünnt.

Die Chromatographie kann durchgeführt werden mit
- einer Säule aus rostfreiem Stahl von 0,1 m Länge und 4,6 mm innerem Durchmesser, gepackt mit octadecylsilyliertem Kieselgel zur Chromatographie R (3 μm)
- einer Mischung der mobilen Phasen A und B unter Einsatz der Gradientenelution bei einer Durchflussrate von 1,5 ml je Minute gemäß der Tabelle
Mobile Phase A: eine Lösung von Ammoniumcarbonat R (5 g · l^{-1}) in einer Mischung von 10 Volumteilen Tetrahydrofuran R und 90 Volumteilen Wasser R
Mobile Phase B: Acetonitril R

Zeit (min)	Mobile Phase A (% V/V)	Mobile Phase B (% V/V)	Erläuterungen
0 – 15	90 → 40	10 → 60	linearer Gradient
15 – 20	40	60	isokratisch
20 – 25	90	10	Rückkehr zur Anfangszusammensetzung
25 = 0	90	10	Neubeginn des Gradienten

- einem Spektrometer als Detektor bei einer Wellenlänge von 220 nm.

Die Säule wird mindestens 30 min lang mit Acetonitril R, dann mindestens 5 min lang mit der Anfangszusammensetzung äquilibriert.

Die Empfindlichkeit des Systems wird so eingestellt, dass die Höhe des Hauptpeaks im Chromatogramm mit 10 μl Referenzlösung b mindestens 50 Prozent des maximalen Ausschlags beträgt.

10 μl Referenzlösung a werden eingespritzt. Werden die Chromatogramme unter den vorgeschriebenen Bedingungen aufgezeichnet, beträgt die Retentionszeit für Fentanyl etwa 10 min und für die Verunreinigung D etwa 12 min. Die Prüfung darf nur ausgewertet werden, wenn die Auflösung zwischen den Peaks von Fentanyl und der Verunreinigung D mindestens 8,0 beträgt. Falls erforderlich wird die Konzentration an Acetonitril in der mobilen Phase oder das Zeitprogramm der linearen Gradientenelution geändert.

Je 10 μl Untersuchungslösung, Referenzlösung b und Methanol R als Blindlösung werden eingespritzt. Im Chromatogramm der Untersuchungslösung darf keine Peakfläche, mit Ausnahme der des Hauptpeaks, größer sein als die Fläche des Hauptpeaks im Chromatogramm der Referenzlösung b (0,25 Prozent) und die Summe dieser Peakflächen darf nicht größer sein als das 2fache der Fläche des Hauptpeaks im Chromatogramm der Referenzlösung b (0,5 Prozent). Peaks der Blindlösung und Peaks, deren Fläche kleiner ist als das 0,2fache der Fläche des Hauptpeaks im Chromatogramm der Referenzlösung b, werden nicht berücksichtigt.

Trocknungsverlust (2.2.32): höchstens 0,5 Prozent, mit 1,000 g Substanz durch Trocknen im Vakuum bei 50 °C bestimmt

Gehaltsbestimmung

0,200 g Substanz, in 50 ml einer Mischung von 1 Volumteil wasserfreier Essigsäure R und 7 Volumteilen Ethylmethylketon R gelöst, werden nach Zusatz von 0,2 ml Naphtholbenzein-Lösung R mit Perchlorsäure (0,1 mol · l^{-1}) titriert.

1 ml Perchlorsäure (0,1 mol · l^{-1}) entspricht 33,65 mg $C_{22}H_{28}N_2O$.

Lagerung

Vor Licht geschützt

Verunreinigungen

Qualifizierte Verunreinigungen:

A, B, C, D

Andere bestimmbare Verunreinigungen:

E, F, G

Fentanyl

A. *N*-Phenyl-*N*-[*cis,trans*-1-oxido-1-(2-phenylethyl)pi=
peridin-4-yl]propanamid

B. R = CO–C$_2$H$_5$, R' = H:
N-Phenyl-*N*-(piperidin-4-yl)propanamid
C. R = CO–CH$_3$, R' = CH$_2$–CH$_2$–C$_6$H$_5$:
N-Phenyl-*N*-[1-(2-phenylethyl)piperidin-4-yl]acet=
amid
D. R = H, R' = CH$_2$–CH$_2$–C$_6$H$_5$:
N-Phenyl-1-(2-phenylethyl)piperidin-4-amin

E. R = CHO:
Benzaldehyd
F. R = NH$_2$:
Anilin
(Phenylamin)
G. R = NH–CO–C$_2$H$_5$:
N-Phenylpropanamid

4.03/1103

Fentanylcitrat

Fentanyli citras

C$_{28}$H$_{36}$N$_2$O$_8$ M_r 528,6

Definition

Fentanylcitrat enthält mindestens 99,0 und höchstens 101,0 Prozent *N*-Phenyl-*N*-[1-(2-phenylethyl)piperidin-4-yl]propanamid-dihydrogen-2-hydroxypropan-1,2,3-tricarboxylat, berechnet auf die getrocknete Substanz.

Eigenschaften

Weißes bis fast weißes Pulver; löslich in Wasser, leicht löslich in Methanol, wenig löslich in Ethanol
Die Substanz schmilzt bei etwa 152 °C unter Zersetzung.

Prüfung auf Identität

Die Prüfung erfolgt mit Hilfe der IR-Spektroskopie (2.2.24) durch Vergleich des Spektrums der Substanz mit dem Fentanylcitrat-Referenzspektrum der Ph. Eur.

Prüfung auf Reinheit

Aussehen der Lösung: 0,2 g Substanz werden in Wasser *R* zu 20 ml gelöst. Die Lösung muss klar (2.2.1) und farblos (2.2.2, Methode II) sein.

Verwandte Substanzen: Die Prüfung erfolgt mit Hilfe der Flüssigchromatographie (2.2.29).

Untersuchungslösung: 0,100 g Substanz werden in Methanol *R* zu 10,0 ml gelöst.

Referenzlösung a: Zur Herstellung des In-situ-Zerfallsprodukts (Verunreinigung D) werden 10 mg Substanz in 10,0 ml verdünnter Salzsäure *R* gelöst. Die Lösung wird im Wasserbad 4 h lang zum Rückfluss erhitzt und nach dem Neutralisieren mit 10,0 ml verdünnter Natriumhydroxid-Lösung *R* im Wasserbad zur Trockne eingedampft. Nach dem Abkühlen wird der Rückstand in 10 ml Methanol *R* aufgenommen. Die Lösung wird filtriert.

Referenzlösung b: 1,0 ml Untersuchungslösung wird mit Methanol *R* zu 100,0 ml verdünnt. 5,0 ml dieser Lösung werden mit Methanol *R* zu 20,0 ml verdünnt.

Die Chromatographie kann durchgeführt werden mit
- einer Säule aus rostfreiem Stahl von 0,1 m Länge und 4,6 mm innerem Durchmesser, gepackt mit octadecylsilyliertem Kieselgel zur Chromatographie *R* (3 μm)
- einer Mischung der mobilen Phasen A und B unter Einsatz der Gradientenelution bei einer Durchflussrate von 1,5 ml je Minute gemäß der Tabelle
Mobile Phase A: eine Lösung von Ammoniumcarbonat *R* (5 g · l^{-1}) in einer Mischung von 10 Volumteilen Tetrahydrofuran *R* und 90 Volumteilen Wasser *R*
Mobile Phase B: Acetonitril *R*

Zeit (min)	Mobile Phase A (% V/V)	Mobile Phase B (% V/V)	Erläuterungen
0 – 15	90 → 40	10 → 60	linearer Gradient
15 – 20	40	60	isokratisch
20 – 25	90	10	Rückkehr zur Anfangszusammensetzung
25 = 0	90	10	Neubeginn des Gradienten

- einem Spektrometer als Detektor bei einer Wellenlänge von 220 nm.

Die Säule wird mindestens 30 min lang mit Acetonitril R, dann mindestens 5 min lang mit der Anfangszusammensetzung äquilibriert. Die Empfindlichkeit des Systems wird so eingestellt, dass die Höhe des Hauptpeaks im Chromatogramm mit 10 µl Referenzlösung b mindestens 50 Prozent des maximalen Ausschlags beträgt.

10 µl Referenzlösung a werden eingespritzt. Werden die Chromatogramme unter den vorgeschriebenen Bedingungen aufgezeichnet, beträgt die Retentionszeit für Fentanyl etwa 10 min und für die Verunreinigung D etwa 12 min. Die Prüfung darf nur ausgewertet werden, wenn die Auflösung zwischen den Peaks von Fentanyl und der Verunreinigung D mindestens 8,0 beträgt. Falls erforderlich wird die Konzentration an Acetonitril in der mobilen Phase oder das Zeitprogramm der linearen Gradientenelution geändert.

Je 10 µl Untersuchungslösung, Referenzlösung b und Methanol R als Blindlösung werden eingespritzt. Im Chromatogramm der Untersuchungslösung darf keine Peakfläche, mit Ausnahme der des Hauptpeaks, größer sein als die Fläche des Hauptpeaks im Chromatogramm der Referenzlösung b (0,25 Prozent) und die Summe dieser Peakflächen darf nicht größer sein als das 2fache der Fläche des Hauptpeaks im Chromatogramm der Referenzlösung b (0,5 Prozent). Peaks der Blindlösung, Peaks, deren relative Retention, bezogen auf den Hauptpeak, kleiner oder gleich 0,05 ist, und Peaks, deren Fläche kleiner ist als das 0,2fache der Fläche des Hauptpeaks im Chromatogramm der Referenzlösung b, werden nicht berücksichtigt.

Trocknungsverlust (2.2.32): höchstens 0,5 Prozent, mit 1,000 g Substanz durch Trocknen im Vakuum bei 60 °C bestimmt

Gehaltsbestimmung

0,300 g Substanz, in 50 ml einer Mischung von 1 Volumteil wasserfreier Essigsäure R und 7 Volumteilen Ethylmethylketon R gelöst, werden nach Zusatz von 0,2 ml Naphtholbenzein-Lösung R mit Perchlorsäure (0,1 mol · l^{-1}) titriert.

1 ml Perchlorsäure (0,1 mol · l^{-1}) entspricht 52,86 mg $C_{28}H_{36}N_2O_8$.

Lagerung

Vor Licht geschützt

Verunreinigungen

Qualifizierte Verunreinigungen:

A, B, C, D

Andere bestimmbare Verunreinigungen:

E

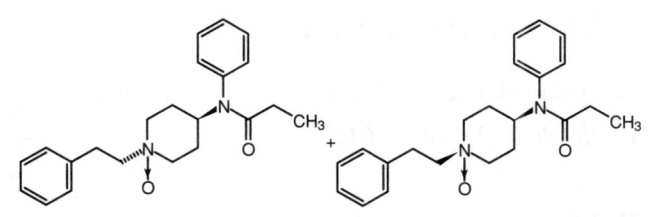

A. N-Phenyl-N-[cis,trans-1-oxido-1-(2-phenylethyl)piperidin-4-yl]propanamid

B. R = CO–C$_2$H$_5$, R′ = H:
N-Phenyl-N-(piperidin-4-yl)propanamid

C. R = CO–CH$_3$, R′ = CH$_2$–CH$_2$–C$_6$H$_5$:
N-Phenyl-N-[1-(2-phenylethyl)piperidin-4-yl]acetamid

D. R = H, R′ = CH$_2$–CH$_2$–C$_6$H$_5$:
N-Phenyl-1-(2-phenylethyl)piperidin-4-amin

E. Benzaldehyd

4.03/1721

Flubendazol

Flubendazolum

$C_{16}H_{12}FN_3O_3$ M_r 313,3

Definition

Methyl-[5-(4-fluorbenzoyl)-1H-benzimidazol-2-yl]carbamat

Gehalt: 99,0 bis 101,0 Prozent (getrocknete Substanz)

Eigenschaften

Aussehen: weißes bis fast weißes Pulver

Löslichkeit: praktisch unlöslich in Wasser, Dichlormethan und Ethanol

Die Substanz zeigt Polymorphie.

Prüfung auf Identität

IR-Spektroskopie (2.2.24), ohne Umkristallisieren

Vergleich: Flubendazol CRS

Prüfung auf Reinheit

Verwandte Substanzen: Flüssigchromatographie (2.2.29)

Untersuchungslösung: 0,100 g Substanz werden in Dimethylformamid *R* zu 100,0 ml gelöst.

Referenzlösung a: 5 mg Flubendazol zur Eignungsprüfung CRS werden in Dimethylformamid *R* zu 5,0 ml gelöst.

Referenzlösung b: 1,0 ml Untersuchungslösung wird mit Dimethylformamid *R* zu 100,0 ml verdünnt. 5,0 ml dieser Lösung werden mit Dimethylformamid *R* zu 20,0 ml verdünnt.

Säule
- Größe: $l = 0{,}10$ m, $\varnothing = 4{,}6$ mm
- Stationäre Phase: desaktiviertes, octadecylsilyliertes Kieselgel zur Chromatographie *R* (3 µm)
- Temperatur: 40 °C

Mobile Phase
- Mobile Phase A: eine Lösung von Ammoniumacetat *R* (7,5 g · l^{-1})
- Mobile Phase B: Acetonitril *R*

Zeit (min)	Mobile Phase A (% V/V)	Mobile Phase B (% V/V)
0 – 15	90 → 75	10 → 25
15 – 30	75 → 45	25 → 55
30 – 32	45 → 10	55 → 90
32 – 37	10	90
37 – 38	10 → 90	90 → 10
38 – 42	90	10

Durchflussrate: 1,2 ml · min^{-1}

Detektion: Spektrometer bei 250 nm

Einspritzen: 10 µl

Eignungsprüfung: Referenzlösung a
- Das Chromatogramm entspricht dem mitgelieferten Chromatogramm von Flubendazol zur Eignungsprüfung CRS.

Grenzwerte
- Korrekturfaktoren: Für die Berechnung der Gehalte werden die Peakflächen folgender Verunreinigungen mit den entsprechenden Korrekturfaktoren multipliziert:
  Verunreinigung A: 1,4
  Verunreinigung C: 1,3
  Verunreinigung D: 1,3
  Verunreinigung G: 1,4
- Verunreinigung A, B, C, D, E oder G: jeweils nicht größer als die Fläche des Hauptpeaks im Chromatogramm der Referenzlösung b (0,25 Prozent)
- Verunreinigung F: nicht größer als das 2fache der Fläche des Hauptpeaks im Chromatogramm der Referenzlösung b (0,5 Prozent)
- Jede weitere Verunreinigung mit einer relativen Retention zwischen 1,2 und 1,3: nicht größer als die Fläche des Hauptpeaks im Chromatogramm der Referenzlösung b (0,25 Prozent)
- Summe aller Verunreinigungen: nicht größer als das 6fache der Fläche des Hauptpeaks im Chromatogramm der Referenzlösung b (1,5 Prozent)
- Ohne Berücksichtigung bleiben: Peaks, deren Fläche kleiner ist als das 0,2fache der Fläche des Hauptpeaks im Chromatogramm der Referenzlösung b (0,05 Prozent)

Trocknungsverlust (2.2.32): höchstens 0,5 Prozent, mit 1,000 g Substanz durch 4 h langes Trocknen im Trockenschrank bei 100 bis 105 °C bestimmt

Sulfatasche (2.4.14): höchstens 0,1 Prozent, mit 1,0 g Substanz bestimmt

Gehaltsbestimmung

0,250 g Substanz, in 3 ml wasserfreier Ameisensäure *R* gelöst, werden nach Zusatz von 50 ml einer Mischung von 1 Volumteil wasserfreier Essigsäure *R* und 7 Volumteilen Ethylmethylketon *R* mit Perchlorsäure (0,1 mol·l^{-1}) titriert. Der Endpunkt wird mit Hilfe der Potentiometrie (2.2.20) bestimmt.

1 ml Perchlorsäure (0,1 mol · l^{-1}) entspricht 31,33 mg $C_{16}H_{12}FN_3O_3$.

Lagerung

Vor Licht geschützt

Verunreinigungen

Qualifizierte Verunreinigungen:

A, B, C, D, E, F, G

A. R1 = R2 = H, R4 = NH–CHO:
Methyl-[5-[4-(formylamino)benzoyl]-1*H*-benzimid=azol-2-yl]carbamat

E. R1 = R4 = H, R2 = F:
Methyl-[5-(2-fluorbenzoyl)-1*H*-benzimidazol-2-yl]carbamat

F. R1 = CH$_3$, R2 = H, R4 = F:
Methyl-[5-(4-fluorbenzoyl)-1-methyl-1*H*-benzimid=azol-2-yl]carbamat

G. R1 = R2 = H, R4 = O–CH(CH₃)₂:
Methyl-[5-[4-(1-methylethoxy)benzoyl]-1*H*-benz=
imidazol-2-yl]carbamat

B. R = NH₂:
(2-Amino-1*H*-benzimidazol-5-yl)(4-fluorphenyl)=
methanon

C. R = OH:
(4-Fluorphenyl)(2-hydroxy-1*H*-benzimidazol-5-
yl)methanon

D. R = H:
(1*H*-Benzimidazol-5-yl)(4-fluorphenyl)methanon

4.03/0668
Flucloxacillin-Natrium
Flucloxacillinum natricum

$C_{19}H_{16}ClFN_3NaO_5S \cdot H_2O$ M_r 493,9

Definition

Flucloxacillin-Natrium enthält mindestens 95,0 und höchstens 101,0 Prozent Natrium-(2*S*,5*R*,6*R*)-6-[[[3-(2-chlor-6-fluorphenyl)-5-methylisoxazol-4-yl]carbonyl]=amino]-3,3-dimethyl-7-oxo-4-thia-1-azabicyclo[3.2.0]=heptan-2-carboxylat, berechnet auf die wasserfreie Substanz.

Eigenschaften

Weißes bis fast weißes, kristallines, hygroskopisches Pulver; leicht löslich in Wasser und Methanol, löslich in Ethanol

Prüfung auf Identität

1: A, D
2: B, C, D

A. Die Prüfung erfolgt mit Hilfe der IR-Spektroskopie (2.2.24) durch Vergleich des Spektrums der Substanz mit dem von Flucloxacillin-Natrium *CRS*.

B. Die Prüfung erfolgt mit Hilfe der Dünnschichtchromatographie (2.2.27) unter Verwendung einer Schicht von silanisiertem Kieselgel H *R*.

Untersuchungslösung: 25 mg Substanz werden in 5 ml Wasser *R* gelöst.

Referenzlösung a: 25 mg Flucloxacillin-Natrium *CRS* werden in 5 ml Wasser *R* gelöst.

Referenzlösung b: Je 25 mg Cloxacillin-Natrium *CRS*, Dicloxacillin-Natrium *CRS* und Flucloxacillin-Natrium *CRS* werden in 5 ml Wasser *R* gelöst.

Auf die Platte wird 1 µl jeder Lösung aufgetragen. Die Chromatographie erfolgt mit einer Mischung von 30 Volumteilen Aceton *R* und 70 Volumteilen einer Lösung von Ammoniumacetat *R* (154 g · l⁻¹), die zuvor mit Essigsäure 99 % *R* auf einen pH-Wert von 5,0 eingestellt wurde, über eine Laufstrecke von 15 cm. Die Platte wird an der Luft trocknen gelassen und anschließend Iodgas ausgesetzt, bis Flecke erscheinen. Die Auswertung erfolgt im Tageslicht. Der Hauptfleck im Chromatogramm der Untersuchungslösung entspricht in Bezug auf Lage, Farbe und Größe dem Hauptfleck im Chromatogramm der Referenzlösung a. Die Prüfung darf nur ausgewertet werden, wenn das Chromatogramm der Referenzlösung b deutlich voneinander getrennt 3 Flecke zeigt.

C. Etwa 2 mg Substanz werden in einem Reagenzglas von etwa 150 mm Länge und 15 mm innerem Durchmesser mit 0,05 ml Wasser *R* befeuchtet. Nach Zusatz von 2 ml Formaldehyd-Schwefelsäure *R* wird der Inhalt des Reagenzglases durch Schwenken gemischt. Die Lösung ist schwach grünlich gelb gefärbt. Wird das Reagenzglas 1 min lang in ein Wasserbad gestellt, entsteht eine Gelbfärbung.

D. Die Substanz gibt die Identitätsreaktion a auf Natrium (2.3.1).

Prüfung auf Reinheit

Prüflösung: 2,50 g Substanz werden in kohlendioxidfreiem Wasser *R* zu 25,0 ml gelöst.

Aussehen der Lösung: Die Prüflösung muss klar (2.2.1) sein. Die Absorption (2.2.25) der Prüflösung, bei 430 nm gemessen, darf höchstens 0,04 betragen.

pH-Wert (2.2.3): Der pH-Wert der Prüflösung muss zwischen 5,0 und 7,0 liegen.

Spezifische Drehung (2.2.7): 0,250 g Substanz werden in Wasser *R* zu 25,0 ml gelöst. Die spezifische Drehung muss zwischen +158 und +168 liegen, berechnet auf die wasserfreie Substanz.

Verwandte Substanzen: Die Prüfung erfolgt mit Hilfe der Flüssigchromatographie (2.2.29) wie unter „Gehaltsbestimmung" beschrieben.

Die Untersuchungslösung a wird eingespritzt. Die Chromatographie erfolgt über eine Dauer, die der 5fachen Retentionszeit des Hauptpeaks entspricht.

Die Referenzlösung b wird eingespritzt. Im Chromatogramm der Untersuchungslösung a darf keine Peakfläche, mit Ausnahme der des Hauptpeaks, größer sein als die Fläche des Hauptpeaks im Chromatogramm der Referenzlösung b (1 Prozent) und die Summe dieser Peakflächen darf nicht größer sein als das 5fache der Fläche des Hauptpeaks im Chromatogramm der Referenzlösung b (5 Prozent). Peaks, deren Fläche kleiner ist als das 0,05fache der Fläche des Hauptpeaks im Chromatogramm der Referenzlösung b, werden nicht berücksichtigt.

N,N-Dimethylanilin (2.4.26, Methode B): höchstens 20 ppm

2-Ethylhexansäure (2.4.28): höchstens 0,8 Prozent (*m/m*)

Wasser (2.5.12): 3,0 bis 4,5 Prozent, mit 0,300 g Substanz nach der Karl-Fischer-Methode bestimmt

Sterilität (2.6.1): Flucloxacillin-Natrium zur Herstellung von Parenteralia, das dabei keinem weiteren geeigneten Sterilisationsverfahren unterworfen wird, muss der Prüfung entsprechen.

Pyrogene (2.6.8): Flucloxacillin-Natrium zur Herstellung von Parenteralia, das dabei keinem weiteren geeigneten Verfahren zur Beseitigung von Pyrogenen unterworfen wird, muss der Prüfung entsprechen. Je Kilogramm Körpermasse eines Kaninchens wird 1 ml einer Lösung, die 20 mg Substanz je Milliliter in Wasser für Injektionszwecke *R* enthält, injiziert.

Gehaltsbestimmung

Die Bestimmung erfolgt mit Hilfe der Flüssigchromatographie (2.2.29).

Untersuchungslösung a: 50,0 mg Substanz werden in der mobilen Phase zu 50,0 ml gelöst.

Untersuchungslösung b: 5,0 ml Untersuchungslösung a werden mit der mobilen Phase zu 50,0 ml verdünnt.

Referenzlösung a: 50,0 mg Flucloxacillin-Natrium *CRS* werden in der mobilen Phase zu 50,0 ml gelöst. 5,0 ml Lösung werden mit der mobilen Phase zu 50,0 ml verdünnt.

Referenzlösung b: 5,0 ml Referenzlösung a werden mit der mobilen Phase zu 50,0 ml verdünnt.

Referenzlösung c: 5 mg Flucloxacillin-Natrium *CRS* und 5 mg Cloxacillin-Natrium *CRS* werden in der mobilen Phase zu 50,0 ml gelöst.

Die Chromatographie kann durchgeführt werden mit
- einer Säule aus rostfreiem Stahl von 0,25 m Länge und 4 mm innerem Durchmesser, gepackt mit octadecylsilyliertem Kieselgel zur Chromatographie *R* (5 μm)
- folgender mobilen Phase bei einer Durchflussrate von 1 ml je Minute: 25 Volumteile Acetonitril *R* und 75 Volumteile einer Lösung von Kaliumdihydrogenphosphat *R* (2,7 g · l^{-1}), die zuvor mit verdünnter Natriumhydroxid-Lösung *R* auf einen pH-Wert von 5,0 eingestellt wurde, werden gemischt.
- einem Spektrometer als Detektor bei einer Wellenlänge von 225 nm
- einer 20-μl-Probenschleife.

Die Referenzlösung c wird eingespritzt. Die Empfindlichkeit des Systems wird so eingestellt, dass die Höhe der Hauptpeaks mindestens 50 Prozent des maximalen Ausschlags beträgt. Die Bestimmung darf nur ausgewertet werden, wenn die Auflösung zwischen dem ersten Peak (Cloxacillin) und dem zweiten Peak (Flucloxacillin) mindestens 2,5 beträgt.

Die Referenzlösung a wird 6-mal eingespritzt. Die Bestimmung darf nur ausgewertet werden, wenn die relative Standardabweichung der Peakfläche von Flucloxacillin höchstens 1,0 Prozent beträgt.

Untersuchungslösung b und Referenzlösung a werden abwechselnd eingespritzt.

Lagerung

Dicht verschlossen, unterhalb von 25 °C

Falls die Substanz steril ist, im sterilen, dicht verschlossenen Behältnis mit Sicherheitsverschluss

Beschriftung

Die Beschriftung gibt, falls zutreffend, an,
- dass die Substanz steril ist
- dass die Substanz pyrogenfrei ist.

Verunreinigungen

A. R = CO$_2$H:
(4*S*)-2-[Carboxy[[[3-(2-chlor-6-fluorphenyl)-5-methylisoxazol-4-yl]carbonyl]amino]methyl]-5,5-dimethylthiazolidin-4-carbonsäure
(Penicillosäuren des Flucloxacillins)

B. R = H:
(2*RS*,4*S*)-2-[[[[3-(2-Chlor-6-fluorphenyl)-5-methyl=isoxazol-4-yl]carbonyl]amino]methyl]-5,5-dimethyl=thiazolidin-4-carbonsäure
(Penillosäuren des Flucloxacillins)

C. (2*S*,5*R*,6*R*)-6-Amino-3,3-dimethyl-7-oxo-4-thia-1-azabicyclo[3.2.0]heptan-2-carbonsäure (6-Aminopenicillansäure)

D. 3-(2-Chlor-6-fluorphenyl)-5-methylisoxazol-4-carbonsäure

4.03/1326

Flumazenil

Flumazenilum

$C_{15}H_{14}FN_3O_3$ M_r 303,3

Definition

Flumazenil enthält mindestens 99,0 und höchstens 101,0 Prozent Ethyl-8-fluor-5-methyl-6-oxo-5,6-dihydro-4*H*-imidazo[1,5-*a*][1,4]benzodiazepin-3-carboxylat, berechnet auf die getrocknete Substanz.

Eigenschaften

Weißes bis fast weißes, kristallines Pulver; sehr schwer löslich in Wasser, leicht löslich in Dichlormethan, wenig löslich in Methanol

Die Substanz schmilzt zwischen 198 und 202 °C.

Prüfung auf Identität

Die Prüfung erfolgt mit Hilfe der IR-Spektroskopie (2.2.24) durch Vergleich des Spektrums der Substanz mit dem Flumazenil-Referenzspektrum der Ph. Eur.

Prüfung auf Reinheit

Aussehen der Lösung: 0,10 g Substanz werden in Methanol *R* zu 10 ml gelöst. Die Lösung muss klar (2.2.1) und darf nicht stärker gefärbt sein als die Farbvergleichslösung BG$_7$ (2.2.2, Methode II).

Dimethylformamiddiethylacetal: 0,10 g Substanz werden in 0,5 ml Dichlormethan *R* gelöst. Die Lösung wird mit 1-Butanol *R* zu 10 ml verdünnt. 5,0 ml dieser Lösung werden mit 2,0 ml Ninhydrin-Lösung *R* versetzt und 15 min lang im Wasserbad von 95 °C erhitzt. Eine blauviolette Färbung der Lösung darf nicht stärker sein als die einer gleichzeitig und unter gleichen Bedingungen hergestellten Referenzlösung mit 5,0 ml einer Lösung von Dimethylformamiddiethylacetal *R* (0,1 g · l^{-1}) in 1-Butanol *R* (1 Prozent).

Verwandte Substanzen: Die Prüfung erfolgt mit Hilfe der Flüssigchromatographie (2.2.29).

Untersuchungslösung: 0,10 g Substanz werden in der mobilen Phase zu 50,0 ml gelöst.

Referenzlösung a: 4 mg Chlordiazepoxid *R* werden in der mobilen Phase gelöst. Die Lösung wird nach Zusatz von 2,0 ml Untersuchungslösung mit der mobilen Phase zu 50,0 ml verdünnt. 0,5 ml dieser Lösung werden mit der mobilen Phase zu 10,0 ml verdünnt.

Referenzlösung b: 4,0 ml Untersuchungslösung werden mit der mobilen Phase zu 100,0 ml verdünnt. 0,5 ml dieser Lösung werden mit der mobilen Phase zu 10,0 ml verdünnt.

Die Chromatographie kann durchgeführt werden mit
- einer Säule aus rostfreiem Stahl von 0,15 m Länge und 4,6 mm innerem Durchmesser, gepackt mit octylsilyliertem Kieselgel zur Chromatographie *R* (5 µm)
- einer Mischung von 20 Volumteilen Acetonitril *R* und 80 Volumteilen Wasser *R*, das zuvor mit Phosphorsäure 85 % *R* auf einen pH-Wert von 2,0 eingestellt wurde, als mobile Phase bei einer Durchflussrate von 1,5 ml je Minute
- einem Spektrometer als Detektor bei einer Wellenlänge von 230 nm.

Die Empfindlichkeit des Systems wird so eingestellt, dass die Höhe des Hauptpeaks im Chromatogramm mit 20 µl Referenzlösung b mindestens 50 Prozent des maximalen Ausschlags beträgt.

20 µl Referenzlösung a werden eingespritzt. Werden die Chromatogramme unter den vorgeschriebenen Bedingungen aufgezeichnet, beträgt die Retentionszeit für Chlordiazepoxid etwa 6 min und für Flumazenil etwa 9 min. Die Prüfung darf nur ausgewertet werden, wenn die Auflösung zwischen den Peaks von Chlordiazepoxid und Flumazenil mindestens 6,0 beträgt. Falls erforderlich wird der Anteil an Acetonitril in der mobilen Phase geändert.

Je 20 µl Untersuchungslösung und Referenzlösung b werden eingespritzt. Die Chromatographie erfolgt über eine Dauer, die der 2,5fachen Retentionszeit des Hauptpeaks entspricht. Im Chromatogramm der Untersuchungslösung darf keine Peakfläche, mit Ausnahme der

Flunitrazepam
Flunitrazepamum

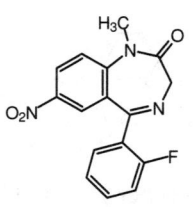

4.03/0717

$C_{16}H_{12}FN_3O_3$ M_r 313,3

Definition

5-(2-Fluorphenyl)-1-methyl-7-nitro-1,3-dihydro-2*H*-1,4-benzodiazepin-2-on

Gehalt: 99,0 bis 101,0 Prozent (getrocknete Substanz)

Eigenschaften

Aussehen: weißes bis gelbliches, kristallines Pulver

Löslichkeit: praktisch unlöslich in Wasser, löslich in Aceton, schwer löslich in Ethanol

Prüfung auf Identität

IR-Spektroskopie (2.2.24)

Vergleich: Flunitrazepam-Referenzspektrum der Ph. Eur.

Prüfung auf Reinheit

Verwandte Substanzen: Flüssigchromatographie (2.2.29)

Die Lösungen sind unmittelbar vor Gebrauch herzustellen.

Untersuchungslösung: 0,1000 g Substanz werden in 10 ml Acetonitril *R* gelöst. Die Lösung wird mit der mobilen Phase zu 50,0 ml verdünnt.

Referenzlösung a: 1,0 ml Untersuchungslösung wird mit der mobilen Phase zu 100,0 ml verdünnt. 5,0 ml dieser Lösung werden mit der mobilen Phase zu 50,0 ml verdünnt.

Referenzlösung b: 4 mg Substanz und 4 mg Nitrazepam *R* werden in 5 ml Acetonitril *R* gelöst. Die Lösung wird mit der mobilen Phase zu 20,0 ml verdünnt. 1,0 ml

des Hauptpeaks, größer sein als die Fläche des Hauptpeaks im Chromatogramm der Referenzlösung b (0,2 Prozent) und die Summe dieser Peakflächen darf nicht größer sein als das 2,5fache der Fläche des Hauptpeaks im Chromatogramm der Referenzlösung b (0,5 Prozent). Lösungsmittelpeaks und Peaks, deren Fläche kleiner ist als das 0,25fache der Fläche des Hauptpeaks im Chromatogramm der Referenzlösung b, werden nicht berücksichtigt.

Trocknungsverlust (2.2.32): höchstens 0,5 Prozent, mit 1,000 g Substanz durch Trocknen im Trockenschrank bei 100 bis 105 °C bestimmt

Sulfatasche (2.4.14): höchstens 0,1 Prozent, mit 1,0 g Substanz im Platintiegel bestimmt

Gehaltsbestimmung

0,250 g Substanz, in 50 ml einer Mischung von 2 Volumteilen Acetanhydrid *R* und 3 Volumteilen wasserfreier Essigsäure *R* gelöst, werden mit Perchlorsäure (0,1 mol · l^{-1}) titriert. Der Endpunkt wird mit Hilfe der Potentiometrie (2.2.20) bestimmt.

1 ml Perchlorsäure (0,1 mol · l^{-1}) entspricht 30,33 mg $C_{15}H_{14}FN_3O_3$.

Verunreinigungen

A. R = H, R′ = F:
8-Fluor-5-methyl-6-oxo-5,6-dihydro-4*H*-imidazo=[1,5-*a*][1,4]benzodiazepin-3-carbonsäure

B. R = CH$_2$–CH$_3$, R′ = OH:
Ethyl-8-hydroxy-5-methyl-6-oxo-5,6-dihydro-4*H*-imidazo[1,5-*a*][1,4]benzodiazepin-3-carboxylat

C. Dimethylformamiddiethylacetal

dieser Lösung wird mit der mobilen Phase zu 20,0 ml verdünnt.

Säule
- Größe: l = 0,15 m, $\varnothing$ = 4,6 mm
- Stationäre Phase: octadecylsilyliertes Kieselgel zur Chromatographie R (5 µm)

Mobile Phase: Methanol R, Acetonitril R, Wasser R (50:305:645 V/V/V)

Durchflussrate: 1,0 ml · min^{-1}

Detektion: Spektrometer bei 254 nm

Einspritzen: 20 µl

Chromatographiedauer: 6fache Retentionszeit von Flunitrazepam

Relative Retention (bezogen auf Flunitrazepam, t_R etwa 11 min)
- Verunreinigung A: etwa 0,2
- Verunreinigung B: etwa 0,6
- Verunreinigung C: etwa 2,3
- Verunreinigung D: etwa 4,0

Eignungsprüfung: Referenzlösung b
- Auflösung: mindestens 4,0 zwischen den Peaks von Nitrazepam und Flunitrazepam

Grenzwerte
- Korrekturfaktoren: Für die Berechnung der Gehalte werden die Flächen der entsprechenden Peaks mit dem Korrekturfaktor 2,44 für Verunreinigung C und 1,72 für Verunreinigung D multipliziert.
- Jede Verunreinigung: nicht größer als die Fläche des Hauptpeaks im Chromatogramm der Referenzlösung a (0,1 Prozent)
- Summe aller Verunreinigungen: nicht größer als das 3fache der Fläche des Hauptpeaks im Chromatogramm der Referenzlösung a (0,3 Prozent)
- Ohne Berücksichtigung bleiben: Peaks, deren Fläche kleiner ist als das 0,5fache der Fläche des Hauptpeaks im Chromatogramm der Referenzlösung a (0,05 Prozent)

Trocknungsverlust (2.2.32): höchstens 0,5 Prozent, mit 1,000 g Substanz durch Trocknen im Trockenschrank bei 100 bis 105 °C bestimmt

Sulfatasche (2.4.14): höchstens 0,1 Prozent, mit 1,0 g Substanz bestimmt

Gehaltsbestimmung

0,250 g Substanz, in 20 ml wasserfreier Essigsäure R gelöst, werden nach Zusatz von 50 ml Acetanhydrid R mit Perchlorsäure (0,1 mol · l^{-1}) titriert. Der Endpunkt wird mit Hilfe der Potentiometrie (2.2.20) bestimmt.

1 ml Perchlorsäure (0,1 mol · l^{-1}) entspricht 31,33 mg $C_{16}H_{12}FN_3O_3$.

Lagerung

Vor Licht geschützt

Verunreinigungen

A. R = NH$_2$:
7-Amino-5-(2-fluorphenyl)-1,3-dihydro-2H-1,4-benzodiazepin-2-on
(7-Aminodemethylflunitrazepam)

B. R = NO$_2$:
5-(2-Fluorphenyl)-7-nitro-1,3-dihydro-2H-1,4-benzodiazepin-2-on
(Demethylflunitrazepam)

C. 3-Amino-4-(2-fluorphenyl)-1-methyl-6-nitrochinolin-2(1H)-on

D. (2-Fluorphenyl)[2-(methylamino)-5-nitrophenyl]methanon

4.03/0905
Flurazepamhydrochlorid
Flurazepami monohydrochloridum

$C_{21}H_{24}Cl_2FN_3O$ M_r 424,3

Definition

7-Chlor-1-[2-(diethylamino)ethyl]-5-(2-fluorphenyl)-1,3-dihydro-2*H*-1,4-benzodiazepin-2-on-monohydro=chlorid

Gehalt: 99,0 bis 101,0 Prozent (getrocknete Substanz)

Eigenschaften

Aussehen: weißes bis fast weißes, kristallines Pulver
Löslichkeit: sehr leicht löslich in Wasser, leicht löslich in Ethanol

Prüfung auf Identität

A. IR-Spektroskopie (2.2.24)

    Vergleich: Flurazepamhydrochlorid-Referenzspektrum der Ph. Eur.

B. Die Substanz gibt die Identitätsreaktion a auf Chlorid (2.3.1).

Prüfung auf Reinheit

pH-Wert (2.2.3): 5,0 bis 6,0

0,50 g Substanz werden in kohlendioxidfreiem Wasser *R* zu 10 ml gelöst.

Verwandte Substanzen: Flüssigchromatographie (2.2.29)

Die Lösungen müssen unmittelbar vor Gebrauch hergestellt werden.

Untersuchungslösung: 50,0 mg Substanz werden in der mobilen Phase zu 50,0 ml gelöst.

Referenzlösung a: 1,0 ml Untersuchungslösung wird mit der mobilen Phase zu 100,0 ml verdünnt. 5,0 ml dieser Lösung werden mit der mobilen Phase zu 50,0 ml verdünnt.

Referenzlösung b: 5 mg Substanz und 5 mg Oxazepam *R* werden in 10 ml Acetonitril *R* gelöst. Die Lösung wird mit der mobilen Phase zu 50,0 ml verdünnt.

Säule
- Größe: l = 0,15 m, $\varnothing$ = 4,6 mm
- Stationäre Phase: octylsilyliertes Kieselgel zur Chromatographie *R* (5 µm)

Mobile Phase: eine Mischung von 350 Volumteilen Acetonitril *R* und 650 Volumteilen einer Lösung von Kaliumdihydrogenphosphat *R* (10,5 g · l^{-1}), die zuvor mit Natriumhydroxid-Lösung *R* (40 g · l^{-1}) auf einen pH-Wert von 6,1 eingestellt wurde

Durchflussrate: 1,0 ml · min^{-1}

Detektion: Spektrometer bei 239 nm

Einspritzen: 20 µl

Chromatographiedauer: 6fache Retentionszeit von Flurazepam

Relative Retention (bezogen auf Flurazepam, t_R etwa 7 min)
- Verunreinigung B: etwa 1,5
- Verunreinigung C: etwa 1,6
- Verunreinigung A: etwa 2,6

Eignungsprüfung: Referenzlösung b
- Auflösung: mindestens 4,5 zwischen den Peaks von Flurazepam und Oxazepam

Grenzwerte
- Korrekturfaktoren: Für die Berechnung der Gehalte werden die Flächen der entsprechenden Peaks mit dem Faktor 0,61 für Verunreinigung B und 0,65 für Verunreinigung C multipliziert.
- Jede Verunreinigung: nicht größer als die Fläche des Hauptpeaks im Chromatogramm der Referenzlösung a (0,1 Prozent)
- Summe aller Verunreinigungen: nicht größer als das 3fache der Fläche des Hauptpeaks im Chromatogramm der Referenzlösung a (0,3 Prozent)
- Ohne Berücksichtigung bleiben: Peaks, deren Fläche kleiner ist als das 0,5fache der Fläche des Hauptpeaks im Chromatogramm der Referenzlösung a (0,05 Prozent)

Fluorid (2.4.5): höchstens 500 ppm

0,10 g Substanz müssen der Grenzprüfung auf Fluorid entsprechen.

Trocknungsverlust (2.2.32): höchstens 0,5 Prozent, mit 1,000 g Substanz durch 4 h langes Trocknen im Trockenschrank bei 100 bis 105 °C bestimmt

Sulfatasche (2.4.14): höchstens 0,1 Prozent, mit 1,0 g Substanz bestimmt

Gehaltsbestimmung

0,350 g Substanz, in einer Mischung von 1,0 ml Salzsäure (0,1 mol · l^{-1}) und 50 ml Ethanol 96 % *R* gelöst, werden mit Natriumhydroxid-Lösung (0,1 mol · l^{-1}) titriert. Das zwischen den beiden mit Hilfe der Potentiometrie (2.2.20) bestimmten Wendepunkten zugesetzte Volumen wird abgelesen.

1 ml Natriumhydroxid-Lösung (0,1 mol · l⁻¹) entspricht 42,43 mg $C_{21}H_{24}Cl_2FN_3O$.

Lagerung

Vor Licht geschützt

Verunreinigungen

A. [5-Chlor-2-[[2-(diethylamino)ethyl]amino]phenyl]= (2-fluorphenyl)methanon

B. R = H:
7-Chlor-5-(2-fluorphenyl)-1,3-dihydro-2H-1,4-ben= zodiazepin-2-on

C. R = CHOH–CH₃:
7-Chlor-5-(2-fluorphenyl)-1-[(1RS)-1-hydroxy= ethyl]-1,3-dihydro-2H-1,4-benzodiazepin-2-on

---

4.03/0067

Folsäure

Acidum folicum

$C_{19}H_{19}N_7O_6$ M_r 441,4

Definition

(2S)-2-[[4-[[(2-Amino-4-oxo-1,4-dihydropteridin-6-yl)methyl]amino]benzoyl]amino]pentandisäure

Gehalt: 96,0 bis 102,0 Prozent (wasserfreie Substanz)

Eigenschaften

Aussehen: gelbliches bis orangefarbenes, kristallines Pulver

Löslichkeit: praktisch unlöslich in Wasser und den meisten organischen Lösungsmitteln

Die Substanz löst sich in verdünnten Säuren und Alkalihydroxid-Lösungen.

Prüfung auf Identität

1: A, B
2: A, C

A. Spezifische Drehung (2.2.7): +18 bis +22 (wasserfreie Substanz)

0,25 g Substanz werden in Natriumhydroxid-Lösung (0,1 mol · l⁻¹) zu 25,0 ml gelöst.

B. Die unter „Gehaltsbestimmung" erhaltenen Chromatogramme werden ausgewertet.

Ergebnis: Der Hauptpeak im Chromatogramm der Untersuchungslösung entspricht in Bezug auf die Retentionszeit dem Hauptpeak im Chromatogramm der Referenzlösung a.

C. Dünnschichtchromatographie (2.2.27)

Untersuchungslösung: 50 mg Substanz werden in einer Mischung von 2 Volumteilen konzentrierter Ammoniak-Lösung *R* und 9 Volumteilen Methanol *R* zu 100 ml gelöst.

Referenzlösung: 50 mg Folsäure *CRS* werden in einer Mischung von 2 Volumteilen konzentrierter Ammoniak-Lösung *R* und 9 Volumteilen Methanol *R* zu 100 ml gelöst.

Platte: DC-Platte mit Kieselgel G *R*

Fließmittel: konzentrierte Ammoniak-Lösung *R*, 1-Propanol *R*, Ethanol 96 % *R* (20:20:60 *V/V/V*)

Auftragen: 2 µl

Laufstrecke: 3/4 der Platte

Trocknen: an der Luft

Detektion: im ultravioletten Licht bei 365 nm

Ergebnis: Der Hauptfleck im Chromatogramm der Untersuchungslösung entspricht in Bezug auf Lage, Fluoreszenz und Größe dem Hauptfleck im Chromatogramm der Referenzlösung.

Prüfung auf Reinheit

Verwandte Substanzen: Flüssigchromatographie (2.2.29)

Untersuchungslösung: 0,100 g Substanz werden in 5 ml einer Lösung von Natriumcarbonat *R* (28,6 g · l⁻¹) gelöst. Die Lösung wird mit der mobilen Phase zu 100,0 ml verdünnt. 2,0 ml dieser Lösung werden mit der mobilen Phase zu 10,0 ml verdünnt.

Referenzlösung a: 0,100 g Folsäure *CRS* werden in 5 ml einer Lösung von Natriumcarbonat *R* (28,6 g · l⁻¹) gelöst. Die Lösung wird mit der mobilen Phase zu 100,0 ml verdünnt. 2,0 ml dieser Lösung werden mit der mobilen Phase zu 10,0 ml verdünnt.

Referenzlösung b: 20 mg Pteroinsäure *R* werden in 5 ml einer Lösung von Natriumcarbonat *R* (28,6 g · l⁻¹) gelöst. Die Lösung wird mit der mobilen Phase zu 100,0 ml verdünnt. 1,0 ml dieser Lösung wird mit 1,0 ml Referenzlösung a gemischt und mit der mobilen Phase zu 100,0 ml verdünnt.

Referenzlösung c: 2,0 ml Untersuchungslösung werden mit der mobilen Phase zu 20,0 ml verdünnt. 1,0 ml dieser Lösung wird mit der mobilen Phase zu 20,0 ml verdünnt.

Referenzlösung d: 10,0 mg *N*-(4-Aminobenzoyl)-L-glutaminsäure *R* werden in 1 ml einer Lösung von Natriumcarbonat *R* (28,6 g · l⁻¹) gelöst. Die Lösung wird mit der mobilen Phase zu 100,0 ml verdünnt. 1,0 ml dieser Lösung wird mit der mobilen Phase zu 100,0 ml verdünnt.

Referenzlösung e: 12,0 mg Pteroinsäure *R* werden in 1 ml einer Lösung von Natriumcarbonat *R* (28,6 g · l⁻¹) gelöst. Die Lösung wird mit der mobilen Phase zu 100,0 ml verdünnt. 1,0 ml dieser Lösung wird mit der mobilen Phase zu 100,0 ml verdünnt.

Säule
- Größe: l = 0,25 m, $\varnothing$ = 4,0 mm
- Stationäre Phase: octylsilyliertes Kieselgel zur Chromatographie *R* (5 µm), sphärisch, mit 12,5 Prozent Kohlenstoffgehalt, einer spezifischen Oberfläche von 350 m² · g⁻¹ und einer Porengröße von 10 nm

Mobile Phase: eine Mischung von 12 Volumteilen Methanol *R* und 88 Volumteilen einer Lösung, die Kaliumdihydrogenphosphat *R* (11,16 g · l⁻¹) und Kaliummonohydrogenphosphat *R* (5,50 g · l⁻¹) enthält

Durchflussrate: 0,6 ml · min⁻¹

Detektion: Spektrometer bei 280 nm

Einspritzen: 5 µl; Untersuchungslösung, Referenzlösungen b, c, d und e

Chromatographiedauer: 3fache Retentionszeit von Folsäure

Relative Retention (bezogen auf Folsäure, t_R etwa 8,5 min)
- Verunreinigung A: etwa 0,5
- Verunreinigung B: etwa 0,6
- Verunreinigung C: etwa 0,9
- Verunreinigung E: etwa 1,27
- Verunreinigung D: etwa 1,33
- Verunreinigung F: etwa 2,2

Eignungsprüfung: Referenzlösung b
- Auflösung: mindestens 4,0 zwischen den Peaks von Folsäure und Verunreinigung D

Grenzwerte
- Verunreinigung A: nicht größer als die Fläche des Hauptpeaks im Chromatogramm der Referenzlösung d (0,5 Prozent)
- Verunreinigung D: nicht größer als die Fläche des Hauptpeaks im Chromatogramm der Referenzlösung e (0,6 Prozent)
- Jede weitere Verunreinigung: nicht größer als die Fläche des Hauptpeaks im Chromatogramm der Referenzlösung c (0,5 Prozent)
- Summe aller weiteren Verunreinigungen: nicht größer als das 2fache der Fläche des Hauptpeaks im Chromatogramm der Referenzlösung c (1,0 Prozent)
- Ohne Berücksichtigung bleiben: Peaks, deren Fläche kleiner ist als das 0,1fache der Fläche des Hauptpeaks im Chromatogramm der Referenzlösung c (0,05 Prozent)

Wasser (2.5.12): 5,0 bis 8,5 Prozent, mit 0,150 g Substanz bestimmt

Sulfatasche (2.4.14): höchstens 0,2 Prozent, mit 1,0 g Substanz bestimmt

Gehaltsbestimmung

Flüssigchromatographie (2.2.29) wie bei der Prüfung „Verwandte Substanzen" beschrieben, mit folgender Änderung:

Einspritzen: Untersuchungslösung, Referenzlösung a

Lagerung

Vor Licht geschützt

Verunreinigungen

Qualifizierte Verunreinigungen:

A, B, C, D, E, F

A. (2*S*)-2-[(4-Aminobenzoyl)amino]pentandisäure (*N*-(4-Aminobenzoyl)-L-glutaminsäure)

B. 2,5,6-Triaminopyrimidin-4(1*H*)-on

C. (2*S*)-2-[[(4-[[(2-Amino-4-oxo-1,4-dihydropteridin-7-yl)methyl]amino]benzoyl]amino]pentandisäure (Isofolsäure)

D. 4-[[(2-Amino-4-oxo-1,4-dihydropteridin-6-yl)me=
thyl]amino]benzoesäure
(Pteroinsäure)

F. 2-Amino-7-(chlormethyl)pteridin-4(1H)-on

E. (2S)-2-[[4-[Bis[(2-amino-4-oxo-1,4-dihydropteridin-
6-yl)methyl]amino]benzoyl]amino]pentandisäure
(6-Pterinylfolsäure)

G

Glucagon human 3917
Glycin 3919

Goserelin 3920

4.03/1635
Glucagon human
Glucagonum humanum

H—His—Ser—Gln—Gly—Thr—Phe—Thr—Ser—Asp—Tyr—
                                                10
Ser—Lys—Tyr—Leu—Asp—Ser—Arg—Arg—Ala—Gln—
                                                20
Asp—Phe—Val—Gln—Trp—Leu—Met—Asn—Thr—OH

$C_{153}H_{225}N_{43}O_{49}S$ M_r 3483

Definition

Polypeptid, das die gleiche Struktur (29 Aminosäuren) wie das durch α-Zellen des menschlichen Pankreas gebildete Hormon besitzt und das die Blutzuckerkonzentration steigert, indem es den raschen Glycogenabbau in der Leber fördert.

Gehalt: 92,5 bis 105,0 Prozent (wasserfreie Substanz)

Herstellung

Glucagon human wird nach einer Methode hergestellt, die auf der DNA-Rekombinationstechnik (rDNA) beruht. Während der Produktentwicklung muss sichergestellt sein, dass durch das Herstellungsverfahren ein Produkt mit einer biologischen Aktivität von mindestens 1 I.E. je Milligramm gewonnen wird. Dabei ist die Bestimmung der Qualität mit validierten, auf dem Prinzip der Hyperglykämie-Messung basierenden Methode durchzuführen.

Von Wirtszellen stammende Proteine: Der Grenzwert wird von der zuständigen Behörde festgelegt.

Von Wirtszellen und Vektoren stammende DNA: Der Grenzwert wird von der zuständigen Behörde festgelegt.

Eigenschaften

Aussehen: weißes bis fast weißes Pulver

Löslichkeit: praktisch unlöslich in Wasser und den meisten organischen Lösungsmitteln, löslich in verdünnten Mineralsäuren und verdünnten Alkalihydroxid-Lösungen

Prüfung auf Identität

A. Peptidmustercharakterisierung: Flüssigchromatographie (2.2.29)

Untersuchungslösung: Eine Lösung der Substanz (10 mg · ml^{-1}) in Salzsäure (0,01 mol · l^{-1}) wird hergestellt. 200 µl Lösung werden mit 800 µl Ammoniumcarbonat-Pufferlösung pH 10,3 (0,1 mol · l^{-1}) *R* gemischt (verdünnte Stammlösung). Eine Lösung von α-Chymotrypsin zur Peptidmustercharakterisierung *R* (2,0 mg · ml^{-1}) in Ammoniumcarbonat-Pufferlösung pH 10,3 (0,1 mol · l^{-1}) *R* wird frisch hergestellt. 25 µl dieser Lösung werden der verdünnten Stammlösung zugesetzt. Diese Untersuchungslösung wird in einer verschlossenen Probeflasche 2 h lang bei 37 °C gehalten. Die Probeflasche wird entnommen und die Reaktion sofort durch Zusatz von 120 µl Essigsäure 99 % *R* gestoppt.

Referenzlösung: gleichzeitig und unter gleichen Bedingungen wie für die Untersuchungslösung, jedoch unter Verwendung von Glucagon human *CRS* an Stelle der Substanz

Säule
- Größe: $l = 0,05$ m, $\emptyset = 4$ mm
- Stationäre Phase: octadecylsilyliertes Kieselgel zur Chromatographie *R* (5 µm)

Mobile Phase
- Mobile Phase A: 500 µl Trifluoressigsäure *R* werden mit 1000 ml Wasser *R* gemischt.
- Mobile Phase B: 500 µl Trifluoressigsäure *R* werden mit 600 ml wasserfreiem Ethanol *R* gemischt und mit 400 ml Wasser *R* versetzt.

Zeit (min)	Mobile Phase A (% V/V)	Mobile Phase B (% V/V)
0 – 35	100 → 53	0 → 47
35 – 45	53 → 0	47 → 100
45 – 46	0 → 100	100 → 0
46 – 75	100	0

Durchflussrate: 1,0 ml · min^{-1}

Detektion: Spektrometer bei 215 nm

Äquilibrieren: mindestens 15 min mit mobiler Phase A

Einspritzen: 10 µl

Eignungsprüfung: Die Chromatogramme der Referenz- und Untersuchungslösung entsprechen qualitativ jeweils dem Glucagon-human-Hydrolysat-Referenzchromatogramm der Ph. Eur.

Ergebnis: Das Profil des Chromatogramms der Untersuchungslösung entspricht dem der Referenzlösung.

B. Die bei der „Gehaltsbestimmung" erhaltenen Chromatogramme werden ausgewertet. Der Hauptpeak im Chromatogramm der Untersuchungslösung entspricht in Bezug auf die Retentionszeit dem Hauptpeak im Chromatogramm der Referenzlösung.

Prüfung auf Reinheit

Spezifische Absorption (2.2.25): 21 bis 25, im Maximum bei 276 nm bestimmt (wasserfreie Substanz)

2,5 mg Substanz werden in Salzsäure (0,01 mol · l^{-1}) zu 10,0 ml gelöst.

Glucagon human

Desamidiertes Glucagon: Flüssigchromatographie (2.2.29) mit Hilfe des Verfahrens „Normalisierung"

Untersuchungslösung: Die Substanz wird in Salzsäure (0,01 mol · l^{-1}) zu einer Konzentration von 1,0 mg · ml^{-1} gelöst.

Lösung zur Bestimmung des Auflösungsvermögens: Die Substanz wird in Salzsäure (0,1 mol · l^{-1}) zu einer Konzentration von 1,0 mg · ml^{-1} gelöst. Die Lösung wird im Trockenschrank 2 h lang bei 60 °C inkubiert. Unmittelbar nach der Zersetzung wird die Lösung mit Natriumhydroxid-Lösung (1 mol · l^{-1}) auf einen pH-Wert von 2,5 eingestellt.

Säule
- Material: Glas
- Größe: $l = 0,05$ m, $\varnothing = 5$ mm
- Stationäre Phase: Anionenaustauscher *R* 2

Mobile Phase
- Mobile Phase A: 1000 ml Trometamol-Salzsäure-Pufferlösung pH 8,3 *R* werden mit 1000 ml wasserfreiem Ethanol *R* gemischt.
- Mobile Phase B: 29,2 g Natriumchlorid *R* werden in 1000 ml Trometamol-Salzsäure-Pufferlösung pH 8,3 *R* gelöst. Die Lösung wird mit 1000 ml wasserfreiem Ethanol *R* versetzt.

Zeit (min)	Mobile Phase A (% V/V)	Mobile Phase B (% V/V)
0 – 4	100	0
4 – 30	100 → 78	0 → 22
30 – 34	78 → 45	22 → 55
34 – 38	45 → 20	55 → 80
38 – 40	20 → 100	80 → 0
40 – 60	100	0

Durchflussrate: 0,6 ml · min^{-1}

Detektion: Spektrometer bei 230 nm

Äquilibrieren: mindestens 15 min lang mit mobiler Phase A

Einspritzen: 60 µl

Eignungsprüfung: Lösung zur Bestimmung des Auflösungsvermögens
- Retentionszeit: Glucagon: etwa 10 min; 4 desamidierte Formen: zwischen 15 und 40 min
- Auflösung: Basislinien-Trennung der 4 desamidierten Formen und Glucagon

Grenzwerte
- Summe der 4 desamidierten Formen: höchstens 0,5 Prozent, mit Hilfe der Peaks, die zwischen 10 und 40 min eluiert werden, berechnet

Verwandte Proteine: Flüssigchromatographie (2.2.29) mit Hilfe des Verfahrens „Normalisierung"

Harnstoff-Lösung (2,8 mol · l^{-1}): 16,8 g Harnstoff *R* werden in Salzsäure (0,01 mol · l^{-1}) zu 100 ml gelöst.

Untersuchungslösung: Die Substanz wird in Salzsäure (0,01 mol · l^{-1}) zu einer Konzentration von 1,0 mg · ml^{-1} gelöst. *Die Lösung wird zwischen 2 und 8 °C aufbewahrt und innerhalb von 24 h verwendet.*

Referenzlösung: Der Inhalt einer Ampulle Glucagon human CRS wird in Salzsäure (0,01 mol · l^{-1}) zu einer Konzentration von 1,0 mg · ml^{-1} gelöst. *Die Lösung wird zwischen 2 und 8 °C aufbewahrt und innerhalb von 24 h verwendet.*

Lösung zur Bestimmung des Auflösungsvermögens: 10 mg Substanz werden in 10 ml Harnstoff-Lösung (2,8 mol · l^{-1}) gelöst. Die Lösung wird mit Natriumhydroxid-Lösung (1 mol · l^{-1}) auf einen pH-Wert von 7 eingestellt. Die dicht verschlossene Probeflasche wird 2 h lang bei etwa 50 °C inkubiert. Nach dem Abkühlen wird die Lösung mit Salzsäure (1 mol · l^{-1}) auf einen pH-Wert von 2,5 eingestellt. *Die Lösung wird zwischen 2 und 8 °C aufbewahrt und innerhalb von 2 h verwendet.*

Säule
- Größe: $l = 0,25$ m, $\varnothing = 4,6$ mm
- Stationäre Phase: octadecylsilyliertes Kieselgel zur Chromatographie *R* (5 µm) mit einer Porengröße von 30 nm
- Temperatur: 45 °C

Mobile Phase
- Mobile Phase A: 14,2 g wasserfreies Natriumsulfat *R* werden in 400 ml Wasser *R* gelöst. Nach Zusatz von 1,35 ml Phosphorsäure 85 % *R* wird die Lösung mit Ethanolamin *R* auf einen pH-Wert (2.2.3) von 2,5 eingestellt. Diese Lösung wird mit 100 ml Acetonitril zur Chromatographie *R* versetzt.
- Mobile Phase B: Acetonitril zur Chromatographie *R*, Wasser *R* (40:60 V/V)

Zeit (min)	Mobile Phase A (% V/V)	Mobile Phase B (% V/V)
0 – 23	57	43
23 – 29	57 → 10	43 → 90
29 – 30	10	90
30 – 31	10 → 57	90 → 43
31 – 75	57	43

Durchflussrate: 1,0 ml · min^{-1}

Detektion: Spektrometer bei 214 nm

Einspritzen: 25 µl; Untersuchungslösung, Lösung zur Bestimmung des Auflösungsvermögens

Eignungsprüfung: Lösung zur Bestimmung des Auflösungsvermögens
- Retentionszeit: Glucagon: etwa 20 min; Carbamoylglucagon: etwa 22 min
- Auflösung: mindestens 1,3 zwischen den Peaks von Glucagon und Carbamoylglucagon

Grenzwerte
- Summe aller Verunreinigungen: höchstens 2,5 Prozent

Wasser (2.5.12): höchstens 10 Prozent, mit 20,0 mg Substanz bestimmt

Bakterien-Endotoxine (2.6.14): weniger als 10 I.E. Bakterien-Endotoxine je Milligramm Substanz

Gehaltsbestimmung

Flüssigchromatographie (2.2.29) wie bei der Prüfung „Verwandte Proteine" beschrieben, mit folgenden Änderungen:

Einspritzen: Untersuchungslösung, Referenzlösung

Der Gehalt an Glucagon human ($C_{153}H_{225}N_{43}O_{49}S$) wird mit Hilfe des angegebenen Gehalts an $C_{153}H_{225}N_{43}O_{49}S$ in Glucagon human *CRS* berechnet.

Lagerung

Dicht verschlossen, vor Licht geschützt, unterhalb von –15 °C

4.03/0614

Glycin

Glycinum

$C_2H_5NO_2$ M_r 75,1

Definition

2-Aminoessigsäure

Gehalt: 98,5 bis 101,0 Prozent (getrocknete Substanz)

Eigenschaften

Aussehen: weißes, kristallines Pulver

Löslichkeit: leicht löslich in Wasser, sehr schwer löslich in Ethanol

Die Substanz zeigt Polymorphie.

Prüfung auf Identität

1: A
2: B, C

A. IR-Spektroskopie (2.2.24)

Probenvorbereitung: Presslinge, unter Verwendung von etwa 1 mg Substanz auf 0,4 g Kaliumbromid *R*

Vergleich: Glycin *CRS*

Wenn die Spektren bei der Prüfung in fester Form unterschiedlich sind, werden Substanz und Referenzsubstanz getrennt in der eben notwendigen Menge Ethanol 60 % *R* gelöst, die Lösungen zur Trockne eingedampft und mit den Rückständen erneut Spektren aufgenommen.

B. Die bei der Prüfung „Mit Ninhydrin nachweisbare Substanzen" (siehe „Prüfung auf Reinheit") erhaltenen Chromatogramme werden ausgewertet.

Ergebnis: Der Hauptfleck im Chromatogramm der Untersuchungslösung b entspricht in Bezug auf Lage, Farbe und Größe dem Hauptfleck im Chromatogramm der Referenzlösung a.

C. 50 mg Substanz werden in 5 ml Wasser *R* gelöst. Nach Zusatz von 1 ml Natriumhypochlorit-Lösung *R* wird die Lösung 2 min lang im Sieden gehalten. Nach Zusatz von 1 ml Salzsäure *R* wird diese Lösung 4 bis 5 min lang im Sieden gehalten, mit 2 ml Salzsäure *R* und 1 ml einer Lösung von Resorcin *R* (20 g · l⁻¹) versetzt, 1 min lang im Sieden gehalten und abgekühlt. Die Lösung wird mit 10 ml Wasser *R* versetzt und gemischt. Werden 5 ml dieser Lösung mit 6 ml verdünnter Natriumhydroxid-Lösung *R* versetzt, entsteht eine violette Färbung mit grünlich gelber Fluoreszenz. Nach einigen Minuten wird die Färbung orange, dann gelb, wobei eine intensive Fluoreszenz bestehen bleibt.

Prüfung auf Reinheit

Prüflösung: 5,0 g Substanz werden in kohlendioxidfreiem Wasser *R* zu 50 ml gelöst.

Aussehen der Lösung: Die Prüflösung muss klar (2.2.1) und darf nicht stärker gefärbt sein als die Farbvergleichslösung G_7 (2.2.2, Methode II).

pH-Wert (2.2.3): 5,9 bis 6,4

10 ml Prüflösung werden mit kohlendioxidfreiem Wasser *R* zu 20 ml verdünnt.

Mit Ninhydrin nachweisbare Substanzen: Dünnschichtchromatographie (2.2.27)

Untersuchungslösung a: 0,10 g Substanz werden in Wasser *R* zu 10,0 ml gelöst.

Untersuchungslösung b: 1,0 ml Untersuchungslösung a wird mit Wasser *R* zu 10,0 ml verdünnt.

Referenzlösung a: 10 mg Glycin *CRS* werden in Wasser *R* zu 10,0 ml gelöst.

Referenzlösung b: 1,0 ml Untersuchungslösung a wird mit Wasser *R* zu 200 ml verdünnt.

Referenzlösung c: 10 mg Glycin *CRS* und 10 mg Alanin *CRS* werden in Wasser *R* zu 25 ml gelöst.

Platte: DC-Platte mit Kieselgel *R*

Fließmittel: Essigsäure 99 % *R*, Wasser *R*, 1-Butanol *R* (20:20:60 *V/V/V*)

Auftragen: 5 µl

Laufstrecke: 2/3 der Platte

Trocknen: 30 min lang bei 80 °C

Detektion: Die Platte wird mit Ninhydrin-Lösung *R* besprüht und 15 min lang bei 100 bis 105 °C getrocknet.

Eignungsprüfung: Die Prüfung darf nur ausgewertet werden, wenn das Chromatogramm der Referenzlösung c deutlich voneinander getrennt 2 Flecke zeigt.

Grenzwerte: Untersuchungslösung a
- Jede Verunreinigung: Kein Nebenfleck darf größer oder stärker gefärbt sein als der Fleck im Chromatogramm der Referenzlösung b (0,5 Prozent).

Chlorid (2.4.4): höchstens 75 ppm

0,67 g Substanz werden in Wasser *R* zu 15 ml gelöst. Die Lösung muss der Grenzprüfung auf Chlorid entsprechen.

Schwermetalle (2.4.8): höchstens 10 ppm

12 ml Prüflösung müssen der Grenzprüfung A entsprechen. Zur Herstellung der Referenzlösung wird die Blei-Lösung (1 ppm Pb) *R* verwendet.

Trocknungsverlust (2.2.32): höchstens 0,5 Prozent, mit 1,000 g Substanz durch 2 h langes Trocknen im Trockenschrank bei 100 bis 105 °C bestimmt

Sulfatasche (2.4.14): höchstens 0,1 Prozent, mit 1,0 g Substanz bestimmt

Gehaltsbestimmung

70,0 mg Substanz, in 3 ml wasserfreier Ameisensäure *R* gelöst, werden nach Zusatz von 30 ml wasserfreier Essigsäure *R* sofort mit Perchlorsäure (0,1 mol · l^{-1}) titriert. Der Endpunkt wird mit Hilfe der Potentiometrie (2.2.20) bestimmt.

1 ml Perchlorsäure (0,1 mol · l^{-1}) entspricht 7,51 mg $C_2H_5NO_2$.

4.03/1636

Goserelin

Goserelinum

$C_{59}H_{84}N_{18}O_{14}$ M_r 1269

Definition

Goserelin ist ein dem Hypothalamus-Decapeptid Gonadorelin analoges, synthetisches Nonapeptid. Die Substanz wird durch chemische Synthese gewonnen und in der Acetat-Form in Verkehr gebracht.

Gehalt: 94,5 bis 103,0 Prozent des Peptids $C_{59}H_{84}N_{18}O_{14}$ (wasser- und essigsäurefreie Substanz)

Eigenschaften

Aussehen: weißes bis fast weißes Pulver

Löslichkeit: löslich in Wasser, leicht löslich in Essigsäure 99 %

Die Substanz löst sich in verdünnten Mineralsäuren und Alkalihydroxid-Lösungen.

Prüfung auf Identität

A. Kernresonanzspektroskopie (2.2.33)

Probenvorbereitung: eine Lösung der Substanz (40 mg · ml^{-1}) in (D$_2$)Wasser *R*, die mit (D$_4$)Essigsäure *R* auf einen pH-Wert von 4,0 eingestellt wird

Ergebnis: Das Protonen-entkoppelte ^{13}C-NMR-Spektrum der Substanz entspricht qualitativ dem Goserelin-Referenzspektrum der Ph. Eur.

B. Die bei der „Gehaltsbestimmung" erhaltenen Chromatogramme werden ausgewertet.

Ergebnis: Der Hauptpeak im Chromatogramm der Untersuchungslösung entspricht in Bezug auf Retentionszeit und Größe dem Hauptpeak im Chromatogramm der Referenzlösung a.

Prüfung auf Reinheit

Spezifische Drehung (2.2.7): –52 bis –56 (wasser- und essigsäurefreie Substanz)

Die Substanz wird in Wasser *R* zu einer Konzentration von 2 mg · ml^{-1} gelöst.

Aminosäuren: Die Prüfung erfolgt mit Hilfe eines Aminosäure-Analysators. Das Gerät wird mit einer Mischung eingestellt, die äquimolare Mengen Ammoniak, Glycin und folgender L-Aminosäuren:

Lysin	Threonin	Alanin	Leucin
Histidin	Serin	Valin	Tyrosin
Arginin	Glutaminsäure	Methionin	Phenylalanin
Aspartinsäure	Prolin	Isoleucin	

sowie die halbe äquimolare Menge an L-Cystin enthält. Für die Validierung der Methode wird ein geeigneter Interner Standard, wie DL-Norleucin *R*, verwendet.

Untersuchungslösung: 1,0 mg Substanz wird in eine sorgfältig gereinigte Ampulle aus Hartglas von 100 mm Länge und 6 mm innerem Durchmesser gegeben. Eine geeignete Menge einer 50-prozentigen Lösung (*V/V*) von Salzsäure *R*, die 1 Prozent (*V/V*) Phenol *R* enthält, wird zugesetzt. Die Ampulle wird in eine Kältemischung von –5 °C getaucht, evakuiert, bis der Druck unterhalb von

133 Pa liegt, und zugeschmolzen. Nach 16 h langem Erhitzen bei 110 bis 115 °C wird abgekühlt, die Ampulle geöffnet und der Inhalt mit 5-mal je 0,2 ml Wasser R in einen 10-ml-Kolben überführt. Anschließend wird die Mischung unter vermindertem Druck über Kaliumhydroxid R zur Trockne eingedampft. Der Rückstand wird in Wasser R aufgenommen und unter vermindertem Druck über Kaliumhydroxid R zur Trockne eingedampft. Dieser Vorgang wird nochmals wiederholt. Der Rückstand wird in einer Pufferlösung, die für den Aminosäure-Analysator geeignet ist, aufgenommen und mit der gleichen Pufferlösung zu einem geeigneten Volumen verdünnt.

Ein geeignetes Volumen wird in den Aminosäure-Analysator eingebracht.

Der Anteil jeder Aminosäure wird in Mol ausgedrückt. Die relativen Verhältnisse der Aminosäuren werden unter der Annahme, dass ein Sechstel der Summe der Mole von Glutaminsäure, Histidin, Tyrosin, Leucin, Arginin und Prolin gleich 1 ist, berechnet.

Die Werte müssen innerhalb folgender Grenzen liegen: Glutaminsäure, Histidin, Tyrosin, Leucin, Arginin und Prolin 0,9 bis 1,1; Serin 1,6 bis 2,2. Mit Ausnahme von Tryptophan dürfen höchstens Spuren von anderen Aminosäuren vorhanden sein.

Verwandte Substanzen: Flüssigchromatographie (2.2.29)

Untersuchungslösung: Die Substanz wird in Wasser R zu einer Konzentration von 1,0 mg · ml^{-1} gelöst.

Referenzlösung a: Der Inhalt einer Ampulle Goserelin CRS wird in Wasser R zu einer Konzentration von 1,0 mg · ml^{-1} gelöst.

Referenzlösung b: 1,0 ml Untersuchungslösung wird mit Wasser R zu 100 ml verdünnt.

Referenzlösung c: 1,0 ml Untersuchungslösung wird mit Wasser R zu 10,0 ml verdünnt.

Lösung zur Bestimmung des Auflösungsvermögens a: Der Inhalt einer Ampulle 4-D-Ser-Goserelin CRS wird in Wasser R zu einer Konzentration von 0,1 mg · ml^{-1} gelöst. Gleiche Volumteile dieser Lösung und der Referenzlösung c werden gemischt.

Lösung zur Bestimmung des Auflösungsvermögens b: Der Inhalt einer Ampulle Goserelin-Mischung zur Eignungsprüfung CRS wird in 1,0 ml Wasser R gelöst.

Säule
- Größe: $l = 0,15$ m, $\varnothing = 4,6$ mm
- Stationäre Phase: siliciumorganisches, amorphes, octadecylsilyliertes Polymer R (3,5 μm) mit einer Porengröße von 12,5 nm
- Temperatur: 50 bis 55 °C

Mobile Phase: Trifluoressigsäure R, Acetonitril zur Chromatographie R, Wasser R (0,5:200:800 V/V/V)

Durchflussrate: 0,7 bis 1,2 ml · min^{-1}

Detektion: Spektrometer bei 220 nm

Einspritzen: 10 μl; Untersuchungslösung, Referenzlösung b, Lösungen zur Bestimmung des Auflösungsvermögens

Chromatographiedauer: 90 min

Relative Retention (bezogen auf Goserelin)
- 4-D-Ser-Goserelin: 0,67
- Decarbamoylgoserelin: 0,89
- 5-D-Tyr-Goserelin: 0,92
- 2-D-His-Goserelin: 0,94

Eignungsprüfung
- Retentionszeit: Goserelin: 40 bis 50 min im Chromatogramm der Lösung zur Bestimmung des Auflösungsvermögens b; falls erforderlich wird die Durchflussrate der mobilen Phase verändert; falls durch die Veränderung der Durchflussrate keine geeignete Retentionszeit für den Hauptpeak erhalten wird, kann der Gehalt an Acetonitril in der mobilen Phase geändert werden, um so die geforderte Retentionszeit für Goserelin zu erhalten.
- Auflösung: mindestens 7,0 zwischen den Peaks von 4-D-Ser-Goserelin und Goserelin im Chromatogramm der Lösung zur Bestimmung des Auflösungsvermögens a
- Symmetriefaktor: 0,8 bis 2,5 für die Peaks von 4-D-Ser-Goserelin und Goserelin im Chromatogramm der Lösung zur Bestimmung des Auflösungsvermögens a
- Das Chromatogramm der Lösung zur Bestimmung des Auflösungsvermögens b entspricht dem Goserelin-Mischung-zur-Eignungsprüfung-Referenzchromatogramm der Ph. Eur. Die 2 Peaks, die vor dem Hauptpeak eluiert werden, entsprechen Decarbamoylgoserelin und 2-D-His-Goserelin und sind deutlich sichtbar. 3 Peaks, die nach dem Hauptpeak eluiert werden, sind deutlich sichtbar.

Grenzwerte
- Decarbamoylgoserelin: nicht größer als die Fläche des Hauptpeaks im Chromatogramm der Referenzlösung b (1,0 Prozent)
- Jede Verunreinigung: nicht größer als das 0,5fache der Fläche des Hauptpeaks im Chromatogramm der Referenzlösung b (0,5 Prozent)
- Summe aller Verunreinigungen: nicht größer als das 2,5fache der Fläche des Hauptpeaks im Chromatogramm der Referenzlösung b (2,5 Prozent)
- Ohne Berücksichtigung bleiben: Peaks, deren Fläche kleiner ist als das 0,05fache der Fläche des Hauptpeaks im Chromatogramm der Referenzlösung b (0,05 Prozent)

Essigsäure (2.5.34): 4,5 bis 15,0 Prozent

Untersuchungslösung: 10,0 mg Substanz werden in einer Mischung von 5 Volumteilen mobiler Phase B und 95 Volumteilen mobiler Phase A zu 10,0 ml gelöst.

Wasser (2.5.32): höchstens 10,0 Prozent

Sterilität (2.6.1): Goserelin zur Herstellung von Parenteralia, das dabei keinem weiteren geeigneten Sterilisationsverfahren unterworfen wird, muss der Prüfung entsprechen.

Bakterien-Endotoxine (2.6.14): weniger als 16 I.E. Bakterien-Endotoxine je Milligramm Goserelin zur Herstellung von Parenteralia, das dabei keinem weiteren geeigneten Verfahren zur Beseitigung von Bakterien-Endotoxinen unterworfen wird

Gehaltsbestimmung

Flüssigchromatographie (2.2.29) wie bei der Prüfung „Verwandte Substanzen" beschrieben, mit folgenden Änderungen:

Einspritzen: 10 µl; Untersuchungslösung, Referenzlösung a

Chromatographiedauer: 60 min

Der Gehalt an Goserelin ($C_{59}H_{84}N_{18}O_{14}$) wird aus den Chromatogrammen der Untersuchungslösung und der Referenzlösung a und dem angegebenen Gehalt an $C_{59}H_{84}N_{18}O_{14}$ von Goserelin *CRS* berechnet.

Lagerung

Dicht verschlossen, vor Licht geschützt, zwischen 2 und 8 °C

Beschriftung

Die Beschriftung gibt an
– Peptidmenge je Behältnis
– falls zutreffend, dass die Substanz steril ist
– falls zutreffend, dass die Substanz frei von Bakterien-Endotoxinen ist.

H

Hämodialyselösungen 3925
Haloperidol 3928
Herzgespannkraut 3930

Hämodialyselösungen

Solutiones ad haemodialysim

4.03/0128

Definition

Hämodialyselösungen sind Elektrolytlösungen mit einer Konzentration, die annähernd der Elektrolytkonzentration des Plasmas entspricht. Glucose kann in den Lösungen enthalten sein.

Wegen der Verwendung großer Volumen werden Hämodialyselösungen normalerweise durch Verdünnen einer konzentrierten Lösung, zum Beispiel mittels eines automatischen Dosiergeräts, mit Wasser geeigneter Qualität [siehe **Wasser zum Verdünnen konzentrierter Hämodialyselösungen (Aqua ad dilutionem solutionium concentratarum ad haemodialysim)**] hergestellt.

Hämodialysekonzentrate

Die Herstellung und Lagerung von Hämodialysekonzentraten erfolgt mit Substanzen und Verfahren, welche Lösungen mit möglichst geringer mikrobieller Verunreinigung gewährleisten. Unter Umständen kann die Verwendung steriler Lösungen erforderlich sein.

Bei der Verdünnung und Verwendung von Hämodialysekonzentraten sind Vorsichtsmaßnahmen zu treffen, um eine mikrobielle Verunreinigung zu vermeiden. Verdünnte Lösungen sind unmittelbar nach ihrer Herstellung zu verwenden.

Hämodialysekonzentrate werden in den Verkehr gebracht in
- festen, halbfesten oder flexiblen Kunststoffbehältnissen
- Glasbehältnissen.

Drei Arten von Konzentraten werden eingesetzt.

1. Acetat- oder Lactat-Konzentrate

Verschieden zusammengesetzte Konzentrate werden verwendet. Die Konzentrationen der Bestandteile liegen nach dem Verdünnen auf das angegebene Volumen normalerweise in folgenden Bereichen:

Tabelle 0128-1

	mmol · l^{-1}	mÄq · l^{-1}
Natrium	130 – 145	130 – 145
Kalium	0 – 3,0	0 – 3,0
Calcium	0 – 2,0	0 – 4,0
Magnesium	0 – 1,2	0 – 2,4
Acetat/Lactat	32 – 45	32 – 45
Chlorid	90 – 120	90 – 120
Glucose	0 – 12,0	

Acetat- oder Lactat-Hämodialysekonzentrate sind vor der Anwendung zu verdünnen.

2. Saure Konzentrate

Verschieden zusammengesetzte Konzentrate werden verwendet. Die Konzentrationen der Bestandteile liegen nach dem Verdünnen auf das angegebene Volumen und vor der Neutralisation mit Natriumhydrogencarbonat normalerweise in folgenden Bereichen:

Tabelle 0128-2

	mmol · l^{-1}	mÄq · l^{-1}
Natrium	80 – 110	80 – 110
Kalium	0 – 3,0	0 – 3,0
Calcium	0 – 2,0	0 – 4,0
Magnesium	0 – 1,2	0 – 2,4
Essigsäure	2,5 – 10	2,5 – 10
Chlorid	90 – 120	90 – 120
Glucose	0 – 12,0	

Natriumhydrogencarbonat muss unmittelbar vor der Anwendung bis zu einer Endkonzentration von höchstens 45 mmol je Liter zugesetzt werden. Konzentrierte Lösungen von Natriumhydrogencarbonat werden in einem getrennten Behältnis in den Verkehr gebracht. Unmittelbar vor der Anwendung werden die sauren Konzentrate und die konzentrierten Lösungen von Natriumhydrogencarbonat mit Hilfe eines geeigneten Geräts verdünnt und gemischt.

Als Alternative kann festes Natriumhydrogencarbonat zur Herstellung der Lösungen verwendet werden.

3. Konzentrate ohne Puffer

Verschieden zusammengesetzte Konzentrate ohne Puffer werden verwendet. Die Konzentrationen der Bestandteile liegen nach dem Verdünnen auf das angegebene Volumen normalerweise in folgenden Bereichen:

Tabelle 0128-3

	mmol · l^{-1}	mÄq · l^{-1}
Natrium	130 – 145	130 – 145
Kalium	0 – 3,0	0 – 3,0
Calcium	0 – 2,0	0 – 4,0
Magnesium	0 – 1,2	0 – 2,4
Chlorid	130 – 155	130 – 155
Glucose	0 – 12,0	

Konzentrate ohne Puffer werden bei gleichzeitiger parenteraler Anwendung geeigneter Hydrogencarbonat-Lösungen eingesetzt.

Die „Allgemeinen Vorschriften" gelten für alle Monographien und sonstigen Texte

Ph. Eur. 4. Ausgabe, 3. Nachtrag

Prüfung auf Identität

Entsprechend der angegebenen Zusammensetzung gibt das Konzentrat folgende Identitätsreaktionen (2.3.1)
- Kalium: Identitätsreaktion b
- Calcium: Identitätsreaktion a
- Natrium: Identitätsreaktion b
- Chlorid: Identitätsreaktion a
- Lactat
- Carbonat, Hydrogencarbonat
- Acetat: Enthält das Konzentrat keine Glucose, wird Identitätsreaktion b auf Acetat durchgeführt.
  Enthält das Konzentrat Glucose, wird die folgende Methode angewendet: 5 ml Konzentrat werden in einem Reagenzglas mit Stopfen und aufgesetztem, gebogenem Überleitungsrohr mit 1 ml Salzsäure R versetzt. Die Lösung wird erhitzt und einige Milliliter des Destillats werden gesammelt. Das Destillat gibt die Identitätsreaktion b auf Acetat.
- Magnesium: 0,1 ml Titangelb-Lösung R werden mit 10 ml Wasser R, 2 ml Konzentrat und 1 ml Natriumhydroxid-Lösung (4,2 g · l^{-1}) versetzt. Eine Rosafärbung entsteht.
- Glucose: 5 ml Konzentrat werden mit 2 ml verdünnter Natriumhydroxid-Lösung R und 0,05 ml Kupfer(II)-sulfat-Lösung R versetzt. Die Lösung ist blau und klar. Wird die Lösung zum Sieden erhitzt, bildet sich ein reichlicher, roter Niederschlag.

Prüfung auf Reinheit

Aussehen der Lösung: Das Konzentrat muss klar (2.2.1) sein. Ist das Konzentrat frei von Glucose, muss es farblos (2.2.2, Methode I) sein. Enthält das Konzentrat Glucose, darf es nicht stärker gefärbt sein als die Farbvergleichslösung G_7 (2.2.2, Methode I).

Aluminium (2.4.17): höchstens 0,1 mg · l^{-1}

Vorgeschriebene Lösung: 20 ml Konzentrat werden auf einen pH-Wert von 6,0 eingestellt und mit 10 ml Acetat-Pufferlösung pH 6,0 R versetzt.

Referenzlösung: 1 ml Aluminium-Lösung (2 ppm Al) R wird mit 10 ml Acetat-Pufferlösung pH 6,0 R und 9 ml Wasser R gemischt.

Blindlösung: 10 ml Wasser R werden mit 10 ml Acetat-Pufferlösung pH 6,0 R gemischt.

Entnehmbares Volumen (2.9.17): Das gemessene Volumen darf nicht kleiner sein als das in der Beschriftung angegebene Nennvolumen.

Sterilität (2.6.1): Falls in der Beschriftung angegeben ist, dass das Hämodialysekonzentrat steril ist, muss das Konzentrat der Prüfung entsprechen.

Bakterien-Endotoxine (2.6.14): weniger als 0,5 I.E. Bakterien-Endotoxine je Milliliter in dem zur Anwendung verdünnten Konzentrat

Pyrogene (2.6.8): Konzentrate, bei denen keine validierte Prüfung auf Bakterien-Endotoxine durchgeführt werden kann, müssen der Prüfung entsprechen. Das Konzentrat wird mit Wasser für Injektionszwecke R auf die Gebrauchskonzentration verdünnt. Je Kilogramm Körpermasse eines Kaninchens werden 10 ml Verdünnung injiziert.

Gehaltsbestimmung

Die relative Dichte (2.2.5) des Konzentrats wird bestimmt und der Gehalt an Bestandteilen in Gramm je Liter und in Millimol je Liter berechnet.

Calcium: mindestens 95,0 und höchstens 105,0 Prozent des in der Beschriftung angegebenen Gehalts an Calcium

Atomabsorptionsspektroskopie (2.2.23, Methode I)

Untersuchungslösung: 5,0 ml Konzentrat werden mit Wasser R zu 100,0 ml verdünnt. 3,0 ml Verdünnung werden mit 5 ml Lanthan(III)-chlorid-Lösung R versetzt und mit Wasser R zu 50,0 ml verdünnt.

Referenzlösungen: In 4 gleiche Messkolben, die jeweils 5 ml Lanthan(III)-chlorid-Lösung R enthalten, werden 2,5 ml, 5,0 ml, 7,0 ml beziehungsweise 10,0 ml Calcium-Lösung (10 ppm Ca) R gegeben. Die Lösungen werden jeweils mit Wasser R zu 50,0 ml verdünnt.

Strahlungsquelle: Calcium-Hohlkathodenlampe

Wellenlänge: 422,7 nm

Atomisierungseinrichtung: Luft-Acetylen-Flamme

Kalium: mindestens 95,0 und höchstens 105,0 Prozent des in der Beschriftung angegebenen Gehalts an Kalium

Atomabsorptionsspektroskopie (2.2.23, Methode I)

Untersuchungslösung: Eine genau gewogene Menge Konzentrat wird mit Wasser R auf eine dem Gerät angepasste Konzentration verdünnt. 100 ml Verdünnung werden mit 10 ml einer Lösung von Natriumchlorid R (22 g · l^{-1}) versetzt.

Referenzlösungen: Die Referenzlösungen werden aus der Kalium-Lösung (100 ppm K) R hergestellt. 100 ml jeder Referenzlösung werden mit je 10 ml einer Lösung von Natriumchlorid R (22 g · l^{-1}) versetzt.

Strahlungsquelle: Kalium-Hohlkathodenlampe

Wellenlänge: 766,5 nm

Atomisierungseinrichtung: Luft-Acetylen-Flamme

Magnesium: mindestens 95,0 und höchstens 105,0 Prozent des in der Beschriftung angegebenen Gehalts an Magnesium

Atomabsorptionsspektroskopie (2.2.23, Methode I)

Untersuchungslösung: 5,0 ml Konzentrat werden mit Wasser R zu 100,0 ml verdünnt. 2,0 ml Verdünnung werden mit 5 ml Lanthan(III)-chlorid-Lösung R versetzt und mit Wasser R zu 50,0 ml verdünnt.

Referenzlösungen: In 4 gleiche Messkolben, die jeweils 5 ml Lanthan(III)-chlorid-Lösung R enthalten, werden 1,0 ml, 2,0 ml, 3,0 ml beziehungsweise 4,0 ml Magnesium-Lösung (10 ppm Mg) R gegeben. Die Lösungen werden jeweils mit Wasser R zu 50,0 ml verdünnt.

Strahlungsquelle: Magnesium-Hohlkathodenlampe

Wellenlänge: 285,2 nm

Atomisierungseinrichtung: Luft-Acetylen-Flamme

Natrium: mindestens 97,5 und höchstens 102,5 Prozent des in der Beschriftung angegebenen Gehalts an Natrium

Atomemissionsspektroskopie (2.2.22, Methode I)

Untersuchungslösung: 5,0 ml Konzentrat werden mit Wasser R zu 100,0 ml verdünnt. 2,0 ml Verdünnung werden mit Wasser R zu 50,0 ml verdünnt. 1,0 ml dieser Lösung wird mit 10 ml Lanthan(III)-chlorid-Lösung R versetzt und mit Wasser R zu 100,0 ml verdünnt.

Referenzlösungen: In 4 gleiche Messkolben, die jeweils 10 ml Lanthan(III)-chlorid-Lösung R enthalten, werden 1,0 ml, 2,0 ml, 4,0 ml beziehungsweise 5,0 ml Natrium-Lösung (10 ppm Na) R gegeben. Die Lösungen werden jeweils mit Wasser R zu 100,0 ml verdünnt.

Wellenlänge: 589,0 nm

Acetat: mindestens 95,0 und höchstens 105,0 Prozent des in der Beschriftung angegebenen Gehalts an Acetat

Ein etwa 0,7 mmol Acetat entsprechendes Volumen Konzentrat wird mit 10,0 ml Salzsäure (0,1 mol · l^{-1}) versetzt. Die Lösung wird mit Natriumhydroxid-Lösung (0,1 mol · l^{-1}) titriert. Das zwischen den beiden mit Hilfe der Potentiometrie (2.2.20) bestimmten Wendepunkten zugesetzte Volumen wird abgelesen.

1 ml Natriumhydroxid-Lösung (0,1 mol · l^{-1}) entspricht 0,1 mmol Acetat.

Chlorid: mindestens 95,0 und höchstens 105,0 Prozent des in der Beschriftung angegebenen Gehalts an Chlorid

Ein genau gemessenes Volumen Konzentrat, entsprechend etwa 60 mg Chlorid, wird mit Wasser R zu 50 ml verdünnt. Nach Zusatz von 5 ml verdünnter Salpetersäure R, 25,0 ml Silbernitrat-Lösung (0,1 mol · l^{-1}) und 2 ml Dibutylphthalat R wird die Lösung geschüttelt und mit Ammoniumthiocyanat-Lösung (0,1 mol · l^{-1}) unter Zusatz von 2 ml Ammoniumeisen(III)-sulfat-Lösung R 2 bis zur rötlich gelben Färbung titriert.

1 ml Silbernitrat-Lösung (0,1 mol · l^{-1}) entspricht 3,545 mg Cl.

Lactat: mindestens 95,0 und höchstens 105,0 Prozent des in der Beschriftung angegebenen Gehalts an Lactat

Ein etwa 0,7 mmol Lactat entsprechendes Volumen Konzentrat wird mit 10,0 ml Salzsäure (0,1 mol · l^{-1}) und 50 ml Acetonitril R versetzt. Die Lösung wird mit Natriumhydroxid-Lösung (0,1 mol · l^{-1}) titriert. Das zwischen den beiden mit Hilfe der Potentiometrie (2.2.20) bestimmten Wendepunkten zugesetzte Volumen wird abgelesen.

1 ml Natriumhydroxid-Lösung (0,1 mol · l^{-1}) entspricht 0,1 mmol Lactat.

Natriumhydrogencarbonat: mindestens 95,0 und höchstens 105,0 Prozent des in der Beschriftung angegebenen Gehalts an Natriumhydrogencarbonat

Ein etwa 0,1 g Natriumhydrogencarbonat entsprechendes Volumen Konzentrat wird mit Salzsäure (0,1 mol · l^{-1}) titriert. Der Endpunkt wird mit Hilfe der Potentiometrie (2.2.20) bestimmt.

1 ml Salzsäure (0,1 mol · l^{-1}) entspricht 8,40 mg $NaHCO_3$.

Reduzierende Zucker (berechnet als wasserfreie Glucose): mindestens 95,0 und höchstens 105,0 Prozent des in der Beschriftung angegebenen Gehalts an Glucose

Ein etwa 25 mg Glucose entsprechendes Volumen Konzentrat wird in einem 250-ml-Erlenmeyerkolben mit Schliff mit 25,0 ml Kupfer(II)-citrat-Lösung R versetzt. Nach Zusatz einiger Siedesteinchen wird ein Rückflusskühler aufgesetzt, die Lösung innerhalb von 2 min zum Sieden erhitzt und genau 10 min lang im Sieden gehalten. Nach dem Abkühlen werden 3 g Kaliumiodid R in 3 ml Wasser R zugesetzt. In kleinen Mengen werden vorsichtig 25 ml einer 25-prozentigen Lösung (*m/m*) von Schwefelsäure R zugesetzt. Die Lösung wird mit Natriumthiosulfat-Lösung (0,1 mol · l^{-1}) titriert. Gegen Ende der Titration wird Stärke-Lösung R zugesetzt. Ein Blindversuch wird mit 25,0 ml Wasser R durchgeführt.

Der Gehalt an reduzierenden Zuckern wird als wasserfreie Glucose ($C_6H_{12}O_6$) mit Hilfe der Tab. 0128-4 berechnet:

Tabelle 0128-4

Volumen Natriumthiosulfat-Lösung (0,1 mol · l^{-1}) (ml)	Wasserfreie Glucose (mg)
8	19,8
9	22,4
10	25,0
11	27,6
12	30,3
13	33,0
14	35,7
15	38,5
16	41,3

Lagerung

Nicht unterhalb von 4 °C

Beschriftung

Die Beschriftung gibt an
- Zusammensetzung in Gramm je Liter und in Millimol je Liter
- Nennvolumen des Konzentrats im Behältnis
- falls zutreffend, dass das Konzentrat steril ist
- Lagerungsbedingungen
- dass das Konzentrat unmittelbar vor Verwendung zu verdünnen ist
- Verdünnungsverhältnis
- dass das verwendete Volumen genau zu messen ist
- Ionen-Zusammensetzung der anwendungsfertigen, verdünnten Lösung in Millimol je Liter
- dass jeder nicht verwendete Anteil zu verwerfen ist
- falls zutreffend, dass Natriumhydrogencarbonat vor der Verwendung zuzusetzen ist.

4.03/0616

Haloperidol

Haloperidolum

$C_{21}H_{23}ClFNO_2$ M_r 375,9

Definition

Haloperidol enthält mindestens 99,0 und höchstens 101,0 Prozent 4-[4-(4-Chlorphenyl)-4-hydroxypiperidin-1-yl]-1-(4-fluorphenyl)butan-1-on, berechnet auf die getrocknete Substanz.

Eigenschaften

Weißes bis fast weißes Pulver; praktisch unlöslich in Wasser, schwer löslich in Dichlormethan, Ethanol und Methanol

Prüfung auf Identität

1: B, E
2: A, C, D, E

A. Schmelztemperatur (2.2.14): 150 bis 153 °C

B. Die Prüfung erfolgt mit Hilfe der IR-Spektroskopie (2.2.24) durch Vergleich des Spektrums der Substanz mit dem von Haloperidol CRS. Die Prüfung erfolgt mit Hilfe von Presslingen.

C. Die Prüfung erfolgt mit Hilfe der Dünnschichtchromatographie (2.2.27) unter Verwendung einer Schicht eines geeigneten octadecylsilylierten Kieselgels.

Untersuchungslösung: 10 mg Substanz werden in Methanol R zu 10 ml gelöst.

Referenzlösung a: 10 mg Haloperidol CRS werden in Methanol R zu 10 ml gelöst.

Referenzlösung b: 10 mg Haloperidol CRS und 10 mg Bromperidol CRS werden in Methanol R zu 10 ml gelöst.

Auf die Platte wird 1 µl jeder Lösung aufgetragen. Die Chromatographie erfolgt ohne Kammersättigung mit einer Mischung von 10 Volumteilen Tetrahydrofuran R, 45 Volumteilen Methanol R und 45 Volumteilen einer Lösung von Natriumchlorid R (58 g · l⁻¹) über eine Laufstrecke von 15 cm. Die Platte wird an der Luft trocknen gelassen und im ultravioletten Licht bei 254 nm ausgewertet. Der Hauptfleck im Chromatogramm der Untersuchungslösung entspricht in Bezug auf Lage und Größe dem Hauptfleck im Chromatogramm der Referenzlösung a. Die Prüfung darf nur ausgewertet werden, wenn das Chromatogramm der Referenzlösung b zwei Flecke zeigt, die möglicherweise nicht vollständig voneinander getrennt sind.

D. Etwa 10 mg Substanz werden in 5 ml wasserfreiem Ethanol R gelöst. Nach Zusatz von 0,5 ml Dinitrobenzol-Lösung R und 0,5 ml ethanolischer Kaliumhydroxid-Lösung (2 mol · l⁻¹) R entsteht eine Violettfärbung, die innerhalb von 20 min rotbraun wird.

E. 0,1 g Substanz werden in einem Porzellantiegel mit 0,5 g wasserfreiem Natriumcarbonat R versetzt und anschließend über offener Flamme 10 min lang erhitzt. Nach dem Erkalten wird der Rückstand in 5 ml verdünnter Salpetersäure R aufgenommen und die Mischung filtriert. 1 ml Filtrat, mit 1 ml Wasser R versetzt, gibt die Identitätsreaktion a auf Chlorid (2.3.1).

Prüfung auf Reinheit

Aussehen der Lösung: 0,2 g Substanz werden in 20 ml einer 1-prozentigen Lösung (V/V) von Milchsäure R gelöst. Die Lösung muss klar (2.2.1) und darf nicht stärker gefärbt sein als die Farbvergleichslösung G_7 (2.2.2, Methode II).

Verwandte Substanzen: Die Prüfung erfolgt mit Hilfe der Flüssigchromatographie (2.2.29).

Die Lösungen müssen unmittelbar vor Gebrauch und unter Lichtschutz hergestellt werden.

Untersuchungslösung: 0,100 g Substanz werden in Methanol R zu 10,0 ml gelöst.

Referenzlösung a: 5,0 mg Haloperidol CRS und 2,5 mg Bromperidol CRS werden in Methanol R zu 50,0 ml gelöst.

Referenzlösung b: 5,0 ml Untersuchungslösung werden mit Methanol R zu 100,0 ml verdünnt. 1,0 ml dieser Lösung wird mit Methanol R zu 10,0 ml verdünnt.

Die Chromatographie kann durchgeführt werden mit
- einer Säule aus rostfreiem Stahl von 0,1 m Länge und 4,6 mm innerem Durchmesser, gepackt mit desaktiviertem, octadecylsilyliertem Kieselgel zur Chromatographie *R* (3 µm)
- einer Mischung der mobilen Phasen A und B bei einer Durchflussrate von 1,5 ml je Minute
Mobile Phase A: eine Lösung von Tetrabutylammoniumhydrogensulfat *R* 1 (17 g · l^{-1})
Mobile Phase B: Acetonitril *R*

Zeit (min)	Mobile Phase A (% V/V)	Mobile Phase B (% V/V)	Erläuterungen
0 – 15	90 → 50	10 → 50	linearer Elutionsgradient
15 – 20	50	50	isokratisch
20 – 25	90	10	zurück zur Anfangszusammensetzung
25 = 0	90	10	Neubeginn des Gradienten

- einem Spektrometer als Detektor bei einer Wellenlänge von 230 nm.

Die Empfindlichkeit des Systems wird so eingestellt, dass die Höhe des Hauptpeaks im Chromatogramm mit 10 µl Referenzlösung b mindestens 50 Prozent des maximalen Ausschlags beträgt.

10 µl Referenzlösung a werden eingespritzt. Wird das Chromatogramm unter den vorgeschriebenen Bedingungen aufgezeichnet, betragen die Retentionszeiten für Haloperidol etwa 5,5 min und für Bromperidol etwa 6 min. Die Prüfung darf nur ausgewertet werden, wenn die Auflösung zwischen den Peaks von Haloperidol und Bromperidol mindestens 3,0 beträgt. Falls erforderlich wird die Konzentration von Acetonitril in der mobilen Phase oder das Zeitprogramm der Gradientenelution geändert.

10 µl Methanol *R* als Blindlösung und je 10 µl Untersuchungslösung und Referenzlösung b werden eingespritzt. Im Chromatogramm der Untersuchungslösung darf keine Peakfläche, mit Ausnahme der des Hauptpeaks, größer sein als die Fläche des Hauptpeaks im Chromatogramm der Referenzlösung b (0,5 Prozent) und die Summe dieser Peakflächen darf nicht größer sein als das 2fache der Fläche des Hauptpeaks im Chromatogramm der Referenzlösung b (1 Prozent). Peaks der Blindlösung und Peaks, deren Fläche kleiner ist als das 0,1fache der Fläche des Hauptpeaks im Chromatogramm der Referenzlösung b, werden nicht berücksichtigt.

Trocknungsverlust (2.2.32): höchstens 0,5 Prozent, mit 1,000 g Substanz durch Trocknen im Trockenschrank bei 100 bis 105 °C bestimmt

Sulfatasche (2.4.14): höchstens 0,1 Prozent, mit 1,0 g Substanz unter Verwendung eines Platintiegels bestimmt

Gehaltsbestimmung

0,300 g Substanz, in 50 ml einer Mischung von 1 Volumteil wasserfreier Essigsäure *R* und 7 Volumteilen Ethylmethylketon *R* gelöst, werden nach Zusatz von 0,2 ml Naphtholbenzein-Lösung *R* mit Perchlorsäure (0,1 mol · l^{-1}) titriert.

1 ml Perchlorsäure (0,1 mol · l^{-1}) entspricht 37,59 mg $C_{21}H_{23}ClFNO_2$.

Lagerung

Vor Licht geschützt

Verunreinigungen

A. R1 = F, R2 = R3 = R4 = H:
1-(4-Fluorphenyl)-4-(4-hydroxy-4-phenylpiperidin-1-yl)butan-1-on

B. R1 = R2 = H, R3 = F, R4 = Cl:
4-[4-(4-Chlorphenyl)-4-hydroxypiperidin-1-yl]-1-(2-fluorphenyl)butan-1-on

C. R1 = F, R2 = C_2H_5, R3 = H, R4 = Cl:
4-[4-(4-Chlorphenyl)-4-hydroxypiperidin-1-yl]-1-(3-ethyl-4-fluorphenyl)butan-1-on

D. 4-[4-(4-Chlorphenyl)-4-hydroxypiperidin-1-yl]-1-[4-[4-(4-chlorphenyl)-4-hydroxypiperidin-1-yl]phenyl]=butan-1-on

E. R = H, R′ = Cl:
4-[4-(4′-Chlorbiphenyl-4-yl)-4-hydroxypiperidin-1-yl]-1-(4-fluorphenyl)butan-1-on

F. R = Cl, R′ = H:
4-[4-(3′-Chlorbiphenyl-4-yl)-4-hydroxypiperidin-1-yl]-1-(4-fluorphenyl)butan-1-on

4.03/1833

Herzgespannkraut

Leonuri cardiacae herba

Definition

Die ganzen oder geschnittenen, getrockneten, blühenden oberirdischen Teile von *Leonurus cardiaca* L.

Gehalt: mindestens 0,2 Prozent Flavonoide, berechnet als Hyperosid ($C_{21}H_{20}O_{12}$; M_r 464,4), bezogen auf die getrocknete Droge

Eigenschaften

Makroskopische und mikroskopische Merkmale werden unter „Prüfung auf Identität, A und B" beschrieben.

Prüfung auf Identität

A. Die Stängelstücke sind behaart, längs gestreift, vierkantig, hohl und bis zu etwa 10 mm dick; sie tragen kreuzgegenständige, gestielte Blätter und in den Blattachseln der oberen Blätter etwa 6 bis 12 kleine Blüten, die, in sitzenden Wirteln angeordnet, eine lange, beblätterte Ähre bilden. Die unteren Blätter sind eiförmig-rundlich, bandförmig 3- bis 5-lappig, selten 7-lappig, die Lappen unregelmäßig gezähnt. Die oberen Blätter sind ganzrandig oder schwach 3-spaltig, lanzettlich, mit gesägtem Rand und am Grund keilförmig. Die Blattoberseite ist grün und vereinzelt behaart, die Blattunterseite ist blassgrün, dicht behaart und zeigt eine hervortretende handförmige und netzartige Nervatur. Die Blüten besitzen einen röhrenförmigen, 3 bis 5 mm langen Kelch mit 5 steifen, auswärts gekrümmten Zähnen; die Blütenkrone ist 2-lippig, die Oberlippe an der äußeren Oberfläche rosa gefärbt und behaart, die Unterlippe weiß mit purpurfarbenen Flecken; die 4 Staubblätter sind dicht behaart.

B. Die Droge wird pulverisiert (355). Das Pulver ist grün. Die Prüfung erfolgt unter dem Mikroskop, wobei Chloralhydrat-Lösung *R* verwendet wird. Das Pulver zeigt folgende Merkmale: Bruchstücke der Blattspreite mit einem einreihigen, fast bis zur Blattmitte reichenden Palisadenmesophyll und einem locker angeordneten Schwammparenchym; Bruchstücke der Blattepidermis; Zellen der oberen Epidermis mit geraden antiklinen Wänden und einer gestreiften Kutikula; Zellen der unteren Epidermis mit welligen antiklinen Wänden; Spaltöffnungen vom diacytischen Typ (2.8.3), an der Blattunterseite zahlreicher; Drüsenhaare mit einem kurzen, einzelligen Stiel und einem kugeligen Köpfchen aus 8, manchmal aus bis zu 16 Zellen, oder mit einem einzelligen Köpfchen; konische, einreihige Deckhaare bis zu etwa 300 µm, gelegentlich aber bis 1500 µm lang, bestehend aus 2 bis 8 Zellen, an den Zellverbindungsstellen leicht aufgebläht und mit einer warzigen oder gestreiften Kutikula; Bruchstücke des Kelchs mit kleinen Calciumoxalatdrusen; kugelige Pollenkörner mit einem Durchmesser von etwa 25 bis 30 µm, mit 3 Keimporen, 3 Furchen und einer glatten Exine; dickwandige, verholzte Fasern sowie verdickte Spiral- und Ringgefäße des Stängels; gelegentlich braune Bruchstücke des Perikarps mit einzelnen Calciumoxalatkristallen.

C. Dünnschichtchromatographie (2.2.27)

Untersuchungslösung: 0,5 g pulverisierte Droge (355) werden mit 5 ml Methanol *R* versetzt, 5 min lang im Wasserbad von 65 °C unter Schütteln erhitzt und nach dem Abkühlen abfiltriert.

Referenzlösung: 5 mg Naphtholgelb S *R* und 2,0 mg Catalpol *R* werden in 5,0 ml Methanol *R* gelöst.

Platte: DC-Platte mit Kieselgel *R*

Fließmittel: Essigsäure 99 % *R*, Wasser *R*, Ethylacetat *R* (20:20:60 *V/V/V*)

Auftragen: 20 µl; bandförmig

Laufstrecke: 10 cm

Trocknen: an der Luft

Detektion: Die Platte wird mit Dimethylaminobenzaldehyd-Lösung *R* 2 besprüht, wobei für eine Fläche von 200 × 200 mm etwa 5 ml verwendet werden, und 10 min lang bei 100 bis 105 °C erhitzt, bis Zonen erscheinen. Die Auswertung erfolgt im Tageslicht.

Ergebnis: Die Zonenfolge in den Chromatogrammen von Referenzlösung und Untersuchungslösung ist aus den nachstehenden Angaben ersichtlich. Im Chromatogramm der Untersuchungslösung können weitere, schwach graublaue Zonen vorhanden sein.

\	Oberer Plattenrand
	eine breite weiße Zone
	eine graublaue Zone (Iridoid)
Naphtholgelb S: eine intensiv gelbe Zone	1 oder 2 graublaue Zonen (Iridoid)
Catalpol: eine graublaue Zone	
Referenzlösung	**Untersuchungslösung**

Prüfung auf Reinheit

Fremde Bestandteile (2.8.2): höchstens 2 Prozent braune oder gelbe Blätter und höchstens 2 Prozent andere fremde Bestandteile

Trocknungsverlust (2.2.32): höchstens 12,0 Prozent, mit 1,000 g pulverisierter Droge (355) durch 2 h langes Trocknen im Trockenschrank bei 100 bis 105 °C bestimmt

Asche (2.4.16): höchstens 12,0 Prozent

Gehaltsbestimmung

Stammlösung: In einem 100-ml-Rundkolben wird 1,00 g pulverisierte Droge (355) mit 1 ml einer Lösung von Methenamin R (5 g · l^{-1}), 20 ml Aceton R und 2 ml Salzsäure R 1 versetzt. Die Mischung wird 30 min lang unter Rückflusskühlung zum Sieden erhitzt. Die Flüssigkeit wird durch einen Wattebausch in einen Kolben filtriert. Der Wattebausch wird zum Rückstand in den Rundkolben gegeben; zur Extraktion wird 2-mal 10 min lang mit je 20 ml Aceton R unter Rückflusskühlung zum Sieden erhitzt. Nach dem Erkalten wird jeder Auszug durch den Wattebausch in den Kolben filtriert. Die vereinigten Acetonauszüge werden nach dem Abkühlen durch ein Papierfilter in einen Messkolben filtriert und mit Aceton R unter Waschen des Kolbens und des Papierfilters zu 100,0 ml verdünnt. 20,0 ml dieser Lösung werden in einem Scheidetrichter mit 20 ml Wasser R versetzt, 1-mal mit 15 ml und 3-mal mit je 10 ml Ethylacetat R ausgeschüttelt. Die vereinigten Ethylacetatauszüge werden in einem Scheidetrichter 2-mal mit je 50 ml Wasser R gewaschen, die Auszüge über 10 g wasserfreies Natriumsulfat R in einen Messkolben filtriert und mit Ethylacetat R zu 50,0 ml verdünnt.

Untersuchungslösung: 10,0 ml Stammlösung werden mit 1 ml Aluminiumchlorid-Reagenz R versetzt und mit einer 5-prozentigen Lösung (V/V) von Essigsäure 99 % R in Methanol R zu 25,0 ml verdünnt.

Kompensationsflüssigkeit: 10,0 ml Stammlösung werden mit einer 5-prozentigen Lösung (V/V) von Essigsäure 99 % R in Methanol R zu 25,0 ml verdünnt.

Nach 30 min wird die Absorption (2.2.25) der Untersuchungslösung bei 425 nm gegen die Kompensationsflüssigkeit gemessen.

Der Prozentgehalt an Flavonoiden wird als Hyperosid nach folgender Formel berechnet:

$$\frac{A \cdot 1{,}25}{m}$$

Die spezifische Absorption $A_{1\,cm}^{1\,\%}$ von Hyperosid wird mit 500 angenommen.

A = Absorption bei 425 nm
m = Einwaage der Droge in Gramm

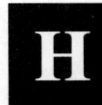

I

Immunglobulin vom Menschen 3935
Isopropylmyristat 3937
Isopropylpalmitat 3938

4.03/0338
Immunglobulin vom Menschen

Immunoglobulinum humanum normale

Definition

Immunglobulin vom Menschen ist eine flüssige oder gefriergetrocknete Zubereitung von Immunglobulinen, die vorwiegend Immunglobulin G (IgG) enthält. Andere Proteine können vorhanden sein. Die Zubereitung enthält die IgG-Antikörper von gesunden Spendern und ist zur intramuskulären Injektion bestimmt.

Immunglobulin vom Menschen wird aus Plasma gewonnen, das den Anforderungen der Monographie **Plasma vom Menschen (Humanplasma) zur Fraktionierung (Plasma humanum ad separationem)** entspricht. Antibiotika dürfen dem Plasma nicht zugesetzt worden sein.

Herstellung

Das Herstellungsverfahren umfasst einen Schritt oder mehrere Schritte, für den oder die nachgewiesen wurde, dass sie bekannte Infektionserreger entfernen oder inaktivieren. Wenn während der Herstellung Substanzen zur Virusinaktivierung verwendet werden, ist nachzuweisen, dass jegliche in der fertigen Zubereitung enthaltenen Rückstände keine unerwünschten Wirkungen bei Patienten hervorrufen, die mit dem Immunglobulin vom Menschen behandelt werden.

Für die Zubereitung muss durch geeignete Prüfungen an Tieren und nach Auswertung der klinischen Studien nachgewiesen sein, dass sie bei intramuskulärer Applikation keine unerwünschten Wirkungen hervorruft.

Die Herstellung von Immunglobulin vom Menschen erfolgt aus dem gepoolten Material von mindestens 1000 Spendern durch ein Verfahren, von dem bekannt ist, dass es zu einer Zubereitung führt, die
- keine Infektion überträgt
- bei einer Proteinkonzentration von $160 \, g \cdot l^{-1}$ Antikörper enthält, bei denen für mindestens 2 (einen viralen und einen bakteriellen) ein Internationaler Standard oder eine Standardzubereitung verfügbar ist. Die Konzentration dieser Antikörper in der Zubereitung beträgt mindestens das 10fache derjenigen im gepoolten Ausgangsmaterial.

Die Zubereitung wird als stabilisierte Lösung hergestellt, zum Beispiel in einer Lösung von Natriumchlorid ($9 \, g \cdot l^{-1}$), einer Lösung von Glycin ($22,5 \, g \cdot l^{-1}$) oder, falls die Zubereitung gefriergetrocknet werden soll, einer Lösung von Glycin ($60 \, g \cdot l^{-1}$). Zubereitungen in Mehrdosenbehältnissen enthalten ein Konservierungsmittel. Zubereitungen in Einzeldosisbehältnissen dürfen kein Konservierungsmittel enthalten. Für jedes Konservierungsmittel und jeden Stabilisator muss nachgewiesen sein, dass sie in der verwendeten Konzentration die fertige Zubereitung nicht beeinträchtigen. Die Lösung wird durch ein Bakterien zurückhaltendes Filter filtriert.

Die Haltbarkeit der Zubereitung wird durch geeignete Stabilitätsuntersuchungen in der Entwicklungsphase überprüft.

Eigenschaften

Die flüssige Zubereitung ist klar und blassgelb bis hellbraun; bei der Lagerung kann sich eine schwache Trübung oder eine geringe Menge an Teilchen bilden. Die gefriergetrocknete Zubereitung ist ein weißes bis schwach gelbliches Pulver oder eine feste, leicht brüchige Masse.

Die gefriergetrocknete Zubereitung wird unmittelbar vor der „Prüfung auf Identität" und der „Prüfung auf Reinheit" (mit Ausnahme der Prüfungen „Löslichkeit" und „Wasser"), wie in der Beschriftung angegeben, rekonstituiert.

Prüfung auf Identität

A. Unter Verwendung einer geeigneten Reihe artspezifischer Antisera wird das Präzipitationsverhalten der Zubereitung geprüft. Die Prüfung soll mit spezifischen Antisera gegen die Plasmaproteine jeder Haustierspezies durchgeführt werden, die üblicherweise zur Herstellung von Zubereitungen biologischen Ursprungs im Herkunftsland verwendet werden. Die Zubereitung enthält Proteine vom Menschen und gibt negative Reaktionen mit spezifischen Antisera gegen Plasmaproteine anderer Arten.

B. Die Zubereitung wird mit Hilfe einer geeigneten Immunelektrophorese-Methode geprüft. Unter Verwendung von Antiserum gegen Normalserum vom Menschen wird Normalserum vom Menschen mit der Zubereitung verglichen. Bei der Prüfung werden beide auf einen Proteingehalt von $10 \, g \cdot l^{-1}$ verdünnt. Der Hauptbestandteil der Zubereitung entspricht dem IgG-Anteil des Normalserums vom Menschen. Die Zubereitung kann geringe Mengen anderer Plasmaproteine enthalten.

Prüfung auf Reinheit

Löslichkeit: Der gefriergetrockneten Zubereitung wird das in der Beschriftung angegebene Volumen des Lösungsmittels zugesetzt. Die Zubereitung muss sich innerhalb von 20 min bei 20 bis 25 °C vollständig lösen.

pH-Wert (2.2.3): Die Zubereitung wird mit einer Lösung von Natriumchlorid *R* ($9 \, g \cdot l^{-1}$) auf eine Proteinkonzentration von 10 g · l⁻¹ verdünnt. Der pH-Wert der Lösung muss zwischen 5,0 und 7,2 liegen.

Gesamtprotein: Die Zubereitung wird mit einer Lösung von Natriumchlorid R (9 g · l⁻¹) verdünnt, so dass die Lösung etwa 15 mg Protein in 2 ml enthält. In einem Zentrifugenglas mit rundem Boden werden 2,0 ml dieser Lösung mit 2 ml einer Lösung von Natriummolybdat R (75 g · l⁻¹) sowie 2 ml einer Mischung von 1 Volumteil nitratfreier Schwefelsäure R und 30 Volumteilen Wasser R versetzt. Nach Umschütteln und 5 min langem Zentrifugieren wird die überstehende Flüssigkeit dekantiert. Das Zentrifugenglas wird umgedreht auf Filterpapier abtropfen gelassen. Im Rückstand wird der Stickstoff mit Hilfe der Kjeldahl-Bestimmung (2.5.9) ermittelt und die Proteinmenge durch Multiplikation mit 6,25 berechnet. Die Zubereitung muss mindestens 100 g · l⁻¹ und darf höchstens 180 g · l⁻¹ Protein enthalten. Der ermittelte Proteingehalt muss mindestens 90 und darf höchstens 110 Prozent des in der Beschriftung angegebenen Gehalts betragen.

Proteinzusammensetzung: Die Prüfung erfolgt mit Hilfe der Zonenelektrophorese (2.2.31) unter Verwendung von geeigneten Celluloseacetatgelstreifen als Trägermaterial und Barbital-Pufferlösung pH 8,6 R 1 als Elektrolytlösung.

Untersuchungslösung: Die Zubereitung wird mit einer Lösung von Natriumchlorid R (9 g · l⁻¹) verdünnt, so dass die Lösung 50 g · l⁻¹ Protein enthält.

Referenzlösung: Immunglobulin vom Menschen zur Elektrophorese *BRS* wird rekonstituiert und mit einer Lösung von Natriumchlorid R (9 g · l⁻¹) verdünnt, so dass die Lösung 50 g · l⁻¹ Protein enthält.

Auf einen Gelstreifen werden 2,5 µl Untersuchungslösung bandförmig (10 mm) aufgetragen oder, falls ein schmalerer Streifen verwendet wird, werden 0,25 µl je Millimeter aufgetragen. Auf einen zweiten Streifen wird in gleicher Weise dasselbe Volumen der Referenzlösung aufgetragen. Ein geeignetes elektrisches Feld wird so angelegt, dass die Zone des Albumins eines auf einen Kontrollstreifen aufgetragenen Normalserums vom Menschen mindestens 30 mm weit wandert. Die Streifen werden 5 min lang mit Amidoschwarz-10B-Lösung R behandelt. Anschließend wird mit einer Mischung von 10 Volumteilen Essigsäure 99 % R und 90 Volumteilen Methanol R so weit entfärbt, dass der Untergrund gerade frei von Farbstoff ist. Die Streifen werden durch eine Mischung von 19 Volumteilen Essigsäure 99 % R und 81 Volumteilen Methanol R transparent gemacht. Die Absorption der Zonen wird bei 600 nm mit einem Gerät gemessen, das im Messbereich Linearität zeigt. Das Ergebnis wird als Mittelwert aus 3 Messungen an jedem der beiden Streifen berechnet. Im Elektropherogramm der Untersuchungslösung dürfen höchstens 10 Prozent des Proteins eine andere Beweglichkeit aufweisen als die Hauptzone. Die Prüfung ist nur gültig, wenn im Elektropherogramm der Referenzlösung der Proteinanteil in der Hauptzone innerhalb der Grenzen liegt, die im Beipackzettel für die Biologische Referenzsubstanz (*BRS*) angegeben sind.

Verteilung der Molekülgrößen: Die Prüfung erfolgt mit Hilfe der Flüssigchromatographie (2.2.29).

Untersuchungslösung: Die Zubereitung wird mit einer Lösung von Natriumchlorid R (9 g · l⁻¹) auf eine Konzentration verdünnt, die für das verwendete Chromatographiesystem geeignet ist. Normalerweise ist eine Konzentration im Bereich von 4 bis 12 g je Liter und eine Einspritzmenge von 50 bis 600 µg Protein geeignet.

Referenzlösung: Immunglobulin vom Menschen *BRS* wird rekonstituiert und mit einer Lösung von Natriumchlorid R (9 g · l⁻¹) auf die Proteinkonzentration der Untersuchungslösung verdünnt.

Die Chromatographie kann durchgeführt werden mit
- einer Säule von 0,6 m Länge und 7,5 mm innerem Durchmesser, gepackt mit hydrophilem Kieselgel zur Chromatographie R
- einer Lösung, die 4,873 g Natriummonohydrogenphosphat-Dihydrat R, 1,741 g Natriumdihydrogenphosphat-Monohydrat R, 11,688 g Natriumchlorid R und 50 mg Natriumazid R je Liter enthält, als mobile Phase bei einer Durchflussrate von 0,5 ml je Minute
- einem Spektrometer als Detektor bei einer Wellenlänge von 280 nm.

Der Hauptpeak im Chromatogramm der Referenzlösung entspricht dem IgG-Monomer. Ein weiterer Peak entspricht dem Dimer (relative Retention etwa 0,85, bezogen auf das Monomer). Die Peaks im Chromatogramm der Untersuchungslösung werden durch Vergleich mit dem Chromatogramm der Referenzlösung identifiziert. Peaks mit einer kleineren Retentionszeit als der des Dimers entsprechen Polymeren und Aggregaten.

Die Zubereitung entspricht der Prüfung, wenn im Chromatogramm der Untersuchungslösung
- für das Monomer und das Dimer die relative Retention der Peaks verglichen mit dem Chromatogramm der Referenzlösung 1 ± 0,02 beträgt
- die Summe der Peakflächen des Monomers und des Dimers mindestens 85 Prozent der Gesamtfläche aller Peaks im Chromatogramm beträgt und
- die Summe der Flächen der Peaks, die den Polymeren und Aggregaten entsprechen, höchstens 10 Prozent der Gesamtfläche aller Peaks im Chromatogramm beträgt.

Wasser: Der Wassergehalt muss innerhalb der von der zuständigen Behörde festgelegten Grenzen liegen, bestimmt mit einer geeigneten Methode, wie der Karl-Fischer-Methode (2.5.12), dem Trocknungsverlust (2.2.32) oder der NIR-Spektroskopie (2.2.40).

Sterilität (2.6.1): Die Zubereitung muss der Prüfung entsprechen.

Pyrogene (2.6.8): Die Zubereitung muss der Prüfung entsprechen. Je Kilogramm Körpermasse eines Kaninchens wird 1 ml Zubereitung injiziert.

HBsAg-Antikörper: mindestens 0,5 I.E. je Gramm Immunglobulin, mit einer geeigneten immunchemischen Methode (2.7.1) bestimmt

Antikörper gegen Hepatitis-A-Virus: Immunglobulin vom Menschen zur Prophylaxe von Hepatitis A muss zusätzlich folgender Prüfung entsprechen: Der Antikörpertiter wird durch Vergleich mit dem einer in Internationalen Einheiten eingestellten Standardzubereitung mit Hilfe einer immunchemischen Methode (2.7.1) geeigneter Empfindlichkeit und Selektivität bestimmt.

Die Internationale Einheit ist die Aktivität einer festgelegten Menge des Internationalen Standards für Anti-Hepatitis-A-Immunglobulin. Die Aktivität des Internationalen Standards, angegeben in Internationalen Einheiten, wird von der WHO festgelegt.

Hepatitis-A-Immunglobulin vom Menschen *BRS* ist durch Vergleich mit dem Internationalen Standard in Internationalen Einheiten eingestellt.

Die angegebene Aktivität muss mindestens 100 I.E. je Milliliter betragen. Die ermittelte Aktivität muss mindestens der angegebenen Aktivität entsprechen. Die Vertrauensgrenzen ($P = 0{,}95$) der ermittelten Aktivität müssen mindestens 80 und dürfen höchstens 125 Prozent betragen.

Lagerung

Die flüssige Zubereitung wird in einem farblosen Glasbehältnis, vor Licht geschützt, gelagert. Die gefriergetrocknete Zubereitung wird in einem farblosen Glasbehältnis unter Vakuum oder Inertgas, vor Licht geschützt, gelagert.

Beschriftung

Die Beschriftung gibt an
- Volumen der Zubereitung im Behältnis und Proteingehalt in Gramm je Liter für flüssige Zubereitungen
- Proteinmenge im Behältnis für gefriergetrocknete Zubereitungen
- Art der Anwendung
- Name oder Zusammensetzung und Volumen der zuzusetzenden Flüssigkeit zum Rekonstituieren für gefriergetrocknete Zubereitungen
- falls zutreffend, dass die Zubereitung für die Verwendung in der Hepatitis-A-Infektionsprophylaxe geeignet ist
- falls zutreffend, die Anti-Hepatitis-A-Aktivität in Internationalen Einheiten je Milliliter
- falls zutreffend, Name und Menge des Konservierungsmittels in der Zubereitung

4.03/0725
Isopropylmyristat
Isopropylis myristas

$C_{17}H_{34}O_2$ M_r 270,5

Definition

1-Methylethyltetradecanoat neben wechselnden Mengen anderer Fettsäureisopropylester

Gehalt: mindestens 90,0 Prozent $C_{17}H_{34}O_2$

Eigenschaften

Aussehen: klare, farblose, ölige Flüssigkeit

Löslichkeit: nicht mischbar mit Wasser, mischbar mit Dichlormethan, Ethanol, fetten Ölen und flüssigem Paraffin

Relative Dichte: etwa 0,853

Prüfung auf Identität

1: B
2: A, C

A. Die Substanz entspricht der Prüfung „Verseifungszahl" (siehe „Prüfung auf Reinheit").

B. Die unter „Gehaltsbestimmung" erhaltenen Chromatogramme werden ausgewertet.

Ergebnis: Der Hauptpeak im Chromatogramm der Untersuchungslösung entspricht in Bezug auf die Retentionszeit dem Hauptpeak im Chromatogramm der Referenzlösung.

C. 2 ml einer Lösung der Substanz (1 g · l^{-1}) in Ethanol 96 % *R* werden mit einer frisch hergestellten Lösung von 20 mg Dimethylaminobenzaldehyd *R* in 2 ml Schwefelsäure *R* unterschichtet. Nach 2 min ist an der Grenzfläche ein gelblich roter Ring zu erkennen, der allmählich rot wird.

Prüfung auf Reinheit

Aussehen der Lösung: Die Lösung muss klar (2.2.1) und darf nicht stärker gefärbt sein als die Farbvergleichslösung G_7 (2.2.2, Methode II).

2,0 g Substanz werden in Methanol *R* zu 20 ml gelöst.

Brechungsindex (2.2.6): 1,434 bis 1,437

Viskosität (2.2.9): 5 bis 6 mPa · s

Säurezahl (2.5.1): höchstens 1,0

Iodzahl (2.5.4): höchstens 1,0

Verseifungszahl (2.5.6): 202 bis 212

Wasser (2.5.12): höchstens 0,1 Prozent, mit 5,0 g Substanz bestimmt

Gesamtasche (2.4.16): höchstens 0,1 Prozent, mit 1,0 g Substanz bestimmt

Gehaltsbestimmung

Gaschromatographie (2.2.28)

Interner-Standard-Lösung: 50,0 mg Tricosan *R* werden in Heptan *R* zu 250,0 ml gelöst.

Untersuchungslösung: 20,0 mg Substanz werden in Interner-Standard-Lösung zu 100,0 ml gelöst.

Referenzlösung: 20,0 mg Isopropyltetradecanoat *CRS* werden in Interner-Standard-Lösung zu 100,0 ml gelöst.

Säule
- Material: Quarzglas
- Größe: l = 50 m, $\varnothing$ = 0,2 mm
- Stationäre Phase: Poly(cyanopropyl)siloxan *R* (Filmdicke 0,2 µm)

Trägergas: Helium zur Chromatographie *R*

Durchflussrate: 1 ml · min^{-1}

Splitverhältnis: 1:40

Temperatur

	Zeit (min)	Temperatur (°C)
Säule	0 – 6	125 → 185
Probeneinlass		250
Detektor		250

Detektion: Flammenionisation

Einspritzen: 2 µl

Der Prozentgehalt an $C_{17}H_{34}O_2$ in der Substanz wird berechnet.

Lagerung

Vor Licht geschützt

4.03/0839
Isopropylpalmitat
Isopropylis palmitas

$C_{19}H_{38}O_2$ M_r 298,5

Definition

1-Methylethylhexadecanoat neben wechselnden Mengen anderer Fettsäureisopropylester

Gehalt: mindestens 90,0 Prozent $C_{19}H_{38}O_2$

Eigenschaften

Aussehen: klare, farblose, ölige Flüssigkeit

Löslichkeit: nicht mischbar mit Wasser, mischbar mit Dichlormethan, Ethanol, fetten Ölen und flüssigem Paraffin

Relative Dichte: etwa 0,854

Prüfung auf Identität

1: B
2: A, C

A. Die Substanz entspricht der Prüfung „Verseifungszahl" (siehe „Prüfung auf Reinheit").

B. Die unter „Gehaltsbestimmung" erhaltenen Chromatogramme werden ausgewertet.

Ergebnis: Der Hauptpeak im Chromatogramm der Untersuchungslösung entspricht in Bezug auf die Retentionszeit dem Hauptpeak im Chromatogramm der Referenzlösung.

C. 2 ml einer Lösung der Substanz (1 g · l^{-1}) in Ethanol 96 % *R* werden mit einer frisch hergestellten Lösung von 20 mg Dimethylaminobenzaldehyd *R* in 2 ml Schwefelsäure *R* unterschichtet. Nach 2 min ist an der Grenzfläche ein gelblich roter Ring zu erkennen, der allmählich rot wird.

Prüfung auf Reinheit

Aussehen der Lösung: Die Lösung muss klar (2.2.1) und darf nicht stärker gefärbt sein als die Farbvergleichslösung G$_7$ (2.2.2, Methode II).

2,0 g Substanz werden in Methanol *R* zu 20 ml gelöst.

Brechungsindex (2.2.6): 1,436 bis 1,440

Viskosität (2.2.9): 5 bis 10 mPa · s

Säurezahl (2.5.1): höchstens 1,0

Iodzahl (2.5.4): höchstens 1,0

Verseifungszahl (2.5.6): 183 bis 193

Wasser (2.5.12): höchstens 0,1 Prozent, mit 5,0 g Substanz bestimmt

Gesamtasche (2.4.16): höchstens 0,1 Prozent, mit 1,0 g Substanz bestimmt

Gehaltsbestimmung

Gaschromatographie (2.2.28)

Interner-Standard-Lösung: 50,0 mg Tricosan *R* werden in Heptan *R* zu 250,0 ml gelöst.

Untersuchungslösung: 20,0 mg Substanz werden in Interner-Standard-Lösung zu 100,0 ml gelöst.

Referenzlösung: 20,0 mg Isopropylhexadecanoat *CRS* werden in Interner-Standard-Lösung zu 100,0 ml gelöst.

Säule
- Material: Quarzglas
- Größe: $l = 50$ m, $\varnothing = 0,2$ mm
- Stationäre Phase: Poly(cyanopropyl)siloxan *R* (Filmdicke 0,2 µm)

Trägergas: Helium zur Chromatographie *R*

Durchflussrate: 1 ml · min^{-1}

Splitverhältnis: 1:40

Temperatur

	Zeit (min)	Temperatur (°C)
Säule	0 – 6	125 → 185
Probeneinlass		250
Detektor		250

Detektion: Flammenionisation

Einspritzen: 2 µl

Der Prozentgehalt an $C_{19}H_{38}O_2$ in der Substanz wird berechnet.

Lagerung

Vor Licht geschützt

K

Römische Kamille 3943
Kartoffelstärke 3944
Ketoprofen 3945
Raffiniertes Kokosfett 3946

4.03/0380
Römische Kamille
Chamomillae romanae flos

Definition

Römische Kamille besteht aus den getrockneten Blütenköpfchen der kultivierten, gefülltblütigen Varietät von *Chamaemelum nobile* (L.) All. (*Anthemis nobilis* L.).

Die Droge enthält mindestens 7 ml · kg^{-1} ätherisches Öl.

Eigenschaften

Die Droge besteht aus weißen bis gelblich grauen, einzeln stehenden, halbkugeligen Blütenköpfchen. Der gefüllte, kegelförmige Blütenboden trägt die Einzelblüten, jede begleitet von einem durchscheinenden, kleinen Spreublatt.

Die Droge hat einen starken, charakteristischen Geruch.

Makroskopische und mikroskopische Merkmale werden unter „Prüfung auf Identität, A und B" beschrieben.

Prüfung auf Identität

A. Die Blütenköpfchen haben einen Durchmesser von 8 bis 20 mm. Die Basis des gefüllten Blütenbodens ist von einem Hüllkelch aus 2 bis 3 Reihen von dicht dachziegelartig angeordneten Hüllkelchblättern mit hautartigem Rand umgeben. Die meisten Einzelblüten sind zungenförmig, und nur einige zentral stehende, blassgelbe Blüten sind röhrenförmig. Die Zungenblüten sind mattweiß, lanzettlich und umgebogen; sie besitzen einen unterständigen, dunkelbraunen Fruchtknoten, einen fadenförmigen Griffel und eine 2-lappige Narbe. Die Röhrenblüten besitzen eine 5-zähnige Blütenkrone; das Androeceum trägt 5 röhrenförmig miteinander verwachsene, epipetale Staubblätter; das Gynoeceum ist vergleichbar mit dem der Zungenblüten.

B. Das Blütenköpfchen wird in seine Einzelteile zerlegt. Die Prüfung erfolgt unter dem Mikroskop, wobei Chloralhydrat-Lösung *R* verwendet wird. Alle Teile des Blütenköpfchens tragen zahlreiche kleine, gelbe, glänzende Drüsenschuppen. Die Hüllkelchblätter und Spreublätter haben in Längsreihen angeordnete, an der Basis verdickte Epidermiszellen und tragen etwa 500 µm lange, spitze Gliederhaare, die aus 3 bis 4 sehr kurzen Basalzellen und einer langen, gebogenen, etwa 20 µm breiten Endzelle bestehen. Die Blütenkrone der Zungenblüten besteht aus papillösen Zellen mit Kutikularstreifung. Die Fruchtknoten beider Blütenarten tragen an der Basis einen aus einer einzelnen Reihe von Zellen bestehenden, verdickten Ring. Der Blütenboden und die Fruchtknoten enthalten kleine Calciumoxalatdrusen. Die Pollenkörner sind in der Aufsicht rundlich oder dreieckig, etwa 35 µm groß und haben 3 Keimporen und eine stachlige Exine.

C. Die Prüfung erfolgt mit Hilfe der Dünnschichtchromatographie (2.2.27) unter Verwendung einer Schicht eines geeigneten Kieselgels.

Untersuchungslösung: 0,5 g pulverisierte Droge (710) werden 5 min lang mit 10 ml Methanol *R* unter Schütteln im Wasserbad von 60 °C erhitzt und nach dem Erkalten abfiltriert.

Referenzlösung: 2,5 mg Apigenin *R* und 2,5 mg Apigenin-7-glucosid *R* werden in 10 ml Methanol *R* gelöst.

Auf die Platte werden 10 µl jeder Lösung bandförmig aufgetragen. Die Chromatographie erfolgt mit einer Mischung von 17 Volumteilen Essigsäure 99 % *R*, 17 Volumteilen Wasser *R* und 66 Volumteilen 1-Butanol *R* über eine Laufstrecke von 10 cm. Die Platte wird 5 min lang bei 100 bis 105 °C getrocknet und im noch warmen Zustand mit einer Lösung von Diphenylboryloxyethylamin *R* (10 g · l^{-1}) in Methanol *R* besprüht (etwa 10 ml für eine 200 mm × 200 mm-Platte). Die Platte wird anschließend mit dem gleichen Volumen einer Lösung von Macrogol 400 *R* (50 g · l^{-1}) in Methanol *R* besprüht, etwa 30 min lang stehen gelassen und im ultravioletten Licht bei 365 nm ausgewertet. Das Chromatogramm der Referenzlösung zeigt im oberen Drittel eine gelblich grün fluoreszierende Zone (Apigenin) und im mittleren Drittel eine gelblich fluoreszierende Zone (Apigenin-7-glucosid). Das Chromatogramm der Untersuchungslösung zeigt eine gelblich grün fluoreszierende Zone, die in Bezug auf Lage und Fluoreszenz dem Apigenin, und eine gelblich fluoreszierende Zone, die in Bezug auf Lage und Fluoreszenz dem Apigenin-7-glucosid im Chromatogramm der Referenzlösung entspricht. Oberhalb der Apigenin-7-glucosid-Zone befindet sich eine bräunlich fluoreszierende Zone (Luteolin), unmittelbar unter der Apigenin-7-glucosid-Zone eine hellbraun fluoreszierende Zone (Apiin); unmittelbar unterhalb der Apiin-Zone befinden sich 2 hellblau fluoreszierende Zonen; weitere, schwach fluoreszierende Zonen können vorhanden sein.

Prüfung auf Reinheit

Durchmesser der Blütenköpfchen: höchstens 3 Prozent Blütenköpfchen mit einem Durchmesser kleiner als 8 mm

Beschaffenheit der Blütenköpfchen: Braune oder dunkel gefärbte Blütenköpfchen dürfen nicht vorhanden sein.

Trocknungsverlust (2.2.32): höchstens 11,0 Prozent, mit 1,000 g pulverisierter Droge (355) durch 2 h langes Trocknen im Trockenschrank bei 100 bis 105 °C bestimmt

Asche (2.4.16): höchstens 8,0 Prozent

Gehaltsbestimmung

Die Bestimmung erfolgt nach „Gehaltsbestimmung des ätherischen Öls in Drogen" (2.8.12) unter Verwendung von 20,0 g unzerkleinerter Droge, einem 500-ml-Rundkolben, 250 ml Wasser *R* als Destillationsflüssigkeit und 0,50 ml Xylol *R* als Vorlage. 3 h lang wird mit einer Destillationsgeschwindigkeit von 3 bis 3,5 ml je Minute destilliert.

Lagerung

Vor Licht geschützt

4.03/0355

Kartoffelstärke
Solani amylum

Definition

Kartoffelstärke wird aus den Knollen von *Solanum tuberosum* L. gewonnen.

Eigenschaften

Aussehen: sehr feines weißes Pulver, das beim Reiben zwischen den Fingern knirscht

Löslichkeit: praktisch unlöslich in kaltem Wasser und in Ethanol

Kartoffelstärke darf keine Stärkekörner anderer Herkunft enthalten. Gewebsfragmente der Stammpflanze dürfen nur in äußerst geringen Mengen vorhanden sein.

Prüfung auf Identität

A. Die Prüfung erfolgt unter dem Mikroskop unter Verwendung einer Mischung gleicher Volumteile Glycerol *R* und Wasser *R*. Die Droge zeigt unregelmäßige, ei- oder birnenförmige Körner von 30 bis 100 µm, gelegentlich auch über 100 µm Durchmesser, oder rundliche Körner von 10 bis 35 µm Durchmesser und gelegentlich zusammengesetzte 2- bis 4-teilige Körner. Die ei- und birnenförmigen Körner besitzen einen exzentrischen, die rundlichen einen zentralen oder schwach exzentrischen Spalt; bei allen Körnern ist eine konzentrische Schichtung deutlich erkennbar. Im polarisierten Licht erscheint über dem Spalt ein ausgeprägtes schwarzes Kreuz.

B. 1 g Droge wird in 50 ml Wasser *R* suspendiert. Wird die Suspension 1 min lang zum Sieden erhitzt und anschließend abgekühlt, bildet sich ein dicker, opalesierender Kleister.

C. Wird 1 ml des unter „Prüfung auf Identität, B" erhaltenen Kleisters mit 0,05 ml Iod-Lösung *R* 1 versetzt, entsteht eine orangerote bis tiefblaue Färbung, die beim Erhitzen verschwindet.

Prüfung auf Reinheit

pH-Wert (2.2.3): 5,0 bis 8,0

5,0 g Droge werden 60 s lang mit 25,0 ml kohlendioxidfreiem Wasser *R* geschüttelt und anschließend 15 min lang stehen gelassen.

Fremde Bestandteile: Die Prüfung erfolgt unter dem Mikroskop unter Verwendung einer Mischung gleicher Volumteile Glycerol *R* und Wasser *R*. Höchstens Spuren fremder Bestandteile außer den Stärkekörnern dürfen vorhanden sein. Stärkekörner fremder Herkunft dürfen nicht vorhanden sein.

Oxidierende Substanzen (2.5.30): höchstens 20 ppm, berechnet als H_2O_2

Schwefeldioxid (2.5.29): höchstens 50 ppm

Eisen (2.4.9): höchstens 10 ppm

1,5 g Droge werden mit 15 ml verdünnter Salzsäure *R* geschüttelt und anschließend abfiltriert. Das Filtrat muss der Grenzprüfung auf Eisen entsprechen.

Trocknungsverlust (2.2.32): höchstens 20,0 Prozent, mit 1,000 g Droge durch 90 min langes Trocknen im Trockenschrank bei 130 °C bestimmt

Sulfatasche (2.4.14): höchstens 0,6 Prozent, mit 1,0 g Droge bestimmt

Mikrobielle Verunreinigung
Gesamtzahl Kolonie bildender, aerober Einheiten (2.6.12): höchstens 10^3 Bakterien und höchstens 10^2 Pilze je Gramm Droge, durch Auszählen auf Agarplatten bestimmt

Die Droge muss der Prüfung auf *Escherichia coli* (2.6.13) entsprechen.

Ketoprofen

Ketoprofenum

4.03/0922

$C_{16}H_{14}O_3$ M_r 254,3

Definition

Ketoprofen enthält mindestens 99,0 und höchstens 100,5 Prozent (2RS)-2-(3-Benzoylphenyl)propansäure, berechnet auf die getrocknete Substanz.

Eigenschaften

Weißes bis fast weißes, kristallines Pulver; praktisch unlöslich in Wasser, leicht löslich in Aceton, Dichlormethan und Ethanol

Prüfung auf Identität

1: C
2: A, B, D

A. Schmelztemperatur (2.2.14): 94 bis 97 °C

B. 50,0 mg Substanz werden in Ethanol 96 % R zu 100,0 ml gelöst. 1,0 ml Lösung wird mit Ethanol 96 % R zu 50,0 ml verdünnt. Diese Lösung, zwischen 230 und 350 nm gemessen, zeigt ein Absorptionsmaximum (2.2.25) bei 255 nm. Die spezifische Absorption, im Maximum gemessen, liegt zwischen 615 und 680.

C. Die Prüfung erfolgt mit Hilfe der IR-Spektroskopie (2.2.24) durch Vergleich des Spektrums der Substanz mit dem von Ketoprofen CRS.

D. Die Prüfung erfolgt mit Hilfe der Dünnschichtchromatographie (2.2.27) unter Verwendung einer Schicht von Kieselgel GF_{254} R.

Untersuchungslösung: 10 mg Substanz werden in Aceton R zu 10 ml gelöst.

Referenzlösung a: 10 mg Ketoprofen CRS werden in Aceton R zu 10 ml gelöst.

Referenzlösung b: 10 mg Indometacin CRS werden in Aceton R zu 10 ml gelöst. 1 ml Lösung wird mit 1 ml Referenzlösung a versetzt.

Auf die Platte werden 10 µl jeder Lösung aufgetragen. Die Chromatographie erfolgt mit einer Mischung von 1 Volumteil Essigsäure 99 % R, 49 Volumteilen Dichlormethan R und 50 Volumteilen Aceton R über eine Laufstrecke von 15 cm. Die Platte wird an der Luft trocknen gelassen und im ultravioletten Licht bei 254 nm ausgewertet. Der Hauptfleck im Chromatogramm der Untersuchungslösung entspricht in Bezug auf Lage und Größe dem Hauptfleck im Chromatogramm der Referenzlösung a. Die Prüfung darf nur ausgewertet werden, wenn das Chromatogramm der Referenzlösung b deutlich voneinander getrennt 2 Hauptflecke zeigt.

Prüfung auf Reinheit

Aussehen der Lösung: 1,0 g Substanz wird in Aceton R zu 10 ml gelöst. Die Lösung muss klar (2.2.1) und darf nicht stärker gefärbt sein als die Farbvergleichslösung G_6 (2.2.2, Methode II).

Verwandte Substanzen: Die Prüfung erfolgt mit Hilfe der Flüssigchromatographie (2.2.29).

Die Lösungen sind unmittelbar vor Gebrauch herzustellen.

Untersuchungslösung: 20,0 mg Substanz werden in der mobilen Phase zu 20,0 ml gelöst.

Referenzlösung a: 1,0 ml Untersuchungslösung wird mit der mobilen Phase zu 50,0 ml verdünnt. 1,0 ml dieser Lösung wird mit der mobilen Phase zu 10,0 ml verdünnt.

Referenzlösung b: 10,0 mg Ketoprofen-Verunreinigung A CRS werden in der mobilen Phase zu 100,0 ml gelöst. 1,0 ml Lösung wird mit der mobilen Phase zu 50,0 ml verdünnt.

Referenzlösung c: 10,0 mg Ketoprofen-Verunreinigung C CRS werden in der mobilen Phase zu 100,0 ml gelöst. 1,0 ml Lösung wird mit der mobilen Phase zu 50,0 ml verdünnt.

Referenzlösung d: 1,0 ml Untersuchungslösung wird mit der mobilen Phase zu 100,0 ml verdünnt. 1,0 ml dieser Lösung wird mit 1,0 ml Referenzlösung b versetzt.

Die Chromatographie kann durchgeführt werden mit
- einer Säule aus rostfreiem Stahl von 0,15 m Länge und 4,6 mm innerem Durchmesser, gepackt mit octadecylsilyliertem Kieselgel zur Chromatographie R (5 µm), sphärisch, mit einer spezifischen Oberfläche von 350 $m^2 \cdot g^{-1}$ und einem Porendurchmesser von 10 nm
- einer Mischung von 2 Volumteilen frisch hergestellter Phosphat-Pufferlösung pH 3,5 R, 43 Volumteilen Acetonitril R und 55 Volumteilen Wasser R als mobile Phase bei einer Durchflussrate von 1 ml je Minute
- einem Spektrometer als Detektor bei einer Wellenlänge von 233 nm
- einer Probenschleife.

20 µl Referenzlösung d werden eingespritzt. Die Substanzen werden in folgender Reihenfolge eluiert: Ketoprofen und Verunreinigung A. Die Empfindlichkeit des Systems wird so eingestellt, dass die Höhe der beiden Hauptpeaks im Chromatogramm mindestens 50 Prozent des maximalen Ausschlags beträgt. Die Prüfung darf nur ausgewertet werden, wenn die Auflösung zwischen den

Peaks von Ketoprofen und Verunreinigung A mindestens 7,0 beträgt.

Je 20 µl Untersuchungslösung, Referenzlösung a, Referenzlösung b und Referenzlösung c werden eingespritzt. Die Chromatographie erfolgt über eine Dauer, die der 7fachen Retentionszeit der Substanz entspricht. Im Chromatogramm der Untersuchungslösung dürfen die der Verunreinigung A und der Verunreinigung C entsprechenden Peakflächen nicht größer sein als die der Hauptpeaks in den Chromatogrammen der Referenzlösung b beziehungsweise der Referenzlösung c (0,2 Prozent). Im Chromatogramm der Untersuchungslösung darf keine Peakfläche, mit Ausnahme der des Hauptpeaks und eines der Verunreinigung A sowie eines der Verunreinigung C entsprechenden Peaks, größer sein als die Fläche des Hauptpeaks im Chromatogramm der Referenzlösung a (0,2 Prozent). Die Summe aller Peakflächen, mit Ausnahme der des Hauptpeaks und der den beiden genannten Verunreinigungen entsprechenden Peaks, darf höchstens das 2fache der Fläche des Hauptpeaks im Chromatogramm der Referenzlösung a betragen (0,4 Prozent). Peaks, deren Fläche kleiner ist als das 0,1fache der Fläche des Hauptpeaks im Chromatogramm der Referenzlösung a, werden nicht berücksichtigt.

Schwermetalle (2.4.8): 2,0 g Substanz müssen der Grenzprüfung C entsprechen (10 ppm). Zur Herstellung der Referenzlösung werden 2 ml Blei-Lösung (10 ppm Pb) R verwendet.

Trocknungsverlust (2.2.32): höchstens 0,5 Prozent, mit 1,000 g Substanz durch Trocknen bei 60 °C unterhalb von 0,67 kPa bestimmt

Sulfatasche (2.4.14): höchstens 0,1 Prozent, mit 1,0 g Substanz bestimmt

Gehaltsbestimmung

0,200 g Substanz, in 25 ml Ethanol 96 % R gelöst, werden nach Zusatz von 25 ml Wasser R mit Natriumhydroxid-Lösung (0,1 mol · l^{-1}) titriert. Der Endpunkt wird mit Hilfe der Potentiometrie (2.2.20) bestimmt.

1 ml Natriumhydroxid-Lösung (0,1 mol · l^{-1}) entspricht 25,43 mg $C_{16}H_{14}O_3$.

Verunreinigungen

Qualifizierte Verunreinigungen:

A, B, C, D, E, F

Andere bestimmbare Verunreinigungen: G

A. 1-(3-Benzoylphenyl)ethanon

B. R = H, R′ = C$_6$H$_5$:
(3-Benzoylphenyl)essigsäure

C. R = CH$_3$, R′ = OH:
3-[(1RS)-1-Carboxyethyl]benzoesäure

D. R = CO$_2$H, R′ = CH$_3$:
(2RS)-2-[3-(4-Methylbenzoyl)phenyl]propansäure

E. R = CO–NH$_2$, R′ = H:
(2RS)-2-(3-Benzoylphenyl)propanamid

F. R = CN, R′ = H:
(2RS)-2-(3-Benzoylphenyl)propannitril

G. 3-[(1RS)-1-Cyanethyl]benzoesäure

4.03/1410

Raffiniertes Kokosfett

Cocois oleum raffinatum

Definition

Raffiniertes Kokosfett ist das aus dem getrockneten, festen Teil des Endosperms von *Cocos nucifera* L. gewonnene und anschließend raffinierte Fett.

Eigenschaften

Weiße bis fast weiße, fettige Masse; praktisch unlöslich in Wasser, leicht löslich in Dichlormethan und Petroläther (Destillationsbereich 65 bis 70 °C), sehr schwer löslich in Ethanol

Der Brechungsindex beträgt etwa 1,449, bei 40 °C bestimmt.

Prüfung auf Identität

A. Die Substanz entspricht der Prüfung „Schmelztemperatur" (siehe „Prüfung auf Reinheit").

B. Die Substanz entspricht der Prüfung „Fettsäurenzusammensetzung" (siehe „Prüfung auf Reinheit").

Prüfung auf Reinheit

Schmelztemperatur (2.2.14): 23 bis 26 °C

Säurezahl (2.5.1): höchstens 0,5, mit 20,0 g Substanz bestimmt

Peroxidzahl (2.5.5): höchstens 5,0

Unverseifbare Anteile (2.5.7): höchstens 1,0 Prozent, mit 5,0 g Substanz bestimmt

Alkalisch reagierende Substanzen in fetten Ölen (2.4.19): Die Substanz muss der Prüfung entsprechen.

Fettsäurenzusammensetzung (2.4.22, Methode B): Vor der Probenahme ist die Substanz durch Erwärmen zu einer homogenen Flüssigkeit zu schmelzen.

Referenzlösung: 15,0 mg Tricaproin *CRS*, 80,0 mg Tristearin *CRS*, 0,150 g Tricaprin *CRS*, 0,200 g Tricaprylin *CRS*, 0,450 g Trimyristin *CRS* und 1,25 g Trilaurin *CRS* werden in einer Mischung von 2 Volumteilen Dichlormethan *R* und 8 Volumteilen Heptan *R* gelöst und mit der gleichen, auf 45 bis 50 °C erwärmten Lösungsmittelmischung zu 50 ml verdünnt. 2 ml Lösung werden in einem 10-ml-Zentrifugenröhrchen mit Schraubverschluss in einem Strom von Stickstoff *R* eingedampft. Der Rückstand wird durch Zusatz von 1 ml Heptan *R* und 1 ml Dimethylcarbonat *R* gelöst und unter schwachem Erhitzen (50 bis 60 °C) kräftig geschüttelt. Zur noch warmen Lösung wird 1 ml einer mit der notwendigen Vorsicht hergestellten Lösung von Natrium *R* (12 g · l^{-1}) in wasserfreiem Methanol *R* gegeben und die Lösung etwa 5 min lang kräftig geschüttelt. Nach Zusatz von 3 ml destilliertem Wasser *R* und etwa 30 s langem, kräftigem Schütteln wird 15 min lang bei 1500 *g* zentrifugiert. 1 µl der organischen Phase wird eingespritzt.

Der Prozentgehalt (*m/m*) jeder Fettsäure wird nach folgender Formel berechnet:

$$\frac{A_{x,s,c}}{\Sigma A_{x,s,c}} \cdot 100$$

$A_{x,s,c}$ ist die korrigierte Peakfläche jeder Fettsäure in der Untersuchungslösung:

$$A_{x,s,c} = A_{x,s} \cdot R_c$$

R_c ist der relative Korrekturfaktor:

$$R_c = \frac{m_{x,r} \cdot A_{l,r}}{A_{x,r} \cdot m_{l,r}}$$

für die Peaks, die den Methylestern von Capron-, Capryl-, Caprin-, Laurin- und Myristinsäure entsprechen.

$m_{x,r}$ = Einwaage von Tricaproin, Tricaprylin, Tricaprin, Trilaurin oder Trimyristin in der Referenzlösung in Milligramm

$m_{l,r}$ = Einwaage von Tristearin in der Referenzlösung in Milligramm

$A_{x,r}$ = Peakflächen der Methylester von Capron-, Capryl-, Caprin-, Laurin- und Myristinsäure in der Referenzlösung

$A_{l,r}$ = Peakfläche des Stearinsäuremethylesters in der Referenzlösung

$A_{x,s}$ = Peakflächen spezifizierter oder nicht spezifizierter Fettsäuremethylester

R_c = 1 für Peaks jedes weiteren spezifizierten oder nicht spezifizierten Fettsäuremethylesters

Die Fettsäurenfraktion des Fetts muss folgende Zusammensetzung haben:
- Capronsäure (Hexansäure) (R_{Rt} 0,11): höchstens 1,5 Prozent
- Caprylsäure (Octansäure) (R_{Rt} 0,23): 5,0 bis 11,0 Prozent
- Caprinsäure (Decansäure) (R_{Rt} 0,56): 4,0 bis 9,0 Prozent
- Laurinsäure (Dodecansäure) (R_{Rt} 0,75): 40,0 bis 50,0 Prozent
- Myristinsäure (Tetradecansäure) (R_{Rt} 0,85): 15,0 bis 20,0 Prozent
- Palmitinsäure (Hexadecansäure) (R_{Rt} 0,93): 7,0 bis 12,0 Prozent
- Stearinsäure (Octadecansäure) (R_{Rt} 1,00): 1,5 bis 5,0 Prozent
- Ölsäure (Octadecensäure) und Isomere (R_{Rt} 1,01): 4,0 bis 10,0 Prozent
- Linolsäure (Octadecadiensäure) (R_{Rt} 1,03): 1,0 bis 3,0 Prozent
- Linolensäure (Octadecatriensäure) (R_{Rt} 1,06): höchstens 0,2 Prozent
- Arachinsäure (Eicosansäure) (R_{Rt} 1,10): höchstens 0,2 Prozent
- Gadoleinsäure (Eicosensäure) (R_{Rt} 1,11): höchstens 0,2 Prozent

Lagerung

Vor Licht geschützt, in dem Verbrauch angemessenen, möglichst vollständig gefüllten Behältnissen

L

Lactulose 3951
Lactulose-Sirup 3953
Künstliche Luft zur medizinischen
Anwendung 3955

Lactulose

Lactulosum

4.03/1230

$C_{12}H_{22}O_{11}$ M_r 342,3

Definition

Lactulose enthält mindestens 95,0 und höchstens 102,0 Prozent 4-*O*-(β-D-Galactopyranosyl)-D-*arabino*-hex-2-ulofuranose, berechnet auf die wasserfreie Substanz.

Eigenschaften

Weißes bis fast weißes, kristallines Pulver; leicht löslich in Wasser, wenig löslich in Methanol, praktisch unlöslich in Toluol

Die Substanz schmilzt bei etwa 168 °C.

Prüfung auf Identität

1: B, C, D, E
2: A, C, D, E

A. Die Prüfung erfolgt mit Hilfe der Dünnschichtchromatographie (2.2.27) unter Verwendung einer Schicht von Kieselgel G *R*.

Untersuchungslösung: 50,0 mg Substanz werden in Wasser *R* zu 10,0 ml gelöst.

Referenzlösung: 50,0 mg Lactulose *CRS* werden in Wasser *R* zu 10,0 ml gelöst.

Auf die Platte werden 2 µl jeder Lösung aufgetragen. Die Chromatographie erfolgt mit einer Mischung von 10 Volumteilen Essigsäure 99 % *R*, 15 Volumteilen einer Lösung von Borsäure *R* (50 g · l^{-1}), 20 Volumteilen Methanol *R* und 55 Volumteilen Ethylacetat *R* über eine Laufstrecke von 15 cm. Die Platte wird 5 min lang bei 100 bis 105 °C getrocknet und anschließend erkalten gelassen. Die Platte wird mit einer Lösung von Dihydroxynaphthalin *R* (1,0 g · l^{-1}) in einer Mischung von 10 Volumteilen Schwefelsäure *R* und 90 Volumteilen Methanol *R* besprüht und 5 min lang bei 110 °C erhitzt. Der Hauptfleck im Chromatogramm der Untersuchungslösung entspricht in Bezug auf Lage, Farbe und Größe dem Hauptfleck im Chromatogramm der Referenzlösung.

B. Die unter „Gehaltsbestimmung" erhaltenen Chromatogramme werden ausgewertet. Der Hauptpeak im Chromatogramm der Untersuchungslösung entspricht in Bezug auf Lage und Größe dem Hauptpeak im Chromatogramm der Referenzlösung b.

C. 50 mg Substanz werden in 10 ml Wasser *R* gelöst. Nach Zusatz von 3 ml Fehling'scher Lösung *R* und Erhitzen entsteht ein roter Niederschlag.

D. 0,125 g Substanz werden in 5 ml Wasser *R* gelöst. Wird die Lösung mit 5 ml Ammoniak-Lösung *R* versetzt und 10 min lang im Wasserbad von 80 °C erhitzt, entsteht eine rote Färbung.

E. Die Substanz entspricht der Prüfung „Spezifische Drehung" (siehe „Prüfung auf Reinheit").

Prüfung auf Reinheit

Prüflösung: 3,0 g Substanz werden in kohlendioxidfreiem Wasser *R* zu 50 ml gelöst.

Aussehen der Lösung: Die Prüflösung muss klar (2.2.1) und darf nicht stärker gefärbt sein als die Farbvergleichslösung BG$_5$ (2.2.2, Methode II).

pH-Wert (2.2.3): 10 ml Prüflösung werden mit 0,1 ml einer gesättigten Lösung von Kaliumchlorid *R* versetzt. Der pH-Wert dieser Lösung muss zwischen 3,0 und 7,0 liegen.

Spezifische Drehung (2.2.7): 1,25 g Substanz werden in Wasser *R* gelöst. Die Lösung wird nach Zusatz von 0,2 ml konzentrierter Ammoniak-Lösung *R* mit Wasser *R* zu 25,0 ml verdünnt. Die spezifische Drehung muss zwischen −46,0 und −50,0 liegen, berechnet auf die wasserfreie Substanz.

Verwandte Substanzen: Die unter „Gehaltsbestimmung" erhaltenen Chromatogramme werden ausgewertet. Im Chromatogramm der Untersuchungslösung darf die Summe aller Peakflächen, die der Galactose, Lactose, Epi-Lactose, Tagatose und Fructose entsprechen, nicht größer sein als die Fläche des Lactulose-Peaks im Chromatogramm der Referenzlösung a (3 Prozent).

Methanol: höchstens 50 ppm

Die Prüfung erfolgt mit Hilfe der Gaschromatographie (2.2.28, Statische Head-space-GC, Methode b).

Interner-Standard-Lösung: 0,5 ml 1-Propanol *R* werden mit 100,0 ml Wasser *R* gemischt. 1,0 ml Lösung wird mit Wasser *R* zu 100,0 ml verdünnt. 5,0 ml dieser Lösung werden mit Wasser *R* zu 50,0 ml verdünnt.

Untersuchungslösung: 79 mg Substanz werden in einer 20-ml-Probeflasche mit 1,0 ml Interner-Standard-Lösung und anschließend mit 5 µl einer 0,1-prozentigen Lösung (*V/V*) von Methanol *R* versetzt.

Referenzlösung: 1,0 ml Interner-Standard-Lösung wird in einer 20-ml-Probeflasche mit 5 µl einer 0,1-prozentigen Lösung (*V/V*) von Methanol *R* versetzt.

Die Chromatographie kann durchgeführt werden mit
- einer Säule von 2 m Länge und 2 mm innerem Durchmesser, gepackt mit Ethylvinylbenzol-Divinylbenzol-Copolymer *R* (180 µm)
- Helium zur Chromatographie *R* als Trägergas bei einer Durchflussrate von 30 ml je Minute
- einem Flammenionisationsdetektor.

Die Temperatur der Säule wird bei 140 °C, die des Probeneinlasses bei 200 °C und die des Detektors bei 220 °C gehalten. Die Lösungen werden 1 h lang bei 60 °C gehalten. Nach einer Druckausgleichszeit von 1 min wird jeweils 1 ml der Gasphase auf die Säule gebracht.

Im Chromatogramm der Untersuchungslösung darf das Verhältnis der Peakflächen von Methanol und Internem Standard nicht größer sein als das 2fache des Verhältnisses der entsprechenden Peakflächen im Chromatogramm der Referenzlösung. Der Gehalt an Methanol wird unter Berücksichtigung einer Dichte (2.2.5) bei 20 °C von 0,79 g · ml^{-1} für Methanol berechnet.

Bor: *Geräte aus Glas sollten so weit wie möglich vermieden werden.*

Referenzlösung: 50,0 mg Borsäure *R* werden in Wasser *R* zu 100,0 ml gelöst. 5,0 ml Lösung werden mit Wasser *R* zu 100,0 ml verdünnt.

Diese Lösung wird in einem gut verschlossenen Gefäß aus Polyethylen aufbewahrt.

In vier 25-ml-Flaschen aus Polyethylen werden
- 0,50 g Substanz in 2,0 ml Wasser *R* gelöst (Lösung A)
- 0,50 g Substanz in 1,0 ml Referenzlösung gelöst; die Lösung wird mit 1,0 ml Wasser *R* verdünnt (Lösung B)
- 1,0 ml Referenzlösung und 1,0 ml Wasser *R* (Lösung C)
- 2,0 ml Wasser *R* (Lösung D)

gegeben.

Der Inhalt jeder Flasche wird mit 4,0 ml Acetat-Natriumedetat-Pufferlösung pH 5,5 *R* versetzt und gemischt. Jede Mischung wird mit 4,0 ml einer frisch hergestellten Azomethin-H-Lösung *R* versetzt und nach erneutem Mischen 1 h lang stehen gelassen.

Die Absorption (2.2.25) der Lösungen A, B und C wird bei 420 nm gegen Lösung D als Kompensationsflüssigkeit gemessen. Die Prüfung darf nur ausgewertet werden, wenn die Absorption der Lösung C mindestens 0,25 beträgt. Die Absorption der Lösung B muss mindestens das 2fache der Absorption der Lösung A betragen (9 ppm Bor).

Blei (2.4.10): Die Substanz muss der Grenzprüfung „Blei in Zuckern" entsprechen (0,5 ppm).

Wasser (2.5.12): höchstens 2,5 Prozent, mit 0,500 g Substanz nach der Karl-Fischer-Methode bestimmt

Sulfatasche (2.4.14): höchstens 0,1 Prozent, mit 1,0 g Substanz bestimmt

Mikrobielle Verunreinigung
Gesamtzahl Kolonie bildender, aerober Einheiten (2.6.12): höchstens 10^2 Mikroorganismen je Gramm Substanz, durch Auszählen auf Agarplatten bestimmt

Die Substanz muss der Prüfung auf *Escherichia coli* (2.6.13) entsprechen.

Gehaltsbestimmung

Die Bestimmung erfolgt mit Hilfe der Flüssigchromatographie (2.2.29).

Untersuchungslösung: 1,00 g Substanz wird in 10 ml Wasser *R* gelöst. Die Lösung wird unter Erwärmen mit 12,5 ml Acetonitril *R* versetzt und mit Wasser *R* zu 25,0 ml verdünnt.

Referenzlösung a: 3 ml Untersuchungslösung werden unter Erwärmen mit 47,5 ml Acetonitril *R* versetzt und mit Wasser *R* zu 100,0 ml verdünnt.

Referenzlösung b: 1,00 g Lactulose CRS wird in 10 ml Wasser *R* gelöst. Die Lösung wird unter Erwärmen mit 12,5 ml Acetonitril *R* versetzt und mit Wasser *R* zu 25,0 ml verdünnt.

Referenzlösung c: Der Inhalt einer Durchstechflasche Lactulose zur Eignungsprüfung CRS wird in 1 ml einer Mischung gleicher Volumteile Acetonitril *R* und Wasser *R* gelöst.

Die Chromatographie kann durchgeführt werden mit
- einer Vorsäule aus rostfreiem Stahl von 0,05 m Länge und 4,6 mm innerem Durchmesser, gefolgt von einer Säule aus rostfreiem Stahl von 0,15 m Länge und 4,6 mm innerem Durchmesser, beide gepackt mit aminopropylsilyliertem Kieselgel zur Chromatographie *R* (3 µm); die Temperatur der Säulen wird bei 38 ± 1 °C gehalten
- einer Mischung als mobile Phase bei einer Durchflussrate von 1,0 ml je Minute, die wie folgt hergestellt wird: 0,253 g Natriumdihydrogenphosphat *R* werden in 220 ml Wasser *R* gelöst; die Lösung wird mit 780 ml Acetonitril *R* versetzt
- einem Refraktometer als Detektor, bei einer konstanten Temperatur gehalten.

Werden die Chromatogramme unter den vorgeschriebenen Bedingungen aufgezeichnet, beträgt die Retentionszeit für Lactulose etwa 18,3 min. Die relativen Retentionen, bezogen auf Lactulose, betragen für Tagatose etwa 0,38, für Fructose etwa 0,42, für Galactose etwa 0,57, für Epi-Lactose etwa 0,90 und für Lactose etwa 1,17.

20 µl Referenzlösung c werden eingespritzt. Die Bestimmung darf nur ausgewertet werden, wenn das erhaltene Chromatogramm ein ähnliches Profil besitzt wie das mitgelieferte Chromatogramm von Lactulose zur Eignungsprüfung CRS und die Auflösung zwischen dem Lactulose-Peak und dem Epi-Lactose-Peak mindestens 1,3 beträgt. Falls erforderlich wird die Konzentration von Acetonitril *R* in der mobilen Phase auf einen Wert zwischen 75,0 und 82,0 Prozent (V/V) eingestellt, um die vorgeschriebene Auflösung zu erhalten.

Je 20 µl Untersuchungslösung und Referenzlösung b werden eingespritzt. Die Chromatographie erfolgt über eine Dauer, die der 2,5fachen Retentionszeit der Lactulose entspricht.

Der Prozentgehalt an $C_{12}H_{22}O_{11}$ (Lactulose) wird aus den Peakflächen und dem angegebenen Gehalt für Lactulose *CRS* errechnet.

Verunreinigungen

A. 4-*O*-(β-D-Galactopyranosyl)-D-mannopyranose
 (Epi-Lactose)

B. Galactose

C. Lactose

D. Fructose

E. D-*lyxo*-Hex-2-ulopyranose
 (Tagatose)

4.03/0924

Lactulose-Sirup

Lactulosum liquidum

Definition

Lactulose-Sirup ist eine wässrige Lösung von Lactulose (4-*O*-(β-D-Galactopyranosyl)-D-*arabino*-hex-2-ulofuranose), die normalerweise durch alkalische Isomerisierung von Lactose gewonnen wird. Sie kann geringe Mengen anderer Zucker wie Lactose, Epi-Lactose, Galactose, Tagatose und Fructose enthalten. Lactulose-Sirup enthält mindestens 620 g · l⁻¹ Lactulose ($C_{12}H_{22}O_{11}$; M_r 342,3) und mindestens 95,0 und höchstens 105,0 Prozent des in der Beschriftung angegebenen Gehalts an Lactulose. Die Substanz kann ein geeignetes Konservierungsmittel enthalten.

Eigenschaften

Klare, farblose bis schwach bräunlich gelbe, viskose Flüssigkeit; mischbar mit Wasser

Lactulose-Sirup kann übersättigt sein oder Kristalle enthalten, die sich beim Erwärmen auflösen.

Eine 10-prozentige Verdünnung (*V/V*) des Lactulose-Sirups ist linksdrehend.

Prüfung auf Identität

1: B, C, D
2: A, C, D

A. Die Prüfung erfolgt mit Hilfe der Dünnschichtchromatographie (2.2.27) unter Verwendung einer Schicht von Kieselgel G *R*.

Untersuchungslösung: 0,50 g Substanz werden mit Wasser *R* zu 50 ml verdünnt.

Referenzlösung: 60 mg Lactulose *CRS* werden in Wasser *R* zu 10 ml gelöst.

Auf die Platte werden 2 µl jeder Lösung aufgetragen. Die Chromatographie erfolgt mit einer Mischung von 10 Volumteilen Essigsäure 99 % *R*, 15 Volumteilen einer Lösung von Borsäure *R* (50 g · l⁻¹), 20 Volumteilen Methanol *R* und 55 Volumteilen Ethylacetat *R* über eine Laufstrecke von 15 cm. Die Platte wird 5 min lang bei 100 bis 105 °C getrocknet und anschließend erkalten gelassen. Die Platte wird mit einer Lösung von Dihydroxynaphthalin *R* (1,0 g · l⁻¹) in einer Mischung von 10 Volumteilen Schwefelsäure *R* und 90 Volumteilen Methanol *R* besprüht und 5 min lang bei 110 °C erhitzt. Der Hauptfleck im Chromatogramm der Untersuchungslösung entspricht in Bezug auf Lage, Farbe und Größe dem Hauptfleck im Chromatogramm der Referenzlösung.

B. Die unter „Gehaltsbestimmung" erhaltenen Chromatogramme werden ausgewertet. Der Hauptpeak im Chromatogramm der Untersuchungslösung entspricht in Bezug auf die Retentionszeit dem Hauptpeak im Chromatogramm der Referenzlösung b.

C. 0,1 g Substanz werden mit 10 ml Wasser *R* versetzt. Nach Zusatz von 3 ml Fehling'scher Lösung *R* und Erhitzen entsteht ein roter Niederschlag.

D. 0,25 g Substanz werden mit 5 ml Wasser *R* und 5 ml Ammoniak-Lösung *R* versetzt. Wird die Lösung 10 min lang im Wasserbad von 80 °C erhitzt, entsteht eine rote Färbung.

Prüfung auf Reinheit

Prüflösung: 10 g Substanz werden mit kohlendioxidfreiem Wasser *R* zu 100 ml verdünnt.

Aussehen der Lösung: Die Prüflösung muss klar (2.2.1) und darf nicht stärker gefärbt sein als die Farbvergleichslösung BG_5 (2.2.2, Methode II).

pH-Wert (2.2.3): 10 ml Prüflösung werden mit 0,1 ml einer gesättigten Lösung von Kaliumchlorid R versetzt. Der pH-Wert dieser Lösung muss zwischen 3,0 und 7,0 liegen.

Verwandte Substanzen: Die unter „Gehaltsbestimmung" erhaltenen Chromatogramme werden ausgewertet.

Im Chromatogramm der Untersuchungslösung darf
- die Fläche eines der Galactose entsprechenden Peaks nicht größer sein als das 3fache der Fläche des Lactulose-Peaks im Chromatogramm der Referenzlösung a (15 Prozent)
- die Fläche eines der Lactose entsprechenden Peaks nicht größer sein als das 2fache der Fläche des Lactulose-Peaks im Chromatogramm der Referenzlösung a (10 Prozent)
- die Fläche eines der Epi-Lactose entsprechenden Peaks nicht größer sein als das 2fache der Fläche des Lactulose-Peaks im Chromatogramm der Referenzlösung a (10 Prozent)
- die Fläche eines der Tagatose entsprechenden Peaks nicht größer sein als das 0,8fache der Fläche des Lactulose-Peaks im Chromatogramm der Referenzlösung a (4 Prozent)
- die Fläche eines der Fructose entsprechenden Peaks nicht größer sein als das 0,2fache der Fläche des Lactulose-Peaks im Chromatogramm der Referenzlösung a (1 Prozent).

Methanol: höchstens 30 ppm

Die Prüfung erfolgt mit Hilfe der Gaschromatographie (2.2.28, Statische Head-space-GC, Methode b).

Interner-Standard-Lösung: 0,5 ml 1-Propanol R werden mit 100,0 ml Wasser R gemischt. 1,0 ml Lösung wird mit Wasser R zu 100,0 ml verdünnt. 5,0 ml dieser Lösung werden mit Wasser R zu 50,0 ml verdünnt.

Untersuchungslösung: 0,13 g Substanz werden in einer 20-ml-Probeflasche mit 1,0 ml Interner-Standard-Lösung und anschließend mit 5 µl einer 0,1-prozentigen Lösung (V/V) von Methanol R versetzt.

Referenzlösung: 1,0 ml Interner-Standard-Lösung wird in einer 20-ml-Probeflasche mit 5 µl einer 0,1-prozentigen Lösung (V/V) von Methanol R versetzt.

Die Chromatographie kann durchgeführt werden mit
- einer Säule von 2 m Länge und 2 mm innerem Durchmesser, gepackt mit Ethylvinylbenzol-Divinylbenzol-Copolymer R (180 µm)
- Helium zur Chromatographie R als Trägergas bei einer Durchflussrate von 30 ml je Minute
- einem Flammenionisationsdetektor.

Die Temperatur der Säule wird bei 140 °C, die des Probeneinlasses bei 200 °C und die des Detektors bei 220 °C gehalten. Die Lösungen werden 1 h lang bei 60 °C gehalten. Nach einer Druckausgleichszeit von 1 min wird jeweils 1 ml der Gasphase auf die Säule gebracht.

Im Chromatogramm der Untersuchungslösung darf das Verhältnis der Peakflächen von Methanol und Internem Standard nicht größer sein als das 2fache des Verhältnisses der entsprechenden Peakflächen im Chromatogramm der Referenzlösung. Der Gehalt an Methanol wird unter Berücksichtigung einer Dichte (2.2.5) bei 20 °C von 0,79 g · ml^{-1} für Methanol berechnet.

Sulfit: 5,0 g Substanz werden mit 40 ml Wasser R gemischt. Die Mischung wird mit 2,0 ml Natriumhydroxid-Lösung (0,1 mol · l^{-1}) versetzt und mit Wasser R zu 100 ml verdünnt. 10,0 ml Lösung werden mit 1,0 ml Salzsäure R 1, 2,0 ml Schiffs Reagenz R 1 und 2,0 ml einer 0,5-prozentigen Lösung (V/V) von Formaldehyd-Lösung R versetzt. Nach 30 min langem Stehenlassen wird die Absorption (2.2.25) der Lösung bei 583 nm gegen eine Kompensationsflüssigkeit gemessen, die gleichzeitig und unter gleichen Bedingungen unter Verwendung von 10,0 ml Wasser R an Stelle der Untersuchungslösung hergestellt wurde. Die Absorption der Lösung darf nicht größer sein als die einer Referenzlösung, die gleichzeitig und unter gleichen Bedingungen unter Verwendung von 10,0 ml Sulfit-Lösung (1,5 ppm SO$_2$) R an Stelle der Untersuchungslösung hergestellt wurde (30 ppm).

Bor: *Geräte aus Glas sollten so weit wie möglich vermieden werden.*

Referenzlösung: 56,0 mg Borsäure R werden in Wasser R zu 100,0 ml gelöst. 5,0 ml Lösung werden mit Wasser R zu 100,0 ml verdünnt.

Diese Lösung wird in einem gut verschlossenen Gefäß aus Polyethylen aufbewahrt.

In vier 25-ml-Flaschen aus Polyethylen werden
- 1,00 g Substanz und 1 ml Wasser R (Lösung A)
- 1,00 g Substanz und 1 ml Referenzlösung (Lösung B)
- 1 ml Referenzlösung und 1 ml Wasser R (Lösung C)
- 2 ml Wasser R (Lösung D)
gegeben.

Der Inhalt jeder Flasche wird mit 4,0 ml Acetat-Natriumedetat-Pufferlösung pH 5,5 R versetzt und gemischt. Jede Mischung wird mit 4,0 ml einer frisch hergestellten Azomethin-H-Lösung R versetzt und nach erneutem Mischen 1 h lang stehen gelassen.

Die Absorption (2.2.25) der Lösungen A, B und C wird bei 420 nm gegen Lösung D als Kompensationsflüssigkeit gemessen. Die Prüfung darf nur ausgewertet werden, wenn die Absorption der Lösung C mindestens 0,25 beträgt. Die Absorption der Lösung B muss mindestens das 2fache der Absorption der Lösung A betragen (5 ppm Bor).

Blei (2.4.10): Die Substanz muss der Grenzprüfung „Blei in Zuckern" entsprechen (0,5 ppm, berechnet auf den in der Beschriftung angegebenen Gehalt an Lactulose).

Sulfatasche (2.4.14): höchstens 0,2 Prozent, mit 1,5 g Substanz bestimmt und berechnet auf den in der Beschriftung angegebenen Gehalt an Lactulose

Mikrobielle Verunreinigung

Gesamtzahl Kolonie bildender, aerober Einheiten (2.6.12): höchstens 10^2 Mikroorganismen je Gramm Substanz, durch Auszählen auf Agarplatten bestimmt

Die Substanz muss der Prüfung auf *Escherichia coli* (2.6.13) entsprechen.

Gehaltsbestimmung

Die Bestimmung erfolgt mit Hilfe der Flüssigchromatographie (2.2.29).

Untersuchungslösung: 4,00 g Substanz werden mit 20 ml Wasser *R* gemischt. Die Mischung wird unter Erwärmen mit 25,0 ml Acetonitril *R* versetzt und mit Wasser *R* zu 50,0 ml verdünnt.

Referenzlösung a: 5 ml Untersuchungslösung werden unter Erwärmen mit 47,5 ml Acetonitril *R* versetzt und mit Wasser *R* zu 100,0 ml verdünnt.

Referenzlösung b: 2,00 g Lactulose *CRS* werden in 20 ml Wasser *R* gelöst. Die Lösung wird unter Erwärmen mit 25,0 ml Acetonitril *R* versetzt und mit Wasser *R* zu 50,0 ml verdünnt.

Referenzlösung c: Der Inhalt einer Durchstechflasche Lactulose zur Eignungsprüfung *CRS* wird in 1 ml einer Mischung gleicher Volumteile Acetonitril *R* und Wasser *R* gelöst.

Die Chromatographie kann durchgeführt werden mit
- einer Vorsäule aus rostfreiem Stahl von 0,05 m Länge und 4,6 mm innerem Durchmesser, gefolgt von einer Säule aus rostfreiem Stahl von 0,15 m Länge und 4,6 mm innerem Durchmesser, beide gepackt mit aminopropylsilyliertem Kieselgel zur Chromatographie *R* (3 µm); die Temperatur der Säulen wird bei 38 ± 1 °C gehalten
- einer Mischung als mobile Phase bei einer Durchflussrate von 1,0 ml je Minute, die wie folgt hergestellt wird: 0,253 g Natriumdihydrogenphosphat *R* werden in 220 ml Wasser *R* gelöst; die Lösung wird mit 780 ml Acetonitril *R* versetzt
- einem Refraktometer als Detektor (RI-Detektor) bei konstanter Temperatur.

Werden die Chromatogramme unter den vorgeschriebenen Bedingungen aufgezeichnet, beträgt die Retentionszeit von Lactulose etwa 18 min. Die relativen Retentionen, bezogen auf Lactulose, betragen für Tagatose etwa 0,38, für Fructose etwa 0,42, für Galactose etwa 0,57, für Epi-Lactose etwa 0,90 und für Lactose etwa 1,17.

20 µl Referenzlösung c werden eingespritzt. Die Bestimmung darf nur ausgewertet werden, wenn das erhaltene Chromatogramm ein ähnliches Profil besitzt wie das mitgelieferte Chromatogramm von Lactulose zur Eignungsprüfung *CRS* und die Auflösung zwischen dem Lactulose- und dem Epi-Lactose-Peak mindestens 1,3 beträgt. Falls erforderlich wird die Konzentration von Acetonitril *R* in der mobilen Phase auf einen Wert zwischen 75,0 und 82,0 Prozent (*V/V*) eingestellt, um die vorgeschriebene Auflösung zu erhalten.

Je 20 µl Untersuchungslösung und Referenzlösung b werden eingespritzt. Die Chromatographie erfolgt über eine Dauer, die der 2,5fachen Retentionszeit der Lactulose entspricht.

Der Prozentgehalt an $C_{12}H_{22}O_{11}$ (Lactulose) wird aus den Peakflächen und dem angegebenen Gehalt für Lactulose *CRS* errechnet.

Beschriftung

Die Beschriftung gibt an
- Gehalt an Lactulose
- falls zutreffend, Name und Konzentration jedes zugesetzten Konservierungsmittels.

Verunreinigungen

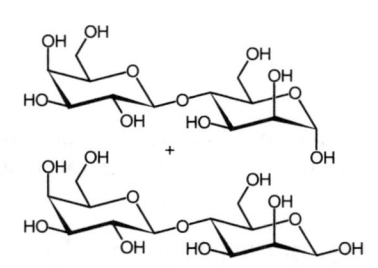

A. 4-*O*-(β-D-Galactopyranosyl)-D-mannopyranose (Epi-Lactose)

B. Galactose

C. Lactose

D. Fructose

E. D-*lyxo*-Hex-2-ulopyranose (Tagatose)

4.03/1684

Künstliche Luft zur medizinischen Anwendung

Aer medicinalis artificiosus

Definition

Mischung von **Stickstoff (Nitrogenium)** und **Sauerstoff (Oxygenium)**

Gehalt: 95,0 bis 105,0 Prozent des angegebenen Gehalts, welcher zwischen 21,0 und 22,5 Prozent (*V/V*) Sauerstoff (O_2) liegt

Eigenschaften

Farb- und geruchloses Gas

Löslichkeit: 1 Volumteil Gas löst sich bei 20 °C und 101 kPa in etwa 50 Volumteilen Wasser.

Herstellung

Wasser (2.5.28): höchstens 67 ppm (*V/V*)

Gehaltsbestimmung (2.5.27): Die Bestimmung von Sauerstoff in Gasen wird durchgeführt.

Prüfung auf Identität

1: C
2: A, B

A. Wird ein glühender Holzspan in einen mit dem Gas gefüllten Erlenmeyerkolben eingeführt, so glüht dieser weiter.

B. Die Prüfung wird mit Hilfe einer kammerförmigen 25-ml-Gasbürette (siehe Abb. 1684-1) durchgeführt, deren mittlerer Teil aus einem Rohr mit einer 0,2-Prozent-Graduierung im Bereich zwischen 19,0 und 23,0 Prozent besteht. Die beiden Enden dieses Teils werden durch Schliffhähne abgeschlossen. Der untere Hahn ist mit einem Rohr verbunden, das am unteren Ende mit einer Olive versehen ist und zum Einströmen des Gases in die Apparatur dient. Ein zylindrischer Trichter oberhalb des oberen Hahns wird zum Einbringen einer Absorptionslösung benötigt. Nach dem Waschen der Bürette mit Wasser *R* und anschließendem Trocknen werden die beiden Hähne geöffnet. Das mit der Olive versehene Glasrohr wird mit dem Auslass des zu prüfenden Gases verbunden und eine Durchflussrate von 1 Liter je Minute eingestellt. Die Bürette wird durch 1 min langes Durchströmen des Gases gespült. Zunächst wird der untere Hahn der Bürette und unmittelbar danach der obere Hahn geschlossen. Anschließend wird die Bürette sofort von dem Gasauslass getrennt und der obere Hahn schnell um eine halbe Umdrehung bewegt, um Überdruck zu vermeiden. In senkrechter Stellung der Bürette wird der Trichter mit einer frisch hergestellten Mischung von 21 ml einer Lösung von Kaliumhydroxid *R* (560 g · l^{-1}) und 130 ml einer Lösung von Natriumdithionit *R* (200 g · l^{-1}) gefüllt. Der obere Hahn wird vorsichtig geöffnet, wobei die Lösung den Sauerstoff absorbiert und in die Bürette fließt. Der Ansatz wird ohne zu schütteln 10 min lang stehen gelassen. Anschließend wird der Stand des Flüssigkeitsmeniskus am graduierten Teil der Bürette abgelesen. Der abgelesene Wert stellt den Prozentgehalt (*V/V*) an Sauerstoff dar und liegt zwischen 95,0 und 105,0 Prozent des angegebenen Werts.

C. Die Substanz entspricht den Grenzwerten der Gehaltsbestimmung.

Prüfung auf Reinheit

Wasserdampf: höchstens 67 ppm (*V/V*), mit Hilfe eines Prüfröhrchens für Wasserdampf (2.1.6) bestimmt

Lagerung

Als komprimiertes Gas in geeigneten Behältnissen, den bestehenden Sicherheitsvorschriften entsprechend, oder als komprimiertes Gas nach Mischen der Einzelbestandteile durch ein Leitungsnetz geliefert

Beschriftung

Die Beschriftung gibt den nominellen Gehalt an Sauerstoff in Prozent (*V/V*) an.

Verunreinigungen

A. Wasser

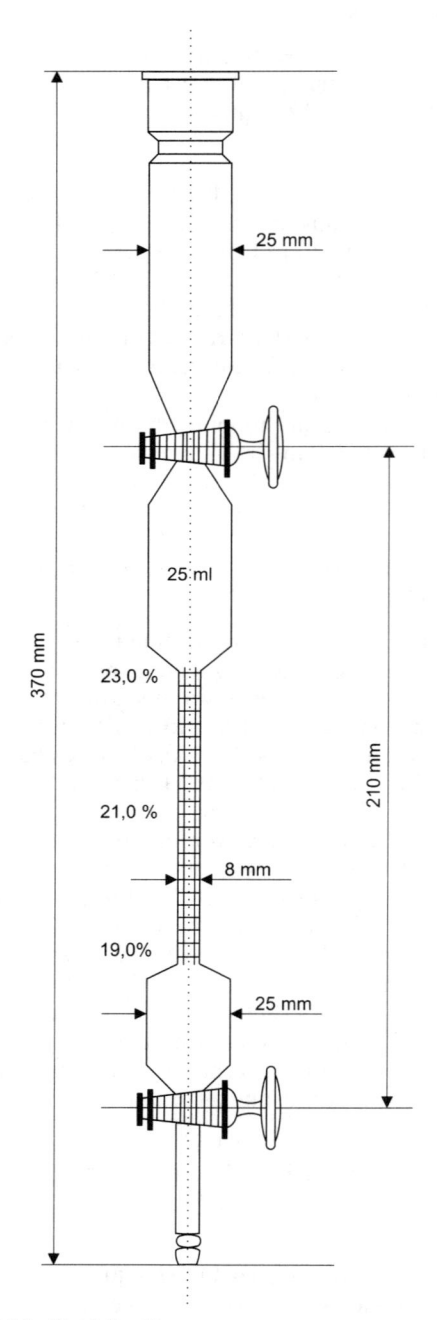

Abb. 1684-1: Gasbürette

M

Maisstärke 3959
Metixenhydrochlorid 3959
Metoprololsuccinat 3961
Metoprololtartrat 3963
Metronidazolbenzoat 3965
Miconazol 3966
Moxonidin 3968

Maisstärke

4.03/0344

Maydis amylum

Definition

Maisstärke wird aus den Karyopsen von *Zea mays* L. gewonnen.

Eigenschaften

Aussehen: mattweißes bis schwach gelbliches, sehr feines Pulver, das beim Reiben zwischen den Fingern knirscht

Löslichkeit: praktisch unlöslich in kaltem Wasser und in Ethanol

Körner mit Rissen oder Unregelmäßigkeiten an den Rändern dürfen nur selten vorhanden sein.

Die Droge ist geschmacklos.

Prüfung auf Identität

A. Die Prüfung erfolgt unter dem Mikroskop bei mindestens 20facher Vergrößerung und unter Verwendung einer Mischung gleicher Volumteile Glycerol *R* und Wasser *R*. Die Droge zeigt entweder unregelmäßige, eckige, polyedrische Körner mit einem Durchmesser von 2 bis 23 µm oder unregelmäßige, abgerundete bis kugelförmige Körner mit einem Durchmesser von 25 bis 35 µm. Sie besitzen einen zentralen Spalt, der durch eine deutliche Höhlung oder durch 2 bis 5 Risse, die strahlenförmig verlaufen, gebildet wird, und zeigen keine konzentrische Schichtung. Im polarisierten Licht erscheint über dem Spalt ein ausgeprägtes schwarzes Kreuz.

B. Wird 1 g Droge 1 min lang in 50 ml Wasser *R* zum Sieden erhitzt und abgekühlt, bildet sich ein dünnflüssiger, trüber Kleister.

C. Werden 10 ml des unter „Prüfung auf Identität, B" erhaltenen Kleisters mit 0,04 ml Iod-Lösung *R* 1 versetzt, entsteht eine orangerote bis tiefblaue Färbung, die beim Erhitzen verschwindet.

Prüfung auf Reinheit

pH-Wert (2.2.3): 4,0 bis 7,0

5,0 g Droge werden 60 s lang mit 25,0 ml kohlendioxidfreiem Wasser *R* geschüttelt und anschließend 15 min lang stehen gelassen.

Fremde Bestandteile: Die Prüfung erfolgt unter dem Mikroskop unter Verwendung einer Mischung gleicher Volumteile Glycerol *R* und Wasser *R*. Höchstens Spuren fremder Bestandteile außer den Stärkekörnern dürfen vorhanden sein. Stärkekörner fremder Herkunft dürfen nicht vorhanden sein.

Oxidierende Substanzen (2.5.30): höchstens 20 ppm, berechnet als H_2O_2

Schwefeldioxid (2.5.29): höchstens 50 ppm

Eisen (2.4.9): höchstens 10 ppm

1,5 g Droge werden mit 15 ml verdünnter Salzsäure *R* geschüttelt und anschließend abfiltriert. Das Filtrat muss der Grenzprüfung auf Eisen entsprechen.

Trocknungsverlust (2.2.32): höchstens 15,0 Prozent, mit 1,000 g Droge durch 90 min langes Trocknen im Trockenschrank bei 130 °C bestimmt

Sulfatasche (2.4.14): höchstens 0,6 Prozent, mit 1,0 g Droge bestimmt

Mikrobielle Verunreinigung
Gesamtzahl Kolonie bildender, aerober Einheiten (2.6.12): höchstens 10^3 Bakterien und höchstens 10^2 Pilze je Gramm Droge, durch Auszählen auf Agarplatten bestimmt

Die Droge muss der Prüfung auf *Escherichia coli* (2.6.13) entsprechen.

Lagerung

Dicht verschlossen

4.03/1347

Metixenhydrochlorid

Metixeni hydrochloridum

$C_{20}H_{24}ClNS \cdot H_2O$ M_r 363,9

Definition

Metixenhydrochlorid enthält mindestens 98,0 und höchstens 102,0 Prozent (*RS*)-1-Methyl-3-[(9*H*-thioxanthen-9-yl)methyl])piperidin-hydrochlorid, berechnet auf die getrocknete Substanz.

Metixenhydrochlorid

Eigenschaften

Weißes bis fast weißes, kristallines oder feinkristallines Pulver; löslich in Wasser, Dichlormethan und Ethanol

Prüfung auf Identität

A. Die Prüfung erfolgt mit Hilfe der IR-Spektroskopie (2.2.24) durch Vergleich des Spektrums der Substanz mit dem von Metixenhydrochlorid CRS.

B. Die Substanz gibt die Identitätsreaktion a auf Chlorid (2.3.1).

Prüfung auf Reinheit

Aussehen der Lösung: 0,40 g Substanz werden in Methanol R zu 20,0 ml gelöst. Die Prüflösung muss klar (2.2.1) und darf nicht stärker gefärbt sein als die Farbvergleichslösung G_6 (2.2.2, Methode I).

pH-Wert (2.2.3): 0,18 g Substanz werden in kohlendioxidfreiem Wasser R, falls erforderlich unter Erwärmen auf etwa 50 °C, gelöst. Nach dem Abkühlen wird die Lösung mit kohlendioxidfreiem Wasser R zu 10,0 ml verdünnt. Der pH-Wert der Lösung, unmittelbar nach der Herstellung gemessen, muss zwischen 4,4 und 5,8 liegen.

Verwandte Substanzen: Die Prüfung erfolgt mit Hilfe der Dünnschichtchromatographie (2.2.27) unter Verwendung einer DC-Platte mit Kieselgel R.

Die Prüfung muss schnell und unter Lichtschutz durchgeführt werden.

Untersuchungslösung: 50 mg Substanz werden in Dichlormethan R zu 5,0 ml gelöst.

Referenzlösung a: 5 mg Metixenhydrochlorid CRS werden in Dichlormethan R zu 100,0 ml gelöst.

Referenzlösung b: 20 mg Thioxanthen CRS werden in 50 ml Dichlormethan R gelöst. 1,0 ml Lösung wird mit Dichlormethan R zu 20,0 ml verdünnt.

Referenzlösung c: 5 mg Thioxanthon CRS werden in 50 ml Dichlormethan R gelöst. 1,0 ml Lösung wird mit Dichlormethan R zu 20,0 ml verdünnt.

Referenzlösung d: 4 ml Referenzlösung a werden mit Dichlormethan R zu 10,0 ml verdünnt.

Auf die Platte werden 5 µl jeder Lösung als schmale Bande aufgetragen. Die Chromatographie erfolgt mit einer Mischung von 10 Volumteilen Essigsäure 99 % R, 10 Volumteilen Methanol R und 80 Volumteilen Dichlormethan R über eine Laufstrecke von 10 cm. Die Platte wird im Kaltluftstrom getrocknet, mit einer Mischung von 1 Volumteil Schwefelsäure R und 9 Volumteilen Ethanol 96 % R besprüht und anschließend 10 min lang bei 100 °C erhitzt. Nach dem Erkalten wird die Platte im ultravioletten Licht bei 365 nm ausgewertet. Thioxanthen zeigt eine orangefarbene und Thioxanthon eine grünlich blaue Fluoreszenz. Eine im Chromatogramm der Untersuchungslösung auftretende Thioxanthen-Zone darf nicht größer oder intensiver sein als die Zone im Chromatogramm der Referenzlösung b (0,2 Prozent). Eine auftretende Thioxanthon-Zone darf nicht größer oder intensiver sein als die Zone im Chromatogramm der Referenzlösung c (0,05 Prozent). Eine im Chromatogramm der Untersuchungslösung auftretende Nebenzone, mit Ausnahme der Thioxanthen-Zone und der Thioxanthon-Zone, darf nicht größer oder intensiver sein als die Zone im Chromatogramm der Referenzlösung a (0,5 Prozent) und höchstens eine dieser Nebenzonen darf größer oder intensiver sein als die Zone im Chromatogramm der Referenzlösung d (0,2 Prozent). Die Prüfung darf nur ausgewertet werden, wenn die Chromatogramme der Referenzlösungen b und c deutlich sichtbare und voneinander getrennte Zonen zeigen.

Trocknungsverlust (2.2.32): 4,0 bis 6,0 Prozent, mit 0,500 g Substanz durch Trocknen im Trockenschrank bei 138 bis 142 °C bestimmt

Sulfatasche (2.4.14): höchstens 0,1 Prozent, mit 1,0 g Substanz bestimmt

Gehaltsbestimmung

0,250 g Substanz, in einer Mischung von 5,0 ml Salzsäure (0,01 mol · l^{-1}) und 50 ml Ethanol 96 % R gelöst, werden mit Natriumhydroxid-Lösung (0,1 mol · l^{-1}) titriert. Das zwischen den beiden mit Hilfe der Potentiometrie (2.2.20) bestimmten Wendepunkten zugesetzte Volumen wird abgelesen.

1 ml Natriumhydroxid-Lösung (0,1 mol · l^{-1}) entspricht 34,59 mg $C_{20}H_{24}ClNS$.

Lagerung

Vor Licht geschützt

Verunreinigungen

A. X = H_2:
9H-Thioxanthen

B. X = O:
9H-Thioxanthen-9-on
(Thioxanthon)

4.03/1448
Metoprololsuccinat
Metoprololi succinas

$C_{34}H_{56}N_2O_{10}$ M_r 653

Definition

Bis[(2RS)-1-[4-(2-methoxyethyl)phenoxy]-3-[(1-me=
thylethyl)amino]propan-2-ol]-butandioat

Gehalt: 99,0 bis 101,0 Prozent (getrocknete Substanz)

Eigenschaften

Aussehen: weißes, kristallines Pulver

Löslichkeit: leicht löslich in Wasser, löslich in Methanol, schwer löslich in Ethanol, sehr schwer löslich in Ethylacetat

Prüfung auf Identität

IR-Spektroskopie (2.2.24)

Vergleich: Metoprololsuccinat-Referenzspektrum der Ph. Eur.

Prüfung auf Reinheit

Prüflösung: 0,500 g Substanz werden in kohlendioxidfreiem Wasser R zu 25,0 ml gelöst.

Aussehen der Lösung: Die Prüflösung darf nicht stärker opaleszieren als die Referenzsuspension II (2.2.1) und muss farblos (2.2.2, Methode II) sein.

pH-Wert (2.2.3): 7,0 bis 7,6, an der Prüflösung bestimmt

Verwandte Substanzen:
A. Dünnschichtchromatographie (2.2.27)

Untersuchungslösung: 0,50 g Substanz werden in Methanol R zu 10 ml gelöst.

Referenzlösung: 1 ml Untersuchungslösung wird mit Methanol R zu 50 ml verdünnt. 5 ml dieser Lösung werden mit Methanol R zu 50 ml verdünnt.

Platte: DC-Platte mit Kieselgel R

Fließmittel: Auf den Boden einer Chromatographiekammer, die eine Mischung von 20 Volumteilen Methanol R und 80 Volumteilen Ethylacetat R enthält, werden 2 Schalen mit je 30 Volumteilen konzentrierter Ammoniak-Lösung R gestellt.

Auftragen: 10 µl

Laufstrecke: 12 cm, nach einer Sättigungszeit der Kammer von mindestens 1 h

Trocknen: mindestens 3 h lang an der Luft

Detektion: Die Platte wird mindestens 15 h lang Iodgas ausgesetzt.

Grenzwerte
– Jede Verunreinigung: Kein Nebenfleck darf größer oder stärker gefärbt sein als der Fleck im Chromatogramm der Referenzlösung (0,2 Prozent).
– Ohne Berücksichtigung bleiben: Flecke auf der Startlinie

B. Flüssigchromatographie (2.2.29)

Untersuchungslösung: 20,0 mg Substanz werden in der mobilen Phase zu 10,0 ml gelöst.

Referenzlösung a: 5,0 mg Substanz und 3,0 mg Metoprolol-Verunreinigung A CRS werden in der mobilen Phase zu 100,0 ml gelöst.

Referenzlösung b: 1,0 ml Untersuchungslösung wird mit der mobilen Phase zu 100,0 ml verdünnt. 1,0 ml dieser Lösung wird mit der mobilen Phase zu 10,0 ml verdünnt.

Referenzlösung c: Falls diese Lösung erforderlich ist (siehe nachfolgenden Text), wird sie in einem Abzug hergestellt. Die Lösung dient nur zur Bestimmung der Retentionszeit der Verunreinigung C.

10 mg Substanz werden in 10 ml Salzsäure (0,1 mol · l^{-1}) gelöst. Die Lösung wird in eine Kristallisierschale von 10 cm Durchmesser überführt. Die Kristallisierschale wird 6 h lang unter einer Lampe ultraviolettem Licht von 254 nm ausgesetzt (2.1.3), wobei der Abstand der Oberfläche der Lösung zur Lampe 5 cm beträgt. Anschließend werden 0,5 ml Lösung mit der mobilen Phase zu 25 ml verdünnt.

Säule
– Größe: l = 0,15 m, ⌀ = 3,9 mm
– Stationäre Phase: octadecylsilyliertes Kieselgel zur Chromatographie R 1 (5 µm) mit einer Porengröße von 10 nm und einem Kohlenstoffgehalt von 19 Prozent

Mobile Phase: 3,9 g Ammoniumacetat R werden in 810 ml Wasser R gelöst. Die Lösung wird mit 2,0 ml Triethylamin R, 10,0 ml Essigsäure 99 % R, 3,0 ml Phosphorsäure 85 % R und 146 ml Acetonitril R versetzt und gemischt.

Durchflussrate: 1 ml · min^{-1}

Detektion: Spektrometer bei 280 nm

Einspritzen: 20 µl; Untersuchungslösung, Referenzlösungen a und b

Chromatographiedauer: 3fache Retentionszeit von Metoprolol

Relative Retention (bezogen auf Metoprolol, t_R etwa 7 min)
– Verunreinigung C: etwa 0,3
– Verunreinigung A: etwa 0,7

Eignungsprüfung: Referenzlösung a
– Auflösung: mindestens 6,0 zwischen den Peaks von Verunreinigung A und Metoprolol

Grenzwerte
– Jede Verunreinigung: nicht größer als die Fläche des Hauptpeaks im Chromatogramm der Referenzlösung b (0,1 Prozent)
– Summe aller Verunreinigungen: nicht größer als das 5fache der Fläche des Hauptpeaks im Chromatogramm der Referenzlösung b (0,5 Prozent)
– Ohne Berücksichtigung bleiben: Peaks, deren Fläche kleiner ist als das 0,5fache der Fläche des Hauptpeaks im Chromatogramm der Referenzlösung b (0,05 Prozent); Peak der Bernsteinsäure

Tritt ein Peak mit einer Retentionszeit von etwa 2,3 min (Verunreinigung C) auf, dessen Fläche größer ist als die Fläche des Hauptpeaks im Chromatogramm der Referenzlösung b, wird die Referenzlösung c hergestellt und eingespritzt. Im Chromatogramm der Untersuchungslösung wird die Peakfläche der Verunreinigung C mit einem Korrekturfaktor von 0,1 multipliziert.

Schwermetalle (2.4.8): höchstens 10 ppm

2,0 g Substanz werden in 20 ml Wasser *R* gelöst. 12 ml Lösung müssen der Grenzprüfung A entsprechen. Zur Herstellung der Referenzlösung wird die Blei-Lösung (1 ppm Pb) *R* verwendet.

Trocknungsverlust (2.2.32): höchstens 0,5 Prozent, mit 1,000 g Substanz durch Trocknen im Trockenschrank bei 100 bis 105 °C bestimmt

Sulfatasche (2.4.14): höchstens 0,1 Prozent, mit 1,0 g Substanz bestimmt

Gehaltsbestimmung

0,250 g Substanz, in 40 ml wasserfreier Essigsäure *R* gelöst, werden mit Perchlorsäure (0,1 mol · l^{-1}) titriert. Der Endpunkt wird mit Hilfe der Potentiometrie (2.2.20) bestimmt.

1 ml Perchlorsäure (0,1 mol · l^{-1}) entspricht 32,64 mg $C_{34}H_{56}N_2O_{10}$.

Lagerung

Vor Licht geschützt

Verunreinigungen

Durch Flüssigchromatographie erfasst:
A, B, C, D, E, F, G, H, J

Durch Dünnschichtchromatographie erfasst:
M, N, O

A. R = NH–CH$_2$–CH$_3$, R′ = CH$_2$–CH$_2$–OCH$_3$:
(2RS)-1-(Ethylamino)-3-[4-(2-methoxyethyl)phen=oxy]propan-2-ol

C. R = NH–CH(CH$_3$)$_2$, R′ = CHO:
4-[(2RS)-2-Hydroxy-3-[(1-methylethyl)amino]prop=oxy]benzaldehyd

D. R = OH, R′ = CH$_2$–CH$_2$–OCH$_3$:
(2RS)-3-[4-(2-Methoxyethyl)phenoxy]propan-1,2-diol

H. R = NH–CH(CH$_3$)$_2$, R′ = CH$_2$–CH$_2$–OH:
(2RS)-1-[4-(2-Hydroxyethyl)phenoxy]-3-[(1-methyl=ethyl)amino]propan-2-ol

J. R = O–CH$_2$–CHOH–CH$_2$–NH–CH(CH$_3$)$_2$, R′ = CH$_2$–CH$_2$–OCH$_3$:
1-[2-Hydroxy-3-[(1-methylethyl)amino]propoxy]-3-[4-(2-methoxyethyl)phenoxy]propan-2-ol

B. R = CH$_3$:
4-(2-Methoxyethyl)phenol

G. R = H:
2-(4-Hydroxyphenyl)ethanol

E. R = CH$_2$–CH$_2$–OCH$_3$:
(2RS)-1-[2-(2-Methoxyethyl)phenoxy]-3-[(1-methyl=ethyl)amino]propan-2-ol

F. R = H:
(2RS)-1-[(1-Methylethyl)amino]-3-phenoxypropan-2-ol

M. R = NH–CH(CH$_3$)$_2$:
1,3-Bis[(1-methylethyl)amino]propan-2-ol

N. R = OH:
(2RS)-3-[(1-Methylethyl)amino]propan-1,2-diol

O. 1,1'-[(1-Methylethyl)imino]bis[3-[4-(2-methoxy=ethyl)phenoxy]propan-2-ol]

4.03/1028

Metoprololtartrat

Metoprololi tartras

$C_{34}H_{56}N_2O_{12}$ M_r 685

Definition

Bis[(2RS)-1-[4-(2-methoxyethyl)phenoxy]-3-[(1-me=thylethyl)amino]propan-2-ol]-(2R,3R)-2,3-dihydroxy=butandioat

Gehalt: 99,0 bis 101,0 Prozent (getrocknete Substanz)

Eigenschaften

Aussehen: weißes, kristallines Pulver oder farblose Kristalle

Löslichkeit: sehr leicht löslich in Wasser, leicht löslich in Ethanol

Die Substanz zeigt Polymorphie.

Prüfung auf Identität

A. Die Substanz entspricht der Prüfung „Spezifische Drehung" (siehe „Prüfung auf Reinheit").

B. IR-Spektroskopie (2.2.24)

Vergleich: Metoprololtartrat CRS

Wenn die Spektren bei der Prüfung in fester Form unterschiedlich sind, werden je 25 µl einer Lösung der Substanz und der Referenzsubstanz (100 g · l⁻¹) in Dichlormethan R auf einen Pressling aus Kaliumbromid R aufgebracht, das Lösungsmittel wird verdampft und sofort werden erneut Spektren aufgenommen.

Prüfung auf Reinheit

Prüflösung: 0,500 g Substanz werden in kohlendioxidfreiem Wasser R zu 25,0 ml gelöst.

Aussehen der Lösung: Die Prüflösung muss klar (2.2.1) und darf nicht stärker gefärbt sein als die Farbvergleichslösung B_8 (2.2.2, Methode II).

pH-Wert (2.2.3): 6,0 bis 7,0, an der Prüflösung bestimmt

Spezifische Drehung (2.2.7): +7,0 bis +10,0 (getrocknete Substanz), an der Prüflösung bestimmt

Verwandte Substanzen:
A. Dünnschichtchromatographie (2.2.27)

Untersuchungslösung: 0,50 g Substanz werden in Methanol R zu 10 ml gelöst.

Referenzlösung a: 1 ml Untersuchungslösung wird mit Methanol R zu 20 ml verdünnt. 5 ml dieser Lösung werden mit Methanol R zu 50 ml verdünnt.

Referenzlösung b: 4 ml Referenzlösung a werden mit Methanol R zu 10 ml verdünnt.

Platte: DC-Platte mit Kieselgel R

Fließmittel: Auf den Boden einer Chromatographiekammer, die eine Mischung von 20 Volumteilen Methanol R und 80 Volumteilen Ethylacetat R enthält, werden 2 Schalen mit je 30 Volumteilen konzentrierter Ammoniak-Lösung R gestellt.

Auftragen: 5 µl

Laufstrecke: 12 cm, nach einer Sättigungszeit der Kammer von mindestens 1 h

Trocknen: mindestens 3 h lang an der Luft

Detektion: Die Platte wird mindestens 15 h lang Iodgas ausgesetzt.

Grenzwerte
- Jede Verunreinigung: Kein Nebenfleck darf größer oder stärker gefärbt sein als der Fleck im Chromatogramm der Referenzlösung a (0,5 Prozent) und höchstens ein Nebenfleck darf größer oder stärker gefärbt sein als der Fleck im Chromatogramm der Referenzlösung b (0,2 Prozent).
- Ohne Berücksichtigung bleiben: Flecke auf der Startlinie

B. Flüssigchromatographie (2.2.29)

Untersuchungslösung: 20,0 mg Substanz werden in der mobilen Phase zu 10,0 ml gelöst.

Referenzlösung a: 5,0 mg Metoprololtartrat CRS und 3,0 mg Metoprolol-Verunreinigung A CRS werden in der mobilen Phase zu 100,0 ml gelöst.

Referenzlösung b: 1,0 ml Untersuchungslösung wird mit der mobilen Phase zu 20,0 ml verdünnt. 3,0 ml dieser Lösung werden mit der mobilen Phase zu 50,0 ml verdünnt.

Referenzlösung c: Falls diese Lösung erforderlich ist (siehe nachfolgenden Text), wird sie in einem Abzug hergestellt. Die Lösung dient nur zur Bestimmung der Retentionszeit der Verunreinigung C.

10 mg Metoprololtartrat CRS werden in 10 ml Salzsäure (0,1 mol · l⁻¹) gelöst. Die Lösung wird in eine Kristallisierschale von 10 cm Durchmesser überführt. Die Kristallisierschale wird 6 h lang unter einer Lampe ultraviolettem Licht von 254 nm ausgesetzt (2.1.3), wobei der Abstand der Oberfläche der Lösung zur Lampe 5 cm beträgt. Anschließend werden 0,5 ml Lösung mit der mobilen Phase zu 25 ml verdünnt.

Säule
- Größe: l = 0,15 m, $\varnothing$ = 3,9 mm
- Stationäre Phase: octadecylsilyliertes Kieselgel zur Chromatographie R 1 (5 µm) mit einer Porengröße von 10 nm und einem Kohlenstoffgehalt von 19 Prozent

Mobile Phase: 3,9 g Ammoniumacetat R werden in 810 ml Wasser R gelöst. Die Lösung wird mit 2,0 ml Triethylamin R, 10,0 ml Essigsäure 99 % R, 3,0 ml Phosphorsäure 85 % R und 146 ml Acetonitril R versetzt und gemischt.

Durchflussrate: 1 ml · min⁻¹

Detektion: Spektrometer bei 280 nm

Einspritzen: 20 µl; Untersuchungslösung, Referenzlösungen a und b

Chromatographiedauer: 3fache Retentionszeit von Metoprolol

Relative Retention (bezogen auf Metoprolol, t_R etwa 7 min)
- Verunreinigung C: etwa 0,3
- Verunreinigung A: etwa 0,7

Eignungsprüfung: Referenzlösung a
- Auflösung: mindestens 6,0 zwischen den Peaks von Verunreinigung A und Metoprolol

Grenzwerte
- Jede Verunreinigung (A bis J): nicht größer als die Fläche des Hauptpeaks im Chromatogramm der Referenzlösung b (0,3 Prozent)
- Summe aller Verunreinigungen: nicht größer als das 1,7fache der Fläche des Hauptpeaks im Chromatogramm der Referenzlösung b (0,5 Prozent)
- Ohne Berücksichtigung bleiben: Peaks deren Fläche kleiner ist als das 0,17fache der Fläche des Hauptpeaks im Chromatogramm der Referenzlösung b (0,05 Prozent); Peak der Weinsäure

Tritt ein Peak mit einer Retentionszeit von etwa 2,3 min (Verunreinigung C) auf, dessen Fläche größer ist als die Fläche des Hauptpeaks im Chromatogramm der Referenzlösung b, wird die Referenzlösung c hergestellt und eingespritzt. Im Chromatogramm der Untersuchungslösung wird die Peakfläche der Verunreinigung C mit einem Korrekturfaktor von 0,1 multipliziert.

Schwermetalle (2.4.8): höchstens 10 ppm

2,0 g Substanz werden in 20 ml Wasser R gelöst. 12 ml Lösung müssen der Grenzprüfung A entsprechen. Zur Herstellung der Referenzlösung wird die Blei-Lösung (1 ppm Pb) R verwendet.

Trocknungsverlust (2.2.32): höchstens 0,5 Prozent, mit 1,000 g Substanz durch 4 h langes Trocknen im Vakuum über wasserfreiem Calciumchlorid R bestimmt

Sulfatasche (2.4.14): höchstens 0,1 Prozent, mit 1,0 g Substanz bestimmt

Gehaltsbestimmung

0,250 g Substanz, in 30 ml wasserfreier Essigsäure R gelöst, werden mit Perchlorsäure (0,1 mol · l⁻¹) titriert. Der Endpunkt wird mit Hilfe der Potentiometrie (2.2.20) bestimmt.

1 ml Perchlorsäure (0,1 mol · l⁻¹) entspricht 34,24 mg $C_{34}H_{56}N_2O_{12}$.

Lagerung

Vor Licht geschützt

Verunreinigungen

Durch Flüssigchromatographie erfasst:

A, B, C, D, E, F, G, H, J

Durch Dünnschichtchromatographie erfasst:

M, N, O

A. R = NH–CH₂–CH₃, R′ = CH₂–CH₂–OCH₃:
(2RS)-1-(Ethylamino)-3-[4-(2-methoxyethyl)phen=
oxy]propan-2-ol

C. R = NH–CH(CH₃)₂, R′ = CHO:
4-[(2RS)-2-Hydroxy-3-[(1-methylethyl)amino]prop=
oxy]benzaldehyd

D. R = OH, R′ = CH₂–CH₂–OCH₃:
(2RS)-3-[4-(2-Methoxyethyl)phenoxy]propan-1,2-diol

H. R = NH–CH(CH₃)₂, R′ = CH₂–CH₂–OH:
(2RS)-1-[4-(2-Hydroxyethyl)phenoxy]-3-[(1-methyl=
ethyl)amino]propan-2-ol

J. R = O–CH₂–CHOH–CH₂–NH–CH(CH₃)₂,
R′ = CH₂–CH₂–OCH₃:
1-[2-Hydroxy-3-[(1-methylethyl)amino]propoxy]-3-[4-(2-methoxyethyl)phenoxy]propan-2-ol

B. R = CH₃:
4-(2-Methoxyethyl)phenol

G. R = H:
2-(4-Hydroxyphenyl)ethanol

E. R = CH₂–CH₂–OCH₃:
(2RS)-1-[2-(2-Methoxyethyl)phenoxy]-3-[(1-methyl=
ethyl)amino]propan-2-ol

F. R = H:
(2RS)-1-[(1-Methylethyl)amino]-3-phenoxypropan-
2-ol

M. R = NH–CH(CH₃)₂:
1,3-Bis[(1-methylethyl)amino]propan-2-ol

N. R = OH:
(2RS)-3-[(1-Methylethyl)amino]propan-1,2-diol

O. 1,1′-[(1-Methylethyl)imino]bis[3-[4-(2-methoxy=
ethyl)phenoxy]propan-2-ol]

4.03/0934

Metronidazolbenzoat

Metronidazoli benzoas

$C_{13}H_{13}N_3O_4$ M_r 275,3

Definition

2-(2-Methyl-5-nitro-1H-imidazol-1-yl)ethylbenzoat

Gehalt: 98,5 bis 101,0 Prozent (getrocknete Substanz)

Eigenschaften

Aussehen: kristallines Pulver oder Flocken, weiß bis schwach gelblich

Löslichkeit: praktisch unlöslich in Wasser, leicht löslich in Dichlormethan, löslich in Aceton, schwer löslich in Ethanol

Prüfung auf Identität

1: C
2: A, B, D

A. Schmelztemperatur (2.2.14): 99 bis 102 °C

B. 0,100 g Substanz werden in einer Lösung von Salz-säure R (103 g · l⁻¹) zu 100,0 ml gelöst. 1,0 ml Lösung wird mit einer Lösung von Salzsäure R (103 g · l⁻¹) zu 100,0 ml verdünnt. Diese Lösung, zwischen 220 und 350 nm gemessen, zeigt Absorptionsmaxima (2.2.25) bei 232 und 275 nm. Die spezifische Absorption, im Maximum bei 232 nm gemessen, liegt zwischen 525 und 575.

C. IR-Spektroskopie (2.2.24)

Vergleich: Metronidazolbenzoat-Referenzspektrum der Ph. Eur.

D. Etwa 10 mg Substanz werden mit etwa 10 mg Zinkstaub R, 1 ml Wasser R und 0,3 ml Salzsäure R versetzt. Die Mischung wird 5 min lang im Wasserbad erhitzt und anschließend abgekühlt. Die Lösung gibt die Identitätsreaktion auf primäre aromatische Amine (2.3.1).

Prüfung auf Reinheit

Aussehen der Lösung: Die Lösung darf nicht stärker opaleszieren als die Referenzsuspension II (2.2.1) und nicht stärker gefärbt sein als die Farbvergleichslösung GG₃ (2.2.2, Methode II).

1,0 g Substanz wird in Dimethylformamid R zu 10 ml gelöst.

Sauer reagierende Substanzen: 2,0 g Substanz werden in einer Mischung von 20 ml Dimethylformamid R und 20 ml Wasser R, die zuvor mit Salzsäure (0,02 mol · l⁻¹) oder Natriumhydroxid-Lösung (0,02 mol · l⁻¹) unter Zusatz von 0,2 ml Methylrot-Lösung R neutralisiert wurde, gelöst. Bis zum Farbumschlag dürfen höchstens 0,25 ml Natriumhydroxid-Lösung (0,02 mol · l⁻¹) verbraucht werden.

Verwandte Substanzen: Flüssigchromatographie (2.2.29)

Untersuchungslösung: 0,100 g Substanz werden in der mobilen Phase A zu 10,0 ml gelöst.

Referenzlösung a: 1,0 ml Untersuchungslösung wird mit der mobilen Phase A zu 100,0 ml verdünnt. 1,0 ml dieser Lösung wird mit der mobilen Phase A zu 10,0 ml verdünnt.

Referenzlösung b: 5,0 mg Metronidazol *CRS*, 5,0 mg 2-Methyl-5-nitroimidazol *R* und 5,0 mg Benzoesäure *R* werden in der mobilen Phase A zu 50,0 ml gelöst. 1,0 ml Lösung wird mit der mobilen Phase A zu 10,0 ml verdünnt.

Säule
- Größe: $l = 0{,}25$ m, $\varnothing = 4{,}6$ mm
- Stationäre Phase: diisobutyloctadecylsilyliertes Kieselgel zur Chromatographie *R* (5 μm), sphärisch, mit einer spezifischen Oberfläche von 180 m$^2 \cdot$ g^{-1}, einer Porengröße von 8 nm und einem Kohlenstoffgehalt von 10 Prozent

Mobile Phase
- Mobile Phase A: eine Lösung von Kaliumdihydrogenphosphat *R* (1,5 g · l^{-1}), die mit Phosphorsäure 85 % *R* auf einen pH-Wert von 3,2 eingestellt wurde
- Mobile Phase B: Acetonitril *R*

Zeit (min)	Mobile Phase A (% V/V)	Mobile Phase B (% V/V)
0 – 5	80	20
5 – 15	80 → 55	20 → 45
15 – 40	55	45
40 – 41	55 → 80	45 → 20
41 – 45	80	20

Durchflussrate: 1 ml · min^{-1}

Detektion: Spektrometer bei 235 nm

Einspritzen: 10 μl

Relative Retention (bezogen auf Metronidazolbenzoat, t_R etwa 20 min)
- Verunreinigung B: etwa 0,17
- Verunreinigung A: etwa 0,20
- Verunreinigung C: etwa 0,7

Eignungsprüfung: Referenzlösung b
- Auflösung: mindestens 2,0 zwischen den Peaks von Verunreinigung A und Verunreinigung B

Grenzwerte
- Verunreinigung A, B oder C: jeweils nicht größer als die Fläche des entsprechenden Peaks im Chromatogramm der Referenzlösung b (0,1 Prozent)
- Jede weitere Verunreinigung: nicht größer als die Fläche des Hauptpeaks im Chromatogramm der Referenzlösung a (0,1 Prozent)
- Summe aller Verunreinigungen: nicht größer als das 2fache der Fläche des Hauptpeaks im Chromatogramm der Referenzlösung a (0,2 Prozent)
- Ohne Berücksichtigung bleiben: Peaks, deren Fläche kleiner ist als das 0,1fache der Fläche des Hauptpeaks im Chromatogramm der Referenzlösung a (0,01 Prozent)

Schwermetalle (2.4.8): höchstens 20 ppm

1,0 g Substanz muss der Grenzprüfung C entsprechen. Zur Herstellung der Referenzlösung werden 2 ml Blei-Lösung (10 ppm Pb) *R* verwendet.

Trocknungsverlust (2.2.32): höchstens 0,5 Prozent, mit 1,000 g Substanz durch 3 h langes Trocknen im Trockenschrank bei 80 °C bestimmt

Sulfatasche (2.4.14): höchstens 0,1 Prozent, mit 1,0 g Substanz bestimmt

Gehaltsbestimmung

0,250 g Substanz, in 50 ml wasserfreier Essigsäure *R* gelöst, werden mit Perchlorsäure (0,1 mol · l^{-1}) titriert. Der Endpunkt wird mit Hilfe der Potentiometrie (2.2.20) bestimmt.

1 ml Perchlorsäure (0,1 mol · l^{-1}) entspricht 27,53 mg $C_{13}H_{13}N_3O_4$.

Lagerung

Vor Licht geschützt

Verunreinigungen

A. Metronidazol

B. 2-Methyl-5-nitroimidazol

C. Benzoesäure

4.03/0935

Miconazol
Miconazolum

$C_{18}H_{14}Cl_4N_2O$ M_r 416,1

Definition

Miconazol enthält mindestens 99,0 und höchstens 101,0 Prozent 1-[(2*RS*)-2-[(2,4-Dichlorbenzyl)oxy]-2-(2,4-dichlorphenyl)ethyl]-1*H*-imidazol, berechnet auf die getrocknete Substanz.

Eigenschaften

Weißes bis fast weißes Pulver; sehr schwer löslich in Wasser, leicht löslich in Methanol, löslich in Ethanol

Die Substanz zeigt Polymorphie.

Prüfung auf Identität

1: A, B
2: A, C, D

A. Schmelztemperatur (2.2.14): 83 bis 87 °C

B. Die Prüfung erfolgt mit Hilfe der IR-Spektroskopie (2.2.24) durch Vergleich des Spektrums der Substanz mit dem von Miconazol CRS. Die Prüfung erfolgt mit Hilfe von Presslingen unter Verwendung von Kaliumbromid R.

C. Die Prüfung erfolgt mit Hilfe der Dünnschichtchromatographie (2.2.27) unter Verwendung einer Schicht eines geeigneten octadecylsilylierten Kieselgels.

Untersuchungslösung: 30 mg Substanz werden in der mobilen Phase zu 5 ml gelöst.

Referenzlösung a: 30 mg Miconazol CRS werden in der mobilen Phase zu 5 ml gelöst.

Referenzlösung b: 30 mg Miconazol CRS und 30 mg Econazolnitrat CRS werden in der mobilen Phase zu 5 ml gelöst.

Auf die Platte werden 5 µl jeder Lösung aufgetragen. Die Chromatographie erfolgt mit einer Mischung von 20 Volumteilen Ammoniumacetat-Lösung R, 40 Volumteilen Dioxan R und 40 Volumteilen Methanol R über eine Laufstrecke von 15 cm. Die Platte wird 15 min lang im Warmluftstrom getrocknet und anschließend Iodgas ausgesetzt, bis Flecke erscheinen. Die Auswertung erfolgt im Tageslicht. Der Hauptfleck im Chromatogramm der Untersuchungslösung entspricht in Bezug auf Lage, Farbe und Größe dem Hauptfleck im Chromatogramm der Referenzlösung a. Die Prüfung darf nur ausgewertet werden, wenn das Chromatogramm der Referenzlösung b deutlich voneinander getrennt 2 Flecke zeigt.

D. 30 mg Substanz werden in einem Porzellantiegel 10 min lang mit 0,3 g wasserfreiem Natriumcarbonat R über offener Flamme erhitzt und erkalten gelassen. Der Rückstand wird in 5 ml verdünnter Salpetersäure R aufgenommen und die Mischung filtriert. 1 ml Filtrat, mit 1 ml Wasser R verdünnt, gibt die Identitätsreaktion a auf Chlorid (2.3.1).

Prüfung auf Reinheit

Prüflösung: 0,1 g Substanz werden in Methanol R zu 10 ml gelöst.

Aussehen der Lösung: Die Prüflösung muss klar (2.2.1) und darf nicht stärker gefärbt sein als die Farbvergleichslösung G_6 (2.2.2, Methode II).

Optische Drehung (2.2.7): Der Drehungswinkel muss zwischen −0,10 und +0,10° liegen, an der Prüflösung bestimmt.

Verwandte Substanzen: Die Prüfung erfolgt mit Hilfe der Flüssigchromatographie (2.2.29).

Untersuchungslösung: 0,100 g Substanz werden in der mobilen Phase zu 10,0 ml gelöst.

Referenzlösung a: 2,5 mg Miconazol CRS und 2,5 mg Econazolnitrat CRS werden in der mobilen Phase zu 100,0 ml gelöst.

Referenzlösung b: 1,0 ml Untersuchungslösung wird mit der mobilen Phase zu 100,0 ml verdünnt. 5,0 ml dieser Lösung werden mit der mobilen Phase zu 20,0 ml verdünnt.

Die Chromatographie kann durchgeführt werden mit
– einer Säule aus rostfreiem Stahl von 0,10 m Länge und 4,6 mm innerem Durchmesser, gepackt mit octadecylsilyliertem Kieselgel zur Chromatographie R (3 µm),
– folgender Mischung als mobile Phase bei einer Durchflussrate von 2 ml je Minute: 6,0 g Ammoniumacetat R werden in einer Mischung von 300 ml Acetonitril R, 320 ml Methanol R und 380 ml Wasser R gelöst
– einem Spektrometer als Detektor bei einer Wellenlänge von 235 nm.

Die Säule wird etwa 30 min lang mit der mobilen Phase bei einer Durchflussrate von 2 ml je Minute äquilibriert. Die Empfindlichkeit des Systems wird so eingestellt, dass die Höhe des Hauptpeaks im Chromatogramm mit 10 µl Referenzlösung b mindestens 50 Prozent des maximalen Ausschlags beträgt.

10 µl Referenzlösung a werden eingespritzt. Wird das Chromatogramm unter den vorgeschriebenen Bedingungen aufgezeichnet, beträgt die Retentionszeit für Econazolnitrat etwa 10 min und die für Miconazol etwa 20 min. Die Prüfung darf nur ausgewertet werden, wenn die Auflösung zwischen den Peaks von Econazolnitrat und Miconazol mindestens 10 beträgt. Falls erforderlich wird die Zusammensetzung der mobilen Phase geändert.

Je 10 µl Untersuchungslösung und Referenzlösung b werden eingespritzt. Die Chromatographie erfolgt über eine Dauer, die der 1,2fachen Retentionszeit des Hauptpeaks entspricht. Im Chromatogramm der Untersuchungslösung darf keine Peakfläche, mit Ausnahme der des Hauptpeaks, größer sein als die Fläche des Hauptpeaks im Chromatogramm der Referenzlösung b (0,25 Prozent) und die Summe dieser Peakflächen darf nicht größer sein als das 2fache der Fläche des Hauptpeaks im Chromatogramm der Referenzlösung b (0,5 Prozent). Lösungsmittelpeaks und Peaks, deren Fläche kleiner ist als das 0,2fache der Fläche des Hauptpeaks im Chromatogramm der Referenzlösung b, werden nicht berücksichtigt.

Trocknungsverlust (2.2.32): höchstens 0,5 Prozent, mit 1,000 g Substanz durch 4 h langes Trocknen im Vakuum bei 60 °C bestimmt

Miconazol

Sulfatasche (2.4.14): höchstens 0,1 Prozent, mit 1,0 g Substanz bestimmt

Gehaltsbestimmung

0,300 g Substanz, in 50 ml einer Mischung von 1 Volumteil wasserfreier Essigsäure *R* und 7 Volumteilen Ethylmethylketon *R* gelöst, werden unter Zusatz von 0,2 ml Naphtholbenzein-Lösung *R* mit Perchlorsäure (0,1 mol · l^{-1}) bis zum Farbumschlag von Orangegelb nach Grün titriert.

1 ml Perchlorsäure (0,1 mol · l^{-1}) entspricht 41,61 mg $C_{18}H_{14}Cl_4N_2O$.

Lagerung

Vor Licht geschützt

Verunreinigungen

Qualifizierte Verunreinigungen:

A, B, C, D, E, F, G

Andere bestimmbare Verunreinigungen:

H, I

A. (1*RS*)-1-(2,4-Dichlorphenyl)-2-(1*H*-imidazol-1-yl)=ethanol

B. R2 = R3 = R5 = R6 = H, R4 = Cl:
1-[(2*RS*)-2-[(4-Chlorbenzyl)oxy]-2-(2,4-dichlorphenyl)ethyl]-1*H*-imidazol

D. R2 = R6 = Cl, R3 = R4 = R5 = H:
1-[(2*RS*)-2-[(2,6-Dichlorbenzyl)oxy]-2-(2,4-dichlorphenyl)ethyl]-1*H*-imidazol

F. R2 = R5 = R6 = H, R3 = R4 = Cl:
1-[(2*RS*)-2-[(3,4-Dichlorbenzyl)oxy]-2-(2,4-dichlorphenyl)ethyl]-1*H*-imidazol

G. R2 = R5 = Cl, R3 = R4 = R6 = H:
1-[(2*RS*)-2-[(2,5-Dichlorbenzyl)oxy]-2-(2,4-dichlorphenyl)ethyl]-1*H*-imidazol

H. R2 = R3 = R4 = R5 = R6 = H:
1-[(2*RS*)-2-Benzyloxy-2-(2,4-dichlorphenyl)ethyl]-1*H*-imidazol

I. R2 = Cl, R3 = R4 = R5 = R6 = H:
1-[(2*RS*)-2-[(2-Chlorbenzyl)oxy]-2-(2,4-dichlorphenyl)ethyl]-1*H*-imidazol

C. (2*RS*)-2-[(2,4-Dichlorbenzyl)oxy]-2-(2,4-dichlorphenyl)ethanamin

E. 2-[1-[(2*RS*)-2-[(2,4-Dichlorbenzyl)oxy]-2-(2,4-dichlorphenyl)ethyl]-1*H*-imidazol-3-io]-2-methylpropanoat

---

4.03/1758

Moxonidin

Moxonidinum

$C_9H_{12}ClN_5O$ M_r 241,7

Definition

4-Chlor-*N*-(imidazolidin-2-yliden)-6-methoxy-2-methylpyrimidin-5-amin

Gehalt: 97,5 bis 102,0 Prozent (getrocknete Substanz)

Eigenschaften

Aussehen: weißes bis fast weißes Pulver

Löslichkeit: sehr schwer löslich in Wasser, wenig löslich in Methanol, schwer löslich in Dichlormethan, sehr schwer löslich in Acetonitril

Prüfung auf Identität

IR-Spektroskopie (2.2.24)

Probenvorbereitung: Presslinge

Vergleich: Moxonidin CRS

Prüfung auf Reinheit

Verwandte Substanzen: Flüssigchromatographie (2.2.29)

Untersuchungslösung: 0,100 g Substanz werden in einer Mischung gleicher Volumteile Methanol R und Wasser R zu 100,0 ml gelöst.

Referenzlösung a: 10,0 mg Moxonidin CRS werden in einer Mischung gleicher Volumteile Methanol R und Wasser R zu 10,0 ml gelöst.

Referenzlösung b: 1,0 ml Referenzlösung a wird mit einer Mischung gleicher Volumteile Methanol R und Wasser R zu 100,0 ml verdünnt. 2,0 ml dieser Lösung werden mit einer Mischung gleicher Volumteile Methanol R und Wasser R zu 20,0 ml verdünnt.

Referenzlösung c: 5,0 mg Moxonidin-Verunreinigung A CRS werden in einer Mischung gleicher Volumteile Methanol R und Wasser R zu 100,0 ml gelöst.

Referenzlösung d: 6,0 ml Referenzlösung c werden mit einer Mischung gleicher Volumteile Methanol R und Wasser R zu 100,0 ml verdünnt.

Referenzlösung e: 2,5 ml Referenzlösung a werden mit der Referenzlösung c zu 50,0 ml verdünnt.

Säule
- Größe: $l = 0{,}25$ m, $\varnothing = 4$ mm
- Stationäre Phase: desaktiviertes, octylsilyliertes Kieselgel zur Chromatographie R (5 µm)
- Temperatur: 40 °C

Mobile Phase: 136 Volumteile Acetonitril R werden mit 1000 Volumteilen einer Lösung von Natriumpentansulfonat R (3,48 g · l^{-1}), die zuvor mit verdünnter Schwefelsäure R auf einen pH-Wert von 3,5 eingestellt wurde, gemischt.

Durchflussrate: 1,2 ml · min^{-1}

Detektion: Spektrometer bei 230 nm

Einspritzen: 20 µl; Blindlösung, Untersuchungslösung, Referenzlösungen b, d und e

Chromatographiedauer: 2fache Retentionszeit von Moxonidin

Relative Retention (bezogen auf Moxonidin, t_R etwa 11,6 min)
- Verunreinigung A: etwa 0,9
- Verunreinigung B: etwa 1,7

Das folgende Chromatogramm dient zur Information.

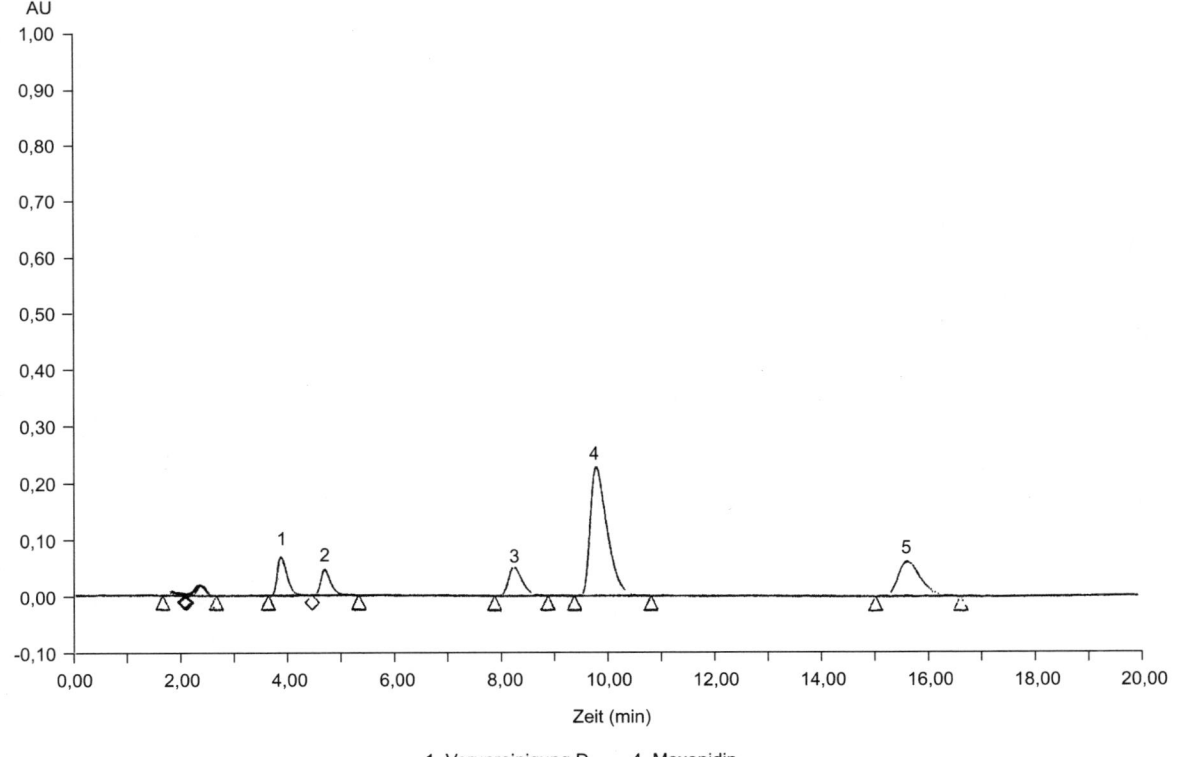

1. Verunreinigung D
2. Verunreinigung C
3. Verunreinigung A
4. Moxonidin
5. Verunreinigung B

Abb. 1758-1: Lösung von Moxonidin (0,2 mg · ml^{-1}) und 4 verwandten Substanzen (0,05 mg · ml^{-1})

Eignungsprüfung: Referenzlösung e
- Auflösung: mindestens 2 zwischen den Peaks von Verunreinigung A und Moxonidin

Grenzwerte
- Verunreinigung A: nicht größer als die Fläche des entsprechenden Peaks im Chromatogramm der Referenzlösung d (0,3 Prozent)
- Verunreinigung B: nicht größer als das 3fache der Fläche des Hauptpeaks im Chromatogramm der Referenzlösung b (0,3 Prozent)
- Jede weitere Verunreinigung: nicht größer als die Fläche des Hauptpeaks im Chromatogramm der Referenzlösung b (0,1 Prozent)
- Summe aller Verunreinigungen: nicht größer als das 5fache der Fläche des Hauptpeaks im Chromatogramm der Referenzlösung b (0,5 Prozent)
- Ohne Berücksichtigung bleiben: Peaks der Blindlösung und Peaks, deren Fläche kleiner ist als das 0,5fache der Fläche des Hauptpeaks im Chromatogramm der Referenzlösung b (0,05 Prozent)

Trocknungsverlust (2.2.32): höchstens 0,5 Prozent, mit 1,000 g Substanz durch 3 h langes Trocknen im Trockenschrank bei 100 bis 105 °C bestimmt

Sulfatasche (2.4.14): höchstens 0,1 Prozent, mit 1,0 g Substanz bestimmt

Gehaltsbestimmung

Flüssigchromatographie (2.2.29), wie bei der Prüfung „Verwandte Substanzen" beschrieben, mit folgender Änderung:

Einspritzen: Untersuchungslösung, Referenzlösung a

Der Prozentgehalt an $C_9H_{12}ClN_5O$ wird aus den Peakflächen in den Chromatogrammen und dem angegebenen Gehalt von Moxonidin *CRS* berechnet.

Verunreinigungen

A. R4 = R6 = Cl:
4,6-Dichlor-*N*-(imidazolidin-2-yliden)-2-methylpyrimidin-5-amin
(6-Chlormoxonidin)

B. R4 = R6 = OCH_3:
N-(Imidazolidin-2-yliden)-4,6-dimethoxy-2-methylpyrimidin-5-amin
(4-Methoxymoxonidin)

C. R4 = OH, R6 = OCH_3:
5-[(Imidazolidin-2-yliden)amino]-6-methoxy-2-methylpyrimidin-4-ol
(4-Hydroxymoxonidin)

D. R4 = OH, R6 = Cl:
6-Chlor-5-[(imidazolidin-2-yliden)amino]-2-methylpyrimidin-4-ol
(6-Demethylmoxonidin)

N

Natriumacetat-Trihydrat 3973
Natriumbenzoat 3974
Wasserhaltiges Natriumglycerophosphat 3975
Norepinephrinhydrochlorid 3976
Norepinephrintartrat 3977
Norethisteronacetat 3979

Natriumacetat-Trihydrat
Natrii acetas trihydricus

$C_2H_3NaO_2 \cdot 3\,H_2O$ $\qquad M_r\ 136{,}1$

Definition

Natriummethanoat-Trihydrat

Gehalt: 99,0 bis 101,0 Prozent (getrocknete Substanz)

Eigenschaften

Aussehen: farblose Kristalle

Löslichkeit: sehr leicht löslich in Wasser, löslich in Ethanol

Prüfung auf Identität

A. 1 ml Prüflösung (siehe „Prüfung auf Reinheit") gibt die Identitätsreaktion b auf Acetat (2.3.1).

B. 1 ml Prüflösung gibt die Identitätsreaktion a auf Natrium (2.3.1).

C. Die Substanz entspricht der Prüfung „Trocknungsverlust" (siehe „Prüfung auf Reinheit").

Prüfung auf Reinheit

Prüflösung: 10,0 g Substanz werden in kohlendioxidfreiem Wasser R, das aus destilliertem Wasser R hergestellt wurde, zu 100 ml gelöst.

Aussehen der Lösung: Die Prüflösung muss klar (2.2.1) und farblos (2.2.2, Methode II) sein.

pH-Wert (2.2.3): 7,5 bis 9,0

5 ml Prüflösung werden mit kohlendioxidfreiem Wasser R zu 10 ml verdünnt.

Reduzierende Substanzen: 1,0 g Substanz wird in 100 ml siedendem Wasser R gelöst. Die Lösung wird nach Zusatz von 5 ml verdünnter Schwefelsäure R und 0,5 ml Kaliumpermanganat-Lösung (0,002 mol · l^{-1}) gemischt und 5 min lang im schwachen Sieden gehalten. Die Lösung muss rosa gefärbt bleiben.

Chlorid (2.4.4): höchstens 200 ppm

2,5 ml Prüflösung, mit Wasser R zu 15 ml verdünnt, müssen der Grenzprüfung auf Chlorid entsprechen.

Sulfat (2.4.13): höchstens 200 ppm

7,5 ml Prüflösung, mit destilliertem Wasser R zu 15 ml verdünnt, müssen der Grenzprüfung auf Sulfat entsprechen.

Aluminium (2.4.17): höchstens 0,2 ppm, wenn die Substanz zur Herstellung von Dialyselösungen bestimmt ist

20 g Substanz werden in 100 ml Wasser R gelöst. Die Lösung wird mit etwa 10 ml Salzsäure (1 mol · l^{-1}) auf einen pH-Wert von 6,0 eingestellt. Sie muss der Grenzprüfung auf Aluminium entsprechen. Zur Herstellung der Referenzlösung wird eine Mischung von 2 ml Aluminium-Lösung (2 ppm Al) R, 10 ml Acetat-Pufferlösung pH 6,0 R und 98 ml Wasser R verwendet. Zur Herstellung der Kompensationsflüssigkeit wird eine Mischung von 10 ml Acetat-Pufferlösung pH 6,0 R und 100 ml Wasser R verwendet.

Arsen (2.4.2): höchstens 2 ppm

0,5 g Substanz müssen der Grenzprüfung A entsprechen.

Calcium, Magnesium: höchstens 50 ppm, berechnet als Ca

200 ml Wasser R werden mit 10 ml Ammoniumchlorid-Pufferlösung pH 10,0 R, 0,1 g Eriochromschwarz-T-Verreibung R und 2,0 ml Zinkchlorid-Lösung (0,05 mol · l^{-1}) versetzt. Die Lösung wird tropfenweise mit Natriumedetat-Lösung (0,02 mol · l^{-1}) bis zum Farbumschlag von Violett nach Blau versetzt. Nach Zusatz von 10,0 g Substanz wird die Mischung bis zum vollständigen Lösen geschüttelt. Die Lösung wird mit Natriumedetat-Lösung (0,02 mol · l^{-1}) bis zur ursprünglichen Blaufärbung titriert, wobei höchstens 0,65 ml verbraucht werden dürfen.

Schwermetalle (2.4.8): höchstens 10 ppm

12 ml Prüflösung müssen der Grenzprüfung A entsprechen. Zur Herstellung der Referenzlösung wird die Blei-Lösung (1 ppm Pb) R verwendet.

Eisen (2.4.9): höchstens 10 ppm

10 ml Prüflösung müssen der Grenzprüfung auf Eisen entsprechen.

Trocknungsverlust (2.2.32): 39,0 bis 40,5 Prozent, mit 1,000 g Substanz durch Trocknen im Trockenschrank bestimmt

Dabei wird die Substanz bei Raumtemperatur in den Trockenschrank gestellt und auf 130 °C erhitzt.

Gehaltsbestimmung

0,250 g Substanz werden in 50 ml wasserfreier Essigsäure R gelöst. Nach Zusatz von 5 ml Acetanhydrid R wird die Lösung gemischt, 30 min lang stehen gelassen und

Natriumacetat-Trihydrat

mit Perchlorsäure (0,1 mol · l⁻¹) unter Zusatz von 0,3 ml Naphtholbenzein-Lösung R bis zum Farbumschlag nach Grün titriert.

1 ml Perchlorsäure (0,1 mol · l⁻¹) entspricht 8,20 mg $C_2H_3NaO_2$.

Lagerung

Dicht verschlossen

Beschriftung

Die Beschriftung gibt, falls zutreffend, an, dass die Substanz zur Herstellung von Dialyselösungen bestimmt ist.

4.03/0123

Natriumbenzoat

Natrii benzoas

$C_7H_5NaO_2$ M_r 144,1

Definition

Natriumbenzoat enthält mindestens 99,0 und höchstens 100,5 Prozent Natriumbenzolcarboxylat, berechnet auf die getrocknete Substanz

Eigenschaften

Weißes, kristallines oder granuliertes Pulver oder Blättchen, schwach hygroskopisch; leicht löslich in Wasser, wenig löslich in Ethanol 90 % (V/V)

Prüfung auf Identität

A. Die Substanz gibt die Identitätsreaktionen b und c auf Benzoat (2.3.1).

B. Die Substanz gibt die Identitätsreaktion a auf Natrium (2.3.1).

Prüfung auf Reinheit

Prüflösung: 10,0 g Substanz werden in kohlendioxidfreiem Wasser R zu 100 ml gelöst.

Aussehen der Lösung: Die Prüflösung muss klar (2.2.1) und darf nicht stärker gefärbt sein als die Farbvergleichslösung G₆ (2.2.2, Methode II).

Sauer oder alkalisch reagierende Substanzen: 10 ml Prüflösung werden mit 10 ml kohlendioxidfreiem Wasser R und 0,2 ml Phenolphthalein-Lösung R versetzt. Bis zum Umschlag dürfen höchstens 0,2 ml Natriumhydroxid-Lösung (0,1 mol · l⁻¹) oder Salzsäure (0,1 mol · l⁻¹) verbraucht werden.

Halogenierte Verbindungen: *Die verwendeten Glasgefäße müssen chloridfrei sein. Sie können über Nacht in einer Lösung von Salpetersäure R (500 g · l⁻¹) stehen gelassen, mit Wasser R gespült und mit Wasser R gefüllt aufbewahrt werden. Diese Glasgefäße sollten nur für diese Prüfung benutzt werden.*

20,0 ml Prüflösung werden mit 5 ml Wasser R versetzt und mit Ethanol 96 % R zu 50,0 ml verdünnt (Untersuchungslösung).

Chlorid

Die folgenden Lösungen werden in drei 25-ml-Messkolben bereitet:

Lösung a: 4,0 ml Untersuchungslösung werden mit 3 ml verdünnter Natriumhydroxid-Lösung R und 3 ml Ethanol 96 % R versetzt. Diese Lösung dient zur Herstellung der Lösung A.

Lösung b: 3 ml verdünnte Natriumhydroxid-Lösung R werden mit 2 ml Wasser R und 5 ml Ethanol 96 % R versetzt. Diese Lösung dient zur Herstellung der Lösung B.

Lösung c: 4,0 ml Chlorid-Lösung (8 ppm Cl) R werden mit 6,0 ml Wasser R versetzt. Diese Lösung dient zur Herstellung der Lösung C.

In jeden dieser Messkolben sowie in einen vierten 25-ml-Messkolben, der 10 ml Wasser R enthält, werden 5 ml Ammoniumeisen(III)-sulfat-Lösung R 5 und tropfenweise unter Schütteln 2 ml Salpetersäure R sowie 5 ml Quecksilber(II)-thiocyanat-Lösung R gegeben. Die umgeschüttelten Lösungen werden mit Wasser R zu 25,0 ml verdünnt und 15 min lang in ein Wasserbad von 20 °C gestellt. Die Absorptionen (2.2.25) werden unter Verwendung von 2-cm-Küvetten bei 460 nm gemessen. Die Lösung A wird gegen die Lösung B als Kompensationsflüssigkeit gemessen. Die Lösung C wird gegen die mit 10 ml Wasser R bereitete Lösung gemessen. Die Absorption der Lösung A darf nicht größer sein als die der Lösung C (200 ppm).

Gesamtchlor

Lösung a: 10,0 ml Untersuchungslösung werden mit 7,5 ml verdünnter Natriumhydroxid-Lösung R und 0,125 g Raney-Nickel R versetzt und 10 min lang im Wasserbad erhitzt. Nach dem Erkalten auf Raumtemperatur wird die Mischung in einen 25-ml-Messkolben filtriert und das Filter 3-mal mit je 2 ml Ethanol 96 % R nachgewaschen, wobei sich ein geringer Niederschlag bilden kann, der beim Ansäuern verschwindet. Filtrat und Waschflüssigkeiten werden mit Wasser R zu 25,0 ml verdünnt. Diese Lösung dient zur Herstellung der Lösung A.

4.03/1995

Wasserhaltiges Natriumglycerophosphat

Natrii glycerophosphas hydricus

$C_3H_7Na_2O_6P \cdot x\ H_2O$ M_r 216,0 (wasserfrei)

Definition

Ein Gemisch unterschiedlicher Mengen von Natrium-(2*RS*)-2,3-dihydroxypropylphosphat und Natrium-2-hydroxy-1-(hydroxymethyl)ethylphosphat

Der Grad der Hydratisierung beträgt 4 bis 6.

Gehalt: 98,0 bis 102,0 Prozent (wasserfreie Substanz)

Eigenschaften

Aussehen: weißes, kristallines Pulver oder weiße Kristalle

Löslichkeit: leicht löslich in Wasser, praktisch unlöslich in Aceton und Ethanol

Prüfung auf Identität

A. Die Prüflösung (siehe „Prüfung auf Reinheit") gibt die Identitätsreaktion a auf Natrium (2.3.1).

B. 0,1 g Substanz werden mit 5 ml verdünnter Salpetersäure *R* versetzt, zum Sieden erhitzt und 1 min lang im Sieden gehalten. Nach Abkühlen gibt die Lösung die Identitätsreaktion b auf Phosphat (2.3.1).

C. In einem Reagenzglas mit einem Ableitungsrohr werden 0,1 g Substanz mit 5 g Kaliumhydrogensulfat *R* gemischt und stark erhitzt. Die beim Erhitzen entstehenden weißen Dämpfe werden in 5 ml entfärbte Fuchsin-Lösung *R* geleitet. Eine violettrote Färbung entsteht, die bei 30 min langem Erhitzen auf dem Wasserbad in Violett übergeht.

Lösung b: Auf die gleiche Weise, jedoch unter Verwendung einer Mischung von 5 ml Ethanol 96 % *R* und 5 ml Wasser *R* anstelle der Untersuchungslösung, wird eine Lösung bereitet, die zur Herstellung der Lösung B dient.

Lösung c: 6,0 ml Chlorid-Lösung (8 ppm Cl) *R* werden mit 4,0 ml Wasser *R* versetzt. Diese Lösung dient zur Herstellung der Lösung C.

In vier 25-ml-Messkolben werden getrennt 10 ml der Lösung a, 10 ml der Lösung b, 10 ml der Lösung c und 10 ml Wasser *R* gebracht. Der Inhalt jedes Messkolbens wird mit 5 ml Ammoniumeisen(III)-sulfat-Lösung *R* 5 versetzt, gemischt und tropfenweise unter Schütteln mit 2 ml Salpetersäure *R* sowie 5 ml Quecksilber(II)-thiocyanat-Lösung *R* versetzt. Die umgeschüttelten Lösungen werden mit Wasser *R* zu 25,0 ml verdünnt und 15 min lang in ein Wasserbad von 20 °C gestellt. Die Absorptionen (2.2.25) werden unter Verwendung von 2-cm-Küvetten bei 460 nm gemessen. Die Lösung A wird gegen die Lösung B als Kompensationsflüssigkeit gemessen. Die Lösung C wird gegen die mit 10 ml Wasser *R* bereitete Lösung gemessen. Die Absorption der Lösung A darf nicht größer sein als die der Lösung C (300 ppm).

Schwermetalle (2.4.8): 2,0 g Substanz müssen der Grenzprüfung C entsprechen (10 ppm). Zur Herstellung der Referenzlösung werden 2 ml Blei-Lösung (10 ppm Pb) *R* verwendet.

Trocknungsverlust (2.2.32): höchstens 2,0 Prozent, mit 1,00 g Substanz durch Trocknen im Trockenschrank bei 100 bis 105 °C bestimmt

Gehaltsbestimmung

0,250 g Substanz werden, falls erforderlich unter Erwärmen auf 50 °C, in 20 ml wasserfreier Essigsäure *R* gelöst. Die abgekühlte Lösung wird unter Zusatz von 0,05 ml Naphtholbenzein-Lösung *R* mit Perchlorsäure (0,1 mol · l^{-1}) bis zum Farbumschlag nach Grün titriert.

1 ml Perchlorsäure (0,1 mol · l^{-1}) entspricht 14,41 mg $C_7H_5NaO_2$.

Prüfung auf Reinheit

Prüflösung: 10,0 g Substanz werden in kohlendioxidfreiem Wasser R, das aus destilliertem Wasser R hergestellt wurde, zu 100 ml gelöst.

Aussehen der Lösung: Die Prüflösung darf nicht stärker opaleszieren als die Referenzsuspension II (2.2.1) und nicht intensiver gefärbt sein als die Farbvergleichslösung G_6 (2.2.2, Methode II).

Alkalisch reagierende Substanzen: 10 ml Prüflösung werden mit 0,2 ml Phenolphthalein-Lösung R versetzt. Bis zum Farbumschlag darf höchstens 1 ml Salzsäure (0,1 mol · l^{-1}) verbraucht werden.

Glycerol, ethanollösliche Substanzen: höchstens 1,0 Prozent

1,000 g Substanz wird 10 min lang mit 25 ml Ethanol 96 % R geschüttelt und abfiltriert. Das Filtrat wird auf dem Wasserbad eingedampft und der Rückstand 1 h lang bei 70 °C getrocknet. Der Rückstand darf höchstens 10 mg betragen.

Chlorid (2.4.4): höchstens 200 ppm

2,5 ml Prüflösung, mit Wasser R zu 15 ml verdünnt, müssen der Grenzprüfung auf Chlorid entsprechen.

Phosphat (2.4.11): höchstens 0,1 Prozent

1 ml Prüflösung wird mit Wasser R zu 10 ml verdünnt. 1 ml dieser Lösung, mit Wasser R zu 100 ml verdünnt, muss der Grenzprüfung auf Phosphat entsprechen.

Sulfat (2.4.13): höchstens 500 ppm

3 ml Prüflösung, mit destilliertem Wasser R zu 15 ml verdünnt, müssen der Grenzprüfung auf Sulfat entsprechen.

Eisen (2.4.9): höchstens 20 ppm

5 ml Prüflösung, mit Wasser R zu 10 ml verdünnt, müssen der Grenzprüfung auf Eisen entsprechen.

Schwermetalle (2.4.8): höchstens 20 ppm

10 ml Prüflösung werden mit Wasser R zu 20 ml verdünnt. 12 ml dieser Lösung müssen der Grenzprüfung A entsprechen. Zur Herstellung der Referenzlösung wird die Blei-Lösung (1 ppm Pb) R verwendet.

Wasser (2.5.12): 25,0 bis 35,0 Prozent, mit 0,100 g Substanz bestimmt

Gehaltsbestimmung

0,200 g Substanz werden in 30 ml Wasser R gelöst und mit Schwefelsäure (0,05 mol · l^{-1}) titriert. Der Endpunkt wird mit Hilfe der Potentiometrie (2.2.20) bestimmt.

1 ml Schwefelsäure (0,05 mol · l^{-1}) entspricht 21,60 mg $C_3H_7Na_2O_6P$.

4.03/0732

Norepinephrinhydrochlorid

Noradrenalini hydrochloridum

$C_8H_{12}ClNO_3$ M_r 205,6

Definition

(R)-2-Amino-1-(3,4-dihydroxyphenyl)ethanol-hydrochlorid

Gehalt: 98,5 bis 101,0 Prozent (wasserfreie Substanz)

Eigenschaften

Aussehen: weißes bis bräunlich weißes, kristallines Pulver

Löslichkeit: sehr leicht löslich in Wasser, schwer löslich in Ethanol

Die Substanz verfärbt sich unter Luft- und Lichteinwirkung.

Prüfung auf Identität

A. Spezifische Drehung (siehe „Prüfung auf Reinheit")

B. IR-Spektroskopie (2.2.24)

2 g Substanz werden in 20 ml einer Lösung von Natriumdisulfit R (5 g · l^{-1}) gelöst. Die Lösung wird mit Ammoniak-Lösung R bis zur alkalischen Reaktion versetzt, 1 h lang in einer Eis-Wasser-Mischung gekühlt und anschließend filtriert. Der Niederschlag wird 3-mal mit je 2 ml Wasser R, dann mit 5 ml Ethanol 96 % R und schließlich mit 5 ml Ether R gewaschen und 3 h lang im Vakuum getrocknet. Das Spektrum des Niederschlags (Norepinephrin-Base) wird mit dem Spektrum einer unter denselben Bedingungen aus einer geeigneten Menge Norepinephrintartrat CRS hergestellten Referenzsubstanz verglichen. Die Prüfung erfolgt mit Hilfe von Presslingen.

C. 0,2 ml Prüflösung (siehe „Prüfung auf Reinheit") geben die Identitätsreaktion a auf Chlorid (2.3.1).

Prüfung auf Reinheit

Prüflösung: 0,500 g Substanz werden in kohlendioxidfreiem Wasser R zu 25,0 ml gelöst.

Aussehen der Lösung: Die Lösung muss klar (2.2.1) und darf nicht stärker gefärbt sein als eine Mischung von 0,2 ml Stamm-Lösung Blau, 0,4 ml Stamm-Lösung Gelb, 0,4 ml Stamm-Lösung Rot und 9 ml einer 13,7-prozentigen Lösung (V/V) von verdünnter Salzsäure R (2.2.2, Methode II).

0,2 g Substanz werden in kohlendioxidfreiem Wasser R zu 10 ml gelöst. Die Lösung wird sofort geprüft.

pH-Wert (2.2.3): 3,5 bis 4,5, an der Prüflösung bestimmt

Spezifische Drehung (2.2.7): −37 bis −41, an der Prüflösung bestimmt (wasserfreie Substanz)

Noradrenalon: höchstens 0,12 Prozent

30,0 mg Substanz werden in Salzsäure (0,01 mol · l⁻¹) zu 25,0 ml gelöst. Die Absorption (2.2.25) der Lösung, bei 310 nm gemessen, darf höchstens 0,20 betragen.

Epinephrin: Dünnschichtchromatographie (2.2.27)

Untersuchungslösung: 0,15 g Substanz werden in Wasser R zu 10 ml gelöst.
Die Lösung ist vor Gebrauch frisch herzustellen.

Referenzlösung a: 12,5 mg Epinephrintartrat CRS werden in Wasser R zu 10 ml gelöst.
Die Lösung ist vor Gebrauch frisch herzustellen.

Referenzlösung b: 2 ml Referenzlösung a werden mit Wasser R zu 10 ml verdünnt.

Referenzlösung c: Je 2 ml Untersuchungslösung und Referenzlösung b werden gemischt.

Platte: DC-Platte mit Kieselgel G R

Fließmittel: wasserfreie Ameisensäure R, Aceton R, Dichlormethan R (0,5:50:50 V/V/V)

Auftragen: Je 6 µl Untersuchungslösung, Referenzlösung a und Referenzlösung b sowie 12 µl Referenzlösung c werden bandförmig (20 mm × 2 mm) aufgetragen. Nach dem Trocknenlassen an der Luft werden die Zonen mit einer gesättigten Lösung von Natriumhydrogencarbonat R besprüht. Nach dem Trocknenlassen an der Luft werden die Zonen 2-mal mit Acetanhydrid R besprüht, wobei nach dem ersten Aufsprühen getrocknet wird. Die Platte wird 90 min lang bei 50 °C erhitzt.

Laufstrecke: 15 cm

Trocknen: an der Luft

Detektion: Die Platte wird mit einer frisch hergestellten Mischung von 2 Volumteilen Ethylendiamin R und 8 Volumteilen Methanol R, der 2 Volumteile einer Lösung von Kaliumhexacyanoferrat(III) R (5 g · l⁻¹) zugesetzt wurden, besprüht. Die Platte wird 10 min lang bei 60 °C getrocknet und im ultravioletten Licht bei 254 und 365 nm ausgewertet.

Eignungsprüfung: Das Chromatogramm der Referenzlösung c zeigt oberhalb der intensivsten Zone eine deutlich von dieser getrennte Zone, die der intensivsten Zone im Chromatogramm der Referenzlösung a entspricht.

Grenzwerte: Eine im Chromatogramm der Untersuchungslösung unmittelbar oberhalb der intensivsten Zone auftretende Zone darf nicht größer oder intensiver sein als die entsprechende Zone im Chromatogramm der Referenzlösung b (1,0 Prozent).

Wasser (2.5.12): höchstens 0,5 Prozent, mit 1,000 g Substanz bestimmt

Sulfatasche (2.4.14): höchstens 0,1 Prozent, mit 0,50 g Substanz bestimmt

Gehaltsbestimmung

0,180 g Substanz, in 50 ml Acetanhydrid R gelöst, werden nach Zusatz von 10 ml wasserfreier Ameisensäure R mit Perchlorsäure (0,1 mol · l⁻¹) titriert. Der Endpunkt wird mit Hilfe der Potentiometrie (2.2.20) bestimmt.

1 ml Perchlorsäure (0,1 mol · l⁻¹) entspricht 20,56 mg $C_8H_{12}ClNO_3$.

Lagerung

Dicht verschlossen, vorzugsweise im zugeschmolzenen Behältnis unter Vakuum oder Inertgas, vor Licht geschützt

---

4.03/0285

Norepinephrintartrat
Noradrenalini tartras

$C_{12}H_{17}NO_9 \cdot H_2O$ M_r 337,3

Definition

(1R)-2-Amino-1-(3,4-dihydroxyphenyl)ethanol-hydrogen-(2R,3R)-2,3-dihydroxybutandioat-monohydrat

Gehalt: 98,5 bis 101,0 Prozent (wasserfreie Substanz)

Eigenschaften

Aussehen: weißes bis fast weißes, kristallines Pulver

Löslichkeit: leicht löslich in Wasser, schwer löslich in Ethanol

Prüfung auf Identität

A. 2 g Substanz werden in 20 ml einer Lösung von Natriumdisulfit R (5 g · l⁻¹) gelöst. Die Lösung wird mit Ammoniak-Lösung R bis zur alkalischen Reaktion versetzt, 1 h lang in einer Eis-Wasser-Mischung gekühlt und anschließend filtriert. Das Filtrat wird für die Prüfung C aufbewahrt. Der Niederschlag wird 3-mal mit je 2 ml Wasser R, dann mit 5 ml Ethanol 96 % R und schließlich mit 5 ml Ether R gewaschen und 3 h lang im Vakuum getrocknet. Die spezifische Drehung (2.2.7) des Niederschlags (Norepinephrin-Base), an einer Lösung (20,0 g · l⁻¹) in Salzsäure (0,5 mol · l⁻¹) bestimmt, liegt zwischen −44 und −48.

B. IR-Spektroskopie (2.2.24)

Das Spektrum der wie unter Prüfung A hergestellten Norepinephrin-Base wird mit dem Spektrum einer unter denselben Bedingungen aus einer geeigneten Menge Norepinephrintartrat CRS hergestellten Referenzsubstanz verglichen. Die Prüfung erfolgt mit Hilfe von Presslingen.

C. 0,2 ml des bei der Prüfung A erhaltenen Filtrats geben die Identitätsreaktion b auf Tartrat (2.3.1).

Prüfung auf Reinheit

Aussehen der Lösung: Die Lösung muss klar (2.2.1) und darf nicht stärker gefärbt sein als die Farbvergleichslösung BG₅ (2.2.2, Methode II).

0,2 g Substanz werden in Wasser R zu 10 ml gelöst. Die Lösung wird sofort untersucht.

Noradrenalon: Die Absorption (2.2.25) der Lösung, bei 310 nm gemessen, darf höchstens 0,20 betragen.

50,0 mg Substanz werden in Salzsäure (0,01 mol · l⁻¹) zu 25,0 ml gelöst.

Epinephrin: Dünnschichtchromatographie (2.2.27)

Untersuchungslösung: 0,25 g Substanz werden in Wasser R zu 10 ml gelöst.
Die Lösung ist vor Gebrauch frisch herzustellen.

Referenzlösung a: 12,5 mg Epinephrintartrat CRS werden in Wasser R zu 10 ml gelöst.
Die Lösung ist vor Gebrauch frisch herzustellen.

Referenzlösung b: 2 ml Referenzlösung a werden mit Wasser R zu 10 ml verdünnt.

Referenzlösung c: Je 2 ml Untersuchungslösung und Referenzlösung b werden gemischt.

Platte: DC-Platte mit Kieselgel G R

Fließmittel: wasserfreie Ameisensäure R, Aceton R, Dichlormethan R (0,5:50:50 $V/V/V$)

Auftragen: Je 6 µl Untersuchungslösung, Referenzlösung a und Referenzlösung b sowie 12 µl Referenzlösung c werden bandförmig (20 mm × 2 mm) aufgetragen. Nach dem Trocknenlassen an der Luft werden die Zonen mit einer gesättigten Lösung von Natriumhydrogencarbonat R besprüht. Nach dem Trocknenlassen an der Luft werden die Zonen 2-mal mit Acetanhydrid R besprüht, wobei nach dem ersten Aufsprühen getrocknet wird. Die Platte wird 90 min lang bei 50 °C erhitzt.

Laufstrecke: 15 cm

Trocknen: an der Luft

Detektion: Die Platte wird mit einer frisch hergestellten Mischung von 2 Volumteilen Ethylendiamin R und 8 Volumteilen Methanol R, der 2 Volumteile einer Lösung von Kaliumhexacyanoferrat(III) R (5 g · l⁻¹) zugesetzt wurden, besprüht. Die Platte wird 10 min lang bei 60 °C getrocknet und im ultravioletten Licht bei 254 und 365 nm ausgewertet.

Eignungsprüfung: Das Chromatogramm der Referenzlösung c zeigt oberhalb der intensivsten Zone eine deutlich von dieser getrennte Zone, die der intensivsten Zone im Chromatogramm der Referenzlösung a entspricht.

Grenzwerte: Eine im Chromatogramm der Untersuchungslösung unmittelbar oberhalb der intensivsten Zone auftretende Zone darf nicht größer oder intensiver sein als die entsprechende Zone im Chromatogramm der Referenzlösung b (1,0 Prozent).

Wasser (2.5.12): 4,5 bis 5,8 Prozent, mit 0,500 g Substanz bestimmt

Sulfatasche (2.4.14): höchstens 0,1 Prozent, mit 0,5 g Substanz bestimmt

Gehaltsbestimmung

0,300 g Substanz, in 50 ml wasserfreier Essigsäure R, falls erforderlich unter vorsichtigem Erwärmen, gelöst, werden nach Zusatz von 0,1 ml Kristallviolett-Lösung R mit Perchlorsäure (0,1 mol · l⁻¹) bis zum Farbumschlag nach Blaugrün titriert.

1 ml Perchlorsäure (0,1 mol · l⁻¹) entspricht 31,93 mg $C_{12}H_{17}NO_9$.

Lagerung

Dicht verschlossen, vorzugsweise im zugeschmolzenen Behältnis unter Vakuum oder Inertgas, vor Licht geschützt

Norethisteronacetat

4.03/0850

Norethisteroni acetas

$C_{22}H_{28}O_3$ M_r 340,5

Definition

3-Oxo-19-nor-17α-pregn-4-en-20-in-17-ylacetat

Gehalt: 98,0 bis 101,0 Prozent (getrocknete Substanz)

Eigenschaften

Aussehen: weißes bis gelblich weißes, kristallines Pulver

Löslichkeit: praktisch unlöslich in Wasser, leicht löslich in Dichlormethan, löslich in Ethanol

Die Substanz zeigt Polymorphie.

Prüfung auf Identität

IR-Spektroskopie (2.2.24)

Probenvorbereitung: Presslinge

Vergleich: Norethisteronacetat CRS

Wenn die Spektren unterschiedlich sind, werden Substanz und Referenzsubstanz getrennt in Dichlormethan R gelöst. Die Lösungen werden auf dem Wasserbad zur Trockne eingedampft und mit den Rückständen erneut Spektren aufgenommen.

Prüfung auf Reinheit

Spezifische Drehung (2.2.7): –30 bis –35 (getrocknete Substanz)

0,500 g Substanz werden in wasserfreiem Ethanol R zu 25,0 ml gelöst.

Verwandte Substanzen: Flüssigchromatographie (2.2.29)

Untersuchungslösung: 25,0 mg Substanz werden in der mobilen Phase zu 10,0 ml gelöst.

Referenzlösung a: 2 mg Desoxycortonacetat CRS und 2 mg Norethisteronacetat CRS werden in der mobilen Phase zu 50,0 ml gelöst.

Referenzlösung b: 1,0 ml Untersuchungslösung wird mit der mobilen Phase zu 100,0 ml verdünnt.

Säule
- Größe: $l = 0,25$ m, $\varnothing = 4,6$ mm
- Stationäre Phase: octadecylsilyliertes Kieselgel zur Chromatographie R (5 µm)

Mobile Phase: Acetonitril R, Wasser R (60:40 V/V)

Durchflussrate: 1,0 ml · min^{-1}

Detektion: Spektrometer mit variabler Wellenlänge zur Messung bei 254 und bei 210 nm

Einspritzen: 20 µl

Chromatographiedauer: 3fache Retentionszeit von Norethisteronacetat

Relative Retention (bezogen auf Norethisteronacetat, t_R etwa 10 min)
- Verunreinigung A: etwa 0,48
- Verunreinigung D: etwa 0,65
- Verunreinigung E: etwa 0,83
- Verunreinigung C: etwa 1,35
- Verunreinigung B: etwa 1,40

Eignungsprüfung: Referenzlösung a, gemessen bei 254 nm
- Auflösung: mindestens 3,5 zwischen den Peaks von Norethisteronacetat und Desoxycortonacetat

Grenzwerte: Spektrometer bei 254 nm
- Jede Verunreinigung: nicht größer als das 0,5fache der Fläche des Hauptpeaks im Chromatogramm der Referenzlösung b (0,5 Prozent)
- Summe aller Verunreinigungen: nicht größer als das 0,75fache der Fläche des Hauptpeaks im Chromatogramm der Referenzlösung b (0,75 Prozent)
- Ohne Berücksichtigung bleiben: Peaks, deren Fläche kleiner ist als das 0,05fache der Fläche des Hauptpeaks im Chromatogramm der Referenzlösung b (0,05 Prozent)

Grenzwerte: Spektrometer bei 210 nm
- Jede Verunreinigung mit einer relativen Retention zwischen 1,0 und 1,6 (bezogen auf Norethisteronacetat, t_R etwa 10 min): nicht größer als das 0,3fache der Fläche des Hauptpeaks im Chromatogramm der Referenzlösung b (0,3 Prozent)
- Summe dieser Verunreinigungen: nicht größer als das 0,5fache der Fläche des Hauptpeaks im Chromatogramm der Referenzlösung b (0,5 Prozent)
- Ohne Berücksichtigung bleiben: Peaks, deren Fläche kleiner ist als das 0,05fache der Fläche des Hauptpeaks im Chromatogramm der Referenzlösung b (0,05 Prozent)

Trocknungsverlust (2.2.32): höchstens 0,5 Prozent, mit 1,000 g Substanz durch Trocknen im Trockenschrank bei 100 bis 105 °C bestimmt

Gehaltsbestimmung

0,200 g Substanz, in 40 ml Tetrahydrofuran R gelöst, werden nach Zusatz von 10 ml einer Lösung von Silbernitrat *R* (100 g · l⁻¹) mit Natriumhydroxid-Lösung (0,1 mol · l⁻¹) titriert. Der Endpunkt wird mit Hilfe der Potentiometrie (2.2.20) bestimmt. Ein Blindversuch wird durchgeführt.

1 ml Natriumhydroxid-Lösung (0,1 mol · l⁻¹) entspricht 34,05 mg $C_{22}H_{28}O_3$.

Verunreinigungen

Qualifizierte Verunreinigungen:

A, B, C, D, E

Andere bestimmbare Verunreinigungen:

F, G

A. Norethisteron

B. 3-Oxo-19-nor-17α-pregn-5(10)-en-20-in-17-ylacetat

C. 3-Oxo-19-nor-17α-pregn-5-en-20-in-17-ylacetat

D. R1 = H, R2 = CO–CH₃, R3 = C≡CH:
6β-Acetyl-3-oxo-19-nor-17α-pregn-4-en-20-in-17-ylacetat

E. R1 = R2 = H, R3 = CO–CH₃:
3,20-Dioxo-19-nor-17α-pregn-4-en-17-ylacetat

F. R1 = H, R2 = OH, R3 = C≡CH:
6β-Hydroxy-3-oxo-19-nor-17α-pregn-4-en-20-in-17-ylacetat

G. R1 + R2 = O, R3 = C≡CH:
3,6-Dioxo-19-nor-17α-pregn-4-en-20-in-17-ylacetat

O

Omega-3-Säurenethylester 60 3983
Omega-3-Säurenethylester 90 3985
Omega-3-Säuren-reiches Fischöl 3988
Omega-3-Säuren-Triglyceride 3991
Ondansetronhydrochlorid-Dihydrat 3994
Eingestelltes Opiumpulver 3996

4.03/2063
Omega-3-Säurenethylester 60

Omega-3 acidorum esteri ethylici 60

Definition

Ethylester von alpha-Linolensäure (C18:3 n-3), Moroctsäure (Stearidonsäure) (C18:4 n-3), Eicosatetraensäure (C20:4 n-3), Timnodonsäure (Eicosapentaensäure) (C20:5 n-3; EPA), Heneicosapentaensäure (C21:5 n-3), Clupanodonsäure (C22:5 n-3) und Cervonsäure (Docosahexaensäure) (C22:6 n-3; DHA)

Omega-3-Säurenethylester 60 werden durch Umesterung des Körperöls (Muskelöl) fetter Fischspezies von Familien wie *Engraulidae*, *Carangidae*, *Clupeidae*, *Osmeridae*, *Salmonidae* und *Scombridae* gewonnen. Ein anschließender physikalisch-chemischer Reinigungsprozess umfasst die Molekulardestillation. Die Mindestgehalte der Gesamtmenge an Omega-3-Säurenethylestern und der Omega-3-Säurenethylester der EPA und DHA sind in Tab. 2063-1 angegeben.

Tabelle 2063-1

Gesamt-Omega-3-Säurenethylester	EPA- und DHA-Ethylester	EPA-Ethylester	DHA-Ethylester
Mindestgehalte in Prozent			
65	50	25	20
60	50	–	40
55	50	40	–

Tocopherol kann als Antioxidans zugesetzt sein.

Eigenschaften

Aussehen: schwach gelbe Flüssigkeit

Die Substanz hat einen schwach fischähnlichen Geruch.

Löslichkeit: praktisch unlöslich in Wasser, sehr leicht löslich in Aceton, wasserfreiem Ethanol, Heptan und Methanol

Prüfung auf Identität

A. Die unter „EPA- und DHA-Ethylester" (siehe „Gehaltsbestimmung") erhaltenen Chromatogramme werden ausgewertet.

Ergebnis: Die Peaks von Eicosapentaensäureethylester und Docosahexaensäureethylester im Chromatogramm der Untersuchungslösung entsprechen in Bezug auf ihre Retentionszeit den entsprechenden Peaks im Chromatogramm der Referenzlösung.

B. Die Substanz entspricht der unter „Gesamtgehalt an Omega-3-Säurenethylestern" (siehe „Gehaltsbestimmung") angegebenen Anforderungen.

Prüfung auf Reinheit

Absorption (2.2.25): höchstens 0,60 bei 233 nm

0,300 g Substanz werden in Trimethylpentan R zu 50,0 ml gelöst. 2,0 ml Lösung werden mit Trimethylpentan R zu 50,0 ml verdünnt.

Säurezahl (2.5.1): höchstens 2,0, mit 10 g Substanz, gelöst in 50 ml der vorgeschriebenen Lösungsmittelmischung, bestimmt

Peroxidzahl (2.5.5, Methode A): höchstens 10,0

Anisidinzahl: höchstens 20,0

Die Anisidinzahl ist definiert als das 100fache der Absorption einer Lösung von 1 g Substanz in 100 ml einer Mischung von Lösungsmitteln und Reagenzien, gemessen in einer Schichtdicke von 1 cm nach der im Folgenden beschriebenen Methode.

Die Prüfung muss so schnell wie möglich und unter Ausschluss direkter Lichteinwirkung durchgeführt werden.

Untersuchungslösung a: 0,500 g Substanz werden in Trimethylpentan R zu 25,0 ml gelöst.

Untersuchungslösung b: 5,0 ml Untersuchungslösung a werden mit 1,0 ml einer Lösung von p-Anisidin R (2,5 g · l^{-1}) in Essigsäure 99 % R versetzt, geschüttelt und unter Lichtschutz aufbewahrt.

Referenzlösung: 5,0 ml Trimethylpentan R werden mit 1,0 ml einer Lösung von p-Anisidin R (2,5 g · l^{-1}) in Essigsäure 99 % R versetzt, geschüttelt und unter Lichtschutz aufbewahrt.

Die Absorption (2.2.25) der Untersuchungslösung a wird bei 350 nm gegen Trimethylpentan R 1 als Kompensationsflüssigkeit gemessen. Die Absorption der Untersuchungslösung b wird bei 350 nm genau 10 min nach ihrer Herstellung gegen die Referenzlösung als Kompensationsflüssigkeit gemessen.

Die Anisidinzahl wird nach folgender Formel berechnet:

$$\frac{25 \cdot (1{,}2 A_b - A_a)}{m}$$

A_b = Absorption der Untersuchungslösung b bei 350 nm

A_a = Absorption der Untersuchungslösung a bei 350 nm

m = Einwaage der Substanz für die Untersuchungslösung a in Gramm

Oligomere, partielle Glyceride: Ausschlusschromatographie (2.2.30)

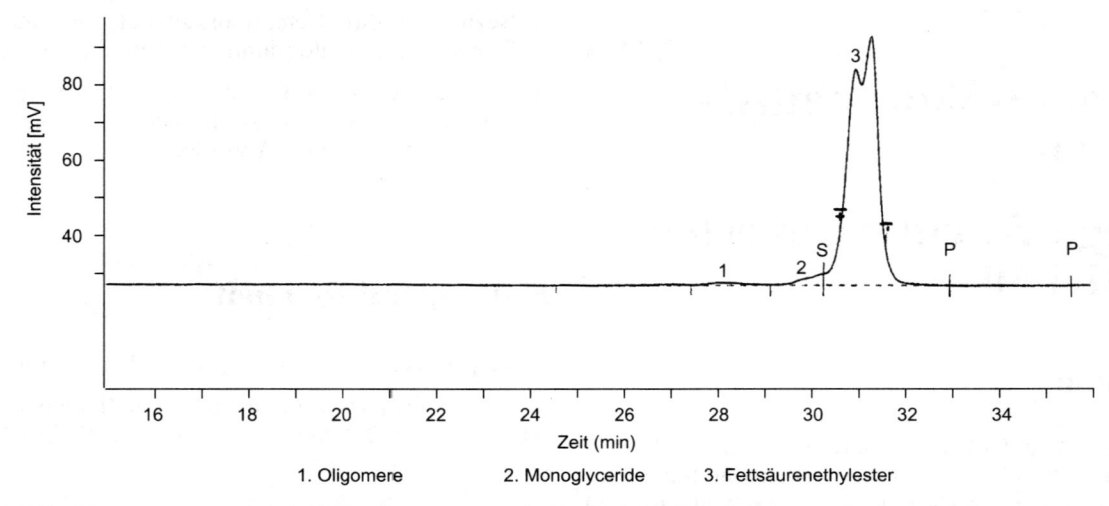

Abb. 2063-1: Chromatogramm für die Prüfung „Oligomere, partielle Glyceride" von Omega-3-Säurenethylestern 60

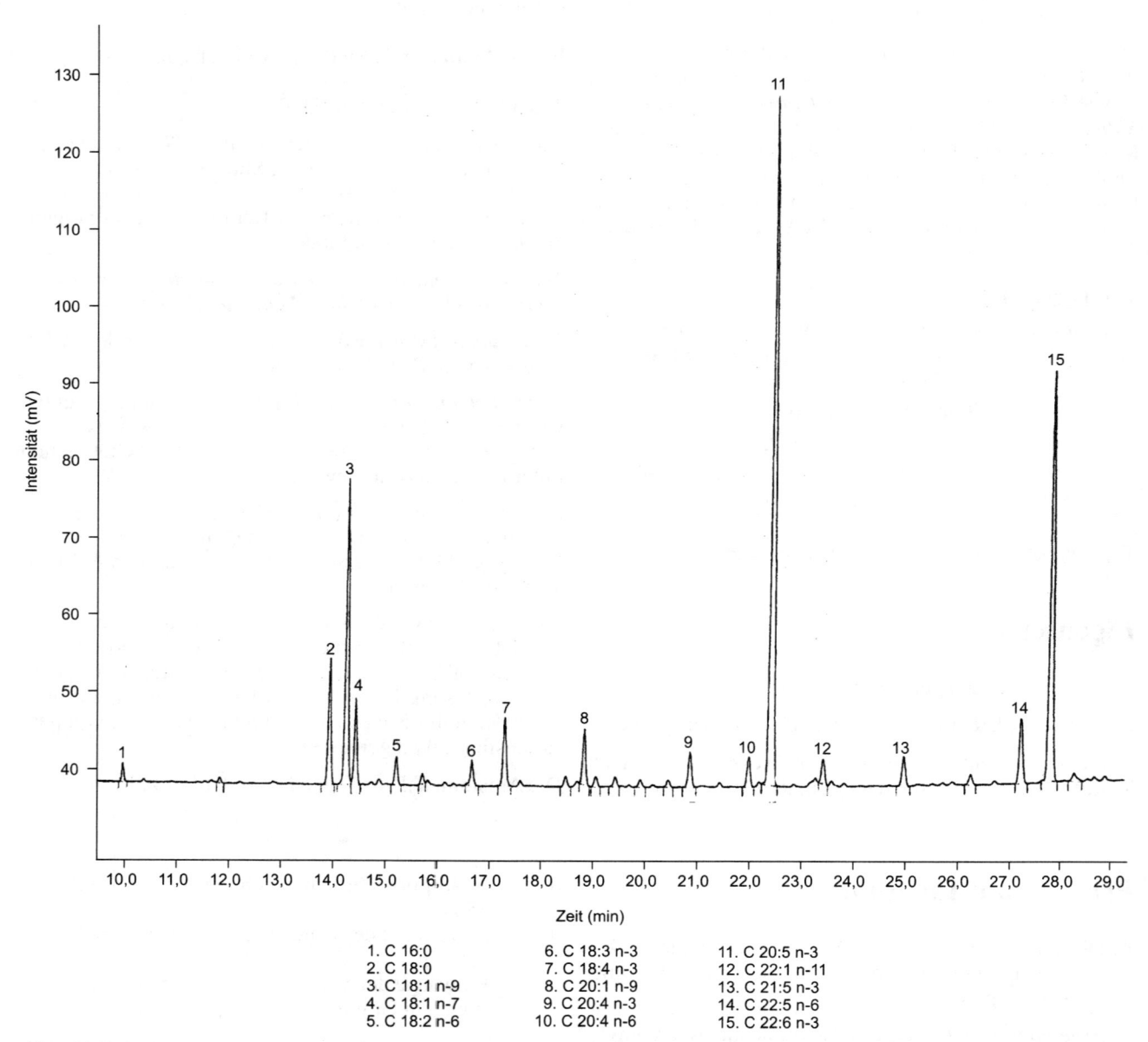

1. Oligomere   2. Monoglyceride   3. Fettsäurenethylester

1. C 16:0	6. C 18:3 n-3	11. C 20:5 n-3
2. C 18:0	7. C 18:4 n-3	12. C 22:1 n-11
3. C 18:1 n-9	8. C 20:1 n-9	13. C 21:5 n-3
4. C 18:1 n-7	9. C 20:4 n-3	14. C 22:5 n-6
5. C 18:2 n-6	10. C 20:4 n-6	15. C 22:6 n-3

Abb. 2063-2: Chromatogramm für die Bestimmung „Gesamtgehalt an Omega-3-Säurenethylestern" von Omega-3-Säurenethylestern 60

Beachten Sie den Hinweis auf „Allgemeine Monographien" zu Anfang des Bands auf Seite B

Ph. Eur. 4. Ausgabe, 3. Nachtrag

Untersuchungslösung: 10,0 mg Substanz werden in Tetrahydrofuran *R* zu 10,0 ml gelöst.

Referenzlösung: In einem 100-ml-Messkolben werden 50 mg Monodocosahexaenoin *R*, 30 mg Didocosahexaenoin *R* und 20 mg Tridocosahexaenoin *R* in Tetrahydrofuran *R* zu 100,0 ml gelöst.

Säule 1
- Größe: $l = 0,3$ m, $\varnothing = 7,8$ mm
- Stationäre Phase: Styrol-Divinylbenzol-Copolymer *R* (7 µm) mit einer Porengröße von 10 nm

Säule 2 und 3 (dem Probeneinlass am nächsten angeordnet)
- Größe: $l = 0,3$ m, $\varnothing = 7,8$ mm
- Stationäre Phase: Styrol-Divinylbenzol-Copolymer *R* (7 µm) mit einer Porengröße von 50 nm

Mobile Phase: Tetrahydrofuran *R*

Durchflussrate: $0,8$ ml $\cdot$ min^{-1}

Detektion: Differenzial-Refraktometer

Einspritzen: 40 µl

Eignungsprüfung
- Reihenfolge der Elution im Chromatogramm der Referenzlösung: Tridocosahexaenoin, Didocosahexaenoin und Monodocosahexaenoin
- Auflösung im Chromatogramm der Referenzlösung: mindestens 2,0 zwischen den Peaks von Monodocosahexaenoin und Didocosahexaenoin und mindestens 1,0 zwischen den Peaks von Didocosahexaenoin und Tridocosahexaenoin
- Falls die Standard-Additionsmethode angewendet wird, ergibt sich eine mindestens 95-prozentige Wiederfindungsrate für den zugesetzten Eicosapentaensäureethylester *CRS* oder Docosahexaensäureethylester *CRS*.

Der Prozentgehalt an Oligomeren plus partiellen Glyceriden wird nach folgender Formel berechnet:

$$\frac{B}{A} \cdot 100$$

A = Summe aller Peakflächen im Chromatogramm
B = Summe der Flächen aller Peaks mit einer kleineren Retentionszeit als der der Ethylester-Peaks

Die Ethylester-Peaks, die als nicht aufgelöste Doppelpeaks auftreten können, werden als Hauptpeaks im Chromatogramm identifiziert (siehe Abb. 2063-1).

Grenzwerte
- Oligomere plus partielle Glyceride: höchstens 7,0 Prozent

Gehaltsbestimmung

EPA- und DHA-Ethylester (2.4.29): siehe Abb. 2063-2

Gesamtgehalt an Omega-3-Säurenethylestern (2.4.29): siehe Abb. 2063-2

Lagerung

Vor Licht geschützt, in dicht verschlossenen, dem Verbrauch angemessenen, möglichst vollständig gefüllten Behältnissen unter Inertgas

Beschriftung

Die Beschriftung gibt an
- Gesamtgehalt an Omega-3-Säurenethylestern
- Gehalt an EPA-Ethylester und DHA-Ethylester
- falls zutreffend, die Menge an zugesetztem Tocopherol

4.03/1250

Omega-3-Säurenethylester 90
Omega-3 acidorum esteri ethylici 90

Definition

Ethylester von alpha-Linolensäure (C 18:3 n-3), Moroctsäure (C 18:4 n-3), Eicosatetraensäure (C 20:4 n-3), Timnodonsäure (Eicosapentaensäure) (C 20:5 n-3; EPA), Heneicosapentaensäure (C 21:5 n-3), Clupanodonsäure (C 22:5 n-3) und Cervonsäure (Docosahexaensäure) (C 22:6 n-3; DHA)

Omega-3-Säurenethylester 90 werden durch Umesterung des Körperöls (Muskelöl) fetter Fischspezies von Familien wie *Engraulidae*, *Carangidae*, *Clupeidae*, *Osmeridae*, *Salmonidae* und *Scombridae* gewonnen. Ein anschließender physikalisch-chemischer Reinigungsprozess umfasst eine Fraktionierung mit Harnstoff mit nachfolgender Molekulardestillation.

Gehalt
- EPA- und DHA-Ethylester: mindestens 80 Prozent, davon sind mindestens 40 Prozent EPA-Ethylester und mindestens 34 Prozent DHA-Ethylester
- Gesamtgehalt an Omega-3-Säurenethylester: mindestens 90 Prozent

Tocopherol kann als Antioxidans zugesetzt sein.

Eigenschaften

Aussehen: schwach gelbe Flüssigkeit

Die Substanz hat einen schwach fischähnlichen Geruch.

Löslichkeit: praktisch unlöslich in Wasser, sehr leicht löslich in Aceton, wasserfreiem Ethanol, Heptan und Methanol

Prüfung auf Identität

Die unter „EPA- und DHA-Ethylester" (siehe „Gehaltsbestimmung") erhaltenen Chromatogramme werden ausgewertet.

Ergebnis: Die Peaks von Eicosapentaensäureethylester und Docosahexaensäureethylester im Chromatogramm der Untersuchungslösung entsprechen in Bezug auf ihre Retentionszeit und Größe den entsprechenden Peaks im Chromatogramm der Referenzlösung.

Prüfung auf Reinheit

Absorption (2.2.25): höchstens 0,55 bei 233 nm

0,300 g Substanz werden in Trimethylpentan R zu 50,0 ml gelöst. 2,0 ml Lösung werden mit Trimethylpentan R zu 50,0 ml verdünnt.

Säurezahl (2.5.1): höchstens 2,0, mit 10 g Substanz, gelöst in 50 ml der vorgeschriebenen Lösungsmittelmischung, bestimmt

Anisidinzahl: höchstens 20,0

Die Anisidinzahl ist definiert als das 100fache der Absorption einer Lösung von 1 g Substanz in 100 ml einer Mischung von Lösungsmitteln und Reagenzien, gemessen in einer Schichtdicke von 1 cm nach der im Folgenden beschriebenen Methode.

Die Prüfung muss so schnell wie möglich und unter Ausschluss direkter Lichteinwirkung durchgeführt werden.

Untersuchungslösung a: 0,500 g Substanz werden in Trimethylpentan R zu 25,0 ml gelöst.

Untersuchungslösung b: 5,0 ml Untersuchungslösung a werden mit 1,0 ml einer Lösung von p-Anisidin R (2,5 g · l^{-1}) in Essigsäure 99 % R versetzt, geschüttelt und unter Lichtschutz aufbewahrt.

Referenzlösung: 5,0 ml Trimethylpentan R werden mit 1,0 ml einer Lösung von p-Anisidin R (2,5 g · l^{-1}) in Essigsäure 99 % R versetzt, geschüttelt und unter Lichtschutz aufbewahrt.

Die Absorption (2.2.25) der Untersuchungslösung a wird gegen Trimethylpentan R 1 als Kompensationsflüssigkeit bei 350 nm gemessen. Die Absorption der Untersuchungslösung b wird bei 350 nm genau 10 min nach ihrer Herstellung gegen die Referenzlösung als Kompensationsflüssigkeit gemessen.

Die Anisidinzahl wird nach folgender Formel berechnet:

$$\frac{25 \cdot (1,2\, A_b - A_a)}{m}$$

A_b = Absorption der Untersuchungslösung b bei 350 nm
A_a = Absorption der Untersuchungslösung a bei 350 nm
m = Einwaage der Substanz für die Untersuchungslösung a in Gramm

Peroxidzahl (2.5.5, Methode A): höchstens 10,0

Oligomere: Ausschlusschromatographie (2.2.30)

Untersuchungslösung: 10,0 mg Substanz werden in Tetrahydrofuran R zu 10,0 ml gelöst.

Referenzlösung: In einem 100-ml-Messkolben werden 50 mg Monodocosahexaenoin R, 30 mg Didocosahexaenoin R und 20 mg Tridocosahexaenoin R in Tetrahydrofuran R zu 100,0 ml gelöst.

Säule 1
– Größe: l = 0,3 m, $\varnothing$ = 7,8 mm
– Stationäre Phase: Styrol-Divinylbenzol-Copolymer R (7 µm), mit einer Porengröße von 10 nm

Säulen 2 und 3 (dem Probeneinlass am nächsten angeordnet)
– Größe: l = 0,3 m, $\varnothing$ = 7,8 mm
– Stationäre Phase: Styrol-Divinylbenzol-Copolymer R (7 µm), mit einer Porengröße von 50 nm

Mobile Phase: Tetrahydrofuran R

Durchflussrate: 0,8 ml · min^{-1}

Detektion: Differenzial-Refraktometer

Einspritzen: 40 µl

Eignungsprüfung
– Reihenfolge der Elution im Chromatogramm der Referenzlösung: Tridocosahexaenoin, Didocosahexaenoin und Monodocosahexaenoin

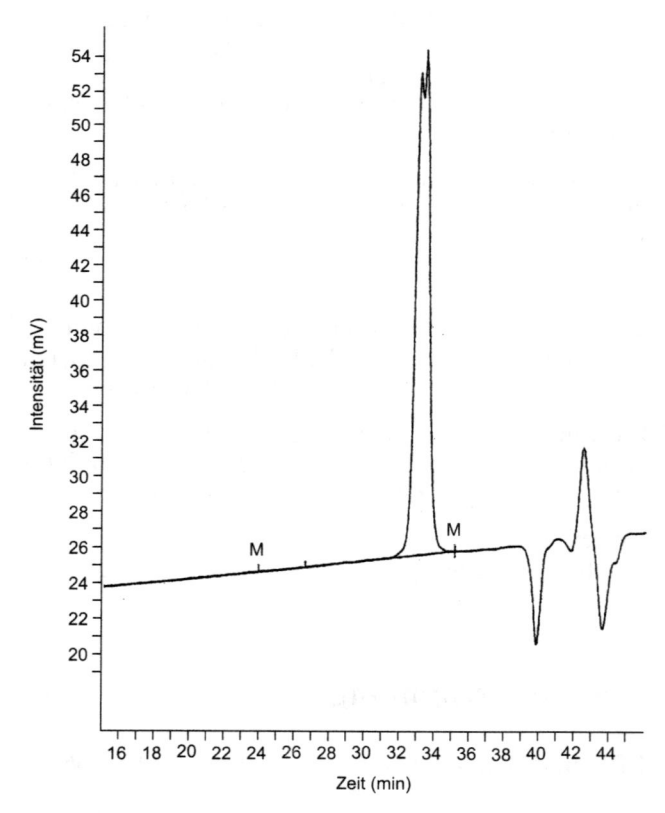

Abb. 1250-1: Chromatogramm für die Prüfung „Oligomere" in Omega-3-Säureethylestern 90

- Auflösung im Chromatogramm der Referenzlösung: mindestens 2,0 zwischen den Peaks von Monodocosahexaenoin und Didocosahexaenoin und mindestens 1,0 zwischen den Peaks von Didocosahexaenoin und Tridocosahexaenoin
- Falls die Standard-Additionsmethode angewendet wird, ergibt sich eine mindestens 95-prozentige Wiederfindungsrate für den zugesetzten Eicosapentaensäureethylester *CRS* oder Docosahexaensäureethylester *CRS*.

Der Prozentgehalt an Oligomeren wird nach folgender Formel berechnet:

$$\frac{B}{A} \cdot 100$$

A = Summe aller Peakflächen im Chromatogramm
B = Summe der Flächen aller Peaks mit einer kleineren Retentionszeit als der der Ethylester-Peaks

Die Ethylester-Peaks, die als nicht aufgelöste Doppelpeaks auftreten können, werden als Hauptpeaks im Chromatogramm identifiziert (siehe Abb. 1250-1).

Grenzwerte
- Oligomere: höchstens 1,0 Prozent

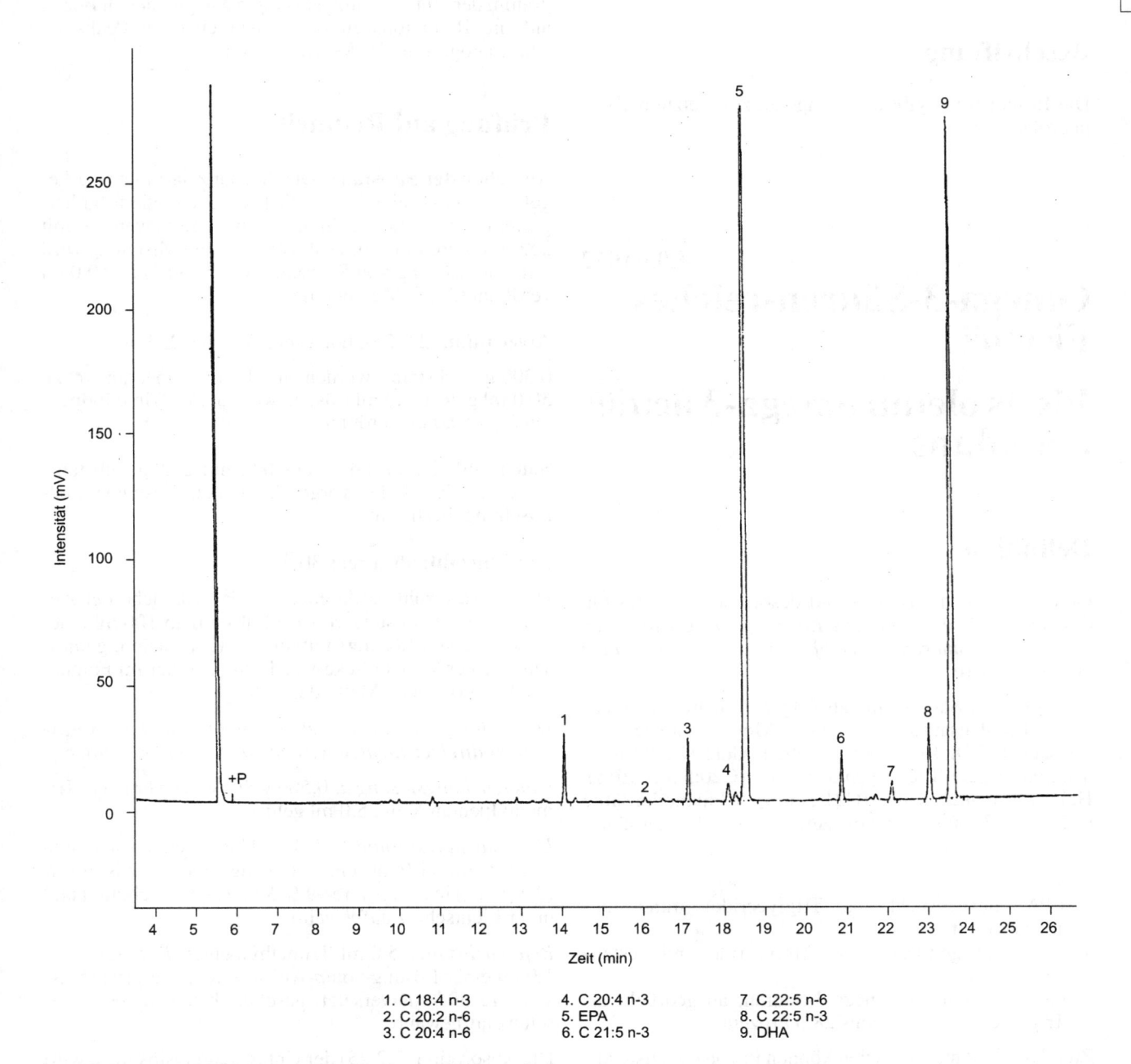

1. C 18:4 n-3
2. C 20:2 n-6
3. C 20:4 n-6
4. C 20:4 n-3
5. EPA
6. C 21:5 n-3
7. C 22:5 n-6
8. C 22:5 n-3
9. DHA

Abb. 1250-2: Chromatogramm für die Bestimmung „Gesamtgehalt an Omega-3-Säurenethylestern" von Omega-3-Säurenethylestern 90

Gehaltsbestimmung

EPA- und DHA-Ethylester (2.4.29): siehe Abb. 1250-2

Gesamtgehalt an Omega-3-Säurenethylestern (2.4.29): siehe Abb. 1250-2

Lagerung

Vor Licht geschützt, in dicht verschlossenen, dem Verbrauch angemessenen, möglichst vollständig gefüllten Behältnissen unter Inertgas

Beschriftung

Die Beschriftung gibt die Menge an zugesetztem Tocopherol an.

Eigenschaften

Aussehen: schwach gelbe Flüssigkeit

Löslichkeit: praktisch unlöslich in Wasser, sehr leicht löslich in Aceton und Heptan, schwer löslich in wasserfreiem Ethanol

Prüfung auf Identität

Die unter „EPA und DHA" (siehe „Gehaltsbestimmung") erhaltenen Chromatogramme werden ausgewertet.

Ergebnis: Die Peaks von Eicosapentaensäuremethylester und Docosahexaensäuremethylester im Chromatogramm der Untersuchungslösung b entsprechen in Bezug auf die Retentionszeit den entsprechenden Peaks im Chromatogramm der Referenzlösung a.

Prüfung auf Reinheit

Aussehen der Substanz: Die Substanz darf nicht stärker gefärbt sein als eine Vergleichslösung, die wie folgt hergestellt wird: 3,0 ml Stammlösung Rot werden mit 25,0 ml Stammlösung Gelb versetzt. Die Mischung wird mit einer Lösung von Salzsäure R (10 g · l^{-1}) zu 50,0 ml verdünnt (2.2.2, Methode II).

Absorption (2.2.25): höchstens 0,70 bei 233 nm

0,300 g Substanz werden in Trimethylpentan R zu 50,0 ml gelöst. 2,0 ml Lösung werden mit Trimethylpentan R zu 50,0 ml verdünnt.

Säurezahl (2.5.1): höchstens 0,5, mit 20,0 g Substanz, gelöst in 50 ml der vorgeschriebenen Lösungsmittelmischung, bestimmt

Anisidinzahl: höchstens 30,0

Die Anisidinzahl ist definiert als das 100fache der Absorption einer Lösung von 1 g Substanz in 100 ml einer Mischung von Lösungsmitteln und Reagenzien, gemessen in einer Schichtdicke von 1 cm nach der im Folgenden beschriebenen Methode.

Die Prüfung muss so schnell wie möglich und unter Ausschluss direkter Lichteinwirkung durchgeführt werden.

Untersuchungslösung a: 0,500 g Substanz werden in Trimethylpentan R zu 25,0 ml gelöst.

Untersuchungslösung b: 5,0 ml Untersuchungslösung a werden mit 1,0 ml einer Lösung von p-Anisidin R (2,5 g · l^{-1}) in Essigsäure 99 % R versetzt, geschüttelt und unter Lichtschutz aufbewahrt.

Referenzlösung: 5,0 ml Trimethylpentan R werden mit 1,0 ml einer Lösung von p-Anisidin R (2,5 g · l^{-1}) in Essigsäure 99 % R versetzt, geschüttelt und unter Lichtschutz aufbewahrt.

Die Absorption (2.2.25) der Untersuchungslösung a wird bei 350 nm gegen Trimethylpentan R als Kompensationsflüssigkeit gemessen. Die Absorption der Untersu-

---

4.03/1912

Omega-3-Säuren-reiches Fischöl

Piscis oleum omega-3 acidis abundans

Definition

Gereinigtes, winterisiertes und desodoriertes, fettes Öl, das aus Fisch der Familien *Engraulidae, Carangidae, Clupeidae, Osmeridae, Scombridae* und *Ammodytidae* gewonnen wird

Die Omega-3-Säuren sind als folgende Säuren definiert: Alpha-Linolensäure (C18:3 n-3), Moroctsäure (Stearidonsäure) (C18:4 n-3), Eicosatetraensäure (C20:4 n-3), Timnodonsäure (Eicosapentaensäure) (C20:5 n-3; EPA), Heneicosapentaensäure (C21:5 n-3), Clupanodonsäure (C22:5 n-3) und Cervonsäure (Docosahexaensäure) (C22:6 n-3; DHA).

Gehalt
- EPA, ausgedrückt als Triglyceride: mindestens 13,0 Prozent
- DHA, ausgedrückt als Triglyceride: mindestens 9,0 Prozent
- Gesamtgehalt an Omega-3-Säuren, ausgedrückt als Triglyceride: mindestens 28,0 Prozent

Zugelassene Antioxidanzien können in von der zuständigen Behörde zugelassenen Konzentrationen zugesetzt sein.

chungslösung b wird genau 10 min nach ihrer Herstellung bei 350 nm gegen die Referenzlösung als Kompensationsflüssigkeit gemessen.

Die Anisidinzahl wird nach folgender Formel berechnet:

$$\frac{25 \cdot (1{,}2 A_b - A_a)}{m}$$

A_b = Absorption der Untersuchungslösung b
A_a = Absorption der Untersuchungslösung a
m = Einwaage der Substanz für die Untersuchungslösung a in Gramm

Peroxidzahl (2.5.5, Methode A): höchstens 10,0

Unverseifbare Anteile (2.5.7): höchstens 1,5 Prozent, mit 5,0 g Substanz bestimmt

Stearin: 100 ml Substanz bleiben nach 3 h langem Kühlen bei 0 °C klar.

Oligomere: Ausschlusschromatographie (2.2.30)

Untersuchungslösung: 10,0 mg Substanz werden in Tetrahydrofuran R zu 10,0 ml gelöst.

Referenzlösung: In einem 100-ml-Messkolben werden 50 mg Monodocosahexaenoin R, 30 mg Didocosahexaenoin R und 20 mg Tridocosahexaenoin R in Tetrahydrofuran R zu 100,0 ml gelöst.

Säule 1
– Größe: l = 0,3 m, $\varnothing$ = 7,8 mm
– Stationäre Phase: Styrol-Divinylbenzol-Copolymer R (7 µm) mit einer Porengröße von 10 nm

Säulen 2 und 3 (dem Probeneinlass am nächsten angeordnet)
– Größe: l = 0,3 m, $\varnothing$ = 7,8 mm
– Stationäre Phase: Styrol-Divinylbenzol-Copolymer R (7 µm) mit einer Porengröße von 50 nm

Mobile Phase: Tetrahydrofuran R

Durchflussrate: 0,8 ml · min^{-1}

Detektion: Differenzial-Refraktometer

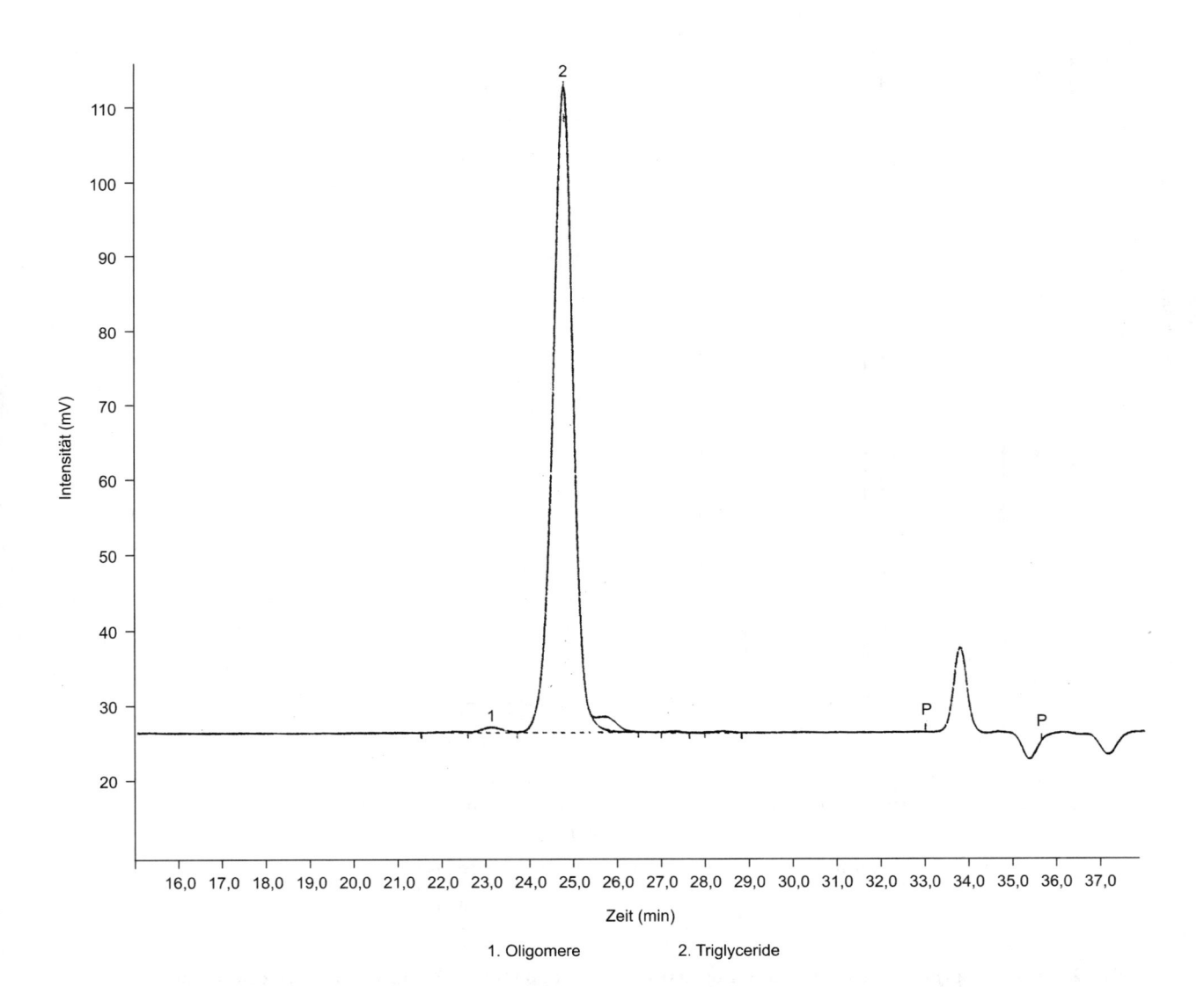

Abb. 1912-1: Chromatogramm für die Prüfung „Oligomere" von Omega-3-Säuren-reichem Fischöl

Einspritzen: 40 µl

Eignungsprüfung: Referenzlösung
- Reihenfolge der Elution: Tridocosahexaenoin, Didocosahexaenoin, Monodocosahexaenoin
- Auflösung: mindestens 2,0 zwischen den Peaks von Monodocosahexaenoin und Didocosahexaenoin und mindestens 1,0 zwischen den Peaks von Didocosahexaenoin und Tridocosahexaenoin

Die Peaks werden mit Hilfe des Chromatogramms (Abb. 1912-1) identifiziert. Der Prozentgehalt an Oligomeren wird nach folgender Formel berechnet:

$$\frac{B}{A} \cdot 100$$

A = Summe aller Peakflächen im Chromatogramm
B = Fläche des Peaks mit einer kleineren Retentionszeit als der des Peaks der Triglyceride

Grenzwerte
- Oligomere: höchstens 1,5 Prozent

Gehaltsbestimmung

EPA und DHA (2.4.29): siehe Abb. 1912-2

Gesamtgehalt an Omega-3-Säuren (2.4.29): siehe Abb. 1912-2

Lagerung

Vor Licht geschützt, in dicht verschlossenen, dem Verbrauch angemessenen, möglichst vollständig gefüllten Behältnissen unter Inertgas

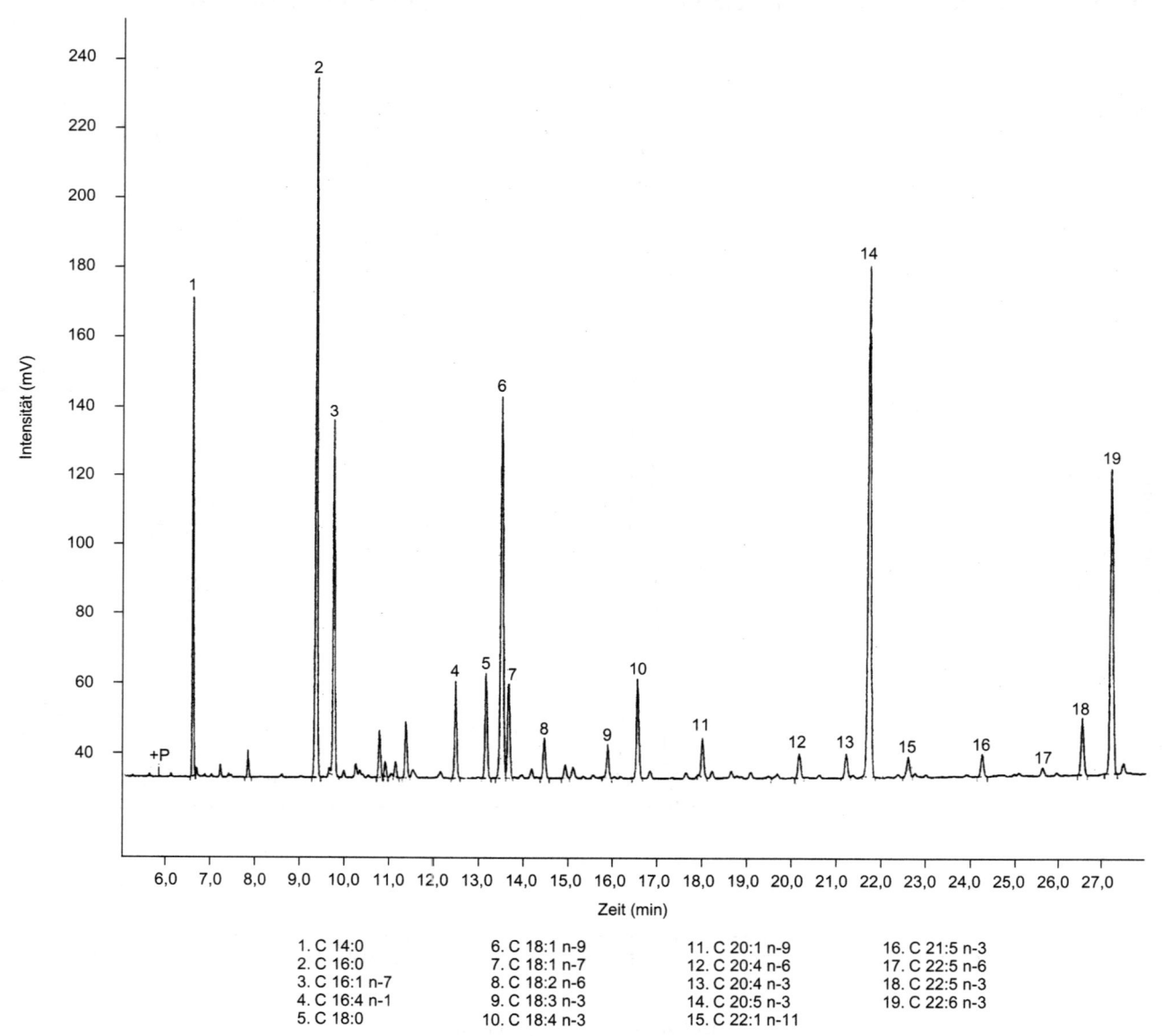

1. C 14:0	6. C 18:1 n-9	11. C 20:1 n-9	16. C 21:5 n-3
2. C 16:0	7. C 18:1 n-7	12. C 20:4 n-6	17. C 22:5 n-6
3. C 16:1 n-7	8. C 18:2 n-6	13. C 20:4 n-3	18. C 22:5 n-3
4. C 16:4 n-1	9. C 18:3 n-3	14. C 20:5 n-3	19. C 22:6 n-3
5. C 18:0	10. C 18:4 n-3	15. C 22:1 n-11	

Abb. 1912-2: Chromatogramm für die Bestimmung „Gesamtgehalt an Omega-3-Säuren" von Omega-3-Säuren-reichem Fischöl

Beachten Sie den Hinweis auf „Allgemeine Monographien" zu Anfang des Bands auf Seite B

Beschriftung

Die Beschriftung gibt an
- Konzentration an EPA, DHA und Gesamtgehalt an Omega-3-Säuren, ausgedrückt als Triglyceride
- falls zutreffend, Name und Konzentration jedes zugesetzten Antioxidans.

4.03/1352

Omega-3-Säuren-Triglyceride

Omega-3 acidorum triglycerida

Definition

Gemisch von Mono-, Di- und Triestern von Omega-3-Säuren mit Glycerol, das hauptsächlich Triester enthält

Sie werden entweder durch Veresterung konzentrierter und gereinigter Omega-3-Säuren mit Glycerol oder durch Umesterung der Ethylester von Omega-3-Säuren auf Glycerol hergestellt. Die Omega-3-Säuren stammen aus dem Körperöl (Muskelöl) fetter Fischspezies von Familien wie *Engraulidae, Carangidae, Clupeidae, Osmeridae, Salmonidae* und *Scombridae*. Die Omega-3-Säuren sind als die folgenden Säuren definiert: alpha-Linolensäure (C 18:3 n-3), Moroctsäure (C 18:4 n-3), Eicosatetraensäure (C 20:4 n-3), Timnodonsäure (Eicosapentaensäure) (C 20:5 n-3; EPA), Heneicosapentaensäure (C 21:5 n-3), Clupanodonsäure (C 22:5 n-3) und Cervonsäure (Docosahexaensäure) (C 22:6 n-3; DHA).

Gehalt
- Gesamtgehalt an Omega-3-Säuren EPA und DHA, ausgedrückt als Triglyceride: mindestens 45,0 Prozent
- Gesamtgehalt an Omega-3-Säuren, ausgedrückt als Triglyceride: mindestens 60,0 Prozent

Als Antioxidans kann Tocopherol zugesetzt sein.

Eigenschaften

Aussehen: blassgelbe Flüssigkeit

Löslichkeit: praktisch unlöslich in Wasser, sehr leicht löslich in Aceton und Heptan, schwer löslich in wasserfreiem Ethanol

Prüfung auf Identität

Die unter „EPA und DHA" (siehe „Gehaltsbestimmung") erhaltenen Chromatogramme werden ausgewertet.

Ergebnis: Die Peaks von Eicosapentaensäuremethylester und Docosahexaensäuremethylester im Chromatogramm der Untersuchungslösung b entsprechen in Bezug auf ihre Retentionszeit und Größe den entsprechenden Peaks im Chromatogramm der Referenzlösung a.

Prüfung auf Reinheit

Absorption (2.2.25): höchstens 0,73 bei 233 nm

0,300 g Substanz werden in Trimethylpentan *R* zu 50,0 ml gelöst. 2,0 ml Lösung werden mit Trimethylpentan *R* zu 50,0 ml verdünnt.

Säurezahl (2.5.1): höchstens 3,0, mit 10,0 g Substanz, gelöst in 50 ml der vorgeschriebenen Lösungsmittelmischung, bestimmt

Anisidinzahl: höchstens 30,0

Die Anisidinzahl ist definiert als das 100fache der Absorption einer Lösung von 1 g Substanz in 100 ml einer Mischung von Lösungsmitteln und Reagenzien, gemessen in einer Schichtdicke von 1 cm nach der im Folgenden beschriebenen Methode.

Die Prüfung muss so schnell wie möglich und unter Ausschluss direkter Lichteinwirkung durchgeführt werden.

Untersuchungslösung a: 0,500 g Substanz werden in Trimethylpentan *R* zu 25,0 ml gelöst.

Untersuchungslösung b: 5,0 ml Untersuchungslösung a werden mit 1,0 ml einer Lösung von *p*-Anisidin *R* (2,5 g · l^{-1}) in Essigsäure 99 % *R* versetzt, geschüttelt und unter Lichtschutz aufbewahrt.

Referenzlösung: 5,0 ml Trimethylpentan *R* werden mit 1,0 ml einer Lösung von *p*-Anisidin *R* (2,5 g · l^{-1}) in Essigsäure 99 % *R* versetzt, geschüttelt und unter Lichtschutz aufbewahrt.

Die Absorption (2.2.25) der Untersuchungslösung a wird bei 350 nm gegen Trimethylpentan *R* als Kompensationsflüssigkeit gemessen. Die Absorption der Untersuchungslösung b wird bei 350 nm genau 10 min nach ihrer Herstellung gegen die Referenzlösung als Kompensationsflüssigkeit gemessen.

Die Anisidinzahl wird nach folgender Formel berechnet:

$$\frac{25 \cdot (1,2\, A_b - A_a)}{m}$$

A_b = Absorption der Untersuchungslösung b
A_a = Absorption der Untersuchungslösung a
m = Einwaage der Substanz für die Untersuchungslösung a in Gramm

Peroxidzahl (2.5.5, Methode A): höchstens 10,0

Oligomere, partielle Glyceride: Ausschlusschromatographie (2.2.30)

Untersuchungslösung: 10,0 mg Substanz werden in Tetrahydrofuran R zu 10,0 ml gelöst.

Referenzlösung: In einem 100-ml-Messkolben werden 50 mg Monodocosahexaenoin R, 30 mg Didocosahexaenoin R und 20 mg Tridocosahexaenoin R in Tetrahydrofuran R zu 100,0 ml gelöst.

Säule 1
– Größe: l = 0,3 m, $\varnothing$ = 7,8 mm
– Stationäre Phase: Styrol-Divinylbenzol-Copolymer R (7 µm), mit einer Porengröße von 10 nm

Säulen 2 und 3 (dem Probeneinlass am nächsten angeordnet)
– Größe: l = 0,3 m, $\varnothing$ = 7,8 mm
– Stationäre Phase: Styrol-Divinylbenzol-Copolymer R (7 µm), mit einer Porengröße von 50 nm

Mobile Phase: Tetrahydrofuran R

Durchflussrate: 0,8 ml · min^{-1}

Detektion: Differenzial-Refraktometer

Einspritzen: 40 µl

Eignungsprüfung: Referenzlösung
– Reihenfolge der Elution: Tridocosahexaenoin, Didocosahexaenoin und Monodocosahexaenoin
– Auflösung: mindestens 2,0 zwischen den Peaks von Monodocosahexaenoin und Didocosahexaenoin und mindestens 1,0 zwischen den Peaks von Didocosahexaenoin und Tridocosahexaenoin

Die Peaks werden mit Hilfe des Chromatogramms (Abb. 1352-1) identifiziert.

Der Prozentgehalt an Oligomeren wird nach folgender Formel berechnet:

$$\frac{B}{A} \cdot 100$$

A = Summe aller Peakflächen im Chromatogramm
B = Fläche des Peaks mit einer kleineren Retentionszeit als der des Peaks der Triglyceride

Der Prozentgehalt an partiellen Glyceriden wird nach folgender Formel berechnet:

$$\frac{C}{A} \cdot 100$$

C = (Summe der) Peakfläche(n) der Mono- und Diglyceride

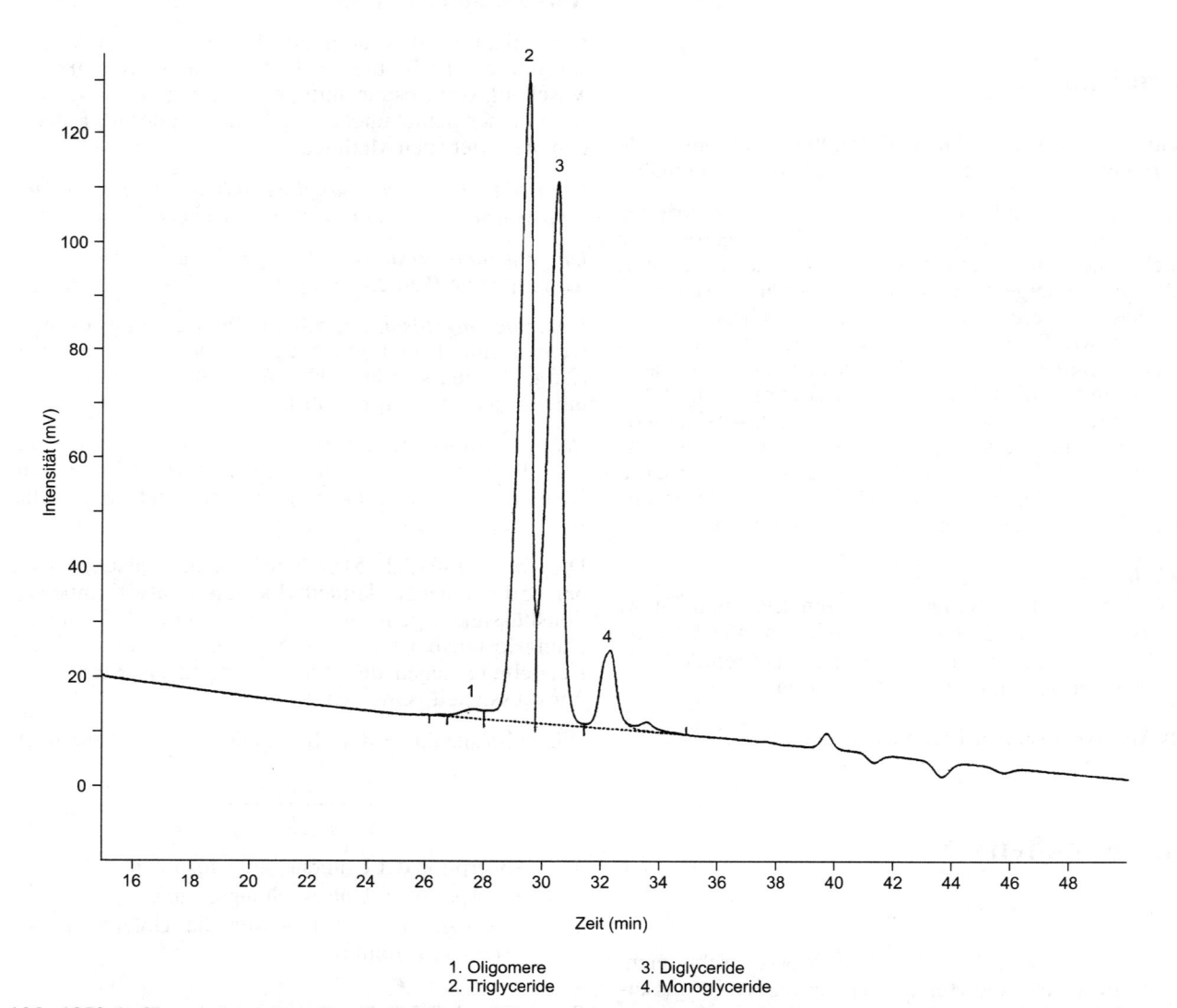

1. Oligomere
2. Triglyceride
3. Diglyceride
4. Monoglyceride

Abb. 1352-1: Chromatogramm für die Prüfung „Oligomere, partielle Glyceride" in Omega-3-Säuren-Triglyceriden

Grenzwerte
- Oligomere: höchstens 3,0 Prozent
- Partielle Glyceride: höchstens 50,0 Prozent

Gehaltsbestimmung

EPA und DHA (2.4.29): siehe Abb. 1352-2

Gesamtgehalt an Omega-3-Säuren (2.4.29): siehe Abb. 1352-2

Lagerung

Vor Licht geschützt, in dicht verschlossenen, dem Verbrauch angemessenen, möglichst vollständig gefüllten Behältnissen unter Inertgas

Beschriftung

Die Beschriftung gibt die Menge an zugesetztem Tocopherol an.

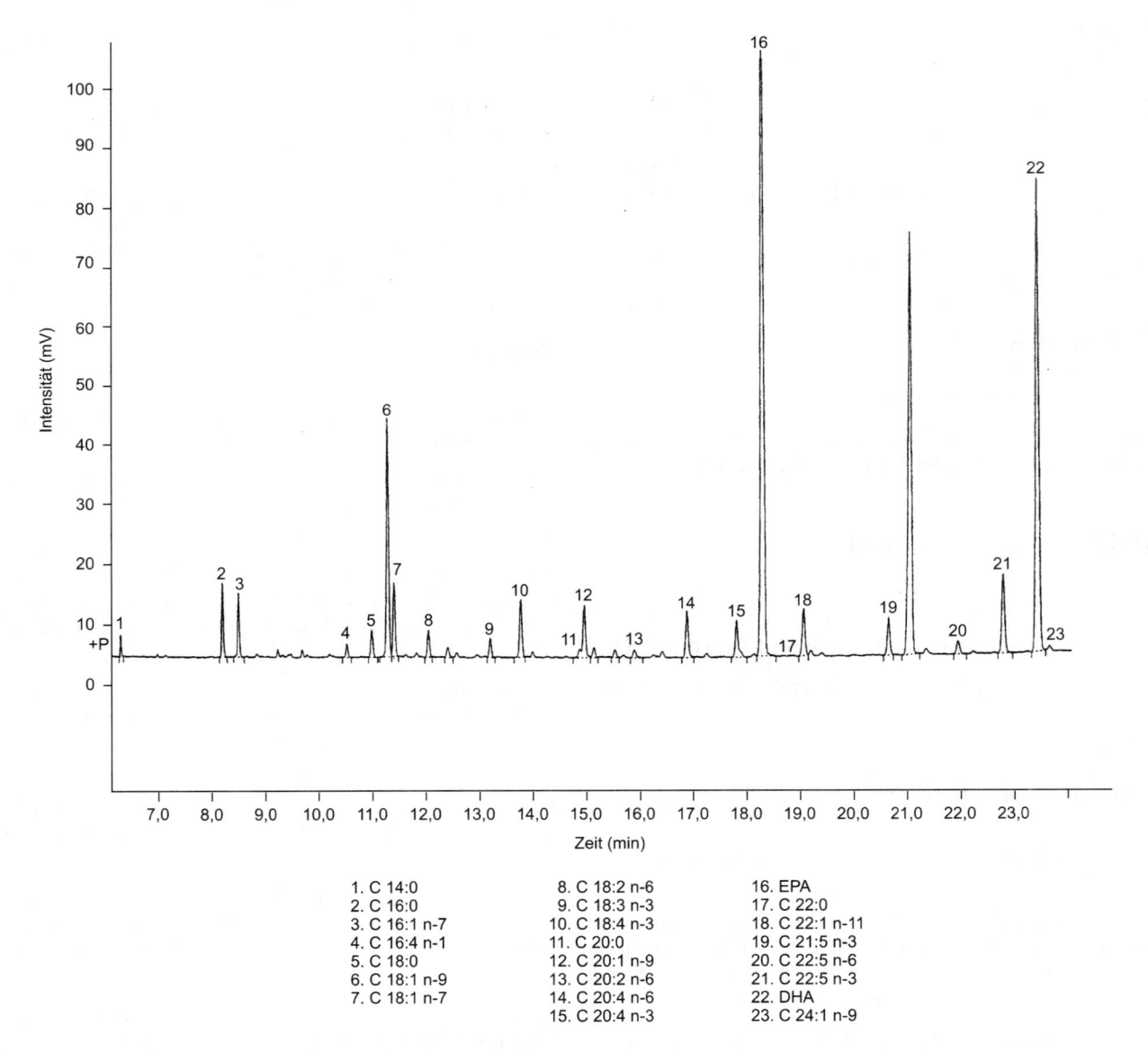

1. C 14:0
2. C 16:0
3. C 16:1 n-7
4. C 16:4 n-1
5. C 18:0
6. C 18:1 n-9
7. C 18:1 n-7
8. C 18:2 n-6
9. C 18:3 n-3
10. C 18:4 n-3
11. C 20:0
12. C 20:1 n-9
13. C 20:2 n-6
14. C 20:4 n-6
15. C 20:4 n-3
16. EPA
17. C 22:0
18. C 22:1 n-11
19. C 21:5 n-3
20. C 22:5 n-6
21. C 22:5 n-3
22. DHA
23. C 24:1 n-9

Abb. 1352-2: Chromatogramm für die Bestimmung „Gesamtgehalt an Omega-3-Säuren" von Omega-3-Säuren-Triglyceriden

4.03/2016
Ondansetronhydrochlorid-Dihydrat

Ondansetroni hydrochloridum dihydricum

$C_{18}H_{20}ClN_3O \cdot 2\ H_2O$ $\qquad M_r\ 365{,}9$

Definition

(3RS)-9-Methyl-3-[(2-methyl-1H-imidazol-1-yl)methyl]-1,2,3,9-tetrahydro-4H-carbazol-4-on-hydrochlorid-Dihydrat

Gehalt: 97,5 bis 102,0 Prozent (wasserfreie Substanz)

Eigenschaften

Aussehen: weißes bis fast weißes Pulver

Löslichkeit: wenig löslich in Wasser und Ethanol, löslich in Methanol, schwer löslich in Dichlormethan

Prüfung auf Identität

A. IR-Spektroskopie (2.2.24)

   Vergleich: Ondansetronhydrochlorid-Dihydrat CRS

B. Die Substanz gibt die Identitätsreaktion a auf Chlorid (2.3.1).

Prüfung auf Reinheit

Verunreinigung B: Dünnschichtchromatographie (2.2.27)

Untersuchungslösung: 0,125 g Substanz werden in einer Mischung von 0,5 Volumteilen konzentrierter Ammoniak-Lösung R, 100 Volumteilen Ethanol 96 % R und 100 Volumteilen Methanol R zu 10,0 ml gelöst.

Referenzlösung a: 12,5 mg Ondansetron zur DC-Eignungsprüfung CRS werden in einer Mischung von 0,5 Volumteilen konzentrierter Ammoniak-Lösung R, 100 Volumteilen Ethanol 96 % R und 100 Volumteilen Methanol R zu 1,0 ml gelöst.

Referenzlösung b: 1 ml Untersuchungslösung wird mit einer Mischung von 0,5 Volumteilen konzentrierter Ammoniak-Lösung R, 100 Volumteilen Ethanol 96 % R und 100 Volumteilen Methanol R zu 100 ml verdünnt. 4,0 ml dieser Lösung werden mit einer Mischung von 0,5 Volumteilen konzentrierter Ammoniak-Lösung R, 100 Volumteilen Ethanol 96 % R und 100 Volumteilen Methanol R zu 10,0 ml verdünnt.

Platte: DC-Platte mit Kieselgel F_{254} R

Fließmittel: konzentrierte Ammoniak-Lösung R, Methanol R, Ethylacetat R, Dichlormethan R (2:40:50:90 V/V/V/V)

Auftragen: 20 µl

Laufstrecke: 3/4 der Platte

Trocknen: an der Luft

Detektion: im ultravioletten Licht bei 254 nm

Reihenfolge der Elution: Ondansetron, Verunreinigung B, Verunreinigung A

Eignungsprüfung: Das Chromatogramm der Referenzlösung a zeigt deutlich voneinander getrennt 3 Flecke.

Grenzwerte
– Verunreinigung B: Ein der Verunreinigung B entsprechender Fleck im Chromatogramm der Untersuchungslösung darf nicht größer oder intensiver sein als der Hauptfleck im Chromatogramm der Referenzlösung b (0,4 Prozent).

Verwandte Substanzen: Flüssigchromatographie (2.2.29)

Untersuchungslösung a: 50,0 mg Substanz werden in der mobilen Phase zu 100,0 ml gelöst.

Untersuchungslösung b: 90,0 mg Substanz werden in der mobilen Phase zu 100,0 ml gelöst. 10,0 ml Lösung werden mit der mobilen Phase zu 100,0 ml verdünnt.

Referenzlösung a: 2,0 ml Untersuchungslösung a werden mit der mobilen Phase zu 100,0 ml verdünnt. 10,0 ml dieser Lösung werden mit der mobilen Phase zu 100,0 ml verdünnt.

Referenzlösung b: 10,0 mg Imidazol R und 10,0 mg 2-Methylimidazol R werden in der mobilen Phase zu 100,0 ml gelöst. 1,0 ml Lösung wird mit der mobilen Phase zu 100,0 ml verdünnt.

Referenzlösung c: 5,0 mg Ondansetron zur HPLC-Eignungsprüfung CRS werden in der mobilen Phase zu 10,0 ml gelöst.

Referenzlösung d: 5,0 mg Ondansetron-Verunreinigung D CRS werden in der mobilen Phase zu 100,0 ml gelöst. 1,0 ml Lösung wird mit der mobilen Phase zu 100,0 ml verdünnt.

Referenzlösung e: 90,0 mg Ondansetronhydrochlorid-Dihydrat CRS werden in der mobilen Phase zu 100,0 ml gelöst. 10,0 ml Lösung werden mit der mobilen Phase zu 100,0 ml verdünnt.

Säule
- Größe: $l = 0{,}25$ m, $\varnothing = 4{,}6$ mm
- Stationäre Phase: cyanopropylsilyliertes Kieselgel zur Chromatographie R (5 µm), sphärisch, mit einer spezifischen Oberfläche von 220 m² · g⁻¹ und einer Porengröße von 8 nm

Mobile Phase: 20 Volumteile Acetonitril R werden mit 80 Volumteilen einer Lösung von Natriumdihydrogenphosphat-Monohydrat R (2,8 g · l⁻¹), die zuvor mit einer Lösung von Natriumhydroxid R (40 g · l⁻¹) auf einen pH-Wert von 5,4 eingestellt wurde, gemischt.

Durchflussrate: 1,5 ml · min⁻¹

Detektion: Spektrometer bei 216 nm

Einspritzen: 20 µl; Untersuchungslösung a, Referenzlösungen a, b und c

Chromatographiedauer: 1,5fache Retentionszeit von Ondansetron

Relative Retention (bezogen auf Ondansetron, t_R etwa 18 min)
- Verunreinigung E: etwa 0,1
- Verunreinigung F: etwa 0,2
- Verunreinigung C: etwa 0,4
- Verunreinigung D: etwa 0,5
- Verunreinigung H: etwa 0,7
- Verunreinigung A: etwa 0,8
- Verunreinigung G: etwa 0,9

Eignungsprüfung
- Auflösung: mindestens 1,3 zwischen den Peaks von Verunreinigung E (erster Peak) und Verunreinigung F (zweiter Peak) im Chromatogramm der Referenzlösung b und mindestens 2,5 zwischen den Peaks von Verunreinigung C (erster Peak) und Verunreinigung D (zweiter Peak) im Chromatogramm der Referenzlösung c

Grenzwerte
- Korrekturfaktor: Für die Berechnung des Gehalts wird die Peakfläche der Verunreinigung C mit dem Faktor 0,6 multipliziert.
- Verunreinigung C: nicht größer als die Fläche des Hauptpeaks im Chromatogramm der Referenzlösung a (0,2 Prozent)
- Verunreinigung D: nicht größer als die Fläche des Hauptpeaks im Chromatogramm der Referenzlösung d (0,1 Prozent)
- Verunreinigung E: nicht größer als die Fläche des entsprechenden Peaks im Chromatogramm der Referenzlösung b (0,2 Prozent)
- Verunreinigung F: nicht größer als die Fläche des entsprechenden Peaks im Chromatogramm der Referenzlösung b (0,2 Prozent)
- Jede weitere Verunreinigung: nicht größer als die Fläche des Hauptpeaks im Chromatogramm der Referenzlösung a (0,2 Prozent)
- Summe aller Verunreinigungen: nicht größer als das 2fache der Fläche des Hauptpeaks im Chromatogramm der Referenzlösung a (0,4 Prozent)
- Ohne Berücksichtigung bleiben: Peaks, deren Fläche kleiner ist als das 0,2fache der Fläche des Hauptpeaks im Chromatogramm der Referenzlösung a (0,04 Prozent)

Wasser (2.5.12): 9,0 bis 10,5 Prozent, mit 0,200 g Substanz bestimmt

Sulfatasche (2.4.14): höchstens 0,1 Prozent, mit 1,0 g Substanz bestimmt

Gehaltsbestimmung

Flüssigchromatographie (2.2.29) wie bei der Prüfung „Verwandte Substanzen" beschrieben, mit folgender Änderung:

Einspritzen: Untersuchungslösung b, Referenzlösung e

Der Prozentgehalt an $C_{18}H_{20}ClN_3O$ wird berechnet.

Lagerung

Vor Licht geschützt

Verunreinigungen

A. (3RS)-3-[(Dimethylamino)methyl]-9-methyl-1,2,3,9-tetrahydro-4H-carbazol-4-on

B. 6,6'-Methylenbis[(3RS)-9-methyl-3-[(2-methyl-1H-imidazol-1-yl)methyl]-1,2,3,9-tetrahydro-4H-carbazol-4-on]

C. R1 = R2 = H:
9-Methyl-1,2,3,9-tetrahydro-4H-carbazol-4-on

D. R1 + R2 = CH₂:
9-Methyl-3-methylen-1,2,3,9-tetrahydro-4H-carbazol-4-on

E. R = H:
1H-Imidazol

F. R = CH₃:
2-Methyl-1H-imidazol

G. R1 = CH₃, R2 = H:
 (3RS)-3-[(1H-Imidazol-1-yl)methyl]-9-methyl-
 1,2,3,9-tetrahydro-4H-carbazol-4-on
 (C-Demethylondansetron)

H. R1 = H, R2 = CH₃:
 (3RS)-3-[(2-Methyl-1H-imidazol-1-yl)methyl]-
 1,2,3,9-tetrahydro-4H-carbazol-4-on
 (N-Demethylondansetron)

4.03/1840

Eingestelltes Opiumpulver

Opii pulvis normatus

Definition

Das pulverisierte (180) und bei einer Temperatur von höchstens 70 °C getrocknete Rohopium

Gehalt
- Morphin ($C_{17}H_{19}NO_3$; M_r 285,3): 9,8 bis 10,2 Prozent (4 h lang bei 100 bis 105 °C getrocknete Droge)
- Codein ($C_{18}H_{21}NO_3$; M_r 299,4): mindestens 1,0 Prozent (4 h lang bei 100 bis 105 °C getrocknete Droge)

Falls erforderlich wird der Gehalt durch Zusatz eines geeigneten Hilfsstoffs oder von pulverisiertem Rohopium eingestellt.

Eigenschaften

Aussehen: gelblich braunes oder dunkelbraunes Pulver

Prüfung auf Identität

A. Die Prüfung erfolgt unter dem Mikroskop, wobei eine Lösung von Kaliumhydroxid R (20 g · l⁻¹) verwendet wird. Das Pulver zeigt Körnchen von Milchsaft, in unregelmäßigen Stücken zusammengeballt, und hellbraune, längliche Fäden. Einige Bruchstücke von Gefäßen und etwas längliche, lichtbrechende Kristalle sind ebenso sichtbar wie eine kleinere Anzahl runder Pollenkörner und Bruchstücke länglicher Fasern. Haare verschiedener Länge mit zugespitzten Enden und Bruchstücke des Epikarps, bestehend aus polygonalen Zellen mit dicken Wänden, die ein sternförmiges Lumen umgeben, können vorhanden sein. Erfolgt die Prüfung unter dem Mikroskop unter Verwendung von Glycerol 85 % R, können Teilchen von Hilfsstoffen sowie wenige Stärkekörner, die von der Behandlung des Milchsafts stammen, zu sehen sein.

B. Dünnschichtchromatographie (2.2.27)

Untersuchungslösung: 0,10 g Droge werden mit 5 ml Ethanol 70 % R verrieben. Die Verreibung wird mit 3 ml Ethanol 70 % R in einen 25-ml-Erlenmeyerkolben überführt und im Wasserbad von 50 bis 60 °C unter Rühren 30 min lang erhitzt. Nach dem Abkühlen wird die Mischung filtriert, das Filter mit Ethanol 70 % R gewaschen und das Filtrat mit Ethanol 70 % R zu 10 ml verdünnt.

Referenzlösung: 2,0 mg Papaverinhydrochlorid R, 12,0 mg Codeinphosphat R, 12,0 mg Noscapinhydrochlorid R und 25,0 mg Morphinhydrochlorid R werden in Ethanol 70 % R zu 25,0 ml gelöst.

Platte: DC-Platte mit Kieselgel G R

Fließmittel: konzentrierte Ammoniak-Lösung R, Ethanol 96 % R, Aceton R, Toluol R (2:6:40:40 V/V/V/V)

Auftragen: 20 µl; bandförmig 20 mm × 3 mm

Laufstrecke: 15 cm

Trocknen: 15 min lang bei 100 bis 105 °C

Detektion: Nach dem Erkalten wird die Platte zuerst mit Dragendorffs Reagenz R 2 und anschließend mit einer Lösung von Schwefelsäure R (4 g · l⁻¹) besprüht. Die Auswertung erfolgt im Tageslicht.

Ergebnis: Die Zonenfolge in den Chromatogrammen von Referenzlösung und Untersuchungslösung ist aus den nachstehenden Angaben ersichtlich. Im Chromatogramm der Untersuchungslösung kann ferner zwischen der Codeinzone und der Papaverinzone eine dunkelrote Zone (Thebain) vorhanden sein.

Oberer Plattenrand	
Noscapin: eine orangerote oder rote Zone	eine orangerote oder rote Zone (Noscapin)
Papaverin: eine orangerote oder rote Zone	eine orangerote oder rote Zone (Papaverin)
Codein: eine orangerote oder rote Zone	eine orangerote oder rote Zone (Codein)
Morphin: eine orangerote oder rote Zone	eine orangerote oder rote Zone (Morphin)
Referenzlösung	**Untersuchungslösung**

C. 1,0 g Droge wird mit 5 ml Wasser R versetzt. Die Mischung wird 5 min lang geschüttelt und anschließend filtriert. Das Filtrat wird mit 0,25 ml Eisen(III)-chlorid-Lösung R 2 versetzt. Eine rote Färbung entsteht, die nach Zusatz von 0,5 ml verdünnter Salzsäure R bestehen bleibt.

Prüfung auf Reinheit

Thebain: Flüssigchromatographie (2.2.29)

Untersuchungslösung: 1,00 g Droge wird in 50 ml Ethanol 50 % R suspendiert. Nach 1 h langem Durchmischen mit Hilfe von Ultraschall wird die Suspension erkalten gelassen und mit Ethanol 50 % R zu 100,0 ml verdünnt. Nach dem Absetzenlassen werden 10,0 ml der überstehenden Flüssigkeit mit 5 ml Ammoniumchlorid-Pufferlösung pH 9,5 R versetzt, mit Wasser R zu 25,0 ml verdünnt und gemischt. 20,0 ml Lösung werden auf eine Chromatographiesäule von etwa 0,15 m Länge und 30 mm innerem Durchmesser gebracht, die mit 15 g Kieselgur-Filtrierhilfsmittel R gefüllt ist. Nach 15 min langem Stehenlassen wird 2-mal mit je 40 ml einer Mischung von 15 Volumteilen 2-Propanol R und 85 Volumteilen Dichlormethan R eluiert. Das Eluat wird im Vakuum bei 40 °C zur Trockne eingedampft. Der Rückstand wird mit Hilfe der mobilen Phase in einen Messkolben überführt und mit der mobilen Phase zu 25,0 ml verdünnt.

Referenzlösung: 25,0 mg Thebain R werden in der mobilen Phase zu 25,0 ml gelöst. 10,0 ml Lösung werden mit der mobilen Phase zu 100,0 ml verdünnt.

Vorsäule
- Größe: $l = 40$ mm, $\varnothing = 4,6$ mm
- Stationäre Phase: octylsilyliertes Kieselgel zur Chromatographie R (5 µm)

Säule
- Größe: $l = 0,25$ m, $\varnothing = 4,6$ mm
- Stationäre Phase: octylsilyliertes Kieselgel zur Chromatographie R (5 µm)

Mobile Phase: 1,0 g Natriumheptansulfonat-Monohydrat R wird in 420 ml Wasser R gelöst. Die Lösung wird mit einer Lösung von Phosphorsäure (4,9 g · l^{-1} H$_3$PO$_4$) auf einen pH-Wert von 3,2 eingestellt (etwa 5 ml). Die Mischung wird mit 180 ml Acetonitril R versetzt.

Durchflussrate: 1,5 ml · min^{-1}

Detektion: Spektrometer bei 280 nm

Einspritzen: ein geeignetes Volumen, mit Probenschleife

Eignungsprüfung: Referenzlösung
- Massenverteilungsverhältnis: mindestens 3,0 für den Thebain-Peak

Der Prozentgehalt an Alkaloid wird nach folgender Formel berechnet:

$$\frac{m_1 \cdot A_2 \cdot 125}{m_2 \cdot A_1} \cdot \frac{100}{100 - h}$$

m_1 = Einwaage des Alkaloids in der Referenzlösung in Gramm
m_2 = Einwaage der Droge in der Untersuchungslösung in Gramm
A_1 = Peakfläche des entsprechenden Alkaloids im Chromatogramm der Referenzlösung
A_2 = Peakfläche des entsprechenden Alkaloids im Chromatogramm der Untersuchungslösung
h = Trocknungsverlust der Droge in Prozent

Grenzwerte
- Thebain: höchstens 3,0 Prozent (getrocknete Droge)

Trocknungsverlust (2.2.32): höchstens 8,0 Prozent, mit 1,000 g Droge durch 4 h langes Trocknen im Trockenschrank bei 100 bis 105 °C bestimmt

Asche (2.4.16): höchstens 6,0 Prozent

Gehaltsbestimmung

Die Bestimmung erfolgt mit Hilfe der Flüssigchromatographie (2.2.29) wie bei der Prüfung „Thebain" beschrieben, mit folgenden Änderungen:

Referenzlösung: 0,100 g Morphinhydrochlorid R und 25,0 mg Codein R werden in der mobilen Phase zu 25,0 ml gelöst. 10,0 ml Lösung werden mit der mobilen Phase zu 100,0 ml verdünnt.

Eignungsprüfung: Referenzlösung
- Auflösung: mindestens 2,5 zwischen den Peaks von Morphin und Codein; falls erforderlich wird das Volumen von Acetonitril in der mobilen Phase geändert
- Wiederholpräzision: Die relative Standardabweichung der Peakfläche des Morphins, bestimmt an 6 Einspritzungen, darf höchstens 1,0 Prozent betragen.

Die Prozentgehalte an Morphin und Codein werden nach der bei der Prüfung „Thebain" angegebenen Formel berechnet. Bei der Berechnung ist zu beachten, dass 1 mg Morphinhydrochlorid R 0,759 mg Morphin und 1 mg Codein R 0,943 mg Codein entspricht.

Beschriftung

Die Beschriftung gibt den Namen jedes zugesetzten Hilfsstoffs an.

P

Dickflüssiges Paraffin 4001
Dünnflüssiges Paraffin 4002
Pilocarpinhydrochlorid 4003
Pilocarpinnitrat 4004
Piperacillin 4006
Pivampicillin 4008
Pivmecillinamhydrochlorid 4010

Plasma vom Menschen (Humanplasma)
  zur Fraktionierung 4012
Poloxamere 4014
Polysorbat 80 4016
Pravastatin-Natrium 4018
Praziquantel 4019
Pyridoxinhydrochlorid 4021

4.03/0239
Dickflüssiges Paraffin
Paraffinum liquidum

Definition

Dickflüssiges Paraffin ist ein gereinigtes Gemisch flüssiger, gesättigter Kohlenwasserstoffe aus Erdöl.

Eigenschaften

Farblose, klare, ölige, im Tageslicht nicht fluoreszierende Flüssigkeit; praktisch unlöslich in Wasser, schwer löslich in Ethanol, mischbar mit Kohlenwasserstoffen

Prüfung auf Identität

1: A, C
2: B, C

A. Die Prüfung erfolgt mit Hilfe der IR-Spektroskopie (2.2.24) durch Vergleich des Spektrums der Substanz mit dem Dickflüssiges-Paraffin-Referenzspektrum der Ph. Eur.

B. In einem Reagenzglas wird 1 ml Substanz mit 1 ml Natriumhydroxid-Lösung (0,1 mol · l^{-1}) unter andauerndem Schütteln etwa 30 s lang vorsichtig zum Sieden erhitzt. Beim Abkühlen auf Raumtemperatur entstehen 2 Phasen. Wird die wässrige Phase mit 0,1 ml Phenolphthalein-Lösung R versetzt, entsteht eine Rotfärbung.

C. Die Substanz entspricht der Prüfung „Viskosität" (siehe „Prüfung auf Reinheit").

Prüfung auf Reinheit

Sauer oder alkalisch reagierende Substanzen: 10 ml Substanz werden mit 20 ml siedendem Wasser R versetzt und 1 min lang kräftig geschüttelt. Die wässrige Phase wird abgetrennt und filtriert. 10 ml Filtrat werden mit 0,1 ml Phenolphthalein-Lösung R versetzt. Die Lösung muss farblos sein. Bis zum Umschlag nach Rosa dürfen höchstens 0,1 ml Natriumhydroxid-Lösung (0,1 mol·l^{-1}) verbraucht werden.

Relative Dichte (2.2.5): 0,827 bis 0,890

Viskosität (2.2.9): 110 bis 230 mPa · s

Aromatische, polycyclische Kohlenwasserstoffe: *Reagenzien zur Spektroskopie sind zu verwenden.*

25,0 ml Substanz und 25 ml Hexan R (Hexan R wird vor der Verwendung durch 2-maliges Ausschütteln mit einem Fünftel seines Volumens an Dimethylsulfoxid R gewaschen) werden in einen 125-ml-Scheidetrichter, dessen Schliffteile (Stopfen, Hahn) nicht eingefettet sind, gegeben. Die Mischung wird mit 5,0 ml Dimethylsulfoxid R versetzt, 1 min lang kräftig geschüttelt und bis zur Bildung von 2 klaren Phasen stehen gelassen. Die untere Phase wird in einen zweiten Scheidetrichter überführt. Nach Zusatz von 2 ml Hexan R und kräftigem Schütteln wird bis zur Bildung von 2 klaren Phasen stehen gelassen. Die Absorption (2.2.25) der unteren Phase wird zwischen 260 und 420 nm gemessen, wobei die klare untere Phase, die durch kräftiges, 1 min langes Ausschütteln von 5,0 ml Dimethylsulfoxid R mit 25 ml Hexan R erhalten wurde, als Kompensationsflüssigkeit verwendet wird. Als Referenzlösung dient eine Lösung von Naphthalin R (7,0 mg · l^{-1}) in Trimethylpentan R. Die Absorption dieser Lösung wird im Maximum bei 275 nm gegen Trimethylpentan R als Kompensationsflüssigkeit gemessen. Bei keiner Wellenlänge zwischen 260 und 420 nm darf die Absorption der Untersuchungslösung größer als ein Drittel der Absorption der Referenzlösung bei 275 nm sein.

Verhalten gegen Schwefelsäure: Ein Reagenzglas von etwa 125 mm Länge und etwa 18 mm innerem Durchmesser mit 2 Graduierungsmarken bei 5 und 10 ml und Schliffstopfen wird mit Chromschwefelsäure R gewaschen, mit Wasser R ausgespült und getrocknet. In dieses Reagenzglas werden 5 ml Substanz, dann 5 ml nitratfreie Schwefelsäure R (mit 95,0 bis 95,5 Prozent (*m/m*) H_2SO_4) gebracht. Das Reagenzglas wird verschlossen und in der Längsachse so kräftig wie möglich 5 s lang geschüttelt. Das geöffnete Reagenzglas wird sofort in ein Wasserbad gestellt, ohne dass das Reagenzglas Boden und Wände des Wasserbads berührt. 10 min lang wird erhitzt, wobei nach 2, 4, 6 und 8 min das Reagenzglas aus dem Wasserbad herausgenommen und in der Längsachse 5 s lang so kräftig wie möglich geschüttelt wird. Nach dem 10 min langen Erhitzen wird das Reagenzglas aus dem Wasserbad herausgenommen, 10 min lang stehen gelassen und 5 min lang bei 2000 *g* zentrifugiert. 4 ml der oberen Phase werden in ein sauberes Reagenzglas überführt. Die Lösung darf nicht stärker gefärbt sein (2.2.2, Methode I) als 4 ml einer Mischung von 0,6 ml Farbreferenzlösung B und 9,4 ml einer Lösung von Salzsäure R (10 g · l^{-1}). Die untere Phase darf nicht stärker gefärbt sein (2.2.2, Methode I) als eine Mischung von 0,5 ml Stammlösung Blau, 1,5 ml Stammlösung Rot, 3,0 ml Stammlösung Gelb und 2 ml einer Lösung von Salzsäure R (10 g · l^{-1}).

Feste Paraffine: Eine geeignete Menge Substanz wird 2 h lang bei 100 °C getrocknet und im Exsikkator über Schwefelsäure R erkalten gelassen. Die Substanz wird in ein Reagenzglas von etwa 25 mm innerem Durchmesser gebracht. Dieses wird verschlossen und in eine Eis-Wasser-Mischung getaucht. Nach 4 h muss die Substanz noch so durchsichtig sein, dass ein auf weißes Papier aufgetragener, 0,5 mm breiter, schwarzer, vertikal verlaufender Strich in der horizontalen Durchsicht deutlich erkennbar ist.

Lagerung

Vor Licht geschützt

4.03/0240
Dünnflüssiges Paraffin
Paraffinum perliquidum

Definition

Dünnflüssiges Paraffin ist ein gereinigtes Gemisch flüssiger, gesättigter Kohlenwasserstoffe.

Eigenschaften

Farblose, klare, ölige, im Tageslicht nicht fluoreszierende Flüssigkeit; praktisch unlöslich in Wasser, schwer löslich in Ethanol, mischbar mit Kohlenwasserstoffen

Prüfung auf Identität

1: A, C
2: B, C

A. Die Prüfung erfolgt mit Hilfe der IR-Spektroskopie (2.2.24) durch Vergleich des Spektrums der Substanz mit dem Dünnflüssiges-Paraffin-Referenzspektrum der Ph. Eur.

B. In einem Reagenzglas wird 1 ml Substanz mit 1 ml Natriumhydroxid-Lösung (0,1 mol · l^{-1}) unter andauerndem Schütteln etwa 30 s lang vorsichtig zum Sieden erhitzt. Beim Abkühlen auf Raumtemperatur entstehen 2 Phasen. Wird die wässrige Phase mit 0,1 ml Phenolphthalein-Lösung R versetzt, entsteht eine Rotfärbung.

C. Die Substanz entspricht der Prüfung „Viskosität" (siehe „Prüfung auf Reinheit").

Prüfung auf Reinheit

Sauer oder alkalisch reagierende Substanzen: 10 ml Substanz werden mit 20 ml siedendem Wasser R versetzt und 1 min lang kräftig geschüttelt. Die wässrige Phase wird abgetrennt und filtriert. 10 ml Filtrat werden mit 0,1 ml Phenolphthalein-Lösung R versetzt. Die Lösung muss farblos sein. Bis zum Umschlag nach Rosa dürfen höchstens 0,1 ml Natriumhydroxid-Lösung (0,1 mol·l^{-1}) verbraucht werden.

Relative Dichte (2.2.5): 0,810 bis 0,875

Viskosität (2.2.9): 25 bis 80 mPa · s

Aromatische, polycyclische Kohlenwasserstoffe: *Reagenzien zur Spektroskopie sind zu verwenden.*

25,0 ml Substanz und 25 ml Hexan R (Hexan R wird vor der Verwendung durch 2-maliges Ausschütteln mit einem Fünftel seines Volumens an Dimethylsulfoxid R gewaschen) werden in einen 125-ml-Scheidetrichter, dessen Schliffteile (Stopfen, Hahn) nicht eingefettet sind, gegeben. Die Mischung wird mit 5,0 ml Dimethylsulfoxid R versetzt, 1 min lang kräftig geschüttelt und bis zur Bildung von 2 klaren Phasen stehen gelassen. Die untere Phase wird in einen zweiten Scheidetrichter überführt. Nach Zusatz von 2 ml Hexan R und kräftigem Schütteln wird bis zur Bildung von 2 klaren Phasen stehen gelassen. Die Absorption (2.2.25) der unteren Phase wird zwischen 260 und 420 nm gemessen, wobei die klare untere Phase, die durch kräftiges, 1 min langes Ausschütteln von 5,0 ml Dimethylsulfoxid R mit 25 ml Hexan R erhalten wurde, als Kompensationsflüssigkeit verwendet wird. Als Referenzlösung dient eine Lösung von Naphthalin R (7,0 mg · l^{-1}) in Trimethylpentan R. Die Absorption dieser Lösung wird im Maximum bei 275 nm gegen Trimethylpentan R als Kompensationsflüssigkeit gemessen. Bei keiner Wellenlänge zwischen 260 und 420 nm darf die Absorption der Untersuchungslösung größer als ein Drittel der Absorption der Referenzlösung bei 275 nm sein.

Verhalten gegen Schwefelsäure: Ein Reagenzglas von etwa 125 mm Länge und etwa 18 mm innerem Durchmesser mit 2 Graduierungsmarken bei 5 und 10 ml und Schliffstopfen wird mit Chromschwefelsäure R gewaschen, mit Wasser R ausgespült und getrocknet. In dieses Reagenzglas werden 5 ml Substanz, dann 5 ml nitratfreie Schwefelsäure R (mit 95,0 bis 95,5 Prozent (*m/m*) H_2SO_4) gebracht. Das Reagenzglas wird verschlossen und in der Längsachse so kräftig wie möglich 5 s lang geschüttelt. Das geöffnete Reagenzglas wird sofort in ein Wasserbad gestellt, ohne dass das Reagenzglas Boden und Wände des Wasserbads berührt. 10 min lang wird erhitzt, wobei nach 2, 4, 6 und 8 min das Reagenzglas aus dem Wasserbad herausgenommen und in der Längsachse 5 s lang so kräftig wie möglich geschüttelt wird. Nach dem 10 min langen Erhitzen wird das Reagenzglas aus dem Wasserbad herausgenommen, 10 min lang stehen gelassen und 5 min lang bei 2000 *g* zentrifugiert. 4 ml der oberen Phase werden in ein sauberes Reagenzglas überführt. Die Lösung darf nicht stärker gefärbt sein (2.2.2, Methode I) als 4 ml einer Mischung von 0,6 ml Farbreferenzlösung B und 9,4 ml einer Lösung von Salzsäure R (10 g · l^{-1}). Die untere Phase darf nicht stärker gefärbt sein (2.2.2, Methode I) als eine Mischung von 0,5 ml Stammlösung Blau, 1,5 ml Stammlösung Rot, 3,0 ml Stammlösung Gelb und 2 ml einer Lösung von Salzsäure R (10 g · l^{-1}).

Feste Paraffine: Eine geeignete Menge Substanz wird 2 h lang bei 100 °C getrocknet und im Exsikkator über Schwefelsäure R erkalten gelassen. Die Substanz wird in ein Reagenzglas von etwa 25 mm innerem Durchmesser gebracht. Dieses wird verschlossen und in eine Eis-Wasser-Mischung getaucht. Nach 4 h muss die Substanz noch so durchsichtig sein, dass ein auf weißes Papier aufgetragener, 0,5 mm breiter, schwarzer, vertikal verlaufender Strich in der horizontalen Durchsicht deutlich erkennbar ist.

Lagerung

Vor Licht geschützt

4.03/0633
Pilocarpinhydrochlorid
Pilocarpini hydrochloridum

$C_{11}H_{17}ClN_2O_2$ M_r 244,7

Definition

Pilocarpinhydrochlorid enthält mindestens 99,0 und höchstens 101,0 Prozent (3S,4R)-3-Ethyl-4-[(1-methyl-1H-imidazol-5-yl)methyl]dihydrofuran-2(3H)-on-hydrochlorid, berechnet auf die getrocknete Substanz.

Eigenschaften

Weißes bis fast weißes, kristallines Pulver oder farblose Kristalle, hygroskopisch; sehr leicht löslich in Wasser und Ethanol

Die Substanz schmilzt bei etwa 203 °C.

Prüfung auf Identität

1: A, B, E
2: A, C, D, E

A. Die Substanz entspricht der Prüfung „Spezifische Drehung" (siehe „Prüfung auf Reinheit").

B. Die Prüfung erfolgt mit Hilfe der IR-Spektroskopie (2.2.24) durch Vergleich des Spektrums der Substanz mit dem von Pilocarpinhydrochlorid CRS. Falls die Prüfung mit Hilfe von Presslingen erfolgt, wird Kaliumchlorid R verwendet.

C. Die Prüfung erfolgt mit Hilfe der Dünnschichtchromatographie (2.2.27) unter Verwendung einer DC-Platte mit Kieselgel G R.

Untersuchungslösung: 10 mg Substanz werden in Methanol R zu 2 ml gelöst.

Referenzlösung: 10 mg Pilocarpinhydrochlorid CRS werden in Methanol R zu 2 ml gelöst.

Auf die Platte werden 2 µl jeder Lösung aufgetragen. Die Chromatographie erfolgt mit einer Mischung von 1 Volumteil konzentrierter Ammoniak-Lösung R, 14 Volumteilen Methanol R und 85 Volumteilen Dichlormethan R über eine Laufstrecke von 15 cm. Die Platte wird 10 min lang bei 100 bis 105 °C getrocknet und nach dem Erkalten mit verdünntem Dragendorffs Reagenz R besprüht. Der Hauptfleck im Chromatogramm der Untersuchungslösung entspricht in Bezug auf Lage, Farbe und Größe dem Hauptfleck im Chromatogramm der Referenzlösung.

D. 0,2 ml Prüflösung (siehe „Prüfung auf Reinheit") werden mit Wasser R zu 2 ml verdünnt. Nach Zusatz von 0,05 ml einer Lösung von Kaliumdichromat R (50 g · l⁻¹), 1 ml Wasserstoffperoxid-Lösung 3 % R und 2 ml Dichlormethan R wird die Mischung geschüttelt. Die organische Phase färbt sich violett.

E. Die Substanz gibt die Identitätsreaktion a auf Chlorid (2.3.1).

Prüfung auf Reinheit

Prüflösung: 2,50 g Substanz werden in kohlendioxidfreiem Wasser R zu 50,0 ml gelöst.

Aussehen der Lösung: Die Prüflösung muss klar (2.2.1) und darf nicht stärker gefärbt sein als die Farbvergleichslösung G_7 (2.2.2, Methode II).

pH-Wert (2.2.3): Der pH-Wert der Prüflösung muss zwischen 3,5 und 4,5 liegen.

Spezifische Drehung (2.2.7): +89 bis +93, an der Prüflösung bestimmt und auf die getrocknete Substanz berechnet

Verwandte Substanzen: Die Prüfung erfolgt mit Hilfe der Flüssigchromatographie (2.2.29).

Untersuchungslösung: 0,100 g Substanz werden in Wasser R zu 100,0 ml gelöst.

Referenzlösung a: 5,0 ml Untersuchungslösung werden mit Wasser R zu 100,0 ml verdünnt. 2,0 ml dieser Lösung werden mit Wasser R zu 20,0 ml verdünnt.

Referenzlösung b: 5,0 mg Pilocarpinnitrat zur Eignungsprüfung CRS werden in Wasser R zu 50,0 ml gelöst.

Referenzlösung c: 5 ml Untersuchungslösung werden mit 0,1 ml Ammoniak-Lösung R versetzt und 30 min lang im Wasserbad erhitzt. Nach dem Abkühlen wird die Lösung mit Wasser R zu 25 ml verdünnt. 3 ml dieser Lösung werden mit Wasser R zu 25 ml verdünnt. Hauptsächlich Pilocarpinsäure hat sich gebildet.

Die Chromatographie kann durchgeführt werden mit
– einer Säule aus rostfreiem Stahl von 0,15 m Länge und 4,6 mm innerem Durchmesser, gepackt mit octadecylsilyliertem Kieselgel zur Chromatographie R 1 (5 µm) mit einer Porengröße von 10 nm und 19 Prozent Kohlenstoffgehalt
– einer Mischung von 55 Volumteilen Methanol R, 60 Volumteilen Acetonitril R und 885 Volumteilen einer Lösung von Tetrabutylammoniumdihydrogenphosphat R (0,679 g · l⁻¹), die zuvor mit verdünnter Ammoniak-Lösung R 2 auf einen pH-Wert von 7,7

eingestellt wurde, als mobile Phase bei einer Durchflussrate von 1,2 ml je Minute
– einem Spektrometer als Detektor bei einer Wellenlänge von 220 nm.

20 µl jeder Lösung werden eingespritzt. Die Chromatographie erfolgt über eine Dauer, die der 2fachen Retentionszeit des Hauptpeaks entspricht (etwa 40 min). Werden die Chromatogramme unter den vorgeschriebenen Bedingungen aufgezeichnet, werden die Substanzen in folgender Reihenfolge eluiert: Pilocarpinsäure, Isopilocarpinsäure, Isopilocarpin, Pilocarpin. Die Prüfung darf nur ausgewertet werden, wenn im Chromatogramm der Referenzlösung b die Auflösung zwischen den Peaks von Isopilocarpin und Pilocarpin mindestens 1,6 beträgt.

Im Chromatogramm der Untersuchungslösung darf die Fläche eines Isopilocarpin-Peaks nicht größer sein als das 2fache der Fläche des Hauptpeaks im Chromatogramm der Referenzlösung a (1 Prozent); die Summe der Flächen des Isopilocarpin-Peaks und des Pilocarpinsäure-Peaks darf nicht größer sein als das 3fache der Fläche des Hauptpeaks im Chromatogramm der Referenzlösung a (1,5 Prozent). Im Chromatogramm der Untersuchungslösung darf die Summe aller Peakflächen, mit Ausnahme der des Hauptpeaks, der des Isopilocarpins und der der Pilocarpinsäure, nicht größer sein als die Fläche des Hauptpeaks im Chromatogramm der Referenzlösung a (0,5 Prozent). Peaks, deren Fläche kleiner ist als das 0,4fache der Fläche des Hauptpeaks im Chromatogramm der Referenzlösung a, werden nicht berücksichtigt.

Eisen (2.4.9): 10 ml Prüflösung müssen der Grenzprüfung auf Eisen entsprechen (10 ppm). Zur Herstellung der Referenzlösung wird eine Mischung von 5 ml Eisen-Lösung (1 ppm Fe) R und 5 ml Wasser R verwendet.

Trocknungsverlust (2.2.32): höchstens 0,5 Prozent, mit 1,000 g Substanz durch Trocknen im Trockenschrank bei 100 bis 105 °C bestimmt

Sulfatasche (2.4.14): höchstens 0,1 Prozent, mit 1,0 g Substanz bestimmt

Gehaltsbestimmung

0,200 g Substanz, in 50 ml Ethanol 96 % R gelöst, werden nach Zusatz von 5 ml Salzsäure (0,01 mol · l⁻¹) mit Natriumhydroxid-Lösung (0,1 mol · l⁻¹) titriert. Der Endpunkt wird mit Hilfe der Potentiometrie (2.2.20) bestimmt. Das zwischen den beiden Wendepunkten zugesetzte Volumen wird abgelesen.

1 ml Natriumhydroxid-Lösung (0,1 mol · l⁻¹) entspricht 24,47 mg $C_{11}H_{17}ClN_2O_2$.

Lagerung

Dicht verschlossen, vor Licht geschützt

Verunreinigungen

A. (3R,4R)-3-Ethyl-4-[(1-methyl-1H-imidazol-5-yl)= methyl]dihydrofuran-2(3H)-on (Isopilocarpin)

B. R = C_2H_5, R′ = H:
(2S,3R)-2-Ethyl-3-(hydroxymethyl)-4-(1-methyl-1H-imidazol-5-yl)butansäure
(Pilocarpinsäure)

C. R = H, R′ = C_2H_5:
(2R,3R)-2-Ethyl-3-(hydroxymethyl)-4-(1-methyl-1H-imidazol-5-yl)butansäure
(Isopilocarpinsäure)

4.03/0104

Pilocarpinnitrat
Pilocarpini nitras

$C_{11}H_{17}N_3O_5$ M_r 271,3

Definition

Pilocarpinnitrat enthält mindestens 98,5 und höchstens 101,0 Prozent (3S,4R)-3-Ethyl-4-[(1-methyl-1H-imid= azol-5-yl)methyl]dihydrofuran-2(3H)-on-nitrat, berechnet auf die getrocknete Substanz.

Eigenschaften

Weißes bis fast weißes, kristallines Pulver oder farblose Kristalle, lichtempfindlich; leicht löslich in Wasser, wenig löslich in Ethanol, praktisch unlöslich in Ether

Die Substanz schmilzt bei etwa 174 °C unter Zersetzung.

Prüfung auf Identität

1: A, B, E
2: A, C, D, E

A. Die Substanz entspricht der Prüfung „Spezifische Drehung" (siehe „Prüfung auf Reinheit").

B. Die Prüfung erfolgt mit Hilfe der IR-Spektroskopie (2.2.24) durch Vergleich des Spektrums der Substanz mit dem von Pilocarpinnitrat CRS.

C. Die Prüfung erfolgt mit Hilfe der Dünnschichtchromatographie (2.2.27) unter Verwendung einer DC-Platte mit Kieselgel G R.

Untersuchungslösung: 10 mg Substanz werden in Wasser R zu 10 ml gelöst.

Referenzlösung: 10 mg Pilocarpinnitrat CRS werden in Wasser R zu 10 ml gelöst.

Auf die Platte werden 10 µl jeder Lösung aufgetragen. Die Chromatographie erfolgt mit einer Mischung von 1 Volumteil konzentrierter Ammoniak-Lösung R, 14 Volumteilen Methanol R und 85 Volumteilen Dichlormethan R über eine Laufstrecke von 15 cm. Die Platte wird 10 min lang bei 100 bis 105 °C getrocknet und nach dem Erkalten mit Dragendorffs Reagenz R besprüht. Der Hauptfleck im Chromatogramm der Untersuchungslösung entspricht in Bezug auf Lage, Farbe und Größe dem Hauptfleck im Chromatogramm der Referenzlösung.

D. 0,2 ml Prüflösung (siehe „Prüfung auf Reinheit") werden mit Wasser R zu 2 ml verdünnt. Nach Zusatz von 0,05 ml einer Lösung von Kaliumdichromat R (50 g · l^{-1}), 1 ml Wasserstoffperoxid-Lösung 3 % R und 2 ml Dichlormethan R wird die Mischung geschüttelt. Die organische Phase färbt sich violett.

E. Die Substanz gibt die Identitätsreaktion auf Nitrat (2.3.1).

Prüfung auf Reinheit

Prüflösung: 2,50 g Substanz werden in kohlendioxidfreiem Wasser R zu 50,0 ml gelöst.

Die Prüflösung ist vor Gebrauch frisch herzustellen.

Aussehen der Lösung: Die Prüflösung muss klar (2.2.1) und darf nicht stärker gefärbt sein als die Farbvergleichslösung G_6 (2.2.2, Methode II).

pH-Wert (2.2.3): Der pH-Wert der Prüflösung muss zwischen 3,5 und 4,5 liegen.

Spezifische Drehung (2.2.7): +80 bis +83, an der Prüflösung bestimmt und auf die getrocknete Substanz berechnet

Verwandte Substanzen: Die Prüfung erfolgt mit Hilfe der Flüssigchromatographie (2.2.29).

Untersuchungslösung: 0,100 g Substanz werden in Wasser R zu 100,0 ml gelöst.

Referenzlösung a: 5,0 ml Untersuchungslösung werden mit Wasser R zu 100,0 ml verdünnt. 2,0 ml dieser Lösung werden mit Wasser R zu 20,0 ml verdünnt.

Referenzlösung b: 5,0 mg Pilocarpinnitrat zur Eignungsprüfung CRS werden in Wasser R zu 50,0 ml gelöst.

Referenzlösung c: 5 ml Untersuchungslösung werden mit 0,1 ml Ammoniak-Lösung R versetzt und 30 min lang im Wasserbad erhitzt. Nach dem Abkühlen wird die Lösung mit Wasser R zu 25 ml verdünnt. 3 ml dieser Lösung werden mit Wasser R zu 25 ml verdünnt. Hauptsächlich Pilocarpinsäure hat sich gebildet.

Die Chromatographie kann durchgeführt werden mit
- einer Säule aus rostfreiem Stahl von 0,15 m Länge und 4,6 mm innerem Durchmesser, gepackt mit octadecylsilyliertem Kieselgel zur Chromatographie R 1 (5 µm) mit einer Porengröße von 10 nm und 19 Prozent Kohlenstoffgehalt
- einer Mischung von 55 Volumteilen Methanol R, 60 Volumteilen Acetonitril R und 885 Volumteilen einer Lösung von Tetrabutylammoniumdihydrogenphosphat R (0,679 g · l^{-1}), die zuvor mit verdünnter Ammoniak-Lösung R 2 auf einen pH-Wert von 7,7 eingestellt wurde, als mobile Phase bei einer Durchflussrate von 1,2 ml je Minute
- einem Spektrometer als Detektor bei einer Wellenlänge von 220 nm.

20 µl jeder Lösung werden eingespritzt. Die Chromatographie erfolgt über eine Dauer, die der 2fachen Retentionszeit des Hauptpeaks entspricht (etwa 40 min). Werden die Chromatogramme unter den vorgeschriebenen Bedingungen aufgezeichnet, werden die Substanzen in folgender Reihenfolge eluiert: Pilocarpinsäure, Isopilocarpinsäure, Isopilocarpin, Pilocarpin. Die Prüfung darf nur ausgewertet werden, wenn im Chromatogramm der Referenzlösung b die Auflösung zwischen den Peaks von Isopilocarpin und Pilocarpin mindestens 1,6 beträgt.

Im Chromatogramm der Untersuchungslösung darf die Fläche eines Isopilocarpin-Peaks nicht größer sein als das 2fache der Fläche des Hauptpeaks im Chromatogramm der Referenzlösung a (1 Prozent); die Summe der Flächen des Isopilocarpin-Peaks und des Pilocarpinsäure-Peaks darf nicht größer sein als das 3fache der Fläche des Hauptpeaks im Chromatogramm der Referenzlösung a (1,5 Prozent). Im Chromatogramm der Untersuchungslösung darf die Summe aller Peakflächen, mit Ausnahme der des Hauptpeaks, der des Isopilocarpins und der der Pilocarpinsäure, nicht größer sein als die Fläche des Hauptpeaks im Chromatogramm der Referenzlösung a (0,5 Prozent). Peaks, deren Fläche kleiner ist als das 0,4fache der Fläche des Hauptpeaks im Chromatogramm der Referenzlösung a, und ein Peak des Nitrat-Ions mit einer relativen Retention von etwa 0,3, bezogen auf Pilocarpin, werden nicht berücksichtigt.

Chlorid (2.4.4): 15 ml Prüflösung müssen der Grenzprüfung auf Chlorid entsprechen (70 ppm).

Eisen (2.4.9): 10 ml Prüflösung müssen der Grenzprüfung auf Eisen entsprechen (10 ppm). Zur Herstellung

Pilocarpinnitrat

der Referenzlösung wird eine Mischung von 5 ml Eisen-Lösung (1 ppm Fe) *R* und 5 ml Wasser *R* verwendet.

Trocknungsverlust (2.2.32): höchstens 0,5 Prozent, mit 1,000 g Substanz durch Trocknen im Trockenschrank bei 100 bis 105 °C bestimmt

Sulfatasche (2.4.14): höchstens 0,1 Prozent, mit 1,0 g Substanz bestimmt

Gehaltsbestimmung

0,250 g Substanz, in 30 ml wasserfreier Essigsäure *R* gelöst, werden mit Perchlorsäure (0,1 mol · l^{-1}) titriert. Der Endpunkt wird mit Hilfe der Potentiometrie (2.2.20) bestimmt.

1 ml Perchlorsäure (0,1 mol · l^{-1}) entspricht 27,13 mg $C_{11}H_{17}N_3O_5$.

Lagerung

Vor Licht geschützt

Verunreinigungen

A. (3*R*,4*R*)-3-Ethyl-4-[(1-methyl-1*H*-imidazol-5-yl)=methyl]dihydrofuran-2(3*H*)-on
(Isopilocarpin)

B. R = C_2H_5, R′ = H:
(2*S*,3*R*)-2-Ethyl-3-(hydroxymethyl)-4-(1-methyl-1*H*-imidazol-5-yl)butansäure
(Pilocarpinsäure)

C. R = H, R′ = C_2H_5:
(2*R*,3*R*)-2-Ethyl-3-(hydroxymethyl)-4-(1-methyl-1*H*-imidazol-5-yl)butansäure
(Isopilocarpinsäure)

4.03/1169

Piperacillin
Piperacillinum

$C_{23}H_{27}N_5O_7S \cdot H_2O$ M_r 535,6

Definition

Piperacillin enthält mindestens 96,0 und höchstens 101,0 Prozent (2*S*,5*R*,6*R*)-6-[[(2*R*)-2-[[(4-Ethyl-2,3-dioxopiperazin-1-yl)carbonyl]amino]-2-phenylacetyl]amino]-3,3-dimethyl-7-oxo-4-thia-1-azabicyclo[3.2.0]heptan-2-carbonsäure, berechnet auf die wasserfreie Substanz.

Eigenschaften

Weißes bis fast weißes Pulver; schwer löslich in Wasser, leicht löslich in Methanol, schwer löslich in Ethylacetat

Prüfung auf Identität

Die Prüfung erfolgt mit Hilfe der IR-Spektroskopie (2.2.24) durch Vergleich des Spektrums der Substanz mit dem von Piperacillin *CRS*.

Prüfung auf Reinheit

Prüflösung: 2,50 g Substanz werden in Natriumcarbonat-Lösung *R* zu 25 ml gelöst.

Aussehen der Lösung: Die Prüflösung darf nicht stärker opaleszieren als die Referenzsuspension II (2.2.1). Die Absorption (2.2.25) der Prüflösung, bei 430 nm gemessen, darf höchstens 0,10 betragen.

Spezifische Drehung (2.2.7): 0,250 g Substanz werden in Methanol *R* zu 25,0 ml gelöst. Die spezifische Drehung muss zwischen +165 und +175 liegen, berechnet auf die wasserfreie Substanz.

Verwandte Substanzen: Die Prüfung erfolgt mit Hilfe der Flüssigchromatographie (2.2.29) wie unter „Gehaltsbestimmung" beschrieben.

20 µl Referenzlösung b werden eingespritzt. Die Elution wird unter isokratischen Bedingungen mit der gewählten mobilen Phase durchgeführt.

20 µl Untersuchungslösung b werden eingespritzt. Die Elution wird unter isokratischen Bedingungen begonnen. Unmittelbar nach dem Auftreten des Piperacillin-Peaks wird wie nachfolgend beschrieben auf lineare Gradientenelution übergegangen.

Zeit (min)	Mobile Phase A (% V/V)	Mobile Phase B (% V/V)	Erläuterungen
0–30	88 → 0	12 → 100	linearer Gradient
30–45	0 → 88	100 → 12	Re-Äquilibrierung

Im Chromatogramm der Untersuchungslösung b darf keine Peakfläche, mit Ausnahme der des Hauptpeaks, größer sein als das 2fache der Fläche des Hauptpeaks im Chromatogramm der Referenzlösung b (2 Prozent). Lösungsmittelpeaks werden nicht berücksichtigt.

N,N-Dimethylanilin (2.4.26, Methode A): höchstens 20 ppm

Schwermetalle (2.4.8): 1,0 g Substanz muss der Grenzprüfung C entsprechen (20 ppm). Zur Herstellung der Referenzlösung werden 2 ml Blei-Lösung (10 ppm Pb) R verwendet.

Wasser (2.5.12): 2,0 bis 4,0 Prozent, mit 0,500 g Substanz nach der Karl-Fischer-Methode bestimmt

Gehaltsbestimmung

Die Bestimmung erfolgt mit Hilfe der Flüssigchromatographie (2.2.29).

Lösungsmittelmischung: 25 Volumteile Acetonitril R und 75 Volumteile einer Lösung von Natriumdihydrogenphosphat R (31,2 g · l^{-1}) werden gemischt.

Untersuchungslösung a: 25,0 mg Substanz werden in der Lösungsmittelmischung zu 50,0 ml gelöst.

Untersuchungslösung b: Die Lösung ist unmittelbar vor Gebrauch herzustellen. 40,0 mg Substanz werden in der Lösungsmittelmischung zu 20,0 ml gelöst.

Referenzlösung a: 25,0 mg Piperacillin CRS werden in der Lösungsmittelmischung zu 50,0 ml gelöst.

Referenzlösung b: 1,0 ml Referenzlösung a wird mit der Lösungsmittelmischung zu 25,0 ml verdünnt.

Referenzlösung c: 10,0 mg Piperacillin CRS und 10,0 mg wasserfreies Ampicillin CRS werden in der Lösungsmittelmischung zu 50,0 ml gelöst.

Referenzlösung d: 1,0 ml Referenzlösung a wird mit der Lösungsmittelmischung zu 100,0 ml verdünnt. 1,0 ml dieser Lösung wird mit der Lösungsmittelmischung zu 50,0 ml verdünnt.

Die Chromatographie kann durchgeführt werden mit
– einer Säule von 0,25 m Länge und 4,6 mm innerem Durchmesser, gepackt mit octadecylsilyliertem Kieselgel zur Chromatographie R (5 µm)
– einer Mischung von 88 Volumteilen mobiler Phase A und 12 Volumteilen mobiler Phase B bei einer Durchflussrate von 1,0 ml je Minute:
Mobile Phase A: 576 ml Wasser R, 200 ml einer Lösung von Natriumdihydrogenphosphat R (31,2 g · l^{-1}) und 24 ml einer Lösung von Tetrabutylammoniumhydroxid R (80 g · l^{-1}) werden gemischt; falls erforderlich wird der pH-Wert mit Phosphorsäure 10 % R oder verdünnter Natriumhydroxid-Lösung R auf 5,5 eingestellt; anschließend werden 200 ml Acetonitril R zugesetzt
Mobile Phase B: 126 ml Wasser R, 200 ml einer Lösung von Natriumdihydrogenphosphat R (31,2 g · l^{-1}) und 24 ml einer Lösung von Tetrabutylammoniumhydroxid R (80 g · l^{-1}) werden gemischt; falls erforderlich wird der pH-Wert mit Phosphorsäure 10 % R oder verdünnter Natriumhydroxid-Lösung R auf 5,5 eingestellt; anschließend werden 650 ml Acetonitril R zugesetzt
– einem Spektrometer als Detektor bei einer Wellenlänge von 220 nm.

20 µl Referenzlösung c werden eingespritzt. Die Bestimmung darf nur ausgewertet werden, wenn die Auflösung zwischen den Peaks von Ampicillin und Piperacillin mindestens 10 beträgt (falls erforderlich wird das Verhältnis von Phase A zu Phase B in der mobilen Phase geändert) und das Massenverteilungsverhältnis für den zweiten Peak (Piperacillin) zwischen 2,0 und 3,0 liegt.

20 µl Referenzlösung d werden eingespritzt. Die Empfindlichkeit des Systems wird so eingestellt, dass ein Peak mit einem Signal-Rausch-Verhältnis von mindestens 3 erhalten wird.

Die Referenzlösung a wird 6-mal eingespritzt. Die Bestimmung darf nur ausgewertet werden, wenn die relative Standardabweichung der Peakfläche von Piperacillin höchstens 1,0 Prozent beträgt.

Die Untersuchungslösung a und die Referenzlösung a werden abwechselnd eingespritzt.

Verunreinigungen

A. Ampicillin

B. R1 = CO$_2$H, R2 = H:
(4S)-2-[Carboxy[[(2R)-2-[[(4-ethyl-2,3-dioxopiperazin-1-yl)carbonyl]amino]-2-phenylacetyl]amino]methyl]-5,5-dimethylthiazolidin-4-carbonsäure
(Penicillosäuren des Piperacillins)

C. R1 = R2 = H:
(2RS,4S)-2-[[[(2R)-2-[[(4-Ethyl-2,3-dioxopiperazin-1-yl)carbonyl]amino]-2-phenylacetyl]amino]methyl]-5,5-dimethylthiazolidin-4-carbonsäure
(Penillosäuren des Piperacillins)

F. R1 = CO₂H, R2 = CO–CH₃:
(4S)-3-Acetyl-2-[carboxy[[(2R)-2-[[(4-ethyl-2,3-dioxopiperazin-1-yl)carbonyl]amino]-2-phenylacetyl]amino]methyl]-5,5-dimethylthiazolidin-4-carbonsäure
(acetylierte Penicillosäuren des Piperacillins)

D. (2S,5R,6R)-6-[[(2R)-2-[[[(2S,5R,6R)-6-[[(2R)-2-[[(4-Ethyl-2,3-dioxopiperazin-1-yl)carbonyl]amino]-2-phenylacetyl]amino]-3,3-dimethyl-7-oxo-4-thia-1-azabicyclo[3.2.0]hept-2-yl]carbonyl]amino]-2-phenylacetyl]amino]-3,3-dimethyl-7-oxo-4-thia-1-azabicyclo[3.2.0]heptan-2-carbonsäure
(Piperacillinylampicillin)

E. 1-Ethylpiperazin-2,3-dion

4.03/0852

Pivampicillin

Pivampicillinum

$C_{22}H_{29}N_3O_6S$ M_r 463,6

Definition

Pivampicillin enthält mindestens 95,0 und höchstens 101,0 Prozent Methylen-(2S,5R,6R)-6-[[(2R)-2-amino-2-phenylacetyl]amino]-3,3-dimethyl-7-oxo-4-thia-1-azabicyclo[3.2.0]heptan-2-carboxylat-2,2-dimethylpropanoat, berechnet auf die wasserfreie Substanz.

Eigenschaften

Weißes bis fast weißes, kristallines Pulver; praktisch unlöslich in Wasser, leicht löslich in Methanol, löslich in wasserfreiem Ethanol

Die Substanz löst sich in verdünnten Säuren.

Prüfung auf Identität

1: A
2: B, C

A. Die Prüfung erfolgt mit Hilfe der IR-Spektroskopie (2.2.24) durch Vergleich des Spektrums der Substanz mit dem von Pivampicillin CRS.

B. Die Prüfung erfolgt mit Hilfe der Dünnschichtchromatographie (2.2.27) unter Verwendung einer Schicht von silanisiertem Kieselgel H R.

Untersuchungslösung: 10 mg Substanz werden in 2 ml Methanol R gelöst.

Referenzlösung a: 10 mg Pivampicillin CRS werden in 2 ml Methanol R gelöst.

Referenzlösung b: Je 10 mg Pivampicillin CRS, Bacampicillinhydrochlorid CRS und Talampicillinhydrochlorid CRS werden in 2 ml Methanol R gelöst.

Auf die Platte wird 1 µl jeder Lösung aufgetragen. Die Chromatographie erfolgt mit einer Mischung von 10 Volumteilen einer Lösung von Natriumacetat R (272 g · l⁻¹), deren pH-Wert zuvor mit Essigsäure 99 % R auf 5,0 eingestellt wurde, 40 Volumteilen Wasser R und 50 Volumteilen Ethanol 96 % R über eine Laufstrecke von 15 cm. Die Platte wird im Warmluftstrom getrocknet, mit Ninhydrin-Lösung R 1 besprüht und 10 min lang bei 60 °C erhitzt. Der Hauptfleck im Chromatogramm der Untersuchungslösung entspricht in Bezug auf Lage, Farbe und Größe dem Hauptfleck im Chromatogramm der Referenzlösung a. Die Prüfung darf nur ausgewertet werden, wenn das Chromatogramm der Referenzlösung b deutlich voneinander getrennt 3 Flecke zeigt.

C. Etwa 2 mg Substanz werden in einem Reagenzglas von etwa 150 mm Länge und 15 mm Durchmesser mit 0,05 ml Wasser R befeuchtet. Nach Zusatz von 2 ml Formaldehyd-Schwefelsäure R wird der Inhalt des Reagenzglases durch Schwenken gemischt. Die Lösung ist praktisch farblos. Wird das Reagenzglas 1 min lang in ein Wasserbad gestellt, entsteht eine dunkle Gelbfärbung.

Prüfung auf Reinheit

Aussehen der Lösung: 50 mg Substanz werden in 12 ml Salzsäure (0,1 mol · l⁻¹) gelöst. Die Lösung darf nicht stärker opaleszieren als die Referenzsuspension II (2.2.1) und darf nicht stärker gefärbt sein als die Farbvergleichslösung B₇ (2.2.2, Methode I).

Spezifische Drehung (2.2.7): 0,100 g Substanz werden in 5,0 ml Ethanol 96 % R gelöst. Die Lösung wird mit Salzsäure (0,1 mol · l^{-1}) zu 10,0 ml verdünnt. Die spezifische Drehung muss zwischen +208 und +222 liegen, berechnet auf die wasserfreie Substanz.

Verwandte Substanzen: Die Prüfung erfolgt mit Hilfe der Flüssigchromatographie (2.2.29).

Die Lösungen sind unmittelbar vor Gebrauch herzustellen.

Untersuchungslösung: 50,0 mg Substanz werden in 10,0 ml Acetonitril R gelöst. Die Lösung wird mit einer Lösung von Phosphorsäure 85 % R (1 g · l^{-1}) zu 20 ml verdünnt.

Referenzlösung: 2,0 ml Untersuchungslösung werden mit 9,0 ml Acetonitril R und 9,0 ml einer Lösung von Phosphorsäure 85 % R (1 g · l^{-1}) gemischt.

Die Chromatographie kann durchgeführt werden mit
- einer Säule von 0,125 m Länge und 4 mm innerem Durchmesser, gepackt mit nachsilanisiertem, octylsilyliertem Kieselgel zur Chromatographie R
- einer Mischung der mobilen Phasen A und B bei einer Durchflussrate von 1,5 ml je Minute unter Einsatz der Gradientenelution:

Mobile Phase A: 50 Volumteile einer Lösung von Ammoniummonohydrogenphosphat R (1,32 g · l^{-1}), die mit einer Lösung von Phosphorsäure 85 % R (100 g · l^{-1}) auf einen pH-Wert von 2,5 eingestellt wurde, und 50 Volumteile Acetonitril R werden gemischt.

Mobile Phase B: 15 Volumteile einer Lösung von Ammoniummonohydrogenphosphat R (1,32 g · l^{-1}), die mit einer Lösung von Phosphorsäure 85 % R (100 g · l^{-1}) auf einen pH-Wert von 2,5 eingestellt wurde, und 85 Volumteile Acetonitril R werden gemischt.

Zeit (min)	Mobile Phase A (% V/V)	Mobile Phase B (% V/V)	Erläuterungen
0 – 10	100	0	isokratisch
10 – 12	0	100	isokratisch
12 – 17	100	0	Re-Äquilibrierung

- einem Spektrometer als Detektor bei einer Wellenlänge von 220 nm.

Je 50 μl Untersuchungslösung und Referenzlösung werden eingespritzt. Die Prüfung darf nur ausgewertet werden, wenn das Verhältnis zwischen den Massenverteilungskoeffizienten von Pivampicillin-Dimer (mit einer Retentionszeit von etwa 5 min) zu dem von Pivampicillin (Hauptpeak) mindestens 12 beträgt. Im Chromatogramm der Untersuchungslösung darf die Summe aller Peakflächen, mit Ausnahme der des Hauptpeaks, höchstens das 0,3fache der Fläche des Hauptpeaks im Chromatogramm der Referenzlösung betragen (3 Prozent). Lösungsmittelpeaks und Peaks, deren Fläche kleiner ist als das 0,01fache der Fläche des Hauptpeaks im Chromatogramm der Referenzlösung, werden nicht berücksichtigt.

N,N-Dimethylanilin (2.4.26, Methode B): höchstens 20 ppm

Untersuchungslösung: 1,00 g Substanz wird in einem Reagenzglas mit Schliffstopfen mit 10 ml Schwefelsäure (0,5 mol · l^{-1}) versetzt. Das Reagenzglas wird im Wasserbad 10 min lang erhitzt. Nach dem Abkühlen werden 15 ml Natriumhydroxid-Lösung (1 mol · l^{-1}) und 1,0 ml Interner-Standard-Lösung zugesetzt. Das Reagenzglas wird verschlossen, 1 min lang kräftig geschüttelt und falls erforderlich zentrifugiert. Die überstehende Flüssigkeit wird verwendet.

Triethanolamin: Die Prüfung erfolgt mit Hilfe der Dünnschichtchromatographie (2.2.27) unter Verwendung einer Schicht von Kieselgel H R.

Untersuchungslösung: 0,100 g Substanz werden in 1,0 ml einer Mischung von 1 Volumteil Wasser R und 9 Volumteilen Acetonitril R gelöst.

Referenzlösung: 5,0 mg Triethanolamin R werden in einer Mischung von 1 Volumteil Wasser R und 9 Volumteilen Acetonitril R zu 100 ml gelöst.

Auf die Platte werden 10 μl jeder Lösung aufgetragen. Die Chromatographie erfolgt mit einer Mischung von 5 Volumteilen Methanol R, 15 Volumteilen 1-Butanol R, 24 Volumteilen Phosphat-Pufferlösung pH 5,8 R, 40 Volumteilen Essigsäure 99 % R und 80 Volumteilen Butylacetat R über eine Laufstrecke von 12 cm. Die Platte wird 10 min lang bei 110 °C erhitzt und erkalten gelassen. In eine Chromatographiekammer wird eine Abdampfschale, die eine Mischung von 1 Volumteil Salzsäure R 1, 1 Volumteil Wasser R und 2 Volumteile einer Lösung von Kaliumpermanganat R (15 g · l^{-1}) enthält, gegeben. Die Kammer wird verschlossen und 15 min lang stehen gelassen. Die getrocknete Platte wird in die Kammer gestellt und diese verschlossen. Die Platte wird 15 bis 20 min lang Chlorgas ausgesetzt, herausgenommen, 2 bis 3 min lang an der Luft stehen gelassen und mit Tetramethyldiaminodiphenylmethan-Reagenz R besprüht. Ein dem Triethanolamin entsprechender Fleck im Chromatogramm der Untersuchungslösung darf nicht größer oder stärker gefärbt sein als der Fleck im Chromatogramm der Referenzlösung (0,05 Prozent).

Wasser (2.5.12): höchstens 1,0 Prozent, mit 0,30 g Substanz nach der Karl-Fischer-Methode bestimmt

Sulfatasche (2.4.14): höchstens 0,5 Prozent, mit 1,0 g Substanz bestimmt

Gehaltsbestimmung

Die Bestimmung erfolgt mit Hilfe der Flüssigchromatographie (2.2.29).

Die Lösungen sind innerhalb von 2 h nach der Herstellung zu verwenden.

Untersuchungslösung: 50,0 mg Substanz werden in der mobilen Phase zu 50,0 ml gelöst. 10,0 ml Lösung werden mit der mobilen Phase zu 50,0 ml verdünnt.

Referenzlösung a: 50,0 mg Pivampicillin CRS werden in der mobilen Phase zu 50,0 ml gelöst. 10,0 ml Lösung werden mit der mobilen Phase zu 50,0 ml verdünnt.

Referenzlösung b: 25,0 mg Propyl-4-hydroxybenzoat *CRS* werden in der mobilen Phase zu 50,0 ml gelöst. 10,0 ml Lösung werden mit der mobilen Phase zu 50,0 ml verdünnt. 5,0 ml dieser Lösung und 5,0 ml Referenzlösung a werden gemischt.

Die Chromatographie kann durchgeführt werden mit
- einer Säule aus rostfreiem Stahl von 0,125 m Länge und 4 mm innerem Durchmesser, gepackt mit octadecylsilyliertem Kieselgel zur Chromatographie *R* (5 µm)
- folgender mobilen Phase bei einer Durchflussrate von 1,5 ml je Minute: 40 Volumteile Acetonitril *R* und 60 Volumteile einer Lösung von Phosphorsäure 85 % *R* (2,22 g · l^{-1}), die mit Triethylamin *R* auf einen pH-Wert von 2,5 eingestellt wurde, werden gemischt.
- einem Spektrometer als Detektor bei einer Wellenlänge von 220 nm.

20 µl Referenzlösung b werden eingespritzt. Die Empfindlichkeit des Systems wird so eingestellt, dass die Höhe der 2 Hauptpeaks mindestens 50 Prozent des maximalen Ausschlags beträgt. Die Bestimmung darf nur ausgewertet werden, wenn die Auflösung zwischen dem ersten Peak (Pivampicillin) und dem zweiten Peak (Propyl-4-hydroxybenzoat) mindestens 5,0 beträgt und der Symmetriefaktor für den Pivampicillin-Peak höchstens 2,0 beträgt.

20 µl Referenzlösung a werden 6-mal eingespritzt. Die Bestimmung darf nur ausgewertet werden, wenn die relative Standardabweichung der Fläche des Hauptpeaks höchstens 1,0 Prozent beträgt.

Untersuchungslösung und Referenzlösung a werden abwechselnd eingespritzt.

Lagerung

Dicht verschlossen

Verunreinigungen

A. 2-[[(2R)-2-Amino-2-phenylacetyl]amino]-2-[(4S)-4-[[[(2,2-dimethylpropanoyl)oxy]methoxy]carbonyl]-5,5-dimethylthiazolidin-2-yl]essigsäure
(Penicillosäuren des Pivampicillins)

B. Methylen-(4S)-5,5-dimethyl-2-(3,6-dioxo-5-phenyl=piperazin-2-yl)thiazolidin-4-carboxylat-2,2-dimethyl=propanoat
(Diketopiperazine des Pivampicillins)

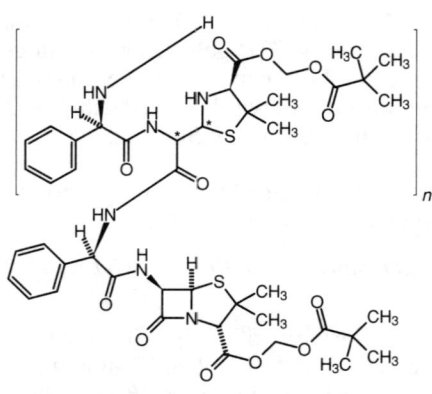

C. Co-Oligomere von Pivampicillin und Penicillosäuren des Pivampicillins

4.03/1359
Pivmecillinamhydrochlorid
Pivmecillinami hydrochloridum

$C_{21}H_{34}ClN_3O_5S$ $\qquad$ M_r 476,0

Definition

Pivmecillinamhydrochlorid enthält mindestens 97,0 und höchstens 101,5 Prozent Methylen-2,2-dimethylpro=panoat-(2S,5R,6R)-6-[[(hexahydro-1H-azepin-1-yl)me=thylen]amino]-3,3-dimethyl-7-oxo-4-thia-1-azabicyclo=[3.2.0]heptan-2-carboxylat-hydrochlorid, berechnet auf die wasserfreie Substanz.

Eigenschaften

Weißes bis fast weißes, kristallines Pulver; leicht löslich in Wasser, wasserfreiem Ethanol und in Methanol, schwer löslich in Aceton

Prüfung auf Identität

A. Die Prüfung erfolgt mit Hilfe der IR-Spektroskopie (2.2.24) durch Vergleich des Spektrums der Substanz mit dem von Pivmecillinamhydrochlorid *CRS*. Die Prüfung erfolgt mit Hilfe von Presslingen.

B. Die Substanz gibt die Identitätsreaktion a auf Chlorid (2.3.1).

Prüfung auf Reinheit

Aussehen der Lösung: 0,5 g Substanz werden in Wasser R zu 10 ml gelöst. Die Lösung darf nicht stärker opaleszieren als die Referenzsuspension II (2.2.1) und darf nicht stärker gefärbt sein als die Farbvergleichslösung B_8 (2.2.2, Methode I).

pH-Wert (2.2.3): 1,0 g Substanz wird in kohlendioxidfreiem Wasser R zu 10 ml gelöst. Der pH-Wert der Lösung muss zwischen 2,8 und 3,8 liegen.

Verwandte Substanzen: Die Prüfung erfolgt mit Hilfe der Flüssigchromatographie (2.2.29) wie unter „Gehaltsbestimmung" beschrieben.

20 µl Referenzlösung b werden eingespritzt. Die Empfindlichkeit des Systems wird so eingestellt, dass die Höhe des Hauptpeaks im Chromatogramm mindestens 50 Prozent des maximalen Ausschlags beträgt.

20 µl Untersuchungslösung b werden eingespritzt. Die Chromatographie erfolgt über eine Dauer, die der 3fachen Retentionszeit des Hauptpeaks entspricht. Im Chromatogramm der Untersuchungslösung b darf keine Peakfläche, mit Ausnahme der des Hauptpeaks, größer sein als das 1,5fache der Fläche des Hauptpeaks im Chromatogramm der Referenzlösung b (1,5 Prozent) und die Summe dieser Peakflächen darf nicht größer sein als das 3fache der Fläche des Hauptpeaks im Chromatogramm der Referenzlösung b (3 Prozent). Peaks, deren Fläche kleiner ist als das 0,1fache der Fläche des Hauptpeaks im Chromatogramm der Referenzlösung b, werden nicht berücksichtigt.

***N,N*-Dimethylanilin** (2.4.26, Methode A): höchstens 20 ppm

Untersuchungslösung: Die Herstellung erfolgt wie in der allgemeinen Methode beschrieben, aber um den entstandenen Niederschlag zu lösen, wird nach Zusatz von konzentrierter Natriumhydroxid-Lösung R bei etwa 27 °C erwärmt und dann das Trimethylpentan R zugesetzt.

Schwermetalle (2.4.8): 1,0 g Substanz wird in Wasser R zu 20 ml gelöst. 12 ml Lösung müssen der Grenzprüfung A entsprechen (20 ppm). Zur Herstellung der Referenzlösung wird die Blei-Lösung (1 ppm Pb) R verwendet.

Wasser (2.5.12): höchstens 0,5 Prozent, mit 1,00 g Substanz nach der Karl-Fischer-Methode bestimmt

Sulfatasche (2.4.14): höchstens 0,1 Prozent, mit 1,0 g Substanz bestimmt

Gehaltsbestimmung

Die Bestimmung erfolgt mit Hilfe der Flüssigchromatographie (2.2.29).

Die Untersuchungslösungen und die Referenzlösungen sind unmittelbar vor der Verwendung herzustellen.

Lösungsmittel-Mischung: 45 Volumteile Acetonitril R werden mit 55 Volumteilen einer Lösung von Kaliumdihydrogenphosphat R (13,5 g · l^{-1}), die zuvor mit Phosphorsäure 10 % R auf einen pH-Wert von 3,0 eingestellt wurde, versetzt.

Untersuchungslösung a: 20,0 mg Substanz werden in der Lösungsmittel-Mischung zu 200,0 ml gelöst.

Untersuchungslösung b: 25,0 mg Substanz werden in der Lösungsmittel-Mischung zu 25,0 ml gelöst.

Referenzlösung a: 20,0 mg Pivmecillinamhydrochlorid CRS werden in der Lösungsmittel-Mischung zu 200,0 ml gelöst.

Referenzlösung b: 5,0 ml Referenzlösung a werden mit der Lösungsmittel-Mischung zu 50,0 ml verdünnt.

Referenzlösung c: 5 mg Pivmecillinamhydrochlorid CRS und 5 mg Pivmecillinam-Verunreinigung C CRS werden in der Lösungsmittel-Mischung zu 50 ml gelöst.

Die Chromatographie kann durchgeführt werden mit
- einer Säule aus rostfreiem Stahl von 0,25 m Länge und 4,0 mm innerem Durchmesser, gepackt mit octadecylsilyliertem Kieselgel zur Chromatographie R (5 µm)
- folgender mobilen Phase bei einer Durchflussrate von 1,0 ml je Minute: 0,55 g Tetraethylammoniumhydrogensulfat R und 1,0 g Tetramethylammoniumhydrogensulfat R werden in der Lösungsmittel-Mischung zu 1000 ml gelöst
- einem Spektrometer als Detektor bei einer Wellenlänge von 220 nm.

20 µl Referenzlösung c werden eingespritzt. Die Empfindlichkeit des Systems wird so eingestellt, dass die Höhe der 2 Hauptpeaks im Chromatogramm mindestens 50 Prozent des maximalen Ausschlags beträgt. Die Bestimmung darf nur ausgewertet werden, wenn im Chromatogramm die Auflösung zwischen dem ersten Peak (Pivmecillinam) und dem zweiten Peak (Verunreinigung C) mindestens 3,5 beträgt.

Die Referenzlösung a wird 6-mal eingespritzt. Die Bestimmung darf nur ausgewertet werden, wenn die relative Standardabweichung der Peakfläche von Pivmecillinam höchstens 1,0 Prozent beträgt.

Die Untersuchungslösung a und die Referenzlösung a werden abwechselnd eingespritzt.

Lagerung

Vor Licht geschützt, zwischen 2 und 8 °C

Verunreinigungen

A. Methylen-(2*S*,5*R*,6*R*)-6-amino-3,3-dimethyl-7-oxo-4-thia-1-azabicyclo[3.2.0]heptan-2-carboxylat-2,2-dimethylpropanoat
(Pivaloyloxymethyl-6-aminopenicillanat)

B. R = CO₂H:
2-[[(Hexahydro-1*H*-azepin-1-yl)methylen]amino]-2-[(4*S*)-4-[[[(2,2-dimethylpropanoyl)oxy]methoxy]carbonyl]-5,5-dimethylthiazolidin-2-yl]essigsäure (Penicillosäuren des Pivmecillinams)

C. R = H:
Methylen-2,2-dimethylpropanoat-(2*RS*,4*S*)-2-[[[(hexahydro-1*H*-azepin-1-yl)methylen]amino]methyl]-5,5-dimethylthiazolidin-4-carboxylat

D. Methylen-2,2-dimethylpropanoat-(4*S*)-2-[1-(formylamino)-2-(hexahydro-1*H*-azepin-1-yl)-2-oxoethyl]-5,5-dimethylthiazolidin-4-carboxylat

4.03/0853

Plasma vom Menschen (Humanplasma) zur Fraktionierung

Plasma humanum ad separationem

Definition

Plasma vom Menschen (Humanplasma) zur Fraktionierung ist der flüssige Teil des menschlichen Bluts, der nach Abtrennung der zellulären Bestandteile verbleibt. Das Blut wird in Behältnissen gesammelt, die ein gerinnungshemmendes Mittel enthalten. Das Plasma kann auch durch kontinuierliche Filtration oder Zentrifugation von Blut, dem gerinnungshemmende Mittel zugesetzt wurden (Apherese-Verfahren), gewonnen werden. Plasma vom Menschen (Humanplasma) zur Fraktionierung ist zur Herstellung von Plasmaprodukten vorgesehen.

Herstellung

Spender

Plasma zur Fraktionierung darf nur von einem gesunden, sorgfältig ausgewählten Spender stammen, der, soweit durch medizinische Untersuchung, Blutuntersuchung im Laboratorium und nach seiner medizinischen Vorgeschichte feststellbar, frei von nachweisbaren Infektionserregern sein muss, die durch Plasmaprodukte übertragbar sind. Empfehlungen für diesen Bereich werden vom Europarat (*Recommendation No. R (95) 15 on the preparation, use and quality assurance of blood components*, oder spätere Fassung) und der Europäischen Union (*Council Recommendation of 29 June 1998 on the suitability of blood and plasma donors and the screening of donated blood in the European Community (98/463/EC)*) herausgegeben.

Spender-Immunisierung: Die gezielte Spender-Immunisierung zur Gewinnung spezifizierter Immunglobuline ist nur dann zulässig, wenn nicht genügend Material geeigneter Qualität von natürlich immunisierten Blutspendern zur Verfügung steht. Empfehlungen für solche Immunisierungen werden von der WHO herausgegeben (*Requirements for the collection, processing and quality control of blood, blood components and plasma derivatives*, WHO Technical Report Series, No. 840, 1994 oder spätere Fassung).

Dokumentation: Unter Wahrung der gebotenen Vertraulichkeit müssen alle relevanten Angaben über den Spender und seine Blutspenden so dokumentiert sein, dass die individuelle Herkunft jeder Einzelspende eines Plasmapools und die Prüfungen für die Zulassung der Spende sowie die Ergebnisse der Laboratoriumsuntersuchungen zurückverfolgt werden können.

Laboratoriumsuntersuchungen: Jede Blutspende wird daraufhin untersucht, ob sie frei von folgenden Virus-Markern ist:
1. Antikörper gegen Human-Immundefizienz-Virus 1 (anti-HIV-1)
2. Antikörper gegen Human-Immundefizienz-Virus 2 (anti-HIV-2)
3. Hepatitis-B-Oberflächenantigen (HBsAg)
4. Antikörper gegen das Hepatitis-C-Virus (anti-HCV).

Solange noch keine vollständige Harmonisierung bezüglich der vorgeschriebenen Laboratoriumsuntersuchungen erreicht ist, kann die zuständige Behörde außerdem noch den Alanin-Aminotransferase-Test (ALT) verlangen.

Die Prüfungen werden mit Methoden geeigneter Empfindlichkeit und Spezifität durchgeführt. Sie sind von der zuständigen Behörde zu genehmigen. Wenn in einer der Prüfungen ein wiederholt positives Ergebnis erzielt wird, ist die Blutspende nicht zu verwenden.

Individuelle Plasmaeinheiten

Das Plasma wird mit einem Verfahren gewonnen, das Zellen und Zelltrümmer so vollständig wie möglich entfernt. Aus Vollblut vom Menschen oder durch Plasmapherese gewonnenes Plasma wird so von den Zellen abgetrennt, dass eine Verunreinigung mit Mikroorganismen ausgeschlossen ist. Antibakteriell oder antimykotisch wirkende Substanzen dürfen dem Plasma nicht zugesetzt werden. Die Behältnisse müssen den Anforderungen unter „Glasbehältnisse zur pharmazeutischen Verwendung"

(3.2.1) oder unter „Sterile Kunststoffbehältnisse für Blut und Blutprodukte vom Menschen" (3.2.3) entsprechen. Die Behältnisse werden so verschlossen, dass eine mikrobielle Verunreinigung ausgeschlossen ist.

Plasma von 2 oder mehr Spendern darf vor dem Einfrieren nur dann gepoolt werden, wenn dazu sterile Überleitungssysteme benutzt werden oder unter aseptischen Bedingungen gearbeitet wird. Behältnisse, die für Mischungen von Plasma verwendet werden, dürfen vorher nicht benutzt worden sein.

Durch Plasmapherese gewonnenes Plasma, das für die Gewinnung von Proteinen bestimmt ist, die im Plasma labil sind, wird so bald wie möglich, spätestens innerhalb von 24 h nach der Blutspende, durch schnelles Abkühlen auf −30 °C oder eine tiefere Temperatur eingefroren.

Aus Vollblut gewonnenes Plasma, das für die Gewinnung von Proteinen bestimmt ist, die im Plasma labil sind, wird von zellulären Bestandteilen getrennt und so bald wie möglich, spätestens innerhalb von 24 h nach der Blutspende, durch schnelles Abkühlen auf −30 °C oder eine tiefere Temperatur eingefroren.

Aus Vollblut gewonnenes Plasma, das ausschließlich für die Gewinnung von Proteinen bestimmt ist, die im Plasma nicht labil sind, wird von zellulären Bestandteilen getrennt und so bald wie möglich, spätestens innerhalb von 72 h nach der Blutspende, auf −20 °C oder eine tiefere Temperatur eingefroren.

Die nachfolgend beschriebenen Bestimmungen des Gehalts an Gesamtprotein und an Blutgerinnungsfaktor VIII müssen nicht an jeder Einzelspende durchgeführt werden. Sie gelten vielmehr als Empfehlungen im Rahmen der Guten Herstellungspraxis (GMP). Die Bestimmung von Blutgerinnungsfaktor VIII ist hingegen für Plasma von Bedeutung, das zur Herstellung von Konzentraten labiler Proteine vorgesehen ist.

Der Gehalt an Gesamtprotein einer Einzelspende hängt vom Gehalt an Serumprotein des Spenders und vom dem Spendeverfahren eigenen Verdünnungsgrad ab. Wenn das Plasma von einem geeigneten Spender gewonnen und dabei der erforderliche Anteil an gerinnungshemmender Lösung verwendet wird, entspricht die Konzentration an Gesamtprotein einem Mindestgehalt von 50 g · l^{-1}. Wenn ein kleineres als das vorgesehene Blut- oder Plasmavolumen in der gerinnungshemmenden Lösung aufgefangen wird, kann das erhaltene Plasma trotzdem zum Poolen für die Fraktionierung geeignet sein. Durch Anwendung der GMP-Richtlinien muß der vorgeschriebene Grenzwert bei allen normalen Blutspenden erreicht werden.

Die funktionelle Konservierung des Blutgerinnungsfaktors VIII in der Blutspende hängt vom Gewinnungsverfahren und dem nachfolgenden Umgang mit dem Blut und dem Plasma ab. Bei guter Verfahrensweise kann normalerweise eine Konzentration von 0,7 I.E. je Milliliter erzielt werden. Einzelspenden mit niedrigerem Gehalt können dennoch zur Herstellung von Konzentraten von Blutgerinnungsfaktoren geeignet sein. Durch Anwendung der GMP-Richtlinien muss erreicht werden, dass die labilen Proteine so weit wie möglich unverändert erhalten bleiben.

Gesamtprotein: Die Bestimmung wird mit einer Mischung aus mindestens 10 Einzelspenden durchgeführt. Die Mischung wird mit einer Lösung von Natriumchlorid R (9 g · l^{-1}) verdünnt, so dass die Lösung etwa 15 mg Protein in 2 ml enthält. In einem Zentrifugenglas mit rundem Boden werden 2,0 ml dieser Lösung mit 2 ml einer Lösung von Natriummolybdat R (75 g · l^{-1}) und 2 ml einer Mischung von 1 Volumteil nitratfreier Schwefelsäure R und 30 Volumteilen Wasser R versetzt. Nach Umschütteln und 5 min langem Zentrifugieren wird der flüssige Überstand dekantiert. Das Zentrifugenglas wird umgedreht auf Filterpapier abtropfen gelassen. Im Rückstand wird der Stickstoff mit Hilfe der Kjeldahl-Bestimmung (2.5.9) ermittelt und die Proteinmenge durch Multiplikation des Stickstoffgehalts mit 6,25 berechnet. Die Konzentration an Gesamtprotein muss mindestens 50 g · l^{-1} betragen.

Blutgerinnungsfaktor VIII: Die Bestimmung wird mit einer Mischung aus mindestens 10 Einzelspenden durchgeführt. Die Proben werden, falls erforderlich, bei 37 °C aufgetaut. Die Wertbestimmung von Blutgerinnungsfaktor VIII (2.7.4) wird mit Hilfe eines Standardplasmas durchgeführt, das gegen den Internationalen Standard für Blutgerinnungsfaktor VIII in Plasma eingestellt wurde. Die Aktivität muss mindestens 0,7 I.E. je Milliliter betragen.

Gepooltes Plasma

Bei der Herstellung von Plasmaprodukten muss das erste, homogene, gepoolte Plasma (wie etwa nach der Entfernung des Kryopräzipitats) auf HBsAg, auf HCV- und HIV-Antikörper mit Methoden geeigneter Empfindlichkeit und Spezifität geprüft werden. Die Ergebnisse müssen negativ sein.

Das gepoolte Plasma wird auch auf HCV-RNA geprüft. Ein validiertes Verfahren zur Amplifikation von Nukleinsäuren (2.6.21) wird angewendet.

Eine Positiv-Kontrolle, die 100 I.E. HCV-RNA je Milliliter enthält, wird mitgeführt. Zur Prüfung auf Inhibitoren wird eine Probe des gepoolten Plasmas mit einem geeigneten Marker versetzt und als interne Kontrolle in der Prüfung mitgeführt. Die Prüfung ist ungültig, wenn die Positiv-Kontrolle ein negatives Ergebnis zeigt oder das mit der internen Kontrolle erhaltene Ergebnis das Vorhandensein von Inhibitoren anzeigt. Das gepoolte Plasma entspricht der Prüfung, wenn keine HCV-RNA nachgewiesen wird.

Eigenschaften

Vor dem Einfrieren eine klare bis leicht trübe Flüssigkeit, die keinerlei sichtbare Zeichen einer Hämolyse zeigt

Die Färbung variiert von Hellgelb bis Grün.

Lagerung

Gefrorenes Plasma wird bei −20 °C oder darunter gelagert. Wenn diese Temperatur höchstens einmal und nicht länger als 72 h überschritten wurde und das Plasma bei der Temperaturüberschreitung keiner höheren Temperatur als −5 °C ausgesetzt war, darf es noch zur Fraktionierung verwendet werden.

Beschriftung

Die Beschriftung muss sicherstellen, dass jede einzelne Plasmaeinheit bis zum betreffenden Spender zurückverfolgt werden kann.

4.03/1464

Poloxamere
Poloxamera

Definition

Synthetische Block-Copolymere aus Ethylenoxid und Propylenoxid

Poloxamere entsprechen der folgenden allgemeinen Formel:

$$HO{-}[CH_2CH_2O]_a{-}[CH(CH_3)CH_2O]_b{-}[CH_2CH_2O]_a{-}H$$

Polox-amer-Typ	Ethylenoxid-Einheiten (a)	Propylenoxid-Einheiten (b)	Gehalt an Ethylenoxid-Einheiten (%)	Mittlere relative Molekülmasse
124	10 bis 15	18 bis 23	44,8 bis 48,6	2090 bis 2360
188	75 bis 85	25 bis 30	79,9 bis 83,7	7680 bis 9510
237	60 bis 68	35 bis 40	70,5 bis 74,3	6840 bis 8830
338	137 bis 146	42 bis 47	81,4 bis 84,9	12700 bis 17400
407	95 bis 105	54 bis 60	71,5 bis 74,9	9840 bis 14600

Ein geeignetes Antioxidans kann zugesetzt sein.

Eigenschaften

Aussehen: farblose bis fast farblose Flüssigkeit (Poloxamer 124); Pulver, Kügelchen oder Schuppen, weiß bis fast weiß, wachsartig

Löslichkeit: sehr leicht löslich in Wasser und Ethanol, praktisch unlöslich in Petroläther (Siedebereich 50 bis 70 °C)

Schmelztemperatur: etwa 50 °C für die Poloxamere 188, 237, 338 und 407

Prüfung auf Identität

1: A, B
2: B, C

A. IR-Spektroskopie (2.2.24)

Vergleich: die dem zu bestimmenden Poloxamertyp entsprechende chemische Referenzsubstanz der Ph. Eur.

B. Die Substanz entspricht der Prüfung „Mittlere relative Molekülmasse" (siehe „Prüfung auf Reinheit").

C. Die Substanz entspricht der Prüfung „Verhältnis Propylenoxid- zu Ethylenoxid-Einheiten" (siehe „Prüfung auf Reinheit").

Prüfung auf Reinheit

Prüflösung: 10,0 g Substanz werden in kohlendioxidfreiem Wasser R zu 100 ml gelöst.

Aussehen der Lösung: Die Prüflösung darf nicht stärker gefärbt sein als die Farbvergleichslösung BG$_7$ (2.2.2, Methode II).

pH-Wert (2.2.3): 5,0 bis 7,5, an der Prüflösung bestimmt

Ethylenoxid, Propylenoxid, Dioxan: Gaschromatographie (2.2.28), Statische Head-space-GC

Ethylenoxid-Stammlösung: 0,5 g Ethylenoxid-Lösung R 5 werden in einer Probeflasche mit Dimethylsulfoxid R 1 zu 50,0 ml verdünnt und vorsichtig gemischt.

Ethylenoxid-Lösung: 1,0 ml Ethylenoxid-Stammlösung wird mit Dimethylsulfoxid R 1 zu 250 ml verdünnt.

Propylenoxid-Stammlösung: Etwa 7 ml Dichlormethan R werden in einem Messkolben mit 0,500 g (m) Propylenoxid R versetzt und mit Dichlormethan R zu 10,0 ml verdünnt. 0,5 ml Lösung werden mit Dimethylsulfoxid R 1 zu 50,0 ml verdünnt und vorsichtig gemischt.

Die genaue Propylenoxid-Konzentration (mg · ml^{-1}) wird nach folgender Formel berechnet:

$$\frac{m \cdot 1000 \cdot 0{,}5}{10 \cdot 50}$$

Propylenoxid-Lösung: 1,0 ml Propylenoxid-Stammlösung wird mit Dimethylsulfoxid R 1 zu 50,0 ml verdünnt.

Die genaue Propylenoxid-Konzentration (μg · ml^{-1}) wird nach folgender Formel berechnet:

$$\frac{C \cdot 1000 \cdot 1}{50}$$

C = Konzentration der Propylenoxid-Stammlösung in Milligramm je Milliliter

Dioxan-Lösung: 0,100 g (m) Dioxan R werden in einem Messkolben mit Dimethylsulfoxid R 1 zu 50,0 ml verdünnt. 2,50 ml Lösung werden mit Dimethylsulfoxid R 1 zu 100,0 ml verdünnt.

Die genaue Dioxan-Konzentration (μg · ml^{-1}) wird nach folgender Formel berechnet:

$$\frac{m \cdot 2{,}50 \cdot 1000 \cdot 1000}{100 \cdot 100}$$

Mischlösung: Eine Mischung von 6,0 ml Ethylenoxid-Lösung, 6,0 ml Propylenoxid-Lösung und 2,5 ml Dioxan-Lösung wird mit Dimethylsulfoxid *R* 1 zu 25,0 ml verdünnt.

Untersuchungslösung: 1,000 g Substanz wird in einer für die Statische Head-space-GC geeigneten Probeflasche mit 4,0 ml Dimethylsulfoxid *R* 1 versetzt. Die Probeflasche wird sofort verschlossen.

Referenzlösung: 1,000 g Substanz wird in einer für die Statische Head-space-GC geeigneten Probeflasche mit 2,0 ml Dimethylsulfoxid *R* 1 und 2,0 ml Mischlösung versetzt. Die Probeflasche wird sofort verschlossen.

Säule
- Material: Quarzglas
- Größe: l = 50 m, $\varnothing$ = 0,32 mm
- Stationäre Phase: Poly(dimethyl)(diphenyl)siloxan *R* (Filmdicke 5 µm)

Trägergas: Helium zur Chromatographie *R*

Durchflussrate: 1,4 ml · min^{-1}

Statische Head-space-Bedingungen
- Äquilibrierungstemperatur: 110 °C
- Äquilibrierungsdauer: 30 min
- Überleitungstemperatur: 140 °C
- Druckausgleichsdauer: 1 min
- Einspritzdauer: 0,05 min

Temperatur

	Zeit (min)	Temperatur (°C)
Säule	0 – 10	70
	10 – 27	70 → 240
Probeneinlass		250
Detektor		250

Detektion: Flammenionisation

Einspritzen: ein geeignetes Volumen Gasphase, zum Beispiel 1 ml

Relative Retention (bezogen auf Ethylenoxid, t_R etwa 6 min)
- Propylenoxid: etwa 1,3
- Dichlormethan: etwa 1,6
- Dioxan: etwa 3,0
- Dimethylsulfoxid: etwa 3,7

Grenzwerte
- Ethylenoxid: nicht größer als das 0,5fache der Fläche des entsprechenden Peaks im Chromatogramm der Referenzlösung (1 ppm)
- Propylenoxid: nicht größer als das 0,5fache der Fläche des entsprechenden Peaks im Chromatogramm der Referenzlösung (5 ppm)
- Dioxan: nicht größer als das 0,5fache der Fläche des entsprechenden Peaks im Chromatogramm der Referenzlösung (10 ppm)

Mittlere relative Molekülmasse: 15 g (*m*) Substanz werden in einen 250-ml-Schliffkolben gegeben und nach Zusatz von einigen Glasperlen mit 25,0 ml Phthalsäureanhydrid-Lösung *R* versetzt. Die Mischung wird bis zum Lösen der Substanz geschwenkt, 1 h lang vorsichtig zum Rückfluss erhitzt und nach dem Erkalten 2-mal mit je 10 ml Pyridin *R* durch den Kühler versetzt. Nach Zusatz von 10 ml Wasser *R* wird der Kolbeninhalt gemischt und 10 min lang stehen gelassen. Nach Zusatz von 40,0 ml Natriumhydroxid-Lösung (0,5 mol · l^{-1}) und 0,5 ml einer Lösung von Phenolphthalein *R* (10 g · l^{-1}) in Pyridin *R* wird die Lösung mit Natriumhydroxid-Lösung (0,5 mol · l^{-1}) bis zur Blassrosafärbung, die 15 s lang bestehen bleibt, titriert. Das verbrauchte Volumen Natriumhydroxid-Lösung (*S*) wird notiert. Mit einer unter gleichen Bedingungen, jedoch ohne Zusatz der Substanz hergestellten Blindlösung wird ein Blindversuch durchgeführt. Das verbrauchte Volumen Natriumhydroxid-Lösung (*B*) wird notiert.

Die mittlere relative Molekülmasse wird nach folgender Formel berechnet:

$$\frac{4000\ m}{B - S}$$

Verhältnis Propylenoxid- zu Ethylenoxid-Einheiten: Kernresonanzspektroskopie (2.2.33)

Für die Prüfung wird eine Lösung der Substanz (100 g · l^{-1}) in (D)Chloroform *R* verwendet. Aufgezeichnet werden die mittlere Fläche (A_1) des Dubletts, erhalten durch die Methyl-Gruppen der Propylenoxid-Einheiten, das bei etwa 1,08 ppm erscheint, und die mittlere Fläche (A_2) der zusammengesetzten Bande zwischen 3,2 und 3,8 ppm, erhalten durch die CH$_2$O-Gruppen der Ethylenoxid- und Propylenoxid-Einheiten und durch die CHO-Gruppen der Propylenoxid-Einheiten im Verhältnis zur internen Referenzsubstanz.

Die Masse in Prozent an Ethylenoxid-Einheiten in der Probe wird nach folgender Formel berechnet:

$$\frac{3300\ \alpha}{33\ \alpha + 58} \quad \text{mit } \alpha = \frac{A_2}{A_1} - 1$$

Wasser (2.5.12): höchstens 1,0 Prozent, mit 1,000 g Substanz bestimmt

Asche (2.4.16): höchstens 0,4 Prozent, mit 1,0 g Substanz bestimmt

Lagerung

Dicht verschlossen

Beschriftung

Die Beschriftung gibt an
- Typ des Poloxamers
- Name und Konzentration jedes zugesetzten Antioxidans.

4.03/0428
Polysorbat 80
Polysorbatum 80

$w + x + y + z = 20$

Definition

Polysorbat 80 ist ein Gemisch von Partialestern des Sorbitols und seiner Anhydride mit verschiedenen Fettsäuren, hauptsächlich Ölsäure, copolymerisiert mit etwa 20 Mol Ethylenoxid für jedes Mol Sorbitol und Sorbitolanhydrid. Die Fettsäurenfraktion kann pflanzlicher oder tierischer Herkunft sein. Die Fettsäurenfraktion enthält mindestens 60,0 Prozent Ölsäure sowie mindestens 90,0 und höchstens 110,0 Prozent des in der Beschriftung angegebenen Gehalts.

Herstellung

2-Chlorethanol, Ethylenglycol, Diethylenglycol: höchstens 10 ppm 2-Chlorethanol und insgesamt höchstens 0,25 Prozent Ethylenglycol und Diethylenglycol

Die Prüfung erfolgt mit Hilfe der Gaschromatographie (2.2.28, Statische Head-space-GC unter Anwendung der Standard-Additionsmethode).

Untersuchungslösung: 50 mg Substanz werden in einer 20-ml-Probeflasche mit 2,0 μl 2-Propanol *R* versetzt. Die Probeflasche wird sofort verschlossen und etwa 2 min lang, jedoch in keinem Fall länger als 5 min stehen gelassen.

Referenzlösung: 50 mg Substanz werden in einer 20-ml-Probeflasche mit 2,0 μl einer Lösung versetzt, die 0,25 mg · ml^{-1} 2-Chlorethanol *R*, 31,25 mg · ml^{-1} Ethylenglycol *R* und 31,25 mg · ml^{-1} Diethylenglycol *R* in 2-Propanol *R* enthält. Die Probeflasche wird sofort verschlossen und etwa 2 min lang, jedoch in keinem Fall länger als 5 min stehen gelassen.

Die Chromatographie kann durchgeführt werden mit
- einem dynamischen Head-space-Probengeber (purge and trap), dem Chromatographiesystem vorgeschaltet, in den eine zur Anreicherung dienende Vorsäule (trap) aus rostfreiem Stahl von 13,6 mm Länge und 4 mm innerem Durchmesser eingebaut ist. Diese ist mit Ethylvinylbenzol-Divinylbenzol-Copolymer *R* gepackt. Helium zur Chromatographie *R* dient als Trägergas bei einer Durchflussrate von 20 ml je Minute und zusätzlich als Hilfsgas bei einer Durchflussrate von 20 ml je Minute. Die Probeflaschen werden nacheinander in ein Bad von 110 °C gestellt. Innerhalb von 5 min wird mit dem Durchspülen der Probeflaschen begonnen. Dabei und während des insgesamt 40 min dauernden Spülvorgangs wird die Temperatur der Vorsäule bei 50 °C gehalten und anschließend auf 210 °C erhöht. Bei dieser Temperatur wird 5 min lang in das Chromatographiesystem eingespritzt.
- einer Kapillarsäule aus Quarzglas von 30 m Länge und 0,53 mm innerem Durchmesser, belegt mit Macrogol 20 000 *R* (Filmdicke 1 μm)
- Helium zur Chromatographie *R* als Trägergas bei einer linearen Geschwindigkeit von 60 cm je Sekunde.
- einem Flammenionisationsdetektor.

	Zeit (min)	Temperatur (°C)	Rate (°C · min^{-1})	Erläuterungen
Säule	0 – 6	60		isothermisch
	6 – 16	60 → 110	5	linearer Gradient
	16 – 31	110 → 230	8	linearer Gradient
	31 – 36	230		isothermisch
Probeneinlass		150		
Detektor		260		

Der Gehalt an 2-Chlorethanol, Ethylenglycol und Diethylenglycol wird aus den Peakflächen und den Konzentrationen der Lösungen berechnet.

Eigenschaften

Klare, gelbliche bis bräunlich gelbe, ölige Flüssigkeit; mischbar mit Wasser, wasserfreiem Ethanol, Ethylacetat und Methanol, praktisch unlöslich in fetten Ölen und flüssigem Paraffin

Die relative Dichte beträgt etwa 1,08.

Die Viskosität beträgt etwa 400 mPa · s, bei 25 °C bestimmt.

Prüfung auf Identität

1: B, C
2: A, D, E

A. 0,5 g Substanz werden in Wasser *R* von etwa 50 °C zu 10 ml gelöst. Beim Schütteln entsteht ein kräftiger Schaum. Nach Zusatz von 0,5 g Natriumchlorid *R* wird die Mischung zum Sieden erhitzt. Die auftretende Trübung verschwindet beim Abkühlen auf etwa 50 °C.

B. Die Prüfung erfolgt mit Hilfe der IR-Spektroskopie (2.2.24) durch Vergleich des Spektrums der Substanz mit dem Polysorbat-80-Referenzspektrum der Ph. Eur. bei folgenden Wellenzahlen: 720, 1110, 1250, 1300, 1350, 1740, 2850, 2920 und 3500 cm^{-1}.

C. Die Substanz entspricht den Grenzwerten der „Gehaltsbestimmung".

D. 2 ml einer Lösung der Substanz (50 g · l⁻¹) werden mit 0,5 ml Bromwasser R versetzt. Die Mischung entfärbt sich.

E. 0,1 g Substanz werden in 5 ml Dichlormethan R gelöst. Werden der Lösung 0,1 g Kaliumthiocyanat R und 0,1 g Cobalt(II)-nitrat R zugesetzt, entsteht nach Umrühren mit einem Glasstab eine blaue Färbung.

Prüfung auf Reinheit

Säurezahl (2.5.1): höchstens 2,0, mit 5,0 g Substanz, gelöst in 50 ml der vorgeschriebenen Lösungsmittelmischung, bestimmt

Hydroxylzahl (2.5.3, Methode A): 65 bis 80, mit 2,0 g Substanz bestimmt

Peroxidzahl (2.5.5): höchstens 10

Verseifungszahl (2.5.6): 45 bis 55

Zur Verseifung von 2,0 g Substanz werden 15,0 ml ethanolische Kaliumhydroxid-Lösung (0,5 mol · l⁻¹) verwendet. Vor der Titration wird die Lösung mit 50 ml Wasser R verdünnt.

Ethylenoxid, Dioxan (2.4.25, System A): höchstens 1 ppm Ethylenoxid und höchstens 10 ppm Dioxan

Bei der Bestimmung des Dioxangehalts muss der Korrekturfaktor 0,2 in der Berechnungsformel angewendet werden.

Schwermetalle (2.4.8): 2,0 g Substanz müssen der Grenzprüfung C entsprechen (10 ppm). Zur Herstellung der Referenzlösung werden 2 ml Blei-Lösung (10 ppm Pb) R verwendet.

Wasser (2.5.12): höchstens 3,0 Prozent, mit 1,000 g Substanz nach der Karl-Fischer-Methode bestimmt

Sulfatasche: höchstens 0,25 Prozent

In einem Quarz- oder Platintiegel werden 2,00 g Substanz mit 0,5 ml Schwefelsäure R versetzt und auf dem Wasserbad 2 h lang erhitzt. Die Mischung wird bei niedriger Temperatur sorgfältig so lange geglüht, bis die Verkohlung beendet ist und nach Zusatz von 2 ml Salpetersäure R und 0,25 ml Schwefelsäure R wird sorgfältig so lange erhitzt, bis weiße Dämpfe entweichen. Der Ansatz wird bei 600 °C bis zum vollständigen Verschwinden aller Kohleteilchen geglüht und nach dem Erkalten gewogen. Das Glühen wird bis zur Massekonstanz jeweils 15 min lang wiederholt.

Pyrogene (2.6.8): Polysorbat 80 zur Herstellung von Parenteralia, das dabei keinem weiteren geeigneten Verfahren zur Beseitigung von Pyrogenen unterworfen wird, muss der Prüfung entsprechen. Je Kilogramm Körpermasse eines Kaninchens werden 5,0 ml einer Lösung von Natriumchlorid R (9 g · l⁻¹), die 2 mg Substanz je Milliliter enthält, injiziert.

Gehaltsbestimmung

Die Bestimmung erfolgt mit Hilfe der Gaschromatographie (2.2.28).

Untersuchungslösung: In einem 25-ml-Erlenmeyerkolben werden 0,10 g Substanz in 2 ml methanolischer Natriumhydroxid-Lösung R 1 gelöst. Die Lösung wird 30 min lang zum Rückfluss erhitzt. Nach Zusatz von 2,0 ml methanolischer Bortrifluorid-Lösung R durch den Kühler wird die Mischung weitere 30 min lang und nach Zusatz von 4 ml Heptan R durch den Kühler 5 min lang zum Rückfluss erhitzt. Nach dem Abkühlen werden der Lösung 10,0 ml einer gesättigten Lösung von Natriumchlorid R zugesetzt. Diese Lösung wird etwa 15 s lang geschüttelt und mit solch einem Volumen einer gesättigten Lösung von Natriumchlorid R versetzt, dass sich die obere Phase in dem Kolbenhals befindet. 1 ml der oberen Phase wird entnommen und über wasserfreiem Natriumsulfat R getrocknet.

Referenzlösung: 20 mg Methyloleat R werden in Heptan R zu 10 ml gelöst. 1 ml Lösung wird mit Heptan R zu 50,0 ml verdünnt.

Die Chromatographie kann durchgeführt werden mit
– einer Kapillarsäule aus Quarzglas von 30 m Länge und 0,32 mm innerem Durchmesser, belegt mit Macrogol 20 000 R (Filmdicke 0,5 µm)
– Helium zur Chromatographie R als Trägergas bei einer linearen Geschwindigkeit von 50 cm je Sekunde
– einem Flammenionisationsdetektor.

	Zeit (min)	Temperatur (°C)	Rate (°C·min⁻¹)	Erläuterungen
Säule	0–4	70		isothermisch
	4–38	70 → 240	5	linearer Gradient
	38–53	240		isothermisch
Probeneinlass		280		

Je 0,1 µl Untersuchungslösung und Referenzlösung werden eingespritzt. Die Retentionszeit des Methyloleats beträgt etwa 35 min. Die Chromatographie erfolgt über eine Dauer, die der 1,5fachen Retentionszeit des Hauptpeaks entspricht.

Der Prozentgehalt an Ölsäure wird aus den Peakflächen im Chromatogramm der Untersuchungslösung mit Hilfe des Verfahrens „Normalisierung" errechnet.

Peaks, deren Fläche kleiner ist als die des Peaks im Chromatogramm der Referenzlösung, werden nicht berücksichtigt (0,16 Prozent).

Lagerung

Dicht verschlossen, vor Licht geschützt

Beschriftung

Die Beschriftung gibt an
- Gehalt an Ölsäure in der Fettsäurenfraktion
- falls zutreffend, dass die Substanz pyrogenfrei ist.

4.03/2059

Pravastatin-Natrium

Pravastatinum natricum

$C_{23}H_{35}NaO_7$ M_r 446,5

Definition

Natrium-(3R,5R)-3,5-dihydroxy-7-[(1S,2S,6S,8S,8aR)-6-hydroxy-2-methyl-8-[[(2S)-2-methylbutanoyl]oxy]-1,2,6,7,8,8a-hexahydronaphthalin-1-yl]heptanoat

Gehalt: 97,0 bis 102,0 Prozent (wasser- und ethanolfreie Substanz)

Eigenschaften

Aussehen: Pulver oder kristallines Pulver, weiß bis gelblich weiß, hygroskopisch

Löslichkeit: leicht löslich in Wasser und Methanol, löslich in wasserfreiem Ethanol

Prüfung auf Identität

A. Spezifische Drehung: siehe „Prüfung auf Reinheit"

B. IR-Spektroskopie (2.2.24)

   Vergleich: Pravastatin-Natrium-Referenzspektrum der Ph. Eur.

C. 1 ml Prüflösung (siehe „Prüfung auf Reinheit") gibt die Identitätsreaktion a auf Natrium (2.3.1).

Prüfung auf Reinheit

Prüflösung: 1,00 g Substanz wird in kohlendioxidfreiem Wasser *R* zu 20,0 ml gelöst.

Aussehen der Lösung: Die Lösung muss klar (2.2.1) und darf nicht stärker gefärbt sein als die Farbvergleichslösung BG_6 (2.2.2, Methode II).

2,0 ml Prüflösung werden mit Wasser *R* zu 10,0 ml verdünnt.

pH-Wert (2.2.3): 7,2 bis 9,0, an der Prüflösung bestimmt

Spezifische Drehung (2.2.7): +153 bis +159 (wasser- und ethanolfreie Substanz)

2,0 ml Prüflösung werden mit Wasser *R* zu 20,0 ml verdünnt.

Verwandte Substanzen: Flüssigchromatographie (2.2.29)

Lösungsmittelmischung: 9 Volumteile Methanol *R* und 11 Volumteile Wasser *R* werden gemischt.

Untersuchungslösung a: 0,1000 g Substanz werden in der Lösungsmittelmischung zu 100,0 ml gelöst.

Untersuchungslösung b: 10,0 ml Untersuchungslösung a werden mit der Lösungsmittelmischung zu 100,0 ml verdünnt.

Referenzlösung a: 5,0 mg Substanz und 5,0 mg Pravastatin-Verunreinigung A *CRS* werden in der Lösungsmittelmischung zu 50,0 ml gelöst.

Referenzlösung b: 2,0 ml Untersuchungslösung a werden mit der Lösungsmittelmischung zu 100,0 ml verdünnt. 1,0 ml dieser Lösung wird mit der Lösungsmittelmischung zu 10,0 ml verdünnt.

Referenzlösung c: 0,1240 g Pravastatin-1,1,3,3-tetramethylbutylamin *CRS* werden in der Lösungsmittelmischung zu 100,0 ml gelöst. 10,0 ml Lösung werden mit der Lösungsmittelmischung zu 100,0 ml verdünnt.

Säule
- Größe: l = 0,15 m, $\varnothing$ = 4,6 mm
- Stationäre Phase: octadecylsilyliertes Kieselgel zur Chromatographie *R* (5 µm)
- Temperatur: 25 °C

Mobile Phase: Essigsäure 99 % *R*, Triethylamin *R*, Methanol *R*, Wasser *R* (1:1:450:550 V/V/V/V)

Durchflussrate: 1,3 ml · min^{-1}

Detektion: Spektrometer bei 238 nm

Einspritzen: 10 µl; Untersuchungslösung a, Referenzlösungen a und b

Chromatographiedauer: 2,5fache Retentionszeit von Pravastatin

Relative Retention (bezogen auf Pravastatin, t_R etwa 21 min)
- Verunreinigung B: etwa 0,2
- Verunreinigung A: etwa 0,6
- Verunreinigung C: etwa 2,1

Eignungsprüfung: Referenzlösung a
- Auflösung: mindestens 7,0 zwischen den Peaks von Verunreinigung A und Pravastatin

Grenzwerte
- Verunreinigung A: nicht größer als das 1,5fache der Fläche des Hauptpeaks im Chromatogramm der Referenzlösung b (0,3 Prozent)
- Jede Verunreinigung: nicht größer als die Fläche des Hauptpeaks im Chromatogramm der Referenzlösung b (0,2 Prozent)
- Summe aller Verunreinigungen: nicht größer als das 3fache der Fläche des Hauptpeaks im Chromatogramm der Referenzlösung b (0,6 Prozent)
- Ohne Berücksichtigung bleiben: Peaks, deren Fläche kleiner ist als das 0,25fache der Fläche des Hauptpeaks im Chromatogramm der Referenzlösung b (0,05 Prozent)

Ethanol (2.4.24, System A): höchstens 3,0 Prozent (*m/m*)

Schwermetalle (2.4.8): höchstens 20 ppm

2,0 g Substanz werden in einer Mischung von 15 Volumteilen Wasser *R* und 85 Volumteilen Methanol *R* zu 20 ml gelöst. 12 ml Lösung müssen der Grenzprüfung B entsprechen. Zur Herstellung der Referenzlösung wird eine Blei-Lösung (2 ppm Pb) verwendet, die durch Verdünnen der Blei-Lösung (100 ppm Pb) *R* mit einer Mischung von 15 Volumteilen Wasser *R* und 85 Volumteilen Methanol *R* hergestellt wird.

Wasser (2.5.12): höchstens 4,0 Prozent, mit 0,500 g Substanz bestimmt

Gehaltsbestimmung

Flüssigchromatographie (2.2.29) wie bei der Prüfung „Verwandte Substanzen" beschrieben

Einspritzen: Untersuchungslösung b, Referenzlösung c

Der Prozentgehalt an $C_{23}H_{35}NaO_7$ wird aus dem Chromatogramm der Referenzlösung c und dem angegebenen Gehalt an Pravastatin in Pravastatin-1,1,3,3-tetramethylbutylamin CRS berechnet.

1 mg Pravastatin entspricht 1,052 mg Pravastatin-Natrium.

Lagerung

Dicht verschlossen

Verunreinigungen

A. (3*R*,5*R*)-3,5-Dihydroxy-7-[(1*S*,2*S*,6*R*,8*S*,8a*R*)-6-hydroxy-2-methyl-8-[[(2*S*)-2-methylbutanoyl]oxy]-1,2,6,7,8,8a-hexahydronaphthalin-1-yl]heptansäure (6′-Epipravastatin)

B. (3*R*,5*R*)-3,5-Dihydroxy-7-[(1*S*,2*S*,6*S*,8*S*,8a*R*)-6-hydroxy-8-[[(2*S*,3*R*)-3-hydroxy-2-methylbutanoyl]oxy]-2-methyl-1,2,6,7,8,8a-hexahydronaphthalin-1-yl]heptansäure (3″-Hydroxypravastatin)

C. (3*S*,5*S*)-3,5-Dihydroxy-7-[(1*S*,2*S*,6*S*,8*S*,8a*R*)-6-hydroxy-2-methyl-8-[[(2*S*)-2-methylpentanoyl]oxy]-1,2,6,7,8,8a-hexahydronaphthalin-1-yl]heptansäure

D. (1*S*,3*S*,7*S*,8*S*,8a*R*)-3-Hydroxy-8-[2-[(2*R*,4*R*)-4-hydroxy-6-oxotetrahydro-2*H*-pyran-2-yl]ethyl]-7-methyl-1,2,3,7,8,8a-hexahydronaphthalin-1-yl-(2*S*)-2-methylbutanoat (Pravastatinlacton)

4.03/0855

Praziquantel

Praziquantelum

$C_{19}H_{24}N_2O_2$ M_r 312,4

Definition

(11b*RS*)-2-(Cyclohexylcarbonyl)-1,2,3,6,7,11b-hexahydro-4*H*-pyrazino[2,1-*a*]isochinolin-4-on

Gehalt: 97,5 bis 102,0 Prozent (getrocknete Substanz)

Eigenschaften

Aussehen: weißes bis fast weißes, kristallines Pulver

Löslichkeit: sehr schwer löslich in Wasser, leicht löslich in Dichlormethan und Ethanol

Die Substanz zeigt Polymorphie.

Prüfung auf Identität

IR-Spektroskopie (2.2.24)

Vergleich: Praziquantel CRS

Wenn die Spektren unterschiedlich sind, werden jeweils 50 mg Substanz und Referenzsubstanz getrennt in 2 ml Methanol R gelöst. Nach dem Eindampfen der Lösungen werden mit den bei 60 °C und höchstens 0,7 kPa getrockneten Rückständen erneut Spektren aufgenommen.

Prüfung auf Reinheit

Verwandte Substanzen: Flüssigchromatographie (2.2.29)

Untersuchungslösung a: 40,0 mg Substanz werden in der mobilen Phase zu 10,0 ml gelöst.

Untersuchungslösung b: 1,0 ml Untersuchungslösung a wird mit der mobilen Phase zu 20,0 ml verdünnt.

Referenzlösung a: 40,0 mg Praziquantel CRS werden in der mobilen Phase zu 10,0 ml gelöst. 1,0 ml Lösung wird mit der mobilen Phase zu 20,0 ml verdünnt.

Referenzlösung b: 5 mg Praziquantel-Verunreinigung A CRS werden in der Referenzlösung a zu 25,0 ml gelöst. 2,0 ml dieser Lösung werden mit der mobilen Phase zu 20,0 ml verdünnt.

Referenzlösung c: 1,0 ml Untersuchungslösung a wird mit der mobilen Phase zu 20,0 ml verdünnt. 5,0 ml dieser Lösung werden mit der mobilen Phase zu 50,0 ml verdünnt.

Säule
- Größe: l = 0,25 m, $\emptyset$ = 4,0 mm
- Stationäre Phase: octadecylsilyliertes Kieselgel zur Chromatographie (5 µm)

Mobile Phase: Acetonitril R, Wasser R (45:55 V/V)

Durchflussrate: 1 ml · min^{-1}

Detektion: Spektrometer bei 210 nm

Einspritzen: 20 µl; Untersuchungslösung a, Referenzlösungen b und c

Chromatographiedauer: 5fache Retentionszeit von Praziquantel (t_R etwa 9 min)

Eignungsprüfung: Referenzlösung b
- Auflösung: mindestens 3,0 zwischen den Peaks von Verunreinigung A und Praziquantel

Grenzwerte
- Jede Verunreinigung: nicht größer als die Fläche des Hauptpeaks im Chromatogramm der Referenzlösung c (0,5 Prozent)
  Höchstens eine dieser Peakflächen darf größer sein als das 0,4fache der Fläche des Hauptpeaks im Chromatogramm der Referenzlösung c (0,2 Prozent).
- Summe aller Verunreinigungen: nicht größer als die Fläche des Hauptpeaks im Chromatogramm der Referenzlösung c (0,5 Prozent)
- Ohne Berücksichtigung bleiben: Peaks, deren Fläche kleiner ist als das 0,1fache der Fläche des Hauptpeaks im Chromatogramm der Referenzlösung c (0,05 Prozent)

Schwermetalle (2.4.8): höchstens 20 ppm

1,0 g Substanz muss der Grenzprüfung C entsprechen. Zur Herstellung der Referenzlösung werden 2 ml Blei-Lösung (10 ppm Pb) R verwendet.

Trocknungsverlust (2.2.32): höchstens 0,5 Prozent, mit 1,000 g Substanz durch 2 h langes Trocknen im Trockenschrank über Phosphor(V)-oxid R bei 50 °C und höchstens 0,7 kPa bestimmt

Sulfatasche (2.4.14): höchstens 0,1 Prozent, mit 1,0 g Substanz bestimmt

Gehaltsbestimmung

Flüssigchromatographie (2.2.29) wie bei der Prüfung „Verwandte Substanzen" beschrieben, mit folgender Änderung:

Einspritzen: Untersuchungslösung b, Referenzlösung a

Der Prozentgehalt an $C_{19}H_{24}N_2O_2$ wird berechnet.

Lagerung

Vor Licht geschützt

Verunreinigungen

A. (11bRS)-2-Benzoyl-1,2,3,6,7,11b-hexahydro-4H-pyrazino[2,1-a]isochinolin-4-on

B. 2-(Cyclohexylcarbonyl)-2,3,6,7-tetrahydro-4*H*-pyr=
azino[2,1-*a*]isochinolin-4-on

C. *N*-Formyl-*N*-[2-oxo-2-(1-oxo-3,4-dihydroisochino=
lin-2(1*H*)-yl)ethyl]cyclohexancarboxamid

4.03/0245

Pyridoxinhydrochlorid

Pyridoxini hydrochloridum

$C_8H_{12}ClNO_3$ $\qquad M_r$ 205,6

Definition

Pyridoxinhydrochlorid enthält mindestens 99,0 und höchstens 101,0 Prozent (5-Hydroxy-6-methylpyridin-3,4-diyl)dimethanol-hydrochlorid, berechnet auf die getrocknete Substanz.

Eigenschaften

Weißes bis fast weißes, kristallines Pulver; leicht löslich in Wasser, schwer löslich in Ethanol

Die Substanz schmilzt bei etwa 205 °C unter Zersetzung.

Prüfung auf Identität

1: B, D
2: A, C, D

A. 1,0 ml Prüflösung (siehe „Prüfung auf Reinheit") wird mit Salzsäure (0,1 mol · l⁻¹) zu 50,0 ml verdünnt (Lösung a). 1,0 ml Lösung a wird mit Salzsäure (0,1 mol · l⁻¹) zu 100,0 ml verdünnt. Diese Lösung, zwischen 250 und 350 nm gemessen, zeigt ein Absorptionsmaximum (2.2.25) zwischen 288 und 296 nm. Die spezifische Absorption im Maximum beträgt 425 bis 445. 1,0 ml Lösung a wird mit einer Mischung gleicher Volumteile Kaliumdihydrogenphosphat-Lösung (0,025 mol · l⁻¹) und Natriummonohydrogenphosphat-Lösung (0,025 mol · l⁻¹) zu 100,0 ml verdünnt. Diese Lösung, zwischen 220 und 350 nm gemessen, zeigt je ein Absorptionsmaximum bei 248 bis 256 nm und bei 320 bis 327 nm. Die spezifischen Absorptionen in diesen Maxima betragen 175 bis 195 beziehungsweise 345 bis 365.

B. Die Prüfung erfolgt mit Hilfe der IR-Spektroskopie (2.2.24) durch Vergleich des Spektrums der Substanz mit dem von Pyridoxinhydrochlorid *CRS*.

C. Die bei der Prüfung „Verwandte Substanzen" (siehe „Prüfung auf Reinheit") erhaltenen Chromatogramme werden ausgewertet. Der Hauptfleck im Chromatogramm der Untersuchungslösung b entspricht in Bezug auf Lage, Farbe und Größe dem Hauptfleck im Chromatogramm der Referenzlösung a.

D. Die Prüflösung gibt die Identitätsreaktion a auf Chlorid (2.3.1).

Prüfung auf Reinheit

Prüflösung: 2,50 g Substanz werden in kohlendioxidfreiem Wasser *R* zu 50,0 ml gelöst.

Aussehen der Lösung: Die Prüflösung muss klar (2.2.1) und darf nicht stärker gefärbt sein als die Farbvergleichslösung G₇ (2.2.2, Methode II).

pH-Wert (2.2.3): Der pH-Wert der Prüflösung muss zwischen 2,4 und 3,0 liegen.

Verwandte Substanzen: Die Prüfung erfolgt mit Hilfe der Dünnschichtchromatographie (2.2.27) unter Verwendung einer DC-Platte mit Kieselgel G *R*.

Untersuchungslösung a: 1,0 g Substanz wird in Wasser *R* zu 10 ml gelöst.

Untersuchungslösung b: 1 ml Untersuchungslösung a wird mit Wasser *R* zu 10 ml verdünnt.

Referenzlösung a: 0,10 g Pyridoxinhydrochlorid *CRS* werden in Wasser *R* zu 10 ml gelöst.

Referenzlösung b: 2,5 ml Untersuchungslösung a werden mit Wasser *R* zu 100 ml verdünnt. 1 ml dieser Lösung wird mit Wasser *R* zu 10 ml verdünnt.

Auf die Platte werden 2 µl jeder Lösung aufgetragen. Die Chromatographie erfolgt in einer nicht gesättigten Kammer mit einer Mischung von 9 Volumteilen konzentrierter Ammoniak-Lösung *R*, 13 Volumteilen Dichlormethan *R*, 13 Volumteilen Tetrahydrofuran *R* und 65 Volumteilen Aceton *R* über eine Laufstrecke von 15 cm. Die Platte wird an der Luft trocknen gelassen und mit einer Lösung von Natriumcarbonat *R* (50 g · l⁻¹) in einer Mischung von 30 Volumteilen Ethanol 96 % *R* und 70 Volumteilen Wasser *R* besprüht. Die Platte wird im Luftstrom getrocknet, mit einer Lösung von Dichlorchinonchlorimid *R* (1 g · l⁻¹) in Ethanol 96 % *R* besprüht und sofort ausgewertet. Kein im Chromatogramm der Untersuchungslösung a auftretender Nebenfleck darf größer oder stärker gefärbt sein als der Fleck im Chromatogramm der Referenzlösung b (0,25 Prozent). An den Startpunkten verbleibende Flecke werden nicht berücksichtigt.

Schwermetalle (2.4.8): 12 ml Prüflösung müssen der Grenzprüfung A entsprechen (20 ppm). Zur Herstellung der Referenzlösung wird die Blei-Lösung (1 ppm Pb) *R* verwendet.

Trocknungsverlust (2.2.32): höchstens 0,5 Prozent, mit 1,000 g Substanz durch Trocknen im Trockenschrank bei 100 bis 105 °C bestimmt

Sulfatasche (2.4.14): höchstens 0,1 Prozent, mit 1,0 g Substanz bestimmt

Gehaltsbestimmung

Um Überhitzung im Reaktionsmedium zu vermeiden, wird während des Titrierens gründlich gemischt und die Titration unmittelbar nach Erreichen des Endpunkts beendet.

0,150 g Substanz, in 5 ml wasserfreier Ameisensäure *R* gelöst und mit 50 ml Acetanhydrid *R* versetzt, werden mit Perchlorsäure (0,1 mol · l^{-1}) titriert. Der Endpunkt wird mit Hilfe der Potentiometrie (2.2.20) bestimmt. Ein Blindversuch wird durchgeführt.

1 ml Perchlorsäure (0,1 mol · l^{-1}) entspricht 20,56 mg $C_8H_{12}ClNO_3$.

Lagerung

Vor Licht geschützt

Verunreinigungen

A. 6-Methyl-1,3-dihydrofuro[3,4-*c*]pyridin-7-ol

B. 5-(Hydroxymethyl)-2,4-dimethylpyridin-3-ol

Q

Quendelkraut 4025

Quendelkraut
Serpylli herba

4.03/1891

Definition

Die ganzen oder geschnittenen, getrockneten, blühenden oberirdischen Teile von *Thymus serpyllum* L.s.l.

Gehalt: mindestens 3,0 ml · kg^{-1} ätherisches Öl (getrocknete Droge)

Eigenschaften

Makroskopische und mikroskopische Merkmale werden unter „Prüfung auf Identität, A und B" beschrieben.

Prüfung auf Identität

A. Der viel verzweigte Spross hat einen Durchmesser von bis zu 1,5 mm, ist zylindrisch oder undeutlich viereckig, grün, rötlich oder purpurrot, die älteren Sprossteile sind braun und holzig, die jüngeren behaart. Die gegenständig angeordneten Blätter sind 3 bis 12 mm lang und bis 4 mm breit, elliptisch bis ovallanzettlich, mit abgestumpfter Spitze und am Blattgrund keilförmig und kurz gestielt; das Blatt ist ganzrandig und, besonders in Basisnähe, mit Wimpernhaaren besetzt; beide Oberflächen sind mehr oder weniger kahl, jedoch deutlich punktiert. Der Blütenstand ist aus 6 bis 12 Blüten zusammengesetzt, die endständig rundliche bis eiförmige Köpfchen bilden. Der röhrenförmige Kelch ist 2-lippig, die Oberlippe 3-zähnig und die Unterlippe 2-zähnig geteilt und von langen Haaren umsäumt; die innere Oberfläche ist stark behaart, die Haare bilden nach dem Blühen eine geschlossene Röhre. Die Blütenkrone ist purpurrot bis rot, 2-lippig, die Unterlippe ist 3-zipfelig, die Oberlippe gekerbt, die innere Oberfläche stark behaart; 4 Staubblätter, epipetal, aus der Blütenkrone herausragend.

B. Die Droge wird pulverisiert (355). Das Pulver ist graugrün bis bräunlich grün. Die Prüfung erfolgt unter dem Mikroskop, wobei Chloralhydrat-Lösung *R* verwendet wird. Das Pulver zeigt folgende Merkmale: Bruchstücke der Blattepidermen, bestehend aus Zellen mit wellig buchtigen, schwach verdickten, antiklinen Wänden und Spaltöffnungen vom diacytischen Typ (2.8.3); zahlreiche Deckhaare an beiden Epidermen und entlang des Blattrands, die Mehrzahl kurz, kegelförmig, einzellig, mit verdickten und warzigen Wänden; seltener lange, einreihige Haare, aus bis zu 8 Zellen bestehend, an den Zellverbindungsstellen leicht aufgebläht und mit mäßig verdickten Wänden; reichlich Drüsenhaare, meist vielzellig, mit einem kurzen, rundlichen, einzelligen Stiel und einem großen, kugeligen Köpfchen, zusammengesetzt aus einer Anzahl undeutlicher, strahlig angeordneter Zellen mit braunem Sekret, andere kleiner, kopfförmig, mit einzelligem Stiel und einzelligem, kugeligem oder eiförmigem Köpfchen; purpurviolette Bruchstücke der Blütenkrone, die äußere Epidermis mit zahlreichen Deck- und Drüsenhaaren, die innere Epidermis papillös; kugelige bis elliptische Pollenkörner mit einem Durchmesser von 30 bis 40 µm, einer fein gekörnten Exine und 6 Keimporen.

C. Dünnschichtchromatographie (2.2.27)

Untersuchungslösung: 1,0 g pulverisierte Droge (355) wird 3 min lang mit 5 ml Dichlormethan *R* geschüttelt. Die Mischung wird über etwa 2 g wasserfreies Natriumsulfat *R* filtriert.

Referenzlösung: 5 mg Thymol *R* und 10 µl Carvacrol *R* werden in 10 ml Dichlormethan *R* gelöst.

Platte: DC-Platte mit Kieselgel F$_{254}$ *R*

Fließmittel: Dichlormethan *R*

Auftragen: 20 µl; bandförmig

Laufstrecke: 15 cm

Trocknen: an der Luft

Detektion A: Auswertung im ultravioletten Licht bei 254 nm

Ergebnis A: Die Zonenfolge in den Chromatogrammen von Referenzlösung und Untersuchungslösung ist aus den nachstehenden Angaben ersichtlich.

Oberer Plattenrand	
	eine markante Fluoreszenz mindernde Zone
Thymol: eine Fluoreszenz mindernde Zone	eine Fluoreszenz mindernde Zone (Thymol)
	Fluoreszenz mindernde Zonen
Referenzlösung	**Untersuchungslösung**

Detektion B: Die Platte wird mit Anisaldehyd-Reagenz *R* besprüht, wobei für eine Platte von 200 mm × 200 mm 10 ml verwendet werden, und 10 min lang bei 100 bis 105 °C erhitzt.

Ergebnis B: Die Zonenfolge in den Chromatogrammen von Referenzlösung und Untersuchungslösung ist aus den nachstehenden Angaben ersichtlich. Im Chromatogramm der Untersuchungslösung sind im unteren Drittel weitere Zonen vorhanden. Die Intensität der Zonen von Thymol und Carvacrol hängt von der vorliegenden Probe ab (Chemotypen).

Quendelkraut

Oberer Plattenrand	
Thymol: eine bräunlich rosa Zone	eine bräunlich rosa Zone (Thymol)
Carvacrol: eine hellviolette Zone	eine hellviolette Zone (Carvacrol)
Referenzlösung	Untersuchungslösung

Prüfung auf Reinheit

Fremde Bestandteile (2.8.2): höchstens 3 Prozent, mit 30 g Droge bestimmt

Zu den fremden Bestandteilen gehören auch fast nadelförmige bis lineallanzettliche Blätter mit stark eingerolltem Rand, auf der oberen Epidermis sind Deckhaare von der Gestalt spitzer Zähne und mit warzigen Wänden sichtbar, auf der unteren Epidermis sind mehrere Typen warziger Deckhaare zu erkennen: einzellige, gerade oder schwach gebogen, 2-zellige oder 3-zellige, oft knieförmig abgewinkelt, sowie 2-zellige oder 3-zellige, mehr oder weniger gerade (*Thymus vulgaris, Thymus zygis*).

Trocknungsverlust (2.2.32): höchstens 10,0 Prozent, mit 1,000 g pulverisierter Droge (355) durch 2 h langes Trocknen im Trockenschrank bei 100 bis 105 °C bestimmt

Asche (2.4.16): höchstens 10,0 Prozent

Salzsäureunlösliche Asche (2.8.1): höchstens 3,0 Prozent

Gehaltsbestimmung

Die Bestimmung erfolgt nach „Gehaltsbestimmung des ätherischen Öls in Drogen" (2.8.12) unter Verwendung von 50,0 g zerkleinerter Droge, einem 1000-ml-Rundkolben und 500 ml Wasser *R* als Destillationsflüssigkeit. 2 h lang wird ohne Vorlage von Xylol *R* mit einer Destillationsgeschwindigkeit von 2 bis 3 ml je Minute destilliert.

R

Ratanhiatinktur 4029
Hydriertes Rizinusöl 4029
Natives Rizinusöl 4031
Rohcresol 4032
Rosmarinöl 4032
Rutosid-Trihydrat 4035

4.03/1888
Ratanhiatinktur
Ratanhiae tinctura

Definition

Die aus **Ratanhiawurzel (Ratanhiae radix)** hergestellte Tinktur

Gehalt: mindestens 1,0 Prozent (*m/m*) Gerbstoffe, berechnet als Pyrogallol ($C_6H_6O_3$; M_r 126,1)

Herstellung

Die Tinktur wird aus 1 Teil Droge und 5 Teilen Ethanol 70 % *R* durch ein geeignetes Verfahren hergestellt.

Eigenschaften

Aussehen: rötlich braune Flüssigkeit

Prüfung auf Identität

Dünnschichtchromatographie (2.2.27)

Untersuchungslösung: 5 ml Tinktur werden mit 10 ml Petroläther *R* versetzt und geschüttelt. Die Petrolätherschicht wird abgetrennt, mit 2 g wasserfreiem Natriumsulfat *R* versetzt und nach dem Schütteln abfiltriert. Das Filtrat wird zur Trockne eingedampft und der Rückstand in 0,5 ml Dichlormethan *R* gelöst.

Referenzlösung: 5 mg Thymol *R* und 10 mg Dichlorphenolindophenol *R* werden in 10 ml Ethanol 60 % *R* gelöst.

Platte: DC-Platte mit Kieselgel *R*

Fließmittel: Dichlormethan *R*

Auftragen: 10 µl; bandförmig

Laufstrecke: 10 cm

Trocknen: an der Luft

Detektion: Die Platte wird mit einer Lösung von Echtblausalz B *R* (5 g · l^{-1}) besprüht, an der Luft trocknen gelassen und mit ethanolischer Natriumhydroxid-Lösung (0,1 mol · l^{-1}) besprüht. Die Auswertung erfolgt im Tageslicht.

Ergebnis: Die Zonenfolge in den Chromatogrammen von Referenzlösung und Untersuchungslösung ist aus den nachstehenden Angaben ersichtlich. Im Chromatogramm der Untersuchungslösung können weitere Zonen vorhanden sein.

\multicolumn{2}{c}{Oberer Plattenrand}	
Thymol: eine orangefarbene bis bräunlich gelbe Zone	eine violette Zone
	eine grünlich graue Zone
	eine bläulich graue Zone
	eine gelblich braune Zone
Dichlorphenolindophenol: eine graublaue Zone	eine violette Zone
Referenzlösung	**Untersuchungslösung**

Prüfung auf Reinheit

Ethanolgehalt (2.9.10): 63 bis 67 Prozent (*V/V*)

Methanol, 2-Propanol (2.9.11): höchstens 0,05 Prozent (*V/V*) Methanol und höchstens 0,05 Prozent (*V/V*) 2-Propanol

Gehaltsbestimmung

Die Bestimmung wird nach „Bestimmung des Gerbstoffgehalts pflanzlicher Drogen" (2.8.14) mit 2,500 g Tinktur durchgeführt.

4.03/1497
Hydriertes Rizinusöl
Ricini oleum hydrogenatum

Definition

Hydriertes Rizinusöl ist das durch Hydrieren von **Nativem Rizinusöl (Ricini oleum virginale)** erhaltene Öl. Die Substanz besteht hauptsächlich aus dem Triglycerid der 12-Hydroxystearinsäure.

Eigenschaften

Feines, fast weißes bis blassgelbes Pulver oder fast weiße bis blassgelbe Masse oder Flocken; praktisch unlöslich in Wasser, leicht löslich in Dichlormethan, schwer löslich in Petroläther, sehr schwer löslich in wasserfreiem Ethanol

Hydriertes Rizinusöl

Prüfung auf Identität

A. **Schmelztemperatur** (2.2.14): 83 bis 88 °C

B. Die Substanz entspricht der Prüfung „Hydroxylzahl" (siehe „Prüfung auf Reinheit").

C. Die Substanz entspricht der Prüfung „Fettsäurenzusammensetzung" (siehe „Prüfung auf Reinheit").

Prüfung auf Reinheit

Säurezahl (2.5.1): höchstens 4,0, mit 10,0 g Substanz, in 75 ml heißem Ethanol 96 % *R* gelöst, bestimmt

Hydroxylzahl (2.5.3, Methode A): 145 bis 165

Die noch warme Lösung wird titriert.

Iodzahl (2.5.4): höchstens 5,0

Alkalisch reagierende Substanzen: 1,0 g Substanz wird unter Erwärmen in einer Mischung von 1,5 ml Ethanol 96 % *R* und 3 ml Toluol *R* gelöst. Nach Zusatz von 0,05 ml einer Lösung von Bromphenolblau *R* (0,4 g · l^{-1}) in Ethanol 96 % *R* dürfen bis zum Farbumschlag nach Gelb höchstens 0,2 ml Salzsäure (0,01 mol · l^{-1}) verbraucht werden.

Fettsäurenzusammensetzung: Die Prüfung erfolgt mit Hilfe der Gaschromatographie (2.4.22, Methode A) mit folgenden Änderungen:

Untersuchungslösung: 75 mg Substanz werden in ein 10-ml-Zentrifugenglas mit Schraubverschluss gegeben und unter Schütteln und Erhitzen auf 50 bis 60 °C in 2 ml *tert*-Butylmethylether *R* 1 gelöst. Der noch warmen Mischung wird 1 ml einer Lösung von Natrium *R* (12 g · l^{-1}) in wasserfreiem Methanol *R*, die unter den notwendigen Vorsichtsmaßnahmen hergestellt wurde, zugesetzt. Die Mischung wird mindestens 5 min lang kräftig geschüttelt, mit 5 ml destilliertem Wasser *R* versetzt, etwa 30 s lang kräftig geschüttelt und 15 min lang bei 1500 *g* zentrifugiert. Die obere Phase wird verwendet.

Referenzlösung: 50 mg Methyl-12-hydroxystearat *CRS* und 50 mg Methylstearat *CRS* werden in 10,0 ml *tert*-Butylmethylether *R* 1 gelöst.

Die Chromatographie kann durchgeführt werden mit
- einer Kapillarsäule aus Quarzglas von 30 m Länge und 0,25 mm innerem Durchmesser, belegt mit Macrogol 20 000 *R* (Filmdicke 0,25 µm)
- Helium zur Chromatographie *R* als Trägergas bei einer Durchflussrate von 0,9 ml je Minute
- einem Flammenionisationsdetektor
- einem Splitverhältnis von 1:100.

Die Temperatur der Säule wird 55 min lang bei 215 °C, die des Probeneinlasses und des Detektors bei 250 °C gehalten.

1 µl jeder Lösung wird eingespritzt.

Der Prozentgehalt (*m/m*) jeder Fettsäure wird nach folgender Formel berechnet:

$$\frac{A_{x,s,c}}{\Sigma A_{x,s,c}} \cdot 100$$

$A_{x,s,c}$ = korrigierte Peakfläche einer Fettsäure im Chromatogramm der Untersuchungslösung:
$A_{x,s,c} = A_{x,s} \cdot R_c$

R_c = relativer Korrekturfaktor für die dem Methyl-12-hydroxystearat und dem Methyl-9,10-dihydroxystearat entsprechenden Peaks:

$$R_c = \frac{m_{1,r} \cdot A_{2,r}}{A_{1,r} \cdot m_{2,r}}$$

R_c = 1 für Peaks, die allen anderen spezifizierten oder nicht spezifizierten Fettsäuren entsprechen

$m_{1,r}$ = Masse von Methyl-12-hydroxystearat in der Referenzlösung

$m_{2,r}$ = Masse von Methylstearat in der Referenzlösung

$A_{1,r}$ = Fläche des Methyl-12-hydroxystearat-Peaks im Chromatogramm der Referenzlösung

$A_{2,r}$ = Fläche des Methylstearat-Peaks im Chromatogramm der Referenzlösung

$A_{x,s}$ = Fläche der Peaks, die den spezifizierten oder nicht spezifizierten Methylestern der Fettsäuren entsprechen

Die Fettsäurenfraktion der Substanz muss folgende Zusammensetzung haben:
- Palmitinsäure: höchstens 2,0 Prozent
- Stearinsäure: 7,0 bis 14,0 Prozent
- Arachinsäure: höchstens 0,5 Prozent
- 12-Oxostearinsäure (äquivalente Kettenlänge auf Macrogol 20 000: 22,7): höchstens 5,0 Prozent
- 12-Hydroxystearinsäure (äquivalente Kettenlänge auf Macrogol 20 000: 23,9): 78,0 bis 91,0 Prozent
- Jede andere Fettsäure: höchstens 3,0 Prozent

Nickel (2.4.27): höchstens 1 ppm Ni

Lagerung

In dem Verbrauch angemessenen, möglichst vollständig gefüllten Behältnissen

Verunreinigungen

A. 12-Oxostearinsäure

Natives Rizinusöl
Ricini oleum virginale

4.03/0051

Definition

Natives Rizinusöl ist das aus den Samen von *Ricinus communis* L. durch Kaltpressung gewonnene fette Öl. Ein geeignetes Antioxidans kann zugesetzt sein.

Eigenschaften

Klare, fast farblose bis schwach gelbe, viskose, hygroskopische Flüssigkeit; schwer löslich in Petroläther, mischbar mit Essigsäure 99 % und Ethanol

Der Brechungsindex beträgt etwa 1,479, die relative Dichte etwa 0,958.

Prüfung auf Identität

1: D
2: A, B, C

A. Die Substanz entspricht der Prüfung „Optische Drehung" (siehe „Prüfung auf Reinheit").
B. Die Substanz entspricht der Prüfung „Hydroxylzahl" (siehe „Prüfung auf Reinheit").
C. Die Substanz entspricht der Prüfung „Iodzahl" (siehe „Prüfung auf Reinheit").
D. Die Substanz entspricht der Prüfung „Fettsäurenzusammensetzung" (siehe „Prüfung auf Reinheit").

Prüfung auf Reinheit

Optische Drehung (2.2.7): +3,5 bis +6,0°

Absorption (2.2.25): 1,0 g Substanz wird in Ethanol 96 % *R* zu 100,0 ml gelöst. Die spezifische Absorption der Lösung, im Absorptionsmaximum bei 269 nm gemessen, darf höchstens 1,5 betragen.

Säurezahl (2.5.1): höchstens 2,0, mit 5,0 g Substanz, in 25 ml der vorgeschriebenen Lösungsmittelmischung gelöst, bestimmt

Hydroxylzahl (2.5.3, Methode A): mindestens 150

Iodzahl (2.5.4): 82 bis 90

Peroxidzahl (2.5.5): höchstens 10,0

Unverseifbare Anteile (2.5.7): höchstens 0,8 Prozent, mit 5,0 g Substanz bestimmt

Fettsäurenzusammensetzung: Die Prüfung erfolgt mit Hilfe der Gaschromatographie (2.4.22, Methode A) mit folgenden Änderungen:

Untersuchungslösung: 75 mg Substanz werden in ein 10-ml-Zentrifugenglas mit Schraubverschluss gegeben und unter Schütteln und Erhitzen auf 50 bis 60 °C in 2 ml *tert*-Butylmethylether *R* 1 gelöst. Der noch warmen Mischung wird 1 ml einer Lösung von Natrium *R* (12 g · l⁻¹) in wasserfreiem Methanol *R*, die unter den notwendigen Vorsichtsmaßnahmen hergestellt wurde, zugesetzt. Die Mischung wird mindestens 5 min lang kräftig geschüttelt, mit 5 ml destilliertem Wasser *R* versetzt, etwa 30 s lang kräftig geschüttelt und 15 min lang bei 1500 *g* zentrifugiert. Die obere Phase wird verwendet.

Referenzlösung: 50 mg Methylricinolat CRS und 50 mg Methylstearat CRS werden in 10,0 ml *tert*-Butylmethylether *R* 1 gelöst.

Die Chromatographie kann durchgeführt werden mit
- einer Kapillarsäule aus Quarzglas von 30 m Länge und 0,25 mm innerem Durchmesser, belegt mit Macrogol 20 000 *R* (Filmdicke 0,25 µm)
- Helium zur Chromatographie *R* als Trägergas bei einer Durchflussrate von 0,9 ml je Minute
- einem Flammenionisationsdetektor
- einem Splitverhältnis von 1:100.

Die Temperatur der Säule wird 55 min lang bei 215 °C und die des Probeneinlasses und des Detektors bei 250 °C gehalten.

1 µl jeder Lösung wird eingespritzt.

Der Prozentgehalt (*m/m*) jeder Fettsäure wird nach folgender Formel berechnet:

$$\frac{A_{x,s,c}}{\Sigma A_{x,s,c}} \cdot 100$$

$A_{x,s,c}$ = korrigierte Peakfläche einer Fettsäure im Chromatogramm der Untersuchungslösung:
$$A_{x,s,c} = A_{x,s} \cdot R_c$$

R_c = relativer Korrekturfaktor:
$$R_c = \frac{m_{1,r} \cdot A_{2,r}}{A_{1,r} \cdot m_{2,r}}$$

für die dem Methylricinolat und dem Methyl-9,10-dihydroxystearat entsprechenden Peaks

R_c = 1 für Peaks, die allen anderen spezifizierten oder nicht spezifizierten Fettsäuren entsprechen

$m_{1,r}$ = Masse von Methylricinolat in der Referenzlösung

$m_{2,r}$ = Masse von Methylstearat in der Referenzlösung

$A_{1,r}$ = Fläche des Methylricinolat-Peaks im Chromatogramm der Referenzlösung

$A_{2,r}$ = Fläche des Methylstearat-Peaks im Chromatogramm der Referenzlösung

$A_{x,s}$ = Fläche der Peaks, die den spezifizierten oder nicht spezifizierten Methylestern der Fettsäuren entsprechen

Die Fettsäurenfraktion des Öls muss folgende Zusammensetzung haben:
- Palmitinsäure: höchstens 2,0 Prozent
- Stearinsäure: höchstens 2,5 Prozent
- Ölsäure und deren Isomere (C₁₈:₁ äquivalente Kettenlänge auf Macrogol 20 000: 18,3): 2,5 bis 6,0 Prozent

- Linolsäure
  ($C_{18:2}$ äquivalente Kettenlänge
  auf Macrogol 20 000: 18,8):   2,5 bis 7,0 Prozent
- Linolensäure
  ($C_{18:3}$ äquivalente Kettenlänge
  auf Macrogol 20 000: 19,2):   höchstens 1,0 Prozent
- Eicosensäure
  ($C_{20:1}$ äquivalente Kettenlänge
  auf Macrogol 20 000: 20,2):   höchstens 1,0 Prozent
- Ricinolsäure
  (äquivalente Kettenlänge
  auf Macrogol 20 000: 23,9):   85,0 bis 92,0 Prozent
- Jede andere Fettsäure: höchstens 1,0 Prozent

Wasser (2.5.12): höchstens 0,3 Prozent, mit 5,0 g Substanz nach der Karl-Fischer-Methode bestimmt

Lagerung

Vor Licht geschützt, in dem Verbrauch angemessenen, möglichst vollständig gefüllten Behältnissen, unterhalb von 25 °C

Beschriftung

Die Beschriftung gibt Namen und Konzentration jedes zugesetzten Antioxidans an.

4.03/1628

Rohcresol

Cresolum crudum

C_7H_8O M_r 108,1

Definition

Gemisch von 2-, 3- und 4-Methylphenol

Eigenschaften

Aussehen: farblose bis blassbraune Flüssigkeit

Löslichkeit: wenig löslich in Wasser, mischbar mit Dichlormethan und Ethanol

Prüfung auf Identität

A. 0,5 ml Substanz werden mit 300 ml Wasser R versetzt und gemischt. Die Mischung wird filtriert. Werden 10 ml Filtrat mit 1 ml Eisen(III)-chlorid-Lösung R 1 versetzt, entsteht eine blaue Färbung.

B. Werden 10 ml des unter „Prüfung auf Identität, A" erhaltenen Filtrats mit 1 ml Bromwasser R versetzt, entsteht ein schwach gelber, flockiger Niederschlag.

C. Die Substanz entspricht der Prüfung „Relative Dichte" (siehe „Prüfung auf Reinheit").

Prüfung auf Reinheit

Prüflösung: 2,5 g Substanz werden mit 50 ml Wasser R versetzt. Nach 1 min langem Schütteln wird die Mischung durch ein angefeuchtetes Filter filtriert.

Sauer oder alkalisch reagierende Substanzen: Werden 10 ml Prüflösung mit 0,1 ml Methylrot-Lösung R und 0,2 ml Natriumhydroxid-Lösung (0,01 mol · l^{-1}) versetzt, muss die Lösung gelb gefärbt sein. Nach Zusatz von 0,3 ml Salzsäure (0,01 mol · l^{-1}) muss die Lösung rot gefärbt sein.

Relative Dichte (2.2.5): 1,029 bis 1,044

Destillationsbereich (2.2.11): Höchstens 2,0 Prozent (V/V) destillieren unterhalb von 188 °C und mindestens 80 Prozent (V/V) destillieren zwischen 195 und 205 °C.

Schwefelverbindungen: 20 ml Substanz werden in einen kleinen Erlenmeyerkolben gegeben. Über der Öffnung des Kolbens wird ein mit Blei(II)-acetat-Lösung R befeuchtetes Filterpapier angebracht. Nach 5 min langem Erhitzen des Kolbens im Wasserbad darf sich das Filterpapier nur schwach gelb färben.

Verdampfungsrückstand: höchstens 0,1 Prozent

2,0 g Substanz werden im Wasserbad zur Trockne eingedampft. Die Masse des 1 h lang bei 100 bis 105 °C getrockneten Rückstands darf höchstens 2 mg betragen.

Lagerung

Vor Licht geschützt

4.03/1846

Rosmarinöl

Rosmarini aetheroleum

Definition

Rosmarinöl ist das durch Wasserdampfdestillation aus den blühenden oberirdischen Teilen von *Rosmarinus officinalis* L. gewonnene ätherische Öl.

Rosmarinöl 4033

Eigenschaften

Aussehen: klare, leicht bewegliche, farblose bis blassgelbe Flüssigkeit von charakteristischem Geruch

Prüfung auf Identität

1: B
2: A

A. Dünnschichtchromatographie (2.2.27)

Untersuchungslösung: 0,5 ml Öl werden in Toluol *R* zu 10 ml gelöst.

Referenzlösung: 50 mg Borneol *R*, 50 mg Bornylacetat *R* und 100 µl Cineol *R* werden in Toluol *R* zu 10 ml gelöst.

Platte: DC-Platte mit Kieselgel *R*

Fließmittel: Ethylacetat *R*, Toluol *R* (5:95 V/V)

Auftragen: 10 µl; bandförmig

Laufstrecke: 15 cm

Trocknen: an der Luft

Detektion: Die Platte wird mit Vanillin-Reagenz *R* besprüht, 10 min lang bei 100 bis 105 °C erhitzt und sofort im Tageslicht ausgewertet.

Ergebnis: Die Zonenfolge in den Chromatogrammen von Referenzlösung und Untersuchungslösung ist aus den nachstehenden Angaben ersichtlich. Im Chromatogramm der Untersuchungslösung sind im unteren Drittel weitere, violettblaue bis violettgraue Zonen mittlerer Intensität (Terpenalkohole) vorhanden.

Oberer Plattenrand	
	eine intensive, violette Zone
	eine violettgraue Zone
Bornylacetat: eine bläulich graue Zone von geringer Intensität	eine bläulich graue Zone von geringer Intensität (Bornylacetat)
	eine violettrosa Zone
Cineol: eine intensive, blaue Zone	eine intensive, blaue Zone (Cineol)
Borneol: eine violettblaue Zone von mittlerer Intensität	eine violettblaue Zone von mittlerer Intensität (Borneol)
Referenzlösung	**Untersuchungslösung**

Das folgende Chromatogramm dient zur Information.

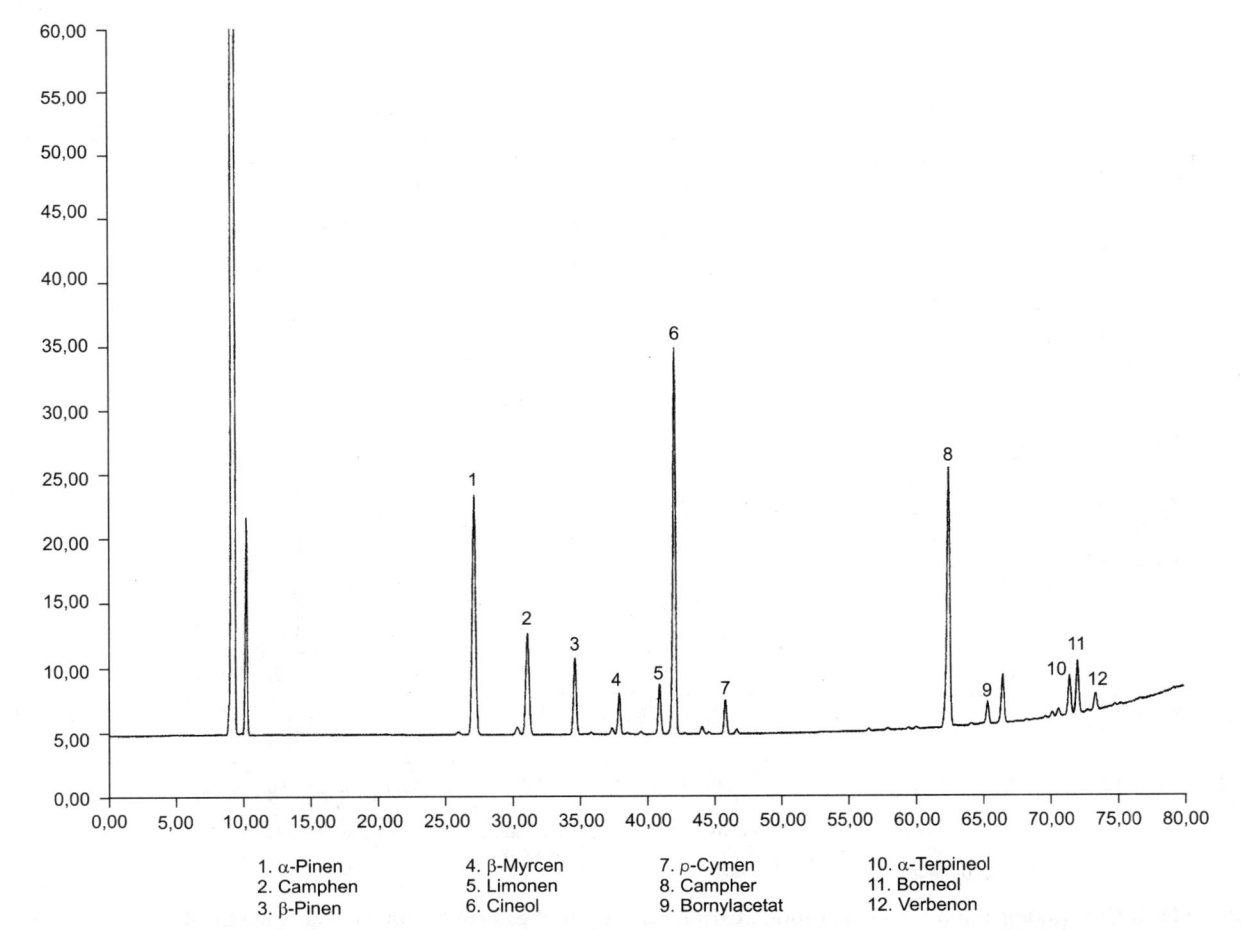

1. α-Pinen
2. Camphen
3. β-Pinen
4. β-Myrcen
5. Limonen
6. Cineol
7. *p*-Cymen
8. Campher
9. Bornylacetat
10. α-Terpineol
11. Borneol
12. Verbenon

Abb. 1846-1: Chromatogramm für die Prüfung „Chromatographisches Profil" von Rosmarinöl spanischer Herkunft

Die „Allgemeinen Vorschriften" gelten für alle Monographien und sonstigen Texte

B. Die Chromatogramme der Prüfung „Chromatographisches Profil" werden ausgewertet.

Ergebnis: Die charakteristischen Peaks im Chromatogramm der Untersuchungslösung entsprechen in Bezug auf ihre Retentionszeiten den Peaks im Chromatogramm der Referenzlösung.

Prüfung auf Reinheit

Relative Dichte (2.2.5): 0,895 bis 0,920

Brechungsindex (2.2.6): 1,464 bis 1,473

Optische Drehung (2.2.7): –5 bis +8°

Säurezahl (2.5.1): höchstens 1,0

Chromatographisches Profil: Gaschromatographie (2.2.28) mit Hilfe des Verfahrens „Normalisierung"

Untersuchungslösung: 0,20 ml Öl werden in Hexan R zu 10,0 ml gelöst.

Referenzlösung: 20 µl α-Pinen R, 10 mg Camphen R, 20 µl β-Pinen R, 10 µl β-Myrcen R, 20 µl Limonen R, 50 µl Cineol R, 10 µl p-Cymen R, 50 mg Campher R, 30 mg Bornylacetat R, 10 mg α-Terpineol R, 10 mg Borneol R und 10 µl Verbenon R werden in Hexan R zu 10,0 ml gelöst.

Säule
- Material: Quarzglas
- Größe: l = 30 m (eine Filmdicke von 1 µm kann verwendet werden) bis 60 m (eine Filmdicke von 0,2 µm kann verwendet werden), $\varnothing$ = 0,25 bis 0,53 mm
- Stationäre Phase: Macrogol 20 000 R

Trägergas: Helium zur Chromatographie R

Durchflussrate: $1 \text{ ml} \cdot \text{min}^{-1}$

Splitverhältnis: 1:50

Temperatur

	Zeit (min)	Temperatur (°C)
Säule	0 – 10	50
	10 – 85	50 → 200
	85 – 110	200
Probeneinlass		200
Detektor		250

Das folgende Chromatogramm dient zur Information.

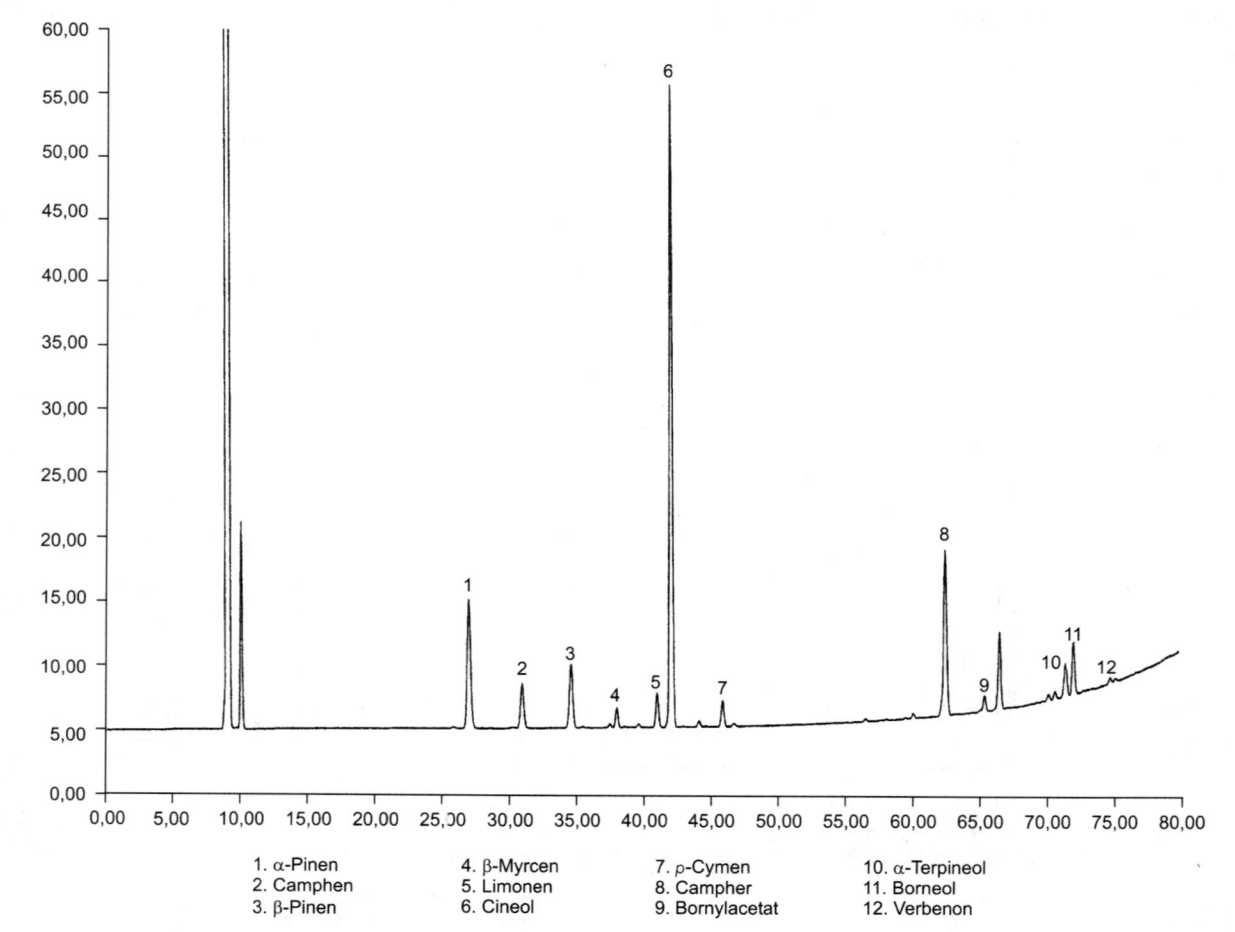

1. α-Pinen	4. β-Myrcen
2. Camphen	5. Limonen
3. β-Pinen	6. Cineol

7. p-Cymen	10. α-Terpineol
8. Campher	11. Borneol
9. Bornylacetat	12. Verbenon

Abb. 1846-2: Chromatogramm für die Prüfung „Chromatographisches Profil" von Rosmarinöl marokkanischer und tunesischer Herkunft

Detektion: Flammenionisation

Einspritzen: 1 µl

Reihenfolge der Elution: Die Substanzen werden in der gleichen Reihenfolge wie bei der Herstellung der Referenzlösung angegeben eluiert. Die Retentionszeiten dieser Substanzen werden aufgezeichnet.

Eignungsprüfung: Referenzlösung
– Auflösung: mindestens 1,5 zwischen den Peaks von Limonen und Cineol und mindestens 1,5 zwischen den Peaks von α-Terpineol und Borneol

Mit Hilfe der im Chromatogramm der Referenzlösung ermittelten Retentionszeiten werden im Chromatogramm der Untersuchungslösung die Bestandteile der Referenzlösung lokalisiert.

Der Prozentgehalt jedes dieser Bestandteile wird ermittelt.

Für Rosmarinöl spanischer Herkunft müssen die Prozentgehalte innerhalb folgender Grenzwerte liegen:

α-Pinen:	18 bis 26 Prozent
Camphen:	8,0 bis 12,0 Prozent
β-Pinen:	2,0 bis 6,0 Prozent
β-Myrcen:	1,5 bis 5,0 Prozent
Limonen:	2,5 bis 5,0 Prozent
Cineol:	16,0 bis 25,0 Prozent
p-Cymen:	1,0 bis 2,2 Prozent
Campher:	13,0 bis 21,0 Prozent
Bornylacetat:	0,5 bis 2,5 Prozent
α-Terpineol:	1,0 bis 3,5 Prozent
Borneol:	2,0 bis 4,5 Prozent
Verbenon:	0,7 bis 2,5 Prozent

Für Rosmarinöl marokkanischer und tunesischer Herkunft müssen die Prozentgehalte innerhalb folgender Grenzwerte liegen:

α-Pinen:	9,0 bis 14,0 Prozent
Camphen:	2,5 bis 6,0 Prozent
β-Pinen:	4,0 bis 9,0 Prozent
β-Myrcen:	1,0 bis 2,0 Prozent
Limonen:	1,5 bis 4,0 Prozent
Cineol:	38,0 bis 55,0 Prozent
p-Cymen:	0,8 bis 2,5 Prozent
Campher:	5,0 bis 15,0 Prozent
Bornylacetat:	0,1 bis 1,5 Prozent
α-Terpineol:	1,0 bis 2,6 Prozent
Borneol:	1,5 bis 5,0 Prozent
Verbenon:	höchstens 0,4 Prozent

Lagerung

Vor Licht geschützt, in dicht verschlossenen, dem Verbrauch angemessenen, möglichst vollständig gefüllten Behältnissen, bei höchstens 25 °C

Beschriftung

Die Beschriftung gibt an, ob das Behältnis Öl spanischer Herkunft oder marokkanischer und tunesischer Herkunft enthält.

4.03/1795

Rutosid-Trihydrat
Rutosidum trihydricum

$C_{27}H_{30}O_{16} \cdot 3\,H_2O$ $\qquad M_r\,665$

Definition

3-[[6-*O*-(6-Desoxy-α-L-mannopyranosyl)-β-D-glucopy= ranosyl]oxy]-2-(3,4-dihydroxyphenyl)-5,7-dihydroxy-4*H*-1-benzopyran-4-on

Gehalt: 95,0 bis 101,0 Prozent (wasserfreie Substanz)

Eigenschaften

Aussehen: gelbes bis grünlich gelbes, kristallines Pulver

Löslichkeit: praktisch unlöslich in Wasser, löslich in Methanol, wenig löslich in wasserfreiem Ethanol, praktisch unlöslich in Dichlormethan

Die Substanz löst sich in Alkalihydroxid-Lösungen.

Prüfung auf Identität

1: B
2: A, C, D

A. 50,0 mg Substanz werden in Methanol *R* zu 250,0 ml gelöst. Falls erforderlich wird die Lösung filtriert. 5,0 ml Lösung werden mit Methanol *R* zu 50,0 ml verdünnt. Diese Lösung, zwischen 210 und 450 nm gemessen, zeigt Absorptionsmaxima (2.2.25) bei 257 und 358 nm. Die spezifische Absorption im Maximum bei 358 nm liegt zwischen 305 und 330, berechnet auf die wasserfreie Substanz.

B. IR-Spektroskopie (2.2.24)

Vergleich: Rutosid-Trihydrat *CRS*

C. Dünnschichtchromatographie (2.2.27)

Untersuchungslösung: 25 mg Substanz werden in Methanol R zu 10,0 ml gelöst.

Referenzlösung: 25 mg Rutosid-Trihydrat CRS werden in Methanol R zu 10,0 ml gelöst.

Platte: DC-Platte mit Kieselgel G R

Fließmittel: 1-Butanol R, wasserfreie Essigsäure R, Wasser R, Ethylmethylketon R, Ethylacetat R (5:10:10:30:50 V/V/V/V/V)

Auftragen: 10 µl

Laufstrecke: 10 cm

Trocknen: an der Luft

Detektion: Nach Besprühen mit einer Mischung von 7,5 ml einer Lösung von Kaliumhexacyanoferrat(III) R (10 g · l^{-1}) und 2,5 ml Eisen(III)-chlorid-Lösung R 1 wird die Platte 10 min lang beobachtet.

Ergebnis: Der Hauptfleck im Chromatogramm der Untersuchungslösung entspricht in Bezug auf Lage, Farbe und Größe dem Hauptfleck im Chromatogramm der Referenzlösung.

D. 10 mg Substanz werden in 5 ml Ethanol 96 % R gelöst. Nach Zusatz von 1 g Zink R und 2 ml Salzsäure R 1 entsteht eine rote Färbung.

Prüfung auf Reinheit

Licht absorbierende Verunreinigungen (2.2.25): höchstens 0,10 bei Wellenlängen zwischen 450 und 800 nm

0,200 g Substanz werden in 40 ml 2-Propanol R gelöst. Nach 15 min langem Rühren wird die Lösung mit 2-Propanol R zu 50,0 ml verdünnt und filtriert.

In Methanol unlösliche Substanzen: höchstens 3 Prozent

2,5 g Substanz werden 15 min lang mit 50 ml Methanol R bei 20 bis 25 °C geschüttelt. Die Lösung wird durch einen Glassintertiegel (1,6), der 15 min lang bei 100 bis 105 °C getrocknet, im Exsikkator erkalten gelassen und danach gewogen wurde, unter vermindertem Druck abfiltriert. Nach 3-maligem Waschen mit je 20 ml Methanol R wird der Glassintertiegel 30 min lang bei 100 bis 105 °C getrocknet. Der erkaltete Rückstand darf höchstens 75 mg wiegen.

Verwandte Substanzen: Flüssigchromatographie (2.2.29)

Untersuchungslösung: 0,10 g Substanz werden in 20 ml Methanol R gelöst. Die Lösung wird mit der mobilen Phase B zu 100,0 ml verdünnt.

Referenzlösung a: 10,0 mg Rutosid-Trihydrat CRS werden in 10,0 ml Methanol R gelöst.

Referenzlösung b: 1,0 ml Referenzlösung a wird mit der mobilen Phase B zu 50,0 ml verdünnt.

Säule
- Größe: l = 0,25 m, $\varnothing$ = 4,0 mm
- Stationäre Phase: octylsilyliertes Kieselgel zur Chromatographie R (5 µm)
- Temperatur: 30 °C

Mobile Phase
- Mobile Phase A: 5 Volumteile Tetrahydrofuran R und 95 Volumteile einer Lösung von Natriumdihydrogenphosphat R (15,6 g · l^{-1}), die zuvor mit Phosphorsäure 85 % R auf einen pH-Wert von 3,0 eingestellt wurde, werden gemischt.
- Mobile Phase B: 40 Volumteile Tetrahydrofuran R und 60 Volumteile einer Lösung von Natriumdihydrogenphosphat R (15,6 g · l^{-1}), die zuvor mit Phosphorsäure 85 % R auf einen pH-Wert von 3,0 eingestellt wurde, werden gemischt.

Zeit (min)	Mobile Phase A (% V/V)	Mobile Phase B (% V/V)
0 – 10	50 → 0	50 → 100
10 – 15	0	100
15 – 16	0 → 50	100 → 50
16 – 20	50	50

Durchflussrate: 1 ml · min^{-1}

Detektion: Spektrometer bei 280 nm

Einspritzen: 20 µl

Relative Retention (bezogen auf Rutosid, t_R etwa 7 min)
- Verunreinigung B: etwa 1,1
- Verunreinigung A: etwa 1,2
- Verunreinigung C: etwa 2,5

Eignungsprüfung: Referenzlösung a
- Peak-Tal-Verhältnis: mindestens 10, wobei H_p die Höhe des Peaks der Verunreinigung B über der Basislinie und H_v die Höhe des niedrigsten Punkts der Kurve zwischen den Peaks der Verunreinigung B und Rutosid über der Basislinie darstellt

Grenzwerte (Die Verunreinigungen werden durch Vergleich mit dem Chromatogramm, das mit Rutosid-Trihydrat CRS mitgeliefert wird, identifiziert.)
- Korrekturfaktoren: Für die Berechnung der Gehalte werden die Peakflächen folgender Verunreinigungen mit den entsprechenden Korrekturfaktoren multipliziert:
Verunreinigung A: 0,8
Verunreinigung C: 0,5
- Verunreinigung A: nicht größer als die Fläche des Hauptpeaks im Chromatogramm der Referenzlösung b (2,0 Prozent)
- Verunreinigung B: nicht größer als die Fläche des Hauptpeaks im Chromatogramm der Referenzlösung b (2,0 Prozent)
- Verunreinigung C: nicht größer als die Fläche des Hauptpeaks im Chromatogramm der Referenzlösung b (2,0 Prozent)
- Summe aller Verunreinigungen: nicht größer als das 2fache der Fläche des Hauptpeaks im Chromatogramm der Referenzlösung b (4,0 Prozent)
- Ohne Berücksichtigung bleiben: Peaks, deren Fläche kleiner ist als das 0,05fache der Fläche des Haupt-

peaks im Chromatogramm der Referenzlösung b (0,1 Prozent)

Wasser (2.5.12): 7,5 bis 9,5 Prozent, mit 0,100 g Substanz bestimmt

Sulfatasche (2.4.14): höchstens 0,1 Prozent, mit 1,0 g Substanz bestimmt

Gehaltsbestimmung

0,200 g Substanz, in 20 ml Dimethylformamid *R* gelöst, werden mit Tetrabutylammoniumhydroxid-Lösung (0,1 mol · l^{-1}) titriert. Der Endpunkt wird mit Hilfe der Potentiometrie (2.2.20) bestimmt.

1 ml Tetrabutylammoniumhydroxid-Lösung (0,1 mol · l^{-1}) entspricht 30,53 mg $C_{27}H_{30}O_{16}$.

Lagerung

Vor Licht geschützt

Verunreinigungen

A. 2-(3,4-Dihydroxyphenyl)-3-(β-D-glucofuranosyl=oxy)-5,7-dihydroxy-4*H*-1-benzopyran-4-on (Isoquercitrosid)

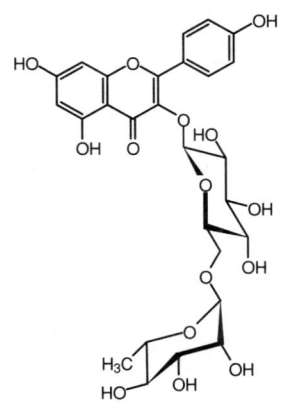

B. 3-[[6-*O*-(6-Desoxy-α-L-mannopyranosyl)-β-D-gluco=pyranosyl]oxy]-5,7-dihydroxy-2-(4-hydroxyphenyl)-4*H*-1-benzopyran-4-on (Kämpferol-3-rutinosid)

C. 2-(3,4-Dihydroxyphenyl)-3,5,7-trihydroxy-4*H*-1-benzopyran-4-on (Quercetin)

S

Saccharin-Natrium 4041
Sägepalmenfrüchte 4042
Sorbitansesquioleat 4044
Sauerstoffarmer Stickstoff 4045
Sulindac 4046

Saccharin-Natrium

Saccharinum natricum

4.03/0787

$C_7H_4NNaO_3S$ M_r 205,2

Definition

1,2-Benzisothiazol-3(2*H*)-on-1,1-dioxid, Natriumsalz

Gehalt: 99,0 bis 101,0 Prozent (wasserfreie Substanz)

Die Substanz kann unterschiedliche Mengen Wasser enthalten.

Eigenschaften

Aussehen: weißes, kristallines Pulver oder farblose, an trockener Luft verwitternde Kristalle

Löslichkeit: leicht löslich in Wasser, wenig löslich in Ethanol

Prüfung auf Identität

1: B, E
2: A, C, D, E

A. 5 ml Prüflösung (siehe „Prüfung auf Reinheit") geben nach Zusatz von 3 ml verdünnter Salzsäure *R* einen weißen Niederschlag, der nach dem Abfiltrieren, Waschen mit Wasser *R* und Trocknen bei 100 bis 105 °C zwischen 226 und 230 °C schmilzt (2.2.14).

B. IR-Spektroskopie (2.2.24)

Probenvorbereitung: Presslinge

Substanz und Referenzsubstanz werden zuvor bei 100 bis 105 °C getrocknet.

Vergleich: Saccharin-Natrium CRS

C. Eine Mischung von etwa 10 mg Substanz und etwa 10 mg Resorcin *R* wird mit 0,25 ml Schwefelsäure *R* versetzt und vorsichtig über offener Flamme so lange erhitzt, bis eine dunkelgrüne Färbung entsteht. Werden nach dem Erkalten 10 ml Wasser *R* zugesetzt und wird die Lösung mit verdünnter Natriumhydroxid-Lösung *R* alkalisch gemacht, entwickelt sich eine intensive, grüne Fluoreszenz.

D. 0,2 g Substanz werden mit 1,5 ml verdünnter Natriumhydroxid-Lösung *R* versetzt und zur Trockne eingedampft. Der Rückstand wird unter Vermeiden von Verkohlung vorsichtig zum Schmelzen erhitzt. Nach dem Erkalten wird die Schmelze in etwa 5 ml Wasser *R* gelöst. Die Lösung wird mit verdünnter Salzsäure *R* schwach angesäuert und falls erforderlich filtriert. Wird das Filtrat mit 0,2 ml Eisen(III)-chlorid-Lösung *R* 2 versetzt, färbt sich die Lösung violett.

E. 0,5 ml Prüflösung (siehe „Prüfung auf Reinheit") geben die Identitätsreaktion a auf Natrium (2.3.1).

Prüfung auf Reinheit

Prüflösung: 5,0 g Substanz werden in kohlendioxidfreiem Wasser *R* zu 50,0 ml gelöst.

Aussehen der Lösung: Die Lösung muss klar (2.2.1) und farblos (2.2.2, Methode II) sein.

5,0 g Substanz werden in 25 ml kohlendioxidfreiem Wasser *R* gelöst.

Sauer oder alkalisch reagierende Substanzen:
10,0 ml Prüflösung werden mit 5,0 ml Schwefelsäure (0,005 mol · l^{-1}) versetzt, zum Sieden erhitzt und abgekühlt. Nach Zusatz von 0,1 ml Phenolphthalein-Lösung *R* müssen bis zum Umschlag nach Rosa mindestens 4,5 und dürfen höchstens 5,5 ml Natriumhydroxid-Lösung (0,01 mol · l^{-1}) verbraucht werden.

2- und 4-Toluolsulfonamid: Gaschromatographie (2.2.28)

Interner-Standard-Lösung: 25 mg Coffein *R* werden in Dichlormethan *R* zu 100 ml gelöst.

Untersuchungslösung: 10,0 g Substanz werden in 50 ml Wasser *R* gelöst. Der pH-Wert der Lösung wird gemessen und falls erforderlich mit Natriumhydroxid-Lösung (1 mol · l^{-1}) oder Salzsäure (1 mol · l^{-1}) auf 7 bis 8 eingestellt. Anschließend wird die Lösung 4-mal mit je 50 ml Dichlormethan *R* ausgeschüttelt. Die vereinigten Dichlormethanauszüge werden über wasserfreiem Natriumsulfat *R* getrocknet und filtriert. Filter und Natriumsulfat werden mit 10 ml Dichlormethan *R* gewaschen. Dichlormethanauszüge und Waschflüssigkeit werden vereinigt und im Wasserbad von höchstens 40 °C bis fast zur Trockne eingedampft. Der Rückstand wird quantitativ mit wenig Dichlormethan *R* in ein geeignetes 10-ml-Reagenzglas überführt. Die Lösung wird in einem Strom von Stickstoff *R* zur Trockne eingedampft. Der Rückstand wird in 1,0 ml Interner-Standard-Lösung gelöst.

Referenzlösung: 20,0 mg 2-Toluolsulfonamid *R* und 20,0 mg 4-Toluolsulfonamid *R* werden in Dichlormethan *R* zu 100,0 ml gelöst. 5,0 ml Lösung werden mit Dichlormethan *R* zu 50,0 ml verdünnt. 5,0 ml dieser Lösung werden in einem Strom von Stickstoff *R* zur Trockne eingedampft. Der Rückstand wird in 1,0 ml Interner-Standard-Lösung gelöst.

Blindlösung: 200 ml Dichlormethan *R* werden im Wasserbad von höchstens 40 °C zur Trockne eingedampft. Der Rückstand wird in 1 ml Dichlormethan *R* gelöst.

4042 Saccharin-Natrium

Säule
- Material: Quarzglas
- Größe: $l = 10$ m, $\varnothing = 0{,}53$ mm
- Stationäre Phase: Poly[methyl(50)phenyl(50)]siloxan R (Filmdicke 2 µm)

Trägergas: Stickstoff zur Chromatographie R

Durchflussrate: 10 ml · min^{-1}

Splitverhältnis: 1:2

Temperatur
- Säule: 180 °C
- Probeneinlass und Detektor: 250 °C

Detektion: Flammenionisation

Einspritzen: 1 µl

Reihenfolge der Elution: 2-Toluolsulfonamid, 4-Toluolsulfonamid, Coffein

Eignungsprüfung: Referenzlösung
- Auflösung: mindestens 1,5 zwischen den Peaks von 2-Toluolsulfonamid und 4-Toluolsulfonamid

Grenzwerte
- 2-Toluolsulfonamid: Das Verhältnis der Fläche des 2-Toluolsulfonamid-Peaks zu der des Interner-Standard-Peaks darf nicht größer sein als das entsprechende Verhältnis im Chromatogramm der Referenzlösung (10 ppm).
- 4-Toluolsulfonamid: Das Verhältnis der Fläche des 4-Toluolsulfonamid-Peaks zu der des Interner-Standard-Peaks darf nicht größer sein als das entsprechende Verhältnis im Chromatogramm der Referenzlösung (10 ppm).

Schwermetalle (2.4.8): höchstens 20 ppm

12 ml Prüflösung müssen der Grenzprüfung A entsprechen. Zur Herstellung der Referenzlösung wird die Blei-Lösung (2 ppm Pb) R verwendet.

Wasser (2.5.12): höchstens 15,0 Prozent, mit 0,200 g Substanz bestimmt

Gehaltsbestimmung

0,150 g Substanz, in 50 ml wasserfreier Essigsäure R, falls erforderlich unter Erwärmen, gelöst, werden mit Perchlorsäure (0,1 mol · l^{-1}) titriert. Der Endpunkt wird mit Hilfe der Potentiometrie (2.2.20) bestimmt.

1 ml Perchlorsäure (0,1 mol · l^{-1}) entspricht 20,52 mg $C_7H_4NNaO_3S$.

Lagerung

Dicht verschlossen

4.03/1848

Sägepalmenfrüchte
Sabalis serrulatae fructus

Definition

Die getrockneten, reifen Früchte von *Serenoa repens* (Bartram) Small. (*Sabal serrulata* (Michaux) Nichols)

Gehalt: mindestens 11,0 Prozent Gesamtfettsäuren (getrocknete Droge)

Eigenschaften

Die Droge hat einen charakteristischen, kräftigen, unangenehmen, aber nicht ranzigen Geruch.

Makroskopische und mikroskopische Merkmale werden unter „Prüfung auf Identität, A und B" beschrieben.

Prüfung auf Identität

1: A, B, D
2: A, B, C

A. Die Frucht ist eine ovale bis annähernd kugelförmige Steinfrucht mit einer dunkelbraunen bis fast schwarzen, grobfaltigen, mehr oder weniger kupferartig glänzenden Oberfläche; sie ist bis 2,5 cm lang und bis 1,5 cm dick. Die Spitze trägt manchmal Reste des Griffels und des röhrenförmigen, mit 3 Zähnen versehenen Kelchs, die Basis zeigt eine kleine Vertiefung mit der Stängelnarbe. Epikarp und darunter liegendes Mesokarp bilden eine dünne, zerbrechliche Schicht, die sich teilweise abhebt und das dünne, harte, blassbraune, faserige und leicht abtrennbare Endokarp sichtbar macht. Der Samen ist unregelmäßig kugelig bis eiförmig, bis 12 mm lang und 8 mm dick, die rötlich braune Oberfläche ist hart, glatt oder fein getüpfelt und zeigt eine hellere, hervortretende und häutige Stelle über der Raphe und der Mikropyle; der Querschnitt zeigt eine dünne Samenschale, ein schmales Perisperm und eine große Fläche von dichtem, hornigem, grauweißem Endosperm mit dem an einer Seite liegenden Embryo.

B. Die Droge wird pulverisiert (710). Das Pulver ist rötlich oder schwarzbraun und ölig. Die Prüfung erfolgt unter dem Mikroskop, wobei Chloralhydrat-Lösung R verwendet wird. Das Pulver zeigt Bruchstücke des Epikarps, zusammengesetzt aus mehreren Schichten dünnwandiger, rötlich brauner, pigmentierter, polyedrischer Zellen (10 bis 40 µm) mit starker Kutikula; die Zellen der äußeren Schichten sind viel kleiner als die der inneren Schichten. Die Parenchymzellen des Mesokarps können groß und mit Öltröpfchen gefüllt oder kleiner sein und Kieselsäureknötchen enthalten. Xylemfaserbündel aus dem Mesokarp zeigen kleine, verholzte, ringförmig oder spiralartig verdickte Gefäße. Verstreut können Steinzellen des Mesokarps (20 bis 200 µm) gefunden werden, gewöhnlich einzeln, manchmal jedoch in kleinen Gruppen, mit mäßig verdickten Wänden, deutlich gestreift und fein getüpfelt. Bruchstücke des Endokarps enthalten Gruppen länglicher Steinzellen, etwa 300 µm lang, mit stark verdickten Wänden und zahlreichen Tüpfeln. Die Samenschale besteht aus kleinen, dünnwandigen Zellen mit bräunlichem Inhalt und darunter liegenden Steinzellen; Eiweiß führende Zellen sind dickwandig mit großen, deutlich sichtbaren Tüpfeln und enthalten Aleuronkörner sowie gebundenes Öl.

C. Dünnschichtchromatographie (2.2.27)

Untersuchungslösung: 1,5 g pulverisierte Droge (710) werden mit 20 ml Ethanol 96 % *R* versetzt, 15 min lang gerührt und anschließend abfiltriert.

Referenzlösung: 4 mg β-Amyrin *R* und 10 mg β-Sitosterol *R* werden in 10 ml Ethanol 96 % *R* gelöst.

Platte: DC-Platte mit Kieselgel *R* (2 bis 10 µm)

Fließmittel: Essigsäure *R*, Ethylacetat *R*, Toluol *R* (1:30:70 V/V/V)

Auftragen: 8 µl Untersuchungslösung, 2 µl Referenzlösung; bandförmig

Laufstrecke: 10 cm

Trocknen: an der Luft

Detektion: Die Platte wird mit Anisaldehyd-Reagenz *R* besprüht, 5 bis 10 min lang bei 100 bis 105 °C getrocknet und im Tageslicht ausgewertet.

Ergebnis: Die Zonenfolge in den Chromatogrammen von Referenzlösung und Untersuchungslösung ist aus den nachstehenden Angaben ersichtlich. Im Chromatogramm der Untersuchungslösung sind besonders im unteren Drittel weitere schwache Zonen vorhanden.

Oberer Plattenrand	
—	eine kräftige, blaue Zone
	—
β-Amyrin: eine blaue Zone	eine schwache, blaue Zone eine schwache, blaue Zone eine kräftige, bläulich violette Zone
β-Sitosterol: eine blaue Zone	
	eine schwache, blaue Zone
—	—
	eine schwache, blaue Zone
Referenzlösung	**Untersuchungslösung**

D. Die unter „Gesamtfettsäuren" (2.2.28) (siehe „Gehaltsbestimmung") erhaltenen Chromatogramme werden ausgewertet.

Ergebnis: Die charakteristischen Peaks im Chromatogramm der Untersuchungslösung entsprechen in Bezug auf die Retentionszeiten denen im Chromatogramm der Referenzlösung. Der Hauptpeak entspricht der Laurinsäure.

Das folgende Chromatogramm dient zur Information.

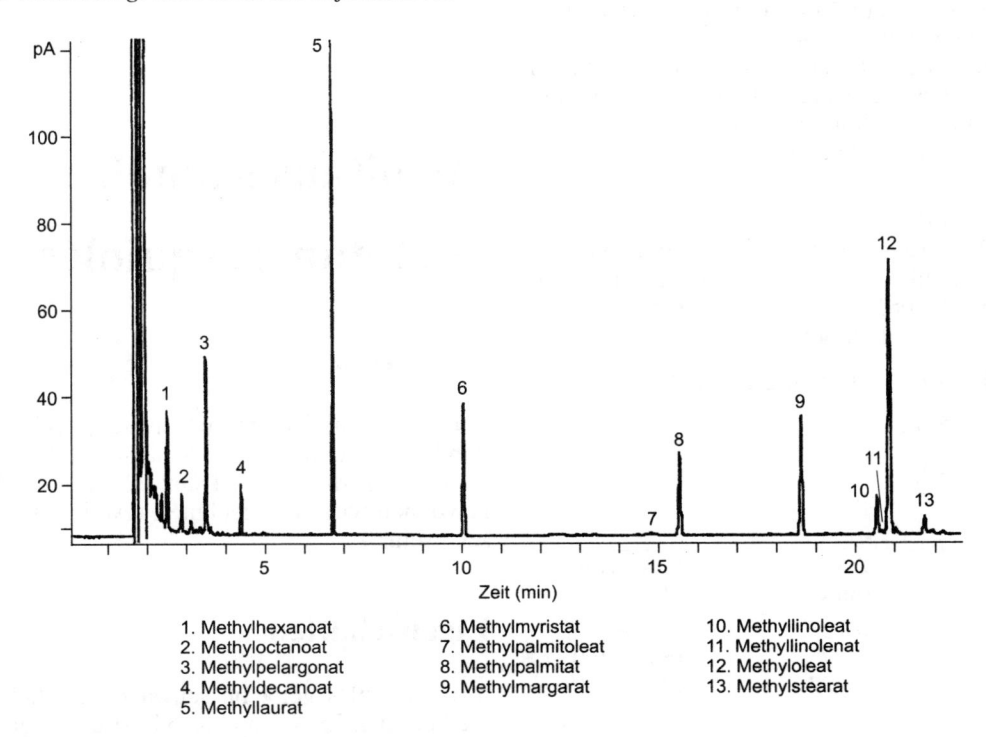

1. Methylhexanoat
2. Methyloctanoat
3. Methylpelargonat
4. Methyldecanoat
5. Methyllaurat
6. Methylmyristat
7. Methylpalmitoleat
8. Methylpalmitat
9. Methylmargarat
10. Methyllinoleat
11. Methyllinolenat
12. Methyloleat
13. Methylstearat

Abb. 1848-1: Chromatogramm für die Gehaltsbestimmung „Gesamtfettsäuren" von Sägepalmenfrüchten

Prüfung auf Reinheit

Fremde Bestandteile (2.8.2): höchstens 2,0 Prozent

Trocknungsverlust (2.2.32): höchstens 12,0 Prozent, mit 1,000 g pulverisierter Droge (710) durch 2 h langes Trocknen im Trockenschrank bei 100 bis 105 °C bestimmt

Asche (2.4.16): höchstens 5,0 Prozent

Gehaltsbestimmung

Gesamtfettsäuren: Gaschromatographie (2.2.28)

Interner-Standard-Lösung: 0,47 g Methylpelargonat *R* und 0,47 g Methylmargarat *R* werden in 20,0 ml Dimethylformamid *R* gelöst und mit Dimethylformamid *R* zu 100,0 ml verdünnt.

Untersuchungslösung: 50 g Droge werden pulverisiert (200). 4,0 g pulverisierte Droge werden in einem 100-ml-Messkolben mit 60,0 ml Dimethylformamid *R* versetzt, 15 min lang unter Anwendung von Ultraschall gemischt und anschließend 30 min lang geschüttelt. Die Mischung wird mit Dimethylformamid *R* zu 100,0 ml verdünnt und nach wenigen Minuten filtriert. 20,0 ml Lösung werden mit 4,0 ml Interner-Standard-Lösung versetzt und mit Dimethylformamid *R* zu 25,0 ml verdünnt. 0,4 ml dieser Lösung werden mit 0,6 ml einer Lösung von Trimethylsulfoniumhydroxid *R* (18,84 g · l^{-1}) in Methanol *R* versetzt und gemischt.

Referenzlösung: 32,0 mg Hexansäure *R*, 62,0 mg Octansäure *R*, 68,0 mg Decansäure *R*, 0,699 g Laurinsäure *R*, 0,267 g Myristinsäure *R*, 10,0 mg Palmitoleinsäure *R*, 0,217 g Palmitinsäure *R*, 0,115 g Linolsäure *R*, 18,0 mg Linolensäure *R*, 0,870 g Ölsäure *R* und 49,0 mg Stearinsäure *R* werden in Dimethylformamid *R* zu 10,0 ml gelöst. 1,0 ml Lösung wird mit 4,0 ml Interner-Standard-Lösung versetzt und mit Dimethylformamid *R* zu 25,0 ml verdünnt. 0,4 ml dieser Lösung werden mit 0,6 ml einer Lösung von Trimethylsulfoniumhydroxid *R* (18,84 g·l^{-1}) in Methanol *R* versetzt und gemischt.

Säule
- Material: Quarzglas
- Größe: l = 25 m (eine Filmdicke von 1 µm kann verwendet werden) bis 60 m (eine Filmdicke von 0,2 µm kann verwendet werden), $\varnothing$ = 0,20 bis 0,53 mm
- Stationäre Phase: Polydimethylsiloxan *R*

Trägergas: Helium zur Chromatographie *R*

Durchflussrate: 0,5 ml · min^{-1}

Splitverhältnis: 1:40

Temperatur

	Zeit (min)	Temperatur (°C)
Säule	0–2	150
	2–7	150 → 190
	7–22	190 → 220
Probeneinlass		300
Detektor		300

Detektion: Flammenionisation

Einspritzen: 1,0 µl

Mit Hilfe der im Chromatogramm der Referenzlösung erhaltenen Retentionszeiten werden im Chromatogramm der Untersuchungslösung die Bestandteile der Referenzlösung lokalisiert.

Zur Bestimmung des Prozentgehalts der verschiedenen Fettsäuren wird die nachstehend angegebene Formel verwendet. Zur Bestimmung des Gehalts von Hexansäure, Octansäure, Decansäure und Laurinsäure wird Methylpelargonat und zur Bestimmung des Gehalts an Myristinsäure, Palmitoleinsäure, Palmitinsäure, Linolsäure, Linolensäure, Ölsäure und Stearinsäure wird Methylmargarat als Interner Standard verwendet. Die Peakfläche von Laurinsäure muss mindestens 20 Prozent der Summe aller Peakflächen betragen.

$$\frac{A_1}{A_3} \cdot \frac{A_2}{A_4} \cdot \frac{m_2}{m_1} \cdot p \cdot 0,5$$

A_1 = Peakfläche der betreffenden derivatisierten Fettsäure im Chromatogramm der Untersuchungslösung

A_2 = Peakfläche des Methylpelargonats oder Methylmargarats im Chromatogramm der Referenzlösung

A_3 = Peakfläche des Methylpelargonats oder Methylmargarats im Chromatogramm der Untersuchungslösung

A_4 = Peakfläche der betreffenden derivatisierten Fettsäure im Chromatogramm der Referenzlösung

m_1 = Einwaage der Droge in Gramm

m_2 = Einwaage der betreffenden Fettsäure in der Referenzlösung in Gramm

p = angegebener Reinheitsgrad der betreffenden Fettsäure in der Referenzlösung in Prozent

---

4.03/1916

Sorbitansesquioleat
Sorbitani sesquioleas

Definition

Sorbitansesquioleat ist ein Gemisch, das im Allgemeinen durch Veresterung von 2 Mol Sorbitol (Glucitol) und/oder seiner Mono- und Dianhydride mit 3 Mol Ölsäure gewonnen wird. Ein geeignetes Antioxidans kann zugesetzt sein.

Eigenschaften

Aussehen: blassgelbe bis schwach bräunlich gelbe Paste, die bei etwa 25 °C zu einer viskosen, öligen, bernsteinfarbenen Flüssigkeit wird

Löslichkeit: dispergierbar in Wasser, löslich in fetten Ölen, schwer löslich in wasserfreiem Ethanol

Relative Dichte: etwa 0,99

Prüfung auf Identität

A. Die Substanz entspricht der Prüfung „Hydroxylzahl" (siehe „Prüfung auf Reinheit").

B. Die Substanz entspricht der Prüfung „Iodzahl" (siehe „Prüfung auf Reinheit").

C. Die Substanz entspricht der Prüfung „Fettsäurenzusammensetzung" (siehe „Prüfung auf Reinheit").

Margarinsäure: höchstens 0,2 Prozent bei Verwendung von Ölsäure pflanzlicher Herkunft und höchstens 4,0 Prozent bei Verwendung von Ölsäure tierischer Herkunft

Prüfung auf Reinheit

Säurezahl (2.5.1): höchstens 16,0, mit 5,0 g Substanz bestimmt

Hydroxylzahl (2.5.3, Methode A): 180 bis 215

Iodzahl (2.5.4): 70 bis 95

Peroxidzahl (2.5.5): höchstens 10,0

Verseifungszahl (2.5.6): 145 bis 166

Die Verseifung wird 1 h lang durchgeführt.

Fettsäurenzusammensetzung: Gaschromatographie (2.4.22, Methode C)

Die Fettsäurenfraktion der Substanz muss folgende Zusammensetzung haben:
- Myristinsäure: höchstens 5,0 Prozent
- Palmitinsäure: höchstens 16,0 Prozent
- Palmitoleinsäure: höchstens 8,0 Prozent
- Stearinsäure: höchstens 6,0 Prozent
- Ölsäure: 65,0 bis 88,0 Prozent
- Linolsäure: höchstens 18,0 Prozent
- Linolensäure: höchstens 4,0 Prozent
- Fettsäuren mit einer Kettenlänge größer als C_{18}: höchstens 4,0 Prozent

Schwermetalle (2.4.8): höchstens 10 ppm

2,0 g Substanz müssen der Grenzprüfung D entsprechen. Zur Herstellung der Referenzlösung werden 2 ml Blei-Lösung (10 ppm Pb) *R* verwendet.

Wasser (2.5.12): höchstens 1,5 Prozent, mit 1,000 g Substanz bestimmt

Asche (2.4.16): höchstens 0,5 Prozent, mit 1,5 g Substanz bestimmt

Lagerung

Vor Licht geschützt

Beschriftung

Die Beschriftung gibt an
- Name und Konzentration jedes zugesetzten Antioxidans
- Herkunft der verwendeten Ölsäure (tierisch oder pflanzlich).

4.03/1685

Sauerstoffarmer Stickstoff

Nitrogenium oxygenio depletum

N_2 M_r 28,01

Definition

Diese Monographie gilt für Stickstoff zur Aufbewahrung von Fertigarzneimitteln, die gegenüber Sauerstoff besonders empfindlich reagieren. Sie gilt nicht notwendigerweise für Stickstoff, der in vorausgegangenen Herstellungsschritten benutzt wird.

Gehalt: mindestens 99,5 Prozent (V/V) N_2, berechnet nach Abzug der Gehalte an Verunreinigungen, die bei der Bestimmung „Verunreinigungen" (siehe „Herstellung") erhalten werden

Eigenschaften

Farb- und geruchloses Gas

Löslichkeit: Bei einer Temperatur von 20 °C und einem Druck von 101 kPa ist 1 Volumteil Stickstoff in etwa 62 Volumteilen Wasser und etwa 10 Volumteilen Ethanol löslich.

Herstellung

Sauerstoff: höchstens 5 ppm (V/V), mit Hilfe eines Sauerstoff-Analysators, der mit einer Nachweisskala im Bereich von 0 bis 100 ppm (V/V) und einer elektrochemischen Zelle versehen ist, bestimmt

Das Untersuchungsgas durchströmt die Detektionszelle, die eine wässrige Elektrolytlösung, im Allgemeinen Kaliumhydroxid-Lösung, enthält. Der im Untersuchungsgas vorhandene Sauerstoff bewirkt eine Veränderung des am Ausgang der Zelle aufgezeichneten elektrischen Signals, die dem Sauerstoffgehalt proportional ist.

Der Analysator wird nach der Gebrauchsanweisung des Herstellers eingestellt. Das Untersuchungsgas wird mit Hilfe eines geeigneten Druckregulators und luftdichter Metallrohre durch den Analysator geleitet, wobei die vorgeschriebene Durchflussrate bis zum Erhalt konstanter Ablesungen eingehalten wird.

Verunreinigungen: Gaschromatographie (2.2.28)

Untersuchungsgas: das Gas

Referenzgas a: Umgebungsluft

Referenzgas b: Stickstoff *R* 1

Säule
- Material: rostfreier Stahl
- Größe: $l = 2$ m, $\varnothing = 2$ mm
- Stationäre Phase: geeignetes Molekularsieb zur Chromatographie (Porengröße 0,5 nm)

Trägergas: Helium zur Chromatographie *R*

Durchflussrate: 40 ml · min^{-1}

Temperatur
- Säule: 50 °C
- Detektor: 130 °C

Detektion: Wärmeleitfähigkeitsdetektor

Eignungsprüfung: Referenzgas a

Das Einspritzvolumen und die Versuchsbedingungen werden so eingestellt, dass die Höhe des Stickstoff-Peaks im Chromatogramm mindestens 35 Prozent des maximalen Ausschlags beträgt.

Das erhaltene Chromatogramm muss eine deutliche Trennung von Sauerstoff und Stickstoff zeigen.

Grenzwerte
- Summe aller Verunreinigungen: höchstens 0,5 Prozent der Summe aller Peakflächen (0,5 Prozent *V/V*)

Prüfung auf Identität

1: A
2: B, C

A. Die unter „Verunreinigungen" (siehe „Herstellung") erhaltenen Chromatogramme werden ausgewertet.

Ergebnis: Die Retentionszeit des Hauptpeaks im Chromatogramm des Untersuchungsgases entspricht etwa der des Hauptpeaks im Chromatogramm des Referenzgases b.

B. In einem 250-ml-Erlenmeyerkolben wird die Luft durch das zu prüfende Gas verdrängt. Wird ein brennender oder glühender Holzspan in den Kolben eingeführt, so erlischt er.

C. 0,1 g Magnesium *R* als Späne werden in ein geeignetes Reagenzglas gegeben. Das Glas wird mit einem 2fach durchbohrten Stopfen, der mit einem bis etwa 1 cm oberhalb der Späne reichenden Glasrohr versehen ist, verschlossen. Das Gas wird 1 min lang ohne Erhitzen und anschließend 15 min lang unter Erhitzen des Reagenzglases bis zur Rotglut durch das Glasrohr geleitet. Nach dem Erkalten werden 5 ml verdünnte Natriumhydroxid-Lösung *R* zugesetzt. Das sich dabei entwickelnde Gas färbt angefeuchtetes rotes Lackmuspapier *R* blau.

Lagerung

Als komprimiertes Gas oder verflüssigt in geeigneten Behältnissen, die den bestehenden Sicherheitsvorschriften entsprechen

Verunreinigungen

A. Sauerstoff

B. Argon

4.03/0864

Sulindac

Sulindacum

$C_{20}H_{17}FO_3S$ M_r 356,4

Definition

Sulindac enthält mindestens 99,0 und höchstens 101,0 Prozent (Z)-[5-Fluor-2-methyl-1-[4-(methylsulfinyl)benzyliden]-1*H*-inden-3-yl]essigsäure, berechnet auf die getrocknete Substanz.

Eigenschaften

Gelbes, kristallines Pulver; sehr schwer löslich in Wasser, löslich in Dichlormethan, wenig löslich in Ethanol

Die Substanz löst sich in verdünnten Alkalihydroxid-Lösungen.

Die Substanz zeigt Polymorphie.

Prüfung auf Identität

1: C
2: A, B, D, E

A. Schmelztemperatur (2.2.14): 182 bis 186 °C

B. 50 mg Substanz werden in einer 0,3-prozentigen Lösung (V/V) von Salzsäure R in Methanol R zu 100 ml gelöst. 2 ml Lösung werden mit einer 0,3-prozentigen Lösung (V/V) von Salzsäure R in Methanol R zu 50 ml verdünnt. Diese Lösung, zwischen 230 und 350 nm gemessen, zeigt Absorptionsmaxima (2.2.25) bei 284 und 327 nm sowie eine Schulter bei etwa 258 nm. Das Verhältnis der Absorption im Maximum bei 284 nm zu der im Maximum bei 327 nm liegt zwischen 1,10 und 1,20.

C. Die Prüfung erfolgt mit Hilfe der IR-Spektroskopie (2.2.24) durch Vergleich des Spektrums der Substanz mit dem von Sulindac CRS. Die Prüfung erfolgt mit Hilfe von Presslingen. Wenn die Spektren bei der Prüfung in fester Form unterschiedlich sind, werden Substanz und Referenzsubstanz getrennt in der eben notwendigen Menge heißem Methanol R gelöst. Nach Eindampfen der Lösungen zur Trockne werden mit den Rückständen erneut Spektren aufgenommen.

D. Die Prüfung erfolgt mit Hilfe der Dünnschichtchromatographie (2.2.27) unter Verwendung einer Schicht von Kieselgel GF$_{254}$ R.

Untersuchungslösung: 10 mg Substanz werden in Dichlormethan R zu 10 ml gelöst.

Referenzlösung a: 10 mg Sulindac CRS werden in Dichlormethan R zu 10 ml gelöst.

Referenzlösung b: 10 mg Diflunisal CRS werden in Dichlormethan R zu 10 ml gelöst. 1 ml Lösung wird mit Referenzlösung a zu 2 ml verdünnt.

Auf die Platte werden 5 µl jeder Lösung aufgetragen. Die Chromatographie erfolgt mit einer Mischung von 1 Volumteil Essigsäure 99 % R, 49 Volumteilen Dichlormethan R und 50 Volumteilen Aceton R über eine Laufstrecke von 15 cm. Die Platte wird im Warmluftstrom getrocknet und im ultravioletten Licht bei 254 nm ausgewertet. Der Hauptfleck im Chromatogramm der Untersuchungslösung entspricht in Bezug auf Lage und Größe dem Hauptfleck im Chromatogramm der Referenzlösung a. Die Prüfung darf nur ausgewertet werden, wenn das Chromatogramm der Referenzlösung b deutlich voneinander getrennt 2 Flecke zeigt.

E. Etwa 5 mg Substanz werden in einem Tiegel mit 45 mg schwerem Magnesiumoxid R gemischt. Die Mischung wird so lange geglüht, bis der Rückstand fast weiß ist (normalerweise weniger als 5 min lang). Nach dem Erkalten werden 1 ml Wasser R, 0,05 ml Phenolphthalein-Lösung R 1 und etwa 1 ml verdünnte Salzsäure R zugesetzt, damit die Lösung farblos ist. Die Mischung wird filtriert. Eine frisch hergestellte Mischung von 0,1 ml Alizarin-S-Lösung R und 0,1 ml Zirconiumnitrat-Lösung R wird mit 1,0 ml Filtrat versetzt. Nach dem Mischen wird 5 min lang stehen gelassen und die Färbung mit der einer unter gleichen Bedingungen hergestellten Blindlösung verglichen. Die Lösung ist gelb, die Blindlösung rot gefärbt.

Prüfung auf Reinheit

Verwandte Substanzen: Die Prüfung erfolgt mit Hilfe der Flüssigchromatographie (2.2.29).

Untersuchungslösung: 0,10 g Substanz werden in der mobilen Phase zu 50,0 ml gelöst.

Referenzlösung a: 1,0 ml Untersuchungslösung wird mit der mobilen Phase zu 100,0 ml verdünnt. 5,0 ml dieser Lösung werden mit der mobilen Phase zu 10,0 ml verdünnt.

Referenzlösung b: 20,0 mg Sulindac CRS (mit einem angegebenen Gehalt an E-Isomer) werden in der mobilen Phase zu 10,0 ml gelöst.

Die Chromatographie kann durchgeführt werden mit
- einer Säule aus rostfreiem Stahl von 0,25 m Länge und 4,6 mm innerem Durchmesser, gepackt mit Kieselgel zur Chromatographie R (10 µm)
- einer Mischung von 1 Volumteil Essigsäure 99 % R, 4 Volumteilen Ethanol 96 % R, 100 Volumteilen Ethylacetat R und 400 Volumteilen ethanolfreiem Chloroform R als mobile Phase bei einer Durchflussrate von 2 ml je Minute
- einem Spektrometer als Detektor bei einer Wellenlänge von 280 nm.

20 µl Referenzlösung a werden eingespritzt. Die Empfindlichkeit des Systems wird so eingestellt, dass die Höhe des Hauptpeaks mindestens 50 Prozent des maximalen Ausschlags beträgt.

20 µl Referenzlösung b werden eingespritzt. Die Chromatographie erfolgt über eine Dauer, die der 2fachen Retentionszeit des Hauptpeaks entspricht. Das Chromatogramm zeigt einen dem Sulindac entsprechenden Hauptpeak und einen dem E-Isomer entsprechenden Peak mit einer relativen Retention von etwa 1,75, bezogen auf den Peak von Sulindac.

Je 20 µl Untersuchungslösung, Referenzlösung a und Referenzlösung b werden eingespritzt. Der Prozentgehalt an E-Isomer wird mit Hilfe der Chromatogramme der Untersuchungslösung und der Referenzlösung b bestimmt, wobei der angegebene Gehalt dieses Isomers in Sulindac CRS berücksichtigt wird. Der ermittelte Gehalt darf höchstens 0,5 Prozent betragen. Im Chromatogramm der Untersuchungslösung darf keine Peakfläche, mit Ausnahme der des Hauptpeaks und eines dem E-Isomer entsprechenden Peaks, größer sein als die Fläche des Hauptpeaks im Chromatogramm der Referenzlösung a (0,5 Prozent); die Summe aller Peakflächen, mit Ausnahme der des Hauptpeaks, darf nicht größer sein als das 2fache der Fläche des Hauptpeaks im Chromatogramm der Referenzlösung a (1 Prozent).

Schwermetalle (2.4.8): 2,0 g Substanz müssen der Grenzprüfung D entsprechen (10 ppm). Zur Herstellung der Referenzlösung werden 2 ml Blei-Lösung (10 ppm Pb) R verwendet.

Trocknungsverlust (2.2.32): höchstens 0,5 Prozent, mit 1,000 g Substanz durch Trocknen im Trockenschrank bei 100 bis 105 °C und höchstens 700 Pa bestimmt

Sulfatasche (2.4.14): höchstens 0,1 Prozent, mit 1,0 g Substanz bestimmt

Gehaltsbestimmung

0,300 g Substanz, in 50 ml Methanol R gelöst, werden mit Natriumhydroxid-Lösung (0,1 mol · l^{-1}) titriert. Der Endpunkt wird mit Hilfe der Potentiometrie (2.2.20) bestimmt.

1 ml Natriumhydroxid-Lösung (0,1 mol · l^{-1}) entspricht 35,64 mg $C_{20}H_{17}FO_3S$.

Lagerung

Vor Licht geschützt

Verunreinigungen

A. (E)-[5-Fluor-2-methyl-1-[4-(methylsulfinyl)benzyliden]-1H-inden-3-yl]essigsäure

B. X = SO$_2$:
(Z)-[5-Fluor-2-methyl-1-[4-(methylsulfonyl)benzyliden]-1H-inden-3-yl]essigsäure

C. X = S:
(Z)-[5-Fluor-2-methyl-1-[4-(methylsulfanyl)benzyliden]-1H-inden-3-yl]essigsäure

T

Teufelskrallenwurzel 4051
Thiomersal 4052
Tianeptin-Natrium 4053
Tobramycin 4055
Mittelkettige Triglyceride 4057

4.03/1095
Teufelskrallenwurzel
Harpagophyti radix

Definition

Teufelskrallenwurzel besteht aus geschnittenen, getrockneten, knollenförmigen, sekundären Wurzeln von *Harpagophytum procumbens* D.C. und/oder *H. zeyheri* Decne. Die Droge enthält mindestens 1,2 Prozent Harpagosid ($C_{24}H_{30}O_{11}$; M_r 494,5), berechnet auf die getrocknete Droge.

Eigenschaften

Die Droge ist graubraun bis dunkelbraun und schmeckt bitter.

Makroskopische und mikroskopische Merkmale werden unter „Prüfung auf Identität, A und B" beschrieben.

Prüfung auf Identität

A. Die Droge besteht aus dicken, fächerförmigen oder runden Stücken oder aus grob zerkleinerten Scheiben. Die dunkle Außenseite ist mit gewundenen, länglichen Runzeln versehen. Die hellere Oberfläche der Schnittstellen zeigt eine dunkle Kambiumzone und deutlich radial ausgerichtete Reihen von Xylembündeln. Der Zentralzylinder weist eine feine, konzentrische Streifung auf. Mit der Lupe betrachtet, zeigt die Oberfläche der Schnittstellen gelbe bis bräunlich rote Körner.

B. Die Droge wird pulverisiert (355). Das Pulver ist bräunlich gelb. Die Prüfung erfolgt unter dem Mikroskop, wobei Chloralhydrat-Lösung *R* verwendet wird. Das Pulver zeigt folgende Merkmale: aus gelblich braunen, dünnwandigen Zellen bestehende Fragmente der Korkschicht; Fragmente des Rindenparenchyms, das aus großen, dünnwandigen Zellen besteht, die manchmal rötlich braune, körnige Einschlüsse und abgesonderte gelbe Tröpfchen enthalten; Fragmente netzartig verdickter Tracheen und Tracheiden mit anhaftendem Holzparenchym aus dem Zentralzylinder; im Parenchym befinden sich kleine Nadeln und Kristalle aus Calciumoxalat. Das Pulver kann rechteckige oder polygonale, getüpfelte Steinzellen mit dunklem, rötlich braunem Inhalt enthalten. Eine Lösung von Phloroglucin in Salzsäure färbt die Parenchymzellen grün.

C. Die Prüfung erfolgt mit Hilfe der Dünnschichtchromatographie (2.2.27) unter Verwendung einer Schicht eines geeigneten Kieselgels.

Untersuchungslösung: 1,0 g pulverisierte Droge (355) wird 10 min lang mit 10 ml Methanol *R* im Wasserbad von 60 °C erhitzt. Nach dem Abfiltrieren wird das Filtrat im Vakuum bei höchstens 40 °C auf etwa 2 ml eingeengt.

Referenzlösung: 1 mg Harpagosid *R* wird in 1 ml Methanol *R* gelöst.

Auf die Platte werden 20 µl jeder Lösung bandförmig aufgetragen. Die Chromatographie erfolgt mit einer Mischung von 8 Volumteilen Wasser *R*, 15 Volumteilen Methanol *R* und 77 Volumteilen Ethylacetat *R* über eine Laufstrecke von 10 cm. Die Platte wird im Warmluftstrom getrocknet und im ultravioletten Licht bei 254 nm ausgewertet. Die Chromatogramme der Untersuchungslösung und der Referenzlösung zeigen in der Mitte eine Fluoreszenz mindernde Zone (Harpagosid). Das Chromatogramm der Untersuchungslösung zeigt auch andere Zonen, meist oberhalb der dem Harpagosid entsprechenden Zone. Die Platte wird mit einer Lösung von Phloroglucin *R* (10 g · l^{-1}) in Ethanol 96 % *R* und anschließend mit Salzsäure *R* besprüht. Danach wird die Platte 5 bis 10 min lang bei 80 °C erhitzt. Die Chromatogramme der Referenzlösung und der Untersuchungslösung zeigen je eine grüne, dem Harpagosid entsprechende Zone. Das Chromatogramm der Untersuchungslösung zeigt oberhalb und unterhalb der Harpagosidzone noch weitere gelbe bis braune Zonen.

Prüfung auf Reinheit

Stärke: Die Prüfung der pulverisierten Droge (355) erfolgt unter dem Mikroskop, wobei Wasser *R* verwendet wird. Nach Zusatz von Iod-Lösung *R* 1 darf keine Blaufärbung entstehen.

Fremde Bestandteile (2.8.2): Die Droge muss der Prüfung entsprechen.

Trocknungsverlust (2.2.32): höchstens 12,0 Prozent, mit 1,000 g pulverisierter Droge (355) durch Trocknen im Trockenschrank bei 100 bis 105 °C bestimmt

Asche (2.4.16): höchstens 10,0 Prozent

Gehaltsbestimmung

Die Prüfung erfolgt mit Hilfe der Flüssigchromatographie (2.2.29) unter Verwendung von Methylcinnamat *R* als Interner Standard.

Interner-Standard-Lösung: 0,130 g Methylcinnamat *R* werden in 50 ml Methanol *R* gelöst. Die Lösung wird mit Methanol *R* zu 100,0 ml verdünnt.

Untersuchungslösung: 0,500 g pulverisierte Droge (355) werden mit 50 ml Methanol *R* versetzt, 1 h lang geschüttelt und abfiltriert. Das Filter wird mit dem Rückstand in einen 100-ml-Kolben gebracht. Nach Zusatz von 50 ml Methanol *R* wird die Mischung 1 h lang zum Rückfluss erhitzt und nach dem Abkühlen filtriert. Der Kolben mit dem Filter wird 2-mal mit je 5 ml Methanol *R* gewaschen. Filtrat und Waschflüssigkeiten werden vereinigt und im Vakuum bei höchstens 40 °C zur Trockne eingedampft. Der Rückstand wird 3-mal mit je 5 ml Methanol R aufgenommen, die Auszüge werden in einen 25-ml-Messkolben filtriert und unter gleichzeitigem Waschen des Filters mit Methanol R bis zur Marke aufgefüllt. 10,0 ml Lösung werden mit 1,0 ml Interner-Standard-Lösung versetzt und mit Methanol R zu 25,0 ml verdünnt.

Referenzlösung: 0,5 ml der bei „Prüfung auf Identität, C" hergestellten Referenzlösung werden mit Methanol R zu 2,0 ml verdünnt.

Die Chromatographie kann durchgeführt werden mit
- einer Säule aus rostfreiem Stahl von 0,10 m Länge und 4 mm innerem Durchmesser, gepackt mit octadecylsilyliertem Kieselgel zur Chromatographie R (5 µm)
- einer Mischung gleicher Volumteile Methanol R und Wasser R als mobile Phase bei einer Durchflussrate von 1,5 ml je Minute
- einem Spektrometer als Detektor bei einer Wellenlänge von 278 nm
- einer 10-µl-Probenschleife.

Die Untersuchungslösung wird eingespritzt. Die Empfindlichkeit des Systems wird so eingestellt, dass die Höhe des Methylcinnamat-Peaks etwa 50 Prozent des maximalen Ausschlags beträgt. Die Retentionszeit von Harpagosid wird mit 10 µl Referenzlösung unter den gleichen Bedingungen wie bei der Untersuchungslösung bestimmt.

Der Prozentgehalt an Harpagosid wird nach folgender Formel berechnet:

$$\frac{m_2 \cdot F_1 \cdot 7,622}{F_2 \cdot m_1}$$

m_1 = Einwaage der Droge in Gramm
m_2 = Einwaage von Methylcinnamat R in Gramm in der Interner-Standard-Lösung
F_1 = Peakfläche, die dem Harpagosid im Chromatogramm der Untersuchungslösung entspricht
F_2 = Peakfläche, die dem Methylcinnamat im Chromatogramm der Untersuchungslösung entspricht

Lagerung

Vor Licht geschützt

Thiomersal
Thiomersalum

$C_9H_9HgNaO_2S$ M_r 404,8

Definition

Natrium-2-(ethylmercuriothio)benzoat

Gehalt: 97,0 bis 101,0 Prozent (getrocknete Substanz)

Eigenschaften

Aussehen: weißes bis fast weißes, kristallines Pulver

Löslichkeit: leicht löslich in Wasser, wenig löslich bis löslich in Ethanol, praktisch unlöslich in Dichlormethan

Prüfung auf Identität

1: B, D
2: A, C, D

A. Schmelztemperatur (2.2.14) des Derivats: 103 bis 108 °C

0,5 g Substanz werden in Wasser R zu 10 ml gelöst. Nach Zusatz von 2 ml verdünnter Salzsäure R bildet sich ein weißer Niederschlag. Der Niederschlag wird mit Wasser R gewaschen und über Phosphor(V)-oxid R bei höchstens 0,7 kPa getrocknet.

B. IR-Spektroskopie (2.2.24)

Vergleich: Thiomersal CRS

C. 50 mg Substanz werden nach der Schöniger-Methode (2.5.10) verbrannt, wobei eine Mischung von 1 ml Wasserstoffperoxid-Lösung 30 % R und 50 ml Wasser R als Absorptionsflüssigkeit für die Verbrennungsprodukte dient. Die Lösung wird mit 5 ml verdünnter Salpetersäure R versetzt. 0,1 ml dieser Lösung geben die Identitätsreaktion a auf Quecksilber (2.3.1). Der restliche Teil der Lösung wird mit 10 ml verdünnter Salzsäure R versetzt und filtriert. 5 ml Filtrat geben ohne weiteren Säurezusatz die Identitätsreaktion a auf Sulfat (2.3.1).

D. Die Prüflösung (siehe „Prüfung auf Reinheit") gibt die Identitätsreaktion a auf Natrium (2.3.1).

Prüfung auf Reinheit

Prüflösung: 2,0 g Substanz werden in kohlendioxidfreiem Wasser *R* zu 25 ml gelöst.

Aussehen der Lösung: Die Prüflösung darf nicht stärker opaleszieren als die Referenzsuspension II (2.2.1) und nicht stärker gefärbt sein als die Farbvergleichslösung B_6 (2.2.2, Methode II).

pH-Wert (2.2.3): 6,0 bis 8,0

5 ml Prüflösung werden mit kohlendioxidfreiem Wasser *R* zu 50 ml verdünnt.

Anorganische Quecksilberverbindungen: höchstens 0,70 Prozent

Die Prüfung muss unter Lichtschutz durchgeführt werden.

Untersuchungslösung: 25 mg Substanz werden in Wasser *R* zu 25,0 ml gelöst.

Referenzlösung: 95,0 mg Quecksilber(II)-chlorid *R* werden in Wasser *R* zu 50,0 ml gelöst. 1,0 ml Lösung wird mit Wasser *R* zu 20,0 ml verdünnt.

Untersuchungs-, Referenz- und Blindzubereitungen:
Fünf 10-ml-Messkolben werden mit A, B, C, D und E beschriftet. In die Messkolben A, B, C und D werden je 5 ml Untersuchungslösung gegeben. Die Messkolben C und D werden mit je 0,5 ml Referenzlösung versetzt. Die Inhalte der Messkolben A und C werden mit Wasser *R* zu 10 ml verdünnt (Blindzubereitungen A und C). Die Inhalte der Messkolben B und D werden mit einer frisch hergestellten Lösung von Kaliumiodid *R* (332 g · l⁻¹) zu 10 ml verdünnt (Untersuchungszubereitung B beziehungsweise Referenzzubereitung D). Der Messkolben E wird mit 5 ml einer Lösung von Kaliumiodid *R* (332 g · l⁻¹) versetzt und der Inhalt mit Wasser *R* zu 10 ml verdünnt (Blindzubereitung E).

Die Absorption (2.2.25) jeder Lösung (A_a, A_b, A_c, A_d, A_e) wird bei 323 nm gegen Wasser *R* als Kompensationsflüssigkeit gemessen.

Der Gehalt an anorganischen Quecksilberverbindungen, ausgedrückt als Hg, wird nach folgender Formel berechnet:

$$\frac{(A_b - A_a - A_e) \cdot m_R \cdot 0{,}1847}{(A_d - A_c - A_b + A_a) \cdot m_T}$$

m_R = Masse von Quecksilber(II)-chlorid in der Referenzlösung in Milligramm
m_T = Masse der Substanz in Milligramm

Trocknungsverlust (2.2.32): höchstens 0,5 Prozent, mit 1,000 g Substanz durch 24 h langes Trocknen im Exsikkator über Phosphor(V)-oxid *R* bei höchstens 0,7 kPa bestimmt

Gehaltsbestimmung

0,5 g Substanz werden in einem 100-ml-Kjeldahlkolben mit 5 ml Schwefelsäure *R* versetzt und vorsichtig bis zum Verkohlen erhitzt. Unter tropfenweisem Zusatz von Wasserstoffperoxid-Lösung 30 % *R* wird weiter erhitzt, bis die Mischung farblos ist. Nach Verdünnen mit Wasser *R* wird die Mischung eingedampft, bis sich schwache Dämpfe entwickeln. Die Mischung wird mit Wasser *R* zu 10 ml verdünnt, abgekühlt und mit Ammoniumthiocyanat-Lösung (0,1 mol · l⁻¹) unter Zusatz von Ammoniumeisen(III)-sulfat-Lösung *R* 2 titriert.

1 ml Ammoniumthiocyanat-Lösung (0,1 mol · l⁻¹) entspricht 20,24 mg $C_9H_9HgNaO_2S$.

Lagerung

Vor Licht geschützt

4.03/2022

Tianeptin-Natrium
Tianeptinum natricum

$C_{21}H_{24}ClN_2NaO_4S$ M_r 458,9

Definition

Natrium-7-[[(11*RS*)-3-chlor-6-methyl-6,11-dihydrodibenzo[*c,f*][1,2]thiazepin-11-yl]amino]heptanoat-*S,S*-dioxid

Gehalt: 99,0 bis 101,0 Prozent (wasserfreie Substanz)

Eigenschaften

Aussehen: weißes bis gelbliches, sehr hygroskopisches Pulver

Löslichkeit: leicht löslich in Wasser, Dichlormethan und Methanol

Prüfung auf Identität

A. IR-Spektroskopie (2.2.24)

Vergleich: Tianeptin-Natrium-Referenzspektrum der Ph. Eur.

B. Die Substanz gibt die Identitätsreaktion a auf Natrium (2.3.1).

Prüfung auf Reinheit

Verunreinigung A: Gaschromatographie (2.2.28)

Interner-Standard-Lösung: 1 ml Ethyl-5-bromvalerat R wird in wasserfreiem Ethanol R zu 100,0 ml gelöst. 1,0 ml Lösung wird mit wasserfreiem Ethanol R zu 250,0 ml verdünnt.

Untersuchungslösung: 0,1000 g Substanz werden in der Interner-Standard-Lösung zu 2,0 ml gelöst.

Referenzlösung: 10,0 mg Tianeptin-Verunreinigung A CRS werden in der Interner-Standard-Lösung zu 200,0 ml gelöst.

Säule
- Material: Quarzglas
- Größe: $l = 25$ m, $\emptyset = 0,25$ mm
- Stationäre Phase: Poly(cyanopropyl)siloxan R (Filmdicke 0,2 µm)

Trägergas: Helium zur Chromatographie R

Lineare Durchflussgeschwindigkeit: 26 cm · s⁻¹

Splitverhältnis: 1:100

Temperatur
- Säule: 150 °C
- Probeneinlass und Detektor: 210 °C

Detektion: Flammenionisation

Einspritzen: 1 µl

Chromatographiedauer: das 2fache der Retentionszeit von Ethyl-5-bromvalerat

Eignungsprüfung: Referenzlösung
- Reihenfolge der Elution: Ethanol, Ethyl-5-bromvalerat, Verunreinigung A
- Auflösung: mindestens 10 zwischen den Peaks von Ethyl-5-bromvalerat und Verunreinigung A
- Signal-Rausch-Verhältnis: mindestens 20 für den Peak von Verunreinigung A

Grenzwerte
- Verunreinigung A: nicht größer als die Fläche des entsprechenden Peaks im Chromatogramm der Referenzlösung (0,1 Prozent)

Verwandte Substanzen: Flüssigchromatographie (2.2.29)

Lösungsmittelmischung: 50 Volumteile Methanol R und 50 Volumteile Wasser zur Chromatographie R werden gemischt.

Untersuchungslösung: 50,0 mg Substanz werden in der Lösungsmittelmischung zu 50,0 ml gelöst.

Referenzlösung a: 1,0 ml Untersuchungslösung wird mit der Lösungsmittelmischung zu 100,0 ml verdünnt. 1,0 ml dieser Lösung wird mit der Lösungsmittelmischung zu 20,0 ml verdünnt.

Referenzlösung b: 20,0 mg Tianeptin-Natrium zur Eignungsprüfung CRS werden in der Lösungsmittelmischung zu 200,0 ml gelöst.

Säule
- Größe: $l = 0,15$ m, $\emptyset = 4,6$ mm
- Stationäre Phase: octadecylsilyliertes Kieselgel zur Chromatographie R (3 µm) mit einer Porengröße von 0,01 µm
- Temperatur: 30 °C

Mobile Phase
- Mobile Phase A: eine Mischung von 21 Volumteilen Methanol R 1, 31,5 Volumteilen Acetonitril R 1 und 47,5 Volumteilen einer Lösung von Natriumdodecylsulfat R (2 g·l⁻¹), die zuvor mit Phosphorsäure 85 % R auf einen pH-Wert von 2,5 eingestellt wurde
- Mobile Phase B: eine Mischung von 20 Volumteilen Methanol R 1, 20 Volumteilen einer Lösung von Natriumdodecylsulfat R (2 g · l⁻¹), die zuvor mit Phosphorsäure 85 % R auf einen pH-Wert von 2,5 eingestellt wurde, und 60 Volumteilen Acetonitril R 1

Zeit (min)	Mobile Phase A (% V/V)	Mobile Phase B (% V/V)
0 – 35	100	0
35 – 45	100 → 40	0 → 60
45 – 60	40	60
60 – 70	40 → 100	60 → 0

Durchflussrate: 1 ml · min⁻¹

Detektion: Spektrometer bei 220 nm

Einspritzen: 10 µl

Relative Retention (bezogen auf Tianeptin, t_R etwa 30 min)
- Verunreinigung C: etwa 0,4
- Verunreinigung D1: etwa 0,6
- Verunreinigung D2: etwa 0,8
- Verunreinigung E: etwa 1,1
- Verunreinigung B: etwa 1,7

Eignungsprüfung: Referenzlösung b
- Auflösung: mindestens 2,5 zwischen den Peaks von Tianeptin und Verunreinigung E

Grenzwerte
- Jede Verunreinigung: nicht größer als das 2fache der Fläche des Hauptpeaks im Chromatogramm der Referenzlösung a (0,1 Prozent)
- Summe aller Verunreinigungen: nicht größer als das 8fache der Fläche des Hauptpeaks im Chromatogramm der Referenzlösung a (0,4 Prozent)
- Ohne Berücksichtigung bleiben: Peaks, deren Fläche der des Hauptpeaks im Chromatogramm der Referenzlösung a entspricht (0,05 Prozent)

Wasser (2.5.12): höchstens 5,0 Prozent, mit 0,100 g Substanz bestimmt

Gehaltsbestimmung

0,165 g Substanz, in 50 ml wasserfreier Essigsäure R gelöst, werden mit Perchlorsäure (0,1 mol · l^{-1}) titriert. Der Endpunkt wird mit Hilfe der Potentiometrie (2.2.20) bestimmt.

1 ml Perchlorsäure (0,1 mol · l^{-1}) entspricht 22,95 mg $C_{21}H_{24}ClN_2NaO_4S$.

Lagerung

Dicht verschlossen

Verunreinigungen

A. Br–[CH$_2$]$_6$–CO–O–C$_2$H$_5$:
   Ethyl-7-bromheptanoat

B. R = H, R′ = [CH$_2$]$_6$–CO–O–C$_2$H$_5$:
   Ethyl-7-[[(11RS)-3-chlor-6-methyl-6,11-dihydrodibenzo[c,f][1,2]thiazepin-11-yl]amino]heptanoat-S,S-dioxid

E. R = R′ = [CH$_2$]$_6$–CO$_2$H:
   7,7′-[[(11RS)-3-Chlor-6-methyl-6,11-dihydrodibenzo[c,f][1,2]thiazepin-11-yl]imino]diheptansäure-S,S-dioxid

C. X = O:
   3-Chlor-6-methyldibenzo[c,f][1,2]thiazepin-11(6H)-on-S,S-dioxid

D. X = N–[CH$_2$]$_6$–CO$_2$H:
   7-[[(11RS)-3-Chlor-6-methyldibenzo[c,f][1,2]thiazepin-11(6H)-yliden]amino]heptansäure-S,S-dioxid

---

4.03/0645

Tobramycin
Tobramycinum

$C_{18}H_{37}N_5O_9$ M_r 467,5

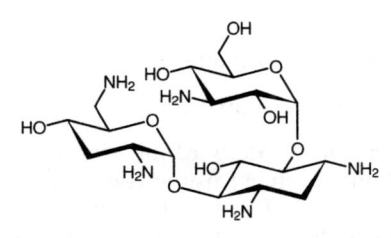

Definition

4-O-(3-Amino-3-desoxy-α-D-glucopyranosyl)-2-desoxy-6-O-(2,6-diamino-2,3,6-tridesoxy-α-D-ribo-hexopyranosyl)-L-streptamin

Die Substanz wird aus *Streptomyces tenebrarius* gewonnen oder durch andere Verfahren hergestellt.

Gehalt: 97,0 bis 102,0 Prozent (wasserfreie und 2-Methyl-1-propanol-freie Substanz)

Herstellung

Die angewendeten Herstellungsverfahren müssen darauf abzielen, die Anwesenheit blutdrucksenkender Substanzen auszuschließen oder möglichst gering zu halten.

Eigenschaften

Aussehen: weißes bis fast weißes Pulver

Löslichkeit: leicht löslich in Wasser, sehr schwer löslich in Ethanol

Prüfung auf Identität

1: A
2: B, C

A. Kernresonanzspektroskopie (2.2.33)

  Probenvorbereitung: Lösung von Tobramycin (100 g · l^{-1}) in (D$_2$)Wasser R

  Vergleich: Lösung von Tobramycin CRS (100 g · l^{-1}) in (D$_2$)Wasser R

B. Dünnschichtchromatographie (2.2.27)

  Untersuchungslösung: 20 mg Substanz werden in Wasser R zu 5 ml gelöst.

  Referenzlösung a: 20 mg Tobramycin CRS werden in Wasser R zu 5 ml gelöst.

Referenzlösung b: 4 mg Neomycinsulfat *CRS* und 4 mg Kanamycinmonosulfat *CRS* werden in 1 ml Referenzlösung a gelöst.

Platte: DC-Platte mit Kieselgel *R*

Mobile Phase: Dichlormethan *R*, konzentrierte Ammoniak-Lösung *R*, Methanol *R* (17:33:50 *V/V/V*)

Auftragen: 5 µl

Laufstrecke: 2/3 der Platte

Trocknen: im Warmluftstrom

Detektion: Die Platte wird mit einer Mischung gleicher Volumteile einer Lösung von Dihydroxynaphthalin *R* (2 g · l^{-1}) in Ethanol 96 % *R* und einer Lösung von Schwefelsäure *R* (460 g · l^{-1}) besprüht und anschließend 5 bis 10 min lang bei 105 °C erhitzt.

Eignungsprüfung: Das Chromatogramm der Referenzlösung b zeigt deutlich voneinander getrennt 3 Hauptflecke.

Ergebnis: Der Hauptfleck im Chromatogramm der Untersuchungslösung entspricht in Bezug auf Lage, Farbe und Größe dem Hauptfleck im Chromatogramm der Referenzlösung a.

C. Etwa 5 mg Substanz werden in 5 ml Wasser *R* gelöst. Nach Zusatz von 5 ml einer Lösung von Ninhydrin *R* (1 g · l^{-1}) in Ethanol 96 % *R* und 3 min langem Erhitzen im Wasserbad entsteht eine violettblaue Färbung.

Prüfung auf Reinheit

pH-Wert (2.2.3): 9,0 bis 11,0

1,0 g Substanz wird in 10 ml kohlendioxidfreiem Wasser *R* gelöst.

Spezifische Drehung (2.2.7): +138 bis +148 (wasserfreie und 2-Methyl-1-propanol-freie Substanz)

1,00 g Substanz wird in Wasser *R* zu 25,0 ml gelöst.

Verwandte Substanzen: Flüssigchromatographie (2.2.29)

Untersuchungslösung a: 25,0 mg Substanz werden in Wasser *R* zu 25,0 ml gelöst.

Untersuchungslösung b: 10,0 ml Untersuchungslösung a werden mit Wasser *R* zu 100,0 ml verdünnt.

Referenzlösung a: 25,0 mg Tobramycin *CRS* werden in Wasser *R* zu 100,0 ml gelöst.

Referenzlösung b: 1,0 ml Referenzlösung a wird mit Wasser *R* zu 100,0 ml verdünnt.

Referenzlösung c: 1,0 ml Referenzlösung a wird mit Wasser *R* zu 50,0 ml verdünnt.

Referenzlösung d: 10,0 mg Kanamycin B *CRS* werden in 20,0 ml Wasser *R* gelöst. 1,0 ml Lösung wird mit 2,0 ml Referenzlösung a versetzt und mit Wasser *R* zu 10,0 ml verdünnt.

Referenzlösung e: 10,0 ml Referenzlösung a werden mit Wasser *R* zu 25,0 ml verdünnt.

Säule
- Größe: l = 0,25 m, $\varnothing$ = 4,6 mm
- Stationäre Phase: Styrol-Divinylbenzol-Copolymer *R* (8 µm) mit einer Porengröße von 100 nm
- Temperatur: 55 °C

Mobile Phase: kohlendioxidfreies Wasser *R*, das wasserfreies Natriumsulfat *R* (52 g · l^{-1}), Natriumoctansulfonat *R* (1,5 g · l^{-1}), Tetrahydrofuran *R* (3 ml · l^{-1}) und Kaliumdihydrogenphosphat-Lösung (0,2 mol · l^{-1}) *R* (50 ml · l^{-1}), die zuvor mit Phosphorsäure 10 % *R* auf einen pH-Wert von 3,0 eingestellt wurde, enthält

Die Mischung wird entgast.

Durchflussrate: 1,0 ml · min^{-1}

Nach-Säule-Lösung: Carbonatfreie Natriumhydroxid-Lösung *R* wird 1:25 mit kohlendioxidfreiem Wasser *R* verdünnt und dem Säuleneluat pulsfrei unter Verwendung einer 375-µl-Mischschleife aus Kunststoff zugesetzt.

Durchflussrate: 0,3 ml · min^{-1}

Detektion: gepulster amperometrischer Detektor oder ein äquivalentes Gerät mit einer Gold-Messelektrode, einer Silber/Silberchlorid-Bezugselektrode und einer Hilfselektrode aus rostfreiem Stahl als Durchflusszelle, eingestellt auf +0,05 V Detektions-, +0,75 V Oxidations- und –0,15 V Reduktionspotential, mit einer Pulsfrequenz entsprechend dem verwendeten Gerät

Die Temperatur des Detektors wird auf 35 °C eingestellt.

Einspritzen: 20 µl; Untersuchungslösung a, Referenzlösungen b, c und d

Chromatographiedauer: 1,5fache Retentionszeit von Tobramycin

Relative Retention (bezogen auf Tobramycin, t_R etwa 18 min)
- Verunreinigung C: etwa 0,35
- Verunreinigung B: etwa 0,40
- Verunreinigung A: etwa 0,70

Eignungsprüfung
- Auflösung: mindestens 3,0 zwischen den Peaks von Verunreinigung A und Tobramycin im Chromatogramm der Referenzlösung d; falls erforderlich wird die Konzentration von Natriumoctansulfonat in der mobilen Phase geändert
- Signal-Rausch-Verhältnis: mindestens 10 für den Hauptpeak im Chromatogramm der Referenzlösung b

Grenzwerte
- Jede Verunreinigung: nicht größer als das 2fache der Fläche des Hauptpeaks im Chromatogramm der Referenzlösung c (1,0 Prozent) und höchstens eine Peakfläche darf größer sein als die Fläche des Hauptpeaks im Chromatogramm der Referenzlösung c (0,5 Prozent)
- Summe aller Verunreinigungen: nicht größer als das 3fache der Fläche des Hauptpeaks im Chromatogramm der Referenzlösung c (1,5 Prozent)

- Ohne Berücksichtigung bleiben: Peaks, deren Fläche kleiner ist als die des Hauptpeaks im Chromatogramm der Referenzlösung b (0,25 Prozent)

2-Methyl-1-propanol (2.4.24, System B): höchstens 1,0 Prozent (*m/m*)

Wasser (2.5.12): höchstens 8,0 Prozent, mit 0,30 g Substanz bestimmt

Sulfatasche (2.4.14): höchstens 0,3 Prozent, mit 1,0 g Substanz bestimmt

Sterilität (2.6.1): Tobramycin zur Herstellung von Parenteralia oder von Zubereitungen zur Anwendung am Auge, das dabei keinem weiteren geeigneten Sterilisationsverfahren unterworfen wird, muss der Prüfung entsprechen.

Bakterien-Endotoxine (2.6.14): weniger als 2,0 I.E. Bakterien-Endotoxine je Milligramm Tobramycin zur Herstellung von Parenteralia, das dabei keinem weiteren Verfahren zur Beseitigung von Bakterien-Endotoxinen unterworfen wird

Gehaltsbestimmung

Flüssigchromatographie (2.2.29) wie bei der Prüfung „Verwandte Substanzen" beschrieben, mit folgender Änderung:

Einspritzen: Untersuchungslösung b, Referenzlösung e

Der Prozentgehalt an Tobramycin wird berechnet.

Lagerung

Falls die Substanz steril ist, im sterilen, dicht verschlossenen Behältnis mit Sicherheitsverschluss

Beschriftung

Die Beschriftung gibt, falls zutreffend, an,
- dass die Substanz steril ist
- dass die Substanz frei von Bakterien-Endotoxinen ist.

Verunreinigungen

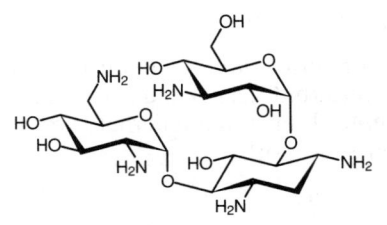

A. 4-*O*-(3-Amino-3-desoxy-α-D-glucopyranosyl)-2-desoxy-6-*O*-(2,6-diamino-2,6-didesoxy-α-D-gluco=pyranosyl)-L-streptamin (Kanamycin B)

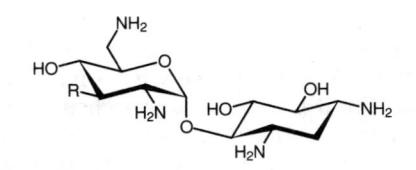

B. R = H:
2-Desoxy-4-*O*-(2,6-diamino-2,3,6-tridesoxy-α-D-ribohexopyranosyl)-D-streptamin (Nebramin)

C. R = OH:
2-Desoxy-4-*O*-(2,6-diamino-2,6-didesoxy-α-D-glu=copyranosyl)-D-streptamin (Neamin)

4.03/0868

Mittelkettige Triglyceride
Triglycerida saturata media

Definition

Gemisch von Triglyceriden gesättigter Fettsäuren, hauptsächlich Caprylsäure (Octansäure, $C_8H_{16}O_2$) und Caprinsäure (Decansäure, $C_{10}H_{20}O_2$)

Mittelkettige Triglyceride werden aus Öl hergestellt, das aus dem festen und getrockneten Teil des Endosperms von *Cocos nucifera* L. oder aus dem getrockneten Endosperm von *Elaeis guineensis* Jacq. extrahiert wird.

Gehalt: mindestens 95,0 Prozent gesättigte Fettsäuren mit 8 oder 10 Kohlenstoff-Atomen

Eigenschaften

Aussehen: farblose bis schwach gelbliche, ölige Flüssigkeit

Löslichkeit: praktisch unlöslich in Wasser, mischbar mit Dichlormethan, Ethanol, Petroläther und fetten Ölen

Prüfung auf Identität

1: B, C
2: A, D

A. 3,0 g Substanz werden 30 min lang mit 50 ml einer Mischung gleicher Volumteile Ethanol 96 % *R* und ethanolischer Kaliumhydroxid-Lösung (2 mol · l⁻¹) *R* zum Rückfluss erhitzt. 10 ml Mischung werden für die „Prüfung auf Identität, D" verwendet. 40 ml Mischung werden mit 30 ml Wasser *R* versetzt. Nach Abdampfen des Ethanols wird die heiße Lösung mit

4058 Mittelkettige Triglyceride

25 ml verdünnter Salzsäure *R* angesäuert und nach dem Abkühlen mit 50 ml peroxidfreiem Ether *R* ausgeschüttelt. Die Etherphase wird 3-mal mit je 10 ml Natriumchlorid-Lösung *R* gewaschen, über wasserfreiem Natriumsulfat *R* getrocknet und filtriert. Nach Abdampfen des Ethers wird mit 0,300 g Rückstand die Säurezahl (2.5.1) bestimmt. Sie liegt zwischen 350 und 390.

B. Die Substanz entspricht der Prüfung „Verseifungszahl" (siehe „Prüfung auf Reinheit").

C. Die Substanz entspricht der Prüfung „Fettsäurenzusammensetzung" (siehe „Prüfung auf Reinheit").

D. 10 ml der ethanolischen, bei der „Prüfung auf Identität, A" erhaltenen Mischung werden im Wasserbad zur Trockne eingedampft. Der Rückstand wird in ein Reagenzglas überführt und mit 0,3 ml Schwefelsäure *R* versetzt. Das Reagenzglas wird mit einem Stopfen verschlossen, der durchbohrt und mit einem U-förmig gebogenen Glasrohr versehen ist. Das Ende des Rohrs taucht in 3 ml einer Lösung von Tryptophan *R* (10 g · l^{-1}) in einer Mischung gleicher Volumteile Wasser *R* und Schwefelsäure *R*. Das Reagenzglas wird in einem Siliconölbad 10 min lang bei 180 °C erhitzt, wobei die entweichenden Dämpfe im Tryptophan-Reagenz aufgefangen werden. Während 1 min langem Erhitzen des Tryptophan-Reagenzes im Wasserbad entwickelt sich eine Violettfärbung.

Prüfung auf Reinheit

Aussehen der Substanz: Die Substanz muss klar (2.2.1) und darf nicht stärker gefärbt sein als die Farbvergleichslösung G$_3$ (2.2.2, Methode I).

Alkalisch reagierende Substanzen: 2,00 g Substanz werden in einer Mischung von 1,5 ml Ethanol 96 % *R* und 3,0 ml Ether *R* gelöst. Die Lösung wird mit 0,05 ml Bromphenolblau-Lösung *R* versetzt. Bis zum Farbumschlag nach Gelb dürfen höchstens 0,15 ml Salzsäure (0,01 mol · l^{-1}) verbraucht werden.

Relative Dichte (2.2.5): 0,93 bis 0,96

Brechungsindex (2.2.6): 1,440 bis 1,452

Viskosität (2.2.9): 25 bis 33 mPa · s

Säurezahl (2.5.1): höchstens 0,2

Hydroxylzahl (2.5.3, Methode A): höchstens 10

Iodzahl (2.5.4): höchstens 1,0

Peroxidzahl (2.5.5, Methode A): höchstens 1,0

Verseifungszahl (2.5.6): 310 bis 360

Unverseifbare Anteile (2.5.7): höchstens 0,5 Prozent, mit 5,0 g Substanz bestimmt

Fettsäurenzusammensetzung: Gaschromatographie (2.4.22, Methode C)

Säule
- Material: Quarzglas
- Größe: $l = 30$ m, $\varnothing = 0,32$ mm
- Stationäre Phase: Macrogol 20 000 *R* (Filmdicke 0,5 µm)

Trägergas: Helium zur Chromatographie *R*

Durchflussrate: 1,3 ml · min^{-1}

Temperatur

	Zeit (min)	Temperatur (°C)
Säule	0 – 1	70
	1 – 35	70 → 240
	35 – 50	240
Probeneinlass		250
Detektor		250

Detektion: Flammenionisation

Splitverhältnis: 1:100

Die Fettsäurenfraktion muss folgende Zusammensetzung haben:

Capronsäure (Hexansäure): höchstens 2,0 Prozent
Caprylsäure (Octansäure): 50,0 bis 80,0 Prozent
Caprinsäure (Decansäure): 20,0 bis 50,0 Prozent
Laurinsäure (Dodecansäure): höchstens 3,0 Prozent
Myristinsäure (Tetradecansäure): höchstens 1,0 Prozent

Blei: höchstens 0,1 ppm für mittelkettige Triglyceride zur parenteralen Ernährung

Atomabsorptionsspektroskopie (2.2.23, Methode II)

Untersuchungslösung: 2,0 g Substanz werden in Isobutylmethylketon *R* 3 zu 10,0 ml gelöst.

Lösung A: 0,100 ml ölige Blei-Lösung (1000 ppm Pb) *R* werden mit Isobutylmethylketon *R* 3 zu 10,0 ml verdünnt.

Stammlösung: 0,100 ml Lösung A werden mit Isobutylmethylketon *R* 3 zu 10,0 ml verdünnt.

Referenzlösungen: 3 Referenzlösungen werden durch Lösen von je 2,0 g Substanz in einer möglichst kleinen Menge Isobutylmethylketon *R* 3 und unter Zusatz von 1,0 ml, 2,0 ml beziehungsweise 4,0 ml Stammlösung hergestellt. Die Lösungen werden mit Isobutylmethylketon *R* 3 zu je 10,0 ml verdünnt.

Strahlungsquelle: Blei-Hohlkathodenlampe

Wellenlänge: 283,3 nm

Atomisierungseinrichtung: Graphitrohrofen, der innen mit Palladiumcarbid ausgekleidet ist; die Verbrennung erfolgt bei einer Temperatur unterhalb von 800 °C in Gegenwart von Sauerstoff.

Trägergas: Argon *R*

Chrom: höchstens 0,05 ppm für mittelkettige Triglyceride zur parenteralen Ernährung

Atomabsorptionsspektroskopie (2.2.23, Methode II)

Untersuchungslösung: 2,0 g Substanz werden in Isobutylmethylketon R 3 zu 10,0 ml gelöst.

Lösung A: 0,100 ml ölige Chrom-Lösung (1000 ppm Cr) R werden mit Isobutylmethylketon R 3 zu 10,0 ml verdünnt.

Stammlösung: 0,100 ml Lösung A werden mit Isobutylmethylketon R 3 zu 10,0 ml verdünnt.

Referenzlösungen: 3 Referenzlösungen werden durch Lösen von je 2,0 g Substanz in einer möglichst kleinen Menge Isobutylmethylketon R 3 und unter Zusatz von 0,5 ml, 1,0 ml beziehungsweise 2,0 ml Stammlösung hergestellt. Die Lösungen werden mit Isobutylmethylketon R 3 zu je 10,0 ml verdünnt.

Strahlungsquelle: Chrom-Hohlkathodenlampe

Wellenlänge: 357,8 nm

Atomisierungseinrichtung: Graphitrohrofen

Trägergas: Argon R

Kupfer: höchstens 0,1 ppm für mittelkettige Triglyceride zur parenteralen Ernährung

Atomabsorptionsspektroskopie (2.2.23, Methode II)

Untersuchungslösung: 2,0 g Substanz werden in Isobutylmethylketon R 3 zu 10,0 ml gelöst.

Lösung A: 0,100 ml ölige Kupfer-Lösung (1000 ppm Cu) R werden mit Isobutylmethylketon R 3 zu 10,0 ml verdünnt.

Stammlösung: 0,100 ml Lösung A werden mit Isobutylmethylketon R 3 zu 10,0 ml verdünnt.

Referenzlösungen: 3 Referenzlösungen werden durch Lösen von je 2,0 g Substanz in einer möglichst kleinen Menge Isobutylmethylketon R 3 und unter Zusatz von 1,0 ml, 2,0 ml beziehungsweise 4,0 ml Stammlösung hergestellt. Die Lösungen werden mit Isobutylmethylketon R 3 zu je 10,0 ml verdünnt.

Strahlungsquelle: Kupfer-Hohlkathodenlampe

Wellenlänge: 324,7 nm

Atomisierungseinrichtung: Graphitrohrofen

Trägergas: Argon R

Nickel: höchstens 0,2 ppm für mittelkettige Triglyceride zur parenteralen Ernährung

Atomabsorptionsspektroskopie (2.2.23, Methode II)

Untersuchungslösung: 2,0 g Substanz werden in Isobutylmethylketon R 3 zu 10,0 ml gelöst.

Lösung A: 0,100 ml ölige Nickel-Lösung (1000 ppm Ni) R werden mit Isobutylmethylketon R 3 zu 10,0 ml verdünnt.

Stammlösung: 0,100 ml Lösung A werden mit Isobutylmethylketon R 3 zu 10,0 ml verdünnt.

Referenzlösungen: 3 Referenzlösungen werden durch Lösen von je 2,0 g Substanz in einer möglichst kleinen Menge Isobutylmethylketon R 3 und unter Zusatz von 1,0 ml, 2,0 ml beziehungsweise 4,0 ml Stammlösung hergestellt. Die Lösungen werden mit Isobutylmethylketon R 3 zu je 10,0 ml verdünnt.

Strahlungsquelle: Nickel-Hohlkathodenlampe

Wellenlänge: 232 nm

Atomisierungseinrichtung: Graphitrohrofen

Trägergas: Argon R

Zinn: höchstens 0,1 ppm für mittelkettige Triglyceride zur parenteralen Ernährung

Atomabsorptionsspektroskopie (2.2.23, Methode II)

Untersuchungslösung: 2,0 g Substanz werden in Isobutylmethylketon R 3 zu 10,0 ml gelöst.

Lösung A: 0,100 ml ölige Zinn-Lösung (1000 ppm Sn) R werden mit Isobutylmethylketon R 3 zu 10,0 ml verdünnt.

Stammlösung: 0,100 ml Lösung A werden mit Isobutylmethylketon R 3 zu 10,0 ml verdünnt.

Referenzlösungen: 3 Referenzlösungen werden durch Lösen von je 2,0 g Substanz in einer möglichst kleinen Menge Isobutylmethylketon R 3 und unter Zusatz von 1,0 ml, 2,0 ml beziehungsweise 4,0 ml Stammlösung hergestellt. Die Lösungen werden mit Isobutylmethylketon R 3 zu je 10,0 ml verdünnt.

Strahlungsquelle: Zinn-Hohlkathodenlampe

Wellenlänge: 286,3 nm

Atomisierungseinrichtung: Graphitrohrofen, der innen mit Palladiumcarbid ausgekleidet ist

Trägergas: Argon R

Schwermetalle (2.4.8): höchstens 10 ppm, für mittelkettige Triglyceride, die nicht zur parenteralen Ernährung bestimmt sind

2,0 g Substanz müssen der Grenzprüfung D entsprechen. Zur Herstellung der Referenzlösung werden 2 ml Blei-Lösung (10 ppm Pb) R verwendet.

Wasser (2.5.12): höchstens 0,2 Prozent, mit 10,00 g Substanz bestimmt

Asche (2.4.16): höchstens 0,1 Prozent, mit 2,0 g Substanz bestimmt

Lagerung

Vor Licht geschützt, in möglichst vollständig gefüllten, dem Verbrauch angemessenen Behältnissen

Beschriftung

Die Beschriftung gibt, falls zutreffend, an, dass die Substanz für die parenterale Ernährung bestimmt ist.

U

Ubidecarenon 4063

U

4.03/1578

Ubidecarenon

Ubidecarenonum

$C_{59}H_{90}O_4$ $\qquad M_r$ 863

Definition

2-[(all-*E*)-3,7,11,15,19,23,27,31,35,39-Decamethyltet=
raconta-2,6,10,14,18,22,26,30,34,38-decaenyl]-5,6-di=
methoxy-3-methylbenzol-1,4-dion

Gehalt: 97,0 bis 103,0 Prozent

Eigenschaften

Aussehen: gelbes bis orangefarbenes, kristallines Pulver

Löslichkeit: praktisch unlöslich in Wasser, löslich in Aceton, sehr schwer löslich in wasserfreiem Ethanol

Die Substanz wird unter Lichteinfluss langsam dunkler und zersetzt sich.

Schmelztemperatur: etwa 48 °C

Alle Prüfungen sind unter Lichtschutz auszuführen.

Prüfung auf Identität

A. IR-Spektroskopie (2.2.24)

Probenvorbereitung: Presslinge

Vergleich: Ubidecarenon CRS

B. Die bei der Prüfung „Verwandte Substanzen" (siehe „Prüfung auf Reinheit") erhaltenen Chromatogramme werden ausgewertet.

Ergebnis: Der Hauptpeak im Chromatogramm der Untersuchungslösung entspricht in Bezug auf die Retentionszeit dem Hauptpeak im Chromatogramm der Referenzlösung a.

Prüfung auf Reinheit

Verwandte Substanzen: Flüssigchromatographie (2.2.29)

Untersuchungslösung: 25,0 mg Substanz werden in 25,0 ml wasserfreiem Ethanol R durch 2 min langes Erhitzen bei etwa 50 °C gelöst. Die Lösung wird erkalten gelassen.

Referenzlösung a: 5 mg Ubidecarenon CRS werden in 5 ml wasserfreiem Ethanol R durch 2 min langes Erhitzen bei etwa 50 °C gelöst. Die Lösung wird erkalten gelassen.

Referenzlösung b: 2 mg Ubidecarenon-Verunreinigung D CRS werden in 2 ml Untersuchungslösung durch 2 min langes Erhitzen bei etwa 50 °C gelöst. Nach dem Erkalten wird 1 ml dieser Lösung mit wasserfreiem Ethanol R zu 50 ml verdünnt.

Referenzlösung c: 1,0 ml Untersuchungslösung wird mit wasserfreiem Ethanol R zu 100,0 ml verdünnt.

Säule
- Größe: l = 0,15 m, $\varnothing$ = 4,6 mm
- Stationäre Phase: octadecylsilyliertes Kieselgel zur Chromatographie R (5 μm)

Mobile Phase: wasserfreies Ethanol R, Methanol R 2 (20:80 V/V)

Durchflussrate: 2 ml · min^{-1}

Detektion: Spektrometer bei 275 nm

Einspritzen: 10 μl

Chromatographiedauer: 2fache Retentionszeit von Ubidecarenon

Relative Retention (bezogen auf Ubidecarenon, t_R etwa 12 min)
- Verunreinigung D: etwa 0,67

Eignungsprüfung: Referenzlösung b
- Auflösung: mindestens 6,5 zwischen den Peaks von Verunreinigung D und Ubidecarenon

Grenzwerte
- Jede Verunreinigung: nicht größer als das 0,5fache der Fläche des Hauptpeaks im Chromatogramm der Referenzlösung c (0,5 Prozent)
- Summe aller Verunreinigungen: nicht größer als die Fläche des Hauptpeaks im Chromatogramm der Referenzlösung c (1,0 Prozent)
- Ohne Berücksichtigung bleiben: Peaks, deren Fläche kleiner ist als das 0,05fache der Fläche des Hauptpeaks im Chromatogramm der Referenzlösung c (0,05 Prozent)

Verunreinigung F: Flüssigchromatographie (2.2.29)

Untersuchungslösung: 25,0 mg Substanz werden in 25,0 ml Hexan R gelöst.

Referenzlösung a: 10,0 mg Ubidecarenon zur Eignungsprüfung CRS werden in 10,0 ml Hexan R gelöst.

Referenzlösung b: 1 ml Untersuchungslösung wird mit Hexan R zu 100,0 ml verdünnt.

Säule
- Größe: l = 0,25 m, $\varnothing$ = 4,0 mm
- Stationäre Phase: Kieselgel zur Chromatographie R (7 μm)

Mobile Phase: Ethylacetat R, Hexan R (3:97 V/V)

Durchflussrate: 2 ml · min^{-1}

Detektion: Spektrometer bei 275 nm

Einspritzen: 20 µl

Chromatographiedauer: 1,2fache Retentionszeit von Ubidecarenon

Relative Retention (bezogen auf Ubidecarenon, t_R etwa 10 min)
— Verunreinigung F: etwa 0,85

Eignungsprüfung: Referenzlösung a
— Auflösung: mindestens 1,5 zwischen den Peaks von Verunreinigung F und Ubidecarenon

Grenzwert
— Verunreinigung F: nicht größer als das 0,5fache der Fläche des Hauptpeaks im Chromatogramm der Referenzlösung b (0,5 Prozent)

Sulfatasche (2.4.14): höchstens 0,1 Prozent, mit 1,0 g Substanz bestimmt

Gehaltsbestimmung

50,0 mg Substanz werden in 1,0 ml Hexan R gelöst. Die Lösung wird mit wasserfreiem Ethanol R zu 50,0 ml verdünnt. 2,0 ml dieser Lösung werden mit wasserfreiem Ethanol R zu 50,0 ml verdünnt.

Die Absorption (2.2.25) wird im Maximum bei 275 nm gemessen.

Der Gehalt an $C_{59}H_{90}O_4$ wird mit Hilfe der spezifischen Absorption berechnet ($A_{1cm}^{1\%} = 169$).

Lagerung

Dicht verschlossen, vor Licht geschützt

Verunreinigungen

Qualifizierte Verunreinigungen:
A, B, C, D, E, F

A. 2,3-Dimethoxy-5-methylbenzol-1,4-diol

B. $n = 5$:
2-[(all-*E*)-3,7,11,15,19,23,27-Heptamethyloctadocosa-2,6,10,14,18,22,26-heptaenyl]-5,6-dimethoxy-3-methylbenzol-1,4-dion
(Ubichinon-7)

C. $n = 6$:
5,6-Dimethoxy-3-methyl-2-[(all-*E*)-3,7,11,15,19,23,27,31-octamethyldotriaconta-2,6,10,14,18,22,26,30-octaenyl]benzol-1,4-dion
(Ubichinon-8)

D. $n = 7$:
5,6-Dimethoxy-3-methyl-2-[(all-*E*)-3,7,11,15,19,23,27,31,35-nonamethylhexatriaconta-2,6,10,14,18,22,26,30,34-nonaenyl]benzol-1,4-dion
(Ubichinon-9)

E. (2*RS*)-7,8-Dimethoxy-2,5-dimethyl-2-[(all-*E*)-4,8,12,16,20,24,28,32,36-nonamethylheptatriaconta-3,7,11,15,19,23,27,31,35-nonaenyl]-2*H*-1-benzopyran-6-ol
(Ubichromenol)

F. 2-[(2*Z*,6*E*,10*E*,14*E*,18*E*,22*E*,26*E*,30*E*,34*E*,38*E*)-3,7,11,15,19,23,27,31,35,39-Decamethyl-2,6,10,14,18,22,26,30,34,38-tetracontadecaenyl]-5,6-dimethoxy-3-methylbenzol-1,4-dion
(Ubidecarenon-(*Z*)-Isomer)

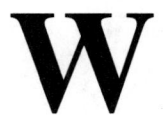

W

Hochgereinigtes Wasser 4067
Wasser zum Verdünnen konzentrierter
Hämodialyselösungen 4068
Weißdornblätter-mit-Blüten-Trockenextrakt 4070

Weizenstärke 4071
Wollwachs 4072
Wollwachsalkohole 4077

Die „Allgemeinen Vorschriften" gelten für alle Monographien und sonstigen Texte

4.03/1927

Hochgereinigtes Wasser
Aqua valde purificata

H_2O M_r 18,02

Definition

Hochgereinigtes Wasser ist für die Herstellung von Arzneimitteln vorgesehen, für die Wasser von hoher biologischer Qualität benötigt wird, außer wenn **Wasser für Injektionszwecke (Aqua ad iniectabilia)** erforderlich ist.

Herstellung

Hochgereinigtes Wasser wird aus Wasser gewonnen, das den von der zuständigen Behörde festgelegten Anforderungen an Trinkwasser entspricht.

Gegenwärtige Verfahren zur Gewinnung schließen zum Beispiel Doppel-Umkehrosmose in Verbindung mit anderen geeigneten Techniken, wie Ultrafiltration und Entionisierung, ein. Die sachgemäße Bedienung, Wartung und Pflege des Systems müssen gewährleistet sein.

Während der Gewinnung und Lagerung sind geeignete Maßnahmen zu ergreifen, um die Gesamtzahl der Kolonie bildenden, aeroben Keime unter wirksame Kontrolle zu bringen. Kritische Grenzwerte für Alarm und Eingreifen werden festgelegt, um jede unerwünschte Entwicklung aufzuspüren. Unter normalen Bedingungen gilt als angemessener kritischer Grenzwert zum Eingreifen eine Gesamtzahl Kolonie bildender, aerober Keime (2.6.12) von 10 Mikroorganismen je 100 ml, bestimmt durch Membranfiltration und unter Verwendung von Agarmedium S, mindestens 200 ml hochgereinigtem Wasser und 5-tägiger Inkubation bei 30 bis 35 °C.

Leitfähigkeit (2.2.38; höchstens 1,1 µS · cm^{-1} bei 20 °C) und gesamter organischer Kohlenstoff (2.2.44; höchstens 0,5 mg · l^{-1}) werden ebenfalls kontrolliert.

Um eine geeignete Qualität des Wassers sicherzustellen, werden validierte Verfahren und eine In-Prozess-Überwachung der elektrischen Leitfähigkeit sowie eine regelmäßige mikrobiologische Überwachung angewendet.

Hochgereinigtes Wasser wird unter Bedingungen als Bulk gelagert und verteilt, die ein Wachstum von Mikroorganismen verhindern und jede weitere Kontamination ausschließen.

Eigenschaften

Klare, farblose Flüssigkeit ohne Geruch und Geschmack

Prüfung auf Reinheit

Nitrat: höchstens 0,2 ppm

In einem Reagenzglas, das in eine Eis-Wasser-Mischung eintaucht, werden 5 ml Substanz mit 0,4 ml einer Lösung von Kaliumchlorid R (100 g · l^{-1}), 0,1 ml Diphenylamin-Lösung R und tropfenweise unter Umschütteln mit 5 ml nitratfreier Schwefelsäure R versetzt. Das Reagenzglas wird in ein Wasserbad von 50 °C gestellt. Nach 15 min darf eine Blaufärbung nicht stärker sein als diejenige einer gleichzeitig und unter gleichen Bedingungen hergestellten Referenzlösung aus einer Mischung von 4,5 ml nitratfreiem Wasser R und 0,5 ml Nitrat-Lösung (2 ppm NO_3) R.

Aluminium (2.4.17): höchstens 10 µg · l^{-1} für hochgereinigtes Wasser zur Herstellung von Dialyselösungen

Vorgeschriebene Lösung: 400 ml Substanz werden mit 10 ml Acetat-Pufferlösung pH 6,0 R und 100 ml destilliertem Wasser R versetzt.

Referenzlösung: 2 ml Aluminium-Lösung (2 ppm Al) R, 10 ml Acetat-Pufferlösung pH 6,0 R und 98 ml destilliertes Wasser R werden gemischt.

Blindlösung: 10 ml Acetat-Pufferlösung pH 6,0 R und 100 ml destilliertes Wasser R werden gemischt.

Schwermetalle (2.4.8): höchstens 0,1 ppm

200 ml Substanz werden in einer Abdampfschale aus Glas im Wasserbad auf 20 ml eingeengt. 12 ml der eingeengten Flüssigkeit müssen der Grenzprüfung A entsprechen. Zur Herstellung der Referenzlösung werden 10 ml Blei-Lösung (1 ppm Pb) R verwendet.

Bakterien-Endotoxine (2.6.14): weniger als 0,25 I.E. Bakterien-Endotoxine je Milliliter hochgereinigtes Wasser

Beschriftung

Die Beschriftung gibt, falls zutreffend, an, dass die Substanz für die Herstellung von Dialyselösungen bestimmt ist.

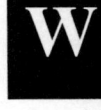

4.03/1167
Wasser zum Verdünnen konzentrierter Hämodialyselösungen

Aqua ad dilutionem solutionium concentratarum ad haemodialysim

Dieser Text dient zur Information.

Die beschriebenen Analysenmethoden und die empfohlenen Grenzwerte dienen zum Validieren des Verfahrens zur Gewinnung von Wasser.

Definition

Wasser zum Verdünnen konzentrierter Hämodialyselösungen wird aus Trinkwasser durch Destillation, Umkehrosmose, unter Verwendung von Ionenaustauschern oder nach einem anderen geeigneten Verfahren gewonnen. Die Bedingungen für die Gewinnung, den Transport und die Lagerung müssen so gewählt werden, dass das Risiko einer chemischen und mikrobiellen Kontamination gering gehalten wird.

Wenn Wasser nach einem der vorstehend beschriebenen Verfahren nicht verfügbar ist, kann für die Heim-Dialyse Trinkwasser verwendet werden. In diesem Fall muss seine chemische Zusammensetzung, die von einer Region zur andern erheblich variiert, bekannt sein, um ein Einstellen des Ionengehalts zu ermöglichen, damit die Konzentration in der verdünnten Lösung der vorgesehenen Anwendung entspricht.

Eventuelle Rückstände aus der Behandlung des Wassers (zum Beispiel Chloramine) und flüchtige halogenierte Kohlenwasserstoffe sind ebenfalls zu berücksichtigen.

Nachstehende Analysenmethoden können angewendet werden, um die Qualität des Wassers zu überwachen, die chemische Zusammensetzung zu bestimmen und eventuelle Verunreinigungen nachzuweisen, so dass die empfohlenen Grenzwerte eingehalten werden können.

Eigenschaften

Klare, farblose Flüssigkeit, ohne Geschmack

Prüfung auf Reinheit

Sauer oder alkalisch reagierende Substanzen: In einem Kolben aus Borosilicatglas werden 10 ml Substanz ausgekocht, abgekühlt und sofort mit 0,05 ml Methylrot-Lösung R versetzt. Die Lösung darf sich nicht rot färben. 10 ml Substanz werden mit 0,1 ml Bromthymolblau-Lösung R 1 versetzt. Die Lösung darf sich nicht blau färben.

Oxidierbare Substanzen: 100 ml Substanz werden mit 10 ml verdünnter Schwefelsäure R und 0,1 ml Kaliumpermanganat-Lösung (0,02 mol $\cdot$ l^{-1}) 5 min lang zum Sieden erhitzt. Die Lösung muss leicht rosa gefärbt bleiben.

Gesamtchlor: höchstens 0,1 ppm

In ein 125-ml-Reagenzglas (A) werden nacheinander 5 ml Pufferlösung pH 6,5 R, 5 ml Diethylphenylendiaminsulfat-Lösung R und 1 g Kaliumiodid R gegeben. In ein zweites 125-ml-Reagenzglas (B) werden 5 ml Pufferlösung pH 6,5 R und 5 ml Diethylphenylendiaminsulfat-Lösung R gegeben. Möglichst gleichzeitig werden in das Reagenzglas A 100 ml Substanz und in das Reagenzglas B folgende Referenzlösung gegeben: 1 ml einer Lösung von Kaliumiodat R (10 mg $\cdot$ l^{-1}) wird mit 1 g Kaliumiodid R und 1 ml verdünnter Schwefelsäure R versetzt. Nach 1 min langem Stehenlassen wird 1 ml verdünnte Natriumhydroxid-Lösung R zugesetzt und mit Wasser R zu 100 ml verdünnt. Die mit der Substanz erhaltene Mischung darf nicht stärker gefärbt sein als die mit der Referenzlösung erhaltene Mischung.

Chlorid (2.4.4): höchstens 50 ppm

1 ml Substanz, mit Wasser R zu 15 ml verdünnt, muss der Grenzprüfung auf Chlorid entsprechen.

Fluorid: höchstens 0,2 ppm

Potentiometrie (2.2.36, Methode I): Als Indikatorelektrode wird eine fluoridselektive Festmembranelektrode und als Referenzelektrode eine Silber/Silberchlorid-Elektrode verwendet.

Untersuchungslösung: die Substanz

Referenzlösungen: 2,0 ml, 4,0 ml und 10,0 ml Fluorid-Lösung (1 ppm F) R werden jeweils mit Pufferlösung zur Einstellung der Gesamtionenstärke R 1 zu 20,0 ml verdünnt.

Die Messung wird an jeder Lösung ausgeführt.

Nitrat: höchstens 2 ppm

2 ml Substanz werden mit nitratfreiem Wasser R zu 100 ml verdünnt. In einem Reagenzglas, das in eine Eis-Wasser-Mischung taucht, werden 5 ml Lösung mit 0,4 ml einer Lösung von Kaliumchlorid R (100 g $\cdot$ l^{-1}), 0,1 ml Diphenylamin-Lösung R und tropfenweise unter Umschütteln mit 5 ml Schwefelsäure R versetzt. Das Reagenzglas wird in ein Wasserbad von 50 °C gestellt. Nach 15 min darf eine Blaufärbung nicht stärker sein als die einer gleichzeitig und unter gleichen Bedingungen hergestellten Referenzlösung mit 0,1 ml Nitrat-Lösung (2 ppm NO_3) R und 4,9 ml nitratfreiem Wasser R.

Sulfat (2.4.13): höchstens 50 ppm

3 ml Substanz, mit destilliertem Wasser R zu 15 ml verdünnt, müssen der Grenzprüfung auf Sulfat entsprechen.

Aluminium (2.4.17): höchstens 10 µg $\cdot$ l^{-1}

Vorgeschriebene Lösung: 400 ml Substanz werden mit 10 ml Acetat-Pufferlösung pH 6,0 *R* und 100 ml Wasser *R* versetzt.

Referenzlösung: 2 ml Aluminium-Lösung (2 ppm Al) *R*, 10 ml Acetat-Pufferlösung pH 6,0 *R* und 98 ml Wasser *R* werden gemischt.

Blindlösung: 10 ml Acetat-Pufferlösung pH 6,0 *R* und 100 ml Wasser *R* werden gemischt.

Ammonium: höchstens 0,2 ppm

20 ml Substanz werden in einem Neßler-Zylinder mit 1 ml Neßlers Reagenz *R* versetzt. Nach 5 min darf die Lösung in vertikaler Durchsicht nicht stärker gefärbt sein als eine gleichzeitig und unter gleichen Bedingungen hergestellte Referenzlösung mit einer Mischung von 4 ml Ammonium-Lösung (1 ppm NH_4) *R* und 16 ml ammoniumfreiem Wasser *R*.

Calcium: höchstens 2 ppm

Atomabsorptionsspektroskopie (2.2.23, Methode I)

Untersuchungslösung: die Substanz

Referenzlösungen: Die Referenzlösungen (1 bis 5 ppm) werden aus der Calcium-Lösung (400 ppm Ca) *R* hergestellt.

Strahlungsquelle: Calcium-Hohlkathodenlampe

Wellenlänge: 422,7 nm

Atomisierungseinrichtung: oxidierende Luft-Acetylen-Flamme

Kalium: höchstens 2 ppm

Atomemissionsspektroskopie (2.2.22, Methode I)

Untersuchungslösung a: 50,0 ml Substanz werden mit destilliertem Wasser *R* zu 100 ml verdünnt. Mit der Lösung wird eine Bestimmung durchgeführt. Wenn der Gehalt an Kalium größer als 0,75 mg je Liter ist, wird die Substanz vorher mit destilliertem Wasser *R* verdünnt.

Untersuchungslösung b: 50,0 ml Substanz oder falls erforderlich die verdünnte Substanz (vergleiche Untersuchungslösung a) werden mit 1,25 ml Kalium-Lösung (20 ppm K) *R* versetzt und mit destilliertem Wasser *R* zu 100,0 ml verdünnt.

Referenzlösungen: Die Referenzlösungen (0; 0,25; 0,50; 0,75; 1 ppm) werden aus der Kalium-Lösung (20 ppm K) *R* hergestellt.

Wellenlänge: 766,5 nm

Der Gehalt an Kalium in der Substanz wird in ppm nach folgender Formel berechnet:

$$\frac{p \cdot n_1 \cdot 0,5}{n_2 - n_1}$$

p = Verdünnungsfaktor zur Herstellung der Untersuchungslösung a
n_1 = Messwert der Untersuchungslösung a
n_2 = Messwert der Untersuchungslösung b

Magnesium: höchstens 2 ppm

Atomabsorptionsspektroskopie (2.2.23, Methode I)

Untersuchungslösung: 10 ml Substanz werden mit destilliertem Wasser *R* zu 100 ml verdünnt.

Referenzlösungen: Die Referenzlösungen (0,1 bis 0,5 ppm) werden aus der Magnesium-Lösung (100 ppm Mg) *R* hergestellt.

Strahlungsquelle: Magnesium-Hohlkathodenlampe

Wellenlänge: 285,2 nm

Atomisierungseinrichtung: oxidierende Luft-Acetylen-Flamme

Natrium: höchstens 50 ppm

Atomemissionsspektroskopie (2.2.22, Methode I)

Untersuchungslösung: die Substanz

Wenn der Gehalt an Natrium größer als 10 mg je Liter ist, wird die Substanz mit destilliertem Wasser *R* verdünnt, um eine dem verwendeten Gerät angepasste Konzentration zu erhalten.

Referenzlösungen: Die Referenzlösungen (0; 2,5; 5,0; 7,5; 10 ppm) werden aus der Natrium-Lösung (200 ppm Na) *R* hergestellt.

Wellenlänge: 589 nm

Quecksilber: höchstens 0,001 ppm

Atomabsorptionsspektroskopie (2.2.23, Methode I)

Untersuchungslösung: Der Substanz werden 5 ml Salpetersäure *R* je Liter zugesetzt. In einen 50-ml-Erlenmeyerkolben aus Borosilicatglas mit Schliffstopfen werden 20 ml Substanz gegeben, mit 1 ml verdünnter Salpetersäure *R* versetzt und nach Umschütteln mit 0,3 ml Bromwasser *R* 1 versetzt. Der verschlossene Kolben wird geschüttelt, 4 h lang bei 45 °C erwärmt und erkalten gelassen. Wenn die Lösung nicht gelb gefärbt ist, werden 0,3 ml Bromwasser *R* 1 zugesetzt und der Kolbeninhalt wird erneut 4 h lang bei 45 °C erwärmt. Nach Zusatz von 0,5 ml einer frisch hergestellten Lösung von Hydroxylaminhydrochlorid *R* (10 g · l⁻¹) wird die Mischung geschüttelt und 20 min lang stehen gelassen.

Referenzlösungen: Die Referenzlösungen (0,0005 bis 0,002 ppm) werden durch Verdünnen der Quecksilber-Lösung (1000 ppm Hg) *R* mit einer 5-prozentigen Lösung (*V/V*) von verdünnter Salpetersäure *R* frisch hergestellt. Die Referenzlösungen werden wie die Untersuchungslösung weiterbehandelt.

Eine dem verwendeten Gerät angepasste Menge Lösung wird mit einer dem Fünftel dieses Volumens entsprechenden Menge Zinn(II)-chlorid-Lösung *R* 2 versetzt. Die Vorrichtung zum Einbringen des Quecksilberdampfs wird sofort angeschlossen. Nach 20 s wird ein Strom von Stickstoff *R* als Trägergas durchgeleitet.

Strahlungsquelle: Quecksilber-Hohlkathodenlampe oder Entladungslampe

Wellenlänge: 253,7 nm

Atomisierungseinrichtung: flammenloses System, welches das Einbringen von Quecksilber in Form kalter Dämpfe gestattet

Zink: höchstens 0,1 ppm

Atomabsorptionsspektroskopie (2.2.23, Methode I): Zinkfreie Entnahme- und Analysengeräte oder solche, die unter den Verwendungsbedingungen kein Zink abgeben, müssen verwendet werden.

Untersuchungslösung: die Substanz

Referenzlösungen: Die Referenzlösungen (0,05 bis 0,15 ppm) werden aus der Zink-Lösung (100 ppm Zn) *R* hergestellt.

Strahlungsquelle: Zink-Hohlkathodenlampe

Wellenlänge: 213,9 nm

Atomisierungseinrichtung: oxidierende Luft-Acetylen-Flamme

Schwermetalle (2.4.8): höchstens 0,1 ppm

200 ml Substanz werden in einer Abdampfschale aus Glas im Wasserbad auf 20 ml eingedampft. 12 ml Lösung müssen der Grenzprüfung A entsprechen. Zur Herstellung der Referenzlösung wird die Blei-Lösung (1 ppm Pb) *R* verwendet.

Mikrobielle Verunreinigung
Gesamtzahl Kolonie bildender, aerober Einheiten (2.6.12): höchstens 10^2 Mikroorganismen je Milliliter Substanz, durch Auszählen auf Agarplatten bestimmt

Bakterien-Endotoxine (2.6.14): weniger als 0,25 I.E. Bakterien-Endotoxine je Milliliter Wasser zum Verdünnen konzentrierter Hämodialyselösungen

---

4.03/1865

Weißdornblätter-mit-Blüten-Trockenextrakt

Crataegi folii cum flore extractum siccum

Definition

Der aus **Weißdornblättern mit Blüten (Crataegi folium cum flore)** hergestellte Trockenextrakt

Gehalt
- mit Wasser hergestellte Trockenextrakte: mindestens 2,5 Prozent Flavonoide, berechnet als Hyperosid ($C_{21}H_{20}O_{12}$; M_r 464,4), bezogen auf den getrockneten Extrakt
- mit Ethanol-Wasser-Mischungen hergestellte Trockenextrakte: mindestens 6,0 Prozent Flavonoide, berechnet als Hyperosid ($C_{21}H_{20}O_{12}$; M_r 464,4), bezogen auf den getrockneten Extrakt

Herstellung

Der Trockenextrakt wird aus der Droge und Wasser oder einer Ethanol-Wasser-Mischung durch ein geeignetes Verfahren hergestellt; wird eine Ethanol-Wasser-Mischung verwendet, muss der Ethanolgehalt mindestens 45 Prozent (*V/V*) betragen.

Eigenschaften

Aussehen: hellbraunes oder grünlich braunes Pulver

Prüfung auf Identität

Dünnschichtchromatographie (2.2.27)

Untersuchungslösung: 0,2 g Trockenextrakt werden in 20 ml Ethanol 70 % *R* suspendiert und abfiltriert.

Referenzlösung: 1 mg Chlorogensäure *R*, 2,5 mg Hyperosid *R* und 2,5 mg Rutosid *R* werden in 10 ml Methanol *R* gelöst.

Platte: DC-Platte mit Kieselgel *R*

Fließmittel: wasserfreie Ameisensäure *R*, Wasser *R*, Ethylmethylketon *R*, Ethylacetat *R* (10:10:30:50 *V/V/V/V*)

Auftragen: 20 µl Untersuchungslösung, 10 µl Referenzlösung; bandförmig

Laufstrecke: 15 cm

Trocknen: bei 100 bis 105 °C

Detektion: Die noch heiße Platte wird mit einer Lösung von Diphenylboryloxyethylamin *R* (10 g · l^{-1}) in Methanol *R* und unmittelbar danach mit einer Lösung von Macrogol 400 *R* (50 g · l^{-1}) in Methanol *R* besprüht; die Platte wird 30 min lang an der Luft trocknen gelassen und im ultravioletten Licht bei 365 nm ausgewertet.

Ergebnis: Die Zonenfolge in den Chromatogrammen von Referenzlösung und Untersuchungslösung ist aus den nachstehenden Angaben ersichtlich. Im Chromatogramm der Untersuchungslösung können weitere fluoreszierende Zonen vorhanden sein.

	Oberer Plattenrand
	eine hellgelb fluoreszierende Zone
Hyperosid: eine gelblich orange fluoreszierende Zone	eine gelblich orange fluoreszierende Zone (Hyperosid)
Chlorogensäure: eine hellblau fluoreszierende Zone	eine hellblau fluoreszierende Zone (Chlorogensäure)
	eine gelblich grün fluoreszierende Zone (Vitexin-2″-rhamnosid)
Rutosid: eine gelblich orange fluoreszierende Zone	eine gelblich orange fluoreszierende Zone (Rutosid)
Referenzlösung	**Untersuchungslösung**

Prüfung auf Reinheit

Methanol (2.9.11): höchstens 0,05 Prozent (*V/V*)

Trocknungsverlust (2.2.32): höchstens 6,0 Prozent, mit 0,500 g Trockenextrakt durch 2 h langes Trocknen im Trockenschrank bei 100 bis 105 °C bestimmt

Gehaltsbestimmung

Stammlösung: 0,100 g Trockenextrakt werden in Ethanol 60 % *R* zu 100,0 ml gelöst.

Untersuchungslösung: 5,0 ml Stammlösung werden in einem Rundkolben unter vermindertem Druck zur Trockne eingedampft. Der Rückstand wird in 8 ml einer Mischung von 10 Volumteilen Methanol *R* und 100 Volumteilen Essigsäure 99 % *R* gelöst und in einen 25-ml-Messkolben überführt. Der Rundkolben wird mit 3 ml einer Mischung von 10 Volumteilen Methanol *R* und 100 Volumteilen Essigsäure 99 % *R* gespült und die Waschflüssigkeit in den 25-ml-Messkolben gegeben. Nach Zusatz von 10,0 ml einer Lösung von Borsäure *R* (25,0 g · l^{-1}) und Oxalsäure *R* (20,0 g · l^{-1}) in wasserfreier Ameisensäure *R* wird diese Mischung mit wasserfreier Essigsäure *R* zu 25,0 ml verdünnt.

Kompensationsflüssigkeit: 5,0 ml Stammlösung werden in einem Rundkolben unter vermindertem Druck zur Trockne eingedampft. Der Rückstand wird in 8 ml einer Mischung von 10 Volumteilen Methanol *R* und 100 Volumteilen Essigsäure 99 % *R* gelöst und in einen 25-ml-Messkolben überführt. Der Rundkolben wird mit 3 ml einer Mischung von 10 Volumteilen Methanol *R* und 100 Volumteilen Essigsäure 99 % *R* gespült und die Waschflüssigkeit in den 25-ml-Messkolben gegeben. Nach Zusatz von 10,0 ml wasserfreier Ameisensäure *R* wird diese Mischung mit wasserfreier Essigsäure *R* zu 25,0 ml verdünnt.

Nach 30 min wird die Absorption (2.2.25) der Untersuchungslösung bei 410 nm gegen die Kompensationsflüssigkeit gemessen.

Der Prozentgehalt an Gesamtflavonoiden wird als Hyperosid nach folgender Formel berechnet:

$$\frac{A \cdot 1{,}235}{m}$$

Die spezifische Absorption $A_{1\,cm}^{1\,\%}$ von Hyperosid wird mit 405 angenommen.

A = Absorption bei 410 nm
m = Einwaage der Droge in Gramm

4.03/0359

Weizenstärke

Tritici amylum

Definition

Weizenstärke wird aus den Karyopsen von *Triticum aestivum* L. (*T. vulgare* Vill.) gewonnen.

Eigenschaften

Aussehen: sehr feines, weißes Pulver, das beim Reiben zwischen den Fingern knirscht

Löslichkeit: praktisch unlöslich in kaltem Wasser und in Ethanol

Weizenstärke darf keine Stärkekörner anderer Herkunft enthalten. Gewebsfragmente der Stammpflanze dürfen nur in äußerst geringen Mengen vorhanden sein.

Prüfung auf Identität

A. Die Prüfung erfolgt unter dem Mikroskop unter Verwendung einer Mischung gleicher Volumteile Glycerol *R* und Wasser *R*. Die Droge zeigt große und kleine Körner und sehr selten Körner von mittlerer Größe. Die großen Körner von 10 bis 60 μm Durchmesser sind in der Aufsicht scheiben- oder seltener nierenförmig. Ein zentraler Spalt und Schichtungen sind nicht oder kaum sichtbar. Die Körner zeigen manchmal Risse an den Rändern. In der Seitenansicht sind die Körner elliptisch, spindelförmig und entlang der Längsachse aufgespalten. Die kleinen Körner sind rundlich oder polyedrisch und haben einen Durchmesser von 2 bis 10 μm. Im polarisierten Licht erscheint über dem Spalt ein ausgeprägtes schwarzes Kreuz.

B. Wird 1 g Droge 1 min lang in 50 ml Wasser *R* zum Sieden erhitzt und anschließend abgekühlt, bildet sich ein dünnflüssiger, trüber Kleister.

C. Wird 1 ml des unter „Prüfung auf Identität, B" erhaltenen Kleisters mit 0,05 ml Iod-Lösung *R* 1 versetzt, entsteht eine tiefblaue Färbung, die beim Erhitzen verschwindet.

Prüfung auf Reinheit

pH-Wert (2.2.3): 4,5 bis 7,0

5,0 g Droge werden 60 s lang mit 25,0 ml kohlendioxidfreiem Wasser *R* geschüttelt und anschließend 15 min lang stehen gelassen.

Fremde Bestandteile: Die Prüfung erfolgt unter dem Mikroskop unter Verwendung einer Mischung gleicher Volumteile Glycerol *R* und Wasser *R*. Höchstens Spuren fremder Bestandteile außer den Stärkekörnern dürfen vorhanden sein. Stärkekörner fremder Herkunft dürfen nicht vorhanden sein.

Proteine: höchstens 0,3 Prozent (entsprechend 0,048 Prozent N_2, Umrechnungsfaktor: 6,25), mit 6,0 g Droge mit Hilfe der Kjeldahl-Bestimmung, Halbmikro-Methode (2.5.9), mit folgender Änderung bestimmt:

Im Kolbenhals haftende Teilchen werden mit 25 ml Schwefelsäure *R* in den Kolben gespült. Das Erhitzen wird so lange fortgesetzt, bis eine klare Lösung vorliegt. 45 ml konzentrierte Natriumhydroxid-Lösung *R* werden zugesetzt.

Oxidierende Substanzen (2.5.30): höchstens 20 ppm, berechnet als H_2O_2

Schwefeldioxid (2.5.29): höchstens 50 ppm

Eisen (2.4.9): höchstens 10 ppm

1,5 g Droge werden mit 15 ml verdünnter Salzsäure *R* geschüttelt und abfiltriert. Das Filtrat muss der Grenzprüfung auf Eisen entsprechen.

Trocknungsverlust (2.2.32): höchstens 15,0 Prozent, mit 1,000 g Droge durch 90 min langes Trocknen im Trockenschrank bei 130 °C bestimmt

Sulfatasche (2.4.14): höchstens 0,6 Prozent, mit 1,0 g Droge bestimmt

Mikrobielle Verunreinigung

Gesamtzahl Kolonie bildender, aerober Einheiten (2.6.12): höchstens 10^3 Bakterien und höchstens 10^2 Pilze je Gramm Droge, durch Auszählen auf Agarplatten bestimmt

Die Droge muss der Prüfung auf *Escherichia coli* (2.6.13) entsprechen.

4.03/0134

Wollwachs

Adeps lanae

Definition

Gereinigte, wachsartige, wasserfreie Substanz, welche aus der Wolle des Schafs *(Ovis aries)* gewonnen wird. Die Substanz darf höchstens 200 ppm Butylhydroxytoluol enthalten.

Eigenschaften

Aussehen: gelbe Substanz von salbenartiger Konsistenz

In geschmolzenem Zustand ist Wollwachs eine klare bis fast klare, gelbe Flüssigkeit. Eine Lösung der Substanz in Petroläther opalesziert.

Löslichkeit: praktisch unlöslich in Wasser, schwer löslich in siedendem, wasserfreiem Ethanol

Die Substanz hat einen charakteristischen Geruch.

Prüfung auf Identität

A. 0,5 g Substanz werden in einem Reagenzglas in 5 ml Dichlormethan *R* gelöst. Nach Zusatz von 1 ml Acetanhydrid *R* und 0,1 ml Schwefelsäure *R* entwickelt sich eine grüne Färbung.

B. 50 mg Substanz werden in 5 ml Dichlormethan *R* gelöst. Nach Zusatz von 5 ml Schwefelsäure *R* und Schütteln entwickelt sich eine rote Färbung. Die untere Phase zeigt eine intensive, grüne Fluoreszenz, wenn die Prüfung bei Tageslicht und mit dem Rücken zur Lichtquelle durchgeführt wird.

Prüfung auf Reinheit

Sauer oder alkalisch reagierende wasserlösliche Substanzen: 5,0 g Substanz werden auf dem Wasserbad geschmolzen und 2 min lang mit 75 ml 90 bis 95 °C heißem Wasser *R* kräftig geschüttelt. Nach dem Erkalten wird die Mischung durch ein zuvor mit Wasser *R* angefeuchtetes Papierfilter filtriert. 60 ml Filtrat, welches nicht klar sein muss, werden mit 0,25 ml Bromthymolblau-Lösung *R* 1 versetzt. Bis zum Farbumschlag dürfen höchstens 0,2 ml Salzsäure (0,02 mol · l^{-1}) oder 0,15 ml Natriumhydroxid-Lösung (0,02 mol · l^{-1}) verbraucht werden.

Tropfpunkt (2.2.17): 38 bis 44 °C

Zum Füllen des Metallnippels wird die Substanz auf dem Wasserbad geschmolzen und auf etwa 50 °C abgekühlt, in den Nippel gegossen und 24 h lang bei 15 bis 20 °C stehen gelassen.

Wasseraufnahmevermögen: mindestens 20 ml Wasser *R*

10 g Substanz werden in einer Reibschale mit Anteilen von 0,2 bis 0,5 ml Wasser *R* aus einer Bürette versetzt; nach jedem Zusatz wird kräftig gerührt, um das Wasser *R* einzuarbeiten. Der Sättigungsgrad ist erreicht, wenn sich die Wassertröpfchen nicht mehr in die Masse einarbeiten lassen.

Säurezahl (2.5.1): höchstens 1,0, mit 5,0 g Substanz, in 25 ml der vorgeschriebenen Lösungsmittelmischung gelöst, bestimmt

Peroxidzahl (2.5.5, Methode A): höchstens 20

Vor Zusatz von 0,5 ml gesättigter Kaliumiodid-Lösung *R* wird die Lösung auf Raumtemperatur abgekühlt.

Verseifungszahl (2.5.6): 90 bis 105, mit 2,00 g Substanz durch 4 h langes Erhitzen zum Rückfluss bestimmt

Wasserlösliche, oxidierbare Substanzen: 10 ml des unter „Sauer oder alkalisch reagierende wasserlösliche Substanzen" erhaltenen Filtrats werden mit 1 ml verdünnter Schwefelsäure R und 0,1 ml Kaliumpermanganat-Lösung (0,02 mol · l^{-1}) versetzt. Nach 10 min darf die Lösung nicht vollständig entfärbt sein.

Butylhydroxytoluol: Gaschromatographie (2.2.28)

Interner-Standard-Lösung: 0,2 g Methyldecanoat R werden in Schwefelkohlenstoff R zu 100,0 ml gelöst. 1,0 ml Lösung wird mit Schwefelkohlenstoff R zu 10,0 ml verdünnt.

Untersuchungslösung a: 1,0 g Substanz wird in Schwefelkohlenstoff R zu 10,0 ml gelöst.

Untersuchungslösung b: 1,0 g Substanz wird in Schwefelkohlenstoff R gelöst. Die Lösung wird mit 1,0 ml Interner-Standard-Lösung versetzt und mit Schwefelkohlenstoff R zu 10,0 ml verdünnt.

Referenzlösung: 0,2 g Butylhydroxytoluol R werden in Schwefelkohlenstoff R zu 100,0 ml gelöst. 1,0 ml Lösung wird mit Schwefelkohlenstoff R zu 10,0 ml verdünnt. 1,0 ml dieser Lösung wird mit 1,0 ml Interner-Standard-Lösung versetzt und mit Schwefelkohlenstoff R zu 10,0 ml verdünnt.

Säule
– Größe: $l = 1,5$ m, $\varnothing = 4$ mm
– Stationäre Phase: silanisiertes Kieselgur zur Gaschromatographie R, imprägniert mit 10 Prozent (*m/m*) Polydimethylsiloxan R

Der Säule ist eine mit silanisierter Glaswolle gefüllte Säule vorgeschaltet.

Trägergas: Stickstoff zur Chromatographie R

Durchflussrate: 40 ml · min^{-1}

Temperatur
– Säule: 150 °C
– Probeneinlass: 180 °C
– Detektor: 300 °C

Detektion: Flammenionisation

Grenzwert
– Butylhydroxytoluol: höchstens 200 ppm

Paraffine: höchstens 1,0 Prozent

Hahn und Wattepfropfen müssen fettfrei sein. Eine Säule mit wasserfreiem Aluminiumoxid R von 0,23 m Länge und 20 mm innerem Durchmesser wird hergestellt, indem in eine Glasröhre mit Hahn, die Petroläther R 1 enthält, eine Paste aus wasserfreiem Aluminiumoxid R (das zuvor durch 3 h langes Erhitzen im Trockenschrank bei 600 °C getrocknet wird) mit Petroläther R 1 eingefüllt wird. Die Mischung wird so lange stehen gelassen, bis die überstehende Flüssigkeit auf der Säule etwa 40 mm hoch ist. 3,0 g Substanz werden in 50 ml warmem Petroläther R 1 gelöst. Die Lösung wird abgekühlt und mit einer Durchflussrate von 3 ml je Minute durch die Säule fließen gelassen. Die Säule wird mit 250 ml Petroläther R 1 gewaschen. Eluat und Waschflüssigkeit werden vereinigt, durch Destillation auf ein kleines Volumen eingeengt und auf dem Wasserbad zur Trockne eingedampft. Der Rückstand wird in Perioden von je 10 min bei 105 °C erhitzt, bis die Massendifferenz zweier aufeinander folgender Wägungen höchstens 1 mg beträgt. Der Rückstand darf höchstens 30 mg betragen.

Pestizid-Rückstände: höchstens 0,05 ppm für jedes Organochlor-Pestizid, höchstens 0,5 ppm für jedes andere Pestizid und höchstens 1 ppm für die Summe aller Pestizide

Vor der Verwendung werden alle Glasapparaturen gründlich mit einem phosphatfreien Detergens wie folgt gereinigt: Die Glasapparaturen werden 24 h lang in eine 5-prozentige Lösung des Detergens in entmineralisiertem Wasser gelegt und anschließend mit reichlich Aceton und Hexan zur Pestizid-Bestimmung gründlich gespült, um alle Detergens-Reste zu entfernen. Glasapparaturen zur Pestizid-Bestimmung dürfen nicht für andere Zwecke gebraucht werden. Sie müssen frei sein von chlorierten Lösungsmitteln, Kunststoffen und Gummi, insbesondere Weichmachern auf Phthalat-Basis, von sauerstoffhaltigen Bestandteilen sowie stickstoffhaltigen Lösungsmitteln wie Acetonitril. Hexan, Toluol und Aceton zur Pestizid-Bestimmung sowie Ethylacetat, Cyclohexan und Wasser in HPLC-Qualität müssen verwendet werden.

Die Prüfung besteht aus einer Isolierung der Pestizid-Rückstände durch Ausschlusschromatographie (2.2.30), gefolgt von einer Festphasen-Extraktion und einer Identifizierung mit Hilfe der Gaschromatographie, gekoppelt mit einem Elektroneneinfang-Detektor (ECD, electron capture detector) oder einem thermoionischen Detektor.

Isolierung der Pestizid-Rückstände: Zur Kalibrierung der Gelpermeationssäule wird als Detektor ein UV-Vis-Spektrometer bei einer Wellenlänge von 254 nm verwendet.

Die Kalibrierung ist bei der Gelpermeationschromatographie ausgesprochen wichtig, um sicherzustellen, dass Druck, Durchflussrate und Zusammensetzung der mobilen Phase sowie Temperatur und Beschaffenheit der Säule konstant bleiben. Die Säule wird in regelmäßigen Abständen mit einer Kalibriermischung, die wie folgt hergestellt wird, kalibriert: In einen 1000-ml-Messkolben werden 50,00 g Maisöl R, 2,00 g Diethylhexylphthalat R, 0,20 g Methoxychlor R, 50,0 mg Perylen R, 50,0 mg Naphthalin R und 80,0 mg Schwefel R gegeben. Die Mischung wird mit einer Mischung gleicher Volumteile Cyclohexan R und Ethylacetat R zu 1000,0 ml verdünnt.

Um die Säule zu kalibrieren, wird die Durchflussrate der mobilen Phase, bestehend aus einer Mischung gleicher Volumteile Cyclohexan R und Ethylacetat R, auf 5 ml je Minute eingestellt. 5 ml Kalibriermischung werden eingespritzt und das Chromatogramm wird aufgezeichnet. Die Retentionszeiten der zu bestimmenden Substanzen dürfen bei den verschiedenen Kalibrierdurchgängen um höchstens ± 5 Prozent voneinander abweichen. Wenn die Retentionszeiten um mehr als ± 5 Prozent voneinander abweichen, werden Korrekturmaß-

nahmen ergriffen. Übergroße Abweichungen können verursacht werden durch:
- Temperaturschwankungen im Laboratorium
- Luft in der Pumpe; dieser Fehler kann durch Messen der Durchflussrate erkannt werden: 25 ml Säulen-Eluat werden in einem Messkolben aufgefangen und die Dauer wird aufgezeichnet (300 ± 5 s)
- ein Leck im System.

Änderungen beim Druck, bei der Durchflussrate der mobilen Phase, der Temperatur der Säule oder eine Kontamination der Säule können Einfluss auf die Retentionszeiten der Pestizide haben und müssen daher überwacht werden. Wenn die Durchflussrate oder der Druck der Säule außerhalb des vorgesehenen Bereichs liegt, muss die Vorsäule oder die Säule ersetzt werden.

Untersuchungslösung: 1 g Substanz, genau gewogen, wird in einem Messkolben in einer Mischung von 1 Volumteil Ethylacetat R und 7 Volumteilen Cyclohexan R gelöst. Nach Zusatz von 1 ml Internem Standard (2 ppm), entweder Isodrin R oder Ditalimphos R, wird die Lösung zu 20 ml verdünnt.

Durch die Interner-Standard-Lösungen kann überprüft werden, ob die Wiederfindungsraten der zu bestimmenden Substanzen nach den Reinigungsschritten durch Gelpermeationschromatographie (GPC), Eindampfen und Festphasen-Extraktion ausreichend hoch sind. Die Wiederfindungsraten der Interner-Standard-Lösungen aus dem Wollwachs werden bestimmt durch Vergleich der Peakflächen im Chromatogramm der Wollwachs-Extrakte mit den Peakflächen im Chromatogramm der Interner-Standard-Lösungen.

Vorsäule
- Größe: $l = 0,075$ m, $\varnothing = 21,2$ mm
- Stationäre Phase: Styrol-Divinylbenzol-Copolymer R (5 µm)

Gelpermeationshauptsäule
- Größe: $l = 0,3$ m, $\varnothing = 21,2$ mm
- Stationäre Phase: Styrol-Divinylbenzol-Copolymer R (5 µm)

Mobile Phase: Ethylacetat R, Cyclohexan R (1:7 V/V)

Durchflussrate: 5 ml · min^{-1}

Detektion: Spektrometer bei 254 nm

5 ml Untersuchungslösung werden eingespritzt. Die ersten 95 ml Eluat (19 min), welche die Substanz enthalten, werden verworfen. Die folgenden 155 ml Eluat (31 min), welche die Pestizid-Rückstände enthalten, werden in einer Kristallisierschale aufgefangen. Die Schale wird in eine automatische Eindampfvorrichtung gestellt, wobei die Temperatur des Wasserbads bei 45 °C und der Stickstoffdruck bei 55 kPa gehalten wird. Das Eluat wird auf 0,5 ml eingeengt.

Um die vorbehandelten Festphasen-Extraktionskartuschen vorzubereiten, wird Magnesiumsilicat zur Pestizid-Rückstandsanalyse R in einem Muffelofen von 700 °C 4 h lang erhitzt, um Feuchtigkeit und polychlorierte Biphenyle zu entfernen. Anschließend wird das Magnesiumsilicat 2 h lang erkalten gelassen, direkt in einen Trockenschrank von 100 bis 105 °C überführt und 30 min lang erkalten gelassen. Dann wird das Magnesiumsilicat in ein Glasgefäß mit Stopfen überführt und 48 h lang äquilibrieren gelassen. Das so behandelte Magnesiumsilicat kann 2 Wochen lang verwendet werden, nach dieser Zeit muss es durch 2 h langes Erhitzen im Muffelofen von 600 °C reaktiviert werden. Es wird aus dem Muffelofen genommen, erkalten gelassen und in einem Glasgefäß mit Stopfen aufbewahrt. Unmittelbar vor Gebrauch wird das Magnesiumsilicat zur Desaktivierung mit 1 Prozent Wasser R versetzt und 15 min lang mit Unterbrechungen geschüttelt. Desaktiviertes Magnesiumsilicat darf 1 Woche lang verwendet werden.

Nur desaktiviertes Magnesiumsilicat darf verwendet werden.

1 g desaktiviertes Magnesiumsilicat wird in eine leere 6-ml-Festphasen-Extraktionskartusche eingewogen.

In diesem Stadium enthält die GPC-Fraktion noch etwa 10 Prozent Wollwachs, eine weitere Aufreinigung ist also notwendig. 2 verschiedene Isolierungsverfahren werden für a) Organochlor- und synthetische Pyrethroid-Pestizide beziehungsweise für b) Organophosphor-Pestizide angewendet. Eine der vorbehandelten Extraktionskartuschen mit 1 g Magnesiumsilicat zur Pestizid-Rückstandsanalyse R (desaktiviert) wird auf eine evakuierbare Auffangapparatur aufgesetzt.

Die Kartusche wird vorbehandelt, indem 10 ml Toluol R darauf gegeben und eluiert werden. Die 0,5 ml der GPC-Fraktion aus der Kristallisierschale werden auf die vorbehandelte Kartusche gegeben. Die Pestizid-Fraktionen werden von den Kartuschen mit 20 ml einer der folgenden mobilen Phasen eluiert:

a) Toluol R, um Organochlor- und synthetische Pyrethroid-Pestizide zu bestimmen. Eine sehr kleine Menge Wollwachs-Bestandteile wird mit eluiert.

b) eine Mischung von 2 Volumteilen Aceton R und 98 Volumteilen Toluol R, um Organophosphor-Pestizide zu bestimmen. Diese Mischung wird zur Trennung aller Pestizide, einschließlich der polareren Organophosphor-Pestizide, verwendet. Leider wird ein gewisser Anteil an Wollwachs-Bestandteilen mit eluiert. Dieser kann das ECD-Signal verfälschen.

Das Eluat aus den Extraktionskartuschen wird jeweils in 25-ml-Glasflaschen aufgefangen und anschließend quantitativ in eine Kristallisierschale überführt, wobei die Glasflasche 3-mal mit je 10 ml Hexan R gespült wird.

Die Schale wird in eine automatische Eindampfvorrichtung gestellt und die Fraktionen der Festphasen-Extraktion werden auf je 0,5 ml eingeengt. Die Temperatur des Wasserbads wird bei 45 °C und der Stickstoffdruck bei 55 kPa gehalten.

Die Rückstände werden mit Hilfe der Gaschromatographie (2.2.28) unter Verwendung eines ECD und eines thermoionischen Detektors wie nachstehend beschrieben geprüft.

Wiederfindung: Der Korrekturfaktor für die Wiederfindung R_{cf} des Internen Standards (Ditalimphos R oder Isodrin R), der der Untersuchungslösung zugesetzt wurde, wird nach folgender Formel berechnet:

$$\frac{\text{Peakfläche des Internen Standards, aus der Untersuchungslösung extrahiert}}{\text{Peakfläche des Internen Standards in Lösung (1 ppm)}} \cdot 100$$

5 ml Untersuchungslösung, die 1 ml Internen Standard (2 ppm) in 20 ml enthält, auf 0,5 ml eingeengt, müssen 1 ppm Internem Standard in Lösung entsprechen.

Die Prüfung darf nur ausgewertet werden, wenn die Wiederfindung der Internen Standards zwischen 70 und 110 Prozent liegt.

Referenzlösungen: Die Pestizid-Referenzlösungen werden in einer Konzentration von 0,5 ppm (siehe Tab. 0134-1, Zusammensetzung der Referenzlösungen A bis D) aus zertifizierten Pestizid-Referenzlösungen hergestellt. Zertifizierte Pestizid-Referenzlösungen sind im Handel erhältlich und müssen jeweils eine Konzentration von 10 ppm haben.

Gleichzeitig werden Pestizid-Lösungen hergestellt, deren Konzentration der Nachweisgrenze der Methode entspricht (siehe empfohlene Zusammensetzungen, Tab. 0134-1). Diese Referenzlösungen müssen verwendet werden, um die Funktion des ECD und des thermoionischen Detektors zu optimieren. So können die Nachweisgrenzen der Methode erreicht werden (Referenzlösungen E und F).

Um die Referenzlösungen mit den verschiedenen Konzentrationen herzustellen, werden eine kalibrierte Pipette und Messkolben verwendet. Um die Referenzlösungen G und H herzustellen, werden eine Waage mit einer Genauigkeit von 4 Dezimalstellen, eine Pipette und Messkolben verwendet.

Identifizierung und Quantifizierung der Pestizid-Rückstände: Um die Pestizid-Rückstände zu identifizieren, werden die erhaltenen Chromatogramme mit den Chromatogrammen der Referenzlösungen A bis D verglichen.

Die Identität der Pestizide kann bestätigt werden durch Analyse einer Probe, der das jeweilige Pestizid zugesetzt wurde, oder indem die Chromatogramme mit Hilfe eines Integrationsprogramms des Computers übereinander gelegt werden. Die Interpretation von Spurenanalysen von Pestizid-Rückständen ist ausgesprochen komplex. Die Detektoren, insbesondere der ECD, können leicht beeinträchtigt werden, sowohl vom zu untersuchenden Wollwachs als auch von den zur Extraktion verwendeten Lösungsmitteln, Reagenzien und Apparaturen. Solche Peaks können leicht falsch interpretiert werden oder zu falsch positiven Ergebnissen führen. Die Anwesenheit von Pestiziden kann bestätigt werden, indem Proben und Referenzlösungen mit verschiedenen Kapillarsäulen geprüft werden (siehe die nachstehend beschriebenen Chromatographiesysteme A und B). Die Peaks können mit Hilfe der Tab. 0134-2 identifiziert werden.

Die Kenntnis der verschiedenen Signale, welche die Pestizide mit den beiden Detektoren zeigen, ist zur Identifizierung unbekannter Peaks nützlich.

Nachdem die Pestizide identifiziert wurden, wird der Gehalt jedes einzelnen mit Hilfe folgender Formel errechnet:

$$C_p = \frac{P_p \cdot D \cdot C_e}{P_e} \cdot \frac{100}{R_{cf}}$$

C_p = Konzentration des identifizierten Pestizids (ppm)
P_p = Peakfläche des einzelnen Pestizids im Chromatogramm der erhaltenen Probe
C_e = Konzentration des einzelnen Pestizids im Externen Standard (ppm)
P_e = Peakfläche des einzelnen Pestizids im Externen Standard
D = Verdünnungsfaktor
R_{cf} = Korrekturfaktor für die Wiederfindung

Der Verdünnungsfaktor D wird wie folgt definiert:

$$\text{Einwaage der Probe} \cdot \frac{\text{Volumen der Probe nach dem zweiten Eindampfen}}{\frac{\text{GPC-Einspritzvolumen}}{\text{Volumen des Messkolbens mit der Probe}}}$$

Tab. 0134-1: Zusammensetzung der Referenzlösungen

Referenzlösung A (0,5 ppm oder 0,5 mg · l⁻¹) (Organochlor- und synthetische Pyrethroid-Pestizide)	**Referenzlösung B** (0,5 ppm oder 0,5 mg · l⁻¹) (Organochlor- und synthetische Pyrethroid-Pestizide)
Cyhalothrin R	Aldrin R
Cypermethrin R	o,p'-DDT R
o,p'-DDE R	o,p'-DDD R
p,p'-DDE R	p,p'-DDD R
p,p'-DDT R	Dieldrin R
Deltamethrin R	α-Endosulfan R
Endrin R	β-Endosulfan R
Heptachlor R	Fenvalerat R
Heptachlorepoxid R	α-Hexachlorcyclohexan R
Hexachlorbenzol R	β-Hexachlorcyclohexan R
Lindan R	δ-Hexachlorcyclohexan R
Tecnazen R	Methoxychlor R
	Permethrin R

Referenzlösung C (0,5 ppm oder 0,5 mg · l⁻¹) (Organophosphor-Pestizide)	**Referenzlösung D** (0,5 ppm oder 0,5 mg · l⁻¹) (Organophosphor-Pestizide)
Bromophos-ethyl R	Bromophos R
Carbophenothion R	Chlorpyriphos R
Chlorfenvinphos R	Chlorpyriphos-methyl R
Diazinon R	Coumaphos R
Dichlofenthion R	Phosalon R
Ethion R	Pirimiphos-ethyl R
Fenchlorphos R	Tetrachlorvinphos R
Malathion R	
Propetamphos R	

Referenzlösung E (Kalibriermischung für ECD)	**Referenzlösung F** (Kalibriermischung für thermoionischen Detektor)
Aldrin R (0,01 mg · l⁻¹)	Chlorfenvinphos R (0,05 mg · l⁻¹)
Cypermethrin R (0,1 mg · l⁻¹)	Diazinon R (0,05 mg · l⁻¹)
o,p'-DDD R (0,01 mg · l⁻¹)	Ethion R (0,05 mg · l⁻¹)
Deltamethrin R (0,1 mg · l⁻¹)	Fenchlorphos R (0,05 mg · l⁻¹)
Endrin R (0,01 mg · l⁻¹)	Propetamphos R (0,05 mg · l⁻¹)
β-Hexachlorcyclohexan R (0,01 mg · l⁻¹)	

Referenzlösung G (Interner Standard für Organophosphor-Pestizide)	**Referenzlösung H** (Interner Standard für Organochlor-Pestizide)
Ditalimphos R (2 ppm oder 2,0 mg · l⁻¹)	Isodrin R (2 ppm oder 2,0 mg · l⁻¹)
Ditalimphos R (1 ppm oder 1,0 mg · l⁻¹)	Isodrin R (1 ppm oder 1,0 mg · l⁻¹)

Chromatographiesystem A:

Vorsäule
– Material: desaktiviertes Quarzglas
– Größe: $l = 4,5$ m, $\varnothing = 0,53$ mm

Tab. 0134-2: Elutions-Reihenfolge der Pestizide mit den Chromatographiesystemen A und B

Chromatographiesystem A	Chromatographiesystem B
Tecnazen	Tecnazen
α-Hexachlorcyclohexan	Hexachlorbenzol
Hexachlorbenzol	α-Hexachlorcyclohexan
β-Hexachlorcyclohexan	Diazinon
Lindan	Lindan
Propetamphos	Propetamphos
δ-Hexachlorcyclohexan	Heptachlor
Diazinon	Dichlofenthion
Dichlofenthion	Aldrin
Chlorpyriphos-methyl	Chlorpyriphos-methyl
Heptachlor	Fenchlorphos
Fenchlorphos	β-Hexachlorcyclohexan
Aldrin	δ-Hexachlorcyclohexan
Malathion	Pirimiphos-ethyl
Chlorpyriphos-ethyl	Chlorpyriphos-ethyl
Bromophos	Bromophos
Pirimiphos-ethyl	Malathion
Heptachlorepoxid	Heptachlorepoxid
Chlorfenvinphos (*E*)	*o,p'*-DDE
Chlorfenvinphos (*Z*)	Chlorfenvinphos (*E*)
Bromophos-ethyl	α-Endosulfan
o,p'-DDE	Chlorfenvinphos (*Z*)
α-Endosulfan	Bromophos-ethyl
Tetrachlorvinphos	*p,p'*-DDE
Dieldrin	Dieldrin
p,p'-DDE	Tetrachlorvinphos
o,p'-DDT	*o,p'*-DDT
Endrin	Endrin
β-Endosulfan	*o,p'*-DDD
o,p'-DDD	*p,p'*-DDD
p,p'-DDD	β-Endosulfan
Ethion	Ethion
Carbophenothion	*p,p'*-DDT
p,p'-DDT	Carbophenothion
Methoxychlor	Methoxychlor
Phosalon	Cyhalothrin
Cyhalothrin (2 Isomere)	*cis*-Permethrin
cis-Permethrin	Phosalon
trans-Permethrin	*trans*-Permethrin
Coumaphos	Cypermethrin (4 Isomere)
Cypermethrin (4 Isomere)	Coumaphos
Fenvalerat (2 Isomere)	Fenvalerat (2 Isomere)
Deltamethrin	Deltamethrin

Säule
– Material: Quarzglas
– Größe: $l = 60$ m, $\varnothing = 0,25$ mm
– Stationäre Phase: Poly(dimethyl)(diphenyl)siloxan *R* (Filmdicke 0,25 µm)

Trägergas: Helium zur Chromatographie *R*

Lineare Durchflussgeschwindigkeit: 25 cm · s^{-1}

Druck: 180 kPa

Temperatur

	Zeit (min)	Temperatur (°C)
Säule	0 – 1	75
	1 – 5	75 → 175
	5 – 30	175 → 275
	30 – 40	275 → 285
	40 – 55	285
Probeneinlass		300
Detektor		350

Detektion: ECD oder ein spezifischer thermoionischer Detektor

Einspritzen: 2 µl

Chromatographiesystem B, das für die Analyse zur Bestätigung eingesetzt werden kann:

Vorsäule
– Material: desaktiviertes Quarzglas
– Größe: $l = 4,5$ m, $\varnothing = 0,53$ mm

Säule
– Material: Quarzglas
– Größe: $l = 60$ m, $\varnothing = 0,25$ mm
– Stationäre Phase: Poly[cyanopropyl(7)phenyl(7)methyl(86)]siloxan *R* (Filmdicke 0,25 µm)

Trägergas: Helium zur Chromatographie *R*

Lineare Durchflussgeschwindigkeit: 25 cm · s^{-1}

Druck: 180 kPa

Temperatur

	Zeit (min)	Temperatur (°C)
Säule	0 – 1	75
	1 – 5	75 → 175
	5 – 30	175 → 275
	30 – 40	275 → 285
	40 – 55	285
Probeneinlass		300
Detektor		350

Detektion: ECD oder ein spezifischer thermoionischer Detektor

Einspritzen: 2 µl

Chlorid: höchstens 150 ppm

1,0 g Substanz wird in einem Rundkolben, versehen mit einem Rückflusskühler, 5 min lang mit 20 ml Ethanol 90 % *R* zum Rückfluss erhitzt. Nach dem Abkühlen wird die Mischung mit 40 ml Wasser *R* und 0,5 ml Salpetersäure *R* versetzt und filtriert. Das Filtrat wird mit 0,15 ml einer Lösung von Silbernitrat *R* (10 g · l^{-1}) in Ethanol 90 % *R* versetzt. Nach 5 min langem Stehenlassen unter Lichtschutz darf die Lösung nicht stärker opaleszieren als eine gleichzeitig hergestellte Referenzlösung, die durch Zusatz von 0,15 ml einer Lösung von Silbernitrat *R* (10 g · l^{-1}) in Ethanol 90 % *R* zu einer Mischung von

0,2 ml Salzsäure (0,02 mol · l⁻¹), 20 ml Ethanol 90 % *R*, 40 ml Wasser *R* und 0,5 ml Salpetersäure *R* hergestellt wird.

Trocknungsverlust (2.2.32): höchstens 0,5 Prozent, mit 1,000 g Substanz durch 1 h langes Trocknen im Trockenschrank bei 100 bis 105 °C bestimmt

Sulfatasche (2.4.14): höchstens 0,15 Prozent

5,0 g Substanz werden verascht, mit dem Rückstand wird die Sulfatasche bestimmt.

Lagerung

Unterhalb von 25 °C

Beschriftung

Die Beschriftung gibt, falls zutreffend, die Konzentration des zugesetzten Butylhydroxytoluols an.

4.03/0593

Wollwachsalkohole

Alcoholes adipis lanae

Definition

Gemisch von Sterinen und höheren aliphatischen Alkoholen aus Wollwachs. Die Substanz kann bis zu 200 ppm Butylhydroxytoluol enthalten.

Gehalt: mindestens 30,0 Prozent Cholesterol

Eigenschaften

Aussehen: hellgelbe oder bräunlich gelbe, spröde Masse, die beim Erwärmen knetbar wird

Löslichkeit: praktisch unlöslich in Wasser, löslich in Dichlormethan und siedendem, wasserfreiem Ethanol, schwer löslich in 90-prozentigem (*V/V*) Ethanol

Prüfung auf Identität

50 mg Substanz werden in 5 ml Dichlormethan *R* gelöst. Die Lösung wird mit 1 ml Acetanhydrid *R* und 0,1 ml Schwefelsäure *R* versetzt. Nach einigen Sekunden entwickelt sich eine grüne Färbung.

Prüfung auf Reinheit

Aussehen der Lösung: 1,0 g Substanz wird mit 10 ml Petroläther *R* 1 versetzt. Die Mischung wird unter Umschütteln im Wasserbad erwärmt. Die Substanz muss sich vollständig lösen. Nach dem Abkühlen muss die Lösung klar (2.2.1) sein.

Alkalisch reagierende Substanzen: 2,0 g Substanz werden in 25 ml heißem Ethanol 90 % *R* gelöst. Nach Zusatz von 0,5 ml Phenolphthalein-Lösung *R* 1 darf die Lösung nicht rot gefärbt sein.

Schmelztemperatur (2.2.15): mindestens 58 °C

Die Substanz wird im Wasserbad bei einer Temperatur, die höchstens 10 °C über der zu erwartenden Schmelztemperatur liegt, geschmolzen und in die Glaskapillaren eingefüllt. Die Kapillaren werden mindestens 16 h lang bei 15 bis 17 °C liegen gelassen.

Säurezahl (2.5.1): höchstens 2,0

Falls erforderlich wird bis zur vollständigen Lösung im Wasserbad zum Rückfluss erhitzt.

Hydroxylzahl (2.5.3, Methode A): 120 bis 180

Peroxidzahl (2.5.5, Methode A): höchstens 15

Die Probe ist in Form keilförmiger Substanzstücke zu entnehmen, deren Grundflächen aus Substanzoberfläche bestehen. Die Stücke werden vor der Bestimmung geschmolzen. Vor Zusatz von 0,5 ml gesättigter Kaliumiodid-Lösung *R* wird die Lösung auf Raumtemperatur abgekühlt.

Verseifungszahl (2.5.6): höchstens 12,0, mit 2,00 g Substanz durch 4 h langes Erhitzen zum Rückfluss bestimmt

Butylhydroxytoluol: Gaschromatographie (2.2.28)

Interner-Standard-Lösung: 0,20 g Methyldecanoat *R* werden in Schwefelkohlenstoff *R* zu 100,0 ml gelöst. 1,0 ml Lösung wird mit Schwefelkohlenstoff *R* zu 10,0 ml verdünnt.

Untersuchungslösung a: 1,0 g Substanz wird in Schwefelkohlenstoff *R* zu 10,0 ml gelöst.

Untersuchungslösung b: 1,0 g Substanz wird in Schwefelkohlenstoff *R* gelöst, mit 1,0 ml Interner-Standard-Lösung versetzt und die Lösung mit Schwefelkohlenstoff *R* zu 10,0 ml verdünnt.

Referenzlösung: 0,20 g Butylhydroxytoluol *R* werden in Schwefelkohlenstoff *R* zu 100,0 ml gelöst. 1,0 ml Lösung wird mit Schwefelkohlenstoff *R* zu 10,0 ml verdünnt. 1,0 ml dieser Lösung wird mit 1,0 ml Interner-Standard-Lösung versetzt und mit Schwefelkohlenstoff *R* zu 10,0 ml verdünnt.

Vorsäule: mit silanisierter Glaswolle gefüllte Säule

Säule
— Größe: $l = 1,5$ m, $\varnothing = 4$ mm

- Stationäre Phase: silanisiertes Kieselgur zur Gaschromatographie *R*, imprägniert mit 10 Prozent (*m/m*) Polydimethylsiloxan *R*

Trägergas: Stickstoff zur Chromatographie *R*

Durchflussrate: 40 ml · min^{-1}

Temperatur
- Säule: 150 °C
- Probeneinlass: 180 °C
- Detektor: 300 °C

Detektion: Flammenionisation

Grenzwert
- Butylhydroxytoluol: höchstens 200 ppm

Trocknungsverlust (2.2.32): höchstens 0,5 Prozent, mit 2,000 g Substanz durch Trocknen im Trockenschrank bei 100 bis 105 °C bestimmt

Asche (2.4.16): höchstens 0,1 Prozent

Wasseraufnahmevermögen: 0,6 g Substanz werden in einer Reibschale auf dem Wasserbad mit 9,4 g weißem Vaselin *R* geschmolzen. Das Gemisch wird nach dem Erkalten mit insgesamt 20 ml Wasser *R* in mehreren Anteilen verrieben. Aus der fast weißen, salbenartigen Emulsion darf sich innerhalb von 24 h kein Wasser abscheiden.

Gehaltsbestimmung

0,1000 g Substanz werden in 12 ml heißem Ethanol 90 % *R* gelöst. Die Lösung wird nach 18 h langem Stehenlassen durch einen Glassintertiegel (16) filtriert und 2-mal mit je 15 ml Ethanol 90 % *R* gewaschen. Das mit den Waschflüssigkeiten vereinigte Filtrat wird mit 20 ml einer frisch hergestellten Lösung von Digitonin *R* (10 g · l^{-1}) in Ethanol 90 % *R* versetzt und auf etwa 60 °C erhitzt. Nach dem Erkalten wird der Niederschlag auf einem Glassintertiegel (16) gesammelt, mit 10 ml Ethanol 90 % *R* gewaschen, bei 100 bis 105 °C bis zur Massekonstanz getrocknet und der Rückstand gewogen.

1 g Rückstand entspricht 0,239 g Cholesterol.

Lagerung

In dem Verbrauch angemessenen, möglichst vollständig gefüllten Behältnissen, vor Licht geschützt

Beschriftung

Die Beschriftung gibt, falls zutreffend, die Konzentration des zugesetzten Butylhydroxytoluols an.

Z

Zinksulfat-Hexahydrat 4081   Zinksulfat-Heptahydrat 4081

4.03/1683
Zinksulfat-Hexahydrat
Zinci sulfas hexahydricus

$ZnSO_4 \cdot 6\,H_2O$ $\qquad M_r$ 269,5

Definition

Gehalt: 99,0 bis 104,0 Prozent

Eigenschaften

Aussehen: weißes, kristallines Pulver oder farblose, durchscheinende, verwitternde Kristalle

Löslichkeit: sehr leicht löslich in Wasser, praktisch unlöslich in Ethanol

Prüfung auf Identität

A. Die Prüflösung (siehe „Prüfung auf Reinheit") gibt die Identitätsreaktionen auf Sulfat (2.3.1).

B. Die Prüflösung gibt die Identitätsreaktion auf Zink (2.3.1).

C. Die Substanz entspricht den Grenzwerten der „Gehaltsbestimmung".

Prüfung auf Reinheit

Prüflösung: 2,5 g Substanz werden in kohlendioxidfreiem Wasser *R* zu 50 ml gelöst.

Aussehen der Lösung: Die Prüflösung muss klar (2.2.1) und farblos (2.2.2, Methode II) sein.

pH-Wert (2.2.3): 4,4 bis 5,6, an der Prüflösung bestimmt

Chlorid (2.4.4): höchstens 300 ppm

3,3 ml Prüflösung, mit Wasser *R* zu 15 ml verdünnt, müssen der Grenzprüfung auf Chlorid entsprechen.

Eisen (2.4.9): höchstens 100 ppm

2 ml Prüflösung, mit Wasser *R* zu 10 ml verdünnt, müssen der Grenzprüfung auf Eisen entsprechen. Bei dieser Prüfung sind 0,5 ml Thioglycolsäure *R* zu verwenden.

Gehaltsbestimmung

0,200 g Substanz werden in 5 ml verdünnter Essigsäure *R* gelöst. Das Zink wird nach „Komplexometrische Titrationen" (2.5.11) bestimmt.

1 ml Natriumedetat-Lösung (0,1 mol · l⁻¹) entspricht 26,95 mg $ZnSO_4 \cdot 6\,H_2O$.

Lagerung

Dicht verschlossen, im nichtmetallischen Behältnis

4.03/0111
Zinksulfat-Heptahydrat
Zinci sulfas heptahydricus

$ZnSO_4 \cdot 7\,H_2O$ $\qquad M_r$ 287,5

Definition

Gehalt: 99,0 bis 104,0 Prozent

Eigenschaften

Aussehen: weißes, kristallines Pulver oder farblose, durchscheinende, verwitternde Kristalle

Löslichkeit: sehr leicht löslich in Wasser, praktisch unlöslich in Ethanol

Prüfung auf Identität

A. Die Prüflösung (siehe „Prüfung auf Reinheit") gibt die Identitätsreaktionen auf Sulfat (2.3.1).

B. Die Prüflösung gibt die Identitätsreaktion auf Zink (2.3.1).

C. Die Substanz entspricht den Grenzwerten der „Gehaltsbestimmung".

Prüfung auf Reinheit

Prüflösung: 2,5 g Substanz werden in kohlendioxidfreiem Wasser *R* zu 50 ml gelöst.

Aussehen der Lösung: Die Prüflösung muss klar (2.2.1) und farblos (2.2.2, Methode II) sein.

pH-Wert (2.2.3): 4,4 bis 5,6, an der Prüflösung bestimmt

Chlorid (2.4.4): höchstens 300 ppm

3,3 ml Prüflösung, mit Wasser *R* zu 15 ml verdünnt, müssen der Grenzprüfung auf Chlorid entsprechen.

Eisen (2.4.9): höchstens 100 ppm

Die „Allgemeinen Vorschriften" gelten für alle Monographien und sonstigen Texte

Zinksulfat-Heptahydrat

2 ml Prüflösung, mit Wasser R zu 10 ml verdünnt, müssen der Grenzprüfung auf Eisen entsprechen. Bei dieser Prüfung sind 0,5 ml Thioglycolsäure R zu verwenden.

Gehaltsbestimmung

0,200 g Substanz werden in 5 ml verdünnter Essigsäure R gelöst. Das Zink wird nach „Komplexometrische Titrationen" (2.5.11) bestimmt.

1 ml Natriumedetat-Lösung (0,1 mol · l^{-1}) entspricht 28,75 mg $ZnSO_4 \cdot 7\, H_2O$.

Lagerung

Dicht verschlossen, im nichtmetallischen Behältnis

Gesamtregister

A

Absinthii herba 3158
Acaciae gummi 1984
Acaciae gummi dispersione desiccatum 1986
Acamprosat-Calcium 1093
Acamprosatum calcicum 1093
Acebutololhydrochlorid **4.02**-3481
Acebutololi hydrochloridum **4.02**-3481
Aceclofenac **4.03**-3813
Aceclofenacum **4.03**-3813
Acesulfam-Kalium 1097
Acesulfamum kalicum 1097
Acetal *R* 369
Acetaldehyd *R* 369
Acetaldehyd-Ammoniak *R* 369
Acetaldehyd-Lösung (100 ppm C_2H_4O) *R* 556
Acetaldehyd-Lösung (100 ppm C_2H_4O) *R* 1 556
Acetanhydrid *R* 369
Acetanhydrid-Schwefelsäure-Lösung *R* 370
Acetat, Identitätsreaktionen (*siehe* 2.3.1) 95
Acetat-Natriumedetat-Pufferlösung pH 5,5 *R* 562
Acetat-Pufferlösung pH 4,4 *R* 562
Acetat-Pufferlösung pH 4,6 *R* 562
Acetat-Pufferlösung pH 4,7 *R* 562
Acetat-Pufferlösung pH 5,0 *R* 562
Acetat-Pufferlösung pH 6,0 *R* 563
Acetazolamid 1099
Acetazolamidum 1099
Aceton 1100
Aceton *R* 370
(D_6)Aceton *R* 370
Acetonitril *R* 370
Acetonitril *R* 1 370
Acetonitril zur Chromatographie *R* 370
Aceton-Lösung, gepufferte *R* 560
Acetonum 1100
Acetyl, Identitätsreaktionen (*siehe* 2.3.1) 95
Acetylacetamid *R* 370
Acetylaceton *R* 370
Acetylaceton-Lösung *R* 1 370
N-Acetyl-ε-caprolactam *R* 370
Acetylchlorid *R* 371
Acetylcholinchlorid 1101
Acetylcholinchlorid *R* 371
Acetylcholini chloridum 1101
Acetylcystein 1102
Acetylcysteinum 1102
Acetyleugenol *R* 371
N-Acetylglucosamin *R* 371
O-Acetylgruppen in Polysaccharid-Impfstoffen
 (2.5.19) 133
Acetylierungsgemisch *R* 1 371
Acetylsalicylsäure 1104
N-Acetyltryptophan 1106
N-Acetyltryptophan *R* 371
N-Acetyltryptophanum 1106
Acetyltyrosinethylester *R* 372
Acetyltyrosinethylester-Lösung (0,2 mol · l⁻¹) *R* ... 372
N-Acetyltyrosin 1108
N-Acetyltyrosinum 1108
Aciclovir 1110
Aciclovirum 1110
Acidum aceticum glaciale 1801
Acidum acetylsalicylicum 1104
Acidum adipicum 1116

Acidum alginicum 1131
Acidum amidotrizoicum dihydricum 1163
Acidum 4-aminobenzoicum **4.03**-3819
Acidum aminocaproicum 1171
Acidum ascorbicum **4.03**-3831
Acidum asparticum 1225
Acidum benzoicum 1271
Acidum boricum 1332
Acidum caprylicum 1398
Acidum chenodeoxycholicum 1478
Acidum citricum anhydricum 1550
Acidum citricum monohydricum 1551
Acidum edeticum 1750
Acidum etacrynicum 1811
Acidum folicum **4.03**-3911
Acidum fusidicum 1930
Acidum glutamicum 1961
Acidum hydrochloridum concentratum 2835
Acidum hydrochloridum dilutum 2836
Acidum iopanoicum 2118
Acidum iotalamicum 2119
Acidum ioxaglicum **4.01**-3303
Acidum lacticum 2409
Acidum (*S*)-lacticum 2410
Acidum maleicum 2319
Acidum mefenamicum 2337
Acidum methacrylicum et ethylis acrylas
 polymerisatum 1:1 2357
Acidum methacrylicum et ethylis acrylas
 polymerisatum 1:1 dispersio 30 per centum ... 2358
Acidum methacrylicum et methylis methacrylas
 polymerisatum 1:1 2359
Acidum methacrylicum et methylis methacrylas
 polymerisatum 1:2 2360
Acidum nalidixicum 2441
Acidum nicotinicum 2515
Acidum nitricum 2835
Acidum oleicum 2550
Acidum oxolinicum 2582
Acidum palmiticum **4.01**-3343
Acidum phosphoricum concentratum 2670
Acidum phosphoricum dilutum 2670
Acidum pipemidicum trihydricum **4.01**-3354
Acidum salicylicum 2833
Acidum sorbicum 2878
Acidum stearicum **4.01**-3378
Acidum sulfuricum 2843
Acidum tartaricum 3152
Acidum tiaprofenicum 3008
Acidum tolfenamicum **4.01**-3394
Acidum tranexamicum 3047
Acidum trichloraceticum 3058
Acidum undecylenicum 3098
Acidum ursodeoxycholicum 3103
Acidum valproicum 3108
Acitretin **4.03**-3816
Acitretinum **4.03**-3816
Acrylamid *R* 372
Acrylamid-Bisacrylamid-Lösung (29:1),
 30prozentige *R* 372
Acrylamid-Bisacrylamid-Lösung (36,5:1),
 30prozentige *R* 372
Acrylsäure *R* 372
Adenin 1113
Adeninum 1113
Adenosin 1115
Adenosin *R* 372

Ph. Eur. 4. Ausgabe, 3. Nachtrag

2 Gesamtregister

Adenosinum ... 1115
Adenovirose-Impfstoff (inaktiviert) für Hunde ... 877
Adenovirose-Lebend-Impfstoff für Hunde ... **4.01**-3251
Adeps lanae ... **4.03**-4072
Adeps lanae cum aqua ... 3167
Adeps lanae hydrogenatus ... **4.01**-3400
Adeps solidus ... 2007
Adipinsäure ... 1116
Adipinsäure *R* ... 372
Adrenalini tartras ... 1773
Adsorbat-Impfstoffe
– Gehaltsbestimmung von Aluminium (2.5.13) ... 132
– Gehaltsbestimmung von Calcium (2.5.14) ... 132
Aer medicalis ... 2270
Aer medicinalis artificiosus ... **4.03**-3955
Aescin *R* ... 372
Aesculin *R* ... 373
Aether ... 1821
Aether anaestheticus ... 1822
Ätherische Öle
– Anisöl ... 1206
– Bitterorangenblütenöl ... 1318
– Cassiaöl ... 1427
– Citronellöl ... 1547
– Citronenöl ... **4.01**-3276
– Eucalyptusöl ... 1847
– Lavendelöl ... **4.01**-3321
– Minzöl ... **4.01**-3331
– Muskatellersalbeiöl ... **4.01**-3333
– Muskatöl ... 2427
– Nelkenöl ... 2499
– Pfefferminzöl ... 2641
– Rosmarinöl ... **4.01**-3367
– Teebaumöl ... **4.01**-3385
– Thymianöl ... **4.01**-3392
– Wacholderöl ... **4.01**-3399
– Zimtblätteröl ... 3185
– Zimtöl ... 3186
Ätherische Öle
– fette Öle, verharzte ätherische Öle in (2.8.7) ... 226
– fremde Ester in (2.8.6) ... 226
– Gehaltsbestimmung von 1,8-Cineol (2.8.11) ... 227
– Geruch und Geschmack (2.8.8) ... 226
– Löslichkeit in Ethanol (2.8.10) ... 226
– Verdampfungsrückstand (2.8.9) ... 226
– Wasser in (2.8.5) ... 226
Ätherisches Öl in Drogen, Gehaltsbestimmung (2.8.12) ... 227
Aetherolea
– *Anisi aetheroleum* ... 1206
– *Aurantii amari floris aetheroleum* ... 1318
– *Caryophylli floris aetheroleum* ... 2499
– *Cinnamomi cassiae aetheroleum* ... 1427
– *Cinnamomi zeylanici folii aetheroleum* ... 3185
– *Cinnamomi zeylanicii corticis aetheroleum* ... 3186
– *Citronellae aetheroleum* ... 1547
– *Eucalypti aetheroleum* ... 1847
– *Juniperi aetheroleum* ... **4.01**-3399
– *Lavandulae aetheroleum* ... **4.01**-3321
– *Limonis aetheroleum* ... **4.01**-3276
– *Melaleucae aetheroleum* ... **4.01**-3385
– *Menthae arvensis aetheroleum partim mentholi privum* ... **4.01**-3331
– *Menthae piperitae aetheroleum* ... 2641
– *Myristicae fragrantis aetheroleum* ... 2427
– *Rosmarini aetheroleum* ... **4.01**-3367
– *Salviae sclareae aetheroleum* ... **4.01**-3333
– *Thymi aetheroleum* ... **4.01**-3392
Agar ... 1117
Agar ... 1117
Agarose zur Chromatographie *R* ... 373
Agarose zur Chromatographie, quervernetzte *R* ... 373
Agarose zur Chromatographie, quervernetzte *R* 1 ... 373
Agarose zur Elektrophorese *R* ... 373
Agarose-Polyacrylamid *R* ... 373
Agrimoniae herba ... 2549

Aktinobazillose-Impfstoff (inaktiviert) für Schweine ... 878
Aktivierte Blutgerinnungsfaktoren (2.6.22) ... 194
Aktivkohle *R* ... 373
Alanin ... 1118
Alanin *R* ... 373
β-Alanin *R* ... 373
Alaninum ... 1118
Albendazol ... 1119
Albendazolum ... 1119
Albumin vom Menschen *R* ... 373
Albumini humani solutio ... **4.02**-3483
[^{125}I]Albumin-Injektionslösung vom Menschen ... **4.02**-3475
Albuminlösung vom Menschen ... **4.02**-3483
Albuminlösung vom Menschen *R* ... 374
Albuminlösung vom Menschen *R* 1 ... 374
Alchemillae herba ... 1926
Alcohol benzylicus ... 1274
Alcohol cetylicus ... 1470
Alcohol cetylicus et stearylicus ... 1472
Alcohol cetylicus et stearylicus emulsificans A ... 1473
Alcohol cetylicus et stearylicus emulsificans B ... 1475
Alcohol isopropylicus ... **4.01**-3360
Alcohol stearylicus ... 2902
Alcoholes adipis lanae ... **4.03**-4077
Alcuronii chloridum ... 1122
Alcuroniumchlorid ... 1122
Aldehyddehydrogenase *R* ... 374
Aldehyddehydrogenase-Lösung *R* ... 374
Aldrin *R* ... 374
Aleuritinsäure *R* ... 374
Alfacalcidol ... **4.02**-3485
Alfacalcidolum ... **4.02**-3485
Alfadex ... 1126
Alfadexum ... 1126
Alfentanilhydrochlorid ... 1128
Alfentanili hydrochloridum ... 1128
Alfuzosinhydrochlorid ... 1129
Alfuzosini hydrochloridum ... 1129
Alginsäure ... 1131
Alizarin S *R* ... 374
Alizarin-S-Lösung *R* ... 374
Alkalisch reagierende Substanzen in fetten Ölen, Grenzprüfung (2.4.19) ... 109
Alkaloide, Identitätsreaktion (siehe 2.3.1) ... 95
Allantoin ... 1132
Allantoinum ... 1132
Allergenzubereitungen ... 705
Allgemeine Abkürzungen und Symbole (1.5) ... **4.03**-3701
Allgemeine Kapitel (1.3) ... **4.03**-3697
Allgemeine Methoden (2) ... 15
Allgemeine Monographien
– Allergenzubereitungen ... 705
– DNA-rekombinationstechnisch hergestellte Produkte ... 707
– Extrakte ... **4.03**-3765
– Fermentationsprodukte ... 712
– Immunsera für Tiere ... 715
– Immunsera von Tieren zur Anwendung am Menschen ... **4.03**-3768
– Impfstoffe für Menschen ... **4.02**-3447
– Impfstoffe für Tiere ... 719
– Pflanzliche Drogen ... 724
– Pflanzliche Drogen zur Teebereitung ... 726
– Pflanzliche fette Öle ... 726
– Produkte mit dem Risiko der Übertragung von Erregern der spongiformen Enzephalopathie tierischen Ursprungs ... 729
– Radioaktive Arzneimittel ... 729
– Substanzen zur pharmazeutischen Verwendung ... 737
– Zubereitungen aus pflanzlichen Drogen ... 725
Allgemeine Texte (5) ... 589
Allgemeine Texte zu Impfstoffen (5.2) ... 601
Allgemeine Texte zur Sterilität und mikrobiologischen Qualität (5.1) ... 591
Allgemeine Vorschriften (1) ... **4.03**-3693

Ph. Eur. 4. Ausgabe, 3. Nachtrag

Allgemeines (1.1)	**4.03**-3695
Allii sativi bulbi pulvis	2189
Allopurinol	1133
Allopurinolum	1133
Aloe barbadensis	1135
Aloe capensis	1136
Aloe, Curaçao-	1135
Aloe, Kap-	1136
Aloes extractum siccum normatum	1137
Aloetrockenextrakt, eingestellter	1137
Aloin *R*	374
Alphacyclodextrin (*siehe* Alfadex)	1126
Alprazolam	1138
Alprazolamum	1138
Alprenololhydrochlorid	1140
Alprenololi hydrochloridum	1140
Alprostadil	1142
Alprostadilum	1142
Alteplase zur Injektion	1146
Alteplasum ad iniectabile	1146
Althaeae folium	1751
Althaeae radix	1752
Alttuberkulin zur Anwendung am Menschen	1151
Alumen	1154
Aluminii chloridum hexahydricum	1153
Aluminii magnesii silicas	**4.03**-3817
Aluminii oxidum hydricum	1156
Aluminii phosphas hydricus	1157
Aluminii sulfas	1158
Aluminium	
– Grenzprüfung (2.4.17)	109
– Identitätsreaktion (*siehe* 2.3.1)	95
– komplexometrische Titration (*siehe* 2.5.11)	130
Aluminium *R*	374
Aluminium in Adsorbat-Impfstoffen (2.5.13)	132
Aluminiumchlorid *R*	375
Aluminiumchlorid-Hexahydrat	1153
Aluminiumchlorid-Lösung *R*	375
Aluminiumchlorid-Reagenz *R*	375
Aluminiumkaliumsulfat	1154
Aluminiumkaliumsulfat *R*	375
Aluminium-Lösung (200 ppm Al) *R*	556
Aluminium-Lösung (100 ppm Al) *R*	556
Aluminium-Lösung (10 ppm Al) *R*	556
Aluminium-Lösung (2 ppm Al) *R*	556
Aluminium-Magnesium-Silicat	**4.03**-3817
Aluminiumnitrat *R*	375
Aluminiumoxid, Algeldrat, wasserhaltiges	1156
Aluminiumoxid, basisches *R*	375
Aluminiumoxid, neutrales *R*	375
Aluminiumoxid, wasserfreies *R*	375
Aluminiumphosphat, wasserhaltiges	1157
Aluminiumsulfat	1158
Amantadinhydrochlorid	1159
Amantadini hydrochloridum	1159
Ambroxolhydrochlorid	1160
Ambroxoli hydrochloridum	1160
Ameisensäure, wasserfreie *R*	375
Amfetaminsulfat	1162
Amidoschwarz 10B *R*	375
Amidoschwarz-10B-Lösung *R*	375
Amidotrizoesäure-Dihydrat	1163
Amikacin	1164
Amikacini sulfas	1167
Amikacinsulfat	1167
Amikacinum	1164
Amiloridhydrochlorid	1169
Amiloridi hydrochloridum	1169
Amine, primäre aromatische, Identitätsreaktion (*siehe* 2.3.1)	95
Aminoazobenzol *R*	376
4-Aminobenzoesäure	**4.03**-3819
Aminobenzoesäure *R*	376
2-Aminobenzoesäure *R*	376
Aminobenzoesäure-Lösung *R*	376
N-(4-Aminobenzoyl)-L-glutaminsäure *R*	**4.03**-3747
Aminobutanol *R*	376
4-Aminobutansäure *R*	376
Aminocapronsäure	1171
Aminochlorbenzophenon *R*	376
Aminoethanol *R*	376
Aminoglutethimid	1172
Aminoglutethimidum	1172
6-Aminohexansäure *R*	377
Aminohippursäure *R*	377
Aminohippursäure-Reagenz *R*	377
Aminohydroxynaphthalinsulfonsäure *R*	377
Aminohydroxynaphthalinsulfonsäure-Lösung *R*	377
Aminomethylalizarindiessigsäure *R*	377
Aminomethylalizarindiessigsäure-Lösung *R*	377
Aminomethylalizarindiessigsäure-Reagenz *R*	377
Aminonitrobenzophenon *R*	378
Aminophenazon *R*	378
4-Aminophenol *R*	378
Aminopolyether *R*	378
Aminopropanol *R*	378
3-Aminopropionsäure *R*	378
Aminopyrazolon *R*	378
Aminopyrazolon-Lösung *R*	378
Amiodaronhydrochlorid	**4.03**-3821
Amiodaroni hydrochloridum	**4.03**-3821
Amisulprid	**4.03**-3823
Amisulpridum	**4.03**-3823
Amitriptylinhydrochlorid	1177
Amitriptylini hydrochloridum	1177
Amlodipinbesilat	**4.02**-3486
Amlodipini besilas	**4.02**-3486
Ammoniae solutio concentrata	1181
Ammoniae[^{13}N] solutio iniectabilis	995
[^{13}N]Ammoniak-Injektionslösung	995
Ammoniak-Lösung *R*	378
Ammoniak-Lösung, bleifreie *R*	379
Ammoniak-Lösung, konzentrierte	1181
Ammoniak-Lösung, konzentrierte *R*	379
Ammoniak-Lösung, konzentrierte *R* 1	379
Ammoniak-Lösung, verdünnte *R* 1	379
Ammoniak-Lösung, verdünnte *R* 2	379
Ammoniak-Lösung, verdünnte *R* 3	379
Ammonii bromidum	**4.02**-3488
Ammonii chloridum	1184
Ammonii glycyrrhizas	**4.02**-3490
Ammonii hydrogenocarbonas	1184
Ammonium, Grenzprüfung (2.4.1)	103
Ammoniumacetat *R*	379
Ammoniumacetat-Lösung *R*	379
Ammoniumbituminosulfonat	1182
Ammoniumbromid	**4.02**-3488
(1*R*)-(–)-Ammoniumcampher-10-sulfonat *R*	379
Ammoniumcarbonat *R*	379
Ammoniumcarbonat-Lösung *R*	379
Ammoniumcarbonat-Pufferlösung pH 10,3 (0,1 mol · l^{-1}) *R*	**4.03**-3754
Ammoniumcer(IV)-nitrat *R*	379
Ammoniumcer(IV)-nitrat-Lösung (0,1 mol · l^{-1})	569
Ammoniumcer(IV)-nitrat-Lösung (0,01 mol · l^{-1})	569
Ammoniumcer(IV)-sulfat *R*	380
Ammoniumcer(IV)-sulfat-Lösung (0,1 mol · l^{-1})	569
Ammoniumcer(IV)-sulfat-Lösung (0,01 mol · l^{-1})	569
Ammoniumchlorid	1184
Ammoniumchlorid *R*	380
Ammoniumchlorid-Lösung *R*	380
Ammoniumchlorid-Pufferlösung pH 9,5 *R*	566
Ammoniumchlorid-Pufferlösung pH 10,0 *R*	567
Ammoniumchlorid-Pufferlösung pH 10,4 *R*	567
Ammoniumcitrat *R*	380
Ammoniumdihydrogenphosphat *R*	380
Ammoniumeisen(II)-sulfat *R*	380
Ammoniumeisen(III)-sulfat *R*	380
Ammoniumeisen(III)-sulfat-Lösung *R* 2	380
Ammoniumeisen(III)-sulfat-Lösung *R* 5	380

Ph. Eur. 4. Ausgabe, 3. Nachtrag

Ammoniumeisen(III)-sulfat-Lösung R 6 380
Ammoniumeisen(III)-sulfat-Lösung (0,1 mol · l⁻¹) 569
Ammoniumformiat R 380
Ammoniumglycyrrhizat **4.02**-3490
Ammoniumhexafluorogermanat(IV) R 380
Ammoniumhydrogencarbonat 1184
Ammoniumhydrogencarbonat R 380
Ammonium-Lösung (100 ppm NH₄) R 556
Ammonium-Lösung (2,5 ppm NH₄) R 556
Ammonium-Lösung (1 ppm NH₄) R 556
Ammoniummolybdat R 380
Ammoniummolybdat-Lösung R 381
Ammoniummolybdat-Lösung R 2 381
Ammoniummolybdat-Lösung R 3 381
Ammoniummolybdat-Lösung R 4 381
Ammoniummolybdat-Lösung R 5 381
Ammoniummolybdat-Reagenz R 381
Ammoniummolybdat-Reagenz R 1 381
Ammoniummonohydrogenphosphat R 381
Ammoniumnitrat R 381
Ammoniumnitrat R 1 381
Ammoniumoxalat R 381
Ammoniumoxalat-Lösung R 381
Ammoniumpersulfat R 381
Ammoniumpyrrolidincarbodithiot R 382
Ammoniumsalze, Identitätsreaktion (*siehe* 2.3.1) 95
Ammoniumsalze und Salze flüchtiger Basen,
 Identitätsreaktion (*siehe* 2.3.1) 95
Ammoniumsulfamat R 382
Ammoniumsulfat R 382
Ammoniumsulfid-Lösung R 382
Ammoniumthiocyanat R 382
Ammoniumthiocyanat-Lösung R 382
Ammoniumthiocyanat-Lösung (0,1 mol · l⁻¹) 569
Ammoniumvanadat R 382
Ammoniumvanadat-Lösung R 382
Amobarbital 1185
Amobarbital-Natrium 1186
Amobarbitalum 1185
Amobarbitalum natricum 1186
Amoxicillin-Natrium 1187
Amoxicillin-Trihydrat **4.03**-3825
Amoxicillin-Trihydrat R 382
Amoxicillinum natricum 1187
Amoxicillinum trihydricum **4.03**-3825
Amperometrie (2.2.19) 36
Amphetamini sulfas 1162
Amphotericin B **4.03**-3828
Amphotericinum B **4.03**-3828
Ampicillin, wasserfreies 1201
Ampicillin-Natrium 1195
Ampicillin-Trihydrat 1198
Ampicillinum anhydricum 1201
Ampicillinum natricum 1195
Ampicillinum trihydricum 1198
Amplifikation von Nukleinsäuren, Verfahren (2.6.21) . 190
Amygdalae oleum raffinatum 2327
Amygdalae oleum virginale 2326
Amyla
 – *Maydis amylum* 2317
 – *Oryzae amylum* 2795
 – *Solani amylum* 2182
 – *Tritici amylum* 3157
tert-Amylalkohol R 382
α-Amylase R 382
α-Amylase-Lösung R 382
Amylum pregelificatum **4.01**-3377
β-Amyrin R **4.03**-3747
Anethol R 383
cis-Anethol R 383
Angelicae radix **4.02**-3491
Angelikawurzel **4.02**-3491
Anilin R 383
Anionenaustauscher R 383
Anionenaustauscher R 1 383

Anionenaustauscher R 2 . . . . **4.03**-3747
Anionenaustauscher, stark basischer R 383
Anionenaustauscher zur Chromatographie, stark
 basischer R 383
Anis 1205
Anisaldehyd R 383
Anisaldehyd-Reagenz R 384
Anisaldehyd-Reagenz R 1 384
Anisi aetheroleum 1206
Anisi fructus 1205
Anisi stellati fructus 2903
p-Anisidin R 384
Anisöl 1206
Anolytlösung zur isoelektrischen Fokussierung
 pH 3 bis 5 R 384
Anomale Toxizität
 – Prüfung (2.6.9) 160
 – Prüfung von Sera und Impfstoffen für Menschen
  (*siehe* 2.6.9) 161
 – Prüfung von Sera und Impfstoffen für Tiere
  (*siehe* 2.6.9) 161
Antazolinhydrochlorid 1208
Antazolini hydrochloridum 1208
Anthracen R 384
Anthranilsäure R 384
Anthron R 384
Anti-A- und Anti-B-Hämagglutinine (indirekte Methode)
 (2.6.20) 190
Anti-A-Hämagglutinine (2.6.20) 190
Anti-B-Hämagglutinine (2.6.20) 190
Antibiotika, mikrobiologische Wertbestimmung
 (2.7.2) **4.02**-3415
Anti-D-Immunglobulin vom Menschen 1209
Anti-D-Immunglobulin vom Menschen, Bestimmung
 der Wirksamkeit (2.7.13) 216
Anti-D-Immunglobulin vom Menschen zur intravenösen
 Anwendung **4.02**-3492
Antimon, Identitätsreaktion (*siehe* 2.3.1) 95
Antimon(III)-chlorid R 384
Antimon(III)-chlorid-Lösung R 384
Antimon(III)-chlorid-Lösung R 1 385
Antimon-Lösung (100 ppm Sb) R 556
Antimon-Lösung (1 ppm Sb) R 556
Antithrombin III R 385
Antithrombin III vom Menschen, Wertbestimmung
 (2.7.17) 219
Antithrombin-III-Konzentrat vom Menschen 1210
Antithrombin-III-Lösung R 1 385
Antithrombin-III-Lösung R 2 385
Antithrombinum III humanum densatum 1210
Anwendung des F_0-Konzepts auf die Dampfsterilisation
 von wässrigen Zubereitungen (5.1.5) 599
Apigenin R 385
Apigenin-7-glucosid R 385
Apomorphinhydrochlorid **4.03**-3829
Apomorphini hydrochloridum **4.03**-3829
Aprotinin 1213
Aprotinin R 385
Aprotinini solutio concentrata 1215
Aprotinin-Lösung, konzentrierte 1215
Aprotininum 1213
Aqua ad dilutionem solutionium concentratarum ad
 haemodialysim **4.03**-4068
Aqua ad iniectabilia **4.02**-3683
Aqua purificata **4.02**-3681
Aqua valde purificata **4.03**-4067
Aquae tritiatae[³H] solutio iniectabilis 1058
Aquae[¹⁵O] solutio iniectabilis 1056
Arabinose R 385
Arachidis oleum hydrogenatum 1777
Arachidis oleum raffinatum 1778
Arbeitssaatgut (*siehe* 5.2.1) 603
Arbeitssaatzellgut (*siehe* 5.2.1) 603
Arbeitszellbank (*siehe* 5.2.1) 603
Arbutin R 385

Argenti nitras 2858
Arginin 1217
Arginin *R* 386
Argininhydrochlorid 1219
Arginini hydrochloridum 1219
Argininum 1217
Argon *R* 386
Arnicae flos 1220
Arnikablüten 1220
Aromadendren *R* **4.01**-3215
Arsen
 – Grenzprüfung (2.4.2) 103
 – Identitätsreaktion (*siehe* 2.3.1) 96
Arsenii trioxidum ad praeparationes homoeopathicae . 1084
Arsen(III)-oxid *R* 386
Arsen(III)-oxid *R V* 568
Arsen(III)-oxid für homöopathische Zubereitungen .. 1084
Arsen-Lösung (10 ppm As) *R* 556
Arsen-Lösung (1 ppm As) *R* 556
Arsen-Lösung (0,1 ppm As) *R* 556
Articainhydrochlorid **4.01**-3266
Articaini hydrochloridum **4.01**-3266
Arzneimittel-Vormischungen zur veterinär-
 medizinischen Anwendung **4.03**-3775
Arzneiträger (*siehe* Homöopathische
 Zubereitungen) **4.01**-3255
Asche
 – Grenzprüfung (2.4.16) 109
 – salzsäureunlösliche (2.8.1) 225
Ascorbinsäure **4.03**-3831
Ascorbinsäure *R* 386
Ascorbinsäure-Lösung *R* 386
Ascorbylis palmitas 2601
Asiaticosid *R* 386
Aspartam 1223
Aspartamum 1223
Aspartinsäure 1225
Aspartinsäure *R* 386
L-Aspartyl-L-phenylalanin *R* 386
Astemizol 1226
Astemizolum 1226
Atenolol 1228
Atenololum 1228
Atomabsorptionsspektroskopie (2.2.23) 38
Atomemissionsspektroskopie (einschließlich Flammen-
 photometrie) (2.2.22) 37
Atommasse, relative (*siehe* 1.4) **4.03**-3698
Atropini sulfas 1230
Atropinsulfat 1230
Augenarzneimittel, Prüfung auf Sterilität (*siehe* 2.6.1) . 153
Augenbäder (*siehe* Zubereitungen zur Anwendung am
 Auge) 771
Augeninserte (*siehe* Zubereitungen zur Anwendung am
 Auge) 773
Augentropfen (*siehe* Zubereitungen zur Anwendung am
 Auge) 771
Aujeszky'sche-Krankheit-Impfstoff (inaktiviert) für
 Schweine 880
Aujeszky'sche-Krankheit-Lebend-Impfstoff zur paren-
 teralen Anwendung (gefriergetrocknet) für
 Schweine 882
Aurantii amari epicarpii et mesocarpii tinctura 1321
Aurantii amari epicarpium et mesocarpium 1320
Aurantii amari floris aetheroleum 1318
Aurantii amari flos 1317
Auricularia 773
Ausgangsstoffe (*siehe* Homöopathische
 Zubereitungen) **4.01**-3255
Ausschlusschromatographie (2.2.30) 49
Aviäre-Enzephalomyelitis-Lebend-Impfstoff für
 Geflügel, Infektiöse- 885
Aviäre-Laryngotracheitis-Lebend-Impfstoff für Hühner,
 Infektiöse- 887
Aviäres-Paramyxovirus-3-Impfstoff (inaktiviert) 888

Aviäres-Tuberkulin, gereinigtes (*siehe* Tuberkulin aus
 Mycobacterium avium, gereinigtes) 3082
Azaperon für Tiere 1231
Azaperonum ad usum veterinarium 1231
Azathioprin 1233
Azathioprinum 1233
Azomethin H *R* 387
Azomethin-H-Lösung *R* 387

B

Bacampicillinhydrochlorid 1237
Bacampicillini hydrochloridum 1237
Bacitracin 1239
Bacitracinum 1239
Bacitracinum zincum 1240
Bacitracin-Zink 1240
Baclofen 1242
Baclofenum 1242
Bärentraubenblätter 1243
Bakterielle Impfstoffe (*siehe* Impfstoffe für Tiere) 719
Bakterielle Toxoide (*siehe* Impfstoffe für Tiere) 719
Bakterien-Endotoxine
 – Nachweis mit Gelbildungsmethoden
  (*siehe* 2.6.14) 173
 – Nachweis mit photometrischen Methoden
  (*siehe* 2.6.14) 175
 – Prüfung (2.6.14) 172
Baldrianwurzel 1245
Ballotae nigrae herba **4.02**-3646
Balsamum peruvianum 2637
Balsamum tolutanum 3039
Bambuterolhydrochlorid 1247
Bambuteroli hydrochloridum 1247
Barbaloin *R* 387
Barbital 1248
Barbital *R* 387
Barbital-Natrium *R* 387
Barbital-Pufferlösung pH 7,4 *R* 565
Barbital-Pufferlösung pH 8,4 *R* 566
Barbital-Pufferlösung pH 8,6 *R* 1 566
Barbitalum 1248
Barbiturate, nicht am Stickstoff substituierte,
 Identitätsreaktion (*siehe* 2.3.1) 96
Barbitursäure *R* 387
Barii sulfas 1249
Bariumcarbonat *R* 387
Bariumchlorid *R* 387
Bariumchlorid-Lösung *R* 1 387
Bariumchlorid-Lösung *R* 2 387
Bariumchlorid-Lösung (0,1 mol · l⁻¹) 569
Bariumhydroxid *R* 387
Bariumhydroxid-Lösung *R* 387
Barium-Lösung (50 ppm Ba) *R* 556
Bariumperchlorat-Lösung (0,05 mol · l⁻¹) 569
Bariumperchlorat-Lösung (0,025 mol · l⁻¹) 569
Bariumsulfat 1249
Bariumsulfat *R* 387
Baumwollsamenöl, gehärtetes (*siehe* Baumwollsamenöl,
 hydriertes) 1250
Baumwollsamenöl, hydriertes 1250
BCA, bicinchonic acid (*siehe* 2.5.33) 142
BCA-Methode (*siehe* 2.5.33) 142
BCG-Impfstoff (gefriergetrocknet) 791
Beclometasondipropionat 1251
Beclometasoni dipropionas 1251
Begriffe in allgemeinen Kapiteln und Monographien
 sowie Erläuterungen (1.2) **4.03**-3696
Behältnisse (3.2) 329
 – Allgemeines (3.2) 331
 – Allgemeines Kapitel (*siehe* 1.3) **4.03**-3697
Belladonnablätter 1253
Belladonnablättertrockenextrakt, eingestellter 1255

6 Gesamtregister

Belladonnae folii extractum siccum normatum 1255
Belladonnae folium 1253
Belladonnae pulvis normatus 1257
Belladonnapulver, eingestelltes 1257
Bendroflumethiazid 1259
Bendroflumethiazidum 1259
Benfluorexhydrochlorid 1260
Benfluorexi hydrochloridum 1260
Benperidol 1261
Benperidolum 1261
Benserazidhydrochlorid 1263
Benserazidi hydrochloridum 1263
Bentonit 1265
Bentonitum 1265
Benzaldehyd R 388
Benzalkonii chloridi solutio 1267
Benzalkonii chloridum 1266
Benzalkoniumchlorid 1266
Benzalkoniumchlorid-Lösung 1267
Benzbromaron 1268
Benzbromaronum 1268
Benzethonii chloridum 1269
Benzethoniumchlorid 1269
Benzethoniumchlorid R 388
Benzethoniumchlorid-Lösung (0,004 mol · l⁻¹) ... 569
Benzil R 388
Benzoat, Identitätsreaktion (*siehe* 2.3.1) ... 96
Benzocain 1271
Benzocain R 388
Benzocainum 1271
1,4-Benzochinon R 388
Benzoesäure 1271
Benzoesäure R 388
Benzoesäure RV 568
Benzoin R 388
Benzol R 388
Benzophenon R 388
Benzoylargininethylesterhydrochlorid R 389
Benzoylchlorid R 389
Benzoylis peroxidum cum aqua 1272
N-Benzoyl-L-prolyl-L-phenylalanyl-L-arginin-
  (4-nitroanilid)- acetat R 389
Benzoylperoxid, wasserhaltiges 1272
2-Benzoylpyridin R 389
Benzylalkohol 1274
Benzylalkohol R 389
Benzylbenzoat 1276
Benzylbenzoat R 389
Benzylcinnamat R 389
Benzylether R **4.02**-3439
Benzylis benzoas 1276
Benzylpenicillin-Benzathin 1277
Benzylpenicillin-Kalium 1279
Benzylpenicillin-Natrium 1281
Benzylpenicillin-Natrium R 389
Benzylpenicillin-Procain 1283
Benzylpenicillinum benzathinum 1277
Benzylpenicillinum kalicum 1279
Benzylpenicillinum natricum 1281
Benzylpenicillinum procainum 1283
2-Benzylpyridin R 389
Bergapten R 390
Bernsteinsäure R 390
Beschriftung (*siehe* 1.4) **4.03**-3699
Bestimmung der Aktivität von Interferonen (5.6) ... 681
Bestimmung der antikomplementären Aktivität von
  Immunglobulin (2.6.17) 185
Bestimmung der Dichte von Feststoffen mit Hilfe von
  Pyknometern (2.9.23) 273
Bestimmung der Fettsäurenzusammensetzung von
  Omega-3-Säuren-reichen Ölen (2.4.29) **4.03**-3715
Bestimmung der Ionenkonzentration unter Verwendung
  ionenselektiver Elektroden (2.2.36) 60
Bestimmung der spezifischen Oberfläche durch
  Gasadsorption (2.9.26) 276

Bestimmung der spezifischen Oberfläche durch
  Luftpermeabilität (2.9.14) 252
Bestimmung der Teilchengröße durch Mikroskopie
  (2.9.13) 252
Bestimmung der Wirksamkeit von Anti-D-Immun-
  globulin vom Menschen (2.7.13) 216
Bestimmung der Wirksamkeit von Diphtherie-Adsorbat-
  Impfstoff (2.7.6) **4.02**-3421
Bestimmung der Wirksamkeit von Hepatitis-A-Impfstoff
  (2.7.14) 217
Bestimmung der Wirksamkeit von Hepatitis-B-Impfstoff
  (rDNA) (2.7.15) 218
Bestimmung der Wirksamkeit von Pertussis-Impfstoff
  (2.7.7) 210
Bestimmung der Wirksamkeit von Pertussis-Impfstoff
  (azellulär) (2.7.16) 219
Bestimmung der Wirksamkeit von Tetanus-Adsorbat-
  Impfstoff (2.7.8) **4.02**-3423
Bestimmung des entnehmbaren Volumens von
  Parenteralia (2.9.17) 256
  – Einzeldosisbehältnisse (2.9.17) 256
  – Infusionszubereitungen (2.9.17) 256
  – Mehrdosenbehältnisse (2.9.17) 256
  – Spritzampullen und vorgefüllte Einmalspritzen
    (2.9.17) 256
Bestimmung des Gerbstoffgehalts pflanzlicher Drogen
  (2.8.14) 232
Bestimmung von Wasser durch Destillation (2.2.13) 33
Betacarotenum 1285
Betacarotin 1285
Betacyclodextrin (*siehe* Betadex) 1286
Betadex 1286
Betadexum 1286
Betahistindimesilat 1288
Betahistini mesilas 1288
Betamethason 1290
Betamethasonacetat 1292
Betamethasondihydrogenphosphat-Dinatrium 1294
Betamethasondipropionat 1296
Betamethasoni acetas 1292
Betamethasoni dipropionas 1296
Betamethasoni natrii phosphas 1294
Betamethasoni valeras 1298
Betamethasonum 1290
Betamethasonvalerat 1298
Betaxololhydrochlorid 1300
Betaxololi hydrochloridum 1300
Betulae folium 1308
Betulin R 390
Bewertung der Unschädlichkeit von Impfstoffen für
  Tiere (5.2.6) 613
Bewertung der Wirksamkeit von Impfstoffen für Tiere
  (5.2.7) 615
Bezafibrat 1302
Bezafibratum 1302
Bibenzyl R 390
Bicinchoninsäure-Methode (*siehe* 2.5.33) 142
Bifonazol 1303
Bifonazolum 1303
Bioindikatoren zur Überprüfung der Sterilisations-
  methoden (5.1.2) **4.03**-3759
Biologische Wertbestimmungsmethoden (2.7) 195
Biotin 1305
Biotinum 1305
Biperidenhydrochlorid 1306
Biperideni hydrochloridum 1306
4-Biphenylol R 390
Birkenblätter 1308
Bisacodyl 1310
Bisacodylum 1310
Bisbenzimid R 390
Bisbenzimid-Lösung R 390
Bisbenzimid-Stammlösung R 390
Bismut
  – Identitätsreaktion (*siehe* 2.3.1) 96

Ph. Eur. 4. Ausgabe, 3. Nachtrag

– komplexometrische Titration (*siehe* 2.5.11) 130
Bismutcarbonat, basisches 1311
Bismutgallat, basisches 1312
Bismuthi subcarbonas 1311
Bismuthi subgallas 1312
Bismuthi subnitras ponderosum 1313
Bismuthi subsalicylas 1314
Bismutnitrat, basisches *R* 390
Bismutnitrat, basisches *R* 1 390
Bismutnitrat, schweres, basisches 1313
Bismutnitrat-Lösung *R* 390
Bismutsalicylat, basisches 1314
N,O-Bis(trimethylsilyl)acetamid *R* 391
N,O-Bis(trimethylsilyl)trifluoracetamid *R* 391
Bitterkleeblätter 1316
Bitterorangenblüten 1317
Bitterorangenblütenöl 1318
Bitterorangenschale 1320
Bitterorangenschalentinktur 1321
Bitterwert (2.8.15) 232
Biuret *R* 391
Biuret-Methode (*siehe* 2.5.33) 143
Biuret-Reagenz *R* 391
Blattdrogen
  – Bärentraubenblätter 1243
  – Belladonnablätter 1253
  – Belladonnapulver, eingestelltes 1257
  – Birkenblätter 1308
  – Bitterkleeblätter 1316
  – Boldoblätter 1330
  – Digitalis-purpurea-Blätter 1681
  – Eibischblätter 1751
  – Eschenblätter 1800
  – Eucalyptusblätter 1846
  – Ginkgoblätter 1944
  – Hamamelisblätter 2005
  – Melissenblätter 2342
  – Orthosiphonblätter 2578
  – Pfefferminzblätter 2640
  – Rosmarinblätter 2814
  – Salbei, dreilappiger 2825
  – Salbeiblätter **4.01**-3373
  – Sennesblätter 2848
  – Stramoniumblätter 2908
  – Stramoniumpulver, eingestelltes 2910
  – Weißdornblätter mit Blüten 3152
Blei
  – Identitätsreaktionen (*siehe* 2.3.1) 96
  – komplexometrische Titration (2.5.11) 131
Blei in Zuckern, Grenzprüfung (2.4.10) 107
Blei(II)-acetat *R* 391
Blei(II)-acetat-Lösung *R* 391
Blei(II)-acetat-Lösung, basische *R* 391
Blei(II)-acetat-Papier *R* 391
Blei(II)-acetat-Watte *R* 391
Blei(II)-nitrat *R* 391
Blei(II)-nitrat-Lösung *R* 392
Blei(II)-nitrat-Lösung (0,1 mol · l⁻¹) 569
Blei(IV)-oxid *R* 392
Blei-Lösung (0,1 % Pb) *R* 556
Blei-Lösung (1000 ppm Pb), ölige *R* **4.03**-3754
Blei-Lösung (100 ppm Pb) *R* 556
Blei-Lösung (10 ppm Pb) *R* 556
Blei-Lösung (10 ppm Pb) *R* 1 556
Blei-Lösung (2 ppm Pb) *R* 557
Blei-Lösung (1 ppm Pb) *R* 557
Blei-Lösung (0,1 ppm Pb) *R* 557
Bleomycini sulfas 1321
Bleomycinsulfat 1321
Blockier-Lösung *R* 392
Blütendrogen
  – Arnikablüten 1220
  – Bitterorangenblüten 1317
  – Gewürznelken 1943
  – Hibiscusblüten 2026

– Holunderblüten 2032
– Hopfenzapfen 2035
– Kamille, römische 2175
– Kamillenblüten 2176
– Klatschmohnblüten **4.02**-3586
– Königskerzenblüten, Wollblumen 2190
– Lavendelblüten 2216
– Lindenblüten 2254
– Malvenblüten 2325
– Ringelblumenblüten 2807
Blutdrucksenkende Substanzen, Prüfung (2.6.11) 162
Blutgerinnungsfaktor II vom Menschen,
  Wertbestimmung (2.7.18) 220
Blutgerinnungsfaktor VII vom Menschen 1323
Blutgerinnungsfaktor VII vom Menschen,
  Wertbestimmung (2.7.10) 214
Blutgerinnungsfaktor VIII vom Menschen **4.02**-3497
Blutgerinnungsfaktor VIII, Wertbestimmung (2.7.4) ... 205
Blutgerinnungsfaktor IX vom Menschen **4.02**-3498
Blutgerinnungsfaktor IX vom Menschen,
  Wertbestimmung (2.7.11) 215
Blutgerinnungsfaktor X vom Menschen,
  Wertbestimmung (2.7.19) **4.03**-3725
Blutgerinnungsfaktor Xa *R* 392
Blutgerinnungsfaktor XI vom Menschen **4.02**-3500
Blutgerinnungsfaktor XI vom Menschen,
  Wertbestimmung (2.7.22) **4.02**-3424
Blutgerinnungsfaktoren, aktivierte (2.6.22) 194
Blutgerinnungsfaktoren, Wertbestimmung
  von Heparin (2.7.12) **4.03**-3725
Blutgerinnungsfaktor-Xa-Lösung *R* 392
Blutplättchen-Ersatz *R* 392
Blutweiderichkraut 1328
BMP-Mischindikator-Lösung *R* 392
Bockshornsamen 1329
Boldi folium 1330
Boldin *R* 392
Boldoblätter 1330
Borat-Pufferlösung pH 7,5 *R* 565
Borat-Pufferlösung pH 8,0 (0,0015 mol · l⁻¹) *R* 566
Borat-Pufferlösung pH 10,4 *R* 567
Borax 2496
Borneol *R* 392
Bornylacetat *R* 393
Borsäure 1332
Borsäure *R* 393
Bortrichlorid *R* 393
Bortrichlorid-Lösung, methanolische *R* 393
Bortrifluorid *R* 393
Bortrifluorid-Lösung, methanolische *R* 393
Botulismus-Antitoxin 973
Botulismus-Impfstoff für Tiere 890
Bovine-Rhinotracheitis-Lebend-Impfstoff (gefrier-
  getrocknet) für Rinder, Infektiöse- 890
Bovines-Tuberkulin, gereinigtes (*siehe* Tuberkulin aus
  Mycobacterium bovis, gereinigtes) 3083
Bradford-Methode (*siehe* 2.5.33) 142
Brausegranulate (*siehe* Granulate) 750
Brausepulver (*siehe* Pulver zum Einnehmen) 760
Brausetabletten (*siehe* Tabletten) **4.01**-3225
Brechungsindex (2.2.6) **4.03**-3709
Brenzcatechin 393
Brenztraubensäure *R* 393
Brillantblau *R* 393
Brom *R* 394
Bromazepam 1332
Bromazepamum 1332
Bromcresolgrün *R* 394
Bromcresolgrün-Lösung *R* 394
Bromcresolgrün-Methylrot-Mischindikator-Lösung *R* . 394
Bromcresolpurpur *R* 394
Bromcresolpurpur-Lösung *R* 394
Bromcyan-Lösung *R* 394
Bromdesoxyuridin *R* 394
Bromelain *R* 395

Ph. Eur. 4. Ausgabe, 3. Nachtrag

8 Gesamtregister

Bromelain-Lösung R ... 395
Bromhexinhydrochlorid ... 1334
Bromhexini hydrochloridum ... 1334
Bromid, Identitätsreaktionen (*siehe* 2.3.1) ... 96
Bromid-Bromat-Lösung (0,0167 mol · l⁻¹) ... 570
Brom-Lösung R ... 394
Bromocriptini mesilas ... 1335
Bromocriptinmesilat ... 1335
Bromophos R ... 395
Bromophos-ethyl R ... 395
Bromperidol ... 1337
Bromperidoldecanoat ... 1339
Bromperidoli decanoas ... 1339
Bromperidolum ... 1337
Brompheniramini maleas ... 1341
Brompheniraminmaleat ... 1341
Bromphenolblau R ... 395
Bromphenolblau-Lösung R ... 395
Bromphenolblau-Lösung R 1 ... 395
Bromphenolblau-Lösung R 2 ... 395
Bromthymolblau R ... 395
Bromthymolblau-Lösung R 1 ... 395
Bromthymolblau-Lösung R 2 ... 396
Bromthymolblau-Lösung R 3 ... 396
Bromwasser R ... 396
Bromwasser R 1 ... 396
Bromwasserstoffsäure, verdünnte R ... 396
Bromwasserstoffsäure, verdünnte R 1 ... 396
Bromwasserstoffsäure 47 % R ... 396
Bromwasserstoffsäure 30 % R ... 396
Bronchitis-Impfstoff (inaktiviert) für Geflügel, Infektiöse- ... 892
Bronchitis-Lebend-Impfstoff (gefriergetrocknet) für Geflügel, Infektiöse- ... 894
Brucellose-Lebend-Impfstoff (gefriergetrocknet) für Tiere ... 895
Bruchfestigkeit von Suppositorien und Vaginalzäpfchen (2.9.24) ... 274
Bruchfestigkeit von Tabletten (2.9.8) ... 248
Brucin R ... 396
Buccaltabletten (*siehe* Zubereitungen zur Anwendung in der Mundhöhle) ... **4.01**-3230
Budesonid ... 1343
Budesonidum ... 1343
Bufexamac ... 1345
Bufexamacum ... 1345
Buflomedilhydrochlorid ... 1347
Buflomedili hydrochloridum ... 1347
Bumetanid ... 1348
Bumetanidum ... 1348
Bupivacainhydrochlorid ... 1349
Bupivacaini hydrochloridum ... 1349
Buprenorphin ... 1352
Buprenorphinhydrochlorid ... 1353
Buprenorphini hydrochloridum ... 1353
Buprenorphinum ... 1352
Bursitis-Impfstoff (inaktiviert) für Geflügel, Infektiöse- ... 897
Bursitis-Lebend-Impfstoff (gefriergetrocknet) für Geflügel, Infektiöse- ... 899
Buserelin ... 1354
Buserelinum ... 1354
Busulfan ... 1356
Busulfanum ... 1356
Butanal R ... 396
tert-Butanol R ... 397
1-Butanol R ... 396
2-Butanol R 1 ... 396
Butano-4-lacton R ... 397
Buttersäure R ... 397
Butylacetat R ... 397
Butylacetat R 1 ... 397
Butylamin R ... 397
Butyldihydroxyboran R ... 397
tert-Butylhydroperoxid R ... 397
Butylhydroxyanisol ... 1358
Butylhydroxyanisolum ... 1358
Butyl-4-hydroxybenzoat ... **4.02**-3502
Butyl-4-hydroxybenzoat R ... 398
Butylhydroxytoluenum ... 1359
Butylhydroxytoluol ... 1359
Butylhydroxytoluol R ... 398
Butylis parahydroxybenzoas ... **4.02**-3502
tert-Butylmethylether R ... 398
tert-Butylmethylether R 1 ... 398
Butylscopolaminiumbromid ... 1360

C

Cadmium R ... 398
Cadmium-Lösung (0,1 % Cd) R ... 557
Cadmium-Lösung (10 ppm Cd) R ... 557
Caesiumchlorid R ... 398
Calcifediol ... 1365
Calcifediolum ... 1365
Calcii ascorbas ... 1370
Calcii carbonas ... 1371
Calcii chloridum dihydricum ... **4.03**-3835
Calcii chloridum hexahydricum ... 1373
Calcii dobesilas monohydricum ... 1374
Calcii folinas ... **4.03**-3836
Calcii glucoheptonas ... 1377
Calcii gluconas ... 1379
Calcii gluconas ad iniectabile ... 1380
Calcii glycerophosphas ... 1382
Calcii hydrogenophosphas anhydricus ... **4.01**-3271
Calcii hydrogenophosphas dihydricus ... **4.01**-3272
Calcii hydroxidum ... 1385
Calcii lactas pentahydricus ... 1386
Calcii lactas trihydricus ... 1387
Calcii laevulinas dihydricum ... 1388
Calcii levofolinas pentahydricus ... 1389
Calcii pantothenas ... 1392
Calcii stearas ... 1393
Calcii sulfas dihydricus ... 1395
Calcitonin vom Lachs ... 1366
Calcitoninum salmonis ... 1366
Calcitriol ... 1368
Calcitriolum ... 1368
Calcium
– Grenzprüfung (2.4.3) ... 104
– Identitätsreaktionen (*siehe* 2.3.1) ... 96
– komplexometrische Titration (*siehe* 2.5.11) ... 131
Calcium in Adsorbat-Impfstoffen (2.5.14) ... 132
Calciumascorbat ... 1370
Calciumcarbonat ... 1371
Calciumcarbonat R ... 398
Calciumcarbonat R 1 ... 398
Calciumchlorid R ... 398
Calciumchlorid R 1 ... 398
Calciumchlorid, wasserfreies R ... 398
Calciumchlorid-Dihydrat ... **4.03**-3835
Calciumchlorid-Hexahydrat ... 1373
Calciumchlorid-Lösung R ... 398
Calciumchlorid-Lösung (0,02 mol · l⁻¹) R ... 398
Calciumchlorid-Lösung (0,01 mol · l⁻¹) R ... 398
Calciumdobesilat-Monohydrat ... 1374
Calciumfolinat ... **4.03**-3836
Calciumglucoheptonat ... 1377
Calciumgluconat ... 1379
Calciumgluconat zur Herstellung von Parenteralia ... 1380
Calciumglycerophosphat ... 1382
Calciumhydrogenphosphat, wasserfreies ... **4.01**-3271
Calciumhydrogenphosphat-Dihydrat ... **4.01**-3272
Calciumhydroxid ... 1385
Calciumhydroxid R ... 399
Calciumhydroxid-Lösung R ... 399
Calciumlactat R ... 399

Ph. Eur. 4. Ausgabe, 3. Nachtrag

Calciumlactat-Pentahydrat	1386
Calciumlactat-Trihydrat	1387
Calciumlävulinat-Dihydrat	1388
Calciumlevofolinat-Pentahydrat	1389
Calcium-Lösung (400 ppm Ca) *R*	557
Calcium-Lösung (100 ppm Ca) *R*	557
Calcium-Lösung (100 ppm Ca) *R* 1	557
Calcium-Lösung (10 ppm Ca) *R*	557
Calcium-Lösung (100 ppm Ca), ethanolische *R*	557
Calciumpantothenat	1392
Calciumstearat	1393
Calciumsulfat-Dihydrat	1395
Calciumsulfat-Hemihydrat *R*	399
Calciumsulfat-Lösung *R*	399
Calconcarbonsäure *R*	399
Calconcarbonsäure-Verreibung *R*	399
Calendulae flos	2807
Calicivirosis-Impfstoff (inaktiviert) für Katzen	900
Calicivirosis-Lebend-Impfstoff (gefriergetrocknet) für Katzen	901
Camphen *R*	**4.01**-3215
Campher *R*	399
Campher, racemischer	1397
D-Campher	**4.01**-3273
(1*S*)-(+)-10-Camphersulfonsäure *R*	399
Camphora racemica	1397
D-Camphora	**4.01**-3273
Caprinalkohol *R*	400
ε-Caprolactam *R*	400
Caprylsäure	1398
Capsulae	754
Captopril	1399
Captoprilum	1399
Carbachol	1400
Carbacholum	1400
Carbamazepin	1401
Carbamazepinum	1401
Carbasalat-Calcium	1403
Carbasalatum calcicum	1403
Carbazol *R*	400
Carbenicillin-Dinatrium	1404
Carbenicillinum natricum	1404
Carbidopa-Monohydrat	1407
Carbidopum	1407
Carbimazol	1408
Carbimazolum	1408
Carbo activatus	2192
Carbocistein	1409
Carbocisteinum	1409
Carbomer *R*	400
Carbomera	**4.02**-3507
Carbomere	**4.02**-3507
Carbonat, Identitätsreaktion (*siehe* 2.3.1)	97
Carbonei dioxidum	2193
Carbonei monoxidum[^{15}O]	1016
Carbophenothion *R*	400
Carboplatin	1413
Carboplatinum	1413
Carboxymethylamylum natricum A	1414
Carboxymethylamylum natricum B	1415
Carboxymethylamylum natricum C	1417
Carboxymethylstärke-Natrium (Typ A)	1414
Carboxymethylstärke-Natrium (Typ B)	1415
Carboxymethylstärke-Natrium (Typ C)	1417
Car-3-en *R*	400
Carisoprodol	1418
Carisoprodolum	1418
Carmellose-Calcium	**4.02**-3508
Carmellose-Natrium	1421
Carmellose-Natrium, niedrig substituiertes	1422
Carmellosum calcicum	**4.02**-3508
Carmellosum natricum	1421
Carmellosum natricum conexum	1605
Carmellosum natricum, substitutum humile	1422
Carmustin	1423
Carmustinum	1423
Carnaubawachs	1424
Carteololhydrochlorid	**4.02**-3510
Carteololi hydrochloridum	**4.02**-3510
Carvacrol *R*	400
Carvedilol	**4.01**-3274
Carvedilolum	**4.01**-3274
Carvi fructus	2199
(+)-Carvon *R*	401
β-Caryophyllen *R*	401
Caryophylli floris aetheroleum	2499
Caryophylli flos	1943
Cascararinde	1425
Casein *R*	401
Cassiaöl	1427
Catalpol *R*	**4.03**-3747
Catechin *R*	401
Catgut im Fadenspender für Tiere, steriles, resorbierbares	1075
Catgut, steriles	1063
Cefaclor-Monohydrat	1429
Cefaclorum	1429
Cefadroxil-Monohydrat	**4.02**-3511
Cefadroxilum monohydricum	**4.02**-3511
Cefalexin-Monohydrat	**4.03**-3838
Cefalexinum monohydricum	**4.03**-3838
Cefalotin-Natrium	1434
Cefalotinum natricum	1434
Cefamandoli nafas	**4.03**-3840
Cefamandolnafat	**4.03**-3840
Cefatrizin-Propylenglycol	1438
Cefatrizinum propylen glycolum	1438
Cefazolin-Natrium	**4.02**-3514
Cefazolinum natricum	**4.02**-3514
Cefixim	**4.03**-3843
Cefiximum	**4.03**-3843
Cefoperazon-Natrium	1444
Cefoperazonum natricum	1444
Cefotaxim-Natrium	1446
Cefotaximum natricum	1446
Cefoxitin-Natrium	**4.02**-3517
Cefoxitinum natricum	**4.02**-3517
Cefradin	**4.03**-3845
Cefradinum	**4.03**-3845
Ceftazidim	**4.02**-3519
Ceftazidimum	**4.02**-3519
Ceftriaxon-Dinatrium	1455
Ceftriaxonum natricum	1455
Cefuroximaxetil	**4.03**-3847
Cefuroxim-Natrium	**4.03**-3848
Cefuroximum axetili	**4.03**-3847
Cefuroximum natricum	**4.03**-3848
Cellulose, mikrokristalline	**4.02**-3521
Cellulose zur Chromatographie *R*	401
Cellulose zur Chromatographie *R* 1	401
Cellulose zur Chromatographie F$_{254}$ *R*	401
Celluloseacetat	1461
Celluloseacetatbutyrat	1462
Celluloseacetatphthalat	**4.03**-3850
Cellulosepulver	**4.02**-3524
Cellulosi acetas	1461
Cellulosi acetas butyras	1462
Cellulosi acetas phthalas	**4.03**-3850
Cellulosi pulvis	**4.02**-3524
Cellulosum microcristallinum	**4.02**-3521
Centaurii herba	2962
Centellae asiaticae herba	3146
Cephalin-Reagenz *R*	402
Cera alba	3136
Cera carnauba	1424
Cera flava	3137
Cer(III)-nitrat *R*	402
Cer(IV)-sulfat *R*	402
Cer(IV)-sulfat-Lösung (0,1 mol · l^{-1})	570
Cetirizindihydrochlorid	1467

Ph. Eur. 4. Ausgabe, 3. Nachtrag

Cetirizini dihydrochloridum	1467
Cetostearylis isononanoas	1477
Cetrimid	**4.03**-3851
Cetrimid *R*	402
Cetrimidum	**4.03**-3851
Cetrimoniumbromid *R*	402
Cetylalkohol	1470
Cetylis palmitas	**4.02**-3527
Cetylpalmitat	**4.02**-3527
Cetylpyridinii chloridum	1471
Cetylpyridiniumchlorid	1471
Cetylstearylalkohol	1472
Cetylstearylalkohol *R*	402
Cetylstearylalkohol (Typ A), emulgierender	1473
Cetylstearylalkohol (Typ B), emulgierender	1475
Cetylstearylisononanoat	1477
Chamomillae romanae flos	**4.03**-3943
Charge (*siehe* 5.2.1)	603
Chelidonii herba	2841
Chenodesoxycholsäure	1478
Chinaldinrot *R*	402
Chinaldinrot-Lösung *R*	402
Chinarinde	**4.02**-3528
Chinhydron *R*	402
Chinidin *R*	403
Chinidini sulfas	1481
Chinidinsulfat	1481
Chinidinsulfat *R*	403
Chinin *R*	403
Chininhydrochlorid	1483
Chininhydrochlorid *R*	403
Chinini hydrochloridum	1483
Chinini sulfas	1485
Chininsulfat	1485
Chininsulfat *R*	403
Chitosanhydrochlorid	1486
Chitosani hydrochloridum	1486
Chloracetanilid *R*	403
Chloralhydrat	1488
Chloralhydrat *R*	403
Chloralhydrat-Lösung *R*	403
Chlorali hydras	1488
Chlorambucil	1489
Chlorambucilum	1489
Chloramin T *R*	403
Chloramin-T-Lösung *R*	403
Chloramin-T-Lösung *R* 1	403
Chloramin-T-Lösung *R* 2	403
Chloraminum	3043
Chloramphenicol	1490
Chloramphenicolhydrogensuccinat-Natrium	1491
Chloramphenicoli natrii succinas	1491
Chloramphenicoli palmitas	1492
Chloramphenicolpalmitat	1492
Chloramphenicolum	1490
Chloranilin *R*	404
2-Chlorbenzoesäure *R*	**4.01**-3215
4-Chlorbenzolsulfonamid *R*	404
Chlorcyclizinhydrochlorid	1494
Chlorcyclizini hydrochloridum	1494
Chlordan *R*	404
2-Chlor-2-desoxy-D-glucose *R*	404
Chlordiazepoxid	1495
Chlordiazepoxid *R*	404
Chlordiazepoxidhydrochlorid	1497
Chlordiazepoxidi hydrochloridum	1497
Chlordiazepoxidum	1495
Chloressigsäure *R*	404
2-Chlorethanol *R*	404
2-Chlorethanol-Lösung *R*	404
Chlorethylaminhydrochlorid *R*	404
Chlorfenvinphos *R*	404
Chlorhexidindiacetat	1498
Chlorhexidindigluconat-Lösung	1499
Chlorhexidindihydrochlorid	1501
Chlorhexidini diacetas	1498
Chlorhexidini digluconatis solutio	1499
Chlorhexidini dihydrochloridum	1501
Chlorid	
– Grenzprüfung (2.4.4)	104
– Identitätsreaktionen (*siehe* 2.3.1)	97
Chlorid-Lösung (50 ppm Cl) *R*	557
Chlorid-Lösung (8 ppm Cl) *R*	557
Chlorid-Lösung (5 ppm Cl) *R*	557
3-Chlor-2-methylanilin *R*	**4.01**-3215
Chlornitroanilin *R*	404
Chlorobutanol *R*	405
Chlorobutanol, wasserfreies	1503
Chlorobutanol-Hemihydrat	1504
Chlorobutanolum anhydricum	1503
Chlorobutanolum hemihydricum	1504
Chlorocresol	1504
Chlorocresolum	1504
Chloroform *R*	405
(D)Chloroform *R*	405
Chloroform, angesäuertes *R*	405
Chloroform, ethanolfreies *R*	405
Chloroform, ethanolfreies *R* 1	405
Chlorogensäure *R*	405
Chloroquini phosphas	1505
Chloroquini sulfas	1507
Chloroquinphosphat	1505
Chloroquinsulfat	1507
Chlorothiazid	1508
Chlorothiazid *R*	406
Chlorothiazidum	1508
Chlorphenamini maleas	1509
Chlorphenaminmaleat	1509
Chlorphenol *R*	406
Chlorpromazinhydrochlorid	1510
Chlorpromazini hydrochloridum	1510
Chlorpropamid	1511
Chlorpropamidum	1511
3-Chlorpropan-1,2-diol *R*	406
Chlorprothixenhydrochlorid	**4.03**-3852
Chlorprothixeni hydrochloridum	**4.03**-3852
Chlorpyriphos *R*	406
Chlorpyriphos-methyl *R*	406
Chlorsalicylsäure *R*	406
Chlortalidon	1515
Chlortalidonum	1515
Chlortetracyclinhydrochlorid	1516
Chlortetracyclini hydrochloridum	1516
Chlortriethylaminhydrochlorid *R*	406
Chlortrimethylsilan *R*	406
Cholecalciferoli pulvis	1592
Cholecalciferolum	1586
Cholecalciferolum densatum oleosum	1587
Cholecalciferolum in aqua dispergibile	1590
Cholera-Impfstoff	793
Cholera-Impfstoff (gefriergetrocknet)	794
Cholesterol	**4.02**-3530
Cholesterol *R*	406
Cholesterolum	**4.02**-3530
Cholinchlorid *R*	407
Chorda resorbilis sterilis	1063
Chorda resorbilis sterilis in fuso ad usum veterinarium	1075
Choriongonadotropin	1520
Choriongonadotropin *R*	407
Chromatographische Trennmethoden (2.2.46)	75
Chromazurol S *R*	407
[^{51}Cr]Chromedetat-Injektionslösung	996
Chrom(III)-chlorid-Hexahydrat *R*	407
Chrom(III)-kaliumsulfat *R*	407
Chromii[^{51}Cr] edetatis solutio iniectabilis	996
Chrom-Lösung (0,1 % Cr) *R*	557
Chrom-Lösung (1000 ppm Cr), ölige *R*	**4.03**-3754
Chrom-Lösung (100 ppm Cr) *R*	557
Chrom-Lösung (0,1 ppm Cr) *R*	557
Chromophorsubstrat *R* 1	407

Ph. Eur. 4. Ausgabe, 3. Nachtrag

Chromophorsubstrat *R* 2	407
Chromosomale Charakterisierung (*siehe* 5.2.3)	608
Chromotrop 2B *R*	407
Chromotrop-2B-Lösung *R*	407
Chromotropsäure-Natrium *R*	407
Chromotropsäure-Natrium-Lösung *R*	408
Chrom(VI)-oxid *R*	408
Chromschwefelsäure *R*	408
Chrysanthemin *R*	408
Chymotrypsin	1521
α-Chymotrypsin zur Peptidmustercharakterisierung *R*	4.03-3747
Chymotrypsinum	1521
Ciclopirox	1522
Ciclopirox olaminum	1524
Ciclopirox-Olamin	1524
Ciclopiroxum	1522
Ciclosporin	1526
Ciclosporinum	1526
Cilastatin-Natrium	1528
Cilastatinum natricum	1528
Cilazapril	1530
Cilazaprilum	1530
Cimetidin	1532
Cimetidinhydrochlorid	1533
Cimetidini hydrochloridum	1533
Cimetidinum	1532
Cinchocainhydrochlorid	1535
Cinchocaini hydrochloridum	1535
Cinchonae cortex	4.02-3528
Cinchonidin *R*	408
Cinchonin *R*	408
Cineol	4.03-3854
Cineol *R*	408
1,4-Cineol *R*	4.03-3747
1,8-Cineol in ätherischen Ölen, Gehaltsbestimmung (2.8.11)	227
Cineolum	4.03-3854
Cinnamomi cassiae aetheroleum	1427
Cinnamomi cortex	3188
Cinnamomi corticis tinctura	4.02-3691
Cinnamomi zeylanici folii aetheroleum	3185
Cinnamomi zeylanicii corticis aetheroleum	3186
Cinnamylacetat *R*	409
Cinnarizin	1536
Cinnarizinum	1536
Ciprofloxacin	1538
Ciprofloxacinhydrochlorid	1540
Ciprofloxacini hydrochloridum	1540
Ciprofloxacinum	1538
Cisapridi tartras	1544
Cisaprid-Monohydrat	1542
Cisapridtartrat	1544
Cisapridum monohydricum	1542
Cisplatin	1546
Cisplatinum	1546
Citral *R*	409
Citrat, Identitätsreaktion (*siehe* 2.3.1)	97
Citrat-Pufferlösung pH 5,0 *R*	562
Citronellae aetheroleum	1547
Citronellal *R*	409
Citronellöl	1547
Citronellol *R*	409
Citronellylacetat *R*	410
Citronenöl	4.01-3276
Citronenöl *R*	410
Citronensäure *R*	410
Citronensäure, wasserfreie	1550
Citronensäure, wasserfreie *R*	410
Citronensäure-Monohydrat	1551
Citropten *R*	410
Clebopridi malas	1552
Clebopridmalat	1552
Clemastinfumarat	1554
Clemastini fumaras	1554

Ph. Eur. 4. Ausgabe, 3. Nachtrag

Clenbuterolhydrochlorid	1556
Clenbuteroli hydrochloridum	1556
Clindamycin-2-dihydrogenphosphat	1558
Clindamycinhydrochlorid	4.02-3531
Clindamycini hydrochloridum	4.02-3531
Clindamycini phosphas	1558
Clobetasolpropionat *R*	410
Clobetasonbutyrat	1561
Clobetasoni butyras	1561
Clofibrat	1563
Clofibratum	1563
Clomifencitrat	1564
Clomifeni citras	1564
Clomipraminhydrochlorid	4.01-3279
Clomipramini hydrochloridum	4.01-3279
Clonazepam	1567
Clonazepamum	1567
Clonidinhydrochlorid	1569
Clonidini hydrochloridum	1569
Clostridien, Nachweis (*siehe* 2.6.13)	4.02-3405
Clostridium-chauvoei-Impfstoff für Tiere	903
Clostridium-novyi-Alpha-Antitoxin für Tiere	985
Clostridium-novyi-(Typ B)-Impfstoff für Tiere	903
Clostridium-perfringens-Epsilon-Antitoxin für Tiere	987
Clostridium-perfringens-Impfstoff für Tiere	905
Clostridium-perfringens-Beta-Antitoxin für Tiere	986
Clostridium-septicum-Impfstoff für Tiere	908
Clotrimazol	1570
Clotrimazolum	1570
Cloxacillin-Natrium	4.03-3855
Cloxacillinum natricum	4.03-3855
Clozapin	1573
Clozapinum	1573
Cobalt(II)-chlorid *R*	410
Cobalt(II)-nitrat *R*	410
Cobalt-Lösung (100 ppm Co) *R*	557
Cocainhydrochlorid	1574
Cocaini hydrochloridum	1574
Cocois oleum raffinatum	4.03-3946
Cocoylcaprylocaprat	1576
Cocoylis caprylocapras	1576
Codein	1577
Codein *R*	411
Codeinhydrochlorid-Dihydrat	1578
Codeini hydrochloridum dihydricum	1578
Codeini phosphas hemihydricus	1579
Codeini phosphas sesquihydricus	1580
Codeinphosphat *R*	411
Codeinphosphat-Hemihydrat	1579
Codeinphosphat-Sesquihydrat	1580
Codeinum	1577
Coffein	4.01-3281
Coffein *R*	411
Coffein-Monohydrat	4.01-3282
Coffeinum	4.01-3281
Coffeinum monohydricum	4.01-3282
Colae semen	2196
Colchicin	1584
Colchicinum	1584
Colecalciferol	1586
Colecalciferol, ölige Lösungen von	1587
Colecalciferol-Konzentrat, wasserdispergierbares	1590
Colecalciferol-Trockenkonzentrat	1592
Colibacillosis-Impfstoff (inaktiviert) für neugeborene Ferkel	910
Colibacillosis-Impfstoff (inaktiviert) für neugeborene Wiederkäuer	912
Colistimethat-Natrium	4.03-3857
Colistimethatum natricum	4.03-3857
Colistini sulfas	1596
Colistinsulfat	1596
Compressi	4.01-3223
Coomassie-Färbelösung *R*	411
Copovidon	1597
Copovidonum	1597

12 Gesamtregister

Coriandri fructus 2198
Corpora ad usum pharmaceuticum 737
Cortices
    – *Cinchonae cortex* 1479
    – *Cinnamomi cortex* 3188
    – *Frangulae cortex* 1856
    – *Pruni africanae cortex* **4.02**-3627
    – *Quercus cortex* 1753
    – *Rhamni purshianae cortex* 1425
    – *Salicis cortex* 3149
Cortisonacetat 1603
Cortisonacetat *R* 411
Cortisoni acetas 1603
Coulometrische Titration – Mikrobestimmung von
    Wasser (2.5.32) 139
Coumaphos *R* 411
Counter-Immunelektrophorese (*siehe* 2.7.1) 198
Crataegi folii cum flore extractum siccum **4.03**-4070
Crataegi folium cum flore 3152
Crataegi fructus 3154
Cremes (*siehe* Halbfeste Zubereitungen zur kutanen
    Anwendung) **4.03**-3777
    – hydrophile (*siehe* Halbfeste Zubereitungen zur
      kutanen Anwendung) **4.03**-3777
    – lipophile (*siehe* Halbfeste Zubereitungen zur
      kutanen Anwendung) **4.03**-3777
o-Cresol *R* 411
m-Cresolpurpur *R* 411
m-Cresolpurpur-Lösung *R* 411
Cresolrot *R* 411
Cresolrot-Lösung *R* 412
Cresolum crudum **4.03**-4032
Croci stigma ad praeparationes homoeopathicae 1085
Crocus für homöopathische Zubereitungen 1085
Croscarmellose-Natrium 1605
Crospovidon 1607
Crospovidonum 1607
Crotamiton **4.02**-3533
Crotamitonum **4.02**-3533
Cumarin *R* 412
Cupri sulfas anhydricus 2200
Cupri sulfas pentahydricus 2201
Cuprum ad praeparationes homoeopathicae 1087
Curcumae xanthorrhizae rhizoma 1940
Curcumin *R* 412
Cyamopsidis seminis pulvis 1982
Cyanessigsäure *R* 412
Cyanessigsäureethylester *R* 412
Cyanguanidin *R* 412
Cyanocobalamin **4.02**-3535
Cyanocobalamin *R* 412
Cyanocobalamini[^{57}Co] capsulae 997
Cyanocobalamini[^{58}Co] capsulae 999
Cyanocobalamini[^{57}Co] solutio 998
Cyanocobalamini[^{58}Co] solutio 1000
[^{57}Co]Cyanocobalamin-Kapseln 997
[^{58}Co]Cyanocobalamin-Kapseln 999
[^{57}Co]Cyanocobalamin-Lösung 998
[^{58}Co]Cyanocobalamin-Lösung 1000
Cyanocobalaminum **4.02**-3535
Cyanoferrat(II)-Lösung (100 ppm Fe(CN)$_6$) *R* 557
Cyanoferrat(III)-Lösung (50 ppm Fe(CN)$_6$) *R* 557
Cyclizinhydrochlorid 1612
Cyclizini hydrochloridum 1612
Cyclohexan *R* 412
Cyclohexan *R* 1 413
1,2-Cyclohexandinitrilotetraessigsäure *R* 413
Cyclohexylamin *R* 413
Cyclohexylmethanol *R* 413
3-Cyclohexylpropansäure *R* 413
Cyclopentolathydrochlorid 1613
Cyclopentolati hydrochloridum 1613
Cyclophosphamid 1614
Cyclophosphamidum 1614
Cyhalothrin *R* 413

p-Cymen *R* 413
Cypermethrin *R* 413
Cyproheptadinhydrochlorid **4.03**-3859
Cyproheptadini hydrochloridum **4.03**-3859
Cyproteronacetat 1616
Cyproteroni acetas 1616
L-Cystein *R* 414
Cysteinhydrochlorid *R* 414
Cysteinhydrochlorid-Monohydrat **4.03**-3860
Cysteini hydrochloridum monohydricum .. **4.03**-3860
Cystin 1619
L-Cystin *R* 414
Cystinum 1619
Cytarabin 1620
Cytarabinum 1620

D

Dalteparin-Natrium 1625
Dalteparinum natricum 1625
Dampfraumanalyse (*siehe* 2.2.28) 46
Dampfsterilisation (*siehe* 5.1.1) 594
  – von wässrigen Zubereitungen, Anwendung des
    F_0-Konzepts (*siehe* 5.1.5) 599
Dansylchlorid *R* 414
Dantron *R* 414
Dapson 1626
Dapsonum 1626
Darreichungsformen (*siehe* Homöopathische
    Zubereitungen) **4.01**-3255
Daunorubicinhydrochlorid 1627
Daunorubicini hydrochloridum 1627
DC-Platte mit Kieselgel *R* 414
DC-Platte mit Kieselgel F$_{254}$ *R* 415
DC-Platte mit Kieselgel G *R* 415
DC-Platte mit Kieselgel GF$_{254}$ *R* 415
DC-Platte mit octadecylsilyliertem Kieselgel zur
    Trennung chiraler Komponenten *R* 415
DC-Platte mit silanisiertem Kieselgel *R* 415
DC-Platte mit silanisiertem Kieselgel F$_{254}$ *R* 415
o,p'-DDD *R* 415
o,p'-DDE *R* 416
p,p'-DDE *R* 416
p,p'-DDR *R* 416
o,p'-DDT *R* 416
p,p'-DDT *R* 416
Decan *R* 416
Decanol *R* 416
Decansäure *R* **4.03**-3747
Decylalkohol *R* 416
Decylis oleas 1629
Decyloleat 1629
Deferoxamini mesilas 1630
Deferoxaminmesilat 1630
Definition, Erläuterung (*siehe* 1.4) **4.03**-3698
Deltamethrin *R* 416
Demeclocyclinhydrochlorid 1631
Demeclocyclini hydrochloridum 1631
Deptropincitrat 1633
Deptropini citras 1633
Dequalinii chloridum 1635
Dequaliniumchlorid 1635
Desipraminhydrochlorid 1636
Desipramini hydrochloridum 1636
Deslanosid 1638
Deslanosidum 1638
Desmopressin 1639
Desmopressinum 1639
Desoxycortonacetat 1641
Desoxycortoni acetas 1641
Desoxyribonukleinsäure, Natriumsalz *R* 417
Desoxyuridin *R* 417
Destillationsbereich (2.2.11) 32

Ph. Eur. 4. Ausgabe, 3. Nachtrag

Detomidinhydrochlorid für Tiere 1642	Dicyclohexylharnstoff *R* 420
Detomidini hydrochloridum ad usum veterinarium ... 1642	Dicycloverinhydrochlorid 1672
Dexamethason **4.03**-3865	*Dicycloverini hydrochloridum* 1672
Dexamethasonacetat 1645	Didocosahexaenoin *R* **4.03**-3748
Dexamethasondihydrogenphosphat-Dinatrium 1647	Didodecyl(3,3'-thiodiproprionat) *R* 420
Dexamethasoni acetas 1645	Dieldrin *R* 420
Dexamethasoni natrii phosphas 1647	Dienestrol 1673
Dexamethasonum **4.03**-3865	*Dienestrolum* 1673
Dexchlorpheniramini maleas 1649	Diethanolamin *R* 420
Dexchlorpheniraminmaleat 1649	Diethanolamin-Pufferlösung pH 10,0 *R* 567
Dexpanthenol 1651	1,1-Diethoxyethan *R* 421
Dexpanthenolum 1651	Diethoxytetrahydrofuran *R* 421
Dextran zur Chromatographie, quervernetztes *R* 2 417	Diethylamin *R* 421
Dextran zur Chromatographie, quervernetztes *R* 3 417	Diethylaminoethyldextran *R* 421
Dextran 1 zur Herstellung von Parenteralia 1652	Diethylammoniumphosphat-Pufferlösung pH 6,0 *R* ... 563
Dextran 40 zur Herstellung von Parenteralia 1654	*N,N*-Diethylanilin *R* 421
Dextran 60 zur Herstellung von Parenteralia 1655	Diethylcarbamazindihydrogencitrat 1674
Dextran 70 zur Herstellung von Parenteralia 1656	*Diethylcarbamazini citras* 1674
Dextranblau 2000 *R* 417	Diethylenglycol *R* 421
Dextrane, Molekülmassenverteilung (2.2.39) 63	*Diethylenglycoli monoethylicum aetherum* **4.03**-3866
Dextranum 1 ad iniectabile 1652	*Diethylenglycoli monopalmitostearas* 1676
Dextranum 40 ad iniectabile 1654	Diethylenglycolmonoethylether **4.03**-3866
Dextranum 60 ad iniectabile 1655	Diethylenglycolmonopalmitostearat 1676
Dextranum 70 ad iniectabile 1656	Diethylethylendiamin *R* 421
Dextrin 1658	Diethylhexylphthalat *R* 422
Dextrinum 1658	*Diethylis phthalas* 1677
Dextromethorphanhydrobromid 1658	Diethylphenylendiaminsulfat *R* 422
Dextromethorphani hydrobromidum 1658	Diethylphenylendiaminsulfat-Lösung *R* 422
Dextromoramidhydrogentartrat 1660	Diethylphthalat 1677
Dextromoramidi tartras 1660	Diethylstilbestrol 1678
Dextropropoxyphenhydrochlorid **4.01**-3287	*Diethylstilbestrolum* 1678
Dextropropoxypheni hydrochloridum **4.01**-3287	Differential-Spektroskopie (*siehe* 2.2.25) 42
3,3'-Diaminobenzidin-tetrahydrochlorid *R* 417	Diflunisal 1680
Diazepam 1662	*Diflunisalum* 1680
Diazepamum 1662	*Digitalis purpureae folium* 1681
Diazinon *R* 417	Digitalis-purpurea-Blätter 1681
Diazobenzolsulfonsäure-Lösung *R* 1 418	Digitonin *R* 422
Diazoxid 1663	Digitoxin 1683
Diazoxidum 1663	Digitoxin *R* 422
Dibutylamin *R* 418	*Digitoxinum* 1683
Dibutylether *R* 418	Digoxin 1684
Dibutylis phthalas 1664	*Digoxinum* 1684
Dibutylphthalat 1664	*Dihydralazini sulfas hydricus* 1686
Dibutylphthalat *R* 418	Dihydralazinsulfat, wasserhaltiges 1686
Dicarboxidindihydrochlorid *R* 418	10,11-Dihydrocarbamazepin *R* 422
Dichlofenthion *R* 418	Dihydrocodein[(*R,R*)-tartrat] **4.03**-3869
Dichlorbenzol *R* 418	*Dihydrocodeini hydrogenotartras* **4.03**-3869
Dichlorchinonchlorimid *R* 418	*Dihydroergocristini mesilas* 1688
(*S*)-3,5-Dichlor-2,6-dihydroxy-*N*-[(1-ethylpyrrolidin-	Dihydroergocristinmesilat 1688
2-yl)methyl]benzamid-hydrobromid *R* **4.03**-3748	*Dihydroergotamini mesilas* 1691
Dichloressigsäure *R* 419	*Dihydroergotamini tartras* 1692
Dichloressigsäure-Reagenz *R* 419	Dihydroergotaminmesilat 1691
Dichlorethan *R* 419	Dihydroergotamintartrat 1692
Dichlorfluorescein *R* 419	*Dihydrostreptomycini sulfas ad usum veterinarium* ... 1693
Dichlormethan 1665	Dihydrostreptomycinsulfat für Tiere 1693
Dichlormethan *R* 419	Dihydroxynaphthalin *R* 422
Dichlormethan *R* 1 419	2,7-Dihydroxynaphthalin *R* 422
Dichlorphenolindophenol *R* 419	2,7-Dihydroxynaphthalin-Lösung *R* 422
Dichlorphenolindophenol-Lösung, eingestellte *R* 419	Diisobutylketon *R* 423
Dichlorvos *R* 420	Diisopropylether *R* 423
Dichte, relative (2.2.5) 29	*N,N'*-Diisopropylethylendiamin *R* **4.02**-3439
Dichte von Feststoffen (2.2.42) 68	*Dikalii clorazepas* 1695
– Bestimmung mit Hilfe von Pyknometern (2.9.23) 273	*Dikalii phosphas* 2171
– Kristalldichte (2.2.42) 68	Dikaliumclorazepat 1695
– Partikeldichte (2.2.42) 68	Diltiazemhydrochlorid 1697
– Schüttdichte (2.2.42) 68	*Diltiazemi hydrochloridum* 1697
Dickextrakte (*siehe* Extrakte) **4.03**-3767	Dimenhydrinat 1699
Diclofenac-Kalium 1667	*Dimenhydrinatum* 1699
Diclofenac-Natrium 1668	Dimercaprol 1700
Diclofenacum kalicum 1667	*Dimercaprolum* 1700
Diclofenacum natricum 1668	4,4'-Dimethoxybenzophenon *R* 423
Dicloxacillin-Natrium 1670	Dimethoxypropan *R* 423
Dicloxacillinum natricum 1670	Dimethylacetamid *R* 423
Dicyclohexyl *R* 420	Dimethylaminobenzaldehyd *R* 423
Dicyclohexylamin *R* 420	Dimethylaminobenzaldehyd-Lösung *R* 1 423

Ph. Eur. 4. Ausgabe, 3. Nachtrag

Dimethylaminobenzaldehyd-Lösung R 2 423
Dimethylaminobenzaldehyd-Lösung R 6 424
Dimethylaminobenzaldehyd-Lösung R 7 424
Dimethylaminobenzaldehyd-Lösung R 8 424
Dimethylaminozimtaldehyd R 424
Dimethylaminozimtaldehyd-Lösung R 424
N,N-Dimethylanilin R 424
N,N-Dimethylanilin, Grenzprüfung (2.4.26) 121
2,3-Dimethylanilin R 424
2,6-Dimethylanilin R 424
2,4-Dimethyl-6-tert-butylphenol R 424
Dimethylcarbonat R 425
Dimethyldecylamin R 425
1,1-Dimethylethylamin R 425
Dimethylformamid R 425
Dimethylformamiddiethylacetat R 425
N,N-Dimethylformamiddimethylacetal R **4.02**-3439
Dimethylglyoxim R 425
1,3-Dimethyl-2-imidazolidinon R 425
Dimethylis sulfoxidum 1701
Dimethyloctylamin R 425
2,6-Dimethylphenol R 426
3,4-Dimethylphenol R 426
Dimethylpiperazin R 426
Dimethylstearamid R 426
Dimethylsulfon R 426
Dimethylsulfoxid 1701
Dimethylsulfoxid R 426
(D₆)Dimethylsulfoxid R 426
Dimethylsulfoxid R 1 .... **4.03**-3748
Dimeticon 1702
Dimeticon R 426
Dimeticonum 1702
Dimetindeni maleas 1703
Dimetindenmaleat 1703
Dimidiumbromid R 427
Dimidiumbromid-Sulfanblau-Reagenz R 427
Dinatrii edetas 2470
Dinatrii phosphas anhydricus 2484
Dinatrii phosphas dihydricus 2485
Dinatrii phosphas dodecahydricus 2486
Dinatriumbicinchoninat R 427
Dinitrobenzoesäure R 427
Dinitrobenzoesäure-Lösung R 427
Dinitrobenzol R 427
Dinitrobenzol-Lösung R 427
3,5-Dinitrobenzoylchlorid R 427
Dinitrogenii oxidum 1719
Dinitrophenylhydrazin R 427
Dinitrophenylhydrazinhydrochlorid-Lösung R 428
Dinitrophenylhydrazin-Reagenz R 427
Dinitrophenylhydrazin-Schwefelsäure R 428
Dinonylphthalat R 428
Dinoproston 1704
Dinoprostonum 1704
Dinoprost-Trometamol 1706
Dinoprostum trometamoli 1706
Dioctadecyldisulfid R 428
Dioctadecyl(3,3'-thiodipropionat) R 428
Diosmin 1708
Diosminum 1708
Dioxan R 428
Dioxan- und Ethylenoxid-Rückstände, Grenzprüfung
  (2.4.25) 120
Dioxan-Lösung R 428
Dioxan-Lösung R 1 428
Dioxan-Stammlösung R 428
Dioxaphosphan R 428
Diphenhydraminhydrochlorid 1710
Diphenhydramini hydrochloridum 1710
Diphenoxylathydrochlorid 1711
Diphenoxylati hydrochloridum 1711
Diphenylamin R 429
Diphenylamin-Lösung R 429
Diphenylamin-Lösung R 1 429

Diphenylamin-Lösung R 2 429
Diphenylanthracen R 429
Diphenylbenzidin R 429
Diphenylboryloxyethylamin R 429
Diphenylcarbazid R 429
Diphenylcarbazid-Lösung R 430
Diphenylcarbazon R 430
Diphenylcarbazon-Quecksilber(II)-chlorid-Reagenz R . 430
1,2-Diphenylhydrazin R **4.02**-3439
Diphenyloxazol R 430
Diphenylphenylenoxid-Polymer R 430
Diphtherie-Adsorbat-Impfstoff **4.02**-3453
Diphtherie-Adsorbat-Impfstoff, Bestimmung der
  Wirksamkeit (2.7.6) **4.02**-3421
Diphtherie-Adsorbat-Impfstoff für Erwachsene und
  Heranwachsende **4.02**-3455
Diphtherie-Antitoxin 974
Diphtherie-Tetanus-Adsorbat-Impfstoff ... **4.02**-3456
Diphtherie-Tetanus-Adsorbat-Impfstoff für Erwachsene
  und Heranwachsende **4.02**-3458
Diphtherie-Tetanus-Hepatitis-B(rDNA)-Adsorbat-
  Impfstoff **4.03**-3781
Diphtherie-Tetanus-Pertussis-Adsorbat-
  Impfstoff **4.02**-3459
Diphtherie-Tetanus-Pertussis(azellulär, aus
  Komponenten)-Adsorbat-Impfstoff **4.01**-3233
Diphtherie-Tetanus-Pertussis(azellulär, aus
  Komponenten)-Haemophilus-Typ-B-Adsorbat-
  Impfstoff **4.01**-3235
Diphtherie-Tetanus-Pertussis(azellulär, aus
  Komponenten)-Hepatitis-B(rDNA)-Adsorbat-
  Impfstoff **4.01**-3238
Diphtherie-Tetanus-Pertussis(azellulär, aus
  Komponenten)-Poliomyelitis(inaktiviert)-
  Adsorbat-Impfstoff **4.01**-3241
Diphtherie-Tetanus-Pertussis(azellulär, aus
  Komponenten)-Poliomyelitis(inaktiviert)-
  Haemophilus-Typ-B(konjugiert)-Adsorbat-
  Impfstoff **4.03**-3783
Diphtherie-Tetanus-Pertussis-Poliomyelitis
  (inaktiviert)-Adsorbat-Impfstoff **4.03**-3786
Diphtherie-Tetanus-Pertussis-Poliomyelitis
  (inaktiviert)-Haemophilus-Typ-B(konjugiert)-
  Adsorbat-Impfstoff **4.03**-3789
Diploide Zellen für die Herstellung von Impfstoffen
  für Menschen (5.2.3) (*siehe* Zellkulturen für die
  Herstellung von Impfstoffen für Menschen (5.2.3)) . 606
Diploide Zellinien (*siehe* 5.2.3) 607
Diprophyllin 1712
Diprophyllinum 1712
Dipyridamol 1713
Dipyridamolum 1713
Direktbeschickungsmethode (*siehe* 2.6.1) 152
Dirithromycin 1715
Dirithromycinum 1715
Disopyramid 1717
Disopyramidi phosphas 1718
Disopyramidphosphat 1718
Disopyramidum 1717
Distickstoffmonoxid 1719
Distickstoffmonoxid R 430
Disulfiram 1721
Disulfiramum 1721
Ditalimphos R 430
5,5'-Dithiobis(2-nitrobenzoesäure) R 430
Dithiol R 431
Dithiol-Reagenz R 431
Dithiothreitol R 431
Dithizon R 431
Dithizon R 1 431
Dithizon-Lösung R 431
Dithizon-Lösung R 2 431
Dithranol 1722
Dithranolum 1722
DNA-rekombinationstechnisch hergestellte Produkte .. 707

Ph. Eur. 4. Ausgabe, 3. Nachtrag

Dobutaminhydrochlorid 1724
Dobutamini hydrochloridum 1724
Docosahexaensäuremethylester *R* **4.03**-3748
Docusat-Natrium **4.03**-3870
Docusat-Natrium *R* 431
Dodecyltrimethylammoniumbromid *R* 431
Domperidon 1727
Domperidoni maleas 1729
Domperidonmaleat 1729
Domperidonum 1727
Dopaminhydrochlorid 1731
Dopamini hydrochloridum 1731
Dosulepinhydrochlorid 1732
Dosulepini hydrochloridum 1732
Dotriacontan *R* 431
Doxapramhydrochlorid 1734
Doxaprami hydrochloridum 1734
Doxepinhydrochlorid 1735
Doxepini hydrochloridum 1735
Doxorubicinhydrochlorid 1737
Doxorubicini hydrochloridum 1737
Doxycyclin 1739
Doxycyclinhyclat 1741
Doxycyclini hyclas 1741
Doxycyclinum 1739
Doxylaminhydrogensuccinat 1743
Doxylamini hydrogenosuccinas 1743
Dragendorffs Reagenz *R* 432
Dragendorffs Reagenz *R* 1 432
Dragendorffs Reagenz *R* 2 432
Dragendorffs Reagenz *R* 3 432
Dragendorffs Reagenz *R* 4 432
Dragendorffs Reagenz, verdünntes *R* 432
Drehung
 – optische (2.2.7) 29
 – spezifische (*siehe* 2.2.7) 29
Droperidol **4.03**-3872
Droperidolum **4.03**-3872
Dünnschichtchromatographie (2.2.27) 43
 – Identifizierung fetter Öle (2.3.2) 99
 – Identifizierung von Phenothiazinen (2.3.3) 100
Dynamische Viskosität (*siehe* 2.2.8) 30

E

Echtblausalz B *R* 432
Echtrotsalz B *R* 432
Econazoli nitras 1749
Econazolnitrat 1749
Edetinsäure 1750
Egg-Drop-Syndrom-Impfstoff (inaktiviert) 914
Eibischblätter 1751
Eibischwurzel 1752
Eichenrinde 1753
Eigenschaften
 – Erläuterung (*siehe* 1.4) **4.03**-3698
 – funktionalitätsbezogene (*siehe* 1.4) **4.03**-3700
Einheitensystem, internationales (SI) (*siehe* 1.6) **4.03**-3702
Einzeldosierte Arzneiformen
 – Gleichförmigkeit der Masse (2.9.5) 246
 – Gleichförmigkeit des Gehalts (2.9.6) 246
Einzelernte (*siehe* 5.2.1) 603
Einzelmonographien zu Darreichungsformen
 – Arzneimittel-Vormischungen zur veterinär-
   medizinischen Anwendung **4.03**-3775
 – Flüssige Zubereitungen zum Einnehmen 744
 – Flüssige Zubereitungen zur kutanen Anwendung 747
 – Flüssige Zubereitungen zur kutanen Anwendung
   am Tier 748
 – Glossar (Darreichungsformen) 743
 – Granulate 750
 – Halbfeste Zubereitungen zur kutanen
   Anwendung **4.03**-3775

Ph. Eur. 4. Ausgabe, 3. Nachtrag

 – Kapseln 754
 – Parenteralia 757
 – Pulver zum Einnehmen 760
 – Pulver zur kutanen Anwendung 761
 – Stifte und Stäbchen 763
 – Tabletten **4.01**-3223
 – Transdermale Pflaster 767
 – Wirkstoffhaltige Kaugummis 756
 – Wirkstoffhaltige Schäume 761
 – Wirkstoffhaltige Tampons 766
 – Zubereitungen für Wiederkäuer 768
 – Zubereitungen in Druckbehältnissen 769
 – Zubereitungen zum Spülen 769
 – Zubereitungen zur Anwendung am Auge 770
 – Zubereitungen zur Anwendung am Ohr 773
 – Zubereitungen zur Inhalation 775
 – Zubereitungen zur intramammären Anwendung für
   Tiere 780
 – Zubereitungen zur nasalen Anwendung 781
 – Zubereitungen zur rektalen Anwendung 783
 – Zubereitungen zur vaginalen Anwendung 786
Eisen
 – Grenzprüfung (2.4.9) 107
 – Identitätsreaktionen (*siehe* 2.3.1) 97
Eisen *R* 432
Eisen für homöopathische Zubereitungen ... **4.01**-3257
Eisen(II)-fumarat 1753
Eisen(II)-gluconat **4.03**-3877
Eisen(II)-sulfat-Heptahydrat **4.03**-3878
Eisen(II)-sulfat *R* 433
Eisen(II)-sulfat-Lösung *R* 2 433
Eisen(II)-sulfat-Lösung (0,1 mol · l^{-1}) .. 570
Eisen(III)-chlorid *R* 432
Eisen(III)-chlorid-Hexahydrat 1758
Eisen(III)-chlorid-Kaliumperiodat-Lösung *R* . 433
Eisen(III)-chlorid-Lösung *R* 1 433
Eisen(III)-chlorid-Lösung *R* 2 433
Eisen(III)-chlorid-Lösung *R* 3 433
Eisen(III)-chlorid-Sulfaminsäure-Reagenz *R* . 433
Eisen(III)-nitrat *R* 433
Eisen(III)-salicylat-Lösung *R* 433
Eisen(III)-sulfat *R* 433
Eisen-Lösung (1 g · l^{-1} Fe) *R* 557
Eisen-Lösung (250 ppm Fe) *R* 558
Eisen-Lösung (20 ppm Fe) *R* 558
Eisen-Lösung (10 ppm Fe) *R* 558
Eisen-Lösung (8 ppm Fe) *R* 558
Eisen-Lösung (2 ppm Fe) *R* 558
Eisen-Lösung (1 ppm Fe) *R* 558
Elektroimmunassay (*siehe* 2.7.1) 198
Elektrolyt-Reagenz zur Mikrobestimmung von
 Wasser *R* 433
Elektrophorese (2.2.31) 50
 – auf Trägermaterial (2.2.31) 51
 – trägerfreie (2.2.31) 50
Element-Lösung zur Atomspektroskopie
 (1,000 g · l^{-1}) *R* 558
Eleuterococci radix 2955
ELISA (*siehe* 2.7.15) 218
Emetindihydrochlorid *R* 433
Emetindihydrochlorid-Heptahydrat 1759
Emetindihydrochlorid-Pentahydrat 1760
Emetini hydrochloridum heptahydricum 1759
Emetini hydrochloridum pentahydricum 1760
Emodin *R* 433
Empfehlungen zur Durchführung der Prüfung auf
 Bakterien-Endotoxine (*siehe* 2.6.14) 178
Empfehlungen zur Validierung von Nukleinsäuren-
 Amplifikationstechniken (NAT) für den Nachweis
 von Hepatitis-C-Virus(HCV)-RNA in Plasmapools
 (*siehe* 2.6.21) 192
Empfohlene Lösungen und Nährmedien für den
 Nachweis spezifizierter Mikroorganismen
 (*siehe* 2.6.13) **4.02**-3405
Emplastra transcutanea 767

16 Gesamtregister

Emulsionen zum Einnehmen (*siehe* Flüssige
   Zubereitungen zum Einnehmen) 745
Enalaprili maleas **4.03**-3879
Enalaprilmaleat **4.03**-3879
α-Endosulfan *R* 434
β-Endosulfan *R* 434
Endrin *R* 434
Enilconazol für Tiere **4.02**-3543
Enilconazolum ad usum veterinarium **4.02**-3543
Enoxaparin-Natrium 1764
Enoxaparinum natricum 1764
Enoxolon 1765
Enoxolonum 1765
Entfärber-Lösung *R* 434
Entwickler-Lösung *R* 434
Enziantinktur 1766
Enzianwurzel 1767
Enzymgebundene Immunpräzipationsmethode
   (*siehe* 2.7.15) 218
Ephedrin, wasserfreies 1769
Ephedrin-Hemihydrat 1770
Ephedrinhydrochlorid 1771
Ephedrinhydrochlorid, racemisches 1772
Ephedrini hydrochloridum 1771
Ephedrini racemici hydrochloridum 1772
Ephedrinum anhydricum 1769
Ephedrinum hemihydricum 1770
Epinephrinhydrogentartrat 1773
Epirubicinhydrochlorid 1775
Epirubicini hydrochloridum 1775
Equiseti herba **4.02**-3645
Erdalkalimetalle, Magnesium, Grenzprüfung (2.4.7) ... 105
Erdnußöl, gehärtetes (*siehe* Erdnußöl, hydriertes) 1777
Erdnußöl, hydriertes 1777
Erdnußöl, raffiniertes 1778
Ergocalciferol 1779
Ergocalciferolum 1779
Ergometrini maleas 1781
Ergometrinmaleat 1781
Ergotamini tartras 1783
Ergotamintartrat 1783
Eriochromschwarz T *R* 434
Eriochromschwarz-T-Verreibung *R* 434
Erstarrungstemperatur (2.2.18) 35
Erucamid *R* 434
Erweichungszeit von lipophilen Suppositorien
   (2.9.22) **4.03**-3732
Erythritol **4.03**-3881
Erythritol *R* **4.03**-3748
Erythritolum **4.03**-3732
Erythromycin **4.02**-3544
Erythromycinestolat 1787
Erythromycinethylsuccinat **4.03**-3883
Erythromycini estolas 1787
Erythromycini ethylsuccinas **4.03**-3883
Erythromycini lactobionas 1789
Erythromycini stearas **4.02**-3547
Erythromycinlactobionat 1789
Erythromycinstearat **4.02**-3547
Erythromycinum **4.02**-3544
Erythropoetin-Lösung, konzentrierte 1794
Erythropoietini solutio concentrata 1794
Erythrozyten-Suspension vom Kaninchen *R* 435
Eschenblätter 1800
Escherichia coli, Nachweis (*siehe* 2.6.13) **4.02**-3405
Essigsäure *R* 435
(D₄)Essigsäure *R* 435
Essigsäure in synthetischen Peptiden (2.5.34) 145
Essigsäure, verdünnte *R* 435
Essigsäure, wasserfreie *R* 435
Essigsäure (0,1 mol · l⁻¹) 570
Essigsäure 99 % 1801
Essigsäure 99 % *R* 435
Ester, Identitätsreaktion (*siehe* 2.3.1) 97
Esterzahl (2.5.2) 127

Estradiol *R* 435
17α-Estradiol *R* 435
Estradiolbenzoat 1802
Estradiol-Hemihydrat 1803
Estradioli benzoas 1802
Estradioli valeras 1805
Estradiolum hemihydricum 1803
Estradiolvalerat 1805
Estragol *R* 435
Estriol 1806
Estriolum 1806
Estrogene, konjugierte 1808
Estrogeni coniuncti 1808
Etacrynsäure 1811
Etamsylat 1812
Etamsylatum 1812
Ethacridini lactas monohydricus 1813
Ethacridinlactat-Monohydrat 1813
Ethambutoldihydrochlorid 1814
Ethambutoli hydrochloridum 1814
Ethanol, wasserfreies **4.03**-3885
Ethanol, wasserfreies *R* 436
Ethanol, wasserfreies *R* 1 436
Ethanol x % *R* 436
Ethanol 96 % **4.03**-3888
Ethanol 96 % *R* 436
Ethanol 96 %, aldehydfreies *R* 436
Ethanolgehalt und Ethanolgehaltstabelle (2.9.10) 250
Ethanoltabelle (5.5) 669
Ethanolum anhydricum **4.03**-3885
Ethanolum (96 per centum) **4.03**-3888
Ether 1821
Ether *R* 436
Ether, peroxidfreier *R* 436
Ether zur Narkose 1822
Ethinylestradiol 1822
Ethinylestradiolum 1822
Ethion *R* 436
Ethionamid 1824
Ethionamidum 1824
Ethosuximid 1825
Ethosuximidum 1825
Ethoxychrysoidinhydrochlorid *R* 437
Ethoxychrysoidinhydrochlorid-Lösung *R* 437
Ethylacetat 1827
Ethylacetat *R* 437
Ethylacetat-Sulfaminsäure-Reagenz *R* 437
Ethylacrylat *R* 437
4-[(Ethylamino)methyl]pyridin *R* 437
Ethylbenzoat *R* 437
Ethylbenzol *R* 437
Ethyl-5-bromvalerat *R* **4.03**-3748
Ethylcellulose 1828
Ethylcellulosum 1828
Ethylendiamin 1830
Ethylendiamin *R* 437
Ethylendiaminum 1830
(Ethylendinitrilo)tetraessigsäure *R* 438
Ethylenglycol *R* 438
Ethylenglycoli monopalmitostearas 1831
Ethylenglycolmonoethylether *R* 438
Ethylenglycolmonomethylether *R* 438
Ethylenglycolmonopalmitostearat 1831
Ethylenoxid *R* 438
Ethylenoxid- und Dioxan-Rückstände, Grenzprüfung
   (2.4.25) 120
Ethylenoxid-Lösung *R* 438
Ethylenoxid-Lösung *R* 1 438
Ethylenoxid-Lösung *R* 2 439
Ethylenoxid-Lösung *R* 3 439
Ethylenoxid-Lösung *R* 4 .... **4.03**-3748
Ethylenoxid-Lösung *R* 5 .... **4.03**-3748
Ethylenoxid-Stammlösung *R* 439
Ethylenoxid-Stammlösung *R* 1 .... **4.03**-3748

Ph. Eur. 4. Ausgabe, 3. Nachtrag

Ethylen-Vinylacetat-Copolymer für Behältnisse und Schläuche für Infusionslösungen zur parenteralen Ernährung (3.1.7) (*siehe* Poly(ethylen-vinylacetat) für Behältnisse und Schläuche für Infusionslösungen zur totalen parenteralen Ernährung (3.1.7)) 308
Ethylformiat *R* 439
Ethylhexandiol *R* 439
2-Ethylhexansäure *R* 440
2-Ethylhexansäure, Grenzprüfung (2.4.28) 123
Ethyl-4-hydroxybenzoat **4.02**-3550
Ethyl-4-hydroxybenzoat *R* 440
Ethylis acetas 1827
Ethylis oleas 1833
Ethylis parahydroxybenzoas **4.02**-3550
Ethylmaleinimid *R* 440
2-Ethyl-2-methylbernsteinsäure *R* 440
Ethylmethylketon *R* 440
Ethylmorphinhydrochlorid 1832
Ethylmorphini hydrochloridum 1832
Ethyloleat 1833
2-Ethylpyridin *R* 440
Ethylvinylbenzol-Divinylbenzol-Copolymer *R* 440
Ethylvinylbenzol-Divinylbenzol-Copolymer *R* 1 440
Etilefrinhydrochlorid 1833
Etilefrini hydrochloridum 1833
Etodolac 1835
Etodolacum 1835
Etofenamat 1837
Etofenamatum 1837
Etofyllin 1839
Etofyllinum 1839
Etomidat 1840
Etomidatum 1840
Etoposid **4.03**-3891
Etoposidum **4.03**-3891
Eucalypti aetheroleum 1847
Eucalypti folium 1846
Eucalyptusblätter 1846
Eucalyptusöl 1847
Eugenol 1849
Eugenol *R* 440
Eugenolum 1849
Euglobulin vom Menschen *R* 441
Euglobulin vom Rind *R* 441
Euterwaschmittel (*siehe* Flüssige Zubereitungen zur kutanen Anwendung am Tier) 749
Externer-Standard-Methode (*siehe* 2.2.46) 80
Extracta **4.03**-3765
Extracta fluida
– *Extracta fluida* (*siehe* Extrakte) **4.03**-3766
– *Ipecacuanhae extractum fluidum normatum* **4.02**-3575
– *Liquiritiae extractum fluidum ethanolicum normatum* 2919
– *Matricariae extractum fluidum* 2177
Extracta sicca normata
– *Aloes extractum siccum normatum* 1137
– *Belladonnae folii extractum siccum normatum* .. 1255
– *Crataegi folii cum flore extractum siccum* . **4.03**-4070
– *Extracta sicca* (*siehe* Extrakte) **4.03**-3767
– *Frangulae corticis extractum siccum normatum* .. 1858
– *Sennae folii extractum siccum normatum* 2850
Extracta spissa (*siehe* Extrakte) **4.03**-3767
Extrakte **4.03**-3765
– Trockenrückstand (2.8.16) 233
– Trocknungsverlust (2.8.17) 233
EZ, Esterzahl (*siehe* 2.5.2) 127

F

Factor VII coagulationis humanus 1323
Factor VIII coagulationis humanus **4.02**-3497
Factor IX coagulationis humanus **4.02**-3498

Factor XI coagulationis humanus **4.02**-3500
Fäden im Fadenspender für Tiere, sterile, nicht resorbierbare 1076
Fäden, sterile, nicht resorbierbare 1065
Fäden, sterile, resorbierbare, synthetische 1069
Fäden, sterile, resorbierbare, synthetische, geflochtene 1070
Färbung von Flüssigkeiten (2.2.2) 25
Famotidin 1855
Famotidinum 1855
Farbreferenzlösungen (*siehe* 2.2.2) 26
Farbvergleichslösungen (*siehe* 2.2.2) 26
Faulbaumrinde 1856
Faulbaumrindentrockenextrakt, eingestellter 1858
Fc-Funktion von Immunglobulin (2.7.9) 212
Fehlingsche Lösung *R* 442
Fehlingsche Lösung *R* 2 442
Fehlingsche Lösung *R* 3 442
Fehlingsche Lösung *R* 4 442
Felodipin 1859
Felodipinum 1859
Fenbendazol für Tiere 1861
Fenbendazolum ad usum veterinarium 1861
Fenbufen 1862
Fenbufenum 1862
Fenchel, bitterer 1863
Fenchel, süßer 1865
Fenchlorphos *R* 442
D-Fenchon *R* 442
Fenofibrat 1866
Fenofibratum 1866
Fenoterolhydrobromid **4.03**-3899
Fenoteroli hydrobromidum **4.03**-3899
Fentanyl **4.03**-3900
Fentanylcitrat **4.03**-3902
Fentanyli citras **4.03**-3902
Fentanylum **4.03**-3900
Fenticonazoli nitras 1872
Fenticonazolnitrat 1872
Fenvalerat *R* 442
Fermentationsprodukte 712
Ferri chloridum hexahydricum 1758
Ferrocyphen *R* 443
Ferroin-Lösung *R* 443
Ferrosi fumaras 1753
Ferrosi gluconas **4.03**-3877
Ferrosi sulfas heptahydricus **4.03**-3878
Ferrum ad praeparationes homoeopathicae ... **4.01**-3257
Fertiger Impfstoff als Bulk (*siehe* 5.2.1) 603
Fertigzubereitung (*siehe* 5.2.1) 603
Feste Arzneiformen, Wirkstofffreisetzung (2.9.3) ... 240
Feststoffe, Dichte (2.2.42) 68
Fette Öle
– Baumwollsamenöl, hydriertes 1250
– Erdnußöl, hydriertes 1777
– Erdnußöl, raffiniertes 1778
– Kokosfett, raffiniertes 2195
– Maisöl, raffiniertes 2317
– Mandelöl, natives 2326
– Mandelöl, raffiniertes 2327
– Olivenöl, natives 2553
– Olivenöl, raffiniertes 5554
– Rapsöl, raffiniertes 2794
– Rizinusöl, hydriertes 2810
– Rizinusöl, natives 2811
– Sesamöl, raffiniertes 2856
– Sojaöl, hydriertes 2865
– Sojaöl, raffiniertes 2866
– Sonnenblumenöl, raffiniertes 2878
– Weizenkeimöl, natives 3155
– Weizenkeimöl, raffiniertes 3156
Fette Öle
– alkalisch reagierende Substanzen, Grenzprüfung (2.4.19) 109

- Identifizierung durch Dünnschichtchromatographie (2.3.2) ... 99
- Sterole, Grenzprüfung (2.4.23) ... 113
- verharzte ätherische Öle in ätherischen Ölen (2.8.7) ... 226

Fibrinblau *R* ... 443
Fibrini glutinum ... 1874
Fibrin-Kleber ... 1874
Fibrinogen *R* ... 443
Fibrinogen vom Menschen ... 1876
Fibrinogenum humanum ... 1876
Fila non resorbilia sterilia ... 1065
Fila non resorbilia sterilia in fuso ad usum veterinarium ... 1076
Fila resorbilia synthetica monofilamenta sterilia ... 1069
Fila resorbilia synthetica torta sterilia ... 1070
Filter, bakterienzurückhaltende (*siehe* 5.1.1) ... 595
Filum bombycis tortum sterile in fuso ad usum veterinarium ... 1080
Filum ethyleni polyterephthalici sterile in fuso ad usum veterinarium ... 1080
Filum lini sterile in fuso ad usum veterinarium ... 1078
Filum polyamidicum-6 sterile in fuso ad usum veterinarium ... 1078
Filum polyamidicum-6/6 sterile in fuso ad usum veterinarium ... 1079
Finasterid ... 1878
Finasteridum ... 1878
Fischöl, omega-3-Säuren-reiches ... **4.03**-3988
Fixier-Lösung *R* ... 443
Fixierlösung zur IEF auf Polyacrylamidgel *R* ... 443
Flammenphotometrie, Atomemissionsspektroskopie (2.2.22) ... 37
Flecainidacetat ... 1879
Flecainidi acetas ... 1879
Fließverhalten (2.9.16) ... 255
Flohsamen ... 1881
Flohsamen, indische ... 1881
Flohsamenschalen, indische ... 1882

Flores
- *Arnicae flos* ... 1220
- *Aurantii amari flos* ... 1317
- *Calendulae flos* ... 2807
- *Caryophylli flos* ... 1943
- *Chamomillae romanae flos* ... 2175
- *Hibisci sabdariffae flos* ... 2026
- *Lavandulae flos* ... 2216
- *Lupuli flos* ... 2035
- *Malvae sylvestris flos* ... 2325
- *Matricariae flos* ... 2176
- *Papaveris rhoeados flos* ... **4.02**-3586
- *Sambuci flos* ... 2032
- *Tiliae flos* ... 2254
- *Verbasci flos* ... 2190

Flubendazol ... **4.03**-3903
Flubendazolum ... **4.03**-3903
Flucloxacillin-Natrium ... **4.03**-3905
Flucloxacillinum natricum ... **4.03**-3905
Flucytosin ... 1885
Flucytosinum ... 1885
Fludeoxyglucosi[^{18}F] solutio iniectabilis ... 1003
[^{18}F]Fludesoxyglucose-Injektionslösung ... 1003
Fludrocortisonacetat ... 1887
Fludrocortisoni acetas ... 1887
Flüssigchromatographie (2.2.29) ... 47
Flüssigchromatographie mit superkritischen Phasen (2.2.45) ... 74
Flüssige Nasensprays (*siehe* Zubereitungen zur nasalen Anwendung) ... 782
Flüssige Zubereitungen, Prüfung der entnehmbaren Masse (2.9.28) ... 280
Flüssige Zubereitungen zum Einnehmen ... 744
Flüssige Zubereitungen zur Inhalation (*siehe* Zubereitungen zur Inhalation) ... 775
Flüssige Zubereitungen zur kutanen Anwendung ... 747

Flüssige Zubereitungen zur kutanen Anwendung am Tier ... 748
Flüssigkeiten, Färbung (2.2.2) ... 25
Flüssigkeiten zur Zerstäubung (*siehe* Zubereitungen zur Inhalation) ... 776
Flufenaminsäure *R* ... 443
Fluidextrakte (*siehe* Extrakte) ... **4.03**-3766

Fluidextrakte
- Ipecacuanhafluidextrakt, eingestellter ... **4.02**-3575
- Kamillenfluidextrakt ... 2177
- Süßholzwurzelfluidextrakt, eingestellter ethanolischer ... 2919

Flumazenil ... **4.03**-3907
Flumazenilum ... **4.03**-3907
Flumequin ... 1890
Flumequinum ... 1890
Flumetasoni pivalas ... 1891
Flumetasonpivalat ... 1891
Flunitrazepam ... **4.03**-3908
Flunitrazepamum ... **4.03**-3908
Fluocinolonacetonid ... 1894
Fluocinoloni acetonidum ... 1894
Fluocortoloni pivalas ... 1896
Fluocortolonpivalat ... 1896
Fluoranthen *R* ... 443
2-Fluor-2-desoxy-D-glucose *R* ... 443
Fluordinitrobenzol *R* ... 443
Fluoren *R* ... 444
Fluorescamin *R* ... 444
Fluorescein *R* ... 444
Fluorescein-Natrium ... 1897
Fluorescein-Natrium *R* ... 444
Fluoresceinum natricum ... 1897
Fluorid, Grenzprüfung (2.4.5) ... 104
Fluorid-Lösung (10 ppm F) *R* ... 558
Fluorid-Lösung (1 ppm F) *R* ... 558
Fluorimetrie (2.2.21) ... 36
1-Fluor-2-nitro-4-(trifluormethyl)benzol *R* ... 444
Fluorouracil ... 1899
Fluorouracilum ... 1899
Fluoxetinhydrochlorid ... 1900
Fluoxetini hydrochloridum ... 1900
Flupentixoldihydrochlorid ... 1902
Flupentixoli dihydrochloridum ... 1902
Fluphenazindecanoat ... 1905
Fluphenazindihydrochlorid ... 1906
Fluphenazinenantat ... 1908
Fluphenazini decanoas ... 1905
Fluphenazini enantas ... 1908
Fluphenazini hydrochloridum ... 1906
Flurazepamhydrochlorid ... **4.03**-3910
Flurazepami monohydrochloridum ... **4.03**-3910
Flurbiprofen ... 1911
Flurbiprofenum ... 1911
Flußsäure *R* ... 444
Flutamid ... 1912
Flutamidum ... 1912
Flutrimazol ... 1913
Flutrimazolum ... 1913
Foeniculi amari fructus ... 1863
Foeniculi dulcis fructus ... 1865
Fokussierung, isoelektrische (2.2.54) ... 90

Folia
- *Althaeae folium* ... 1751
- *Belladonnae folium* ... 1253
- *Belladonnae pulvis normatus* ... 1257
- *Betulae folium* ... 1308
- *Boldi folium* ... 1330
- *Crataegi folium cum flore* ... 3152
- *Digitalis purpureae folium* ... 1681
- *Eucalypti folium* ... 1846
- *Fraxini folium* ... 1800
- *Ginkgo folium* ... 1944
- *Hamamelidis folium* ... 2005
- *Melissae folium* ... 2342

Ph. Eur. 4. Ausgabe, 3. Nachtrag

– *Menthae piperitae folium* 2640
– *Menyanthidis trifoliatae folium* 1316
– *Orthosiphonis folium* 2578
– *Rosmarini folium* 2814
– *Salviae officinalis folium* **4.01**-3373
– *Salviae trilobae folium* 2825
– *Sennae folium* 2848
– *Stramonii folium* 2908
– *Stramonii pulvis normatus* 2910
– *Uvae ursi folium* 1243
Folsäure **4.03**-3911
Folsäure *R* 444
Formaldehyd, freier, Grenzprüfung (2.4.18) 109
Formaldehydi solutio (35 per centum) 1916
Formaldehyd-Lösung *R* 444
Formaldehyd-Lösung (5 ppm CH$_2$O) *R* 558
Formaldehyd-Lösung 35 % 1916
Formaldehyd-Schwefelsäure *R* 444
Formamid *R* 444
Formamid *R* 1 445
Formamid-Sulfaminsäure-Reagenz *R* 445
Foscarnet-Natrium-Hexahydrat 1917
Foscarnetum natricum hexahydricum 1917
Fosfomycin-Calcium 1919
Fosfomycin-Natrium 1921
Fosfomycin-Trometamol 1922
Fosfomycinum calcicum 1919
Fosfomycinum natricum 1921
Fosfomycinum trometamol 1922
Framycetini sulfas **4.02**-3559
Framycetinsulfat **4.02**-3559
Frangulae cortex 1856
Frangulae corticis extractum siccum normatum 1858
Frauenmantelkraut 1926
Fraxini folium 1800
Freier Formaldehyd, Grenzprüfung (2.4.18) 109
Fremde Agenzien, Prüfung unter Verwendung von
  Küken (2.6.6) 155
Fremde Bestandteile in pflanzlichen Drogen (2.8.2) ... 225
Fremde Ester in ätherischen Ölen (2.8.6) 226
Fremde Öle in fetten Ölen, Prüfung durch DC,
  Grenzprüfung (2.4.21) 110
Fremdviren
  – Prüfung unter Verwendung von Bruteiern (2.6.3) 154
  – Prüfung unter Verwendung von Zellkulturen
    (2.6.5) 155
Friabilität von nicht überzogenen Tabletten (2.9.7) 247
Fruchtdrogen
  – Anis 1205
  – Bitterorangenschale 1320
  – Fenchel, bitterer 1863
  – Fenchel, süßer 1865
  – Hagebuttenschalen 1997
  – Heidelbeeren, frische 2010
  – Heidelbeeren, getrocknete 2011
  – Koriander 2198
  – Kümmel 2199
  – Sägepalmenfrüchte **4.03**-4042
  – Sennesfrüchte, Alexandriner- 2851
  – Sennesfrüchte, Tinnevelly- 2852
  – Sternanis 2903
  – Wacholderbeeren 3135
  – Weißdornfrüchte 3154
Fructose 1927
Fructose *R* 445
Fructosum 1927
Fructus
  – *Anisi fructus* 1205
  – *Anisi stellati fructus* 2903
  – *Aurantii amari epicarpium et mesocarpium* 1320
  – *Carvi fructus* 2199
  – *Coriandri fructus* 2198
  – *Crataegi fructus* 3154
  – *Foeniculi amari fructus* 1863
  – *Foeniculi dulcis fructus* 1865

– *Juniperi pseudo-fructus* 3135
– *Myrtilli fructus recens* 2010
– *Myrtilli fructus siccus* 2011
– *Rosae pseudo-fructus* 1997
– *Sabalis serrulatae fructus* **4.03**-4042
– *Sennae fructus acutifoliae* 2851
– *Sennae fructus angustifoliae* 2852
FSME-Impfstoff (inaktiviert) 806
Fuchsin *R* 445
Fucose *R* 445
Fucus 2960
Funktionalitätsbezogene Eigenschaften
  (*siehe* 1.4) **4.03**-3700
Funktionelle Gruppen, Identitätsreaktionen (2.3.1) 95
Furfural *R* 445
Furosemid 1929
Furosemidum 1929
Furunkulose-Impfstoff (inaktiviert, injizierbar, mit
  öligem Adjuvans) für Salmoniden 915
Fusidinsäure 1930
F_0-Konzept, Anwendung auf die Dampfsterilisation von
  wässrigen Zubereitungen (5.1.5) 599

G

Galactose 1935
Galactose *R* 445
Galactosum 1935
Gallamini triethiodidum 1936
Gallamintriethiodid 1936
Gallii[^{67}Ga] citratis solutio iniectabilis 1006
[^{67}Ga]Galliumcitrat-Injektionslösung 1006
Gallussäure *R* 445
Gasbrand-Antitoxin *(Clostridium novyi)* 975
Gasbrand-Antitoxin *(Clostridium perfringens)* 976
Gasbrand-Antitoxin *(Clostridium septicum)* 977
Gasbrand-Antitoxin (polyvalent) 978
Gaschromatographie
  – Grenzprüfung der Fettsäurenzusammensetzung
    (2.4.22) **4.03**-3713
  – statische Head-space-GC (2.2.28) 45
Gasprüfröhrchen (2.1.6) 21
Gassterilisation (*siehe* 5.1.1) 594
GC, Gaschromatographie (*siehe* 2.2.28) 45
Geflügelpocken-Lebend-Impfstoff (gefriergetrocknet) . 917
Gehaltsbestimmung des ätherischen Öls in Drogen
  (2.8.12) 227
Gehaltsbestimmung, Prüfung (*siehe* 1.4) **4.03**-3699
Gehaltsbestimmung von 1,8-Cineol in ätherischen Ölen
  (2.8.11) 227
Gehaltsbestimmungsmethoden (2.5) 125
Gekreuzte Immunelektrophorese (*siehe* 2.7.1) 198
Gelatina 1938
Gelatine 1938
Gelatine *R* 446
Gelatine, hydrolysierte *R* 446
Gelbfieber-Lebend-Impfstoff 809
Gelbwurz, javanische 1940
Gele (*siehe* Halbfeste Zubereitungen zur kutanen
  Anwendung) **4.03**-3777
  – hydrophile (*siehe* Halbfeste Zubereitungen
    zur kutanen Anwendung) **4.03**-3777
  – lipophile (*siehe* Halbfeste Zubereitungen
    zur kutanen Anwendung) **4.03**-3777
Gentamicini sulfas 1941
Gentamicinsulfat 1941
Gentianae radix 1767
Gentianae tinctura 1766
Geräte (2.1) 17
Geräte und Verfahren, Anforderungen
  (*siehe* 1.2) **4.03**-3696
Geraniol *R* 446
Geranylacetat *R* 446

Ph. Eur. 4. Ausgabe, 3. Nachtrag

20 Gesamtregister

Germanium-Lösung (100 ppm Ge) R 558
Geruch (2.3.4) 100
Geruch und Geschmack von ätherischen Ölen (2.8.8) .. 226
Gesamter organischer Kohlenstoff in Wasser zum
    pharmazeutischen Gebrauch (2.2.44) 73
Gesamtprotein (2.5.33) 140
Gewürznelken 1943
Ginkgo folium 1944
Ginkgoblätter 1944
Ginseng radix 1947
Ginsengwurzel 1947
Ginsenosid Rb$_1$ R 446
Ginsenosid Rf R 447
Ginsenosid Rg$_1$ R 447
Gitoxin R 447
Glasbehältnisse zur pharmazeutischen Verwendung
    (3.2.1) 331
    – Ampullen (3.2.1) 331
    – Behältnisse zur Aufnahme von Blut und Blut-
      produkten (3.2.1) 331
    – Flaschen, Spritzen und Spritzampullen (3.2.1) ... 331
    – Hydrolytische Resistenz (3.2.1) 331
    – Qualität des Glases (3.2.1) 331
Glassintertiegel, Porosität, Vergleichstabelle (2.1.2) 19
Gleichförmigkeit der Masse der abgegebenen Dosen aus
    Mehrdosenbehältnissen (2.9.27) 280
Gleichförmigkeit der Masse einzeldosierter
    Arzneiformen (2.9.5) 246
Gleichförmigkeit des Gehalts einzeldosierter
    Arzneiformen (2.9.6) 246
Glibenclamid 1949
Glibenclamidum 1949
Gliclazid 1950
Gliclazidum 1950
Glipizid 1952
Glipizidum 1952
Globuli velati (*siehe* Homöopathische
    Zubereitungen) **4.01**-3256
Glossar (Darreichungsformen) 743
Glucagon 1953
Glucagon human **4.03**-3917
Glucagonum 1953
Glucagonum humanum **4.03**-3917
D-Glucosaminhydrochlorid R 447
Glucose R 447
Glucose, wasserfreie 1956
Glucose-Lösung (*siehe* Glucose-Sirup) 1959
Glucose-Monohydrat 1957
Glucose-Sirup 1959
Glucose-Sirup, sprühgetrockneter 1960
Glucosum anhydricum 1956
Glucosum liquidum 1959
Glucosum liquidum dispersione desiccatum 1960
Glucosum monohydricum 1957
D-Glucuronsäure R 448
Glutaminsäure 1961
Glutaminsäure R 448
Glutaraldehyd R 448
Glycerol 1962
Glycerol R 448
Glycerol 85 % 1964
Glycerol 85 % R 448
Glyceroldibehenat **4.01**-3293
Glyceroldistearat 1967
Glyceroli dibehenas **4.01**-3293
Glyceroli distearas 1967
Glyceroli monolinoleas 1968
Glyceroli mono-oleates 1970
Glyceroli monostearas 40–55 1971
Glyceroli triacetas 1972
Glyceroli trinitratis solutio **4.02**-3565
Glycerolmazerate (*siehe* Homöopathische
    Zubereitungen) **4.01**-3255
Glycerolmonolinoleat 1968
Glycerolmonooleate 1970

Glycerolmonostearat 40–50 % (*siehe* Glycerolmono-
    stearat 40–55) 1971
Glycerolmonostearat 40–55 1971
Glyceroltriacetat 1972
Glyceroltrinitrat-Lösung **4.02**-3565
Glycerolum 1962
Glycerolum (85 per centum) 1964
Glycidol R 448
Glycin **4.03**-3919
Glycin R 448
Glycinum **4.03**-3919
Glycolsäure R 448
Glycyrrhetinsäure R 448
18α-Glycyrrhetinsäure R 449
Glyoxalbishydroxyanil R 449
Glyoxal-Lösung R 449
Glyoxal-Lösung (20 ppm $C_2H_2O_2$) R 558
Gonadorelin (*siehe* Gonadorelinacetat) 1976
Gonadorelinacetat **4.01**-3294
Gonadorelini acetas **4.01**-3294
Gonadotropinum chorionicum 1520
*Gonadotropinum sericum equinum ad usum
    veterinarium* 2643
Goserelin **4.03**-3920
Goserelinum **4.03**-3920
Gossypii oleum hydrogenatum 1250
Gramicidin 1978
Gramicidinum 1978
Graminis rhizoma 2785
Granulata 750
Granulate 750
    – magensaftresistente (*siehe* Granulate) 751
    – mit veränderter Wirkstofffreisetzung
      (*siehe* Granulate) 751
    – überzogene (*siehe* Granulate) 751
Grenzflächenelektrophorese (*siehe* 2.2.31) 50
Grenzprüfungen (2.4) 101
Grenzwerte für Lösungsmittel-Rückstände in
    Wirkstoffen, Hilfsstoffen und Arzneimitteln
    (*siehe* 5.4) 657
Griseofulvin 1979
Griseofulvinum 1979
Guaifenesin 1980
Guaifenesinum 1980
Guajakharz R 449
Guajazulen R 449
Guanethidini monosulfas **4.01**-3296
Guanethidinmonosulfat **4.01**-3296
Guanidinhydrochlorid R 449
Guanin R 449
Guar 1982
Guar galactomannanum 1983
Guargalactomannan 1983
Gummi, arabisches 1984
Gummi, arabisches R 449
Gummi, sprühgetrocknetes arabisches 1986
Gummi-Lösung, Arabisches- R 450
Gummistopfen für Behältnisse zur Aufnahme wässriger
    Zubereitungen zur parenteralen Anwendung, von
    Pulvern und gefriergetrockneten Pulvern (3.2.9) 345
Gurgellösungen (*siehe* Zubereitungen zur Anwendung
    in der Mundhöhle) **4.01**-3228

H

Hämodialyselösungen **4.03**-3925
Hämodialyselösungen, konzentrierte, Wasser
    zum Verdünnen (*siehe* Wasser zum Verdünnen
    konzentrierter Hämodialyselösungen) 3144
Hämofiltrations- und Hämodiafiltrationslösungen 1994
Hämoglobin R 450
Hämoglobin-Lösung R 450
Haemophilus-Typ-B-Impfstoff (konjugiert) 813

Ph. Eur. 4. Ausgabe, 3. Nachtrag

Hagebuttenschalen	1997
Halbfeste Zubereitungen, Prüfung des entnehmbaren Volumens (2.9.28)	280
Halbfeste Zubereitungen zur Anwendung am Auge (*siehe* Zubereitungen zur Anwendung am Auge)	772
Halbfeste Zubereitungen zur Anwendung am Ohr (*siehe* Zubereitungen zur Anwendung am Ohr)	774
Halbfeste Zubereitungen zur Anwendung in der Mundhöhle (*siehe* Zubereitungen zur Anwendung in der Mundhöhle)	**4.01**-3228
Halbfeste Zubereitungen zur kutanen Anwendung	**4.03**-3775
Halbfeste Zubereitungen zur nasalen Anwendung (*siehe* Zubereitungen zur nasalen Anwendung)	783
Halbfeste Zubereitungen zur rektalen Anwendung (*siehe* Zubereitungen zur rektalen Anwendung)	785
Halbfeste Zubereitungen zur vaginalen Anwendung (*siehe* Zubereitungen zur vaginalen Anwendung)	788
Halbmikrobestimmung von Wasser – Karl-Fischer-Methode (2.5.12)	131
Halofantrinhydrochlorid	1998
Halofantrini hydrochloridum	1998
Haloperidol	**4.03**-3928
Haloperidoldecanoat	2001
Haloperidoli decanoas	2001
Haloperidolum	**4.03**-3928
Halothan	2003
Halothanum	2003
Hamamelidis folium	2005
Hamamelisblätter	2005
Harmonisierung der Arzneibücher (5.8)	697
Harnstoff	2006
Harnstoff *R*	450
Harpagophyti radix	**4.03**-4051
Harpagosid *R*	450
Hartfett	2007
Hartkapseln (*siehe* Kapseln)	754
Hartparaffin	2008
Hauhechelwurzel	2009
Heidelbeeren, frische	2010
Heidelbeeren, getrocknete	2011
Helianthi annui oleum raffinatum	2878
Helium zur Chromatographie *R*	450
Heparin *R*	450
Heparin in Blutgerinnungsfaktoren, Wertbestimmung (2.7.12)	**4.03**-3725
Heparin, Wertbestimmung (2.7.5)	207
Heparina massae molecularis minoris	2014
Heparin-Calcium	2011
Heparine, niedermolekulare	2014
Heparin-Natrium	2013
Heparinum calcicum	2011
Heparinum natricum	2013
Hepatitis-A-Adsorbat-Impfstoff (inaktiviert)	817
Hepatitis-A-Immunglobulin vom Menschen	2018
Hepatitis-A-Impfstoff, Bestimmung der Wirksamkeit (2.7.14)	217
Hepatitis-A-Impfstoff (inaktiviert) (*siehe* Hepatitis-A-Adsorbat-Impfstoff (inaktiviert))	817
Hepatitis-A-Impfstoff (inaktiviert, Virosom)	**4.02**-3461
Hepatitis-A-(inaktiviert)-Hepatitis-B(rDNA)-Adsorbat-Impfstoff	820
Hepatitis-B-Immunglobulin vom Menschen	2018
Hepatitis-B-Immunglobulin vom Menschen zur intravenösen Anwendung	2019
Hepatitis-B-Impfstoff (rDNA)	821
Hepatitis-B-Impfstoff (rDNA), Bestimmung der Wirksamkeit (2.7.15)	218
Hepatitis-Lebend-Impfstoff für Enten	919
HEPES *R*	450
HEPES-Pufferlösung pH 7,5 *R*	565
Heptachlor *R*	450
Heptachlorepoxid *R*	450
Heptafluor-*N*-methyl-*N*-(trimethylsilyl)butanamid *R*	**4.01**-3215
Heptaminolhydrochlorid	2019
Heptaminoli hydrochloridum	2019
Heptan *R*	451
Herbae	
– *Absinthii herba*	3158
– *Agrimoniae herba*	2549
– *Alchemillae herba*	1924
– *Ballotae nigrae herba*	**4.02**-3646
– *Centaurii herba*	2962
– *Centellae asiaticae herba*	3146
– *Chelidonii herba*	2841
– *Equiseti herba*	**4.02**-3645
– *Hyperici herba*	2157
– *Leonuri cardiacae herba*	**4.03**-3930
– *Lythri herba*	1328
– *Millefolii herba*	2838
– *Passiflorae herba*	2612
– *Serpylli herba*	**4.03**-4025
– *Solidaginis herba*	2802
– *Tanaceti parthenii herba*	2429
– *Thymi herba*	**4.01**-3390
– *Violae herba cum floris*	2907
Herpes-Impfstoff (inaktiviert) für Pferde	920
Herstellung, Erläuterung (*siehe* 1.4)	**4.03**-3698
Herstellung unter aseptischen Bedingungen (*siehe* 5.1.1)	595
Herstellungszellkultur (*siehe* 5.2.1)	603
Herzgespannkraut	**4.03**-3930
Hesperidin *R*	451
Hexachlorbenzol *R*	451
α-Hexachlorcyclohexan *R*	451
β-Hexachlorcyclohexan *R*	451
δ-Hexachlorcyclohexan *R*	451
Hexachloroplatin(IV)-säure *R*	451
Hexacosan *R*	451
Hexadimethrinbromid *R*	451
1,1,1,3,3,3-Hexafluorpropan-2-ol *R*	452
Hexamethyldisilazan *R*	452
Hexamidindiisetionat	2021
Hexamidini diisetionas	2021
Hexan *R*	452
Hexansäure *R*	**4.03**-3748
Hexetidin	2022
Hexetidinum	2022
Hexobarbital	2023
Hexobarbitalum	2023
Hexosamine in Polysaccharid-Impfstoffen (2.5.20)	134
Hexylamin *R*	452
Hexylresorcin	2024
Hexylresorcinolum	2024
Hibisci sabdariffae flos	2026
Hibiscusblüten	2026
Histamin, Prüfung (2.6.10)	161
Histamindihydrochlorid	2027
Histamindihydrochlorid *R*	452
Histamini dihydrochloridum	2027
Histamini phosphas	2028
Histamin-Lösung *R*	452
Histaminphosphat	2028
Histaminphosphat *R*	452
Histidin	2029
Histidinhydrochlorid-Monohydrat	2031
Histidini hydrochloridum monohydricum	2031
Histidinmonohydrochlorid *R*	452
Histidinum	2029
Holmiumoxid *R*	452
Holmiumperchlorat-Lösung *R*	452
Holunderblüten	2032
Homatropinhydrobromid	2033
Homatropini hydrobromidum	2033
Homatropini methylbromidum	2034
Homatropinmethylbromid	2034
DL-Homocystein *R*	453
L-Homocysteinthiolactonhydrochlorid *R*	453
Homöopathische Zubereitungen	**4.01**-3255

Homöopathische Zubereitungen, Stoffe für homöopathische Zubereitungen
- Arsen(III)-oxid für homöopathische Zubereitungen ... 1084
- Crocus für homöopathische Zubereitungen ... 1085
- Eisen für homöopathische Zubereitungen ... **4.01**-3257
- Homöopathische Zubereitungen ... **4.01**-3255
- Kaliumsulfat für homöopathische Zubereitungen ... 1086
- Kupfer für homöopathische Zubereitungen ... 1087
- Pflanzliche Drogen für homöopathische Zubereitungen ... **4.01**-3258
- Urtinkturen für homöopathische Zubereitungen ... **4.01**-3256

Hopfenzapfen ... 2035
Hyaluronidase ... 2036
Hyaluronidasum ... 2036
Hydralazinhydrochlorid ... 2038
Hydralazini hydrochloridum ... 2038
Hydrargyri dichloridum ... 2785
Hydrazin R ... 453
Hydrazinsulfat R ... 453
Hydrierte Pflanzenöle, Nickel, Grenzprüfung (2.4.27) ... 122
Hydrochinon R ... 453
Hydrochlorothiazid ... 2039
Hydrochlorothiazidum ... 2039
Hydrocortison ... 2041
Hydrocortisonacetat ... 2044
Hydrocortisonacetat R ... 453
Hydrocortisonhydrogensuccinat ... 2046
Hydrocortisoni acetas ... 2044
Hydrocortisoni hydrogenosuccinas ... 2046
Hydrocortisonum ... 2041
Hydrogencarbonat, Identitätsreaktion (siehe 2.3.1) ... 97
Hydrogenii peroxidum 30 per centum ... 3148
Hydrogenii peroxidum 3 per centum ... 3149
Hydrophile Cremes (*siehe* Halbfeste Zubereitungen zur kutanen Anwendung) ... **4.03**-3777
Hydrophile Gele (*siehe* Halbfeste Zubereitungen zur kutanen Anwendung) ... **4.03**-3777
Hydrophile Salben (*siehe* Halbfeste Zubereitungen zur kutanen Anwendung) ... **4.03**-3777
Hydrophobe Salben (*siehe* Halbfeste Zubereitungen zur kutanen Anwendung) ... **4.03**-3776
Hydroxocobalaminacetat ... 2048
Hydroxocobalaminhydrochlorid ... 2049
Hydroxocobalamini acetas ... 2048
Hydroxocobalamini chloridum ... 2049
Hydroxocobalamini sulfas ... 2051
Hydroxocobalaminsulfat ... 2051
4-Hydroxybenzoesäure R ... 453
Hydroxycarbamid ... 2052
Hydroxycarbamidum ... 2052
Hydroxychinolin R ... 453
Hydroxyethylcellulose ... 2053
Hydroxyethylcellulosum ... 2053
Hydroxyethylis salicylas ... 2056
Hydroxyethylsalicylat ... 2056
4-Hydroxyisophthalsäure R ... 453
Hydroxylaminhydrochlorid R ... 454
Hydroxylaminhydrochlorid-Lösung R 2 ... 454
Hydroxylaminhydrochlorid-Lösung, ethanolische R ... 454
Hydroxylamin-Lösung, alkalische R ... 454
Hydroxylamin-Lösung, alkalische R 1 ... 454
Hydroxylzahl (2.5.3) ... 127
Hydroxymethylfurfural R ... 454
Hydroxynaphtholblau R ... 454
Hydroxypropylcellulose ... 2057
Hydroxypropylcellulosum ... 2057
Hydroxypropyl-β-cyclodextrin R ... 454
12-Hydroxystearinsäure R ... 454
Hydroxyuracil R ... 454
Hydroxyzindihydrochlorid ... 2059
Hydroxyzini hydrochloridum ... 2059
Hymecromon ... 2060
Hymecromonum ... 2060

Hyoscini butylbromidum/Scopolamini butylbromidum ... 1360
Hyoscyamini sulfas ... 2062
Hyoscyaminsulfat ... 2062
Hyoscyaminsulfat R ... 455
Hyperici herba ... 2157
Hyperosid R ... 455
Hypophosphit-Reagenz R ... 455
Hypoxanthin R ... 455
Hypromellose ... 2063
Hypromellosephthalat ... 2064
Hypromellosi phthalas ... 2064
Hypromellosum ... 2063

I

Ibuprofen ... **4.02**-3569
Ibuprofenum ... **4.02**-3569
Ichthammolum ... 1182
Identifizierung fetter Öle durch Dünnschichtchromatographie (2.3.2) ... 99
Identifizierung und Bestimmung von Lösungsmittel-Rückständen, Grenzprüfung (2.4.24) ... 115
Identifizierung von Phenothiazinen durch Dünnschichtchromatographie (2.3.3) ... 100
Identitätsreaktionen auf Ionen und funktionelle Gruppen (2.3.1) ... 95
Idoxuridin ... 2070
Idoxuridinum ... 2070
IE, Immunelektrophorese (*siehe* 2.7.1) ... 198
Iecoris aselli oleum A ... 2219
Iecoris aselli oleum B ... 2225
IEF, isoelektrische Fokussierung (2.2.54) ... 90
Ifosfamid ... 2072
Ifosfamidum ... 2072
Imidazol R ... 455
Imidazol-Pufferlösung pH 6,5 R ... 563
Imidazol-Pufferlösung pH 7,3 R ... 565
Iminobibenzyl R ... 455
Imipenem ... 2074
Imipenemum ... 2074
Imipraminhydrochlorid ... 2075
Imipramini hydrochloridum ... 2075
Immunchemische Methoden (2.7.1) ... 197
Immunelektrophorese (*siehe* 2.7.1) ... 198
- gekreuzte (*siehe* 2.7.1) ... 198
- Methoden (*siehe* 2.7.1) ... 198

Immunglobulin
- Bestimmung der antikomplementären Aktivität (2.6.17) ... 185
- Fc-Funktion (2.7.9) ... 212
Immunglobulin vom Menschen ... **4.03**-3935
Immunglobulin vom Menschen zur intravenösen Anwendung ... 2079

Immunglobuline
- Anti-D-Immunglobulin vom Menschen ... 1209
- Anti-D-Immunglobulin vom Menschen, Bestimmung der Wirksamkeit (2.7.13) ... 216
- Anti-D-Immunglobulin vom Menschen zur intravenösen Anwendung ... 1209
- Hepatitis-A-Immunglobulin vom Menschen ... 2018
- Hepatitis-B-Immunglobulin vom Menschen ... 2018
- Hepatitis-B-Immunglobulin vom Menschen zur intravenösen Anwendung ... 2019
- Immunglobulin vom Menschen ... 2076
- Immunglobulin vom Menschen zur intravenösen Anwendung ... 2079
- Masern-Immunglobulin vom Menschen ... 2332
- Röteln-Immunglobulin vom Menschen ... 2813
- Tetanus-Immunglobulin vom Menschen ... 2975
- Tollwut-Immunglobulin vom Menschen ... 3036
- Varizellen-Immunglobulin vom Menschen ... 3112
- Varizellen-Immunglobulin vom Menschen zur intravenösen Anwendung ... 3113

Ph. Eur. 4. Ausgabe, 3. Nachtrag

Immunoglobulinum humanum anti-D 1209
*Immunoglobulinum humanum anti-D ad usum
  intravenosum* **4.02**-3492
Immunoglobulinum humanum hepatitidis A 2018
Immunoglobulinum humanum hepatitidis B 2018
*Immunoglobulinum humanum hepatitidis B ad usum
  intravenosum* 2019
Immunoglobulinum humanum morbillicum 2332
Immunoglobulinum humanum normale **4.03**-3935
*Immunoglobulinum humanum normale ad usum
  intravenosum* 2079
Immunoglobulinum humanum rabicum 3036
Immunoglobulinum humanum rubellae 2813
Immunoglobulinum humanum tetanicum 2975
Immunoglobulinum humanum varicellae 3112
*Immunoglobulinum humanum varicellae ad usum
  intravenosum* 3113
Immunosera ad usum veterinarium 715
Immunosera ex animale ad usum humanum ... **4.03**-3768
Immunoserum botulinicum 973
*Immunoserum clostridii novyi alpha ad usum
  veterinarium* 985
*Immunoserum clostridii perfringentis beta ad usum
  veterinarium* 986
*Immunoserum clostridii perfringentis epsilon ad usum
  veterinarium* 987
Immunoserum contra venena viperarum europaearum . 979
Immunoserum diphthericum 974
Immunoserum gangraenicum (Clostridium novyi) 975
Immunoserum gangraenicum (Clostridium perfringens) 976
Immunoserum gangraenicum (Clostridium septicum) .. 977
Immunoserum gangraenicum mixtum 978
Immunoserum tetanicum ad usum humanum 980
Immunoserum tetanicum ad usum veterinarium 989
Immunpräzipitationsmethoden (*siehe* 2.7.1) 197
Immunsera für Menschen
  – Botulismus-Antitoxin 973
  – Diphtherie-Antitoxin 974
  – Gasbrand-Antitoxin *(Clostridium novyi)* 975
  – Gasbrand-Antitoxin *(Clostridium perfringens)* ... 976
  – Gasbrand-Antitoxin *(Clostridium septicum)* 977
  – Gasbrand-Antitoxin (polyvalent) 978
  – Immunsera von Tieren zur Anwendung am
    Menschen **4.03**-3768
  – Schlangengift-Immunserum (Europa) 979
  – Tetanus-Antitoxin 980
Immunsera für Tiere
  – *Clostridium-novyi*-Alpha-Antitoxin für Tiere 985
  – *Clostridium-perfringens*-Beta-Antitoxin für Tiere 986
  – *Clostridium-perfringens*-Epsilon-Antitoxin für
    Tiere 987
  – Immunsera für Tiere 715
  – Tetanus-Antitoxin für Tiere 989
Impfstoffe, allgemeine Texte (5.2) 601
Impfstoffe für Menschen
  – BCG-Impfstoff (gefriergetrocknet) 791
  – Cholera-Impfstoff 793
  – Cholera-Impfstoff (gefriergetrocknet) 794
  – Diphtherie-Adsorbat-Impfstoff **4.02**-3453
  – Diphtherie-Adsorbat-Impfstoff für Erwachsene
    und Heranwachsende **4.02**-3455
  – Diphtherie-Tetanus-Adsorbat-Impfstoff ... **4.02**-3456
  – Diphtherie-Tetanus-Adsorbat-Impfstoff für
    Erwachsene und Heranwachsende **4.02**-3458
  – Diphtherie-Tetanus-Hepatitis-B(rDNA)-
    Adsorbat-Impfstoff **4.03**-3781
  – Diphtherie-Tetanus-Pertussis-Adsorbat-
    Impfstoff **4.02**-3459
  – Diphtherie-Tetanus-Pertussis(azellulär, aus
    Komponenten)-Adsorbat-Impfstoff **4.01**-3233
  – Diphtherie-Tetanus-Pertussis(azellulär, aus
    Komponenten)-Haemophilus-Typ-B-
    Adsorbat-Impfstoff **4.01**-3235

– Diphtherie-Tetanus-Pertussis(azellulär, aus
  Komponenten)-Hepatitis-B(rDNA)-
  Adsorbat-Impfstoff **4.01**-3238
– Diphtherie-Tetanus-Pertussis(azellulär, aus
  Komponenten)-Poliomyelitis(inaktiviert)-
  Adsorbat-Impfstoff **4.01**-3241
– Diphtherie-Tetanus-Pertussis(azellulär, aus
  Komponenten)-Poliomyelitis(inaktiviert)-
  Haemophilus-Typ-B(konjugiert)-Adsorbat-
  Impfstoff **4.03**-3783
– Diphtherie-Tetanus-Pertussis-Poliomyelitis
  (inaktiviert)-Adsorbat-Impfstoff **4.03**-3786
– Diphtherie-Tetanus-Pertussis-Poliomyelitis
  (inaktiviert)-Haemophilus-Typ-B(konjugiert)-
  Adsorbat-Impfstoff **4.03**-3789
– FSME-Impfstoff (inaktiviert) 806
– Gelbfieber-Lebend-Impfstoff 809
– Haemophilus-Typ-B-Impfstoff (konjugiert) 813
– Hepatitis-A-Adsorbat-Impfstoff (inaktiviert) 817
– Hepatitis-A-Impfstoff (inaktiviert,
  Virosom) **4.02**-3461
– Hepatitis-A(inaktiviert)-Hepatitis-B(rDNA)-
  Adsorbat-Impfstoff 820
– Hepatitis-B-Impfstoff (rDNA) 821
– Impfstoffe für Menschen **4.02**-3447
– Influenza-Impfstoff (inaktiviert) 823
– Influenza-Spaltimpfstoff (inaktiviert) 825
– Influenza-Spaltimpfstoff aus Oberflächenantigen
  (inaktiviert) 828
– Masern-Lebend-Impfstoff 830
– Masern-Mumps-Röteln-Lebend-Impfstoff 832
– Meningokokken-Polysaccharid-Impfstoff 834
– Mumps-Lebend-Impfstoff 836
– Pertussis-Adsorbat-Impfstoff **4.02**-3466
– Pertussis-Adsorbat-Impfstoff (azellulär, aus
  Komponenten) **4.01**-3244
– Pertussis-Adsorbat-Impfstoff (azellulär,
  co-gereinigt) 843
– Pertussis-Impfstoff **4.02**-3467
– Pneumokokken-Polysaccharid-Impfstoff 847
– Poliomyelitis-Impfstoff (inaktiviert) 850
– Poliomyelitis-Impfstoff (oral) 854
– Röteln-Lebend-Impfstoff 859
– Tetanus-Adsorbat-Impfstoff **4.02**-3468
– Tollwut-Impfstoff aus Zellkulturen für Menschen 863
– Typhus-Impfstoff 866
– Typhus-Impfstoff (gefriergetrocknet) 866
– Typhus-Lebend-Impfstoff, oral (Stamm Ty 21a) . 867
– Typhus-Polysaccharid-Impfstoff **4.02**-3470
– Varizellen-Lebend-Impfstoff 871
Impfstoffe für Tiere
– Adenovirose-Impfstoff (inaktiviert) für Hunde .. 877
– Aktinobazillose-Impfstoff (inaktiviert) für
  Schweine 878
– Aujeszky'sche-Krankheit-Impfstoff (inaktiviert) für
  Schweine 880
– Aujeszky'sche-Krankheit-Lebend-Impfstoff zur
  parenteralen Anwendung (gefriergetrocknet) für
  Schweine 882
– Aviäres-Paramyxovirus-3-Impfstoff (inaktiviert) 888
– Botulismus-Impfstoff für Tiere 890
– Brucellose-Lebend-Impfstoff (gefriergetrocknet)
  für Tiere 895
– Calicivirosis-Impfstoff (inaktiviert) für Katzen .. 900
– Calicivirosis-Lebend-Impfstoff (gefriergetrocknet)
  für Katzen 901
– *Clostridium-chauvoei*-Impfstoff für Tiere 903
– *Clostridium-novyi*-(Typ B)-Impfstoff für Tiere .. 903
– *Clostridium-perfringens*- Impfstoff für Tiere 905
– *Clostridium-septicum*-Impfstoff für Tiere 908
– Colibacillosis-Impfstoff (inaktiviert) für
  neugeborene Ferkel 910
– Colibacillosis-Impfstoff (inaktiviert) für
  neugeborene Wiederkäuer 912
– Egg-Drop-Syndrom-Impfstoff (inaktiviert) 914

Ph. Eur. 4. Ausgabe, 3. Nachtrag

24 Gesamtregister

- Furunkulose-Impfstoff (inaktiviert, injizierbar, mit öligem Adjuvans) für Salmoniden 915
- Geflügelpocken-Lebend-Impfstoff (gefriergetrocknet) 917
- Hepatitis-Lebend-Impfstoff für Enten 919
- Herpes-Impfstoff (inaktiviert) für Pferde 920
- Impfstoffe für Tiere 719
- Infektiöse-Aviäre-Enzephalomyelitis-Lebend-Impfstoff für Geflügel 885
- Infektiöse-Aviäre-Laryngotracheitis-Lebend-Impfstoff für Hühner 887
- Infektiöse-Bovine-Rhinotracheitis-Lebend-Impfstoff (gefriergetrocknet) für Rinder 890
- Infektiöse-Bronchitis-Impfstoff (inaktiviert) für Geflügel 892
- Infektiöse-Bronchitis-Lebend-Impfstoff (gefriergetrocknet) für Geflügel 894
- Infektiöse-Bursitis-Impfstoff (inaktiviert) für Geflügel 897
- Infektiöse-Bursitis-Lebend-Impfstoff (gefriergetrocknet) für Geflügel 899
- Influenza-Impfstoff (inaktiviert) für Pferde 922
- Influenza-Impfstoff (inaktiviert) für Schweine .. 925
- Kaltwasser-Vibriose-Impfstoff (inaktiviert) für Salmoniden 967
- Klassische-Schweinepest-Lebend-Impfstoff (gefriergetrocknet) 954
- Leptospirose-Impfstoff für Tiere 927
- Leukose-Impfstoff (inaktiviert) für Katzen 928
- Marek'sche-Krankheit-Lebend-Impfstoff 929
- Maul-und-Klauenseuche-Impfstoff (inaktiviert) für Wiederkäuer 931
- Milzbrandsporen-Lebend-Impfstoff für Tiere ... 933
- Newcastle-Krankheit-Impfstoff (inaktiviert) 934
- Newcastle-Krankheit-Lebend-Impfstoff (gefriergetrocknet) 936
- Panleukopenie-Impfstoff (inaktiviert) für Katzen 937
- Panleukopenie-Lebend-Impfstoff für Katzen 939
- Parainfluenza-Virus-Lebend-Impfstoff für Hunde 4.03-3795
- Parainfluenza-Virus-Lebend-Impfstoff (gefriergetrocknet) für Rinder 940
- Parvovirose-Impfstoff (inaktiviert) für Hunde ... 942
- Parvovirose-Impfstoff (inaktiviert) für Schweine 943
- Parvovirose-Lebend-Impfstoff für Hunde 945
- Progressive-Rhinitis-atrophicans-Impfstoff (inaktiviert) für Schweine 948
- Respiratorisches-Syncytial-Virus-Lebend-Impfstoff (gefriergetrocknet) für Rinder 947
- Rhinotracheitis-Virus-Impfstoff (inaktiviert) für Katzen 951
- Rhinotracheitis-Virus-Lebend-Impfstoff (gefriergetrocknet) für Katzen 953
- Schweinerotlauf-Impfstoff (inaktiviert) 956
- Staupe-Lebend-Impfstoff (gefriergetrocknet) für Frettchen und Nerze 957
- Staupe-Lebend-Impfstoff (gefriergetrocknet) für Hunde 958
- Tetanus-Impfstoff für Tiere 4.03-3796
- Tollwut-Impfstoff (inaktiviert) für Tiere 962
- Tollwut-Lebend-Impfstoff (oral) für Füchse 964
- Vibriose-Impfstoff (inaktiviert) für Salmoniden . 965
- Virusdiarrhö-Impfstoff (inaktiviert) für Rinder 4.03-3797

Impfstoffe für Tiere
- Bewertung der Unschädlichkeit (5.2.6) 613
- Bewertung der Wirksamkeit (5.2.7) 615
- Substanzen tierischen Ursprungs für die Herstellung (5.2.5) 612
- Zellkulturen für die Herstellung (5.2.4) 609

Impfstoffe, Gehaltsbestimmung von Phenol (2.5.15) ... 132
Implantate (siehe Parenteralia) 760
Imprägnierte Tabletten (siehe Homöopathische Zubereitungen) 4.01-3256
Indapamid 2081
Indapamidum 2081
Indigocarmin *R* 455
Indigocarmin-Lösung *R* 455
Indigocarmin-Lösung *R* 1 456
Indii[^{111}In] chloridi solutio 1007
Indii[^{111}In] oxini solutio 1009
Indii[^{111}In] pentetatis solutio iniectabilis 1010
Indikatormethode, pH-Wert (2.2.4) 28
[^{111}In]Indium(III)-chlorid-Lösung 1007
[^{111}In]Indiumoxinat-Lösung 1009
[^{111}In]Indium-Pentetat-Injektionslösung 1010
Indometacin 2084
Indometacin *R* 456
Indometacinum 2084
Infektiöse fremde Agenzien (siehe 5.2.3) 607
Influenza-Impfstoff (inaktiviert) 823
Influenza-Impfstoff (inaktiviert) für Pferde 922
Influenza-Impfstoff (inaktiviert) für Schweine 925
Influenza-Spaltimpfstoff aus Oberflächenantigen (inaktiviert) 828
Influenza-Spaltimpfstoff (inaktiviert) 825
Infusionszubereitungen (siehe Parenteralia) 759
Ingwerwurzelstock 2085
Inhalanda 775
Injektionszubereitungen (siehe Parenteralia) 758
Insulin als Injektionslösung, Lösliches 2086
Insulin human 4.02-3571
Insulin vom Rind 2090
Insulin vom Schwein 2093
Insulini biphasici iniectabilium 2090
Insulini isophani biphasici iniectabilium 2136
Insulini isophani iniectabilium 2136
Insulini solubilis iniectabilium 2086
Insulini zinci amorphi suspensio iniectabilis 2098
Insulini zinci cristallini suspensio iniectabilis ... 2097
Insulini zinci suspensio iniectabilis 4.01-3299
Insulin-Suspension zur Injektion, biphasische 2090
Insulinum bovinum 2090
Insulinum humanum 4.02-3571
Insulinum porcinum 2093
Insulin-Zink-Kristallsuspension zur Injektion 2097
Insulin-Zink-Suspension zur Injektion 4.01-3299
Insulin-Zink-Suspension zur Injektion, amorphe .. 2098
Insulinzubereitungen zur Injektion 4.01-3300
Interferon-alfa-2-Lösung, konzentrierte 2102
Interferone, Bestimmung der Aktivität (5.6) 681
Interferon-gamma-1b-Lösung, konzentrierte 2106
Interferoni alfa-2 solutio concentrata 2102
Interferoni gamma-1b solutio concentrata 2106
Internationales Einheitensystem (SI) (siehe 1.6) 4.03-3702
Internationales Einheitensystem und andere Einheiten (1.6) 4.03-3702
Interner-Standard-Methode (siehe 2.2.46) 80
In-vivo-Bestimmung der Wirksamkeit von Poliomyelitis-Impfstoff (inaktiviert) (2.7.20) 221
[^{123}I]Iobenguan-Injektionslösung 1011
[^{131}I]Iobenguan-Injektionslösung für diagnostische Zwecke 1013
[^{131}I]Iobenguan-Injektionslösung für therapeutische Zwecke 1014
Iobenguani[^{123}I] solutio iniectabilis 1011
Iobenguani[^{131}I] solutio iniectabilis ad usum diagnosticum 1013
Iobenguani[^{131}I] solutio iniectabilis ad usum therapeuticum 1014
Iod 2111
Iod *R* 456
2-Iodbenzoesäure *R* 456
Iod-Chloroform *R* 456
Iodessigsäure *R* 456
Iodethan *R* 457
2-Iodhippursäure *R* 457
Iodid, Identitätsreaktionen (siehe 2.3.1) 97
Iodid-Lösung (10 ppm I) *R* 558
Iodinati[^{125}I] humani albumini solutio iniectabilis 4.02-3475

Ph. Eur. 4. Ausgabe, 3. Nachtrag

Iod-Lösung *R*	456
Iod-Lösung *R* 1	456
Iod-Lösung *R* 2	456
Iod-Lösung *R* 3	456
Iod-Lösung *R* 4	456
Iod-Lösung, ethanolische *R*	456
Iod-Lösung (0,5 mol · l⁻¹)	570
Iod-Lösung (0,05 mol · l⁻¹)	570
Iod-Lösung (0,01 mol · l⁻¹)	570
[¹³¹I]Iodmethylnorcholesterol-Injektionslösung	1015
Iodmonobromid *R*	457
Iodmonobromid-Lösung *R*	457
Iodmonochlorid *R*	**4.03**-3749
Iodmonochlorid-Lösung *R*	**4.03**-3749
Iodplatin-Reagenz *R*	457
Iodum	2111
Ioduracil *R*	457
Iod(V)-oxid, gekörntes *R*	457
Iodwasserstoffsäure *R*	457
Iodzahl (2.5.4)	**4.03**-3721
Iohexol	2112
Iohexolum	2112
Ionen, Identitätsreaktionen (2.3.1)	95
Ionen und funktionelle Gruppen, Identitätsreaktionen (2.3.1)	95
Ionenaustauscher zur Chromatographie *R*	458
Ionenaustauscher zur Umkehrphasen-Chromatographie *R*	458
Ionenkonzentration, Bestimmung unter Verwendung ionenselektiver Elektroden (2.2.36)	60
Ionenselektive Elektroden, Bestimmung der Ionenkonzentration (2.2.36)	60
Iopamidol	2116
Iopamidolum	2116
Iopansäure	2118
Iotalaminsäure	2119
Ioxaglinsäure	**4.01**-3303
Ipecacuanhae extractum fluidum normatum	**4.02**-3575
Ipecacuanhae pulvis normatus	2121
Ipecacuanhae radix	2123
Ipecacuanhae tinctura normata	2122
Ipecacuanhafluidextrakt, eingestellter	**4.02**-3575
Ipecacuanhapulver, eingestelltes	2121
Ipecacuanhatinktur, eingestellte	2122
Ipecacuanhawurzel	2123
Ipratropii bromidum	2124
Ipratropiumbromid	2124
IR-Spektroskopie (2.2.24)	39
Isatin *R*	458
Isatin-Reagenz *R*	458
Isländisches Moos/Isländische Flechte	2126
Isoamylalkohol *R*	458
Isoandrosteron *R*	458
Isobutylmethylketon *R*	458
Isobutylmethylketon *R* 1	458
Isobutylmethylketon *R* 3	**4.03**-3749
Isoconazol	2127
Isoconazoli nitras	2128
Isoconazolnitrat	2128
Isoconazolum	2127
Isodrin *R*	458
Isoelektrische Fokussierung (2.2.54)	90
Isoelektrische Fokussierung in Kapillaren (*siehe* 2.2.47)	84
Isofluran	2130
Isofluranum	2130
Isoleucin	2132
Isoleucinum	2132
Isomalt	**4.02**-3576
Isomaltum	**4.02**-3576
Isomenthol *R*	459
(+)-Isomenthon *R*	459
Isoniazid	2135
Isoniazidum	2135
Isophan-Insulin-Suspension zur Injektion	2136
Isophan-Insulin-Suspension zur Injektion, biphasische	2136

Isoprenalinhydrochlorid	2137
Isoprenalini hydrochloridum	2137
Isoprenalini sulfas	2138
Isoprenalinsulfat	2138
Isopropylamin *R*	459
Isopropylis myristas	**4.03**-3935
Isopropylis palmitas	**4.03**-3938
Isopropylmyristat	**4.03**-3935
Isopropylmyristat *R*	459
Isopropylpalmitat	**4.03**-3938
4-Isopropylphenol *R*	459
Isopulegol *R*	**4.01**-3215
Isoquercitrosid *R*	459
Isosorbiddinitrat, verdünntes	2141
Isosorbidi dinitras dilutus	2141
Isosorbidi mononitras dilutus	2143
Isosorbidmononitrat, verdünntes	2143
Isotretinoin	2145
Isotretinoinum	2145
Isoxsuprinhydrochlorid	2147
Isoxsuprini hydrochloridum	2147
Itraconazol	2149
Itraconazolum	2149
Ivermectin	**4.02**-3578
Ivermectinum	**4.02**-3578
IZ, Iodzahl (*siehe* 2.5.4)	**4.03**-3721

J

Johannisbrotkernmehl *R*	459
Johanniskraut	2157
Josamycin	**4.01**-3309
Josamycini propionas	**4.01**-3310
Josamycinpropionat	**4.01**-3310
Josamycinum	**4.01**-3309
Juniperi aetheroleum	**4.01**-3399
Juniperi pseudo-fructus	3135

K

Kaffeesäure *R*	460
Kalii acetas	2161
Kalii bromidum	**4.02**-3583
Kalii carbonas	2162
Kalii chloridum	2163
Kalii citras	2164
Kalii clavulanas	**4.02**-3584
Kalii dihydrogenophosphas	2168
Kalii hydrogenocarbonas	2168
Kalii hydrogentartras	**4.01**-3315
Kalii hydroxidum	2169
Kalii iodidum	2170
Kalii natrii tartras tetrahydricus	**4.01**-3316
Kalii nitras	2172
Kalii perchloras	**4.01**-3317
Kalii permanganas	2173
Kalii sorbas	2174
Kalii sulfas ad praeparationes homoeopathicae	1086
Kalium, Grenzprüfung (2.4.12)	108
Kalium, Identitätsreaktionen (*siehe* 2.3.1)	98
Kaliumacetat	2161
Kaliumantimonoxidtartrat *R*	460
Kaliumbromat *R*	460
Kaliumbromat *RV*	568
Kaliumbromat-Lösung (0,0333 mol · l⁻¹)	570
Kaliumbromat-Lösung (0,02 mol · l⁻¹)	570
Kaliumbromat-Lösung (0,0167 mol · l⁻¹)	570
Kaliumbromat-Lösung (0,0083 mol · l⁻¹)	570
Kaliumbromid	**4.02**-3583
Kaliumbromid *R*	460
Kaliumcarbonat	2162

Ph. Eur. 4. Ausgabe, 3. Nachtrag

Kaliumcarbonat *R* 460
Kaliumchlorat *R* 460
Kaliumchlorid 2163
Kaliumchlorid *R* 460
Kaliumchlorid-Lösung (0,1 mol · l⁻¹) *R* 460
Kaliumchromat *R* 460
Kaliumchromat-Lösung *R* 460
Kaliumcitrat 2164
Kaliumcitrat *R* 460
Kaliumclavulanat **4.02**-3584
Kaliumcyanid *R* 460
Kaliumcyanid-Lösung *R* 461
Kaliumcyanid-Lösung, bleifreie *R* 461
Kaliumdichromat *R* 461
Kaliumdichromat-Lösung *R* 461
Kaliumdichromat-Lösung *R* 1 461
Kaliumdichromat-Lösung (0,0167 mol · l⁻¹) 570
Kaliumdichromat-Salpetersäure-Reagenz *R* ... 461
Kaliumdihydrogenphosphat 2168
Kaliumdihydrogenphosphat *R* 461
Kaliumdihydrogenphosphat-Lösung (0,2 mol · l⁻¹) *R* .. 461
Kaliumfluorid *R* 461
Kaliumhexacyanoferrat(II) *R* 461
Kaliumhexacyanoferrat(II)-Lösung *R* 461
Kaliumhexacyanoferrat(III) *R* 461
Kaliumhexacyanoferrat(III)-Lösung *R* 461
Kaliumhexahydroxoantimonat(V) *R* 461
Kaliumhexahydroxoantimonat(V)-Lösung *R* ... 461
Kaliumhydrogencarbonat 2168
Kaliumhydrogencarbonat *R* 462
Kaliumhydrogencarbonat-Lösung, methanolische,
   gesättigte *R* 462
Kaliumhydrogenphthalat *R* 462
Kaliumhydrogenphthalat *R V* 568
Kaliumhydrogenphthalat-Lösung (0,1 mol · l⁻¹) 570
Kaliumhydrogenphthalat-Lösung (0,2 mol · l⁻¹) *R* .. 462
Kaliumhydrogensulfat *R* 462
Kaliumhydrogentartrat **4.01**-3315
Kaliumhydrogentartrat *R* 462
Kaliumhydroxid 2169
Kaliumhydroxid *R* 462
Kaliumhydroxid-Lösung (1 mol · l⁻¹) 570
Kaliumhydroxid-Lösung (0,1 mol · l⁻¹) 570
Kaliumhydroxid-Lösung, ethanolische *R* 462
Kaliumhydroxid-Lösung, ethanolische *R* 1 462
Kaliumhydroxid-Lösung (2 mol · l⁻¹), ethanolische *R* .. 462
Kaliumhydroxid-Lösung (0,5 mol · l⁻¹), ethanolische .. 570
Kaliumhydroxid-Lösung (0,1 mol · l⁻¹), ethanolische .. 571
Kaliumhydroxid-Lösung (0,01 mol · l⁻¹), ethanolische . 571
Kaliumhydroxid-Lösung (0,5 mol · l⁻¹)
   in Ethanol 60 % 571
Kaliumhydroxid-Lösung (0,5 mol · l⁻¹)
   in Ethanol 10 % *R* 462
Kaliumiodat *R* 462
Kaliumiodat-Lösung (0,05 mol · l⁻¹) 571
Kaliumiodid 2170
Kaliumiodid *R* 462
Kaliumiodid-Lösung *R* 462
Kaliumiodid-Lösung, gesättigte *R* **4.01**-3216
Kaliumiodid-Lösung (0,001 mol · l⁻¹) 571
Kaliumiodid-Stärke-Lösung *R* 463
Kalium-Lösung (100 ppm K) *R* 558
Kalium-Lösung (20 ppm K) *R* 558
Kaliummonohydrogenphosphat 2171
Kaliummonohydrogenphosphat *R* 463
Kaliumnatriumtartrat *R* 463
Kaliumnatriumtartrat-Tetrahydrat **4.01**-3316
Kaliumnitrat 2172
Kaliumnitrat *R* 463
Kaliumperchlorat **4.01**-3317
Kaliumperiodat *R* 463
Kaliumpermanganat 2173
Kaliumpermanganat *R* 463
Kaliumpermanganat-Lösung *R* 463
Kaliumpermanganat-Lösung (0,02 mol · l⁻¹) 571

Kaliumpermanganat-Phosphorsäure *R* 463
Kaliumperrhenat *R* 463
Kaliumpersulfat *R* 463
Kaliumplumbit-Lösung *R* 463
Kaliumsorbat 2174
Kaliumsulfat *R* 463
Kaliumsulfat für homöopathische Zubereitungen 1086
Kaliumtartrat *R* 463
Kaliumtetraoxalat *R* 464
Kaliumthiocyanat *R* 464
Kaliumthiocyanat-Lösung *R* 464
Kamille, römische **4.03**-3943
Kamillenblüten 2176
Kamillenfluidextrakt 2177
Kanamycini monosulfas 2179
Kanamycini sulfas acidus 2180
Kanamycinmonosulfat 2179
Kanamycinsulfat, saures 2180
Kaolin, leichtes *R* 464
Kaolinum ponderosum 3040
Kapillarelektrophorese (2.2.47) 80
Kapillarelektrophorese in freier Lösung (*siehe* 2.2.47) .. 82
Kapillar-Gelelektrophorese (*siehe* 2.2.47) 83
Kapillarmethode – Schmelztemperatur (2.2.14) 33
Kapillarviskosimeter (2.2.9) 30
Kapseln 754
   – magensaftresistente (*siehe* Kapseln) 755
   – mit veränderter Wirkstofffreisetzung
     (*siehe* Kapseln) 755
   – Zerfallszeit (2.9.1) **4.02**-3429
   – zur Anwendung in der Mundhöhle
     (*siehe* Zubereitungen zur Anwendung
     in der Mundhöhle) **4.01**-3230
Karl-Fischer-Lösung *R* 464
Karl-Fischer-Methode (2.5.12) (*siehe* Halbmikro-
   bestimmung von Wasser – Karl-Fischer-Methode
   (2.5.12)) 131
Kartoffelstärke **4.03**-3944
Katholytlösung zur isoelektrischen Fokussierung
   pH 3 bis 5 *R* 464
Kationenaustauscher *R* 464
Kationenaustauscher *R* 1 465
Kationenaustauscher, Calciumsalz, stark saurer *R* 465
Kationenaustauscher, schwach saurer *R* 465
Kationenaustauscher, stark saurer *R* 465
Kernresonanzspektroskopie (2.2.33) 57
Ketaminhydrochlorid 2183
Ketamini hydrochloridum 2183
Ketoconazol 2184
Ketoconazolum 2184
Ketoprofen **4.03**-3945
Ketoprofenum **4.03**-3945
Ketotifenhydrogenfumarat 2187
Ketotifeni hydrogenofumaras 2187
Kieselgel, belegt mit Albumin vom Menschen, zur
   Chromatographie *R* 467
Kieselgel G *R* 465
Kieselgel GF$_{254}$ *R* 465
Kieselgel H *R* 466
Kieselgel H, silanisiertes *R* 466
Kieselgel HF$_{254}$ *R* 466
Kieselgel HF$_{254}$, silanisiertes *R* 466
Kieselgel OD zur chiralen Trennung *R* 466
Kieselgel zur Ausschlußchromatographie *R* 466
Kieselgel zur Chromatographie *R* 466
Kieselgel zur Chromatographie,
   aminohexadecylsilyliertes *R* 467
Kieselgel zur Chromatographie,
   aminopropylmethylsilyliertes *R* 467
Kieselgel zur Chromatographie,
   aminopropylsilyliertes *R* 467
Kieselgel zur Chromatographie, Amylosederivat *R* 467
Kieselgel zur Chromatographie, butylsilyliertes *R* 467
Kieselgel zur Chromatographie,
   cyanopropylsilyliertes *R* 467

Ph. Eur. 4. Ausgabe, 3. Nachtrag

Kieselgel zur Chromatographie,
  cyanopropylsilyliertes *R* 1 467
Kieselgel zur Chromatographie,
  cyanopropylsilyliertes *R* 2 467
Kieselgel zur Chromatographie,
  dihydroxypropylsilyliertes *R* 468
Kieselgel zur Chromatographie,
  diisobutyloctadecylsilyliertes *R* **4.01**-3216
Kieselgel zur Chromatographie,
  dimethyloctadecylsilyliertes *R* 468
Kieselgel zur Chromatographie, hexylsilyliertes *R* 468
Kieselgel zur Chromatographie, hydrophiles *R* 468
Kieselgel zur Chromatographie,
  octadecanoylaminopropylsilyliertes *R* 468
Kieselgel zur Chromatographie, octadecylsilyliertes *R* . 468
Kieselgel zur Chromatographie, octadecylsilyliertes *R* 1 468
Kieselgel zur Chromatographie, octadecylsilyliertes *R* 2 468
Kieselgel zur Chromatographie, octadecylsilyliertes,
  desaktiviertes *R* 468
Kieselgel zur Chromatographie, octadecylsilyliertes,
  nachsilanisiertes *R* 469
Kieselgel zur Chromatographie, octadecylsilyliertes,
  nachsilanisiertes, desaktiviertes *R* 469
Kieselgel zur Chromatographie, octylsilyliertes *R* 469
Kieselgel zur Chromatographie, octylsilyliertes *R* 1 ... 469
Kieselgel zur Chromatographie, octylsilyliertes *R* 2 ... 469
Kieselgel zur Chromatographie, octylsilyliertes,
  desaktiviertes *R* 469
Kieselgel zur Chromatographie, octylsilyliertes,
  nachsilanisiertes *R* 469
Kieselgel zur Chromatographie, phenylsilyliertes *R* ... 469
Kieselgel zur Chromatographie, phenylsilyliertes *R* 1 .. 469
Kieselgel zur Chromatographie, trimethylsilyliertes *R* . 470
Kieselgel-Anionenaustauscher *R* 466
Kieselgur *R* 470
Kieselgur G *R* 470
Kieselgur zur Gaschromatographie *R* 470
Kieselgur zur Gaschromatographie *R* 1 470
Kieselgur zur Gaschromatographie *R* 2 471
Kieselgur zur Gaschromatographie, silanisiertes *R* 471
Kieselgur zur Gaschromatographie, silanisiertes *R* 1 ... 471
Kieselgur-Filtrierhilfsmittel *R* 470
Kinematische Viskosität (*siehe* 2.2.8) 30
Kjeldahl-Bestimmung, Halbmikro-Methode (2.5.9) ... 130
Klarheit und Opaleszenz von Flüssigkeiten (2.2.1) 25
Klatschmohnblüten **4.02**-3586
Knoblauchpulver 2189
Koagulationsfaktor-V-Lösung *R* 471
Königskerzenblüten/Wollblumen 2190
Kohle, medizinische 2192
Kohlendioxid 2193
Kohlendioxid *R* 471
Kohlendioxid *R* 1 471
Kohlendioxid *R* 2 471
Kohlendioxid in Gasen (2.5.24) 135
Kohlenmonoxid *R* 471
Kohlenmonoxid *R* 1 471
Kohlenmonoxid in Gasen (2.5.25) 136
[^{15}O]Kohlenmonoxid 1016
Kohlenwasserstoffe zur Gaschromatographie *R* 472
Kokosfett, raffiniertes **4.03**-3946
Kolasamen 2196
Kombinationsimpfstoff (*siehe* 5.2.1) 604
Komplexometrische Titrationen (2.5.11) 130
  – Aluminium (2.5.11) 130
  – Bismut (2.5.11) 130
  – Blei (2.5.11) 131
  – Calcium (2.5.11) 131
  – Magnesium (2.5.11) 131
  – Zink (2.5.11) 131
Kongorot *R* 472
Kongorot-Fibrin *R* **4.01**-3216
Kongorot-Lösung *R* 472
Kongorot-Papier *R* 472
Konservierung, ausreichende, Prüfung (5.1.3) 597

Ph. Eur. 4. Ausgabe, 3. Nachtrag

Konsistenz, Prüfung der Penetrometrie (2.9.9) 248
Kontinuierliche Zelllinien (*siehe* 5.2.3) 607
Kontrollzellen (*siehe* 5.2.1) 603
Konzentrate zum Herstellen eines Tauchbads
  (*siehe* Flüssige Zubereitungen zur kutanen
  Anwendung am Tier) 748
Konzentrate zur Herstellung von Infusionszubereitungen
  (*siehe* Parenteralia) 759
Konzentrate zur Herstellung von Injektionszubereitungen
  (*siehe* Parenteralia) 759
Konzentrationsangaben, Definition (*siehe* 1.2) .. **4.03**-3697
Konzentrierte Zubereitungen (*siehe* Homöopathische
  Zubereitungen) **4.01**-3255
Konzentrische Säule für die Gaschromatographie *R* ... 472
Koriander 2198
Krautdrogen
  – Blutweiderichkraut 1328
  – Frauenmantelkraut 1926
  – Herzgespannkraut **4.03**-3930
  – Johanniskraut 2157
  – Mutterkraut 2429
  – Odermennigkraut 2549
  – Passionsblumenkraut 2612
  – Quendelkraut **4.03**-4025
  – Riesengoldrutenkraut 2802
  – Schachtelhalmkraut **4.02**-3645
  – Schafgarbenkraut 2838
  – Schöllkraut 2841
  – Schwarznesselkraut **4.02**-3646
  – Stiefmütterchen mit Blüten, wildes 2907
  – Tausendgüldenkraut 2962
  – Thymian **4.01**-3390
  – Wassernabelkraut, asiatisches 3146
  – Wermutkraut 3158
Kristalldichte (*siehe* 2.2.42) 68
Kristallviolett *R* 472
Kristallviolett-Lösung *R* 472
[^{81m}Kr]Krypton zur Inhalation 1018
Kryptonum[^{81m}Kr] ad inhalationem 1018
Kümmel 2199
Kugelfallviskosimeter-Methode (2.2.49) 89
Kunststoffadditive (3.1.13) **4.03**-3739
Kunststoffbehältnisse und -verschlüsse für pharma-
  zeutische Zwecke (3.2.2) 335
Kunststoffbehältnisse zur Aufnahme wässriger
  Infusionszubereitungen (3.2.2.1) 336
Kunststoffe auf Polyvinylchlorid-Basis (weichmacher-
  frei) für Behältnisse zur Aufnahme nicht injizierbarer,
  wässriger Lösungen (3.1.10) **4.03**-3737
Kunststoffe auf Polyvinylchlorid-Basis (weichmacher-
  frei) für Behältnisse zur Aufnahme trockener
  Darreichungsformen zur oralen Anwendung
  (3.1.11) **4.02**-3433
Kunststoffe auf Polyvinylchlorid-Basis (weichmacher-
  haltig) für Behältnisse zur Aufnahme von Blut und
  Blutprodukten vom Menschen (3.1.1.1) 285
Kunststoffe auf Polyvinylchlorid-Basis (weichmacher-
  haltig) für Behältnisse zur Aufnahme wässriger
  Lösungen zur intravenösen Infusion (3.1.14) 322
Kunststoffe auf Polyvinylchlorid-Basis (weichmacher-
  haltig) für Schläuche in Transfusionsbestecken für
  Blut und Blutprodukte (3.1.1.2) 290
Kupfer *R* 472
Kupfer für homöopathische Zubereitungen 1087
Kupferedetat-Lösung *R* 473
Kupfer(II)-acetat *R* 472
Kupfer(II)-chlorid *R* 472
Kupfer(II)-citrat-Lösung *R* 473
Kupfer(II)-citrat-Lösung *R* 1 473
Kupfer(II)-Ethylendiaminhydroxid-Lösung (1 mol · l^{-1}) 571
Kupfer(II)-nitrat *R* 473
Kupfer(II)-sulfat *R* 472
Kupfer(II)-sulfat, wasserfreies 2200
Kupfer(II)-sulfat-Lösung *R* 473
Kupfer(II)-sulfat-Lösung (0,02 mol · l^{-1}) 571

28 Gesamtregister

Kupfer(II)-sulfat-Pentahydrat 2201
Kupfer(II)-tetrammin-Reagenz *R* 473
Kupfer-Lösung (0,1 % Cu) *R* 558
Kupfer-Lösung (1000 ppm Cu), ölige *R* **4.03**-3754
Kupfer-Lösung (10 ppm Cu) *R* 558
Kupfer-Lösung (0,1 ppm Cu) *R* 558
Kupfersulfat-Pufferlösung pH 4,0 *R* 562

L

Labetalolhydrochlorid 2205
Labetaloli hydrochloridum 2205
Lacca 2839
Lackmus *R* 473
Lackmuspapier, blaues *R* 473
Lackmuspapier, rotes *R* 473
Lactat, Identitätsreaktion (*siehe* 2.3.1) 98
Lactitol-Monohydrat 2207
Lactitolum monohydricum 2207
Lactobionsäure *R* 474
Lactose *R* 474
Lactose, wasserfreie 2208
Lactose-Monohydrat 2210
Lactosum anhydricum 2208
Lactosum monohydricum 2210
Lactulose **4.03**-3951
Lactulose-Lösung (*siehe* Lactulose-Sirup) **4.03**-3953
Lactulose-Sirup **4.03**-3953
Lactulosum **4.03**-3951
Lactulosum liquidum **4.03**-3953
Lagerung (*siehe* 1.4) **4.03**-3699
Laminarflow-Bank (*siehe* 2.6.1) 149
Lanthan(III)-chlorid-Lösung *R* 474
Lanthan(III)-oxid *R* 474
Lanthannitrat *R* 474
Lanthannitrat-Lösung *R* 474
Lanugo cellulosi absorbens 3118
Lanugo gossypii absorbens 3117
Laurinsäure *R* **4.03**-3749
Laurylalkohol *R* 474
Lavandulae aetheroleum **4.01**-3321
Lavandulae flos 2216
Lavandulol *R* 474
Lavandulylacetat *R* 474
Lavendelblüten 2216
Lavendelöl **4.01**-3321
LC, liquid chromatography (*siehe* 2.2.29) 47
LCR, Ligase-Kettenreaktion (*siehe* 2.6.21) 190
Lebertran (Typ A) 2219
Lebertran (Typ B) 2225
Leinenfaden im Fadenspender für Tiere, steriler 1078
Leinsamen 2230
Leitfähigkeit (2.2.38) 62
Leitlinie für Lösungsmittel-Rückstände
  (CPMP/ICH/283/95) (*siehe* 5.4) 657
Leonuri cardiacae herba **4.03**-3930
Leptospirose-Impfstoff für Tiere 927
Leucin 2230
Leucin *R* 475
Leucinum 2230
Leukose-Impfstoff (inaktiviert) für Katzen 928
Leukose-Viren, Prüfung (2.6.4) 154
Leuprorelin 2231
Leuprorelinum 2231
Levamisol für Tiere 2233
Levamisolhydrochlorid 2235
Levamisoli hydrochloridum 2235
Levamisolum ad usum veterinarium 2233
Levistici radix **4.02**-3591
Levocabastinhydrochlorid 2237
Levocabastini hydrochloridum 2237
Levocarnitin 2239
Levocarnitinum 2239

Levodopa 2240
Levodopum 2240
Levodropropizin **4.01**-3322
Levodropropizinum **4.01**-3322
Levomenol *R* 475
Levomentholum 2344
Levomepromazinhydrochlorid 2243
Levomepromazini hydrochloridum 2243
Levomepromazini maleas 2244
Levomepromazinmaleat 2244
Levonorgestrel 2246
Levonorgestrelum 2246
Levothyroxin-Natrium 2247
Levothyroxinum natricum 2247
Lichen islandicus 2126
Lidocain 2249
Lidocainhydrochlorid 2250
Lidocaini hydrochloridum 2250
Lidocainum 2249
Liebstöckelwurzel **4.02**-3591
Ligase-Kettenreaktion (*siehe* 2.6.21) 190
Limonen *R* 475
Limonis aetheroleum **4.01**-3276
Linalool *R* 475
Linalylacetat *R* 475
Lincomycinhydrochlorid-Monohydrat 2252
Lincomycini hydrochloridum 2252
Lindan 2253
Lindan *R* 476
Lindanum 2253
Lindenblüten 2254
Lini semen 2230
Linolensäure *R* **4.03**-3749
Linolsäure *R* **4.03**-3749
Liothyronin-Natrium 2255
Liothyroninum natricum 2255
Lipophile Cremes (*siehe* Halbfeste Zubereitungen
  zur kutanen Anwendung) **4.03**-3777
Lipophile Gele (*siehe* Halbfeste Zubereitungen
  zur kutanen Anwendung) **4.03**-3777
Lipophile Suppositorien, Erweichungszeit
  (2.9.22) **4.03**-3732
Liquiritiae extractum fluidum ethanolicum normatum 2919
Liquiritiae radix 2917
Lisinopril-Dihydrat 2257
Lisinoprilum dihydricum 2257
Lithii carbonas 2259
Lithii citras 2260
Lithium *R* 476
Lithiumcarbonat 2259
Lithiumcarbonat *R* 476
Lithiumchlorid *R* 476
Lithiumcitrat 2260
Lithiumhydroxid *R* 476
Lithiummetaborat *R* 476
Lithiummethanolat-Lösung (0,1 mol · l^{-1}) 571
Lithiumsulfat *R* 476
Lobelinhydrochlorid **4.02**-3592
Lobelini hydrochloridum **4.02**-3592
Lösliche Pulver, Prüfung auf Sterilität (*siehe* 2.6.1) 152
Löslichkeit von ätherischen Ölen in Ethanol (2.8.10) .. 226
Lösung zur DC-Eignungsprüfung *R* 476
Lösungen zum Einnehmen (*siehe* Flüssige Zubereitungen
  zum Einnehmen) 745
Lösungen zur Anwendung am Zahnfleisch
  (*siehe* Zubereitungen zur Anwendung
  in der Mundhöhle) **4.01**-3228
Lösungen zur Anwendung in der Mundhöhle
  (*siehe* Zubereitungen zur Anwendung
  in der Mundhöhle) **4.01**-3228
Lösungen zur Aufbewahrung von Organen 2262
Lösungsmittel, Definition (*siehe* 1.2) **4.03**-3697
Lösungsmittel-Rückstände (5.4) 655
– Identifizierung und Bestimmung, Grenzprüfung
  (2.4.24) 115

Ph. Eur. 4. Ausgabe, 3. Nachtrag

Loganin *R* 476
Lomustin 2263
Lomustinum 2263
Loperamidhydrochlorid 2265
Loperamidi hydrochloridum 2265
Lorazepam 2267
Lorazepamum 2267
Lovastatin 2268
Lovastatinum 2268
Lowry-Methode (*siehe* 2.5.33) 141
Luft zur medizinischen Anwendung 2270
Luft zur medizinischen Anwendung, künstliche **4.03**-3955
Lumiflavin *R* **4.02**-3439
Lupuli flos 2035
Lutschpastillen (*siehe* Zubereitungen zur Anwendung
   in der Mundhöhle) **4.01**-3229
Lutschtabletten (*siehe* Zubereitungen zur Anwendung
   in der Mundhöhle) **4.01**-3229
 – gepresste (*siehe* Zubereitungen zur Anwendung
   in der Mundhöhle) **4.01**-3229
Lynestrenol 2273
Lynestrenolum 2273
Lysinhydrochlorid 2275
Lysini hydrochloridum 2275
Lythri herba 1328

M

Macrogol 6 glyceroli caprylocapras 2282
Macrogol 200 *R* 476
Macrogol 200 *R* 1 477
Macrogol 300 *R* 477
Macrogol 400 *R* 477
Macrogol 1000 *R* 477
Macrogol 1500 *R* 477
Macrogol 20 000 *R* 477
Macrogola 2280
Macrogoladipat *R* 477
Macrogolcetylstearylether 2279
Macrogole 2280
Macrogolglyceridorum caprylocaprates 2283
Macrogolglyceridorum laurates 2286
Macrogolglyceridorum linoleates 2288
Macrogolglyceridorum oleates 2289
Macrogolglyceridorum stearates 2292
Macrogol-6-glycerolcaprylocaprat 2282
Macrogolglycerolcaprylocaprate 2283
Macrogolglycerolcocoate 2284
Macrogolglycerolhydroxystearat 2285
Macrogolglyceroli cocoates 2284
Macrogolglyceroli hydroxystearas 2285
Macrogolglyceroli ricinoleas 2290
Macrogolglycerollaurate 2286
Macrogolglycerollinoleate 2288
Macrogol-20-glycerolmonostearat **4.01**-3327
Macrogolglycerololeate 2289
Macrogolglycerolricinoleat 2290
Macrogolglycerolstearate 2292
Macrogoli aether cetostearylicus 2279
Macrogoli aether stearylicus 2298
Macrogoli aetherum laurilicum **4.01**-3328
Macrogoli aetherum oleicum **4.01**-3329
Macrogoli 20 glyceroli monostearas **4.01**-3327
Macrogoli oleas 2294
Macrogoli stearas 2297
Macrogollaurylether **4.01**-3328
Macrogol-23-laurylether *R* 477
Macrogol-20 000-nitroterephthalat *R* 477
Macrogololeate 2294
Macrogololeylether **4.01**-3329
Macrogolstearate 2297
Macrogolstearylether 2298
Macrogolsuccinat *R* 477

Ph. Eur. 4. Ausgabe, 3. Nachtrag

Mäusedornwurzelstock **4.02**-3597
Magaldrat 2299
Magaldratum 2299
Magensaft, künstlicher *R* 477
Magensaftresistente Granulate (*siehe* Granulate) 751
Magensaftresistente Kapseln (*siehe* Kapseln) 755
Magensaftresistente Tabletten (*siehe* Tabletten) **4.01**-3226
Magnesii aspartas dihydricus 2301
Magnesii chloridum hexahydricum 2305
Magnesii chloridum 4,5-hydricum 2304
Magnesii glycerophosphas 2306
Magnesii hydroxidum 2307
Magnesii oxidum leve 2308
Magnesii oxidum ponderosum 2309
Magnesii peroxidum 2310
Magnesii pidolas 2311
Magnesii stearas 2313
Magnesii subcarbonas levis 2302
Magnesii subcarbonas ponderosus 2303
Magnesii sulfas heptahydricus 2315
Magnesii trisilicas 2316
Magnesium
   – Erdalkalimetalle, Grenzprüfung (2.4.7) 105
   – Grenzprüfung (2.4.6) 105
   – Identitätsreaktion (*siehe* 2.3.1) 98
   – komplexometrische Titration (*siehe* 2.5.11) 131
Magnesium *R* 477
Magnesiumacetat *R* 477
Magnesiumaspartat-Dihydrat 2301
Magnesiumcarbonat, leichtes, basisches ... 2302
Magnesiumcarbonat, schweres, basisches . 2303
Magnesiumchlorid *R* 478
Magnesiumchlorid-Hexahydrat 2305
Magnesiumchlorid-4,5-Hydrat 2304
Magnesiumchlorid-Lösung (0,1 mol · l^{-1}) .. 571
Magnesiumglycerophosphat 2306
Magnesiumhydroxid 2307
Magnesium-Lösung (100 ppm Mg) *R* 558
Magnesium-Lösung (10 ppm Mg) *R* 558
Magnesium-Lösung (10 ppm Mg) *R* 1 559
Magnesiumnitrat *R* 478
Magnesiumnitrat-Lösung *R* 478
Magnesiumoxid *R* 478
Magnesiumoxid *R* 1 478
Magnesiumoxid, leichtes 2308
Magnesiumoxid, schweres 2309
Magnesiumoxid, schweres *R* 478
Magnesiumperoxid 2310
Magnesiumpidolat 2311
Magnesiumsilicat zur Pestizid-Rückstandsanalyse *R* ... 478
Magnesiumstearat 2313
Magnesiumsulfat *R* 478
Magnesiumsulfat-Heptahydrat 2315
Magnesiumtrisilicat 2316
Maisöl *R* 478
Maisöl, raffiniertes 2317
Maisstärke **4.03**-3959
Malachitgrün *R* 478
Malachitgrün-Lösung *R* 478
Malathion 2318
Malathion *R* 479
Malathionum 2318
Maleat-Pufferlösung pH 7,0 *R* 564
Maleinsäure 2319
Maleinsäure *R* 479
Maleinsäureanhydrid *R* 479
Maleinsäureanhydrid-Lösung *R* 479
Maltitol 2321
Maltitol *R* 479
Maltitol-Lösung 2323
Maltitol-Sirup (*siehe* Maltitol-Lösung) 2323
Maltitolum 2321
Maltitolum liquidum 2323
Maltodextrin 2324
Maltodextrinum 2324

Malvae sylvestris flos	2325
Malvenblüten	2325
Mandelöl, natives	2326
Mandelöl, raffiniertes	2327
Mangani sulfas monohydricum	2328
Mangan-Lösung (100 ppm Mn) *R*	559
Mangan-Silber-Papier *R*	479
Mangan(II)-sulfat *R*	479
Mangansulfat-Monohydrat	2328
Mannitol	2328
Mannitol *R*	479
Mannitolum	2328
Mannose *R*	479
Maprotilinhydrochlorid	2330
Maprotilini hydrochloridum	2330
Marek'sche-Krankheit-Lebend-Impfstoff	929
Masern-Immunglobulin vom Menschen	2332
Masern-Lebend-Impfstoff	830
Masern-Mumps-Röteln-Lebend-Impfstoff	832
Massenspektrometrie (2.2.43)	69
Maßlösungen (4.2.2)	568 und **4.03**-3754
Mastersaatgut (*siehe* 5.2.1)	603
Mastersaatzellgut (*siehe* 5.2.1)	603
Masterzellbank (*siehe* 5.2.1)	603
Masticabilia gummis medicata	756
Mastix	**4.02**-3599
Mastix	**4.02**-3599
Material für Behältnisse zur Aufnahme von Blut und Blutprodukten vom Menschen (3.1.1)	285
Material zur Herstellung von Behältnissen (3.1)	285
Matricariae extractum fluidum	2177
Matricariae flos	2176
Maul-und-Klauenseuche-Impfstoff (inaktiviert) für Wiederkäuer	931
Maydis amylum	**4.03**-3959
Maydis oleum raffinatum	2317
Mayers Reagenz *R*	479
Mebendazol	**4.02**-3599
Mebendazolum	**4.02**-3599
Meclozindihydrochlorid	2334
Meclozindihydrochlorid *R*	479
Meclozini hydrochloridum	2334
Medien und Substanzen tierischen oder menschlichen Ursprungs (*siehe* 5.2.3)	607
Medroxyprogesteronacetat	2335
Medroxyprogesteroni acetas	2335
Mefenaminsäure	2337
Mefloquinhydrochlorid	2338
Mefloquini hydrochloridum	2338
Megestrolacetat	2340
Megestroli acetas	2340
Mehrdosenbehältnisse, Gleichförmigkeit der Masse der abgegebenen Dosen (2.9.27)	280
MEKC, mizellare elektrokinetische Chromatographie (*siehe* 2.2.47)	84
Melaleucae aetheroleum	**4.01**-3385
Melamin *R*	479
Melissae folium	2342
Melissenblätter	2342
Membranfilter-Methode (*siehe* 2.6.1)	151
Menadion	2343
Menadion *R*	480
Menadionum	2343
Mengenangaben, Definition (*siehe* 1.2)	**4.03**-3696
Meningokokken-Polysaccharid-Impfstoff	834
Menthae arvensis aetheroleum partim mentholi privum	**4.01**-3331
Menthae piperitae aetheroleum	2641
Menthae piperitae folium	2640
Menthofuran *R*	480
Menthol	2344
Menthol *R*	480
Menthol, racemisches	2345
Mentholum racemicum	2345
Menthon *R*	480
Menthylacetat *R*	480
Menyanthidis trifoliatae folium	1316
Mepivacainhydrochlorid	2346
Mepivacaini hydrochloridum	2346
Meprobamat	2348
Meprobamatum	2348
Mepyramini maleas	2349
Mepyraminmaleat	2349
2-Mercaptoethanol *R*	481
Mercaptopurin	2350
Mercaptopurin *R*	481
Mercaptopurinum	2350
Mesityloxid *R*	481
Mesterolon	2351
Mesterolonum	2351
Mestranol	2352
Mestranolum	2352
Metamizol-Natrium	2353
Metamizolum natricum	2353
Metanilgelb *R*	481
Metanilgelb-Lösung *R*	481
Metforminhydrochlorid	2355
Metformini hydrochloridum	2355
Methacrylsäure *R*	481
Methacrylsäure-Ethylacrylat-Copolymer (1:1)	2357
Methacrylsäure-Ethylacrylat-Copolymer-(1:1)-Dispersion 30 %	2358
Methacrylsäure-Methylmethacrylat-Copolymer (1:1)	2359
Methacrylsäure-Methylmethacrylat-Copolymer (1:2)	2360
Methadonhydrochlorid	2361
Methadoni hydrochloridum	2361
Methanol *R*	481
Methanol *R* 1	481
Methanol *R* 2	481
(D_4)Methanol *R*	482
Methanol, aldehydfreies *R*	481
Methanol, Gehaltsbestimmung (*siehe* 2.9.11)	251
Methanol, wasserfreies *R*	482
Methansulfonsäure *R*	482
Methaqualon	2362
Methaqualonum	2362
Methenamin	2363
Methenamin *R*	482
Methenaminum	2363
Methionin	2364
L-Methionin *R*	482
Methionin, racemisches	2365
Methionin, racemisches *R*	482
L-*Methionini ([^{11}C]methyl) solutio iniectabilis*	1019
Methioninum	2364
DL-*Methioninum*	2365
Methoden der Biologie (2.6)	147
Methoden der Pharmakognosie (2.8)	223
Methoden der pharmazeutischen Technologie (2.9)	235
Methoden der Physik und der physikalischen Chemie (2.2)	23
Methoden zur Herstellung steriler Zubereitungen (5.1.1)	593
Methotrexat	2366
(RS)-Methotrexat *R*	482
Methotrexatum	2366
Methoxychlor *R*	482
Methoxyphenylessigsäure *R*	482
Methoxyphenylessigsäure-Reagenz *R*	483
trans-2-Methoxyzimtaldehyd *R*	483
Methylacetat *R*	483
4-(Methylamino)phenolsulfat *R*	483
Methylanthranilat *R*	483
Methylarachidat *R*	483
Methylatropini bromidum	2368
Methylatropini nitras	2369
Methylatropiniumbromid	2368
Methylatropiniumnitrat	2369
Methylbehenat *R*	483
Methylbenzothiazolonhydrazonhydrochlorid *R*	483

Gesamtregister 31

2-Methylbutan *R* 484
2-Methylbut-2-en *R* 484
Methylcaprat *R* 484
Methylcaproat *R* 484
Methylcaprylat *R* 484
Methylcellulose 2371
Methylcellulose 450 *R* 484
Methylcellulosum 2371
Methylcinnamat *R* 484
Methyldecanoat *R* 484
Methyldopa 2372
3-*O*-Methyldopaminhydrochlorid *R* 485
4-*O*-Methyldopaminhydrochlorid *R* 485
Methyldopum 2372
Methyleicosenoat *R* 485
Methylenbisacrylamid *R* 485
Methylenblau *R* 485
Methyleni chloridum 1665
3-*O*-Methylestron *R* 485
Methylgadoleinoat *R* 485
Methylgrün *R* 485
Methylgrün-Papier *R* 486
Methyl-4-hydroxybenzoat **4.02**-3601
Methyl-4-hydroxybenzoat *R* 486
Methylhydroxyethylcellulose 2374
Methylhydroxyethylcellulosum 2374
Methylhydroxypropylcellulose (*siehe* Hypromellose) . 2063
Methylhydroxypropylcellulosephthalat
  (*siehe* Hypromellosephthalat) 2064
1-Methylimidazol *R* **4.01**-3216
2-Methylimidazol *R* **4.03**-3749
Methylis parahydroxybenzoas **4.02**-3601
Methylis parahydroxybenzoas natricum 2482
Methylis salicylas 2384
Methyllaurat *R* 486
Methyllignocerat *R* 486
Methyllinoleat *R* 486
Methyllinolenat *R* 486
Methylmargarat *R* **4.03**-3750
Methylmethacrylat *R* 486
L-([¹¹C]Methyl)methionin-Injektionslösung 1019
Methylmyristat *R* 486
2-Methyl-5-nitroimidazol *R* **4.01**-3216
Methyloleat *R* 487
Methylorange *R* 487
Methylorange-Lösung *R* 487
Methylorange-Mischindikator-Lösung *R* 487
Methylpalmitat *R* 487
Methylpalmitoleat *R* 487
Methylpelargonat *R* **4.03**-3750
3-Methylpentan-2-on *R* **4.02**-3440
4-Methylpentan-2-ol *R* 487
Methylpentosen in Polysaccharid-Impfstoffen (2.5.21) . 134
Methylphenobarbital 2375
Methylphenobarbitalum 2375
Methylphenyloxazolylbenzol *R* 488
1-Methyl-4-phenyl-1,2,3,6-tetrahydropyridin *R* 488
Methylpiperazin *R* 488
4-(4-Methylpiperidino)pyridin *R* 488
Methylprednisolon 2376
Methylprednisolonacetat 2379
Methylprednisolonhydrogensuccinat 2381
Methylprednisoloni acetas 2379
Methylprednisoloni hydrogenosuccinas 2381
Methylprednisolonum 2376
2-Methyl-1-propanol *R* 488
Methylrot *R* 488
Methylrot-Lösung *R* 488
Methylrot-Mischindikator-Lösung *R* 488
Methylsalicylat 2384
Methylstearat *R* 489
Methyltestosteron 2384
Methyltestosteronum 2384
Methylthioniniumchlorid 2385
Methyltioninii chloridum 2385

Methyltricosanoat *R* 489
Methyltridecanoat *R* 489
N-Methyltrimethylsilyltrifluoracetamid *R* 489
Metixenhydrochlorid **4.03**-3959
Metixeni hydrochloridum **4.03**-3959
Metoclopramid 2389
Metoclopramidhydrochlorid 2390
Metoclopramidi hydrochloridum 2390
Metoclopramidum 2389
Metoprololi succinas **4.03**-3961
Metoprololi tartras **4.03**-3963
Metoprololsuccinat **4.03**-3961
Metoprololtartrat **4.03**-3963
Metrifonat 2396
Metrifonatum 2396
Metronidazol 2398
Metronidazolbenzoat **4.03**-3965
Metronidazoli benzoas **4.03**-3965
Metronidazolum 2398
Mexiletinhydrochlorid **4.02**-3602
Mexiletini hydrochloridum **4.02**-3602
Mianserinhydrochlorid 2403
Mianserini hydrochloridum 2403
Miconazol **4.03**-3966
Miconazoli nitras 2406
Miconazolnitrat 2406
Miconazolum **4.03**-3966
Midazolam 2408
Midazolamum 2408
Mikrobestimmung von Wasser – Coulometrische
  Titration (2.5.32) 139
Mikrobiologische Prüfung nicht steriler Produkte:
  Nachweis spezifizierter Mikroorganismen
  (2.6.13) **4.02**-3405
Mikrobiologische Prüfung nicht steriler Produkte:
  Zählung der gesamten vermehrungsfähigen Keime
  (2.6.12) 162
Mikrobiologische Qualität, allgemeine Texte (5.1) 591
Mikrobiologische Qualität pharmazeutischer
  Zubereitungen (5.1.4) **4.03**-3760
Mikrobiologische Wertbestimmung von Antibiotika
  (2.7.2) **4.02**-3415
Milchsäure 2409
Milchsäure *R* 489
(*S*)-Milchsäure 2410
Milchsäure-Reagenz *R* 489
Millefolii herba 2838
Millons Reagenz *R* 489
Milzbrandsporen-Lebend-Impfstoff für Tiere 933
Minimierung des Risikos der Übertragung von Erregern
  der spongiformen Enzephalopathie tierischen
  Ursprungs durch Arzneimittel (5.2.8) 616
Minocyclinhydrochlorid 2411
Minocyclini hydrochloridum 2411
Minoxidil 2413
Minoxidilum 2413
Minzöl **4.01**-3331
Mitoxantronhydrochlorid 2415
Mitoxantroni hydrochloridum 2415
Mizellare elektrokinetische Chromatographie (MEKC)
  (*siehe* 2.2.47) 84
Molekülmasse, relative (*siehe* 1.4) **4.03**-3698
Molekülmasseverteilung in Dextranen (2.2.39) 63
Molekularsieb *R* 489
Molekularsieb zur Chromatographie *R* 489
Molybdänschwefelsäure *R* 2 489
Molybdänschwefelsäure *R* 3 489
Molybdatophosphorsäure *R* 490
Molybdatophosphorsäure-Lösung *R* 490
Molybdat-Vanadat-Reagenz *R* 490
Molybdat-Vanadat-Reagenz *R* 2 490
Molybdat-Wolframat-Reagenz *R* 490
Molybdat-Wolframat-Reagenz, verdünntes *R* 490
Mometasonfuroat 2416
Mometasoni furoas 2416

Ph. Eur. 4. Ausgabe, 3. Nachtrag

32 Gesamtregister

Monodocosahexaenoin *R* **4.03**-3750
Monographiegruppen 701
Monographien (1.4) **4.03**-3698
Monographietitel, Erläuterung (*siehe* 1.4) **4.03**-3698
Monovalenter Pool (*siehe* 5.2.1) 603
Morantelhydrogentartrat für Tiere 2419
Moranteli hydrogenotartras ad usum veterinarium ... 2419
Morphinhydrochlorid 2420
Morphinhydrochlorid *R* 490
Morphini hydrochloridum 2420
Morphini sulfas 2422
Morphinsulfat 2422
Morpholin *R* 490
Morpholin zur Chromatographie *R* 490
Moxonidin **4.03**-3968
Moxonidinum **4.03**-3968
MPN, most probable number method (*siehe* 2.6.12) ... 164
MPN-Methode (*siehe* 2.6.12) 164
Mucoadhäsive Zubereitungen (*siehe* Zubereitungen zur Anwendung in der Mundhöhle) **4.01**-3230
Mumps-Lebend-Impfstoff 836
Mundwässer (*siehe* Zubereitungen zur Anwendung in der Mundhöhle) **4.01**-3228
Mupirocin 2423
Mupirocin-Calcium 2425
Mupirocinum 2423
Mupirocinum calcicum 2425
Murexid *R* 490
Musci medicati 761
Muskatellersalbeiöl **4.01**-3333
Muskatöl 2427
Mutterkraut 2429
Mykobakterien, Prüfung (2.6.2) 154
Mykoplasmen, Prüfung (2.6.7) 156
Mykoplasmen-DNA in Zellkulturen, Nachweis mit Fluoreszenzfarbstoff (*siehe* 2.6.7) 157
Myosmin *R* 490
β-Myrcen *R* 491
Myristicae fragrantis aetheroleum 2427
Myristicin *R* 491
Myristinsäure *R* **4.03**-3750
Myristylalkohol *R* 491
Myrrha 2430
Myrrhae tinctura 2431
Myrrhe 2430
Myrrhentinktur 2431
Myrtilli fructus recens 2010
Myrtilli fructus siccus 2011

N

Nabumeton 2435
Nabumetonum 2435
Nachweis der Mykoplasmen-DNA in Zellkulturen mit Fluoreszenzfarbstoff (*siehe* 2.6.7) 157
Nadolol **4.02**-3607
Nadololum **4.02**-3607
Nadroparin-Calcium 2436
Nadroparinum calcicum 2436
Naftidrofurylhydrogenoxalat 2439
Naftidrofuryli hydrogenooxalas 2439
Nah-Infrarot-Spektroskopie (*siehe* 2.2.40) 65
Nahtmaterial für Menschen
  – Sterile, nicht resorbierbare Fäden 1065
  – Sterile, resorbierbare, synthetische Fäden 1069
  – Sterile, resorbierbare, synthetische, geflochtene Fäden 1070
  – Steriles Catgut 1063
Nahtmaterial für Tiere
  – Sterile, nicht resorbierbare Fäden im Fadenspender für Tiere 1076
  – Steriler, geflochtener Seidenfaden im Fadenspender für Tiere 1080
  – Steriler Leinenfaden im Fadenspender für Tiere 1078
  – Steriler Polyamid-6-Faden im Fadenspender für Tiere 1078
  – Steriler Polyamid-6/6-Faden im Fadenspender für Tiere 1079
  – Steriler Polyesterfaden im Fadenspender für Tiere 1080
  – Steriles, resorbierbares Catgut im Fadenspender für Tiere 1075
Nalidixinsäure 2441
Naloxonhydrochlorid-Dihydrat 2442
Naloxoni hydrochloridum dihydricum 2442
Naphazolinhydrochlorid 2444
Naphazolini hydrochloridum 2444
Naphazolini nitras 2445
Naphazolinnitrat 2445
Naphthalin *R* 491
Naphtharson *R* 491
Naphtharson-Lösung *R* 491
1-Naphthol *R* 492
2-Naphthol *R* 492
Naphtholbenzein *R* 492
Naphtholbenzein-Lösung *R* 492
Naphtholgelb *R* 492
Naphtholgelb S *R* **4.03**-3750
1-Naphthol-Lösung *R* 492
2-Naphthol-Lösung *R* 492
2-Naphthol-Lösung *R* 1 492
1-Naphthylamin *R* 492
Naphthylethylendiamindihydrochlorid *R* 493
Naphthylethylendiamindihydrochlorid-Lösung *R* **4.02**-3440
Naproxen 2446
Naproxenum 2446
Naringin *R* 493
Nasalia 781
Nasenpulver (*siehe* Zubereitungen zur nasalen Anwendung) 783
Nasensprays, flüssige (*siehe* Zubereitungen zur nasalen Anwendung) 782
Nasenspülungen (*siehe* Zubereitungen zur nasalen Anwendung) 783
Nasenstifte (*siehe* Zubereitungen zur nasalen Anwendung) 783
Nasentropfen (*siehe* Zubereitungen zur nasalen Anwendung) 782
Natrii acetas trihydricus **4.03**-3973
Natrii alendronas 2448
Natrii alginas 2449
Natrii amidotrizoas 2450
Natrii ascorbas 2452
Natrii benzoas **4.03**-3974
Natrii bromidum **4.02**-3609
Natrii calcii edetas 2456
Natrii caprylas 2457
Natrii carbonas anhydricus 2458
Natrii carbonas decahydricus 2459
Natrii carbonas monohydricus 2459
Natrii cetylo- et stearylosulfas 2460
Natrii chloridum 2462
Natrii chromatis[^{51}Cr] solutio sterilis 1022
Natrii citras 2464
Natrii cromoglicas 2465
Natrii cyclamas 2466
Natrii dihydrogenophosphas dihydricus 2468
Natrii docusas **4.03**-3870
Natrii fluoridum 2470
Natrii fusidas 2471
Natrii glycerophosphas hydricus **4.03**-3975
Natrii hyaluronas 2472
Natrii hydrogenocarbonas 2476
Natrii hydroxidum 2476
Natrii iodidi[^{123}I] solutio 1026
Natrii iodidi[^{131}I] capsulae ad usum diagnosticum 1025
Natrii iodidi[^{131}I] solutio 1028
Natrii iodidum 2477

Ph. Eur. 4. Ausgabe, 3. Nachtrag

Natrii iodohippurati[^{123}I] solutio iniectabilis 1023
Natrii iodohippurati[^{131}I] solutio iniectabilis 1024
Natrii lactatis solutio 2478
Natrii (S)-lactatis solutio 2479
Natrii laurilsulfas 2469
Natrii metabisulfis 2481
Natrii molybdas dihydricus 2483
Natrii nitris 2486
Natrii nitroprussias 2526
Natrii perboras hydricus 2487
*Natrii pertechnetatis[^{99m}Tc] fissione formati solutio
   iniectabilis* 1029
*Natrii pertechnetatis[^{99m}Tc] sine fissione formati solutio
   iniectabilis* 1031
Natrii phosphatis[^{32}P] solutio iniectabilis 1032
Natrii picosulfas 2488
Natrii salicylas 2491
Natrii stearylis fumaras 2492
Natrii sulfas anhydricus **4.02**-3610
Natrii sulfas decahydricus **4.02**-3611
Natrii sulfis anhydricus 2494
Natrii sulfis heptahydricus 2495
Natrii thiosulfas 2497
Natrii valproas 2497
Natrium *R* 493
Natrium, Identitätsreaktionen (*siehe* 2.3.1) 98
Natriumacetat *R* 493
Natriumacetat, wasserfreies *R* 493
Natriumacetat-Pufferlösung pH 4,5 *R* 562
Natriumacetat-Trihydrat **4.03**-3973
Natriumalendronat 2448
Natriumalginat 2449
Natriumamidotrizoat 2450
Natriumarsenit-Lösung *R* 493
Natriumarsenit-Lösung (0,1 mol · l^{-1}) 571
Natriumascorbat 2452
Natriumascorbat-Lösung *R* 493
Natriumazid *R* 493
Natriumbenzoat **4.03**-3974
Natriumbismutat *R* 493
Natriumbromid **4.02**-3609
Natriumbutansulfonat *R* 494
Natriumcalciumedetat 2456
Natriumcaprylat 2457
Natriumcarbonat *R* 494
Natriumcarbonat *RV* 568
Natriumcarbonat, wasserfreies 2458
Natriumcarbonat, wasserfreies *R* 494
Natriumcarbonat-Decahydrat 2459
Natriumcarbonat-Lösung *R* 494
Natriumcarbonat-Lösung *R* 1 494
Natriumcarbonat-Lösung *R* 2 494
Natriumcarbonat-Monohydrat 2459
Natriumcarbonat-Monohydrat *R* 494
Natriumcarboxymethylcellulose (*siehe* Carmellose-
   Natrium) 1421
Natriumcarboxymethylcellulose, vernetzte
   (*siehe* Croscarmellose-Natrium) 1605
Natriumcarboxymethylstärke (Typ A) (*siehe* Carboxy-
   methylstärke-Natrium (Typ A)) 1414
Natriumcarboxymethylstärke (Typ B) (*siehe* Carboxy-
   methylstärke-Natrium (Typ B)) 1415
Natriumcetylstearylsulfat 2460
Natriumcetylstearylsulfat *R* 494
Natriumchlorid 2462
Natriumchlorid *R* 494
Natriumchlorid *RV* 568
Natriumchlorid-Lösung *R* 494
Natriumchlorid-Lösung, gesättigte *R* 494
Natrium[^{51}Cr]chromat-Lösung, sterile 1022
Natriumcitrat 2464
Natriumcitrat *R* 494
Natriumcitrat-Pufferlösung pH 7,8 (Natriumcitrat
   (0,034 mol · l^{-1}), Natriumchlorid (0,101 mol · l^{-1})) *R* 565
Natriumcromoglicat 2465

Natriumcyclamat 2466
Natriumdecansulfonat *R* 494
Natriumdecylsulfat *R* 494
Natriumdesoxycholat *R* 495
Natriumdiethyldithiocarbamat *R* 495
Natriumdihydrogenphosphat *R* 495
Natriumdihydrogenphosphat, wasserfreies *R* 495
Natriumdihydrogenphosphat-Dihydrat 2468
Natriumdihydrogenphosphat-Monohydrat *R* 495
Natriumdiphosphat *R* 495
Natriumdisulfit *R* 495
Natriumdithionit *R* 495
Natriumdodecylsulfat 2469
Natriumdodecylsulfat *R* 495
Natriumedetat 2470
Natriumedetat *R* 495
Natriumedetat-Lösung (0,1 mol · l^{-1}) 571
Natriumedetat-Lösung (0,02 mol · l^{-1}) 572
Natriumfluorid 2470
Natriumfluorid *R* 495
Natriumformiat *R* 495
Natriumfusidat 2471
Natriumglucuronat *R* 496
Natriumglycerophosphat, wasserhaltiges **4.03**-3975
Natriumheptansulfonat *R* 496
Natriumheptansulfonat-Monohydrat *R* 496
Natriumhexanitrocobaltat(III) *R* 496
Natriumhexanitrocobaltat(III)-Lösung *R* 496
Natriumhexansulfonat *R* 496
Natriumhyaluronat 2472
Natriumhydrogencarbonat 2476
Natriumhydrogencarbonat *R* 496
Natriumhydrogencarbonat-Lösung *R* 496
Natriumhydrogensulfat *R* 496
Natriumhydrogensulfit *R* 496
Natriumhydroxid 2476
Natriumhydroxid *R* 496
Natriumhydroxid-Lösung *R* 497
Natriumhydroxid-Lösung, carbonatfreie *R* **4.03**-3750
Natriumhydroxid-Lösung, konzentrierte *R* 497
Natriumhydroxid-Lösung, methanolische *R* 497
Natriumhydroxid-Lösung, methanolische *R* 1 497
Natriumhydroxid-Lösung, verdünnte *R* 497
Natriumhydroxid-Lösung (1 mol · l^{-1}) 572
Natriumhydroxid-Lösung (0,1 mol · l^{-1}) **4.03**-3754
Natriumhydroxid-Lösung (0,1 mol · l^{-1}), ethanolische .. 572
Natriumhypobromit-Lösung *R* 497
Natriumhypochlorit-Lösung *R* 497
Natriumhypophosphit *R* 497
Natrium[^{123}I]iodhippurat-Injektionslösung 1023
Natrium[^{131}I]iodhippurat-Injektionslösung 1024
Natriumiodid 2477
Natriumiodid *R* 497
Natrium[^{131}I]iodid-Kapseln für diagnostische Zwecke . 1025
Natrium[^{123}I]iodid-Lösung 1026
Natrium[^{131}I]iodid-Lösung 1028
Natriumlactat-Lösung 2478
Natrium-(S)-lactat-Lösung 2479
Natriumlaurylsulfonat zur Chromatographie *R* 497
Natrium-Lösung (200 ppm Na) *R* 559
Natrium-Lösung (50 ppm Na) *R* 559
Natriummetabisulfit 2481
Natriummethanolat-Lösung (0,1 mol · l^{-1}) 572
Natriummethansulfonat *R* 497
Natriummethyl-4-hydroxybenzoat 2482
Natriummolybdat *R* 497
Natriummolybdat-Dihydrat 2483
Natriummonohydrogenarsenat *R* 498
Natriummonohydrogencitrat *R* 498
Natriummonohydrogenphosphat *R* 498
Natriummonohydrogenphosphat, wasserfreies 2484
Natriummonohydrogenphosphat, wasserfreies *R* ... 498
Natriummonohydrogenphosphat-Dihydrat 2485
Natriummonohydrogenphosphat-Dihydrat *R* 498
Natriummonohydrogenphosphat-Dodecahydrat ... 2486

Ph. Eur. 4. Ausgabe, 3. Nachtrag

Natriummonohydrogenphosphat-Lösung R 498
Natriumnaphthochinonsulfonat R 498
Natriumnitrat R 498
Natriumnitrit 2486
Natriumnitrit R **4.02**-3440
Natriumnitrit-Lösung R 498
Natriumnitrit-Lösung (0,1 mol · l^{-1}) 572
Natriumoctanoat (*siehe* Natriumcaprylat) 2457
Natriumoctansulfonat R 498
Natriumoctylsulfat R 499
Natriumoxalat R 499
Natriumpentansulfonat R 499
Natriumpentansulfonat-Monohydrat R 499
Natriumperborat, wasserhaltiges 2487
Natriumperchlorat R 499
Natriumperiodat R 499
Natriumperiodat-Lösung R 499
Natriumperiodat-Lösung (0,1 mol · l^{-1}) 572
Natrium[^{99m}Tc]pertechnetat-Injektionslösung aus
  Kernspaltprodukten 1029
Natrium[^{99m}Tc]pertechnetat-Injektionslösung nicht
  aus Kernspaltprodukten 1031
Natriumphosphat R 499
Natrium[^{32}P]phosphat-Injektionslösung 1032
Natriumphosphit-Pentahydrat R 499
Natriumpicosulfat 2488
Natriumpikrat-Lösung, alkalische R 499
Natriumpropyl-4-hydroxybenzoat 2489
Natriumrhodizonat R 499
Natriumsalicylat 2491
Natriumsalicylat R 499
Natriumstearylfumarat 2492
Natriumsulfat, wasserfreies **4.02**-3610
Natriumsulfat, wasserfreies R 500
Natriumsulfat-Decahydrat **4.02**-3611
Natriumsulfat-Decahydrat R 500
Natriumsulfid R 500
Natriumsulfid-Lösung R 500
Natriumsulfit R 500
Natriumsulfit, wasserfreies 2494
Natriumsulfit, wasserfreies R 500
Natriumsulfit-Heptahydrat 2495
Natriumtartrat R 500
Natriumtetraborat 2496
Natriumtetraborat R 500
Natriumtetraborat-Lösung R 500
Natriumtetraphenylborat R 500
Natriumtetraphenylborat-Lösung R 500
Natriumthioglycolat R 500
Natriumthiosulfat 2497
Natriumthiosulfat R 500
Natriumthiosulfat-Lösung (0,1 mol · l^{-1}) 573
Natriumtrimethylsilyl-(D$_4$)propionat R 500
Natriumvalproat 2497
Natriumwolframat R 501
Nelkenöl 2499
Neohesperidindihydrochalcon 2501
Neohesperidindihydrochalconum 2501
Neomycini sulfas **4.02**-3612
Neomycinsulfat **4.02**-3612
Neostigminbromid 2505
Neostigmini bromidum 2505
Neostigmini metilsulfas 2506
Neostigminmetilsulfat 2506
trans-Nerolidol R 501
Nerylacetat R 501
Neßlers Reagenz R 501
Neßler-Zylinder (2.1.5) 20
Netilmicini sulfas 2507
Netilmicinsulfat 2507
Newcastle-Krankheit-Impfstoff (inaktiviert) 934
Newcastle-Krankheit-Lebend-Impfstoff (gefrier-
  getrocknet) 936
Nicethamid 2509
Nicethamidum 2509

Nicht am Stickstoff substituierte Barbiturate, Identitäts-
  reaktion (*siehe* 2.3.1) 96
Nicht sichtbare Partikel – Partikelkontamination
  (2.9.19) **4.03**-3729
Nicht überzogene Tabletten (*siehe* Tabletten) .. **4.01**-3224
Nicht überzogene Tabletten, Friabilität (2.9.7) 247
Nickel in hydrierten Pflanzenölen, Grenzprüfung
  (2.4.27) 122
Nickel in Polyolen, Grenzprüfung (2.4.15) 108
Nickel(II)-chlorid R 501
Nickel(II)-sulfat R 501
Nickel-Lösung (1000 ppm Ni), ölige R **4.03**-3754
Nickel-Lösung (10 ppm Ni) R 559
Nickel-Lösung (0,2 ppm Ni) R 559
Nickel-Lösung (0,1 ppm Ni) R 559
Niclosamid, wasserfreies 2510
Niclosamid-Monohydrat 2512
Niclosamidum anhydricum 2510
Niclosamidum monohydricum 2512
Nicotin 2513
Nicotinamid 2514
Nicotinamid-Adenin-Dinucleotid R 501
Nicotinamid-Adenin-Dinucleotid-Lösung R 502
Nicotinamidum 2514
Nicotinsäure 2515
Nicotinum 2513
Nifedipin **4.01**-3339
Nifedipinum **4.01**-3339
Nilblau A R 502
Nilblau-A-Lösung R 502
Nimesulid 2518
Nimesulidum 2518
Nimodipin 2519
Nimodipinum 2519
Ninhydrin R 502
Ninhydrin-Lösung R 502
Ninhydrin-Lösung R 1 502
Ninhydrin-Lösung R 2 502
Ninhydrin-Lösung R 3 502
Ninhydrin-Reagenz R 502
Ninhydrin-Reagenz R 1 502
NIR-Spektroskopie (2.2.40) 65
Nitranilin R 502
Nitrat, Identitätsreaktion (*siehe* 2.3.1) 98
Nitrat-Lösung (100 ppm NO$_3$) R 559
Nitrat-Lösung (10 ppm NO$_3$) R 559
Nitrat-Lösung (2 ppm NO$_3$) R 559
Nitrazepam 2521
Nitrazepam R **4.03**-3750
Nitrazepamum 2521
Nitrendipin 2522
Nitrendipinum 2522
Nitrilotriessigsäure R 502
Nitrobenzaldehyd R 503
Nitrobenzaldehyd-Lösung R 503
Nitrobenzaldehyd-Papier R 503
4-Nitrobenzoesäure R **4.03**-3751
Nitrobenzol R 503
Nitrobenzoylchlorid R 503
Nitrobenzylchlorid R 503
4-(4-Nitrobenzyl)pyridin R 503
Nitroethan R 503
Nitrofural 2523
Nitrofuralum 2523
Nitrofurantoin 2525
Nitrofurantoin R 503
Nitrofurantoinum 2525
(5-Nitro-2-furyl)methylendiacetat R 504
Nitrogenii oxidum 2905
Nitrogenium **4.02**-3651
Nitrogenium oxygenio depletum **4.03**-4045
Nitromethan R 504
Nitroprussidnatrium 2526
Nitroprussidnatrium R 504
N-Nitrosodiethanolamin R 504

Ph. Eur. 4. Ausgabe, 3. Nachtrag

Nitrosodipropylamin *R* 504
Nitrosodipropylamin-Lösung *R* 504
Nitrotetrazolblau *R* 504
Nizatidin 2527
Nizatidinum 2527
NMR-Spektroskopie (*siehe* 2.2.33) 57
Nomegestrolacetat 2529
Nomegestroli acetas 2529
Nonoxinol 9 2530
Nonoxinolum 9 2530
Nonylamin *R* **4.01**-3216
Noradrenalini hydrochloridum **4.03**-3976
Noradrenalini tartras **4.03**-3977
Norcholesteroli iodinati[¹³¹I] solutio iniectabilis 1015
Nordazepam *R* 504
Norepinephrinhydrochlorid **4.03**-3976
Norepinephrintartrat **4.03**-3977
Norethisteron 2534
Norethisteronacetat **4.03**-3979
Norethisteroni acetas **4.03**-3979
Norethisteronum 2534
Norfloxacin 2538
Norfloxacinum 2538
Norgestrel 2539
Norgestrelum 2539
DL-Norleucin *R* 505
Normalisierung (*siehe* 2.2.46) 80
Normaltropfenzähler (2.1.1) 19
Nortriptylinhydrochlorid 2540
Nortriptylini hydrochloridum 2540
Noscapin 2541
Noscapinhydrochlorid *R* 505
Noscapinhydrochlorid-Monohydrat 2542
Noscapini hydrochloridum 2542
Noscapinum 2541
Nukleinsäuren in Polysaccharid-Impfstoffen (2.5.17) ..133
Nukleinsäuren, Verfahren zur Amplifikation (2.6.21) ..190
Nystatin 2543
Nystatinum 2543

O

Oblatenkapseln (*siehe* Kapseln) 756
Octanol *R* 505
3-Octanon *R* 505
Octansäure (*siehe* Caprylsäure) 1398
Octansäure *R* **4.03**-3751
Octoxinol 10 2547
Octoxinol 10 *R* 505
Octoxinolum 10 2547
Octyldodecanol 2548
Octyldodecanolum 2548
Odermennigkraut 2549
Öle und ölige Lösungen, Prüfung auf Sterilität
  (*siehe* 2.6.1) 152
Ölsäure 2550
Ölsäure *R* **4.03**-3751
Ofloxacin 2551
Ofloxacinum 2551
Ohrenpulver (*siehe* Zubereitungen zur Anwendung am
  Ohr) 774
Ohrensprays (*siehe* Zubereitungen zur Anwendung am
  Ohr) 774
Ohrenspülungen (*siehe* Zubereitungen zur Anwendung
  am Ohr) 774
Ohrentampons (*siehe* Zubereitungen zur Anwendung am
  Ohr) 775
Ohrentropfen (*siehe* Zubereitungen zur Anwendung am
  Ohr) 774
OHZ, Hydroxylzahl (*siehe* 2.5.3) 127
Olea herbaria 726
Olea pinguia
  – *Amygdalae oleum raffinatum* 2327

  – *Amygdalae oleum virginum* 2326
  – *Arachidis oleum hydrogenatum* 1777
  – *Arachidis oleum raffinatum* 1778
  – *Cocois oleum raffinatum* 2195
  – *Gossypii oleum hydrogenatum* 1250
  – *Helianthi annui oleum raffinatum* 2878
  – *Maydis oleum raffinatum* 2317
  – *Olivae oleum raffinatum* 2554
  – *Olivae oleum virginale* 2553
  – *Rapae oleum raffinatum* 2794
  – *Ricini oleum hydrogenatum* 2810
  – *Ricini oleum virginale* 2811
  – *Sesami oleum raffinatum* 2856
  – *Sojae oleum hydrogenatum* 2865
  – *Sojae oleum raffinatum* 2866
  – *Tritici aestivi oleum raffinatum* 3156
  – *Tritici aestivi oleum virginale* 3155
Oleamid *R* 505
Olivae oleum raffinatum 2554
Olivae oleum virginale 2553
Olivenöl *R* 505
Olivenöl, natives 2553
Olivenöl, raffiniertes 2554
Olsalazin-Natrium 2556
Olsalazinum natricum 2556
Omega-3 acidorum esteri ethylici 60 ....**4.03**-3983
Omega-3 acidorum esteri ethylici 90 ....**4.03**-3985
Omega-3 acidorum triglycerida **4.03**-3991
Omega-3-Säurenethylester 60 ....**4.03**-3983
Omega-3-Säurenethylester 90 ....**4.03**-3985
Omega-3-Säuren-reiche Öle, Bestimmung der
  Fettsäurenzusammensetzung (2.4.29) **4.03**-3715
Omega-3-Säuren-reiches Fischöl **4.03**-3988
Omega-3-Säuren-Triglyceride **4.03**-3991
Omeprazol 2566
Omeprazol-Natrium 2568
Omeprazolum 2566
Omeprazolum natricum 2568
Ondansetronhydrochlorid-Dihydrat **4.03**-3994
Ondansetroni hydrochloridum dihydricum **4.03**-3994
Ononidis radix 2009
Opaleszenz von Flüssigkeiten, Klarheit (2.2.1) 25
Ophthalmica 770
Opii pulvis normatus **4.03**-3996
Opium 2570
Opiumpulver, eingestelltes **4.03**-3996
Opium crudum 2570
Optische Drehung (2.2.7) 29
Oracetblau 2R *R* 505
Orcin *R* 506
Orciprenalini sulfas 2572
Orciprenalinsulfat 2572
Orphenadrincitrat 2574
Orphenadrinhydrochlorid 2576
Orphenadrini citras 2574
Orphenadrini hydrochloridum 2576
Orthophosphat, Identitätsreaktionen (*siehe* 2.3.1) 98
Orthosiphonblätter 2578
Orthosiphonis folium 2578
Oryzae amylum 2795
Osmium(VIII)-oxid *R* 506
Osmium(VIII)-oxid-Lösung *R* 506
Osmolalität (2.2.35) 59
Ouabain 2579
Ouabainum 2579
Oxalsäure *R* 506
Oxalsäure-Schwefelsäure-Lösung *R* 506
Oxazepam 2580
Oxazepam *R* **4.03**-3751
Oxazepamum 2580
Oxfendazol für Tiere 2581
Oxfendazolum ad usum veterinarium 2581
Oxidierende Substanzen (2.5.30) 139
Oxolinsäure 2582
Oxprenololhydrochlorid 2584

Ph. Eur. 4. Ausgabe, 3. Nachtrag

36 Gesamtregister

Oxprenololi hydrochloridum 2584
2,2′-Oxybis(*N*,*N*-dimethylethylamin) *R* **4.02**-3440
Oxybuprocainhydrochlorid 2585
Oxybuprocaini hydrochloridum 2585
Oxybutyninhydrochlorid 2587
Oxybutynini hydrochloridum 2587
Oxygenium 2837
Oxygenium[^{15}O] 1033
Oxymetazolinhydrochlorid 2589
Oxymetazolini hydrochloridum 2589
Oxytetracyclin 2591
Oxytetracyclinhydrochlorid 2593
Oxytetracyclini hydrochloridum 2593
Oxytetracyclinum 2591
Oxytocin **4.02**-3619
Oxytocini solutio **4.02**-3620
Oxytocin-Lösung als Bulk **4.02**-3620
Oxytocinum **4.02**-3619

P

Palladium *R* 506
Palladium(II)-chlorid *R* 506
Palladium(II)-chlorid-Lösung *R* 506
Palladium-Lösung (500 ppm Pd) *R* 559
Palladium-Lösung (20 ppm Pd) *R* 559
Palladium-Lösung (0,5 ppm Pd) *R* 559
Palmitinsäure **4.01**-3343
Palmitinsäure *R* **4.03**-3751
Palmitoleinsäure *R* **4.03**-3751
Palmitoylascorbinsäure 2601
Pancreatis pulvis **4.01**-3345
Pancuronii bromidum **4.01**-3343
Pancuroniumbromid **4.01**-3343
Pankreas-Pulver **4.01**-3345
Pankreas-Pulver *R* 506
Panleukopenie-Impfstoff (inaktiviert) für Katzen 937
Panleukopenie-Lebend-Impfstoff für Katzen 939
Papaverinhydrochlorid 2606
Papaverinhydrochlorid *R* 506
Papaverini hydrochloridum 2606
Papaveris rhoeados flos **4.02**-3586
Papierchromatographie
 – absteigende Methode (2.2.26) 43
 – aufsteigende Methode (2.2.26) 42
Paracetamol 2607
Paracetamol *R* 506
Paracetamol, 4-aminophenolfreies *R* 506
Paracetamolum 2607
Paraffin, dickflüssiges **4.03**-4001
Paraffin, dünnflüssiges **4.03**-4002
Paraffin, flüssiges *R* 507
Paraffinum liquidum **4.03**-4001
Paraffinum perliquidum **4.03**-4002
Paraffinum solidum 2008
Parainfluenza-Virus-Lebend-Impfstoff für
 Hunde **4.03**-3795
Parainfluenza-Virus-Lebend-Impfstoff (gefrier-
 getrocknet) für Rinder 940
Paraldehyd 2610
Paraldehydum 2610
Pararauschbrand-Impfstoff für Tiere (*siehe Clostridium-septicum*-Impfstoff für Tiere) 908
Pararosaniliniumchlorid *R* 507
Pararosaniliniumchlorid-Reagenz *R* 507
Parenteralia 757
 – Bestimmung des entnehmbaren Volumens
  (2.9.17) 256
 – Prüfung auf Sterilität (*siehe* 2.6.1) 153
Parenteralia 757
Parnaparin-Natrium 2611
Parnaparinum natricum 2611
Parthenolid *R* 507

Partikeldichte (*siehe* 2.2.42) 69
Partikelkontamination – Nicht sichtbare Partikel
 (2.9.19) **4.03**-3729
Partikelkontamination – Sichtbare Partikel (2.9.20) ... 271
Parvovirose-Impfstoff (inaktiviert) für Hunde 942
Parvovirose-Impfstoff (inaktiviert) für Schweine 943
Parvovirose-Lebend-Impfstoff für Hunde 945
Passiflorae herba 2612
Passionsblumenkraut 2612
Pasten (*siehe* Halbfeste Zubereitungen zur kutanen
 Anwendung) **4.03**-3777
PCR, Polymerase-Kettenreaktion (*siehe* 2.6.21) 190
Pefloxacini mesilas dihydricus 2613
Pefloxacinmesilat-Dihydrat 2613
Penbutololi sulfas 2616
Penbutololsulfat 2616
Penicillamin 2617
Penicillaminum 2617
Penicillinase-Lösung *R* 507
Pentaerythrityli tetranitras dilutus 2619
Pentaerythrityltetranitrat-Verreibung 2619
Pentamidindiisetionat 2622
Pentamidini diisetionas 2622
Pentan *R* 507
Pentanol *R* 508
Pentazocin 2623
Pentazocinhydrochlorid 2624
Pentazocini hydrochloridum 2624
Pentazocinum 2623
Pentobarbital 2625
Pentobarbital-Natrium 2626
Pentobarbitalum 2625
Pentobarbitalum natricum 2626
Pentoxifyllin 2627
Pentoxifyllinum 2627
Pentoxyverinhydrogencitrat 2628
Pentoxyverini hydrogenocitras 2628
tert-Pentylalkohol *R* 508
Pepsin 2630
Pepsin *R* 508
Pepsini pulvis 2630
Perchlorsäure *R* 508
Perchlorsäure (0,1 mol · l^{-1}) 573
Perchlorsäure (0,05 mol · l^{-1}) 573
Perchlorsäure-Lösung *R* 508
Pergolidi mesilas 2632
Pergolidmesilat 2632
Periodat-Essigsäure-Reagenz *R* 508
Periodsäure *R* 508
Peritonealdialyselösungen 2633
Permethrin *R* 508
Peroxidzahl (2.5.5) 128
Perphenazin 2636
Perphenazinum 2636
Pertussis-Adsorbat-Impfstoff **4.02**-3466
Pertussis-Adsorbat-Impfstoff (azellulär, aus
 Komponenten) **4.01**-3244
Pertussis-Adsorbat-Impfstoff (azellulär, co-gereinigt) .. 843
Pertussis-Impfstoff **4.02**-3467
Pertussis-Impfstoff (azellulär), Bestimmung der
 Wirksamkeit (2.7.16) 219
Pertussis-Impfstoff, Bestimmung der Wirksamkeit
 (2.7.7) 210
Perubalsam 2637
Perylen *R* 508
Pestizid-Rückstände (2.8.13) 229
Pethidinhydrochlorid **4.02**-3625
Pethidini hydrochloridum **4.02**-3625
Petroläther *R* 508
Petroläther *R* 1 509
Petroläther *R* 2 509
Petroläther *R* 3 509
Pfefferminzblätter 2640
Pfefferminzöl 2641

Ph. Eur. 4. Ausgabe, 3. Nachtrag

Pferdeinfluenza-Impfstoff (*siehe* Influenza-Impfstoff
  (inaktiviert) für Pferde) 922
Pferdeserum-Gonadotropin für Tiere 2643
Pflanzliche Drogen 724
Pflanzliche Drogen, Bestimmung des Gerbstoffgehalts
  (2.8.14) 232
Pflanzliche Drogen für homöopathische
  Zubereitungen **4.01**-3258
Pflanzliche Drogen, Zubereitungen aus 725
Pflanzliche Drogen zur Teebereitung 726
Pflanzliche fette Öle 726
Pflaster, Transdermale 767
Pflaster, wirkstoffhaltige (*siehe* Halbfeste Zubereitungen
  zur kutanen Anwendung) **4.03**-3777
Pflaumenbaumrinde, afrikanische **4.02**-3627
Pharmazeutische Zubereitungen, mikrobiologische
  Qualität (5.1.4) **4.03**-3760
α-Phellandren *R* 509
Phenanthren *R* 509
Phenanthrolinhydrochlorid *R* 509
Phenazon 2644
Phenazon *R* 509
Phenazonum 2644
Pheniramini maleas 2645
Pheniraminmaleat 2645
Phenobarbital 2647
Phenobarbital-Natrium 2648
Phenobarbitalum 2647
Phenobarbitalum natricum 2648
Phenol 2649
Phenol *R* 509
Phenol in Sera und Impfstoffen (2.5.15) 132
Phenolphthalein 2650
Phenolphthalein *R* 509
Phenolphthalein-Lösung *R* 510
Phenolphthalein-Lösung *R* 1 510
Phenolphthalein-Papier *R* 510
Phenolphthaleinum 2650
Phenolrot *R* **4.03**-3752
Phenolrot-Lösung *R* 510
Phenolrot-Lösung *R* 2 510
Phenolrot-Lösung *R* 3 510
Phenolsulfonphthalein 2651
Phenolsulfonphthaleinum 2651
Phenolum 2649
Phenothiazine, Identifizierung durch Dünnschicht-
  chromatographie (2.3.3) 100
Phenoxybenzaminhydrochlorid *R* 510
Phenoxyessigsäure *R* 510
Phenoxyethanol 2652
Phenoxyethanol *R* 511
Phenoxyethanolum 2652
Phenoxymethylpenicillin **4.01**-3348
Phenoxymethylpenicillin-Kalium **4.01**-3350
Phenoxymethylpenicillinum **4.01**-3348
Phenoxymethylpenicillinum kalicum **4.01**-3350
Phentolamini mesilas 2657
Phentolaminmesilat 2657
Phenylalanin 2659
Phenylalanin *R* 511
Phenylalaninum 2659
Phenylbutazon **4.02**-3628
Phenylbutazonum **4.02**-3628
p-Phenylendiamindihydrochlorid *R* 511
Phenylephrin 2661
Phenylephrinhydrochlorid 2662
Phenylephrini hydrochloridum 2662
Phenylephrinum 2661
Phenylglycin *R* 511
D-Phenylglycin *R* **4.03**-3752
Phenylhydrargyri boras 2663
Phenylhydrargyri nitras 2664
Phenylhydrazinhydrochlorid *R* 511
Phenylhydrazinhydrochlorid-Lösung *R* 511
Phenylhydrazin-Schwefelsäure *R* 511

Phenylisothiocyanat *R* 511
Phenylmercuriborat 2663
Phenylmercurinitrat 2664
1-Phenylpiperazin *R* 511
Phenylpropanolaminhydrochlorid 2665
Phenylpropanolamini hydrochloridum 2665
Phenytoin 2666
Phenytoin-Natrium 2668
Phenytoinum 2666
Phenytoinum natricum 2668
Phloroglucin *R* 512
Phloroglucin-Lösung *R* 512
Pholcodin 2669
Pholcodinum 2669
Phosalon *R* 512
Phosphat
 – Grenzprüfung (2.4.11) 108
 – Identitätsreaktionen (*siehe* 2.3.1) 98
Phosphat-Citrat-Pufferlösung pH 5,5 *R* 563
Phosphat-Lösung (200 ppm PO$_4$) *R* 559
Phosphat-Lösung (5 ppm PO$_4$) *R* 559
Phosphat-Pufferlösung pH 2,0 *R* 561
Phosphat-Pufferlösung pH 2,8 *R* 561
Phosphat-Pufferlösung pH 3,0 *R* 561
Phosphat-Pufferlösung pH 3,0 *R* 1 561
Phosphat-Pufferlösung pH 3,0 (0,1 mol · l^{-1}) *R* . **4.03**-3754
Phosphat-Pufferlösung pH 3,2 *R* 561
Phosphat-Pufferlösung pH 3,2 *R* 1 562
Phosphat-Pufferlösung pH 3,5 *R* 562
Phosphat-Pufferlösung pH 4,5 (0,05 mol · l^{-1}) *R* 562
Phosphat-Pufferlösung pH 5,0 *R* **4.03**-3754
Phosphat-Pufferlösung pH 5,5 *R* 562
Phosphat-Pufferlösung pH 5,6 *R* **4.01**-3218
Phosphat-Pufferlösung pH 5,8 *R* 563
Phosphat-Pufferlösung pH 6,0 *R* 563
Phosphat-Pufferlösung pH 6,0 *R* 1 563
Phosphat-Pufferlösung pH 6,0 *R* 2 563
Phosphat-Pufferlösung pH 6,4 *R* 563
Phosphat-Pufferlösung pH 6,4, gelatinehaltige *R* 563
Phosphat-Pufferlösung pH 6,5 (0,1 mol · l^{-1}) *R* 563
Phosphat-Pufferlösung pH 6,8 *R* 563
Phosphat-Pufferlösung pH 6,8 *R* 1 563
Phosphat-Pufferlösung pH 6,8, natriumchloridhaltige *R* 563
Phosphat-Pufferlösung pH 7,0 *R* 564
Phosphat-Pufferlösung pH 7,0 *R* 1 564
Phosphat-Pufferlösung pH 7,0 *R* 2 564
Phosphat-Pufferlösung pH 7,0 *R* 3 564
Phosphat-Pufferlösung pH 7,0 *R* 4 564
Phosphat-Pufferlösung pH 7,0 *R* 5 .... **4.03**-3754
Phosphat-Pufferlösung pH 7,0 (0,1 mol · l^{-1}) *R* 564
Phosphat-Pufferlösung pH 7,0 (0,067 mol · l^{-1}) *R* 564
Phosphat-Pufferlösung pH 7,0 (0,063 mol · l^{-1}) *R* 564
Phosphat-Pufferlösung pH 7,0 (0,03 mol · l^{-1}) *R* 564
Phosphat-Pufferlösung pH 7,0 (0,025 mol · l^{-1}) *R* 564
Phosphat-Pufferlösung pH 7,2 *R* 564
Phosphat-Pufferlösung pH 7,2, albuminhaltige *R* 565
Phosphat-Pufferlösung pH 7,2, albuminhaltige *R* 1 565
Phosphat-Pufferlösung pH 7,4 *R* 565
Phosphat-Pufferlösung pH 7,4, natriumchloridhaltige *R* 565
Phosphat-Pufferlösung pH 7,4, natriumchlorid-
  haltige *R* 1 565
Phosphat-Pufferlösung pH 7,5 (0,33 mol · l^{-1}) *R* 565
Phosphat-Pufferlösung pH 7,5 (0,2 mol · l^{-1}) *R* 565
Phosphat-Pufferlösung pH 8,0 (1 mol · l^{-1}) *R* 566
Phosphat-Pufferlösung pH 8,0 (0,1 mol · l^{-1}) *R* 566
Phosphat-Pufferlösung pH 8,0 (0,02 mol · l^{-1}) *R* 566
Phosphat-Pufferlösung pH 9,0 *R* 566
Phospholipid *R* 512
Phosphor in Polysaccharid-Impfstoffen (2.5.18) 133
Phosphorige Säure *R* 512
Phosphorsäure 10 % *R* 512
Phosphorsäure 85 % 2670
Phosphorsäure 85 % *R* 512
Phosphorsäure 10 % 2670
Phosphorsäure, verdünnte *R* 1 .... **4.03**-3752

Ph. Eur. 4. Ausgabe, 3. Nachtrag

Phosphor(V)-oxid *R* 512
Phthalaldehyd *R* 512
Phthalaldehyd-Reagenz *R* 513
Phthalat-Pufferlösung pH 4,4 *R* 562
Phthalat-Pufferlösung pH 6,4 (0,5 mol · l^{-1}) *R* 563
Phthalazin *R* 513
Phthaleinpurpur *R* 513
Phthalsäure *R* 1 513
Phthalsäureanhydrid *R* 513
Phthalsäureanhydrid-Lösung *R* 513
Phthalylsulfathiazol 2671
Phthalylsulfathiazolum 2671
pH-Wert
   – Indikatormethode (2.2.4) 28
   – Potentiometrische Methode (2.2.3) 27
Physostigmini salicylas (Eserini salicylas) 2672
Physostigmini sulfas (Eserini sulfas) 2673
Physostigminsalicylat 2672
Physostigminsulfat 2673
Phytomenadion 2675
Phytomenadionum 2675
Phytosterol **4.01**-3352
Phytosterolum **4.01**-3352
Picein *R* 513
Picotamid-Monohydrat 2676
Picotamidum monohydricum 2676
Pikrinsäure *R* 514
Pikrinsäure-Lösung *R* 514
Pikrinsäure-Lösung *R* 1 514
Pilocarpinhydrochlorid **4.03**-4003
Pilocarpini hydrochloridum **4.03**-4003
Pilocarpini nitras **4.03**-4004
Pilocarpinnitrat **4.03**-4004
Pimozid 2681
Pimozidum 2681
Pindolol 2683
Pindololum 2683
α-Pinen *R* 514
β-Pinen *R* 514
Pipemidinsäure-Trihydrat **4.01**-3354
Piperacillin **4.03**-4006
Piperacillin-Natrium 2686
Piperacillinum **4.03**-4006
Piperacillinum natricum 2686
Piperazinadipat 2688
Piperazincitrat 2689
Piperazin-Hexahydrat 2691
Piperazin-Hexahydrat *R* 514
Piperazini adipas 2688
Piperazini citras 2689
Piperazinum hydricum 2691
Piperidin *R* 514
Pirenzepindihydrochlorid-Monohydrat 2692
Pirenzepini dihydrochloridum monohydricum 2692
Piretanid 2694
Piretanidum 2694
Pirimiphos-ethyl *R* 514
Piroxicam 2695
Piroxicamum 2695
Piscis oleum omega-3 acidis abundans **4.03**-3988
Pivampicillin **4.03**-4008
Pivampicillinum **4.03**-4008
Pivmecillinamhydrochlorid **4.03**-4010
Pivmecillinami hydrochloridum **4.03**-4010
PKA, Präkallikrein-Aktivator (*siehe* 2.6.15) 182
Plantae ad ptisanam 726
Plantae medicinales 724
*Plantae medicinales ad preaparationes
   homoeopathicae* **4.01**-3258
Plantae medicinales praeparatore 725
Plantaginis ovatae semen 1881
Plantaginis ovatae seminis tegumentum 1882
Plasma, blutplättchenarmes *R* 515
Plasma humanum ad separationem **4.03**-4012
*Plasma humanum collectum deinde conditum ad viros
   exstinguendos* 2702
Plasma vom Kaninchen *R* 515
Plasma vom Menschen (gepoolt, virusinaktiviert) 2702
Plasma vom Menschen (Humanplasma) zur
   Fraktionierung **4.03**-4012
Plasmasubstrat *R* 515
Plasmasubstrat *R* 1 515
Plasmasubstrat *R* 2 515
Plasmasubstrat *R* 3 .... **4.02**-3440
Plasmasubstrat, Faktor-V-freies *R* 515
Plasminogen vom Menschen *R* 516
Platin-Lösung (30 ppm Pt) *R* 559
Pneumokokken-Polysaccharid-Impfstoff 847
Poliomyelitis-Impfstoff (inaktiviert) 850
Poliomyelitis-Impfstoff (inaktiviert), In-vivo-
   Bestimmung der Wirksamkeit (2.7.20) 221
Poliomyelitis-Impfstoff (oral) 854
Poliomyelitis-Impfstoff (oral), Neurovirulenz, Prüfung
   (2.6.19) 188
Poloxamera **4.03**-4014
Poloxamere **4.03**-4014
Polyacrylamidgelelektrophorese
   – in zylindrischen Gelen (*siehe* 2.2.31) 51
   – mit Natriumdodecylsulfat (*siehe* 2.2.31) 52
Polyacrylat-Dispersion 30 % 2708
Polyacrylatis dispersio 30 per centum 2708
Poly(alcohol vinylicus) 2716
Polyamid-6-Faden im Fadenspender für Tiere, steriler   1078
Polyamid-6/6-Faden im Fadenspender für Tiere,
   steriler 1079
Poly[(cyanopropyl)methylphenylmethyl]siloxan *R* 516
Poly[(cyanopropyl)(phenyl)][dimethyl]siloxan *R* 516
Poly(cyanopropyl)(phenylmethyl)siloxan *R* 516
Poly(cyanopropyl)siloxan *R* 516
Poly[cyanopropyl(7)phenyl(7)methyl(86)]siloxan *R* ... 516
Poly(*O*-2-diethylaminoethyl)agarose zur
   Ionenaustauschchromatographie *R* 516
Poly(dimethyl)(diphenyl)(divinyl)siloxan *R* 516
Poly(dimethyl)(diphenyl)siloxan *R* 516
Polydimethylsiloxan *R* 516
Polyesterfaden im Fadenspender für Tiere, steriler ... 1080
Polyetherhydroxidgel zur Chromatographie *R* 517
Poly(ethylacrylatmethylmethacrylat)-Dispersion 30 %
   (*siehe* Polyacrylat-Dispersion 30 %) 2708
Polyethylen hoher Dichte für Behältnisse zur Aufnahme
   parenteraler Zubereitungen (3.1.5) (*siehe* Polyethylen
   mit Zusatzstoffen für Behältnisse zur Aufnahme
   parenteraler und ophthalmologischer
   Zubereitungen (3.1.5)) 299
Polyethylen mit Zusatzstoffen für Behältnisse zur
   Aufnahme parenteraler und ophthalmologischer
   Zubereitungen (3.1.5) 299
Polyethylen niederer Dichte für Behältnisse zur
   Aufnahme parenteraler und ophthalmologischer
   Zubereitungen (3.1.4) (*siehe* Polyethylen ohne
   Zusatzstoffe für Behältnisse zur Aufnahme
   parenteraler und ophthalmologischer Zubereitungen
   (3.1.4)) 297
Polyethylen ohne Zusatzstoffe für Behältnisse zur
   Aufnahme parenteraler und ophthalmologischer
   Zubereitungen (3.1.4) 297
Polyethylenterephthalat für Behältnisse zur Aufnahme
   von Zubereitungen, die nicht zur parenteralen
   Anwendung bestimmt sind (3.1.15) 326
Poly(ethylen-vinylacetat) für Behältnisse und Schläuche
   für Infusionslösungen zur totalen parenteralen
   Ernährung (3.1.7) 308
Polygalae radix 2847
Polymer, siliciumorganisches, amorphes,
   octadecylsilyliertes *R* **4.03**-3752
Polymerase-Kettenreaktion (*siehe* 2.6.21) 190
Poly[methyl(50)phenyl(50)]siloxan *R* 517
Poly[methyl(95)phenyl(5)]siloxan *R* 517
Poly[methyl(94)phenyl(5)vinyl(1)]siloxan *R* 517

Polymyxin-B-sulfat 2709
Polymyxini B sulfas 2709
Polyolefine (3.1.3) 292
Polyphosphorsäure *R* 517
Polypropylen für Behältnisse und Verschlüsse zur
  Aufnahme parenteraler und ophthalmologischer
  Zubereitungen (3.1.6) 303
Polysaccharid-Impfstoffe
– Gehaltsbestimmung von *O*-Acetylgruppen
  (2.5.19) 133
– Gehaltsbestimmung von Hexosaminen (2.5.20) .. 134
– Gehaltsbestimmung von Methylpentosen (2.5.21) 134
– Gehaltsbestimmung von Nukleinsäuren (2.5.17) . 133
– Gehaltsbestimmung von Phosphor (2.5.17) 133
– Gehaltsbestimmung von Protein (2.5.16) 132
– Gehaltsbestimmung von Ribose (2.5.31) 139
– Gehaltsbestimmung von Sialinsäure (2.5.23) 135
– Gehaltsbestimmung von Uronsäuren (2.5.22) ... 135
Polysorbat 20 2710
Polysorbat 20 *R* 517
Polysorbat 60 2711
Polysorbat 80 .... **4.03**-4016
Polysorbat 80 *R* 517
Polysorbatum 20 2710
Polysorbatum 60 2711
Polysorbatum 80 .... **4.03**-4016
Polystyrol 900–1000 *R* 518
Polyvidon (*siehe* Povidon) 2717
Poly(vinylacetat) 2714
Poly(vinylalkohol) 2716
Poly(vinylis acetas) 2714
Porosität von Glassintertiegeln, Vergleichstabelle
  (2.1.2) 19
Potentiometrie (2.2.20) 36
Potentiometrische Methode, pH-Wert (2.2.3) 27
Potenzierung (*siehe* Homöopathische
  Zubereitungen) **4.01**-3255
Povidon **4.02**-3630
Povidon *R* 518
Povidon-Iod **4.02**-3633
Povidonum **4.02**-3630
Povidonum iodinatum **4.02**-3633
POZ, Peroxidzahl (*siehe* 2.5.5) 128
*Praeadmixta ad alimenta medicata ad usum
  veterinarium* **4.03**-3775
Präkallikrein-Aktivator (2.6.15) 182
Praeparationes ad irrigationem 769
Praeparationes buccales **4.01**-3227
Praeparationes homoeopathicae **4.01**-3255
Praeparationes insulini iniectabiles **4.01**-3300
Praeparationes intramammariae ad usum veterinarium 780
Praeparationes intraruminales 768
Praeparationes liquidae ad usum dermicum 747
Praeparationes liquidae peroraliae 744
*Praeparationes liquidae veterinariae ad usum
  dermicum* 748
Praeparationes molles ad usum dermicum **4.03**-3775
Praeparationes pharmaceuticae in vasis cum pressu 769
Pravastatin-Natrium **4.03**-4018
Pravastatinum natricum **4.03**-4018
Prazepam 2721
Prazepamum 2721
Praziquantel **4.03**-4019
Praziquantelum **4.03**-4019
Prazosinhydrochlorid **4.01**-3356
Prazosini hydrochloridum **4.01**-3356
Prednicarbat 2726
Prednicarbatum 2726
Prednisolon 2727
Prednisolonacetat 2730
Prednisolondihydrogenphosphat-Dinatrium 2732
Prednisoloni acetas 2730
Prednisoloni natrii phosphas 2732
Prednisoloni pivalas 2733
Prednisolonpivalat 2733

Prednisolonum 2727
Prednison 2735
Prednisonum 2735
Prilocain 2737
Prilocainhydrochlorid 2739
Prilocaini hydrochloridum 2739
Prilocainum 2737
Primäre aromatische Amine, Identitätsreaktion
  (*siehe* 2.3.1) 95
Primäre Zellkulturen (*siehe* 5.2.1) 603
Primaquinbisdihydrogenphosphat 2741
Primaquini diphosphas 2741
Primelwurzel 2743
Primidon 2744
Primidonum 2744
Primulae radix 2743
Probenecid 2744
Probenecidum 2744
Procainamidhydrochlorid 2745
Procainamidi hydrochloridum 2745
Procainhydrochlorid 2746
Procainhydrochlorid *R* 518
Procaini hydrochloridum 2746
Prochlorperazinhydrogenmaleat 2747
Prochlorperazini maleas 2747
Producta ab ADN recombinante 707
Producta ab fermentatione 712
Producta allergenica 705
*Producta cum possibili transmissione vectorium
  enkephalopathiarum spongiformium animalium* 729
Produkte mit dem Risiko der Übertragung von
  Erregern der spongiformen Enzephalopathie
  tierischen Ursprungs 729
Progesteron **4.01**-3358
Progesteronum **4.01**-3358
Prolin 2749
Prolinum 2749
Promazinhydrochlorid 2751
Promazini hydrochloridum 2751
Promethazinhydrochlorid 2752
Promethazini hydrochloridum 2752
Propacetamolhydrochlorid 2753
Propacetamoli hydrochloridum 2753
1-Propanol *R* 518
2-Propanol **4.01**-3360
– Gehaltsbestimmung (*siehe* 2.9.11) 251
2-Propanol *R* 518
2-Propanol *R* 1 518
Propanthelinbromid 2756
Propantheli bromidum 2756
Propetamphos *R* 518
Propionaldehyd *R* 518
Propionsäure *R* 518
Propionsäureanhydrid *R* 519
Propionsäureanhydrid-Reagenz *R* 519
Propofol 2758
Propofolum 2758
Propranololhydrochlorid 2760
Propranololi hydrochloridum 2760
Propylacetat *R* 519
Propylenglycol 2761
Propylenglycol *R* 519
Propylenglycoli monopalmitostearas 2762
Propylenglycolmonopalmitostearat 2762
Propylenglycolum 2761
Propylenoxid *R* 519
Propylgallat 2763
Propylis gallas 2763
Propyl-4-hydroxybenzoat **4.02**-3634
Propyl-4-hydroxybenzoat *R* 519
Propylis parahydroxybenzoas **4.02**-3634
Propylis parahydroxybenzoas natricum 2489
D-Propyl-L-phenylalanyl-L-arginin(4-nitroanilid)=
  dihydrochlorid *R* 518
Propylthiouracil 2766

Ph. Eur. 4. Ausgabe, 3. Nachtrag

40 Gesamtregister

Propylthiouracilum 2766
Propyphenazon **4.01**-3361
Propyphenazonum **4.01**-3361
Protaminhydrochlorid 2768
Protamini hydrochloridum 2768
Protamini sulfas 2770
Protaminsulfat 2770
Protaminsulfat *R* 519
Protein in Polysaccharid-Impfstoffen (2.5.16) 132
Prothrombinkomplex vom Menschen 2772
Prothrombinum multiplex humanum 2772
Protirelin 2773
Protirelinum 2773
Proxyphyllin 2775
Proxyphyllinum 2775
Prüfung auf anomale Toxizität (2.6.9) 160
Prüfung auf ausreichende Konservierung (5.1.3) 597
Prüfung auf Bakterien-Endotoxine (2.6.14) 172
Prüfung auf blutdrucksenkende Substanzen (2.6.11) ... 162
Prüfung auf fremde Agenzien in Virus-Lebend-
  Impfstoffen für Menschen (2.6.16) 183
Prüfung auf fremde Agenzien unter Verwendung von
  Küken (2.6.6) 155
Prüfung auf Fremdviren unter Verwendung von
  Bruteiern (2.6.3) 154
Prüfung auf Fremdviren unter Verwendung von
  Zellkulturen (2.6.5) 155
Prüfung auf Histamin (2.6.10) 161
Prüfung auf Identität, Erläuterung (*siehe* 1.4) ... **4.03**-3698
Prüfung auf Leukose-Viren (2.6.4) 154
Prüfung auf Methanol und 2-Propanol (2.9.11) 251
Prüfung auf Mykobakterien (2.6.2) 154
Prüfung auf Mykoplasmen (2.6.7) 156
Prüfung auf Neurovirulenz von Poliomyelitis-Impfstoff
  (oral) (2.6.19) 188
Prüfung auf Neurovirulenz von Virus-Lebend-
  Impfstoffen (2.6.18) 187
Prüfung auf Pyrogene (2.6.8) 159
Prüfung auf Reinheit, Gehaltsbestimmung
  (*siehe* 1.4) **4.03**-3699
Prüfung auf Sterilität (2.6.1) 149
Prüfung der entnehmbaren Masse oder des entnehmbaren
  Volumens bei halbfesten und flüssigen Zubereitungen
  (2.9.28) 280
Prüfung der Fettsäurenzusammensetzung durch
  Gaschromatographie (2.4.22) **4.03**-3713
Prüfung der Konsistenz durch Penetrometrie (2.9.9) ... 248
Prüfung fetter Öle auf fremde Öle durch Dünnschicht-
  chromatographie (2.4.21) 110
Prüfung fetter Öle auf fremde Öle durch Gaschromato-
  graphie (2.4.22) (*siehe* Prüfung der Fettsäure-
  nzusammensetzung durch Gaschromatographie
  (2.4.22)) **4.03**-3713
Prüfung von Parenteralia, Augenarzneimitteln und
  anderen nicht zur Injektion bestimmten sterilen
  Zubereitungen (*siehe* 2.6.1) 153
Pruni africanae cortex **4.02**-3627
Pseudoephedrinhydrochlorid 2776
Pseudoephedrini hydrochloridum 2776
Pseudomonas aeruginosa, Nachweis
  (*siehe* 2.6.13) **4.02**-3405
Psyllii semen 1881
Pteroinsäure *R* **4.03**-3752
Pufferlösung pH 2,0 *R* 561
Pufferlösung pH 2,2 *R* 561
Pufferlösung pH 2,5 *R* 561
Pufferlösung pH 2,5 *R* 1 561
Pufferlösung pH 3,0 *R* 561
Pufferlösung pH 3,5 *R* 562
Pufferlösung pH 3,6 *R* 562
Pufferlösung pH 3,7 *R* 562
Pufferlösung pH 5,2 *R* 562
Pufferlösung pH 5,5 *R* 562
Pufferlösung pH 6,5 *R* 563
Pufferlösung pH 6,6 *R* 563

Pufferlösung pH 7,0 *R* 564
Pufferlösung pH 7,2 *R* 564
Pufferlösung pH 7,2, physiologische *R* 565
Pufferlösung pH 8,0 *R* 566
Pufferlösung pH 8,0 *R* 1 566
Pufferlösung pH 9,0 *R* 566
Pufferlösung pH 9,0 *R* 1 566
Pufferlösung pH 10,9 *R* 567
Pufferlösung zur Einstellung der Gesamtionenstärke *R* . 560
Pufferlösung zur Einstellung der Gesamtionenstärke *R* 1 560
Pufferlösungen (4.1.3) .... 560 und **4.01**-3218
                           und **4.02**-3441 und **4.03**-3754
Pulegon *R* 519
Pulver für Augenbäder (*siehe* Zubereitungen zur
  Anwendung am Auge) 772
Pulver für Augentropfen (*siehe* Zubereitungen zur
  Anwendung am Auge) 772
Pulver und Granulate zur Herstellung von Lösungen
  und Suspensionen zum Einnehmen (*siehe* Flüssige
  Zubereitungen zum Einnehmen) 746
Pulver und Granulate zur Herstellung von Sirupen
  (*siehe* Flüssige Zubereitungen zum Einnehmen) 747
Pulver und Tabletten zur Herstellung von Rektal-
  lösungen oder Rektalsuspensionen
  (*siehe* Zubereitungen zur rektalen Anwendung) 785
Pulver zum Einnehmen 760
Pulver zur Herstellung von Infusionszubereitungen
  (*siehe* Parenteralia) 759
Pulver zur Herstellung von Injektionszubereitungen
  (*siehe* Parenteralia) 759
Pulver zur Herstellung von Tropfen zum Einnehmen (*siehe*
  Flüssige Zubereitungen zum Einnehmen) 746
Pulver zur Inhalation (*siehe* Zubereitungen zur Inhala-
  tion) 779
Pulver zur kutanen Anwendung 761
Pulveres ad usum dermicum 761
Pulveres perorales 760
Putrescin *R* 519
Pyrazinamid 2778
Pyrazinamidum 2778
Pyridin *R* 519
Pyridin, wasserfreies *R* 520
Pyridostigminbromid 2779
Pyridostigmini bromidum 2779
Pyridoxinhydrochlorid **4.03**-4021
Pyridoxini hydrochloridum **4.03**-4021
2-Pyridylamin *R* 520
Pyridylazonaphthol *R* 520
Pyridylazonaphthol-Lösung *R* 520
4-(2-Pyridylazo)resorcin-Mononatriumsalz *R* 520
Pyrimethamin 2781
Pyrimethaminum 2781
Pyrogallol *R* 520
Pyrogallol-Lösung, alkalische *R* 520
Pyrogene, Prüfung (2.6.8) 159
2-Pyrrolidon *R* 520

Q

Queckenwurzelstock 2785
Quecksilber *R* 520
Quecksilber, Identitätsreaktionen (*siehe* 2.3.1) 98
Quecksilber(II)-acetat *R* 520
Quecksilber(II)-acetat-Lösung *R* 521
Quecksilber(II)-bromid *R* 521
Quecksilber(II)-bromid-Papier *R* 521
Quecksilber(II)-chlorid 2785
Quecksilber(II)-chlorid *R* 521
Quecksilber(II)-chlorid-Lösung *R* 521
Quecksilber(II)-iodid *R* 521
Quecksilber(II)-nitrat *R* 521
Quecksilber(II)-oxid *R* 521
Quecksilber(II)-sulfat-Lösung *R* 521

Ph. Eur. 4. Ausgabe, 3. Nachtrag

Quecksilber(II)-thiocyanat *R* 521
Quecksilber(II)-thiocyanat-Lösung *R* 521
Quecksilber-Lösung (1000 ppm Hg) *R* 559
Quecksilber-Lösung (10 ppm Hg) *R* 559
Quellungszahl (2.8.4) 225
Quendelkraut **4.03**-4025
Quercetin-Dihydrat *R* 521
Quercitrin *R* 522
Quercus cortex 1753

R

Racloprid([^{11}C]methoxy)-Injektionslösung **4.03**-3803
Raclopridi([^{11}C]methoxy) solutio iniectabilis **4.03**-3803
Raclopridtartrat *R* **4.03**-3752
Radices, Rhizomae, Bulbi
- *Allii sativi bulbi pulvis* 2189
- *Althaeae radix* 1752
- *Angelicae radix* 1203
- *Curcumae xanthorrhizae rhizoma* 1940
- *Eleutherococci radix* 2955
- *Gentianae radix* 1767
- *Ginseng radix* 1947
- *Graminis rhizoma* 2785
- *Harpagophyti radix* 2986
- *Ipecacuanhae pulvis normatus* 2121
- *Ipecacuanhae radix* 2123
- *Levistici radix* 2251
- *Liquiritiae radix* 2917
- *Ononidis radix* 2009
- *Polygalae radix* 2847
- *Primulae radix* 2743
- *Ratanhiae radix* 2794
- *Rhei radix* 2798
- *Rusci rhizoma* **4.02**-3597
- *Tormentillae rhizoma* 3042
- *Valerianae radix* 1245
- *Zingiberis rhizoma* 2085

Radioaktive Arzneimittel
- [^{125}I]Albumin-Injektionslösung vom Menschen **4.02**-3475
- [^{13}N]Ammoniak-Injektionslösung 995
- [^{51}Cr]Chromedetat-Injektionslösung 996
- [^{57}Co]Cyanocobalamin-Kapseln 997
- [^{58}Co]Cyanocobalamin-Kapseln 999
- [^{57}Co]Cyanocobalamin-Lösung 998
- [^{58}Co]Cyanocobalamin-Lösung 1000
- [^{18}F]Fludesoxyglucose-Injektionslösung 1003
- [^{67}Ga]Galliumcitrat-Injektionslösung 1006
- [^{111}In]Indium(III)-chlorid-Lösung 1007
- [^{111}In]Indiumoxinat-Lösung 1009
- [^{111}In]Indium-Pentetat-Injektionslösung 1010
- [^{123}I]Iobenguan-Injektionslösung 1011
- [^{131}I]Iobenguan-Injektionslösung für diagnostische Zwecke 1013
- [^{131}I]Iobenguan-Injektionslösung für therapeutische Zwecke 1014
- [^{131}I]Iodmethylnorcholesterol-Injektionslösung . 1015
- [^{15}O]Kohlenmonoxid 1016
- [^{81m}Kr]Krypton zur Inhalation 1018
- L-([^{11}C]Methyl)methionin-Injektionslösung .. 1019
- Natrium[^{51}Cr]chromat-Lösung, Sterile 1022
- Natrium[^{123}I]iodhippurat-Injektionslösung 1023
- Natrium[^{131}I]iodhippurat-Injektionslösung 1024
- Natrium[^{131}I]iodid-Kapseln für diagnostische Zwecke 1025
- Natrium[^{123}I]iodid-Lösung 1026
- Natrium[^{131}I]iodid-Lösung 1028
- Natrium[^{99m}Tc]pertechnetat-Injektionslösung aus Kernspaltprodukten 1029
- Natrium[^{99m}Tc]pertechnetat-Injektionslösung nicht aus Kernspaltprodukten 1031
- Natrium[^{32}P]phosphat-Injektionslösung 1032

Ph. Eur. 4. Ausgabe, 3. Nachtrag

- Racloprid([^{11}C]methoxy)-Injektionslösung **4.03**-3803
- Radioaktive Arzneimittel 729
- [^{15}O]Sauerstoff 1033
- [^{89}Sr]Strontiumchlorid-Injektionslösung 1035
- [^{99m}Tc]Technetium-Albumin-Injektionslösung . 1036
- [^{99m}Tc]Technetium-Etifenin-Injektionslösung .. 1038
- [^{99m}Tc]Technetium-Exametazim-Injektionslösung **4.03**-3805
- [^{99m}Tc]Technetium-Gluconat-Injektionslösung . 1039
- [^{99m}Tc]Technetium-Macrosalb-Injektionslösung 1041
- [^{99m}Tc]Technetium-Medronat-Injektionslösung . 1042
- [^{99m}Tc]Technetium-Mertiatid-Injektionslösung . 1044
- [^{99m}Tc]Technetium-Mikrosphären-Injektionslösung 1045
- [^{99m}Tc]Technetium-Pentetat-Injektionslösung .. 1047
- [^{99m}Tc]Technetium-Rheniumsulfid-Kolloid-Injektionslösung 1048
- [^{99m}Tc]Technetium-Schwefel-Kolloid-Injektionslösung 1050
- [^{99m}Tc]Technetium-Succimer-Injektionslösung . 1051
- [^{99m}Tc]Technetium-Zinndiphosphat-Injektionslösung 1052
- [^{99m}Tc]Technetium-Zinn-Kolloid-Injektionslösung 1054
- [^{201}Tl]Thalliumchlorid-Injektionslösung 1055
- Tritiiertes-[^{3}H]Wasser-Injektionslösung 1058
- [^{15}O]Wasser-Injektionslösung 1056
- [^{133}Xe]Xenon-Injektionslösung 1059

Radioimmunassay (*siehe* 2.7.15) 218
Radionuklide, Tabelle mit physikalischen Eigenschaften (5.7) 687
Radiopharmaceutica 729
Raman-Spektroskopie (2.2.48) 87
Ramipril 2789
Ramiprilum 2789
Raney-Nickel *R* 522
Raney-Nickel, halogenfreies *R* 522
Ranitidinhydrochlorid 2792
Ranitidini hydrochloridum 2792
Rapae oleum raffinatum 2794
Rapsöl *R* 522
Rapsöl, raffiniertes 2794
Ratanhiae radix 2794
Ratanhiae tinctura **4.03**-4029
Ratanhiatinktur **4.03**-4029
Ratanhiawurzel 2794
Rauschbrand-Impfstoff für Tiere (*siehe Clostridium-chauvoei*-Impfstoff für Tiere) 903
Reagenzien (4.1.1) .... 369 und **4.01**-3213
und **4.02**-3439 und **4.03**-3747
Reagenzien, Allgemeines (*siehe* 1.2) **4.03**-3697
Reagenzien-Verzeichnis 351
Rectalia 783
Reduktionsgemisch *R* 522
Referenzlösung zur Mikrobestimmung von Wasser *R* .. 559
Referenzlösungen für Grenzprüfungen (4.1.2) 556
und **4.03**-3754
Referenzspektren (*siehe* 1.4) **4.03**-3700
Referenzsubstanzen und Referenzspektren
- Allgemeines (*siehe* 1.4) **4.03**-3700
- Liste (*siehe* 4.3) .... 575 und **4.01**-3219
und **4.02**-3443 und **4.03**-3755
Reineckesalz *R* 522
Reineckesalz-Lösung *R* 522
Reinheit, Prüfung (*siehe* 1.4) **4.03**-3699
Reisstärke 2795
Rektalemulsionen (*siehe* Zubereitungen zur rektalen Anwendung) 785
Rektalkapseln (*siehe* Zubereitungen zur rektalen Anwendung) 784
Rektallösungen (*siehe* Zubereitungen zur rektalen Anwendung) 785
Rektalschäume (*siehe* Zubereitungen zur rektalen Anwendung) 786

42 Gesamtregister

Rektalsuspensionen (*siehe* Zubereitungen zur rektalen
  Anwendung) 785
Rektaltampons (*siehe* Zubereitungen zur rektalen
  Anwendung) 786
Relative Atommasse, relative Molekülmasse, Erläuterung
  (*siehe* 1.4) **4.03**-3698
Relative Dichte (2.2.5) 29
Relative Molekülmasse, Erläuterung (*siehe* 1.4) **4.03**-3698
Reserpin 2796
Reserpinum 2796
Resonanz-Raman-Spektroskopie (*siehe* 2.2.48) 88
Resorcin 2797
Resorcin *R* 522
Resorcinolum 2797
Resorcin-Reagenz *R* 522
Respiratorisches-Syncytial-Virus-Lebend-Impfstoff
  (gefriergetrocknet) für Rinder 947
Responsfaktor (*siehe* 2.2.46) 80
Rhabarberwurzel 2798
Rhamni purshianae cortex 1425
Rhamnose *R* 523
Rhaponticin *R* 523
Rhei radix 2798
*Rhenii sulfidi colloidalis et technetii[^{99m}Tc] solutio
  iniectabilis* 1048
Rhinitis-atrophicans-Impfstoff (inaktiviert) für
  Schweine, Progressive- 948
Rhinotracheitis-Virus-Impfstoff (inaktiviert) für
  Katzen 951
Rhinotracheitis-Virus-Lebend-Impfstoff (gefrier-
  getrocknet) für Katzen 953
Rhodamin B *R* 523
RIA, Radioimmunassay (*siehe* 2.7.15) 218
Riboflavin **4.02**-3639
Riboflavini natrii phosphas 2800
Riboflavinphosphat-Natrium 2800
Riboflavinum **4.02**-3639
Ribose *R* 523
Ribose in Polysaccharid-Impfstoffen (2.5.31) 139
Ricini oleum hydrogenatum **4.03**-4029
Ricini oleum virginale **4.03**-4031
Ricinolsäure *R* 523
Riesengoldrutenkraut 2802
Rifabutin **4.02**-3640
Rifabutinum **4.02**-3640
Rifampicin 2804
Rifampicinum 2804
Rifamycin-Natrium 2805
Rifamycinum natricum 2805
Rindendrogen
  – Cascararinde 1425
  – Chinarinde 1479
  – Eichenrinde 1753
  – Faulbaumrinde 1856
  – Pflaumenbaumrinde, afrikanische **4.02**-3627
  – Weidenrinde 3149
  – Zimtrinde 3188
Rinderalbumin *R* 523
Rinderhirn, getrocknetes *R* 523
Rinderthrombin *R* 524
Ringelblumenblüten 2807
Risperidon 2809
Risperidonum 2809
Rizinusöl, hydriertes **4.03**-4029
Rizinusöl, natives **4.03**-4031
Rizinusöl, polyethoxyliertes *R* 524
Röntgenfluoreszenzspektroskopie (2.2.37) 61
Röteln-Immunglobulin vom Menschen 2813
Röteln-Lebend-Impfstoff 859
Rohcresol **4.03**-4032
Rosae pseudo-fructus 1997
Rosmarinblätter 2814
Rosmarini aetheroleum **4.03**-4032
Rosmarini folium 2814
Rosmarinöl **4.03**-4032

Rosmarinsäure *R* 524
Rotationsviskosimeter (2.2.10) 31
Roxithromycin 2815
Roxithromycinum 2815
RR, Resonanz-Raman-Spektroskopie (*siehe* 2.2.48) 88
Rusci rhizoma **4.02**-3597
Ruscogenine *R* **4.02**-3440
Ruß zur Gaschromatographie, graphitierter *R* 524
Rutheniumrot *R* 524
Rutheniumrot-Lösung *R* 524
Rutosid *R* 524
Rutosid-Trihydrat **4.03**-4035
Rutosidum trihydricum **4.03**-4035

S

Saatgutsystem (*siehe* 5.2.1) 603
Saatzellgut (*siehe* 5.2.3) 607
Saatzellgutsystem (*siehe* 5.2.1) 603
Sabalis serrulatae fructus **4.03**-4042
Sabinen R 524
Sacchari spheri 3201
Saccharin 2821
Saccharin-Natrium **4.03**-4041
Saccharin-Natrium *R* 525
Saccharinum 2821
Saccharinum natricum **4.03**-4041
Saccharose 2824
Saccharose *R* 525
Saccharum 2824
Sägepalmenfrüchte **4.03**-4042
Säureblau 83 *R* 525
Säureblau 90 *R* 525
Säureblau 92 *R* 525
Säureblau-92-Lösung *R* 525
Säureblau 93 *R* 525
Säureblau-93-Lösung *R* 526
Säurezahl (2.5.1) 127
Safrol *R* 526
SAL, Sterility Assurance Level (*siehe* 5.1.1) ... 593
Salbei, dreilappiger 2825
Salbeiblätter **4.01**-3373
Salbeitinktur **4.01**-3374
Salben (*siehe* Halbfeste Zubereitungen zur kutanen
  Anwendung) **4.03**-3776
  – hydrophile (*siehe* Halbfeste Zubereitungen zur
    kutanen Anwendung) **4.03**-3777
  – hydrophobe (*siehe* Halbfeste Zubereitungen zur
    kutanen Anwendung) **4.03**-3776
  – Wasser aufnehmende (*siehe* Halbfeste Zuberei-
    tungen zur kutanen Anwendung) **4.03**-3776
Salben und Cremes, Prüfung auf Sterilität (*siehe* 2.6.1) . 152
Salbutamol 2827
Salbutamoli sulfas 2830
Salbutamolsulfat 2830
Salbutamolum 2827
Salicin *R* 526
Salicis cortex 3149
Salicylaldazin *R* 526
Salicylaldehyd *R* 526
Salicylat, Identitätsreaktionen (*siehe* 2.3.1) 98
Salicylsäure 2833
Salicylsäure *R* 526
Salmonellen, Nachweis (*siehe* 2.6.13) **4.02**-3405
Salpetersäure 2835
Salpetersäure *R* 526
Salpetersäure, blei- und cadmiumfreie *R* 527
Salpetersäure, bleifreie *R* 527
Salpetersäure, rauchende *R* 527
Salpetersäure, verdünnte *R* 527
Salpetersäure (1 mol · l^{-1}) 573
Salviae officinalis folium **4.01**-3373
Salviae sclareae aetheroleum **4.01**-3333

Ph. Eur. 4. Ausgabe, 3. Nachtrag

Salviae tinctura **4.01**-3374
Salviae trilobae folium 2825
Salze flüchtiger Basen und Ammoniumsalze,
    Identitätsreaktion (*siehe* 2.3.1) 95
Salzsäure *R* 527
Salzsäure *R* 1 528
Salzsäure, bleifreie *R* 528
Salzsäure, bromhaltige *R* 528
Salzsäure, ethanolische *R* 528
Salzsäure, methanolische *R* 528
Salzsäure, verdünnte *R* 528
Salzsäure, verdünnte *R* 1 528
Salzsäure, verdünnte *R* 2 528
Salzsäure (6 mol · l^{-1}) 573
Salzsäure (3 mol · l^{-1}) 573
Salzsäure (2 mol · l^{-1}) 573
Salzsäure (1 mol · l^{-1}) 573
Salzsäure (0,1 mol · l^{-1}) 573
Salzsäure (0,1 mol · l^{-1}), ethanolische 573
Salzsäure 36 % 2835
Salzsäure 10 % 2836
Salzsäureunlösliche Asche (2.8.1) 225
Sambuci flos 2032
Samendrogen
    – Bockshornsamen 1329
    – Flohsamen 1881
    – Flohsamen, indische 1881
    – Flohsamenschalen, indische 1882
    – Guar 1982
    – Kolasamen 2196
    – Leinsamen 2230
Sand *R* 528
Santonin *R* 528
Sauerstoff 2837
Sauerstoff *R* 528
Sauerstoff *R* 1 528
[^{15}O]Sauerstoff 1033
Sauerstoff in Gasen (2.5.27) 138
Schachtelhalmkraut **4.02**-3645
Schäume zur kutanen Anwendung (*siehe* Flüssige
    Zubereitungen zur kutanen Anwendung) 748
Schafgarbenkraut 2838
Schellack 2839
Schiffs Reagenz *R* 529
Schiffs Reagenz *R* 1 529
Schlangengift-Immunserum (Europa) 979
Schmelztabletten **4.01**-3226
Schmelztemperatur – Kapillarmethode (2.2.14) 33
Schöllkraut 2841
Schöniger-Methode (2.5.10) 130
Schütt- und Stampfvolumen (2.9.15) 254
Schüttdichte (*siehe* 2.2.42) 69
Schwarznesselkraut **4.02**-3646
Schwefel *R* 529
Schwefel zum äußerlichen Gebrauch 2842
Schwefeldioxid (2.5.29) 138
Schwefeldioxid *R* 529
Schwefeldioxid *R* 1 529
Schwefelkohlenstoff *R* 529
Schwefelsäure 2843
Schwefelsäure *R* 529
Schwefelsäure, ethanolische *R* 530
Schwefelsäure, nitratfreie *R* 530
Schwefelsäure, verdünnte *R* 530
Schwefelsäure (0,5 mol · l^{-1}) 573
Schwefelsäure (0,05 mol · l^{-1}) 574
Schwefelsäure (2,5 mol · l^{-1}), ethanolische *R* 530
Schwefelsäure (0,25 mol · l^{-1}), ethanolische *R* 530
Schwefelwasserstoff *R* 530
Schwefelwasserstoff *R* 1 530
Schwefelwasserstoff-Lösung *R* 530
Schweinepest-Lebend-Impfstoff (gefriergetrocknet),
    Klassische- 954
Schweinerotlauf-Impfstoff (inaktiviert) 956
Schwermetalle, Grenzprüfung (2.4.8) 105

Sclareol *R* **4.01**-3216
Scopolaminhydrobromid 2844
Scopolaminhydrobromid *R* 530
Scopolamini hydrobromidum/Hyoscini
    hydrobromidum 2844
SDS-PAGE (*siehe* 2.2.31) 52
SDS-PAGE-Lösung, gepufferte *R* 531
SDS-PAGE-Proben-Pufferlösung für reduzierende
    Bedingungen, konzentrierte *R* 561
SDS-PAGE-Proben-Pufferlösung, konzentrierte *R* 561
Seidenfaden im Fadenspender für Tiere, steriler,
    geflochtener 1080
Selegilinhydrochlorid 2845
Selegilini hydrochloridum 2845
Selen *R* 531
Selendisulfid 2846
Selenige Säure *R* 531
Selenii disulfidum 2846
Selen-Lösung (100 ppm Se) *R* 559
Selen-Lösung (1 ppm Se) *R* 559
Semina
    – *Colae semen* 2196
    – *Cyamopsidis seminis pulvis* 1982
    – *Lini semen* 2230
    – *Plantaginis ovatae semen* 1881
    – *Plantaginis ovatae seminis tegumentum* 1882
    – *Psyllii semen* 1881
    – *Trigonellae foenugraeci semen* 1329
Senegawurzel 2847
Sennae folii extractum siccum normatum 2850
Sennae folium 2848
Sennae fructus acutifoliae 2851
Sennae fructus angustifoliae 2852
Sennesblätter 2848
Sennesblättertrockenextrakt, eingestellter 2850
Sennesfrüchte, Alexandriner- 2851
Sennesfrüchte, Tinnevelly- 2852
Sera, Gehaltsbestimmung von Phenol (2.5.15) 132
Serin 2854
Serin *R* 531
Serinum 2854
Serpylli herba **4.03**-4025
Sertaconazoli nitras 2855
Sertaconazolnitrat 2855
Serumgonadotropin *R* 531
Sesami oleum raffinatum 2856
Sesamöl, raffiniertes 2856
Shampoos (*siehe* Flüssige Zubereitungen zur kutanen
    Anwendung) 748
SI, Internationales Einheitensystem (*siehe* 1.6) . **4.03**-3702
Sialinsäure *R* 531
Sialinsäure in Polysaccharid-Impfstoffen (2.5.23) 135
Sichtbare Partikel – Prüfung auf Partikelkontamination
    (*siehe* 2.9.20) 271
Siebanalyse (2.9.12) 251
Siebe (2.1.4) 20
Siedetemperatur (2.2.12) 32
Silber, Identitätsreaktion (*siehe* 2.3.1) 99
Silberdiethyldithiocarbamat *R* 531
Silber-Lösung (5 ppm Ag) *R* 559
Silbernitrat 2858
Silbernitrat *R* 531
Silbernitrat-Lösung *R* 1 531
Silbernitrat-Lösung *R* 2 531
Silbernitrat-Lösung, ammoniakalische *R* 531
Silbernitrat-Lösung (0,1 mol · l^{-1}) 574
Silbernitrat-Lösung (0,001 mol · l^{-1}) 574
Silbernitrat-Pyridin *R* 531
Silbernitrat-Reagenz *R* 531
Silberoxid *R* 532
Silica ad usum dentalem 2859
Silica colloidalis anhydrica 2859
Silica colloidalis hydrica 2860
Silicagel *R* 532
Silicat, Identitätsreaktion (*siehe* 2.3.1) 99

44 Gesamtregister

Siliciumdioxid, hochdisperses 2859
Siliciumdioxid zur dentalen Anwendung 2859
Siliciumdioxid-Hydrat 2860
Silicon-Elastomer für Verschlüsse und Schläuche
   (3.1.9) 312
Siliconöl zur Verwendung als Gleitmittel (3.1.8) 311
Simeticon 2861
Simeticonum 2861
Simvastatin 2863
Simvastatinum 2863
Sinensetin *R* 532
Sirupe (*siehe* Flüssige Zubereitungen zum Einnehmen) 746
Sitostanol *R* **4.01**-3217
β-Sitosterol *R* **4.01**-3217
Sofortschmelzpunkt (2.2.16) 34
Sojae oleum hydrogenatum 2865
Sojae oleum raffinatum 2866
Sojaöl, Gehärtetes (*siehe* Sojaöl, hydriertes) 2865
Sojaöl, hydriertes 2865
Sojaöl, raffiniertes 2866
Solani amylum **4.03**-3944
Solidaginis herba 2802
Solutiones ad conservationem partium corporis 2262
*Solutiones ad haemocolaturam
   haemodiacolaturamque* 1994
Solutiones ad haemodialysim **4.03**-3925
Solutiones ad peritonealem dialysim 2633
*Solutiones anticoagulantes et sanguinem humanum
   conservantes* 2895
Somatostatin 2867
Somatostatinum 2867
Somatropin 2869
Somatropin zur Injektion 2872
Somatropini solutio ad praeparationem 2875
Somatropin-Lösung zur Herstellung von
   Zubereitungen 2875
Somatropinum 2869
Somatropinum ad iniectabilium 2872
Sonnenblumenöl *R* 532
Sonnenblumenöl, raffiniertes 2878
Sorbinsäure 2878
Sorbitani lauras 2879
Sorbitani oleas **4.01**-3374
Sorbitani palmitas 2880
Sorbitani sesquioleas **4.03**-4044
Sorbitani stearas 2881
Sorbitani trioleas **4.01**-3376
Sorbitanmonolaurat 2879
Sorbitanmonooleat **4.01**-3374
Sorbitanmonopalmitat 2880
Sorbitanmonostearat 2881
Sorbitansesquioleat **4.03**-4044
Sorbitantrioleat **4.01**-3376
Sorbitol **4.02**-3648
Sorbitol *R* 532
Sorbitol-Lösung 70 % (kristallisierend) 2884
Sorbitol-Lösung 70 % (nicht kristallisierend) 2886
Sorbitolum **4.02**-3648
Sorbitolum liquidum cristallisabile 2884
Sorbitolum liquidum non cristallisabile 2886
Sotalolhydrochlorid **4.02**-3650
Sotaloli hydrochloridum **4.02**-3650
Spaltöffnungen und Spaltöffnungsindex (2.8.3) 225
Spaltöffnungsindex (2.8.3) 225
Spectinomycinhydrochlorid 2889
Spectinomycini hydrochloridum 2889
Spezifische Drehung (*siehe* 2.2.7) 29
Spezifische Oberfläche
   - Bestimmung durch Gasadsorption (2.9.26) 276
   - Bestimmung durch Luftpermeabilität (2.9.14) ... 252
Spezifizierte Mikroorganismen, Nachweis
   (2.6.13) **4.02**-3405
SPF-Herden, Definition (*siehe* 5.2.2) 604
SPF-Hühnerherden für die Herstellung und Qualitäts-
   kontrolle von Impfstoffen (5.2.2) 604

Spiramycin 2891
Spiramycinum 2891
Spironolacton 2894
Spironolactonum 2894
Spongiforme Enzephalopathie, Erreger tierischen
   Ursprungs, Minimierung des Risikos der
   Übertragung durch Arzneimittel (5.2.8) 616
Sprays (*siehe* Flüssige Zubereitungen zur kutanen
   Anwendung am Tier) 749
   - zur Anwendung in der Mundhöhle (*siehe* Zuberei-
   tungen zur Anwendung in der Mundhöhle) **4.01**-3228
Squalan *R* 532
Stabilisatorlösung für Blutkonserven 2895
Stabilität des Zellsubstrats (*siehe* 5.2.3) 607
Stärke, lösliche *R* 532
Stärke, vorverkleisterte **4.01**-3377
Stärkearten
   - Kartoffelstärke 2182
   - Maisstärke 2317
   - Reisstärke 2795
   - Weizenstärke 3157
Stärke-Lösung *R* 532
Stärke-Lösung *R* 1 532
Stärke-Lösung, iodidfreie *R* 533
Stärke-Papier, iodathaltiges *R* 533
Stärke-Papier, iodidhaltiges *R* 533
Stampfdichte (*siehe* 2.2.42) 69
Stanni colloidalis et technetii[^{99m}Tc] solutio iniectabilis . 1054
*Stanni pyrophosphatis et technetii[^{99m}Tc] solutio
   iniectabilis* 1052
Stannosi chloridum dihydricum 3196
Stanozolol 2900
Stanozololum 2900
Staphylococcus aureus, Nachweis (*siehe* 2.6.13) **4.02**-3405
Staphylococcus-aureus-Stamm-V8-Protease *R* 533
Statische Head-space-Gaschromatographie
   (*siehe* 2.2.28) 46
Statistische Auswertung der Ergebnisse biologischer
   Wertbestimmungen und Reinheitsprüfungen (5.3) .. 621
Staupe-Lebend-Impfstoff (gefriergetrocknet) für
   Frettchen und Nerze 957
Staupe-Lebend-Impfstoff (gefriergetrocknet) für
   Hunde 958
Stearinsäure **4.01**-3378
Stearinsäure *R* **4.03**-3752
Stearylalkohol 2902
Steigschmelzpunkt – Methode mit offener Kapillare
   (2.2.15) **4.03**-3709
Sterilbox (*siehe* 2.6.1) 149
Sterile Einmalspritzen aus Kunststoff (3.2.8) 343
Sterile Kunststoffbehältnisse für Blut und Blutprodukte
   vom Menschen (3.2.3) 337
Sterile PVC-Behältnisse für Blut und Blutprodukte vom
   Menschen (3.2.4) 340
Sterile PVC-Behältnisse mit Stabilisatorlösung für Blut
   vom Menschen (3.2.5) 341
Sterile Zubereitungen
   - Methoden zur Herstellung (5.1.1) 593
   - nicht zur Injektion bestimmte, Prüfung auf Sterilität
   (*siehe* 2.6.1) 153
Sterilisationsmethoden (*siehe* 5.1.1) 593
   - Bioindikatoren zur Überprüfung
   (*siehe* 5.1.2) **4.03**-3759
   - Dampfsterilisation (Erhitzen im Autoklaven)
   (*siehe* 5.1.1) 594
   - Filtration durch bakterienzurückhaltende Filter
   (*siehe* 5.1.1) 595
   - Gassterilisation (*siehe* 5.1.1) 594
   - Sterilisation durch trockene Hitze (*siehe* 5.1.1) .. 594
   - Sterilisation im Endbehältnis (*siehe* 5.1.1) 594
   - Strahlensterilisation (*siehe* 5.1.1) 594
Sterilität
   - allgemeine Texte (5.1) 591
   - Prüfung (2.6.1) 149
Sterilitätssicherheit-Wert (*siehe* 5.1.1) 593

Ph. Eur. 4. Ausgabe, 3. Nachtrag

Sterility Assurance Level, SAL (*siehe* 5.1.1) 593
Sternanis 2903
Sterole in fetten Ölen, Grenzprüfung (2.4.23) 113
Stickstoff **4.02**-3651
Stickstoff *R* 533
Stickstoff *R* 1 533
Stickstoff in primären aromatischen Aminen (2.5.8) . . . 129
Stickstoff, sauerstoffarmer **4.03**-4045
Stickstoff, sauerstofffreier *R* 533
Stickstoff zur Chromatographie *R* 533
Stickstoffdioxid, Gehaltsbestimmung in Gasen (2.5.26) 137
Stickstoff-Gas-Mischung *R* 533
Stickstoffmonoxid 2905
Stickstoffmonoxid *R* 533
Stickstoffmonoxid, Gehaltsbestimmung in Gasen
  (2.5.26) 137
Stickstoffmonoxid und Stickstoffdioxid in Gasen
  (2.5.26) 137
Stiefmütterchen mit Blüten, wildes 2907
Stifte und Stäbchen 763
Stigmasterol *R* **4.02**-3440
Strahlensterilisation (*siehe* 5.1.1) 594
Stramonii folium 2908
Stramonii pulvis normatus 2910
Stramoniumblätter 2908
Stramoniumpulver, eingestelltes 2910
Streptokinase 2912
Streptokinasum 2912
Streptomycini sulfas 2914
Streptomycinsulfat 2914
Streptomycinsulfat *R* 533
Streukügelchen (*siehe* Homöopathische
  Zubereitungen) **4.01**-3256
Strontii[^{89}Sr] chloridi solutio iniectabilis 1035
Strontiumcarbonat *R* 533
[^{89}Sr]Strontiumchlorid-Injektionslösung 1035
Strontium-Lösung (1,0 % Sr) *R* 560
Styli 763
Styrol-Divinylbenzol-Copolymer *R* 533
Sublingualsprays (*siehe* Zubereitungen zur Anwendung
  in der Mundhöhle) **4.01**-3228
Sublingualtabletten (*siehe* Zubereitungen zur
  Anwendung in der Mundhöhle) **4.01**-3230
Substanzen tierischen Ursprungs für die Herstellung
  von Impfstoffen für Tiere (5.2.5) 612
Substanzen zur pharmazeutischen Verwendung 737
Succinat-Pufferlösung pH 4,6 *R* 562
Succinylsulfathiazol 2916
Succinylsulfathiazolum 2916
Sudanorange *R* 534
Sudanrot G *R* 534
Süßholzwurzel 2917
Süßholzwurzelfluidextrakt, eingestellter,
  ethanolischer 2919
Sufentanil 2920
Sufentanilcitrat 2922
Sufentanili citras 2922
Sufentanilum 2920
Sulfacetamid-Natrium 2924
Sulfacetamidum natricum 2924
Sulfadiazin 2925
Sulfadiazinum 2925
Sulfadimidin 2926
Sulfadimidinum 2926
Sulfadoxin 2927
Sulfadoxinum 2927
Sulfafurazol 2928
Sulfafurazolum 2928
Sulfaguanidin 2930
Sulfaguanidinum 2930
Sulfamerazin 2931
Sulfamerazinum 2931
Sulfamethizol 2932
Sulfamethizolum 2932
Sulfamethoxazol 2933

Sulfamethoxazolum 2933
Sulfamethoxypyridazin für Tiere 2934
Sulfamethoxypyridazinum ad usum veterinarium 2934
Sulfaminsäure *R* 534
Sulfanblau *R* **4.02**-3441
Sulfanilamid 2935
Sulfanilamid *R* 534
Sulfanilamidum 2935
Sulfanilsäure *R* 534
Sulfanilsäure *R V* 568
Sulfanilsäure-Lösung *R* **4.02**-3441
Sulfanilsäure-Lösung *R* 1 534
Sulfanilsäure-Lösung, diazotierte *R* 534
Sulfasalazin 2937
Sulfasalazinum 2937
Sulfat
  – Grenzprüfung (2.4.13) 108
  – Identitätsreaktionen (*siehe* 2.3.1) 99
Sulfatasche, Grenzprüfung (2.4.14) 108
Sulfathiazol 2939
Sulfathiazol *R* 535
Sulfathiazolum 2939
Sulfat-Lösung (100 ppm SO$_4$) *R* 560
Sulfat-Lösung (10 ppm SO$_4$) *R* 560
Sulfat-Lösung (10 ppm SO$_4$) *R* 1 560
Sulfat-Pufferlösung pH 2,0 *R* 561
Sulfinpyrazon 2940
Sulfinpyrazonum 2940
Sulfisomidin 2941
Sulfisomidinum 2941
Sulfit-Lösung (1,5 ppm SO$_2$) *R* 560
Sulfosalicylsäure *R* 535
Sulfur ad usum externum 2842
*Sulfuris colloidalis et technetii[^{99m}Tc] solutio
  iniectabilis* 1050
Sulindac **4.03**-4046
Sulindacum **4.03**-4046
Sulpirid 2944
Sulpiridum 2944
Sumatriptani succinas **4.01**-3379
Sumatriptansuccinat **4.01**-3379
Suppositorien (*siehe* Zubereitungen zur rektalen
  Anwendung) 784
  – Bruchfestigkeit (2.9.24) 274
  – lipophile, Erweichungszeit (2.9.22) **4.03**-3732
  – Zerfallszeit (2.9.2) 239
Suspensionen
  – zum Einnehmen (*siehe* Flüssige Zubereitungen zum
    Einnehmen) 745
  – zur Anwendung in der Mundhöhle (*siehe* Zuberei-
    tungen zur Anwendung in der Mundhöhle) **4.01**-3228
Suxamethonii chloridum 2949
Suxamethoniumchlorid 2949
Suxibuzon 2950
Suxibuzonum 2950
Synthetische Peptide, Gehaltsbestimmung von Essig-
  säure (2.5.34) 145
SZ, Säurezahl (*siehe* 2.5.1) 127

T

Tabelle mit physikalischen Eigenschaften der im
  Arzneibuch erwähnten Radionuklide (5.7) 687
Tabletten **4.01**-3223
  – (*siehe* Homöopathische Zubereitungen) . . . **4.01**-3256
  – Bruchfestigkeit (2.9.8) 248
  – magensaftresistente (*siehe* Tabletten) **4.01**-3226
  – mit veränderter Wirkstofffreisetzung
    (*siehe* Tabletten) **4.01**-3226
  – nicht überzogene (*siehe* Tabletten) **4.01**-3224
  – überzogene (*siehe* Tabletten) **4.01**-3224
  – Zerfallszeit (2.9.1) **4.02**-3429

Ph. Eur. 4. Ausgabe, 3. Nachtrag

Tabletten zur Anwendung in der Mundhöhle
  (siehe Tabletten) **4.01**-3226
Tabletten zur Herstellung einer Lösung zum
  Einnehmen (siehe Tabletten) **4.01**-3225
Tabletten zur Herstellung einer Suspension zum
  Einnehmen (siehe Tabletten) **4.01**-3225
Tabletten zur Herstellung von Vaginallösungen
  und Vaginalsuspensionen (siehe Zubereitungen
  zur vaginalen Anwendung) 788
Tagatose R 535
Taigawurzel 2955
Talcum 2956
Talkum 2956
Talkum R 535
Tamoxifencitrat 2958
Tamoxifeni citras 2958
Tamponae medicatae 766
Tanaceti parthenii herba 2429
Tang 2960
Tannin 2961
Tannin R 535
Tanninum 2961
Tartrat, Identitätsreaktionen (siehe 2.3.1) 99
Tausendgüldenkraut 2962
Technetii[^{99m}Tc] et etifenini solutio iniectabilis 1038
Technetii[^{99m}Tc] exametazimi solutio iniectabilis **4.03**-3805
Technetii[^{99m}Tc] gluconatis solutio iniectabilis 1039
Technetii[^{99m}Tc] humani albumini solutio iniectabilis .. 1036
Technetii[^{99m}Tc] macrosalbi suspensio iniectabilis 1041
Technetii[^{99m}Tc] medronati solutio iniectabilis 1042
Technetii[^{99m}Tc] mertiatidi solutio iniectabilis 1044
*Technetii[^{99m}Tc] microsphaerarum suspensio
  iniectabilis* 1045
Technetii[^{99m}Tc] pentetatis solutio iniectabilis 1047
Technetii[^{99m}Tc] succimeri solutio iniectabilis 1051
[^{99m}Tc]Technetium-Albumin-Injektionslösung 1036
[^{99m}Tc]Technetium-Etifenin-Injektionslösung 1038
[^{99m}Tc]Technetium-Exametazim-
  Injektionslösung **4.03**-3805
[^{99m}Tc]Technetium-Gluconat-Injektionslösung 1039
[^{99m}Tc]Technetium-Macrosalb-Injektionslösung 1041
[^{99m}Tc]Technetium-Medronat-Injektionslösung 1042
[^{99m}Tc]Technetium-Mertiatid-Injektionslösung 1044
[^{99m}Tc]Technetium-Mikrosphären-Injektionslösung .. 1045
[^{99m}Tc]Technetium-Pentetat-Injektionslösung 1047
[^{99m}Tc]Technetium-Rheniumsulfid-Kolloid-Injektions-
  lösung 1048
[^{99m}Tc]Technetium-Schwefel-Kolloid-Injektions-
  lösung 1050
[^{99m}Tc]Technetium-Succimer-Injektionslösung 1051
[^{99m}Tc]Technetium-Zinndiphosphat-Injektionslösung . 1052
[^{99m}Tc]Technetium-Zinn-Kolloid-Injektionslösung ... 1054
Tecnazen R 535
Teebaumöl **4.01**-3385
Teilchengröße, Bestimmung durch Mikroskopie
  (2.9.13) 252
Temazepam 2963
Temazepamum 2963
Temperaturangaben, Definition (siehe 1.2) ... **4.03**-3697
Tenoxicam 2965
Tenoxicamum 2965
Terbutalini sulfas 2966
Terbutalinsulfat 2966
Terconazol 2967
Terconazolum 2967
Terfenadin **4.01**-3387
Terfenadinum **4.01**-3387
Terminologie in Impfstoff-Monographien (5.2.1) ... 603
α-Terpinen R **4.01**-3217
γ-Terpinen R 535
Terpinen-4-ol R 535
α-Terpineol R 536
Terpinolen R **4.01**-3217
Testosteron 2971
Testosteron R 536

Testosteronenantat 2972
Testosteroni enantas 2972
Testosteroni propionas **4.02**-3655
Testosteronpropionat **4.02**-3655
Testosteronpropionat R 536
Testosteronum 2971
Tetanus-Adsorbat-Impfstoff **4.02**-3468
Tetanus-Adsorbat-Impfstoff, Bestimmung der
  Wirksamkeit (2.7.8) **4.02**-3423
Tetanus-Antitoxin 980
Tetanus-Antitoxin für Tiere 989
Tetanus-Immunglobulin vom Menschen 2975
Tetanus-Impfstoff für Tiere **4.03**-3796
Tetrabutylammoniumbromid R 536
Tetrabutylammoniumdihydrogenphosphat R 536
Tetrabutylammoniumhydrogensulfat R 536
Tetrabutylammoniumhydrogensulfat R 1 .... **4.03**-3752
Tetrabutylammoniumhydroxid R 536
Tetrabutylammoniumhydroxid-Lösung R 537
Tetrabutylammoniumhydroxid-Lösung R 1 537
Tetrabutylammoniumhydroxid-Lösung (0,1 mol · l^{-1}) .. 574
Tetrabutylammoniumhydroxid-Lösung (0,1 mol · l^{-1}),
  2-propanolische 574
Tetrabutylammoniumiodid R 537
Tetrabutylammonium-Pufferlösung pH 7,0 R 564
Tetracainhydrochlorid 2977
Tetracaini hydrochloridum 2977
Tetrachlorethan R 537
Tetrachlorkohlenstoff R 537
Tetrachlorvinphos R 537
Tetracosactid 2978
Tetracosactidum 2978
Tetracos-15-ensäuremethylester R **4.03**-3753
Tetracyclin 2981
Tetracyclinhydrochlorid 2983
Tetracyclini hydrochloridum 2983
Tetracyclinum 2981
Tetradecan R 537
Tetraethylammoniumhydrogensulfat R 537
Tetraethylammoniumhydroxid-Lösung R 537
Tetraethylenpentamin R 538
Tetraheptylammoniumbromid R 538
Tetrahexylammoniumhydrogensulfat R 538
Tetrahydrofuran R 538
Tetrakis(decyl)ammoniumbromid R 538
Tetramethylammoniumchlorid R 538
Tetramethylammoniumhydrogensulfat R 538
Tetramethylammoniumhydroxid R 538
Tetramethylammoniumhydroxid-Lösung R 539
Tetramethylammoniumhydroxid-Lösung, verdünnte R . 539
Tetramethylbenzidin R 539
1,1,3,3-Tetramethylbutylamin R **4.02**-3441
Tetramethyldiaminodiphenylmethan R 539
Tetramethyldiaminodiphenylmethan-Reagenz R 539
Tetramethylethylendiamin R 539
Tetramethylsilan R 539
Tetrazepam 2985
Tetrazepamum 2985
Tetrazolblau R 539
Teufelskrallenwurzel **4.03**-4051
[^{201}Tl]Thalliumchlorid-Injektionslösung 1055
Thallium-Lösung (10 ppm Tl) R 560
Thallium(I)-sulfat R 540
Thallosi[^{201}Tc] chloridi solutio iniectabilis 1055
Thebain R 540
Theobromin 2988
Theobromin R 540
Theobrominum 2988
Theophyllin 2989
Theophyllin R 540
Theophyllin-Ethylendiamin 2990
Theophyllin-Ethylendiamin-Hydrat 2991
Theophyllin-Monohydrat 2992
Theophyllinum 2989
Theophyllinum et ethylendiaminum 2990

Theophyllinum et ethylendiaminum hydricum 2991
Theophyllinum monohydricum 2992
Thermogravimetrie (2.2.34) 59
Thiamazol *R* 540
Thiaminchloridhydrochlorid **4.02**-3656
Thiamini hydrochloridum **4.02**-3656
Thiamini nitras **4.02**-3658
Thiaminnitrat **4.02**-3658
Thiamphenicol 2995
Thiamphenicolum 2995
(2-Thienyl)essigsäure *R* 540
Thioacetamid *R* 540
Thioacetamid-Lösung *R* 540
Thioacetamid-Reagenz *R* 540
Thiobarbitursäure *R* 540
Thiodiethylenglycol *R* 541
Thioglycolsäure *R* 541
Thioharnstoff *R* 541
Thiomersal **4.03**-4052
Thiomersal *R* 541
Thiomersalum **4.03**-4052
Thiopental-Natrium 2997
Thiopentalum natricum et natrii carbonas 2997
Thioridazin **4.01**-3389
Thioridazinhydrochlorid 2999
Thioridazini hydrochloridum 2999
Thioridazinum **4.01**-3389
Threonin 3000
Threonin *R* 541
Threoninum 3000
Thrombin vom Menschen *R* 541
Thrombin-vom-Menschen-Lösung *R* 541
Thromboplastin-Reagenz *R* 541
Thujon *R* 541
Thymi aetheroleum **4.01**-3392
Thymi herba **4.01**-3390
Thymian **4.01**-3390
Thymianöl **4.01**-3392
Thymin *R* 541
Thymol 3004
Thymol *R* 542
Thymolblau *R* 542
Thymolblau-Lösung *R* 542
Thymolphthalein *R* 542
Thymolphthalein-Lösung *R* 542
Thymolum 3004
Tiabendazol 3005
Tiabendazolum 3005
Tianeptin-Natrium **4.03**-4053
Tianeptinum natricum **4.03**-4053
Tiapridhydrochlorid **4.02**-3660
Tiapridi hydrochloridum **4.02**-3660
Tiaprofensäure 3008
Ticarcillin-Natrium 3009
Ticarcillinum natricum 3009
Ticlopidinhydrochlorid 3012
Ticlopidini hydrochloridum 3012
Tiliae flos 2254
Timololi maleas 3014
Timololmaleat 3014
Tincturae
 – *Aurantii amari epicarpii et mesocarpii tinctura* .. 1321
 – *Cinnamomi corticis tinctura* **4.02**-3691
 – *Gentianae tinctura* 1766
 – *Ipecacuanhae tinctura normata* 2122
 – *Myrrhae tinctura* 2431
 – *Ratanhiae tinctura* **4.03**-4029
 – *Salviae tinctura* **4.01**-3374
 – *Tincturae* (*siehe* Extrakte) **4.03**-3766
 – *Tincturae maternae ad praeparationes homoeopathicae* **4.01**-3256
 – *Tormentillae tinctura* 3042
Tinidazol 3016
Tinidazolum 3016

Tinkturen
 – Bitterorangenschalentinktur 1321
 – Enziantinktur 1766
 – Ipecacuanhatinktur, eingestellte 2122
 – Myrrhentinktur 2431
 – Ratanhiatinktur **4.03**-4029
 – Salbeitinktur **4.01**-3374
 – Tinkturen (*siehe* Extrakte) **4.03**-3766
 – Tormentilltinktur 3042
 – Urtinkturen für homöopathische Zubereitungen **4.01**-3256
 – Zimtrindentinktur **4.02**-3691
Tinzaparin-Natrium 3017
Tinzaparinum natricum 3017
Titan *R* 542
Titandioxid 3018
Titangelb *R* 543
Titangelb-Lösung *R* 543
Titangelb-Papier *R* 543
Titanii dioxidum 3018
Titan(III)-chlorid *R* 542
Titan(III)-chlorid-Lösung *R* 542
Titan(III)-chlorid-Schwefelsäure-Reagenz *R* 543
Titan(IV)-oxid *R* 543
Titan-Lösung (100 ppm Ti) *R* 560
Titrationen, komplexometrische (2.5.11) 130
Tobramycin **4.03**-4055
Tobramycinum **4.03**-4055
TOC, total organic carbon (*siehe* 2.2.44) 73
α-Tocopherol 3021
RRR-α-Tocopherol 3023
α-Tocopherolacetat 3025
RRR-α-Tocopherolacetat 3027
α-Tocopherolacetat-Trockenkonzentrat 3029
DL-α-Tocopherolhydrogensuccinat 3031
RRR-α-Tocopherolhydrogensuccinat 3033
α-*Tocopheroli acetatis pulvis* 3029
α-*Tocopherolum* 3021
RRR-α-*Tocopherolum* 3023
α-*Tocopherylis acetas* 3025
RRR-α-*Tocopherylis acetas* 3027
DL-α-*Tocopherylis hydrogenosuccinas* 3031
RRR-α-*Tocopherylis hydrogenosuccinas* 3033
Tolbutamid 3035
Tolbutamidum 3035
Tolfenaminsäure **4.01**-3394
o-Tolidin *R* 543
o-Tolidin-Lösung *R* 543
Tollwut-Antiserum, fluoresceinkonjugiertes *R* .. 543
Tollwut-Immunglobulin vom Menschen 3036
Tollwut-Impfstoff aus Zellkulturen für Menschen 863
Tollwut-Impfstoff (inaktiviert) für Tiere 962
Tollwut-Lebend-Impfstoff (oral) für Füchse 964
Tolnaftat 3038
Tolnaftatum 3038
Tolubalsam 3039
o-Toluidin *R* 543
p-Toluidin *R* 543
Toluidinblau *R* 544
o-Toluidinhydrochlorid *R* 544
Toluol *R* 544
Toluol, schwefelfreies *R* 544
2-Toluolsulfonamid *R* 544
4-Toluolsulfonamid *R* 544
4-Toluolsulfonsäure *R* 544
Ton, weißer 3040
Tormentillae rhizoma 3042
Tormentillae tinctura 3042
Tormentilltinktur 3042
Tormentillwurzelstock 3042
Tosylargininmethylesterhydrochlorid *R* 544
Tosylargininmethylesterhydrochlorid-Lösung *R* .. 545
Tosylchloramid-Natrium 3043
Tosyllysinchlormethanhydrochlorid *R* 545
Tosylphenylalanylchlormethan *R* 545

Ph. Eur. 4. Ausgabe, 3. Nachtrag

48 Gesamtregister

Toxaphen *R* 545
Toxizität, anomale, Prüfung (2.6.9) 160
Tragacantha 3044
Tragant 3044
Tragant *R* 545
Tramadolhydrochlorid **4.02**-3661
Tramadoli hydrochloridum **4.02**-3661
Tramazolinhydrochlorid-Monohydrat **4.02**-3663
Tramazolini hydrochloridum monohydricum ... **4.02**-3663
Tranexamsäure 3047
Transdermale Pflaster 767
 – Wirkstofffreisetzung (2.9.4) 243
Transfusionsbestecke für Blut und Blutprodukte (3.2.6) 341
Trapidil 3048
Trapidilum 3048
Tretinoin 3050
Tretinoinum 3050
Triacetin *R* 545
Triamcinolon 3051
Triamcinolon *R* 545
Triamcinolonacetonid 3053
Triamcinolonacetonid *R* 545
Triamcinolonhexacetonid 3055
Triamcinoloni acetonidum 3053
Triamcinoloni hexacetonidum 3055
Triamcinolonum 3051
Triamteren 3056
Triamterenum 3056
Tribenosid **4.02**-3664
Tribenosidum **4.02**-3664
Tricalcii phosphas 3057
Tricalciumphosphat 3057
Trichloressigsäure 3058
Trichloressigsäure *R* 545
Trichloressigsäure-Lösung *R* 546
Trichlorethan *R* 546
Trichloroethylen *R* 546
Trichlortrifluorethan *R* 546
Tricin *R* 546
Tricosan *R* 546
Tridocosahexaenoin *R* **4.03**-3753
Triethanolamin *R* 546
Triethylamin *R* 546
Triethylcitrat 3059
Triethylendiamin *R* 546
Triethylis citras 3059
Triethylphosphonoformiat *R* 547
Trifluoperazindihydrochlorid 3060
Trifluoperazini hydrochloridum 3060
Trifluoressigsäure *R* 547
Trifluoressigsäureanhydrid *R* 547
Triflusal 3061
Triflusalum 3061
Triglycerida saturata media **4.03**-4057
Triglyceride, mittelkettige **4.03**-4057
Trigonellae foenugraeci semen 1329
Trigonellinhydrochlorid *R* 547
Trihexyphenidylhydrochlorid 3065
Trihexyphenidyli hydrochloridum 3065
Trimetazidindihydrochlorid 3066
Trimetazidini dihydrochloridum 3066
Trimethadion 3068
Trimethadionum 3068
Trimethoprim 3069
Trimethoprimum 3069
Trimethylpentan *R* 547
Trimethylpentan *R* 1 547
1-(Trimethylsilyl)imidazol *R* 547
Trimethylsulfoniumhydroxid *R* **4.03**-3753
Trimipramini maleas 3072
Trimipraminmaleat 3072
2,4,6-Trinitrobenzolsulfonsäure *R* 547
Triphenylmethanol *R* 548
Triphenyltetrazoliumchlorid *R* 548
Triphenyltetrazoliumchlorid-Lösung *R* 548

Triscyanoethoxypropan *R* 548
Tritici aestivi oleum raffinatum 3156
Tritici aestivi oleum virginale 3155
Tritici amylum **4.03**-4071
Trockenextrakte (*siehe* Extrakte) **4.03**-3767
Trockenextrakte
 – Aloetrockenextrakt, eingestellter 1137
 – Belladonnablättertrockenextrakt, eingestellter .. 1255
 – Faulbaumrindentrockenextrakt, eingestellter ... 1858
 – Sennesblättertrockenextrakt, eingestellter 2850
 – Weißdornblätter-mit-Blüten-Trocken-
   extrakt **4.03**-4070
Trockenrückstand von Extrakten (2.8.16) 233
Trocknen und Glühen bis zur Massekonstanz, Definition
 (*siehe* 1.2) **4.03**-3696
Trocknungsverlust (2.2.32) 57
Trocknungsverlust von Extrakten (2.8.17) 233
Trolamin **4.02**-3666
Trolaminum **4.02**-3666
Trometamol 3075
Trometamol *R* 548
Trometamol-Acetat-Pufferlösung pH 8,5 *R* 566
Trometamol-Aminoessigsäure-Pufferlösung pH 8,3 *R* . 566
Trometamol-Lösung *R* 548
Trometamol-Lösung *R* 1 548
Trometamol-Natriumedetat-BSA-Pufferlösung pH 8,4,
 albuminhaltige *R* 566
Trometamol-Natriumedetat-Pufferlösung pH 8,4 *R* .. 566
Trometamol-Pufferlösung pH 6,8 (1 mol · l⁻¹) *R* .. 564
Trometamol-Pufferlösung pH 7,4,
 natriumchloridhaltige *R* 565
Trometamol-Pufferlösung pH 7,5 *R* 565
Trometamol-Pufferlösung pH 7,5 (0,05 mol · l⁻¹) *R* 565
Trometamol-Pufferlösung pH 8,1 *R* 566
Trometamol-Pufferlösung pH 8,8 (1,5 mol · l⁻¹) *R* 566
Trometamol-Salzsäure-Pufferlösung pH 8,3 *R* . **4.03**-3754
Trometamolum 3075
Tropfen
 – zum Einnehmen (*siehe* Flüssige Zubereitungen
   zum Einnehmen) 746
 – zur Anwendung in der Mundhöhle (*siehe* Zuberei-
   tungen zur Anwendung in der Mundhöhle) **4.01**-3228
Tropfpunkt (2.2.17) 34
Tropicamid 3076
Tropicamidum 3076
Trypsin 3077
Trypsin *R* 548
Trypsin zur Peptidmustercharakterisierung *R* .. 548
Trypsinum 3077
Tryptophan 3079
Tryptophan *R* 548
Tryptophanum 3079
TSE, Risikominimierung der Übertragung durch
 Arzneimittel (5.2.8) 616
*Tuberculini aviarii derivatum proteinosum
 purificatum* 3082
Tuberculini bovini derivatum proteinosum purificatum 3083
*Tuberculini derivatum proteinosum purificatum
 ad usum humanum* 3084
Tuberculinum pristinum ad usum humanum 1151
Tuberkulin aus *Mycobacterium avium*, gereinigtes ...3082
Tuberkulin aus *Mycobacterium bovis*, gereinigtes 3083
Tuberkulin zur Anwendung am Menschen,
 gereinigtes 3084
Tubocurarinchlorid 3087
Tubocurarini chloridum 3087
Tumorigenität (*siehe* 5.2.3) 608
Tylosin für Tiere 3089
Tylosini tartras ad usum veterinarium 3090
Tylosintartrat für Tiere 3090
Tylosinum ad usum veterinarium 3089
Typhus-Impfstoff 866
Typhus-Impfstoff (gefriergetrocknet) 866
Typhus-Lebend-Impfstoff, oral (Stamm Ty 21a) ... 867
Typhus-Polysaccharid-Impfstoff **4.02**-3470

Ph. Eur. 4. Ausgabe, 3. Nachtrag

Tyramin *R* 549
Tyrosin 3092
Tyrosin *R* 549
Tyrosinum 3092

U

Ubidecarenon **4.03**-4063
Ubidecarenonum **4.03**-4063
Überzogene Granulate (*siehe* Granulate) 751
Überzogene Tabletten (*siehe* Tabletten) **4.01**-3224
Umbelliferon *R* 549
Umschlagpasten (*siehe* Halbfeste Zubereitungen zur
   kutanen Anwendung) **4.03**-3777
Undecylensäure 3098
Unverseifbare Anteile (2.5.7) 129
Ureum 2006
Uridin *R* 549
Urofollitropin 3099
Urofollitropinum 3099
Urokinase 3101
Urokinasum 3101
Uronsäuren in Polysaccharid-Impfstoffen (2.5.22) 135
Ursodesoxycholsäure 3103
Ursolsäure *R* **4.02**-3441
Urtinkturen (*siehe* Homöopathische
   Zubereitungen) **4.01**-3255
Urtinkturen für homöopathische Zubereitungen **4.01**-3256
Urtitersubstanzen für Maßlösungen (4.2.1) 568
Uvae ursi folium 1243
UV-Analysenlampen (2.1.3) 19
UV-Vis-Spektroskopie (2.2.25) 41

V

Vaccina ad usum humanum **4.02**-3447
Vaccina ad usum veterinarium 719
Vaccinum actinobacillosis inactivatum ad suem 878
Vaccinum adenovirosidis caninae vivum **4.01**-3251
Vaccinum adenovirosis caninae inactivatum 877
Vaccinum anthracis vivum ad usum veterinarium 933
*Vaccinum aphtharum epizooticarum inactivatum ad
   ruminantes* 931
Vaccinum bronchitidis infectivae aviariae inactivatum .. 892
*Vaccinum bronchitidis infectivae aviariae vivum
   cryodesiccatum* 894
*Vaccinum brucellosis (Brucella melitensis stirpe Rev. 1)
   vivum cryodesiccatum ad usum veterinarium* 895
Vaccinum bursitidis infectivae aviariae inactivatum 897
*Vaccinum bursitidis infectivae aviariae vivum
   cryodesiccatum* 899
Vaccinum calicivirosis felinae inactivatum 900
Vaccinum calicivirosis felinae vivum cryodesiccatum ... 901
Vaccinum cholerae 793
Vaccinum cholerae cryodesiccatum 794
Vaccinum clostridii botulini ad usum veterinarium 890
Vaccinum clostridii chauvoei ad usum veterinarium ... 903
Vaccinum clostridii novyi B ad usum veterinarium ... 903
Vaccinum clostridii perfringentis ad usum veterinarium 905
Vaccinum clostridii septici ad usum veterinarium 908
*Vaccinum colibacillosis fetus a partu recentis
   inactivatum ad ruminantes* 912
*Vaccinum colibacillosis fetus a partu recentis
   inactivatum ad suem* 910
Vaccinum diarrhoeae viralis bovinae inactivatum **4.03**-3797
Vaccinum diphtheriae adsorbatum **4.02**-3453
*Vaccinum diphtheriae adulti et adulescentis
   adsorbatum* **4.02**-3455
Vaccinum diphtheriae et tetani adsorbatum **4.02**-3456
*Vaccinum diphtheriae et tetani adulti et
   adulescentis adsorbatum* **4.02**-3458

Ph. Eur. 4. Ausgabe, 3. Nachtrag

*Vaccinum diphtheriae, tetani et hepatitidis B
   (ADNr) adsorbatum* **4.03**-3781
*Vaccinum diphtheriae, tetani et pertussis
   adsorbatum* **4.02**-3459
*Vaccinum diphtheriae, tetani, pertussis et
   poliomyelitidis inactivatum adsorbatum* **4.03**-3786
*Vaccinum diphtheriae, tetani, pertussis,
   poliomyelitidis inactivatum et haemophili stirpe
   b coniugatum adsorbatum* **4.03**-3789
*Vaccinum diphtheriae, tetani, pertussis sine cellulis
   ex elementis praeparatum adsorbatum* **4.01**-3233
*Vaccinum diphtheriae, tetani, pertussis sine cellulis
   ex elementis praeparatum et haemophili stirpe b
   coniugatum adsorbatum* **4.01**-3235
*Vaccinum diphtheriae, tetani, pertussis sine cellulis
   ex elementis praeparatum et hepatitidis B (ADNr)
   adsorbatum* **4.01**-3238
*Vaccinum diphtheriae, tetani, pertussis sine cellulis
   ex elementis praeparatum et poliomyelitidis
   inactivatum adsorbatum* **4.01**-3241
*Vaccinum diphtheriae, tetani, pertussis sine cellulis
   ex elementis praeparatum poliomyelitidis
   inactivatum et haemophili stirpe b coniugatum
   adsorbatum* **4.03**-3783
Vaccinum encephalitidis ixodibus advectae inactivatum 806
*Vaccinum encephalomyelitidis infectivae aviariae
   vivum* 885
Vaccinum erysipelatis suillae inactivatum 956
Vaccinum febris flavae vivum 809
Vaccinum febris typhoidi 866
Vaccinum febris typhoidi cryodesiccatum 866
Vaccinum febris typhoidis polysaccharidicum .. **4.02**-3470
*Vaccinum febris typhoidis vivum perorale
   (stirpe Ty 21a)* 867
*Vaccinum furunculosidis ad salmonideos inactivatum
   cum adiuvatione oleosa ad iniectionem* 915
Vaccinum haemophili stirpe b coniugatum 813
Vaccinum hepatitidis A inactivatum adsorbatum 817
*Vaccinum hepatitidis A inactivatum et hepatitidis B
   (ADNr) adsorbatum* 820
Vaccinum hepatitidis A inactivatum virosomale . **4.02**-3461
Vaccinum hepatitidis B (ADNr) 821
Vaccinum hepatitidis viralis anatis vivum 919
Vaccinum herpesviris equini inactivatum 920
Vaccinum influenzae equi inactivatum 922
Vaccinum influenzae inactivatum ad suem 925
*Vaccinum influenzae inactivatum ex corticis antigeniis
   praeparatum* 828
*Vaccinum influenzae inactivatum ex viris integris
   praeparatum* 823
*Vaccinum influenzae inactivatum ex virorum fragmentis
   praeparatum* 825
*Vaccinum laryngotracheitidis infectivae aviariae vivum
   ad pullum* 887
Vaccinum leptospirosis ad usum veterinarium 927
Vaccinum leucosis felinae inactivatum 928
Vaccinum meningococcale polysaccharidicum 834
Vaccinum morbi Aujeszkyi ad suem inactivatum 880
*Vaccinum morbi Aujeszkyi ad suem vivum
   cryodesiccatum ad usum parenterale* 882
*Vaccinum morbi Carrei vivum cryodesiccatum ad
   canem* 958
*Vaccinum morbi Carrei vivum cryodesiccatum ad
   mustelidas* 957
Vaccinum morbi Marek vivum 929
*Vaccinum morbi partus diminutionis MCMLXXVI
   inactivtum ad pullum* 914
Vaccinum morbillorum, parotitidis et rubellae vivum .. 832
Vaccinum morbillorum vivum 830
*Vaccinum panleucopeniae felinae infectivae
   inactivatum* 937
Vaccinum panleucopeniae felinae infectivae vivum 939
*Vaccinum parainfluenzae viri bovini vivum
   cryodesiccatum* 940
Vaccinum parainfluenzae viri canini vivum **4.03**-3795

Vaccinum paramyxoviris 3 aviarii inactivatum 888
Vaccinum parotitidis vivum 836
Vaccinum parvovirosis caninae inactivatum 942
Vaccinum parvovirosis caninae vivum 945
Vaccinum parvovirosis inactivatum ad suem 943
Vaccinum pertussis **4.02**-3467
Vaccinum pertussis adsorbatum **4.02**-3466
Vaccinum pertussis sine cellulis copurificatum adsorbatum 843
Vaccinum pertussis sine cellulis ex elementis praeparatum adsorbatum **4.01**-3244
Vaccinum pestis classicae suillae vivum cryodesiccatum 954
Vaccinum pneumococcale polysaccharidicum 847
Vaccinum poliomyelitidis inactivatum 850
Vaccinum poliomyelitidis perorale 854
Vaccinum pseudopestis aviariae inactivatum 934
Vaccinum pseudopestis aviariae vivum cryodesiccatum . 936
Vaccinum rabiei ex cellulis ad usum humanum 863
Vaccinum rabiei inactivatum ad usum veterinarium ... 962
Vaccinum rabiei perorale vivum ad vulpem 964
Vaccinum rhinitidis atrophicantis ingravescentis suillae inactivatum 948
Vaccinum rhinotracheitidis infectivae bovinae vivum cryodesiccatum 890
Vaccinum rhinotracheitidis viralis felinae inactivatum .. 951
Vaccinum rhinotracheitidis viralis felinae vivum cryodesiccatum 953
Vaccinum rubellae vivum 859
Vaccinum tetani ad usum veterinarium **4.03**-3796
Vaccinum tetani adsorbatum **4.02**-3468
Vaccinum tuberculosis (BCG) cryodesiccatum 791
Vaccinum varicellae vivum 871
Vaccinum variolae gallinaceae vivum cryodesiccatum .. 917
Vaccinum vibriosidis ad salmonideos inactivatum 965
Vaccinum vibriosidis aquae frigidae inactivatum ad salmonideos 967
Vaccinum viri syncytialis meatus spiritus bovini vivum cryodesiccatum 947
Vaginalemulsionen (*siehe* Zubereitungen zur vaginalen Anwendung) 787
Vaginalia 786
Vaginalkapseln (*siehe* Zubereitungen zur vaginalen Anwendung) 787
Vaginallösungen (*siehe* Zubereitungen zur vaginalen Anwendung) 787
Vaginalschäume (*siehe* Zubereitungen zur vaginalen Anwendung) 788
Vaginalsuspensionen (*siehe* Zubereitungen zur vaginalen Anwendung) 787
Vaginaltabletten (*siehe* Zubereitungen zur vaginalen Anwendung) 787
Vaginaltampons (*siehe* Zubereitungen zur vaginalen Anwendung) 788
Vaginalzäpfchen (*siehe* Zubereitungen zur vaginalen Anwendung) 786
– Bruchfestigkeit (2.9.24) 274
– Zerfallszeit (2.9.2) 239
Valerianae radix 1245
Valeriansäure *R* 549
Valin 3107
Valinum 3107
Valproinsäure 3108
Vanadin-Lösung (1 g · l⁻¹ V) *R* 560
Vanadin-Schwefelsäure *R* 549
Vanadium(V)-oxid *R* 549
Vancomycinhydrochlorid 3109
Vancomycini hydrochloridum 3109
Vanillin 3111
Vanillin *R* 550
Vanillin-Phosphorsäure-Lösung *R* 550
Vanillin-Reagenz *R* 550
Vanillinum 3111
Varizellen-Immunglobulin vom Menschen 3112
Varizellen-Immunglobulin vom Menschen zur intravenösen Anwendung 3113

Varizellen-Lebend-Impfstoff 871
Vaselin, gelbes 3113
Vaselin, weißes *R* 550
Vaselinum flavum 3113
Vektorimpfstoffe (*siehe* Impfstoffe für Tiere) 720
Verapamilhydrochlorid 3114
Verapamili hydrochloridum 3114
Verbandwatte aus Baumwolle 3117
Verbandwatte aus Viskose 3118
Verbasci flos 2190
Verbenon *R* **4.01**-3217
Verdampfungsrückstand von ätherischen Ölen (2.8.9) . 226
Verfahren zur Amplifikation von Nukleinsäuren (2.6.21) 190
Vergleichstabelle der Porosität von Glassintertiegeln (2.1.2) 19
Vermehrungsfähige Keime, mikrobiologische Prüfung nicht steriler Produkte (*siehe* 2.6.12) 162
Verseifungszahl (2.5.6) 129
Verunreinigungen (*siehe* 1.4) **4.03**-3700
Vibriose-Impfstoff (inaktiviert) für Salmoniden 965
Vibriose-Impfstoff (inaktiviert) für Salmoniden, Kaltwasser- 967
Vinblastini sulfas 3120
Vinblastinsulfat 3120
Vincristini sulfas 3121
Vincristinsulfat 3121
Vindesini sulfas 3123
Vindesinsulfat 3123
Vinylacetat *R* 550
Vinylchlorid *R* 550
Vinylpolymer zur Chromatographie, octadecylsilyliertes *R* 550
2-Vinylpyridin *R* 550
1-Vinylpyrrolidin-2-on *R* 550
Violae herba cum floris 2907
Virusdiarrhö-Impfstoff (inaktiviert) für Rinder . **4.03**-3797
Virusimpfstoffe (*siehe* Impfstoffe für Tiere) 720
Virus-Lebend-Impfstoffe für Menschen, Prüfung auf fremde Agenzien (2.6.16) 183
Virus-Lebend-Impfstoffe, Neurovirulenz, Prüfung (2.6.18) 187
Viskosität
– dynamische (2.2.8) 30
– kinematische (2.2.8) 30
Viskositätskoeffizient (*siehe* 2.2.8) 30
Vitamin A **4.02**-3671
Vitamin A, ölige Lösung von **4.02**-3673
Vitamin A, wasserdispergierbares **4.02**-3676
Vitamin-A-Pulver **4.02**-3674
Vitaminum A **4.02**-3671
Vitaminum A densatum oleosum **4.02**-3673
Vitaminum A in aqua dispergibile **4.02**-3676
Vitaminum A pulvis **4.02**-3674
Vitexin *R* 551
VZ, Verseifungszahl (*siehe* 2.5.6) 129

W

Wacholderbeeren 3135
Wacholderöl **4.01**-3399
Wachs, gebleichtes 3136
Wachs, gelbes 3137
Wässrige Lösungen, Prüfung auf Sterilität (*siehe* 2.6.1) 151
Warfarin-Natrium 3138
Warfarin-Natrium-Clathrat 3139
Warfarinum natricum 3138
Warfarinum natricum clathratum 3139
Warnhinweise (*siehe* 1.4) **4.03**-3700
Wasser
– Bestimmung durch Destillation (2.2.13) 33
– Coulometrische Titration (2.5.32) 139
– in ätherischen Ölen (2.8.5) 226

- in Gasen (2.5.28) 138
- Mikrobestimmung (2.5.32) 139
Wasser *R* 551
(D₂)Wasser *R* 551
Wasser, ammoniumfreies *R* 551
Wasser, destilliertes *R* 551
Wasser für Injektionszwecke **4.02**-3683
Wasser für Injektionszwecke *R* 551
Wasser, gereinigtes **4.02**-3681
Wasser, hochgereinigtes **4.03**-4067
Wasser, kohlendioxidfreies *R* 551
Wasser, Mikrobestimmung (2.5.32) 139
Wasser, nitratfreies *R* 551
Wasser, partikelfreies *R* 551
Wasser zum Verdünnen konzentrierter Hämodialyse-
lösungen **4.03**-4068
Wasser zur Chromatographie *R* 551
Wasseraufnehmende Salben (*siehe* Halbfeste Zuberei-
tungen zur kutanen Anwendung) **4.03**-3776
Wasserbad, Definition (*siehe* 1.2) **4.03**-3696
[¹⁵O]Wasser-Injektionslösung 1056
[³H]Wasser-Injektionslösung, Tritiiertes- 1058
Wassernabelkraut, asiatisches 3146
Wasserstoff zur Chromatographie *R* 551
Wasserstoffperoxid-Lösung 30 % 3148
Wasserstoffperoxid-Lösung 30 % *R* 551
Wasserstoffperoxid-Lösung 3 % 3149
Wasserstoffperoxid-Lösung 3 % *R* 551
Weichkapseln (*siehe* Kapseln) 755
Weidenrinde 3149
Weinsäure 3152
Weinsäure *R* 551
Weißdornblätter mit Blüten 3152
Weißdornblätter-mit-Blüten-Trockenextrakt ... **4.03**-4070
Weißdornfrüchte 3154
Weizenkeimöl, natives 3155
Weizenkeimöl, raffiniertes 3156
Weizenstärke **4.03**-4071
Wermutkraut 3158
Wertbestimmung von Antibiotika, mikrobiologische
(2.7.2) **4.02**-3415
Wertbestimmung von Antithrombin III vom Menschen
(2.7.17) 219
Wertbestimmung von Blutgerinnungsfaktor II vom
Menschen (2.7.18) 220
Wertbestimmung von Blutgerinnungsfaktor VII vom
Menschen (2.7.10) 214
Wertbestimmung von Blutgerinnungsfaktor VIII
(2.7.4) 205
Wertbestimmung von Blutgerinnungsfaktor IX vom
Menschen (2.7.11) 215
Wertbestimmung von Blutgerinnungsfaktor X vom
Menschen (2.7.19) **4.03**-3725
Wertbestimmung von Blutgerinnungsfaktor XI vom
Menschen (2.7.22) **4.02**-3424
Wertbestimmung von Heparin (2.7.5) 207
Wertbestimmung von Heparin in Blutgerinnungs-
faktoren (2.7.12) **4.03**-3725
Wertbestimmungsmethoden, biologische (2.7) 195
Wirkstofffreisetzung aus festen Arzneiformen (2.9.3) .. 240
Wirkstofffreisetzung aus Transdermalen Pflastern
(2.9.4) 243
Wirkstofffreisetzung aus wirkstoffhaltigen Kaugummis
(2.9.25) 276
Wirkstoffhaltige Kaugummis 756
- Wirkstofffreisetzung (2.9.25) 276
Wirkstoffhaltige Pflaster (*siehe* Halbfeste Zubereitungen
zur kutanen Anwendung) **4.03**-3777
Wirkstoffhaltige Schäume 761
Wirkstoffhaltige Tampons 766
Wollblumen/Königskerzenblüten 2190
Wollwachs **4.03**-4072
Wollwachs, hydriertes **4.01**-3400
Wollwachs, wasserhaltiges 3167
Wollwachsalkohole **4.03**-4077

Wurzeldrogen
- Angelikawurzel 1203
- Baldrianwurzel 1245
- Eibischwurzel 1752
- Enzianwurzel 1767
- Gelbwurz, javanische 1940
- Ginsengwurzel 1947
- Hauhechelwurzel 2009
- Ingwerwurzelstock 2085
- Ipecacuanhapulver, eingestelltes 2121
- Ipecacuanhawurzel 2123
- Knoblauchpulver 2189
- Liebstöckelwurzel 2251
- Mäusedornwurzelstock **4.02**-3597
- Primelwurzel 2743
- Queckenwurzelstock 2785
- Ratanhiawurzel 2794
- Rhabarberwurzel 2798
- Senegawurzel 2847
- Süßholzwurzel 2917
- Taigawurzel 2955
- Teufelskrallenwurzel 2986
- Tormentillwurzelstock 3042

X

Xanthangummi 3173
Xanthani gummi 3173
Xanthine, Identitätsreaktion (*siehe* 2.3.1) 99
[¹³³Xe]Xenon-Injektionslösung 1059
Xenoni[¹³³Xe] solutio iniectabilis 1059
Xylazinhydrochlorid für Tiere 3174
Xylazini hydrochloridum ad usum veterinarium 3174
Xylitol **4.02**-3687
Xylitolum **4.02**-3687
m-Xylol *R* 553
o-Xylol *R* 553
Xylometazolinhydrochlorid 3178
Xylometazolini hydrochloridum 3178
Xylose 3179
Xylose *R* 553
Xylosum 3179

Z

Zähflüssige Extrakte (*siehe* Extrakte) **4.03**-3767
Zäpfchen (*siehe* Zubereitungen zur rektalen
Anwendung) 784
Zellbanksystem
- (*siehe* 5.2.1) 603
- (*siehe* 5.2.3) 607
Zellen, diploide, für die Herstellung von Impfstoffen
für Menschen (*siehe* 5.2.3) 606
Zelllinien (*siehe* 5.2.1) 603
- diploide (*siehe* 5.2.3)
- kontinuierliche (*siehe* 5.2.3)
Zellkulturen für die Herstellung von Impfstoffen für
Menschen (5.2.3) 606
Zellkulturen für die Herstellung von Impfstoffen für
Tiere (5.2.4) 609
Zerfallszeit von Suppositorien und Vaginalzäpfchen
(2.9.2) 239
Zerfallszeit von Tabletten und Kapseln (2.9.1) . **4.02**-3429
Zidovudin 3183
Zidovudinum 3183
Zimtaldehyd *R* 553
trans-Zimtaldehyd *R* 553
Zimtblätteröl 3185
Zimtöl 3186
Zimtrinde 3188
Zimtrindentinktur **4.02**-3691

Zinci acetas dihydricus 3189
Zinci acexamas 3190
Zinci chloridum 3192
Zinci oxidum 3193
Zinci stearas 3194
Zinci sulfas heptahydricus **4.03**-4081
Zinci sulfas hexahydricus **4.03**-4081
Zinci undecylenas 3195
Zingiberis rhizoma 2085
Zink
  – Identitätsreaktion (*siehe* 2.3.1) 99
  – komplexometrische Titration (*siehe* 2.5.11) 131
Zink *R* 553
Zink *RV* 568
Zink, aktiviertes *R* 553
Zinkacetat *R* 553
Zinkacetat-Dihydrat 3189
Zinkacetat-Lösung *R* 554
Zinkacexamat 3190
Zinkchlorid 3192
Zinkchlorid *R* 554
Zinkchlorid-Ameisensäure *R* 554
Zinkchlorid-Lösung, iodhaltige *R* 554
Zinkchlorid-Lösung (0,05 mol · l^{-1}) 574
Zinkiodid-Stärke-Lösung *R* 554
Zink-Lösung (5 mg · ml^{-1} Zn) *R* 560
Zink-Lösung (100 ppm Zn) *R* 560
Zink-Lösung (10 ppm Zn) *R* 560
Zink-Lösung (5 ppm Zn) *R* 560
Zinkoxid 3193
Zinkoxid *R* 554
Zinkstaub *R* 554
Zinkstearat 3194
Zinksulfat *R* 554
Zinksulfat-Heptahydrat **4.03**-4081
Zinksulfat-Hexahydrat **4.03**-4081
Zinksulfat-Lösung (0,1 mol · l^{-1}) 574
Zinkundecylenat 3195
Zinn *R* 554
Zinn(II)-chlorid *R* 554
Zinn(II)-chlorid-Dihydrat 3196
Zinn(II)-chlorid-Lösung *R* 554
Zinn(II)-chlorid-Lösung *R* 1 555
Zinn(II)-chlorid-Lösung *R* 2 555
Zinn-Lösung (1000 ppm Sn), ölige *R* **4.03**-3754
Zinn-Lösung (5 ppm Sn) *R* 560
Zinn-Lösung (0,1 ppm Sn) *R* 560
Zirconiumchlorid *R* 555
Zirconium-Lösung (1 g · l^{-1} Zr) *R* 560
Zirconiumnitrat *R* 555

Zirconiumnitrat-Lösung *R* 555
Zirkulardichroismus (2.2.41) 67
Zitzensprays (*siehe* Flüssige Zubereitungen zur kutanen
   Anwendung am Tier) 749
Zitzentauchmittel (*siehe* Flüssige Zubereitungen zur
   kutanen Anwendung am Tier) 749
Zolpidemi tartras 3197
Zolpidemtartrat 3197
Zonenelektrophorese (*siehe* 2.2.31) 51
Zopiclon 3199
Zopiclonum 3199
Zubereitungen aus pflanzlichen Drogen 725
Zubereitungen, die in Dampf überführt werden
   (*siehe* Zubereitungen zur Inhalation) 776
Zubereitungen für Wiederkäuer 768
Zubereitungen in Druckbehältnissen 769
Zubereitungen in Druckgas-Dosierinhalatoren
   (*siehe* Zubereitungen zur Inhalation) 776
Zubereitungen zum Auftropfen (*siehe* Flüssige
   Zubereitungen zur kutanen Anwendung am Tier) ... 749
Zubereitungen zum Spülen 769
Zubereitungen zum Übergießen (*siehe* Flüssige
   Zubereitungen zur kutanen Anwendung am Tier) ... 749
Zubereitungen zur Anwendung am Auge 770
Zubereitungen zur Anwendung am Auge, halbfeste
   (*siehe* Zubereitungen zur Anwendung am Auge) 772
Zubereitungen zur Anwendung am Ohr 773
Zubereitungen zur Anwendung am Ohr, halbfeste
   (*siehe* Zubereitungen zur Anwendung am Ohr) 774
Zubereitungen zur Anwendung in der Mund-
   höhle **4.01**-3227
Zubereitungen zur Inhalation 775
Zubereitungen zur Inhalation: Aerodynamische
   Beurteilung feiner Teilchen (2.9.18) 257
Zubereitungen zur Inhalation, flüssige
   (*siehe* Zubereitungen zur Inhalation) 775
Zubereitungen zur intramammären Anwendung für
   Tiere 780
Zubereitungen zur nasalen Anwendung 781
Zubereitungen zur nasalen Anwendung, halbfeste
   (*siehe* Zubereitungen zur nasalen Anwendung) 783
Zubereitungen zur rektalen Anwendung 783
Zubereitungen zur rektalen Anwendung, halbfeste
   (*siehe* Zubereitungen zur rektalen Anwendung) 785
Zubereitungen zur vaginalen Anwendung 786
Zubereitungen zur vaginalen Anwendung, halbfeste
   (*siehe* Zubereitungen zur vaginalen Anwendung) ... 788
Zucker-Stärke-Pellets 3201
Zuclopenthixoldecanoat 3202
Zuclopenthixoli decanoas 3202